协和

皮肤临床病理学

主编　晋红中
　　　Christine G. Lian

人民卫生出版社

图书在版编目（CIP）数据

协和皮肤临床病理学/晋红中,（美）克莉丝汀-郭-廉（Christine G. Lian）主编. —北京:人民卫生出版社,2020

ISBN 978-7-117-28737-1

Ⅰ.①协… Ⅱ.①晋…②克… Ⅲ.①皮肤病-病理学 Ⅳ.①R751.02

中国版本图书馆 CIP 数据核字（2019）第 156733 号

人卫智网	www.ipmph.com	医学教育、学术、考试、健康，购书智慧智能综合服务平台
人卫官网	www.pmph.com	人卫官方资讯发布平台

协和皮肤临床病理学

主　　编：晋红中　Christine G. Lian
出版发行：人民卫生出版社（中继线 010-59780011）
地　　址：北京市朝阳区潘家园南里 19 号
邮　　编：100021
E - mail：pmph @ pmph.com
购书热线：010-59787592　010-59787584　010-65264830
印　　刷：人卫印务（北京）有限公司
经　　销：新华书店
开　　本：889×1194　1/16　　印张：51
字　　数：1616 千字
版　　次：2020 年 5 月第 1 版　2020 年 5 月第 1 版第 1 次印刷
标准书号：ISBN 978-7-117-28737-1
定　　价：550.00 元

打击盗版举报电话：010-59787491　E-mail：WQ @ pmph.com
质量问题联系电话：010-59787234　E-mail：zhiliang @ pmph.com

编委名单

主　　编　晋红中　Christine G. Lian

副 主 编　刘跃华　渠　涛

编写秘书　王　涛　吴　超　曾跃平

编　　者（按姓名字母顺序排序）

池　诚　杜　伟　方　凯　高祎濛　郭智玮　韩大伟　何春霞　贾倩楠
江燕云　晋红中　李　峰　李　军　李　丽　李　莉　李红春　李思哲
梁　思　梁智勇　刘　洁　刘　薇　刘佳玮　刘永鑫　刘跃华　罗毅鑫
吕嘉琪　毛笑非　乔　菊　渠　涛　舒　畅　舒　丹　苏　飞　孙秋宁
王　涛　王海朦　王宏伟　王玲艳　王文明　王文泽　王亚南　王译曼
王中帅　吴　超　向以魁　谢　勇　徐晨琛　徐浩翔　闫天萌　于　欣
余晓玲　曾跃平　张　舒　赵　娜　赵文玲　郑和义　郑晓枫　朱晨雨
左亚刚　Christine G. Lian　Ewelina Stanek　John W. Lian
Kevin Wang　Shahrear Ahmed　Varkey Matthew

前　言

北京协和医院皮肤科始建于1924年,1962年由李洪炯教授带领重建,并于同年首次开展皮肤组织病理检查。经过几代人的不懈努力,目前协和皮肤科已拥有一批优秀的专业人才,积累了丰富的临床及病理资料,并利用这些资料诊断了大量疑难危重病例。皮肤病理是协助临床诊疗的一大利器,不但在确定疾病的诊断方面发挥关键作用,同样,在排除性诊断方面亦具有重要价值。编撰一部将皮肤病临床与病理知识紧密结合的专著,将我们多年来积累的宝贵资料融入其中、与全国同道分享,是科室同仁的共同心愿。

2015年,我们正式开始筹备本书的编撰。2016年,哈佛大学布莱根妇女医院病理科(Program in Dermatopathology,Department of Pathology,Brigham and Women's Hospital)郭重(Christine G. Lian)副教授受邀参与本书编写,并分享了多年来其团队积累的部分皮肤肿瘤的组织病理资料。耗时两年,从文字编写到筛选匹配的临床病理图片,历经数次讨论、数十次返修及反复多轮校对,书稿终于编撰完成。

本书的亮点有三:一是目录创新。采用病因分类与形态分类结合的方式,贴近临床医师的思维习惯,查阅时更为得心应手。二是内容前沿。在编撰过程中,我们查阅了大量国内外专著与文献,在病因与治疗部分突出研究新进展,力求令读者获益更多。三是图片精良。从多年来积累的数万例临床病理资料中优中选优,保证了图片的质量。对于青年医师,这是一部工具书,内容精练、图文并茂,有利于完善临床思维;对于高年资医师,本书将临床与病理有机结合,同时有助于其了解研究新进展。

值此编撰完成之际,感谢北京协和医院皮肤科同事们的戮力同心,感谢哈佛大学布莱根妇女医院郭重副教授团队的鼎力支持,感谢我院皮肤科周光霁、王家璧、袁兆庄、王洪琛、苑勰、李世泰、王定邦、张宝如、俞宝田等老前辈的关心与建议。感谢王宝玺教授、孙秋宁教授对本书编写提出的宝贵意见。感谢所有参与本书编写的曾在北京协和医院皮肤科学习及工作过的各位医师。感谢王涛、吴超及曾跃平医师在本书编撰过程中的协调、组织工作。感谢方凯及贾倩楠技术员、Kevin Wang医师对本书部分图片的整理工作。感谢北京协和医院病理科梁智勇教授、王文泽医师为本书提供了部分皮肤肿瘤的组织病理图片。

皮肤病临床及病理工作任重而道远,谨以此书作为引玉之砖,帮助皮肤科医师梳理专业知识、搭建皮肤病理架构,共同为皮肤科事业添砖加瓦。

北京协和医院皮肤科　晋红中

2019年12月于北京

目　录

第三篇　病因分类皮肤病

第四篇 皮损形态分类皮肤病

第五篇　皮　肤　肿　瘤

第六篇　特殊皮肤病

第一篇

皮肤组织学

第一章

皮肤胚胎学

人体的胚胎发育是一个极其复杂的过程,这个过程可被错综复杂的细胞间信号级联反应所调节,从而选择性活化转录因子,决定胚胎细胞的行为和即将发生的一系列演变。人体的皮肤组织是由两个胚层发生而来,经历复杂而精妙的发育过程,最终形成覆盖体表的双层膜结构。皮肤可分为两部分,外层为表皮,内层为真皮,在皮下脂肪之上并与之紧密连接。

（一）表皮的胚胎发育

受精卵形成后很快就会发生分裂,形成一个囊状的球体,称为胚囊。其后胚胎细胞逐渐迁移、转变形成原肠胚,由三层细胞层构成:外胚层(ectoderm)、中胚层(mesoderm)和内胚层(endoderm),人体所有的组织、器官皆由其发育而来。表皮及其附属器(上皮部分)、神经系统都是由外胚层分化而来,真皮结缔组织则是由中胚层分化而来。

在胚胎的第 1 个月,表皮由原始的单层细胞构成;随后在第 2 个月分化成内外两层,内层为生发层(stratum germinativum),外层为外皮层(periderm);在第 3 个月时,在两层中间出现第 3 层,称为中间层(stratum intermedium)。中间层细胞分化为马尔匹基层(生发层),基底层逐渐向深部出现隆起,细胞的分裂轴线由和基底层平行到和基底层垂直,至胎龄 24 周表皮已有 4~5 层,表皮细胞出现角质蛋白。

外皮层在皮肤角化后才开始退化,外皮层细胞不会最终分化为表皮成分,其特殊的结构可以协助胎儿皮肤和羊水之间进行物质的弥散和交换。妊娠中期,胚胎表皮角质化过程开始,外皮层细胞逐渐脱离,这些外皮层细胞可形成胎儿皮脂的一部分。

角化过程开始于妊娠中期,在妊娠晚期中段完成。皮肤附属器的角质化在胎龄第 11~15 周开始,表皮的角质化则在胎龄的 22~24 周开始,首先从头、面、掌、跖部位角化。随着角化的进行,角质形成细胞数量逐渐增加,在妊娠晚期中段分化成类似成人皮肤的表皮。

（二）表皮附属器的发育

表皮外胚层除了分化出表皮基底细胞层外,还分化出外泌汗腺胚芽细胞和原发性上皮胚芽细胞。基底细胞是表皮生发的基础,外泌汗腺胚芽细胞分化出外泌汗腺,而原发性上皮胚芽细胞则是毛发、皮脂腺和顶泌汗腺这三种表皮附属器的原始细胞。

（三）表皮的黑素细胞和透明细胞

原肠胚形成后,胚体中线部分的外胚层增厚呈板状,与两侧的体表外胚层区别开来,称为神经板。神经板中间逐渐凹陷成纵沟,并合围形成神经管,同时与体表外胚层分离。原来介于神经管与体表外胚层之间的部分,移至神经管两侧,形成神经脊。黑素细胞来源于神经管两侧的神经脊,黑素细胞前体按特定的轨迹离开神经管,并伴随神经末梢迁移至原始表皮,首先移向侧面,然后沿正中线的腹侧移行至头面部和四肢远端。

黑素细胞在妊娠早期即迁移至表皮,但其功能到妊娠中晚期才逐渐发育完全。黑素细胞在胎龄 16 周左右开始产生黑素,胎龄 20 周左右开始向角质形成细胞输送黑素小体,直至胎儿出生时,虽然黑素细胞具有功能,但皮肤色素产生并不完全,在出生后几个月才逐渐变黑。

朗格汉斯细胞同样在胚胎发育的早期迁移至表皮,此时的朗格汉斯细胞同样具有特征性的树突状突起的形态,但密度明显低于成人水平,随着胚胎发育过程逐渐增多。

（四）真皮

真皮由表皮外胚层下的中胚层分化而来，在胎龄6~8周时真皮的前体细胞呈梭形或星状，散在分布于表皮下。胎龄第12周时这些细胞分化为成纤维细胞，形成网状纤维、胶原纤维。弹性纤维出现较晚，亦是由成纤维细胞产生，出现于胎龄的第24周。随着胚胎逐渐发育，真皮从由细胞、水化的蛋白聚糖构成的胶样基质结构转变为坚实的纤维网状结构。直至胎儿出生时真皮虽然已经发育良好，但较成人真皮仍明显薄弱，细胞成分较多。

中胚层除分化出结缔组织外，还形成淋巴管、血管。真皮脉管系统在胎龄早期即已形成，在胚胎发育过程中受多种细胞因子调节，逐渐重塑，已知的细胞因子包括血管内皮生长因子、酪氨酸激酶受体抑制剂、血管生成素配体等。

（乔菊　晋红中）

第二章

皮肤的解剖与组织学

第一节　皮肤解剖学

皮肤是人体最大的器官,是机体内外环境的分界,其重量约占体重的16%。成人皮肤的面积为1.5~2m²,新生儿约为0.21m²。不同部位皮肤厚度不同,通常为0.5~4.0mm(不包括皮下脂肪层),儿童皮肤较成年人薄,屈侧皮肤较伸侧薄,枕后、项、臀及掌跖部位皮肤最厚,眼睑、外阴、乳房等部位皮肤最薄。

皮肤附着于深部组织,并受纤维束牵引形成致密的多走向沟纹,称为皮沟(skin grooves),将皮肤划分为大小不等的细长隆起,称为皮嵴(skin ridges)。皮嵴上的凹点即为汗腺开口。掌跖及指/趾屈侧的皮沟、皮嵴平行排列并构成特殊的涡纹状图样,称为指/趾纹,其排列旋转方式由遗传因素决定,除同卵双生子外,个体之间均存在差异。由于真皮结缔组织的纤维素排列方向不同,因此皮肤具有一定方向的张力线,又名皮肤切线或Langer线,此线对外科手术选择切口方向具有重要意义。

根据皮肤的结构特点,可将其大致分为有毛的薄皮肤(hairy thin skin)和无毛的厚皮肤(hairless thick skin)两种类型,前者被覆身体大部分区域,后者分布于掌跖和指/趾屈侧面,具有较深厚的摩擦嵴,能耐受较强的机械性摩擦。有些部位皮肤的结构比较特殊,不属于上述两种类型,如口唇、外阴、肛门等皮肤-黏膜交界处。

皮肤的颜色因种族、年龄、性别、营养及部位不同而有所差异。皮肤还附有毛发、皮脂腺、汗腺、指/趾甲等附属器,分述如下。

(一) 毛发

毛发分布广,仅掌跖、指/趾末节伸面、唇红区、龟头、包皮内侧、小阴唇、大阴唇内侧及阴蒂等处无毛。毛发分为硬毛和毳毛两种。硬毛具有髓质,质硬色深,分为两种:①长毛,如头发、胡须、腋毛和阴毛;②短毛,如眉毛、睫毛、鼻毛和耳毛。毳毛无髓质,细软色淡,主要见于面部、四肢和躯干。头发约有10万根,每日生长0.27~0.40mm。毛发生长具有一定的周期性,分为生长期、退行期、休止期,头发的生长期较长,一般2~5年,退行期数天,休止期约为3个月。正常人每日可脱落70~100根头发,同时也有等量的头发再生。不同部位的毛发长短与生长周期长短有关,眉毛和睫毛的生长周期仅为2个月,多数处于休止期,故长度较短。毛发的生长受遗传、健康、营养和激素水平等多种因素的影响,调节毛发生长的激素包括甲状腺激素、性激素及皮质类固醇等。

(二) 皮脂腺

皮脂腺分布广,除掌跖与指/趾屈面外,几乎遍及全身。皮脂腺通常可分为三种类型:①附属于毛囊,皮脂腺开口于毛囊,与毛发共同构成毛发皮脂腺系统;②与毳毛有关,其导管直接开口于体表;③与毛发无关,为独立皮脂腺,见于口唇、包皮内侧等无毛部位。皮脂腺在人体的分布以头皮、面部最多;四肢,尤其是小腿外侧最少。

(三) 汗腺

根据汗腺结构和功能的不同,可分为外泌汗腺和顶泌汗腺。

1. 外泌汗腺 又称为小汗腺,简称"汗腺",除口唇、龟头、包皮内侧、阴蒂外,几乎遍及全身。汗腺密度在掌跖面积最大。汗腺是一种结构比较简单的盲端管状,腺体部分自我盘旋呈不规则球体,多位于真皮和皮下组织交界处,其导管垂直向上,开口于皮肤表面。

2. 顶泌汗腺 又称为大汗腺,其分泌部较外泌汗腺约大 10 倍,仅分布于鼻翼、腋窝、脐窝、腹股沟、包皮、阴囊、小阴唇、会阴、肛门及生殖器周围。此外,外耳道的耵聍腺、眼睑的麦氏腺及乳晕的乳轮腺则属于顶泌汗腺的变型。腺体一般位置较深,多在皮下脂肪层,不直接开口于皮肤表面,而在皮脂腺开口的上方开口于毛囊。

（四）指/趾甲

由致密而坚实的角质所组成,半透明状。甲板的前面暴露部分称为甲体,甲体的远端称为游离缘,近端隐蔽在皮肤皱褶下方的部分成为甲根。位于甲体下的基底组织部分称为甲床。位于甲根下的基底组织称为甲母质。指/趾甲近甲根处有新月形的白色区,称为甲半月。指甲每 3 个月生长 1cm,趾甲生长速度为指甲的 1/3。92% 的正常婴儿指甲可见一条横线,称为博氏线（Beau 线）。指/趾甲可保护其下皮肤不受外伤,还可帮助手指完成一些精细动作,在美容方面也具有非常重要的作用。

第二节 皮肤组织结构

皮肤有两种主要的组成部分:①上皮部分,由外胚层分化而来,称为表皮;②结缔组织部分,由中胚叶分化而来,又分为真皮和皮下组织两层。

（一）表皮

表皮（epidermis）由两大类细胞组成:角质形成细胞和树突状细胞。角质形成细胞具有细胞间桥以及丰富的胞质,用苏木精-伊红（HE）染色即可着色;而树突状细胞无细胞间桥,需特殊染色或组织化学方法才能识别。

1. 角质形成细胞（keratinocyte） 角质形成细胞是表皮的主要构成细胞,占表皮细胞的 80% 以上,在分化过程中最终产生角蛋白（keratin）。根据分化阶段和特点可将其分为五层,由深至浅分别为基底层、棘层、颗粒层、透明层和角质层。

（1）基底层（stratum basale）:位于表皮底层,由一层立方形或圆柱状细胞构成,细胞长轴与真皮-表皮交界线垂直,排列整齐,呈栅栏状。胞质强嗜碱性,胞核卵圆形,核仁明显,核分裂象较常见,胞核上方可见黑素颗粒聚集或呈帽状排列,黑素含量多少与皮肤颜色相关。基底层细胞之间及其上方的细胞之间是通过细胞间桥相连接的,底部借助半桥粒与基底膜带相附着。

基底层细胞分裂、逐渐分化成熟为角质层细胞并最终由皮肤表面脱落,这是一个受到精密调控的过程。正常情况下约 30% 的基底层细胞处于核分裂期,新生的角质形成细胞有次序地逐渐向上移动,由基底层移行至颗粒层约需 14d,再移行至角质层表面并脱落又需 14d,共约 28d,称为表皮通过时间或更替时间。

（2）棘层（stratum spinosum）:位于基底层上方,由 4~8 层多角形细胞构成,越靠近表层,细胞形态越扁平。细胞表面有许多细小突起,称为棘突,相邻细胞的突起互相连接,形成桥粒。电镜下可见胞质内有许多张力细丝聚集成束,并附着于桥粒上。

（3）颗粒层（stratum granulosum）:位于棘层上方,通常由 1~3 层扁平或梭形细胞构成,由于细胞核和细胞器溶解,胞质内充满粗大、强嗜碱性的透明角质颗粒（keratohyaline granule）。正常皮肤颗粒层厚度与角质层厚度成正比,在角质层薄的部位仅 1~3 层,而在掌跖等部位可厚达 10 层。

（4）透明层（stratum lucidum）:位于颗粒层与角质层之间,仅见于掌跖等部位的较厚表皮中,由 2~3 层较扁平的细胞构成。细胞界限不清,易被伊红染色,光镜下胞质呈均质状并有强折光性。

（5）角质层（stratum corneum）:位于表皮最上层,染色呈嗜酸性。由已经死亡的扁平细胞构成,细胞正常结构消失,胞质中充满由张力细丝与均质状物质结合而形成的角蛋白。

2. 表皮的树突状细胞 表皮内有四种树突状细胞（dendritic cell）,即黑素细胞、朗格汉斯细胞、未定型树突状细胞和梅克尔细胞,其中只有黑素细胞在 HE 染色中可以辨认。

（1）黑素细胞（melanocyte）：黑素细胞起源于外胚层的神经脊，几乎遍布所有组织，以表皮、毛囊、黏膜、视网膜色素上皮等处为多。其数量与部位、年龄有关，而与肤色、人种、性别等无关。面部、生殖器部位黑素细胞密度高，曝光部位较非曝光部位密度高，而随年龄增大，黑素细胞数量会逐渐减少。HE 染色切片中黑素细胞位于基底层，每 10 个基底细胞中有 1 个黑素细胞。细胞胞质透明，胞核较小，银染色及多巴染色可显示细胞有较多树枝状突起。黑素细胞胞质内含有特化的细胞器黑素小体（melanosome），是黑素合成的场所。每个黑素细胞可通过其树枝状突起将黑素小体转运至周围的约 36 个角质形成细胞，形成 1 个表皮黑素单位（epidermal melanin unit）。

（2）朗格汉斯细胞（Langerhans cell）：朗格汉斯细胞起源于骨髓的单核巨噬细胞系统，为一种抗原呈递细胞，在启动皮肤免疫反应中起着至关重要的作用。多分布于基底层上方，数量占表皮细胞总数的 2%～5%，其密度因部位、年龄和性别而异，一般面颈部较多而掌跖部较少，非曝光部位较多而曝光部位较少，并随年龄老化而逐渐减少。

朗格汉斯细胞 HE 染色及多巴染色阴性，氯化金染色及 ATP 酶染色阳性。电镜下可见细胞质内有特征性的 Birbeck 颗粒（Birbeck granule），目前认为这种网球拍状的细胞器是由朗格汉斯细胞吞噬外来抗原时胞膜内陷而形成，是一种消化细胞外物质的吞噬体或抗原贮存形式。已证实组织细胞增生症的细胞中有 Birbeck 颗粒，故可确定其来源于朗格汉斯细胞。

（3）梅克尔细胞（Merkel cell）：梅克尔细胞多分布于基底层细胞之间，常固定于基底膜而不跟随角质形成细胞向上迁移。梅克尔细胞在感觉敏锐部位（如指尖和鼻尖）密度较大，这些部位的神经纤维在邻近表皮处脱髓鞘，扁盘状的轴突末端与梅克尔细胞基底面形成接触，构成梅克尔细胞-轴突复合体（Merkel cell-neurite complex），因此推测其为一种触觉感受器。

（4）未定型细胞（interminate cell）：此种树突状细胞常位于表皮最下层，电镜下其形态酷似朗格汉斯细胞，但不含有 Birbeck 颗粒，这些细胞称为未定型细胞。此种细胞特点：①可能将来分化为朗格汉斯细胞，因此是一种未分化的细胞；②可能为黑素细胞的前身。

（二）真皮

真皮（dermis）主要由结缔组织组成，分为两层，即乳头层（papillary layer）和网状层（reticular layer），两者没有明确的界限。真皮结缔组织是由胶原纤维、弹性纤维、基质及细胞成分构成。胶原纤维和弹性纤维相互交织，埋于基质内。正常真皮中细胞成分包括成纤维细胞、组织细胞及肥大细胞。胶原纤维、弹性纤维和基质都是由成纤维细胞形成的。网状纤维是幼稚的胶原纤维，并非一独立成分。

1. 胶原纤维（collagen fibers）　含量最为丰富，HE 染色呈浅红色。真皮乳头层胶原纤维较纤细，且无一定走向；真皮中下部的胶原纤维聚集成束，走向与皮面平行，相互交织在同一水平面上向不同方向延伸；真皮下部的胶原束最粗。胶原束中散在少量成纤维细胞，其细胞核染色较深，纵切面呈梭形。

胶原纤维由直径为 70～140nm 的胶原原纤维（collagen fibril）聚合而成，主要成分为 Ⅰ 型胶原，少数为 Ⅲ 型胶原。胶原纤维韧性大，但缺乏弹性。

2. 网状纤维（reticular fibers）　HE 染色不易辨认，银染呈黑色，故又称嗜银纤维。网状纤维是幼稚、纤细的胶原纤维，在胚胎时期出现最早，在正常成人皮肤中网状纤维稀少。但在病理情况下，如创伤愈合、成纤维细胞增生活跃或有新胶原形成的病变中，网状纤维大量增生。主要成分为 Ⅲ 型胶原。

3. 弹力纤维（elastic fibers）　HE 染色不易辨认，弹力纤维染色呈紫色。电镜下弹力纤维缠绕在胶原纤维束之间，直径 1～3μm，呈波浪状，相互交织成网。弹力纤维由弹力蛋白（elasticin）和弹力原纤维（microfibril）构成，弹力原纤维深埋于弹性蛋白之中。弹力纤维具有较强的弹性。

4. 基质（matrix）　基质为填充于纤维、纤维束间隙和细胞间的无定形物质，在正常皮肤中含量甚少。普通 HE 染色时，除生长期毛发的毛乳头中含有较多的酸性黏多糖外，经常不能显示基质的存在。正常皮肤内基质主要含有非硫酸盐酸性黏多糖，如透明质酸。在创伤愈合有新胶原形成时，基质中尚有硫酸盐黏多糖存在，主要为硫酸软骨素。

（三）皮下组织

皮下组织（subcutaneous tissue）又称皮下脂肪层或脂膜，由疏松结缔组织及脂肪小叶组成，含有血管、淋巴管、神经、小汗腺和顶泌汗腺等。脂肪的厚度随部位、性别及营养状况的不同而有所差异。

（四）皮肤附属器

皮肤附属器（cutaneous appendages）包括毛发、皮脂腺、汗腺和指/趾甲，由外胚层分化而来。

1. 毛发与毛囊

（1）毛发：毛发（hair）由角质形成细胞构成，从内到外分为三层。

1）髓质：毛发的中心部分，由 2~3 层立方形细胞构成，细胞质染色较淡。毛发末端通常无髓质。

2）皮质：毛发的主要组成部分，由几层梭形上皮细胞构成。在有色的毛发中，黑素即存在于此层细胞内。

3）毛小皮：又名角质膜，由一层互相连叠的角化细胞所构成。

（2）毛囊：毛囊的上部，自皮脂腺开口部位以上的毛囊部分称为漏斗部；自皮脂腺开口部以下，至立毛肌附着部之间的毛囊部分，为毛囊峡；毛囊末端膨大呈球状，称为毛球。

（3）毛母质：由表皮细胞团块构成，与黑素细胞共同形成毛球。

（4）毛乳头：为伸入毛球内的结缔组织，其中有血管和神经。

2. 皮脂腺（sebaceous glands）　皮脂腺是一种可产生脂质的器官，属全浆分泌腺，由腺体和短的导管构成。无腺腔，整个细胞破裂即形成分泌物。

腺体呈泡状，由多层细胞构成，周围有一薄层基底膜带。成熟的腺体细胞核浓缩，胞质呈网状，最后核固缩消失，细胞破裂，胞质内脂肪滴与细胞碎片组成无定型物质，即皮脂。皮脂通过导管排至皮肤表面或毛囊内。

导管由复层鳞状上皮构成，开口于毛囊上部，位于立毛肌和毛囊的夹角之间，立毛肌收缩可促进皮脂排泄。在颊黏膜、唇红部、妇女乳晕、大小阴唇、眼睑、包皮内侧等区域，皮脂腺不与毛囊相连，腺导管直接开口于皮肤表面。头、面及胸背上部等处皮脂腺较多，称为皮脂溢出部位。

3. 汗腺（sweat glands）　根据结构与功能不同，汗腺可分为外泌汗腺和顶泌汗腺。

（1）外泌汗腺（eccrine glands）：也称小汗腺，由分泌部和导管部构成。分泌部位于真皮深部和皮下组织，由单层分泌细胞排列成管状，盘绕如球形；导管部由两层小立方形细胞组成，管径较细，其与腺体相连接的一段很弯曲，其后的一段较直并上行于真皮，最后一段呈螺旋状穿过表皮并开口于汗孔。小汗腺的分泌细胞有明细胞和暗细胞两种，前者主要分泌汗液，后者主要分泌黏蛋白和回收钠离子。小汗腺受交感神经系统支配。

（2）顶泌汗腺（apocrine glands）：也称大汗腺，由分泌部和导管组成。分泌部位于皮下脂肪层，腺体为一层扁平、立方或柱状分泌细胞，其外有肌上皮细胞和基底膜带；导管的结构与小汗腺相似，但其直径约为小汗腺的 10 倍，通常开口于毛囊上部皮脂开口的上方，少数直接开口于表皮。顶泌汗腺的分泌主要受性激素影响，青春期分泌旺盛。

（五）皮肤的神经

皮肤中有丰富的神经分布，可分为感觉神经和运动神经。皮肤的神经是周围神经的分支，支配呈节段性，但相邻节段间有部分重叠。神经纤维多分布在真皮和皮下组织中。

运动神经来自交感神经节后纤维，肾上腺素能神经纤维支配立毛肌、血管、血管球、顶泌汗腺和小汗腺的肌上皮细胞，胆碱能神经纤维支配小汗腺的分泌细胞。

感觉神经末梢分为游离神经末梢和终末小体两种。终末小体除有神经纤维的终末外，还有特殊的结构：

1. 触觉感受器　又名迈斯纳（Meissner）小体，椭圆形，分布于真皮乳头内，小儿指尖皮肤内最多见。

2. 痛觉感受器　结构简单，其有髓神经纤维进入表皮后即失去神经膜，并分支成网状或小球状，分散于表皮细胞的间隙中。

3. 温度觉感受器　冷觉感受器为球形小体，又名克劳泽（Krause）小体，位于真皮浅层；热觉感受器为梭形小体，又名鲁菲尼（Ruffini）小体，位于真皮深层。

4. 压力觉感受器　又名帕奇尼（Pacini）小体，呈同心圆型，切片似洋葱，故又称为环层小体，体积最大，位于真皮深层和皮下组织中。

（六）皮肤的血管

皮肤的血管具有营养皮肤组织和调节体温等作用。皮下组织的皮肤动脉都属于中小动脉，真皮中有由微动脉和微静脉构成的乳头下血管丛（浅丛）和真皮下血管丛（深丛），这些血管丛大致呈层状分布，与皮肤表面平行，浅丛与深丛之间有垂直走向的血管相连通，形成丰富的吻合支。皮肤的毛细血管大多为连续型，由连续的内皮构成管壁，相邻的内皮细胞间有细胞连接。皮肤血管的这种结构不仅有利于给皮肤提供充足的营养，而且可以有效地进行体温调节。

（七）皮肤的淋巴管

皮肤中淋巴管较少，在正常皮肤组织中一般不易辨识。皮肤淋巴管盲端开始于真皮乳头层的中下部交界处，由此汇入皮下组织的淋巴管，进入全身大循环。毛细淋巴管管壁很薄，仅由一层内皮细胞及稀疏的网状纤维构成，内皮细胞之间通透性较大，且毛细淋巴管内的压力低于毛细血管及周围组织间隙的渗透压，故皮肤中的组织液、细菌、肿瘤细胞等均易通过淋巴管到达淋巴结，最后被吞噬或引起免疫反应。肿瘤细胞也可通过淋巴管转移到皮肤。

（八）皮肤的肌肉

皮肤内最常见的是立毛肌，由纤细的平滑肌纤维束构成，其一端起自真皮乳头层，另一端插入毛囊中部的结缔组织鞘内，当精神紧张及寒冷时立毛肌收缩引起毛发直立。此外尚有阴囊肌膜、乳晕平滑肌、血管壁平滑肌等，汗腺周围的肌上皮细胞也具有某些平滑肌功能。面部皮肤内可见横纹肌，即表情肌。

（乔菊　晋红中）

第三章

皮肤病理学的基本变化

皮肤与身体腔口部位的黏膜相延续,构成覆盖体表的组织结构。其病理变化与其他器官基本相似,可以发生炎症反应、充血、坏死、萎缩、肥厚等改变。但皮肤组织有其独特的解剖结构,因此具有其特殊的病理改变。本章节将按照皮肤不同的组织层次分别叙述其病理学的基本变化。

（一）表皮改变

1. 角化过度（hyperkeratosis） 指角质层比同一部位正常角质层异常增厚的现象（图3-1）。角化过度如为角质形成过多所致,其下方颗粒层、棘层也相应增厚,见于扁平苔藓等;如是角质贮留所致,则颗粒层、棘层不同时增厚,见于寻常型银屑病。

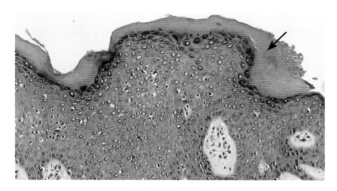

图 3-1　角化过度（HE 染色,×200）

角化过度可以由完全角化的细胞所组成,即正角化过度（ortho hyperkeratosis）,例如胼胝中的角化过度;也可同时合并有角化不全,例如银屑病。角化过度有三种形式:①网篮型,角质层呈正常的网篮状,但较正常增厚,如花斑癣;②致密型,如神经性皮炎;③板层型,如寻常性鱼鳞病。

2. 角化不全（parakeratosis） 角化不全是由于表皮细胞的转换速度过快,使细胞未能完全角化便到达角质层,因此角质层内尚有细胞核残留。在角化过度的表皮下方,颗粒层往往减少或消失（图3-2）。角化不全可见于炎症性疾病（如银屑病）和肿瘤（如鳞状细胞癌）。角化不全可以是局灶性的,如点滴状银屑病;也可以是融合性的,如斑块状银屑病;既在垂直方向又在水平方向出现角化不全见于毛发红糠疹。

3. 毛囊角栓（follicular plug） 毛囊漏斗部角化过度,使毛囊漏斗部扩大,被栓状角质物充满,此种变化多出现于角化过度的表皮中（图3-3）。常见于盘状红斑狼疮、硬化性萎缩性苔藓、毛囊角化病及汗孔角化症等。

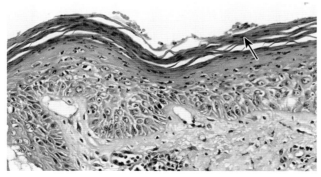

图 3-2　角化不全（HE 染色,×400）

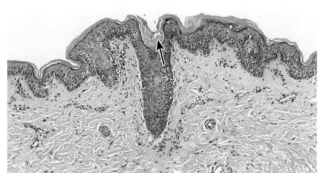

图 3-3　毛囊角栓（HE 染色,×100）

4. 角化不良（dyskeratosis）　为表皮内个别细胞角化异常的现象,表现为表皮内出现个别过早成熟的角化细胞,核固缩深染,胞质深红嗜酸性染（图3-4）。毛囊角化病的圆体细胞及谷粒细胞都是角化不良细胞,角化不良细胞也可见于恶性肿瘤,如鲍恩病及鳞状细胞癌。

5. 颗粒层增厚（hypergranulosis）　颗粒层细胞数量增多,厚度增加,常见于角化过度的皮肤病（图3-5）,例如红斑狼疮、扁平苔藓、慢性皮炎湿疹类疾病及寻常疣等。

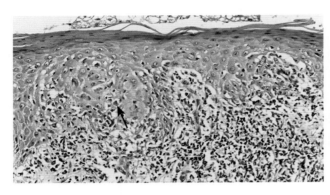

图 3-4　角化不良（HE 染色,×200）

图 3-5　颗粒层增厚（HE 染色,×400）

6. 颗粒层减少（hypogranulosis）　颗粒层细胞数量减少,见于寻常性鱼鳞病及银屑病（图3-6）。

7. 棘层肥厚（acanthosis）　棘层细胞数目增加,导致棘层增厚,常伴有表皮突的增厚或延长（图3-7）,见于银屑病及慢性皮炎湿疹类疾病。

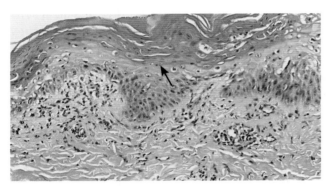
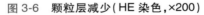
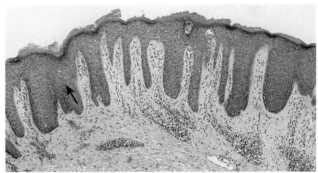

图 3-6　颗粒层减少（HE 染色,×200）

图 3-7　棘层肥厚（HE 染色,×100）

棘细胞构成了表皮的主要部分,因此棘层肥厚导致了表皮增生（epidermal hyperplasia）。表皮增生有四种主要形式:①银屑病样增生,表皮突延长,长度近乎一致,表皮突与真皮乳头间相互交错呈波浪状,如银屑病;②不规则增生,表皮突延长,长度参差不齐,失去了表皮突与真皮乳头间正常的波纹结构,如某些扁平苔藓;③乳头状或疣状,表皮呈乳头状向外增生,高出皮肤表面,常伴角化过度、颗粒层增厚如寻常疣;④假上皮瘤样增生或假癌性增生,棘层高度增生,且呈不规则形,不但向外,而且向内增生,呈现与鳞状细胞癌相似的改变,但细胞分化好,无核的非典型性,见于慢性化脓性肉芽肿性皮炎。

8. 表皮萎缩（epidermal atrophy）　为棘层细胞数量减少,表皮突变平乃至消失（图3-8）。可见于正常的老年人皮肤,或某些萎缩性皮肤病、硬化萎缩性苔藓、红斑狼疮等。

9. 表皮水肿（epidermal edema）　通常可分为表皮细胞内水肿及细胞间水肿（图3-9）,两者往往不同程度合并存在。

（1）细胞内水肿（intracellular edema）:为棘细胞内发生水肿,可见细胞肿胀、体积增大、胞质变淡。严重的细胞内水肿导致部分细胞膜破裂,残存的细胞膜相互连接成网状,网眼内充满水肿液,形成多房性表皮内水疱,称为网状变性,如疱疹病毒性水疱。

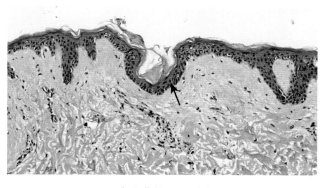

图 3-8　表皮萎缩（HE 染色,×100）

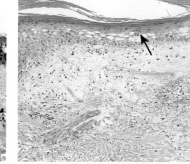

图 3-9　表皮水肿（HE 染色,×100）

（2）细胞间水肿（intercellular edema）：为棘细胞间发生水肿,使细胞间隙增宽,细胞间桥拉长,形状类似海绵。常见于皮炎湿疹类皮肤病。

10. 棘层松解（acantholysis）　是以角质形成细胞在细胞间桥（桥粒等）处相互分离为特征的病理变化,表皮细胞间因此处于松解状态,形成表皮内裂隙或水疱、大疱（图 3-10）。主要见于遗传性皮肤病,如毛囊角化病、慢性家族性良性天疱疮;自身免疫性皮肤病,如天疱疮;或继发于其他出现严重表皮细胞内或细胞间水肿的情况,如单纯疱疹、水痘等。当棘细胞与周围细胞完全分离后称为棘层松解细胞,棘突消失,染色均一,核圆,周围绕以嗜酸性浓缩的胞质。

11. Kogoj 海绵样脓疱（Kogoj spongiform pustule）　为棘细胞上层及颗粒层内的多房性脓疱,是在海绵形成基础上嗜中性粒细胞聚集而形成,海绵状网眼中可见多数嗜中性粒细胞（图 3-11）,见于连续性肢端皮炎、脓疱型银屑病等。

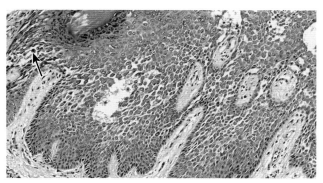

图 3-10　棘层松解（HE 染色,×200）

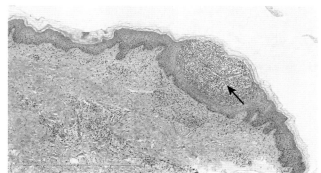

图 3-11　Kogoj 海绵样脓疱（HE 染色,×100）

12. 微脓肿（microabscess）　指表皮内嗜中性粒细胞或淋巴细胞聚集的小团块。

（1）Munro 微脓肿（Munro microabscess）：主要发生于颗粒层,也可见于角质层及棘层中,可见嗜中性粒细胞聚集成小团块（图 3-12）,常见于银屑病及脂溢性皮炎等。

（2）Pautrier 微脓肿（Pautrier microabscess）：主要发生于棘层,也可见于真皮表皮交界处,为表皮内三个或三个以上淋巴细胞的聚集（图 3-13）,特征性的见于蕈样肉芽肿。

13. 色素增加（hyperpigmentation）　表皮基底层及真皮上部黑素颗粒增多（图 3-14）,如黄

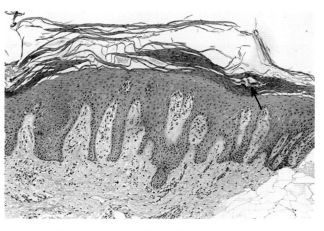

图 3-12　Munro 微脓肿（HE 染色,×100）

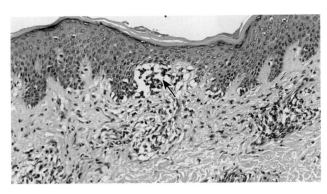

图 3-13　Pautrier 微脓肿（HE 染色，×200）

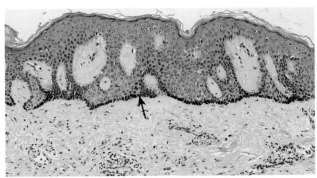

图 3-14　色素增加（HE 染色，×200）

褐斑、固定性药疹及炎症后色素沉着等。

14. **色素减少**（hypopigmentation）　表皮基底层内黑素颗粒减少或消失（图 3-15），见于白癜风、白化病及炎症后的色素脱失。

15. **色素失禁**（incontinence of pigment）　基底层细胞及黑素细胞受损后，黑素脱落到真皮内，被位于真皮浅层的组织细胞吞噬（噬色素细胞）（图 3-16），见于色素失禁症、扁平苔藓、红斑狼疮等。

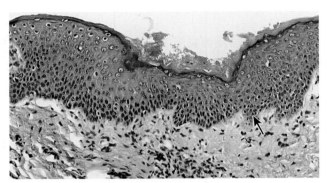

图 3-15　色素减少（HE 染色，×200）

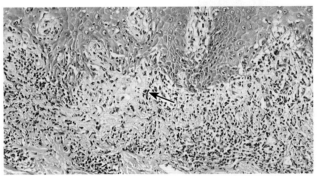

图 3-16　色素失禁（HE 染色，×200）

（二）真皮改变

1. **纤维蛋白样变性**（fibrinoid degeneration）　HE 染色切片中正常胶原纤维间基质是不能显示出来的，病变时产生碱性蛋白，与基质中酸性黏多糖反应，形成一种强嗜伊红的均质性物质，其形态类似纤维蛋白，因此称为纤维蛋白样变性（图 3-17），见于红斑狼疮、变应性血管炎等。

2. **嗜碱性变性**（basophilic degeneration）　指真皮上部结缔组织失去正常的嗜伊红性，呈无结构、颗粒状或小片状嗜碱性变化，明显时可表现为不规则排列的嗜碱性卷曲纤维，与表皮之间隔以境界带（图 3-18），见于日光性角化病等。

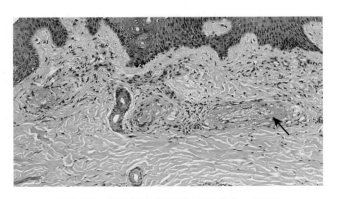

图 3-17　纤维蛋白样变性（HE 染色，×200）

3. **黏液变性**（mucinous degeneration）　指胶原纤维基质中黏多糖增多，胶原纤维束间的黏液物质沉积而使间隙增宽（图 3-19，图 3-20），有时 HE 染色呈浅蓝色。见于胫前黏液水肿等。

4. **弹力纤维变性**（degeneration of elastic fibers）　指弹力纤维断裂、破碎、聚集成团或粗细不匀呈卷曲状，量减少甚至溶解消失，需弹力纤维染色证实（图 3-21，图 3-22），见于弹力纤维假黄瘤等。

5. **肉芽肿**（granuloma）　指各种原因所致

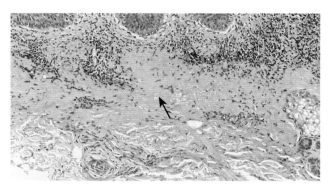

图 3-18 嗜碱性变性(HE 染色,×200)

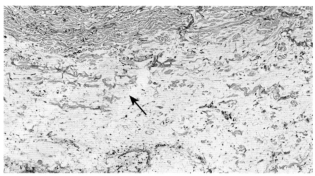

图 3-19 黏液变性(HE 染色,×100)

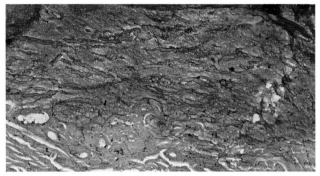

图 3-20 黏液变性,(安申兰染色,×200)

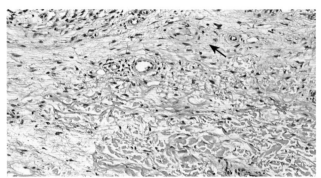

图 3-21 弹力纤维变性(HE 染色,×200)

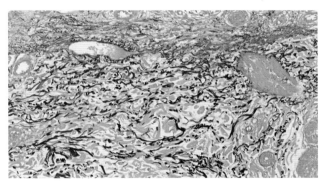

图 3-22 弹力纤维变性,(弹力纤维染色,×200)

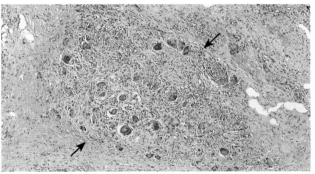

图 3-23 肉芽肿(HE 染色,×100)

的组织细胞浸润为主的慢性增殖性改变,病变中可含有组织细胞(上皮样细胞、巨噬细胞)、多核巨细胞、淋巴细胞、浆细胞、嗜中性粒细胞等(图 3-23),见于结核、麻风、梅毒和各种深部真菌病等。

6. 渐进性坏死(necrobiosis) 某些肉芽肿性皮肤病中,真皮结缔组织纤维及其内的血管等均失去正常着色能力,但仍可见其轮廓,无明显炎症,边缘常可见成纤维细胞、组织细胞或上皮样细胞呈栅栏状排列(图 3-24),见于环状肉芽肿、类脂质渐进性坏死、类风湿结节等。

7. 干酪样坏死(caseous necrosis) 是一种特殊类型的凝固性坏死,坏死组织失去了结构轮廓,形成了无定型颗粒,其中含有大量类脂质,因而大体下呈现灰黄色(图 3-25)。在 HE 染色下干酪样坏死呈嗜伊红色,多见于结核和晚期梅毒以及结核性麻风的神经损害。

8. 淀粉样变(amyloid degeneration) 指在组织内或血管壁内出现一种具有特殊染色反应的无结构半透明物质,成为淀粉样物质,在 HE 染色中呈均匀一致的淡红色,结晶紫染色呈紫红色。皮肤淀粉样变切片中可见淀粉样物质颗粒状或团块状沉积于真皮乳头层(图 3-26,图 3-27)。

9. 真皮萎缩(dermal atrophy) 指整个真皮层厚度减少,通常伴有毛囊、皮脂腺等附属器结构的减少

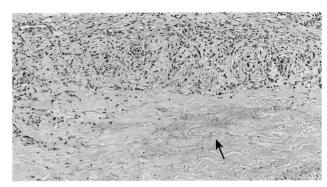

图 3-24　渐进性坏死（HE 染色，×100）

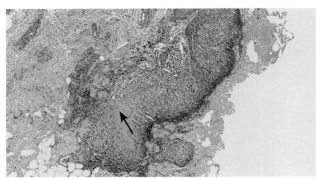

图 3-25　干酪样坏死（HE 染色，×200）

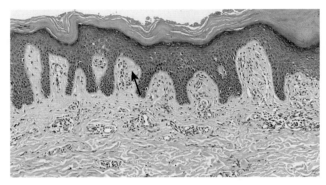

图 3-26　淀粉样变（HE 染色，×100）

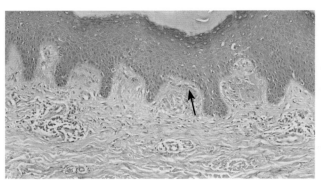

图 3-27　淀粉样变性，（刚果红染色，×100）

或消失（图 3-28），通常由于真皮内主要成分胶原纤维或弹力纤维减少所致。

10. 真皮水肿（dermal edema）　由于炎症反应，真皮结缔组织纤维肿胀，纤维之间的间隙内有液体潴留，在皮肤结缔组织疏松的部位发生水肿表现会更加明显（图 3-29）。

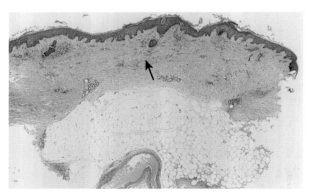

图 3-28　真皮萎缩（HE 染色，×40）

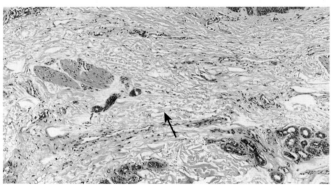

图 3-29　真皮水肿（HE 染色，×100）

（三）皮下组织改变

真皮内出现的病变包括炎症、变性、坏死、萎缩、肉芽肿等，均可以出现在皮下脂肪组织，下面着重介绍与皮下脂肪组织特点相关的病理性变化——脂膜炎。

脂膜炎是指由于炎症反应而引起皮下脂肪组织不同程度的炎症浸润（图 3-30，图 3-31）、水肿、液化、变性、坏死（图 3-32）、萎缩（图 3-33）等改变。组织学上将脂膜炎分成累及皮下脂肪小叶和皮下小叶间隔两种类型。引起脂膜炎的原因很多，脂肪组织坏死是许多类型脂膜炎的常见组织学表现，亦是炎症反应的最终结果。脂肪细胞坏死后释放出的脂质会被组织细胞吞噬，在坏死的脂肪小叶内常常可见组织细胞、泡沫细胞、异物巨细胞浸润，常伴肉芽肿形成（图 3-34）。

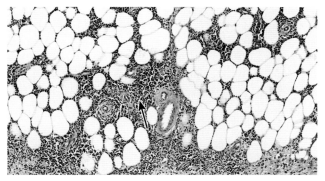

图 3-30 炎症细胞浸润（HE 染色, ×200）

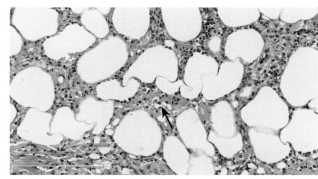

图 3-31 嗜酸性粒细胞浸润（HE 染色, ×400）

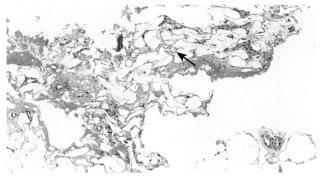

图 3-32 脂肪坏死（HE 染色, ×100）

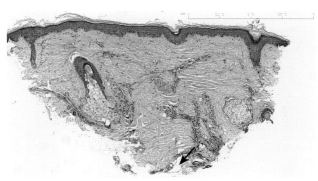

图 3-33 脂肪萎缩（HE 染色, ×40）

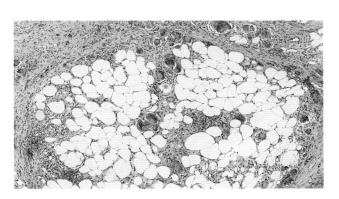

图 3-34 肉芽肿形成（HE 染色, ×100）

　　各型脂膜炎在组织学上有很大程度重叠，应充分结合临床病史、检验检查结果以明确脂膜炎成因。临床怀疑脂膜炎患者，如环钻取材应尽量深取，但仍常常无法取到病变脂肪组织，如条件允许，应手术深切取材。

（乔菊　晋红中）

第二篇

感染相关性皮肤病

病毒感染性皮肤病

DHF	dengue haemorrhagic fever	登革出血热
DNA	deoxyribonucleic acid	脱氧核糖核酸
HSV	herpes simplex virus	单纯疱疹病毒
HIV	human immunodeficiency virus	人类免疫缺陷病毒
HLA	human leukocyte antigen	人类白细胞抗原
HPV	human papillomavirus	人乳头状瘤病毒
Ig	immunoglobulin	免疫球蛋白
MCV	molluscun contagiosum virus	传染性软疣病毒
PCR	polymerase chain reaction	聚合酶链反应
RNA	ribonucleic acid	核糖核酸
VZV	varicella-herpes zoster virus	水痘-带状疱疹病毒

第一节　疱疹病毒性皮肤病

疱疹病毒的感染分为原发感染、潜伏感染、病毒再激活。常见的病毒包括单纯疱疹病毒1型和2型、水痘带状疱疹病毒、EB病毒、巨细胞病毒、人类疱疹病毒6型、人类疱疹病毒7型、人类疱疹病毒8型。本节主要介绍单纯疱疹、水痘、带状疱疹、卡波西水痘样疹。

·单 纯 疱 疹·

单纯疱疹病毒（herpes simplex virus，HSV）是引起原发性口唇及生殖器感染的常见病原体，黏膜表面被HSV侵入可使病毒进入表皮、真皮，最终进入感觉神经和自主神经末梢。HSV-1对口腔黏膜有特别的亲嗜性，HSV-2更倾向于感染生殖器黏膜。HSV-1主要引起唇疱疹；HSV-2是引起生殖器疱疹的常见病原体，生殖器疱疹是一种全世界常见的性传播疾病。

【临床表现】

单纯疱疹（herpes simplex）的临床表现以原发和复发水疱为特征，但大多数 HSV 感染并无症状。复发感染症状的严重程度和病变的数量都要比原发感染低很多。

原发感染者在黏膜症状发生前可伴有全身症状，如发热或乏力。皮损可伴有疼痛，起病突然，外观呈多个特征性水疱，常为脐凹状水疱，其下为炎性红斑基底（图4-1），可进展为脓疱或溃疡，2~6周后皮损结痂，症状缓解。生殖器疱疹较唇疱疹疼痛更为明显。

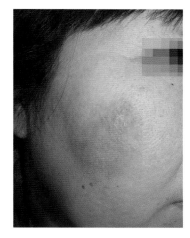

图 4-1　单纯疱疹。右侧面颊红斑，表面簇状水疱

复发性疱疹多见于免疫力低下的人群。HSV-2 复发性感染比 HSV-1 复发性感染更常见；对于生殖器和口腔均感染过 HSV-2 的患者，生殖器病变的复发多于口腔病变；原发感染的持续时间长、皮损严重的患者易复发。复发性生殖器疱疹感染临床症状多不明显，水疱数量常不多，1 周内可缓解。复发的频率与原发感染的严重程度直接相关，口服抗病毒药并不会影响复发率[1]。

HSV 感染可引起皮肤黏膜生殖器外并发症：HSV-1 可引起角膜炎、视网膜坏死、结膜炎、脉络膜炎等[2]；HSV-2 可引起无菌性脑膜炎、尿潴留、直肠炎。

【组织病理】

表皮最早期的病理改变为角质形成细胞的胞质气球样变，而后胞核变性、染色体向核膜聚集后形成核内包涵体，感染的角质形成细胞融合形成多核巨细胞。典型表现为表皮内发生海绵水肿，表皮内的水疱中含有大量病毒。真皮有不同程度的炎细胞，如淋巴细胞、嗜中性粒细胞和嗜酸性粒细胞浸润。血管病变包括出血坏死灶和血管周围套袖样炎细胞浸润（图4-2，图4-3）。播散性病变的皮肤损害可表现为累及皮肤附件结构的表皮广泛坏死。复发患者的真皮内炎症浸润程度较轻。

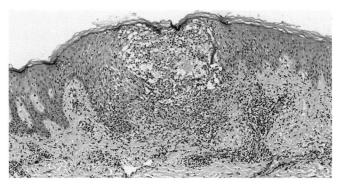

图 4-2　单纯疱疹。棘层细胞内及细胞间水肿，水疱形成，疱液中可见嗜中性粒细胞及淋巴细胞（HE 染色，×100）

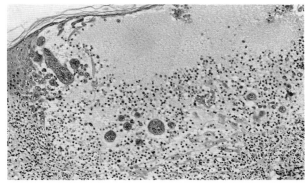

图 4-3　单纯疱疹。疱液内多核巨细胞及中性粒细胞（HE 染色，×100）

【诊断和鉴别诊断】

可用多种技术检查 HSV 感染，包括病毒培养、血清学检查、免疫荧光法或床旁 Tzanck 涂片。早期病毒培养、刮屑涂片中可检测到疱疹病毒抗原。血清检测到 IgM 抗体或急性期血清与恢复期血清之间可观察到抗体滴度升高达 4 倍或更高有助于诊断。皮损聚合酶链反应（PCR）比病毒培养更为敏感。PCR 方法在脑脊液中检测出 HSV-DNA 为诊断 HSV 相关脑炎的金标准。Tzanck 涂片可用于具有活动性病变的患者。

仅依据病史和体格检查做出的诊断常不准确，需通过实验室检查来证实。虽然病毒培养仍是诊断单纯疱疹病毒感染的标准诊断方法，但是 PCR 检测更为敏感，对于神经系统综合征的患者，PCR 检测脑脊液标本是首选方法。

口唇疱疹需与疱疹性咽峡炎、阿弗他溃疡、累及黏膜的药疹、口腔念珠菌病等鉴别;面部的单纯疱疹需与带状疱疹鉴别。生殖器疱疹需与梅毒、创伤、软下疳、性病性淋巴肉芽肿鉴别。HSV-1 有时也可以感染肛周皮肤,需与生殖器疱疹鉴别。

【治疗】

外用药治疗:局部治疗以收敛、干燥、防止继发感染为主,可外用抗病毒软膏,如喷昔洛韦软膏,继发感染时可外用抗生素软膏,对于口腔黏膜感染可予 1:1000 苯扎溴铵含漱。

系统治疗:大多数症状轻微的患者无需抗病毒治疗。对于局部症状严重及伴有系统症状的患者往往需要系统抗病毒药物治疗。

原发性 HSV 感染,阿昔洛韦 200mg/次、5 次/d,或 400mg/次、3 次/d;泛昔洛韦 250mg/次、3 次/d;伐昔洛韦 1000mg/次、2 次/d。对老年人及肾功能不全者酌情减量。疗程均为 7~10d。

对于复发性感染患者,发作期阿昔洛韦每次 400mg、3 次/d,泛昔洛韦 250mg/次、2 次/d,伐昔洛韦每次 500mg、2 次/d,共 3~5d。抑制期改为阿昔洛韦 400mg/次、2 次/d,泛昔洛韦 250mg/次、2 次/d,伐昔洛韦 500mg/次、1~2 次/d,疗程 4~6 个月。对于 HSV-1 型病毒感染,多选择阿昔洛韦[3],对于 HSV-2 型病毒感染多选择伐昔洛韦[4]。

【参考文献】

[1] BENEDETTI J,COREY L,ASHLEY R. Recurrence rates in genital herpes after symptomatic first-episode infection. Ann Intern Med,1994,121(11):847-854.

[2] TENG C C. Images in clinical medicine. Corneal dendritic ulcer from herpes simplex virus infection. N Engl J Med,2008,359(17):e22.

[3] AMIR J,HAREL L,SMETANA Z,et al. Treatment of herpes simplex gingivostomatitis with aciclovir in children:a randomised double blind placebo controlled study. BMJ,1997,314(7097):1800-1803.

[4] WALD A,SELKE S,WARREN T,et al. Comparative efficacy of famciclovir and valacyclovir for suppression of recurrent genital herpes and viral shedding. Sex Transm Dis,2006,33(9):529-533.

· 水 痘 ·

水痘(varicella)是一类具有高度传染性的病毒性疾病,以成批出现的瘙痒性丘疹、水疱、脓疱为主要表现,不同进展阶段的皮损共存是其特征。水痘-带状疱疹病毒(varicella-herpes zoster virus,VZV)是引起水痘和带状疱疹的共同病原体。原发性 VZV 感染即引起水痘,经飞沫传播或皮损处水疱液直接接触传播。在免疫功能正常的儿童患者中,通常表现为自限性病程,而在成人或免疫抑制人群中可出现严重的并发症,甚至危及生命。

【临床表现】

潜伏期常为 14~15d,绝大多数在 10~21d。多数患者以非特异性的全身症状,如低热、咽痛、乏力、肌肉酸痛等起病,此后通常在 24h 内连续成批出现皮疹,起初表现为红斑、斑疹及丘疹,呈向心性分布,瘙痒明显,逐渐演变成直径 1~3mm 的特征性水疱,疱液澄清,水疱周围有红晕,部分可发展为脓疱,随后脓疱干涸结痂,痂皮脱落后可遗留有不同程度的色素沉着。除了全身多发的特征性小水疱,患者的面部、躯干、四肢可同时见到处于不同发展阶段的皮损共存也是本病的特征之一(图 4-4,图 4-5)。在一些免疫抑制人群中(如 HIV 感染或接受干细胞移植患者),腹部症状与低钠血症等可能发生在经典水疱样皮损出现前数天,部分可长达 3 周[1]。

水痘的并发症主要累及皮肤软组织、肝、肺及中枢神经系统,随着水痘疫苗的广泛应用,水痘相关并发症的发生较前明显减少,细菌性重叠感染是目前最常见的并发症,而脑炎和 Reye 综合征是最为严重的并发症[2]。

【组织病理】

多数情况下,VZV 感染与单纯疱疹病毒感染的组织病理学表现相类似。可见角质形成细胞呈气球样变性,真皮偶有轻微的白细胞碎裂性血管炎表现。

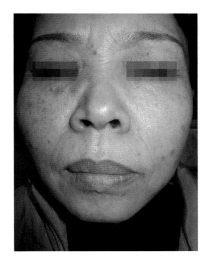

图 4-4　水痘。面部多发红丘疹

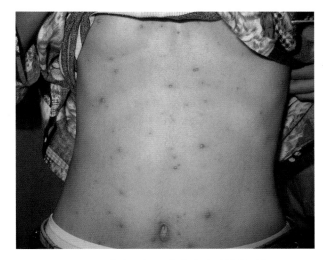

图 4-5　水痘。躯干多发水疱,周围红晕

【诊断和鉴别诊断】

诊断主要依据病史与临床表现,必要时需实验室检查结果辅助诊断,组织病理检查不是常规诊断方法。在大多数病例中可根据患者特征性的水疱建立临床诊断,如患者近期存在与水痘患者密切接触史可为诊断提供线索。对于部分皮疹不典型、临床难以诊断的患者,可完善相关实验室检查,如 VZV 血清学检查(IgM、IgA 等)、PCR 检查、病毒培养等,PCR 法检测 VZV-DNA 特异性和敏感性均较高,已被越来越多地用于协助诊断;而血清学检查需要满足恢复期血清学滴度高于急性期滴度至少 4 倍以上,才可对 VZV 感染提供诊断依据。目前免疫荧光抗体对膜抗原进行检测被认为是 VZV 抗体确认的金标准[3],但由于这种检测方法要求高、耗时长,在大多数实验室都不能进行,因此临床极少应用。

鉴别诊断主要包括带状疱疹、单纯疱疹、手足口病、脓疱疮等以水疱为主要表现的皮肤病,还需要与过敏反应(特别是 Stevens-Johnson 综合征)、急性痘疮样苔藓样糠疹、梅毒、色素失禁症及新生儿点滴型银屑病等鉴别。

【治疗】

本病具有高度传染性,通常认为水痘的传染期是出疹前 48h 至全部皮损完全结痂,在此期间内均认为患者具有传染性,应注意呼吸道隔离及避免皮肤直接接触皮损水疱液。

一般治疗包括休息、退热、止痒、避免搔抓刺激等,通常使用对乙酰氨基酚退热,在合并病毒感染的儿童患者中应用阿司匹林有引起 Reye 综合征的风险[4],应尽可能避免。

口服抗组胺药物、外用炉甘石洗剂及温浴疗法对缓解瘙痒症状有一定帮助,皮损继发感染时需外用抗生素软膏。

抗病毒治疗方面,目前推荐阿昔洛韦用于无并发症患者时,口服 20mg/kg(单次剂量最多 800mg),5 次/d,连续 5d;对于存在免疫功能异常或严重并发症的患者,推荐静脉应用阿昔洛韦 10mg/kg,每 8h 一次,连续 7d[5]。伐昔洛韦和泛昔洛韦也有应用。

目前已有单一抗原的水痘疫苗和抗麻疹-腮腺炎-风疹-水痘(MMRV)的联合疫苗,其中单一抗原的水痘疫苗已在多国获得许可用于健康儿童预防水痘,推荐 12 岁及以下儿童进行 1 次免疫接种,而 12 岁以上儿童进行 2 次免疫接种,两次间隔 4~8 周,而联合疫苗仅在少数国家获得临床应用许可[6]。Weibel 等[7]的临床试验证实 468 例儿童在接种水痘疫苗后 9 个月随访期内未见水痘发病,水痘疫苗预防效果明显。还有研究表明[8],与未经疫苗免疫的儿童相比,已接种水痘疫苗的患者发生水痘时临床症状轻微,皮疹不典型,较少合并严重并发症,且远期发生带状疱疹的概率也相应降低。

【参考文献】

[1] VINZIO S,LIOURE B,GOICHOT B. Varicella in immunocompromised patients. Lancet,2006,368(9554):2208.

[2] MARIN M,WATSON T L,CHAVES S S,et al. Varicella among adults:data from an active surveillance project,1995-2005. J

Infect Dis,2008,197 Suppl 2:s94-94s100.

[3] WILLIAMS V,GERSHON A,BRUNELL P A. Serologic response to varicella-zoster membrane antigens measured by direct immunofluorescence. J Infect Dis,1974,130(6):669-672.

[4] BELAY E D,BRESEE J S,HOLMAN R C,et al. Reye's syndrome in the United States from 1981 through 1997. N Engl J Med,1999,340(18):1377-1382.

[5] Drugs for non-HIV viral infections. Treat Guidel Med Lett,2007,5(59):59-70.

[6] HEININGER U,SEWARD J F. Varicella. Lancet,2006,368(9544):1365-1276.

[7] WEIBEL R E,NEFF B J,KUTER B J,et al. Live attenuated varicella virus vaccine. Efficacy trial in healthy children. N Engl J Med,1984,310(22):1409-1415.

[8] CHAVES S S,ZHANG J,CIVEN R,et al. Varicella disease among vaccinated persons:clinical and epidemiological characteristics,1997-2005. J Infect Dis,2008,197(Suppl 2):s127-131.

·带状疱疹·

水痘-带状疱疹病毒(varicella-herpes zoster virus,VZV)为水痘和带状疱疹共同的病原体,原发性 VZV 感染后病毒可长期潜伏在背根神经节细胞内,可由应激、创伤、发热、免疫抑制等因素诱发 VZV 的重新激活,病毒在所在的背根神经节内大量复制。多见于免疫低下人群,也可发生在免疫功能正常的健康人群。通过直接接触带状疱疹患者水疱疱液,易感宿主原发性 VZV 感染表现为水痘,并不能直接出现带状疱疹(herpes zoster)。

【临床表现】

好发于成年人,部分患者可伴随一些非特异性的全身症状,如发热、乏力、头痛等。以局部红斑、丘疹起病,迅速演变成为躯体一侧沿神经走行簇集性分布的小水疱,一般不越过身体的前正中线(图4-6),伴有明显的神经痛,部分患者还可出现不同程度的瘙痒、麻木感及痛觉过敏等。疼痛可发生在出疹之前、出疹之后,或伴随皮疹出现,统称为带状疱疹相关性疼痛(zoster-associated pain,ZAP),且通常老年患者疼痛更为剧烈。

本病为自限性疾病,自然病程2~3周,发病一周之后如仍有新发皮损需注意合并免疫功能缺陷的可能性[1]。老年及免疫功能不全患者容易出现后遗症,如带状疱疹后神经痛(postherpetic neuralgia,PHN)等,它的严重性和发病率均随年龄增大而升高。

当 VZV 累及三叉神经眼支、面神经及听神经时,患者会表现出眼、耳等器官受累表现,如眼带状疱疹主要为病毒侵犯三叉神经眼支,主要表现为眼痛,严重者可能出现溃疡性角膜炎;耳带状疱疹为面神经及听神经受累所致,其中拉姆齐·亨特(Ramsay Hunt)综合征为膝状神经节受累,经典表现为耳痛、面瘫及外耳道疱疹三

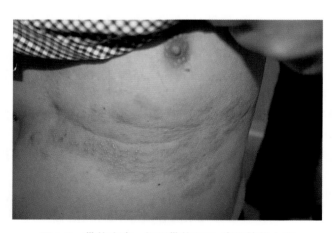

图4-6　带状疱疹。躯干带状红斑,表面簇状水疱

联征。还有一类相对特殊的类型称为无疹性带状疱疹,表现为局部疼痛后无明显皮疹出现,目前已有观点提出非典型疼痛综合征与无疹性带状疱疹相关,并且血清学及 PCR 检测也证实部分存在 VZV 的重新激活[2]。

【组织病理】

角质形成细胞见气球样变性,表现为棘层细胞变大,偶可见嗜酸性包涵体,真皮深处毛囊上皮也有气球样变性(图4-7,图4-8)。

【诊断和鉴别诊断】

结合患者的病史、临床表现,皮疹以单侧沿神经走行分布的簇集性水疱为主要特征,伴有明显的神经痛,需考虑本病。诊断主要依据临床表现建立,皮肤活检组织病理不是常规诊断方法,然而对于一些

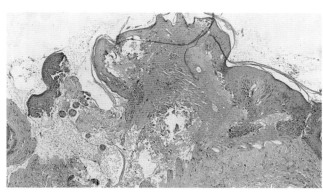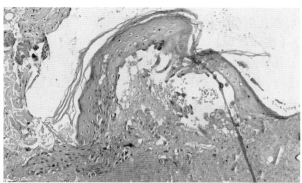

图 4-7　带状疱疹。表皮内水疱形成，可见棘层松解细胞。真皮血管周围少许淋巴、组织细胞浸润（HE染色，×100）

图 4-8　带状疱疹。表皮水疱内可见棘层松解细胞（HE 染色，×200）

免疫抑制的个体，皮疹表现不典型，可以借助 VZV-DNA、直接免疫荧光、病毒培养、VZV-IgG 等检测辅助诊断。

主要与单纯疱疹相鉴别，二者均表现为簇集性水疱，但是可以根据皮疹的分布位置、有无合并神经痛等特点进行鉴别，皮疹方面还需要与接触性皮炎、脓疱疮等鉴别。由于本病疼痛明显，还需要与急腹症、急性冠脉综合征、胸膜炎、心包炎等疾病鉴别。

【治疗】

本病可通过直接接触水疱疱液传播 VZV，因此对于带状疱疹患者需要加强患者教育以减少病毒传播。

目前多项研究表明早期抗病毒治疗可以加速皮疹的恢复，改善神经痛的严重程度及持续时间，但是在PHN 及其他后遗症等方面的作用尚不明确[3]。现阶段主要推荐在皮疹出现 72h 内，或者皮疹出现时间超过 72h 但仍有新发皮疹的患者应用抗病毒治疗[4]，因为此时仍存在病毒复制。具体药物及剂量用法为：口服阿昔洛韦 800mg/次、5 次/d 或静脉应用阿昔洛韦 10mg/kg、每 8h 一次，疗程 7d；口服泛昔洛韦 500mg/次、3 次/d，疗程 7d；口服伐昔洛韦 1g/次、3 次/d，疗程 7d。其他辅助治疗包括止痛药、三环类抗抑郁药、加巴喷丁等。

不同于水痘患者病后多数情况下可产生终身免疫，带状疱疹有复发可能，称复发性带状疱疹，已有疫苗用于带状疱疹的预防。有研究发现 50～59 岁的受试者通过接种带状疱疹疫苗有效减少了带状疱疹发病率，并且耐受性良好，目前建议大于等于 50 岁人群（包括 VZV 既往感染者）接种带状疱疹疫苗进行预防[5]。

【参考文献】

［1］DWORKIN R H，JOHNSON R W，BREUER J，et al. Recommendations for the management of herpes zoster. Clin Infect Dis，2007，44 Suppl 1：s1-26.

［2］GILDEN D H，KLEINSCHMIDT-DEMASTERS B K，LAGUARDIA J J，et al. Neurologic complications of the reactivation of vari-cella-zoster virus. N Engl J Med，2000，342（9）：635-645.

［3］WOOD M J，KAY R，DWORKIN R H，et al. Oral acyclovir therapy accelerates pain resolution in patients with herpes zoster：a meta-analysis of placebo-controlled trials. Clin Infect Dis，1996，22（2）：341-347.

［4］COHEN J I，BRUNELL P A，STRAUS S E，et al. Recent advances in varicella-zoster virus infection. Ann Intern Med，1999，130（11）：922-932.

［5］SCHMADER K E，LEVIN M J，GNANN J W Jr，et al. Efficacy，safety，and tolerability of herpes zoster vaccine in persons aged 50-59 years. Clin Infect Dis，2012，54（7）：922-928.

·卡波西水痘样疹·

卡波西水痘样疹（Kaposi's varicelliform eruption）也称疱疹性湿疹，多为 HSV 广泛播散性发疹，也有报道柯萨奇 A16 病毒与牛痘病毒引起卡波西水痘样疹。本病常见于患特应性皮炎的婴幼儿或孕妇。也可见于烧伤、天疱疮、蕈样肉芽肿、寻常性鱼鳞病、毛囊角化病(Darier病)、塞扎里(Sezary)综合征。

【临床表现】

其特点是在某种皮肤损害的基础上突然发生的有脐凹的水疱性皮疹,表现为发热,突然出现大量群集的红色丘疹或水疱,迅速变成脓疱,基底红肿,顶端有脐凹(图4-9)。

【组织病理】

在表皮内或表皮下可见水疱或脓疱,并有网状和气球样变性,真皮内有大量炎性细胞浸润,以嗜中性粒细胞为主,常难以发现包涵体。

【诊断和鉴别诊断】

在炎症性皮肤病的基础上突然发生多数脐窝状水疱和脓疱,有单纯疱疹接触史,并伴有全身症状,可以确诊。

【治疗】

多需要系统抗病毒治疗。阿昔洛韦5~10mg/kg,5次/d或静脉滴注5~10mg/kg,3次/d,疗程10~21d。如病情较重,可在抗病毒基础上加用丙种球蛋白200~400mg/kg,1次/d,疗程3~5d。对于接种牛痘疫苗引起的卡波西水痘样疹,西多福韦可以作为二线用药[1]。

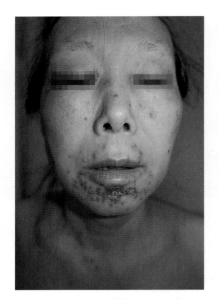

图4-9 卡波西水痘样疹。面部多个红丘疹,中央可见脐凹

【参考文献】

[1] SBRANA E,JORDAN R,HRUBY D E,et al. Efficacy of the antipoxvirus compound ST-246 for treatment of severe orthopoxvirus infection. Am J Trop Med Hyg,2007,76(4):768-773.

第二节 痘病毒性皮肤病

痘病毒是胞内复制的双链DNA病毒,痘病毒引起的疾病包括天花、牛痘、猴痘挤奶人结节、传染性软疣等。本节主要介绍传染性软疣。

·传染性软疣·

随着天花被根除,传染性软疣(molluscum contagiosum)成为唯一能感染人类引起症状的痘病毒。本病由传染性软疣病毒(MCV)引起,儿童的传染性软疣是一种常见的良性自限性过程,成人的传染性软疣通常通过性行为传播,也可发生在免疫功能低下的个体。本病主要通过皮肤对皮肤接触传播。

【临床表现】

本病的皮疹多为坚实、有脐凹的珍珠样丘疹,表面呈蜡样光泽(图4-10)。可发生于皮肤的任何部位,但最常见于皮肤皱褶和生殖器区域,黏膜也可以受累[1]。广泛损害可见于免疫抑制者,特别是HIV感染患者。传染性软疣可见于特应性皮炎的患者,可以被看作是机体免疫反应的信号。

【组织病理】

表皮角质细胞的胞质内有大的包涵体(软疣小体或Henderson-Patterson小体),随着它向皮肤表面移动,其体积逐渐增大(图4-11,图4-12)。

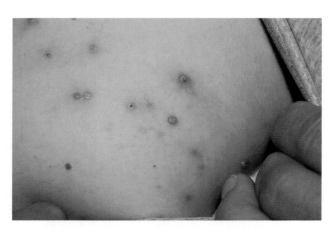

图4-10 传染性软疣。胸部散在红色丘疹,中央脐凹

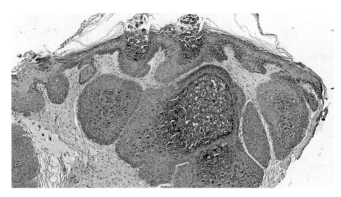
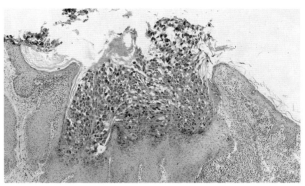

图 4-11　传染性软疣。棘层肥厚,其内大量嗜酸性包涵体(HE 染色,×100)

图 4-12　传染性软疣。角质层及颗粒层内大量软疣小体(HE 染色,×200)

【诊断和鉴别诊断】

根据本病的典型临床表现即可确诊,必要时结合病理检查明确诊断。本病需要与皮肤附属器肿瘤、粟丘疹、寻常疣、尖锐湿疣、基底细胞癌、幼年黄色肉芽肿、黑色素细胞痣、丘疹性环状肉芽肿等鉴别。

【治疗】

当传染性软疣周围出现炎症反应时表明其可自行消退[2],当病变数目较多或影响美观时需要治疗。刮除为首选的治疗方法,其他治疗方法包括人工挤压、液氮冷冻、化学起疱、局部角质剥脱剂、局部西多福韦制剂、胶布粘贴和激光剥离。儿童局部外用斑蝥素是一种有效安全的治疗方法。

【参考文献】

[1] SCHORNACK M M,SIEMSEN D W,BRADLEY E A,et al. Ocular manifestations of molluscum contagiosum. Clin Exp Optom, 2006,89(6):390-393.

[2] BERGER E M,ORLOW S J,PATEL R R,et al. Experience with molluscum contagiosum and associated inflammatory reactions in a pediatric dermatology practice:the bump that rashes. Arch Dermatol,2012,148(11):1257-1264.

第三节　乳头多瘤空泡病毒性皮肤病

·疣·

人乳头状瘤病毒(HPV)是一组 DNA 病毒,可感染皮肤或黏膜上皮,多数可引起良性乳头瘤或疣(verruca),如寻常疣、扁平疣、尖锐湿疣。皮肤型 HPV 感染可引起寻常疣或扁平疣。疣状表皮发育不良是由特异性 HPV 亚型慢性感染引起。尖锐湿疣和良性肛周生殖器疣是常见的性传播疾病,一般由 HPV-6 或 HPV-11 引起,属于低危型 HPV。鲍恩样丘疹病多由高危型 HPV 感染引起。目前尚无有效的抗病毒治疗,主要集中于破坏可见病变或诱导机体细胞免疫反应。

【临床表现】

1. 寻常疣　表现为皮肤角化过度,外凸呈圆顶形的丘疹或结节(图 4-13)。寻常疣的特征病变是黑色斑点,提示毛细血管阻塞,刮去过度角化层后毛细血管出血。手足疣表现为较厚的内生性的丘疹,位于手掌、足底、手足的外侧面,边缘稍突,足底的病变因为向深部生长,会因为行走时的压力导致疼痛。足部融合成大片成为嵌合疣。擦伤引起的自接种可引起疣的线状分布。

2. 扁平疣　通常是皮色或粉红色、轻度隆起、表面光滑、顶部较平的丘疹,常位于手背、手臂、面部,呈线状排列(图 4-14)。

3. 尖锐湿疣　又称肛门外生殖器疣,发生于外生殖器和会阴、肛周或皮肤黏膜交界处,如腹股沟皮肤皱褶和阴阜。通常直径为一至数毫米,散在、无蒂、表面光滑的外生性乳头瘤病变;也可为皮色、棕色、发白(浸渍部位),缺乏皮肤疣状病变的角化性鳞屑;可以表现为直径数厘米的带柄或宽基底病变或融合成块,

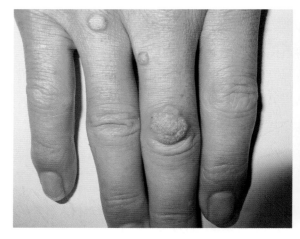
图 4-13　寻常疣。手指疣状斑块

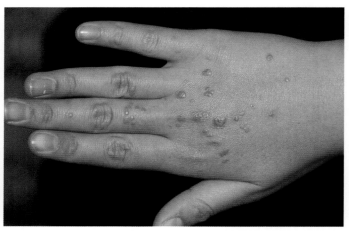
图 4-14　扁平疣。手背红色扁平丘疹

病变可延伸到阴道、尿道、肛管。

【组织病理】

1. 寻常疣　与周围皮肤界限清楚，特征是有陡峭倾斜的"教堂样尖塔"乳头瘤样病变，同时有角化过度和角化不全，角化不全通常可在乳头瘤的尖顶部观察到，该处有显著的棘层肥厚，同时表皮突延长。在掌跖疣中，疣的外侧缘内陷，在乳头瘤下方形成杯状的凹陷。高倍镜提示有颗粒层增厚，在颗粒层内有不同大小形状的致密粗糙胞质透明角蛋白颗粒，同时伴有空泡细胞位于乳头上方，有时位于乳头之间。典型的空泡细胞位于颗粒层或直接就在其下方（图 4-15）。延长的表皮突下方的真皮乳头提示有血管增生，部分血管栓塞（图 4-16）。这些栓塞对应临床上的"黑点"。目前无法根据病变的组织学表现来判断 HPV 亚型。

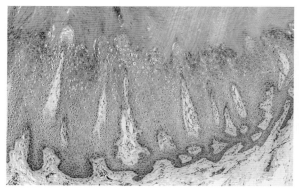
图 4-15　寻常疣。棘层内较多凹空细胞（HE 染色，×200）

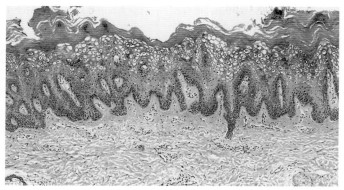
图 4-16　寻常疣。角化过度及叠瓦状角化不全，棘层上部可见空泡化细胞，皮突延长，真皮浅层血管扩张（HE 染色，×100）

2. 扁平疣　扁平疣的特征包括网篮状的角化过度与角化不全交替，棘层肥厚，没有或仅有轻度乳头瘤样改变，均匀增厚的颗粒层，在颗粒层和表皮生发层上部细胞出现空泡样变，定义为"鸟眼"（图 4-17）。消退的扁平疣特征包括角化不全、海绵水肿和单核细胞吐作用进入表皮，常可观察到卫星细胞坏死。免疫组化观察下浸润的单核细胞主要是辅助/诱导 T 细胞。在浸润的淋巴细胞和一些角质形成细胞的表面检测到淋巴细胞活化的标志——HLA-DR 抗原。上述表现也可在退行的湿疣中检测到，提示疣退变至少部分程度上是针对角质形成细胞表达的疣抗原的迟发型超敏细胞免疫反应所介导的。

3. 尖锐湿疣　最持续的特征是表皮增生、角化不全、空泡细胞形成、乳头瘤样增生。乳头瘤样病变相比寻常疣更为圆润。正常黏膜表面的上部通常有一定程度胞质空泡，而尖锐湿疣的特异性表现为深部的表皮生发层存在该现象，因此可用于特异性检测。

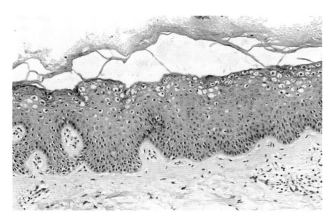

图4-17 扁平疣。棘层肥厚,颗粒层及棘层上方可见空泡细胞(HE染色,×200)

【诊断和鉴别诊断】

根据临床典型症状诊断并不复杂,不典型增生的病变必须通过活检来鉴定。寻常疣需与脂溢性角化、日光性角化症、皮角、角化棘皮瘤、疣状肢端角化病、血管角化瘤、无黑色素性黑色素瘤鉴别。扁平疣需与扁平苔藓、汗孔角化症、汗孔瘤鉴别。尖锐湿疣可通过醋酸白试验明确诊断。本病需与二期梅毒、阴道念珠菌病、包皮龟头炎、反常型银屑病、扁平苔藓、肛周湿疹鉴别。

【治疗】

目前没有能够治愈HPV感染的特异性抗病毒治疗方法。现存的治疗方法主要为化学或物理破坏、免疫学治疗、外科治疗。主要集中于破坏和清除可见的病灶或是诱发已感染细胞的细胞毒效应。尖锐湿疣的复发率高,治疗6个月内的复发率为30%~70%。

扁平疣很少需要治疗,可外用水杨酸、维A酸治疗。冷冻治疗可用于慢性持续性疣、复发性疣或甲周疣。另外电切除、刮除、激光治疗也同样适用。

尖锐湿疣可通过药物治疗、物理治疗、手术切除。包括鬼臼毒素、咪喹莫特、冷冻、点解等。对于巨大病灶可通过手术切除。光动力治疗越来越多地应用于尖锐湿疣的治疗中[1]。

HPV疫苗接种是预防HPV感染的一种有效方法,研究显示HPV疫苗接种的年轻女性尖锐湿疣的诊断和治疗比率明显下降[2]。

【参考文献】

[1] PATEL G,ARMSTRONG A W,EISEN D B. Efficacy of photodynamic therapy vs other interventions in randomized clinical trials for the treatment of actinic keratoses:a systematic review and meta-analysis. JAMA Dermatol,2014,150(12):1281-1288.

[2] HARRISON C,BRITT H,GARLAND S,et al. Decreased management of genital warts in young women in Australian general practice post introduction of national HPV vaccination program:results from a nationally representative cross-sectional general practice study. PLoS One,2014,9(9):e105967.

·鲍恩样丘疹病·

【临床表现】

目前认为多为高危型HPV感染,主要为HPV-16。本病好发于外生殖器、会阴、肛周,也有非生殖器部位发生鲍恩样丘疹病(bowenoid papulosis)的报道[1]。本病表现为红棕色疣样斑块或融合的斑片,境界清楚,表面可呈天鹅绒外观或轻度角化呈疣状(图4-18)。多无自觉症状,有时自觉瘙痒或烧灼感,病程慢性,少数患者病变可自行消退。主要感染性活跃的青年人。

【组织病理】

组织学呈原位癌表现:电镜可见角质细胞中病毒颗粒;癌前病变表现为没有明显界限的连续的形态学改变;角化细胞层的不正常分化;核质比例的增大、胞核大小不一和有丝分裂象数目增加,后者包括不正常有丝分裂和深染(图4-19,图4-20)。

【诊断和鉴别诊断】

根据临床表现、原位癌病理表现可诊断。本病需与良性湿疣、增殖性红斑、鲍恩病、佩吉特(Paget)病鉴别。增殖性红斑是一种发生在龟头或女性外阴处界限清楚的天鹅绒样酒红色斑块;鲍恩病常发生在老年女性外阴,表现为孤立性的斑片或斑块,有时表面有鳞屑;Paget

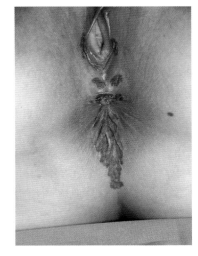

图4-18 鲍恩样丘疹病。外阴、肛周片状黑褐色斑

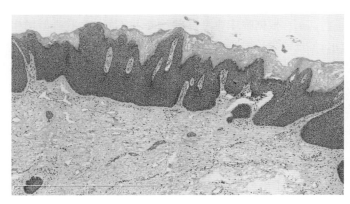

图 4-19　鲍恩样丘疹病。表皮乳头瘤样增生，棘层增厚，
细胞排列紊乱（HE 染色，×100）

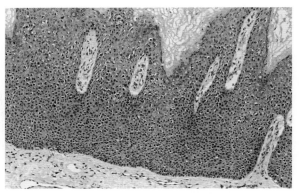

图 4-20　鲍恩样丘疹病。棘层内细胞排列紊乱，
有异型性（HE 染色，×200）

病常常发生在腹股沟、耻骨区、外阴、阴茎根部或肛周，表现为界限清楚的红色斑块，有典型的病理学特征。检测到高危型 HPV-DNA 可能对鉴别有恶性发展进程的皮损有帮助。

【治疗】

治疗前需通过活检排除侵袭性病变。鲍恩样丘疹病向鳞状细胞癌转化的可能性较低[2]。治疗可选择局部冷冻、激光或药物治疗。药物治疗包括咪喹莫特、5-氟尿嘧啶。治疗后需要随访。若发现恶变可能需手术切除。

【参考文献】

［1］SHIM W H，PARK H J，KIM H S，et al. Bowenoid papulosis of the vulva and subsequent periungual Bowen's disease induced by the same mucosal HPVs. Ann Dermatol，2011，23（4）：493-496.

［2］SHABBIR M，MINHAS S，MUNEER A. Diagnosis and management of premalignant penile lesions. Ther Adv Urol，2011，3（3）：151-158.

·疣状表皮发育不良·

疣状表皮发育不良（epidermodysplasia verruciformis，EV）属于 HPV 感染引起的慢性疾病。本病对一组基因种系相关的 HPV 皮肤感染具有特殊的易感性，特指 EV 型。

【临床表现】

在大多数 EV 易感家族中，多表现为染色体隐性遗传，与 *TMC6* 或 *TMC8* 基因突变有关[1]，多发于儿童。临床表现为高度多形性和播散性病灶。类似扁平疣，也可为鳞片状、点状、桃色或色素脱失斑、薄斑块，类似于花斑癣（图 4-21，图 4-22）。同一患者临床表现不同的皮损中常包含多种不同的 HPV 型。本病患者常在 30 岁后发生日光性角化症，半数患者可发展为侵袭性的鳞状上皮细胞癌，也有发生基底细胞癌或角化棘皮瘤的报道[2]，肿瘤多发生于曝光部位。

【组织病理】

EV 患者组织病理与扁平疣和花斑癣有同样特征：低倍镜下角质层有网篮状外观、角化不全和棘层增厚，高倍镜下则发现增生的表皮生发层内部分细胞有典型的细胞病理改变（图 4-23）。这些细胞较大，有明显的核周晕和蓝灰色苍白的胞质以及不同大小形态的角质透明蛋白颗粒，可能还有明显的增生不良和日光性角化，尤其是在日光暴露处活检更明显。由于组织病理不具有特异性，故很难只靠组织学鉴别扁平疣与 EV。

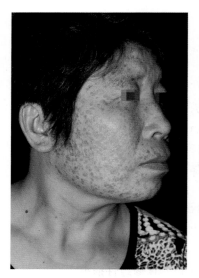

图 4-21　疣状表皮发育不良。面部大量褐色斑丘疹，部分融合

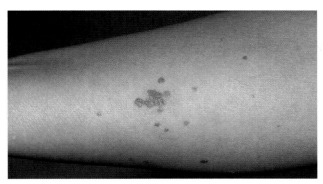

图 4-22　疣状表皮发育不良。右前臂褐色扁平丘疹

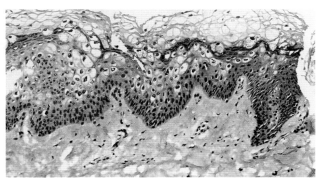

图 4-23　疣状表皮发育不良。棘层增厚,浅中层可见大量空泡化细胞(HE 染色,×200)

【诊断和鉴别诊断】

因单靠组织学难以区分扁平疣和 EV,对于怀疑 EV 的患者,皮损 HPV-DNA 检测有助于诊断(如 HPV-5、HPV-8 等)。

【治疗】

EV 尚无有效的治疗方法。有个案报道采用全身性应用维 A 酸、外用咪喹莫特、外用 5-氟尿嘧啶、光动力治疗本病,效果不一。应告知 EV 患者减少日光暴露以减少紫外线相关性鳞状细胞癌的风险,家族成员亦应筛查类似病变的存在。EV 患者应终生定期接受皮肤检查。

【参考文献】

[1] MIZUNO Y, KATO G, SHU E, et al. Merkel cell polyomavirus-positive Merkel cell carcinoma in a patient with epidermodysplasia verruciformis. Acta Derm Venereol,2015,95(1):98-99.

[2] MITSUISHI T,OHARA K,SUZUKI T,et al. Epidermodysplasia verruciformis with keratoacanthoma,Bowen's disease and squamous cell carcinoma:isolation of high-risk types of HPV 5 and unknown type of human papillomavirus. J Eur Acad Dermatol Venereol,2008,22(9):1126-1127.

第四节　副黏病毒性皮肤病

·麻　疹·

麻疹(measles)是由麻疹病毒引起的急性呼吸道传染病,通过呼吸道和直接接触传播。患者是本病的唯一传染源。冬春季为发病高峰期。临床分为潜伏期、前驱期、出疹期、恢复期。

【临床表现】

潜伏期大多为 10~14d,接受过特异性抗体被动免疫或主动免疫者潜伏期可延长 3~4 周。前驱期多为 2~4d,一般表现为发热、咳嗽、鼻塞、结膜炎。Koplik 斑是麻疹前驱期的特异性黏膜疹,表现为颊黏膜上的灰白色丘疹(图 4-24)。出疹期持续 3~5d,在全身中毒症状达高峰时开始出疹,初发于额头、发际、耳后,后逐渐向下扩散遍及全身,皮疹为红斑和丘疹,皮疹增多时全身中毒症状加重。出疹 3~5d 后体温下降,皮疹按发疹顺序开始消退,全身情况迅速好转(图 4-25,图 4-26)。

非典型麻疹多发生于某些曾接触过麻疹死疫苗、以前接种但未产生接种反应、免疫力低下的人群。特点为高烧、咳嗽、肺部浸润。缺乏经典的鼻炎和结膜炎,皮疹的表现也常变化,包括水痘、瘀斑、紫癜和肢端水肿。

麻疹的并发症包括中耳炎、肺炎、脑炎、心肌炎。亚急性硬化性全脑炎是一种迟发性神经变性的疾病,可能在麻疹急性病变多年后作为一种并发症出现。

【组织病理】

在前驱期皮肤及呼吸道黏膜可见多核巨细胞。皮疹及科氏(Koplik)斑可见局灶性角化不全、角化不

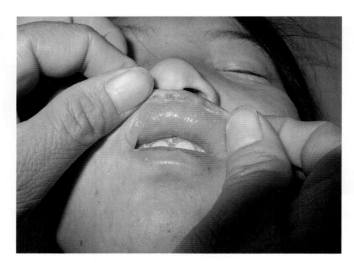

图 4-24　麻疹。口腔黏膜白斑

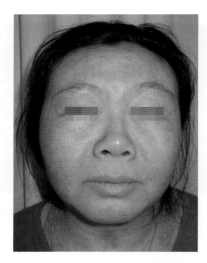

图 4-25　麻疹。面部水肿性红斑

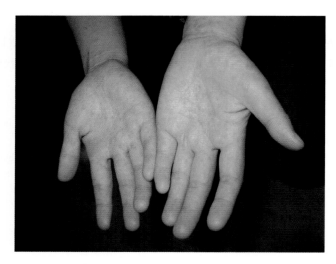

图 4-26　麻疹。双手掌多发红斑

良、海绵形成,真皮内有少量淋巴细胞浸润。浅层血管周围淋巴细胞浸润。

【诊断和鉴别诊断】

在流行期对于有呼吸道症状的儿童均应密切观察,发现 Koplik 斑可确诊。通过鼻咽分泌物中分离病毒、免疫荧光检查或血清学检测麻疹特异抗原抗体可帮助诊断。麻疹的鉴别诊断包括肠病毒感染、EB 病毒感染、药疹、川崎病。

【治疗】

麻疹治疗为对症治疗,加强护理,预防并发症。在维生素 A 缺乏症地区可服用维生素 A。预防麻疹最有效的方法是疫苗接种,可以降低麻疹的发病率和死亡率。

推荐所有儿童在 12~15 个月龄时接种麻疹、腮腺炎和风疹联合疫苗,在 4~6 岁时再次接种。所有人均应接种,除非血清学检测已证实存在免疫力[1]。

【参考文献】

[1] MCLEAN H Q,FIEBELKORN A P,TEMTE J L,et al. Prevention of measles,rubella,congenital rubella syndrome,and mumps,2013:summary recommendations of the Advisory Committee on Immunization Practices(ACIP). MMWR Recomm Rep,2013,62(RR-04):1-34.

·风 疹·

风疹(rubella)是由风疹病毒引起的急性传染病。临床以发热、全身皮疹、淋巴结肿大为特点。孕妇若在妊娠前四个月内患风疹,可能发生流产、死产、胎儿畸形,此种胎儿畸形称为先天性风疹综合征。

【临床表现】

风疹的潜伏期为14~21d,前驱期可有低热、全身不适、咽痛、流涕等症状,全身浅表淋巴结肿大伴触痛,以耳后、枕部、颈后淋巴结肿大明显。皮疹常于前驱期后1~2d出现,首先见于头面部,迅速蔓延到躯干及四肢,掌跖少见,约1d出齐。皮疹初起为细点状淡红色斑丘疹,融合成片,类似猩红热,躯干尤其背部皮疹密集,面部及四肢远端皮疹较稀疏。皮疹持续1~4d后消退,一般不留色素沉着。少数患者皮疹呈出血性,同时伴有全身出血倾向。

风疹可并发心肌炎、关节炎、肾炎、肝炎、支气管炎、肺炎、脑炎等。先天性风疹综合征可表现为先天性白内障、青光眼、耳聋、齿缺损、先天性心脏病、小头、智力障碍、消化道畸形。

【组织病理】

浅层血管周围炎细胞浸润,伴有轻度海绵水肿。在皮肤或外周血可观察到非典型淋巴细胞(Turk细胞)。

【诊断和鉴别诊断】

检测抗风疹病毒的IgM抗体或特异性IgG抗体增加4倍即可诊断风疹,枕部淋巴结肿大及典型的发疹过程有助于诊断。风疹的皮疹没有特异性,需与其他发疹性疾病鉴别诊断,包括腺病毒、肠病毒、麻疹、EB病毒感染及毒素介导的发疹如猩红热。

【治疗】

风疹的治疗为支持治疗,预防的最佳方式是及时接种疫苗[1]。孕妇暴露于风疹病毒后应进行血清学检验。如果检测到特异性IgM抗体或IgG抗体有诊断意义上升,应该为患者提供产前咨询。

【参考文献】

[1] MCLEAN H Q,FIEBELKORN A P,TEMTE J L,et al. Prevention of measles,rubella,congenital rubella syndrome,and mumps,2013:summary recommendations of the Advisory Committee on Immunization Practices (ACIP). MMWR Recomm Rep,2013,62(RR-04):1-34.

第五节 小核糖核酸病毒所致的皮肤病

·手 足 口 病·

引起手足口病(hand-feet-mouth disease)的病原体包括小RNA病毒科、肠道病毒属的柯萨奇病毒A族和B族、埃可病毒、肠道病毒71型,其中以肠道病毒71型及柯萨奇病毒A16最常见。以手掌、足底、口腔内发生小水疱为特征,主要发生于儿童。本病通过粪-口传播。

【临床表现】

潜伏期2~5d,多有低热、流涕,伴有口痛、咽痛、拒食,有时出现恶心、呕吐,口腔黏膜和舌上存在水疱。手、足、臀部以及外生殖器上分布小的、触痛、灰白色沿皮纹分布的椭圆形小水疱,周围有红晕(图4-27,图4-28)。疾病通常在2~3d消退,无并发症。已有研究发现手足口病消退后2~4周发生甲分离[1]。

【组织病理】

皮肤活检不具有诊断性,水疱损害可见表皮坏死伴表皮内水疱,缺乏包涵体或多核巨细胞形成,真皮中有非特异的炎症浸润。

【诊断和鉴别诊断】

本病可通过临床表现、发病季节、暴露史、地理位置直接诊断。可通过病毒培养及PCR技术协助诊断。由于病毒有大量的不同血清型,血清学诊断有困难。本病需与细菌感染鉴别。

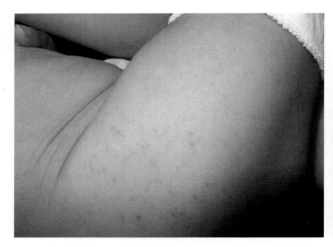

图 4-27   手足口病。下肢多发红丘疹

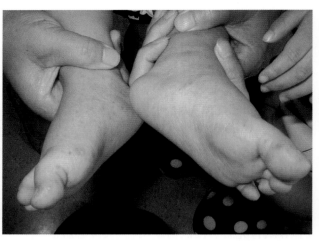

图 4-28   手足口病。双足多发红丘疹、水疱

【治疗】

大多数的肠道病毒为自限性,以支持治疗为主。对于并发症严重的患者,普来可那立是一种可结合病毒蛋白质衣壳的抗病毒药,可干扰肠道病毒黏附因子及脱衣壳。

【参考文献】

[1] DAVIA J L,BEL P H,NINET V Z,et al. Onychomadesis outbreak in Valencia,Spain associated with hand,foot,and mouth disease caused by enteroviruses. Pediatr Dermatol,2011,28(1):1-5.

第六节   虫媒病毒所致皮肤病

·病毒性出血热·

病毒性出血热(viral haemorrhagic fever)是一组动物源性病毒感染性疾病,包含从轻度的自限性发热性疾病到严重威胁生命的疾病。最常见的引起病毒性出血热的病毒包括 Lassa 病毒、Ebola 病毒、汉坦病毒、黄热病病毒、登革热病毒。本节主要介绍登革出血热和流行性出血热。

【临床表现】

临床表现多为非特异性,所有的患者均出现发热、皮疹,包括瘀斑、紫癜、黏膜出血。严重的感染患者可出现休克、出血和多脏器功能衰竭,死亡率很高。实验室检查可发现血小板减少、红细胞沉降率加快、凝血异常。

1. 登革热(dengue fever)   包括登革出血热。是一种由登革热病毒引起的发热性疾病,有四种不同的血清型:DENV-1,DENV-2,DENV-3,DENV-4。四种登革热病毒中的每一种均可导致疾病谱,从无症状感染到可能致命的疾病。经过 3~8d 的潜伏期,出现临床症状,包括双相发热、头痛、肌痛、恶心、呕吐、后眼眶疼痛。约半数患者出现皮疹,可表现为麻疹样或猩红热样红斑,可有皮疹部位轻度的出血包括瘀斑、鼻出血、牙龈出血,严重的出血罕见。登革出血热是这种病毒感染所致的更严重的变异型,更常发生于再感染DENV-2 后。

2. 流行性出血热   多由汉坦病毒引起。在发病 1~5d 的发热期呈急性病容,面颊及上胸部充血、潮红,眼结膜、咽部充血,结膜囊水肿。皮肤黏膜可见细小血管出血点,分布于上腭、眼结膜、腋下、腋前后,呈簇集性分布或条状排列,可见瘀斑。大部分患者束臂试验阳性。发病 5~8d 后进入低血压期,充血现象消退,出血加重,皮肤黏膜出血点增多,可融合成瘀斑,可伴消化道、肺出血。发病 8~12d 后进入少尿期,出血现象进一步加重,可发生腔道大出血,如咯血、呕血、便血、鼻出血等。本病实验室检查白细胞增高。

【诊断和鉴别诊断】

根据流行病学资料、临床表现、实验室检查结果进行综合分析。确诊需要血清学或病毒学证据。

【治疗】

各种病毒性出血热目前均无特效治疗方法,预防蚊虫叮咬、杀虫灭虫等预防措施在控制疾病的传播中非常重要。目前已有针对登革热的疫苗[1]。强有力的支持治疗可降低死亡率。早期糖皮质激素治疗可获得较好的疗效。

【参考文献】

[1] OLIVERA-BOTELLO G, COUDEVILLE L, FANOUILLERE K, et al. Tetravalent dengue vaccine reduces symptomatic and asymptomatic dengue virus infections in healthy children and adolescents aged 2-16 years in Asia and Latin America. J Infect Dis, 2016, 214(7):994-1000.

第七节　细小病毒性皮肤病

·传染性红斑·

传染性红斑(erythema infectiosum)是由人类细小病毒B19感染引起的传染病。细小病毒B19感染后临床表现与被感染者年龄、血液系统、免疫状态有关,临床差异很大,从良性到危及生命不等。本病通过呼吸道、血液制品传播,可母胎垂直传播。

【临床表现】

本病多见于4~10岁儿童,也可发生于成人[1]。潜伏期为4~14d,在典型皮疹出现前可有轻度前驱症状:发热、乏力、肌痛、鼻炎、头痛。初始阶段出现典型的脸颊鲜红色斑,伴相对的口周苍白圈。1~4d后出现四肢的红斑和丘疹,并发展成网状,一定程度上累及躯干。皮疹持续1~3周,期间呈消退状态,可因各种物理因素如阳光或高温加重。

少数患者可发生关节痛或关节炎,多见于妇女,可累及手部小关节、腕关节、膝关节、踝关节。绝大部分是自限性。胎儿感染病毒B19可能会导致自限性贫血、胎儿水肿、自发性流产或死胎。目前尚无证据表明受过感染的胎儿会出现长期的神经系统后遗症、先天畸形。

【组织病理】

表皮细胞水肿,真皮乳头层血管扩张,内皮细胞肿胀,在血管、毛囊、汗腺周围有组织细胞浸润,为慢性炎症改变。

【诊断和鉴别诊断】

检测血清抗细小病毒B19 IgM抗体是首选方法,其存在表明2~4个月内受过感染;核酸杂交或PCR技术有利于诊断。本病需与猩红热、肠病毒感染、风疹鉴别。

【治疗】

本病患者通常感觉良好且不需要治疗,多为对症处理。如有关节病变,可予非甾体抗炎药。易患再生障碍危象的患者需输入红细胞。已证实病毒B19感染的孕妇在妊娠前6个月内应进行系列的胎儿超声检查,对于严重感染的胎儿,需要进行胎儿宫内输血和胎儿数字化分析处理。

【参考文献】

[1] ANDERSON L J. Role of parvovirus B19 in human disease. Pediatr Infect Dis, J, 1987, 6(8):711-718.

·丘疹紫癜性"手套和短袜"样综合征·

丘疹紫癜性"手套和短袜"样综合征(papular purpuric gloves and socks syndrome)与急性感染细小病毒B19有关[1],也有其他病毒感染的报道,如柯萨奇病毒B6,人类疱疹病毒6型。年轻人易感染,多发生于春季。

【临床表现】

标志性表现为掌跖部的水肿和红斑,以及瘀斑、紫癜,偶可累及背侧。患者诉烧灼感和瘙痒。腭、咽以及舌部可有糜烂及瘀点,多伴有发热和轻微的前驱症状。1~2周后症状可自行消退。

【组织病理】

组织病理显示真皮中非特异性淋巴细胞浸润,用抗细小病毒 B19 抗体进行免疫组化染色见真皮血管内皮细胞和表皮角质形成细胞具有阳性染色。

【诊断和鉴别诊断】

检测血清抗细小病毒 B19 IgM 抗体是首选方法,其存在表明 2~4 个月内受过感染;核酸杂交或 PCR 技术检测有助于诊断。

【治疗】

治疗为对症处理。患者在病毒血症时就有皮肤黏膜病变,具有传染性。

【参考文献】

[1] GRILLI R,IZQUIERDO M J,FARINA M C,et al. Papular-purpuric "gloves and socks" syndrome:polymerase chain reaction demonstration of parvovirus B19 DNA in cutaneous lesions and sera. J Am Acad Dermatol,1999,41(5):793-796.

（闫天萌　晋红中）

球菌感染性皮肤病

Dsg	desmoglein	桥粒黏蛋白
ET	exfoliative toxin	表皮剥脱毒素
IL	interleukin	白细胞介素
MRSA	methicillin resistant staphylococcus aureus	耐甲氧西林金黄色葡萄球菌
NALP	neutrophilic alkaline phosphatase	嗜中性白细胞碱性磷酸酶
SMX-TMP	sulfamethoxazole-trimethoprim	磺胺甲噁唑-甲氧苄啶

第一节　脓　疱　疮

脓疱疮(impetigo)，俗称"黄水疮"，为一种常见的化脓性球菌感染引起的传染性皮肤病。接触传染，可蔓延迅速。发病的危险因素包括贫困、人口密集、卫生状况不佳和疥疮等[1]。人体正常皮肤表面有大量细菌定植，其在正常情况下并不致病，但是在创伤、高温、多汗、浸渍、营养不良、糖尿病等情况下，细菌入侵皮肤而发生脓疱疮。

根据临床表现可分为两种类型：大疱性脓疱疮及非大疱性脓疱疮。大疱性脓疱疮绝大部分由金黄色葡萄球菌感染引起，金黄色葡萄球菌分泌的表皮松解毒素与 Dsg1 结合，引起棘层松解形成大疱[2]。近来有研究发现表皮嗜中性粒细胞在金黄色葡萄球菌穿透进入表皮中发挥重要作用[3]。非大疱性脓疱疮又称为接触传染性脓疱疮，可由溶血性链球菌、金黄色葡萄球菌等引起。

【临床表现】

好发于夏秋季节，湿热天气发病率更高。多见于学龄前儿童，常在幼儿园内流行。两种类型脓疱疮均具有自限性，2~6 周可自愈。当宿主免疫力低下时，细菌突破皮肤进入深层则可能导致一系列并发症，如蜂窝织炎、败血症、急性肾小球肾炎等。

1. 非大疱性脓疱疮(non-bullous impetigo)　又称为寻常型脓疱疮、结痂性脓疱疮。好发于口鼻周围和肢端等暴露部位。初表现为丘疹或红斑，迅速形成薄壁脓疱，脓液呈袋状坠积，周围有红晕，疱壁易破。脓疱破溃后可形成典型的蜜黄色痂，伴有瘙痒，常因搔抓而不断将细菌接种到其他部位，发生新的类似皮疹(图 5-1)。

2. 大疱性脓疱疮(bullous impetigo)　表现为散在分布的水疱，1~2d 迅速形成直径 1cm 左右的松弛性

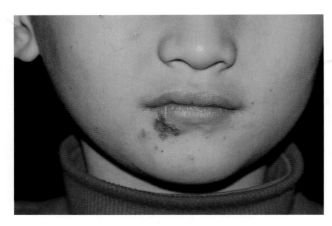

图 5-1　脓疱疮。口周蜜黄色痂

大疱。脓液可沉积在疱底部而呈半月形积脓现象,脓液也可向周围溢出形成环形新发水疱,称为环状脓疱疮。因其发病为金葡菌的表皮松解毒素引起,该型也被部分学者认为是葡萄球菌烫伤样皮肤综合征的一种局限性形式[4]。

【组织病理】

角层下及颗粒层间脓疱,疱内有大量嗜中性粒细胞浸润。表皮棘层可见海绵形成及嗜中性粒细胞浸润。偶尔有棘层松解细胞。真皮上部血管扩张充血、血管周有嗜中性粒细胞等浸润。

【诊断和鉴别诊断】

根据典型的临床表现通常可诊断,结合流行病学特点、疱液(脓痂)培养及组织病理学特点可辅助诊断。临床上与以下疾病进行鉴别:

1. 丘疹性荨麻疹　有明显瘙痒症状,在风团样红斑基础上出现丘疹或水疱,好发四肢、躯干,成批出现,反复发生。

2. 水痘　冬春季节多见,发疹时常伴发热等全身症状。皮疹在发热后 1~2d 内全身散发,多向心性分布,主要为绿豆至黄豆大小水疱,同时见红斑、丘疹、水疱等皮疹。

3. 湿疹　皮损为多形性,常对称性分布,瘙痒症状明显,易反复发作。

【治疗】

局限性、无合并症的脓疱疮局部抗生素治疗[5],可外用莫匹罗星、夫西地酸软膏[6],多黏菌素 B、杆菌肽作为替代药物。

对于皮损广泛、伴有全身症状如发热或淋巴结炎,或体弱如婴幼儿或合并系统疾病患者,可系统用药。近年来由于抗生素的滥用,几乎所有金黄色葡萄球菌都能够产生 β-内酰胺酶,耐甲氧西林金黄色葡萄球菌的报道不断增多[7],应行药敏实验并予敏感性高的抗生素系统治疗。全身抗生素治疗一般使用半合成青霉素和第一、第二代头孢抗生素。对耐甲氧西林金黄色葡萄球菌的治疗,应用克林霉素、磺胺甲噁唑、甲氧苄啶等。

积极开展宣教,保持个人卫生及皮肤清洁,及时治疗各种瘙痒性皮肤病;避免与正常人群,尤其是与儿童接触,防止感染传播。

【参考文献】

[1] LEJBKOWICZ F,SAMET L,BELAVSKY L,et al. Impetigo in soldiers after hand-to-hand combat training. Mil Med,2005,170(11):972-974.

[2] NISHIFUJI K,SHIMIZU A,ISHIKO A,et al. Removal of amino-terminal extracellular domains of desmoglein 1 by staphylococcal exfoliative toxin is sufficient to initiate epidermal blister formation. J Dermatol Sci,2010,59(3):184-191.

[3] IMANISHI I,HATTORI S,HISATSUNE J,et al. Staphylococcus aureus penetrate the interkeratinocyte spaces created by skin-infiltrating neutrophils in a mouse model of impetigo. Vet Dermatol,2017,28(1):126-126e27.

[4] HANAKAWA Y,SCHECHTER N M,LIN C,et al. Molecular mechanisms of blister formation in bullous impetigo and staphylococcal scalded skin syndrome. J Clin Invest,2002,110(1):53-60.

[5] KONING S,VAN DER SANDE R,VERHAGEN A P,et al. Interventions for impetigo. Cochrane Database Syst Rev,2012,1:CD003261.

[6] PANGILINAN R,TICE A,TILLOTSON G. Topical antibiotic treatment for uncomplicated skin and skin structure infections:review of the literature. Expert Rev Anti Infect Ther,2009,7(8):957-965.

[7] PETRY V,BESSA G R,POZIOMCZYCK C S,et al. Bacterial skin colonization and infections in patients with atopic dermatitis. An Bras Dermatol,2012,87(5):729-734.

第二节 葡萄球菌性烫伤样皮肤综合征

葡萄球菌性烫伤样皮肤综合征(staphylococcal scalded skin syndrome,SSSS)是一种急性皮肤剥脱性疾病。SSSS 由凝固酶阳性的噬菌体Ⅱ组金黄色葡萄球菌产生的表皮剥脱毒素引起,多为 71 型和 51 型。因凝固酶阳性,故细菌侵袭性强,局部皮肤感染后经血行播散,引发远隔部位皮肤广泛的表皮损伤。其分泌的表皮剥脱毒素(exfoliative toxin,ET)是一种丝氨酸蛋白酶,可作用于 Dsg1 引起颗粒层分解[1]。Dsg1 分布于表皮全层,但在表皮浅层密度较大,在表皮深层及黏膜表达较低,而 Dsg3 主要分布表皮深层及黏膜,故表皮深层和黏膜不易破坏。所以 SSSS 水疱发生在表皮浅层,不累及表皮深层及黏膜[2]。

发病率为 0.09~0.56/100 万,夏秋季为高发期。男女比例在儿童中近似,成人中男女比为 2:1[3-4]。多见于新生儿及儿童的原因为其体内尚未形成针对表皮剥脱毒素的抗体,以及肾脏排泄表皮剥脱毒素的能力不足[5]。

【临床表现】

好发于 5 岁之前的婴幼儿,尤其以新生儿为主,偶发于免疫抑制或患有肾功能不全的成人。患者常突然起病,多在头颈部区域出现红斑,以口周和眼角周围为著,24~48h 内这些红斑会迅速变为充满液体的水疱,水疱迅速扩大融合形成薄壁、松弛性大疱,大疱易破裂,破裂后形成湿润红色烫伤样外观,部分患者可在口周留有放射状皲裂。随后病情迅速蔓延,扩展到躯干及四肢近端部位,稍用力摩擦大疱以外的其他部位皮肤即可导致表皮大片剥脱,露出鲜红色糜烂面,即尼科利斯基(Nikolsky)征阳性,类似烫伤[5](图 5-2~图 5-4)。经 1~2 周糜烂处颜色逐渐变暗,由鲜红色转为暗红色,并出现糠状脱屑并逐渐痊愈,但病情严重者可并发一系列症状如继发感染,如蜂窝织炎、败血症、肺炎等,出现脱水、电解质失衡,以及低体温[6],重者甚至导致患者死亡。

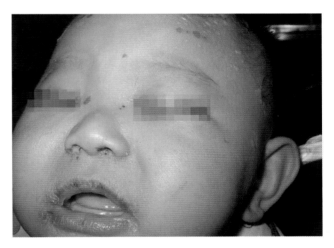

图 5-2 葡萄球菌烫伤样皮肤综合征。面部弥漫性红斑,黏膜处较多脓性分泌物

疱液细菌培养多呈阴性,血细菌培养阳性率不高。可采集原发感染灶分泌物皮肤拭子进行细菌培养。免疫荧光检查可在表皮颗粒层检出 ET-A、

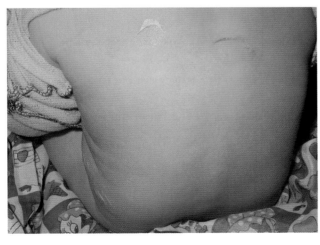

图 5-3 葡萄球菌烫伤样皮肤综合征。全身弥漫性水肿性红斑,局部松解剥脱

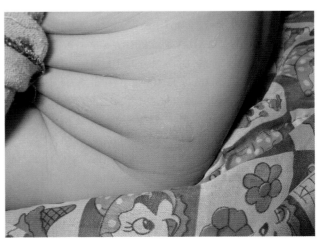

图 5-4 葡萄球菌烫伤样皮肤综合征。局部水疱、大疱形成

ET-B 和/或 ET-D。

【组织病理】

表皮颗粒细胞层、棘细胞层松解,有裂隙和水疱形成,水疱内无炎症细胞。真皮缺乏炎症细胞浸润,仅在血管周围有少量炎症细胞浸润。

【诊断和鉴别诊断】

根据发病年龄、临床表现及细菌培养等可诊断。与下列疾病鉴别:

1. 脱屑性红皮症   皮损为弥漫性潮红,表面附大量细小灰白色糠状鳞屑,无脓疱及糜烂,头皮、眉、肢体屈侧有脂溢性皮炎改变,病程慢性,使用抗生素治疗无效。

2. 新生儿脓疱疮   以脓疱为主,不形成全身红皮症状,无表皮松解,Nikolsky 征阴性。

3. 非金葡萄球菌型中毒性表皮坏死松解症   大多由药物引起,主要见于成人,可累及黏膜,皮损具有多形性,可出现多形红斑,Nikolsky 征仅皮损处为阳性,病理为表皮下水疱。

【治疗】

1. 因患者多为婴幼儿,应加强护理,防止继发感染。注意保暖,必要时使用保温箱维持患者体温,及时清除各种分泌物。

2. 全身治疗   及早全身使用抗生素。早期应予以经验性抗生素治疗,如苯唑西林、氟氯西林等。同时,采集标本进行药敏试验,指导后续治疗[5]。如果青霉素过敏,可使用克拉霉素或头孢呋辛等[1]。对于病情危重的患者或者耐甲氧西林金黄色葡萄球菌(MRSA)流行率高的社区,使用万古霉素[7],辅以克林霉素可增加治疗有效性[8]。

注意水、电解质平衡,充分补水以及时排除毒素。注意加强营养,保护肝肾功能,减少肝肾损伤药物使用。关于糖皮质激素的使用意见尚不统一,目前有研究认为,糖皮质激素可导致免疫抑制,与病情恶化有关,不推荐糖皮质激素治疗[1,9]。

3. 局部治疗   使用无刺激且可杀菌、收敛的药物。可外用抗生素如莫匹罗星和夫西地酸涂抹在皮损严重的区域[5]。

【参考文献】

[1] HANDLER M Z,SCHWARTZ R A. Staphylococcal scalded skin syndrome:diagnosis and management in children and adults. J Eur Acad Dermatol Venereol,2014,28(11):1418-1423.

[2] PATEL N N,PATEL D N. Staphylococcal scalded skin syndrome. Am J Med,2010,123(6):505-507.

[3] LAMAND V,DAUWALDER O,TRISTAN A,et al. Epidemiological data of staphylococcal scalded skin syndrome in France from 1997 to 2007 and microbiological characteristics of Staphylococcus aureus associated strains. Clin Microbiol Infect,2012,18(12):e514-521.

[4] STAIMAN A,HSU D Y,SILVERBERG J I. Epidemiology of staphylococcal scalded skin syndrome in U. S. children. Br J Dermatol,2018,178(3):704-708.

[5] MISHRA A K,YADAV P,MISHRA A. A systemic review on staphylococcal scalded skin syndrome(SSSS):a rare and critical disease of neonates. Open Microbiol J,2016,10:150-159.

[6] ARORA P,KALRA V K,RANE S,et al. Staphylococcal scalded skin syndrome in a preterm newborn presenting within first 24h of life. BMJ Case Rep,2011,2011.

[7] DAVIDSON J,POLLY S,HAYES P J,et al. Recurrent staphylococcal scalded skin syndrome in an extremely low-birth-weight neonate. AJP Rep,2017,7(2):e134-134,e137.

[8] BRAUNSTEIN I,WANAT K A,ABUABARA K,et al. Antibiotic sensitivity and resistance patterns in pediatric staphylococcal scalded skin syndrome. Pediatr Dermatol,2014,31(3):305-308.

[9] BERK D R,BAYLISS S J,GIEHL K A. Pili annulati:a report of 2 American families. Cutis,2013,91(5):254-257.

第三节   脱发性毛囊炎

脱发性毛囊炎(folliculitis decalvans)是一种毛囊化脓性、留有永久性瘢痕性脱发的原发性瘢痕性脱发疾病。发病机制不明,金黄色葡萄球菌感染及宿主免疫功能缺陷可能为重要致病因素。几乎所有未接受治疗的脱发性毛囊炎都可分离出金黄色葡萄球菌[1]。超抗原与宿主免疫防御机制的异常被认为是脱发性毛囊炎的主要发病机制。最新研究表明,脱发性毛囊炎与 NALP1、NALP3 和 IL-1β 表达增加有关,在毛囊中 IL-8 表达增加,导致中性粒细胞募集到皮肤造成毛囊破坏而发病[2]。

【临床表现】

好发于中年男性,多累及头皮的顶部和枕部,大部分患者有皮脂溢出或长期患脂溢性皮炎的病史。病变最初为毛囊性红丘疹或红斑,然后周围毛囊受损,红斑向周围扩散,并逐渐形成脓疱及瘢痕性脱发。脓疱及瘢痕性脱发为脱发性毛囊炎的典型表现(图 5-5)。毛囊周围皮肤可出现黄褐色的鳞屑痂,毛囊角化过度,糜烂,血性痂等。病程缓慢。

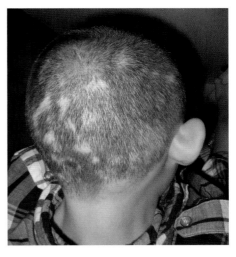

图 5-5　脱发性毛囊炎。头皮片状红斑,表面脱发

【组织病理】

毛囊周围有以嗜中性粒细胞为主的炎症细胞密集浸润,脓肿形成,毛囊破坏后可见肉芽肿反应。毛囊、皮脂腺萎缩。真皮弹力纤维减少、断裂,结缔组织增生(图 5-6,图 5-7)。

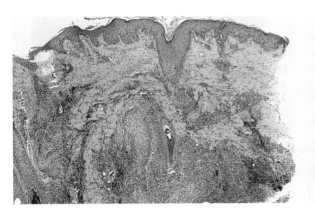

图 5-6　脱发性毛囊炎。轻度角化过度,毛囊角栓形成。真皮毛囊周围大量炎症细胞浸润(HE 染色,×100)

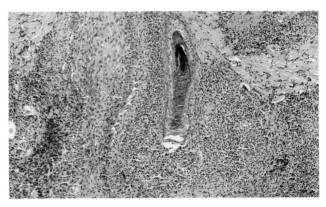

图 5-7　脱发性毛囊炎。真皮毛囊周围大量淋巴细胞、组织细胞及嗜中性粒细胞浸润(HE 染色,×200)

【诊断和鉴别诊断】

脱发性毛囊炎需与其他原因所致的瘢痕及脱发相鉴别。头部脓肿性穿掘性毛囊周围炎的特征为窦道形成,按压某一处皮损远处部位可通过窦道排出脓液,而脱发性毛囊炎不形成窦道。

【治疗】

治疗棘手,复发率高。活动期尽早进行药物治疗,减少瘢痕形成。

局限性皮损外用抗生素及糖皮质激素软膏。病变广泛患者,可行全身治疗,如口服异维 A 酸,以及利福平、克林霉素等抗生素,但抗生素的长期疗效不佳[3]。光动力的疗效报道不一,需进一步评估[4-5]。口服异维 A 酸≥0.4mg/(kg·d),连续给予≥3 个月可减少复发[3,6]。

皮损稳定后,可行手术行美容修补、植皮、毛囊移植等。

【参考文献】

[1] OTBERG N,KANG H,ALZOLIBANI A A,et al. Folliculitis decalvans. Dermatol Ther,2008,21(4):238-244.

[2] EYRAUD A,MILPIED B,THIOLAT D,et al. Inflammasome activation characterizes lesional skin of folliculitis decalvans. Acta Derm Venereol,2018,98(6):570-575.

[3] TIETZE J K,HEPPT M V,VON PREUßEN A,et al. Oral isotretinoin as the most effective treatment in folliculitis decalvans:a

retrospective comparison of different treatment regimens in 28 patients. J Eur Acad Dermatol Venereol, 2015, 29（9）：1816-1821.

［4］COLLIER N J, ALLAN D, DIAZ PESANTES F, et al. Systemic photodynamic therapy in folliculitis decalvans. Clin Exp Dermatol, 2018, 43（1）：46-49.

［5］BURILLO-MARTINEZ S, MAROñAS-JIMENEZ L, PALENCIA-PéREZ S I, et al. Failure of photodynamic therapy（PDT）in 3 patients with folliculitis decalvans. J Am Acad Dermatol, 2016, 74（4）：e69-70.

［6］AKSOY B, HAPA A, MUTLU E. Isotretinoin treatment for folliculitis decalvans：a retrospective case-series study. Int J Dermatol, 2018, 57（2）：250-253.

第四节 项部瘢痕疙瘩性毛囊炎

项部瘢痕疙瘩性毛囊炎（folliculitis keloidalis nuchae）又称为头部乳头状皮炎（dermatitis papillaris capil-liti）或瘢痕疙瘩性痤疮（acne keloidalis），是一种慢性、瘢痕性毛囊炎，主要见于非洲人及后裔。病因仍不清楚，可能与雄激素、炎症、感染、创伤等因素有关。炎症过程中皮脂腺破坏的机制仍在探究中[1]。

【临床表现】

多发于青春期，好发于颈后及枕部区域。早期呈不同大小的丘疹或脓疱，可相互融合，逐渐形成形态及大小不规则的瘢痕硬结。其上通常没有毛发，有瘙痒感或疼痛。常伴皮脂溢出及痤疮，受累面积较大时，可因皮损融合形成瘢痕硬块，中间遗留有头发穿出的小凹陷（图5-8）。病程缓慢。

【组织病理】

早期毛囊周围嗜中性粒细胞、淋巴细胞、组织细胞等浸润，真皮纤维化，类似瘢痕组织样表现。皮损进一步发展成毛囊周围脓肿，可见陈旧性损害处有慢性肉芽组织，表现为除淋巴细胞、成纤维细胞浸润外，还有大量浆细胞、异物巨细胞浸润。愈合处大量硬化性胶原束，皮脂腺完全消失（图5-9，图5-10）。

【诊断和鉴别诊断】

根据临床表现及病理不难诊断该病。需鉴别的疾病有：

1. 机械性痤疮 位于慢性物理性损伤部位，多数患者易感寻常痤疮，当外力引起毛囊皮脂腺上部损

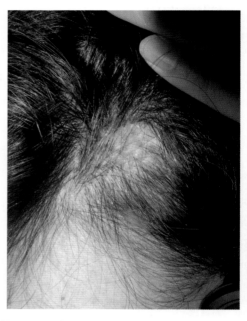

图5-8 项部瘢痕疙瘩性毛囊炎。枕部红色斑块

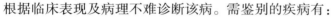

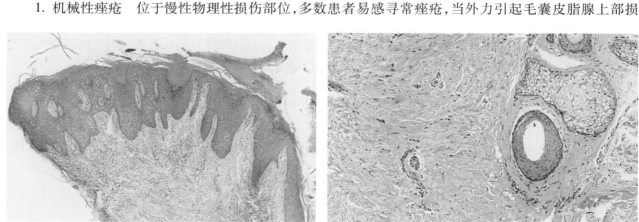

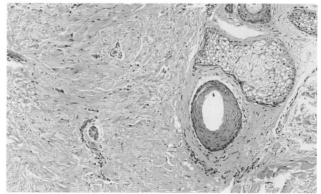

图5-9 项部瘢痕疙瘩性毛囊炎。角化过度，表皮疣状增生，棘层肥厚，细胞内及细胞间水肿。真皮血管扩张，血管周围浆细胞、淋巴细胞及组织细胞浸润，胶原纤维增生（HE染色，×100）

图5-10 项部瘢痕疙瘩性毛囊炎。胶原纤维增生（HE染色，×200）

伤时,激起毛囊炎症反应,引发痤疮。病程较短,且不会出现瘢痕性斑块。

2. 脱发性毛囊炎 无瘢痕疙瘩性斑块。

3. 瘢痕疙瘩 原发型瘢痕疙瘩好发于胸前或肩部,继发型瘢痕疙瘩有明确原因如烧伤等。

【治疗】

注意局部清洁,可用常用杀菌皂水清洗。教育患者避免戴头盔或帽子,减少理发、烫发、染发等刺激枕部皮损行为。

早期或轻度病变局部外用强效糖皮质激素。瘢痕疙瘩形成后病灶内可注射曲安西龙或曲安奈德[2],冷冻疗法也有一定的疗效[3]。可行手术切除,术后辅以局部抗生素治疗及放疗[4]以减少复发。

【参考文献】

[1] AL-ZAID T,VANDERWEIL S,ZEMBOWICZ A,et al. Sebaceous gland loss and inflammation in scarring alopecia:a potential role in pathogenesis. J Am Acad Dermatol,2011,65(3):597-603.

[2] ALEXIS A,HEATH C R,HALDER R M. Folliculitis keloidalis nuchae and pseudofolliculitis barbae:are prevention and effective treatment within reach? Dermatol Clin,2014,32(2):183-191.

[3] OGUNBIYI A. Acne keloidalis nuchae:prevalence,impact,and management challenges. Clin Cosmet Investig Dermatol,2016,9:483-489.

[4] MILLáN-CAYETANO J F,REPISO-JIMéNEZ J B,DEL BOZ J,et al. Refractory acne keloidalis nuchae treated with radiotherapy. Australas J Dermatol,2017,58(1):e11-13.

第五节　头部脓肿性穿掘性毛囊周围炎

头部脓肿性穿掘性毛囊周围炎(perifolliculitis capitis abscedens et suffodiens)又称为头部毛囊周围炎、穿掘性蜂窝织炎(dissecting cellulitis),是一种少见的慢性皮肤化脓性疾病,是多数聚集的毛囊炎及毛囊周围炎在深部融合后相互贯穿形成的脓肿。以头皮波动性结节、窦道和瘢痕性脱发为主要特点。患者同时出现头部脓肿性穿掘性毛囊周围炎、聚合性痤疮、化脓性汗腺炎,称之为毛囊闭锁三联征(follicular occlusion triad)。

发病机理尚不明确。金黄色葡萄球菌、链球菌、表皮葡萄球菌等在发病中扮演重要角色[1]。炎症、创伤、遗传因素等也在发病中有一定作用[2]。

【临床表现】

好发于成年男性,初起于头皮,尤其是头后部。皮损最初发生时为数个毛囊炎和毛囊周围炎,炎症向深部发展形成半球状结节,表面的头发容易脱落,结节软化而形成脓疱,破溃后成为多数瘘孔,有脓液流出(图5-11);由于深部皮下组织侵蚀破坏形成窦道,相互贯通,因此压迫结节可在相接近或距离较远的瘘孔中排出脓液。脓肿间相互沟通,呈"筛状溢脓"。病程缓慢,长年不愈,常一处病损痊愈留有萎缩性瘢痕和不规则的脱发斑,其他处又发生新的病损。

【组织病理】

早期表现为毛囊周围炎,可见嗜中性粒细胞、淋巴细胞、组织细胞等广泛浸润毛囊。脓疱、脓肿形成后,破坏的毛囊残余处可见异物巨细胞。随着脓肿深入皮下、窦道形成,可见深部皮下组织有通向表皮的窦道,而愈合处纤维化(图5-12)。

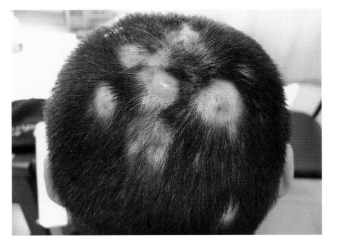

图5-11 头部脓肿性穿凿性毛囊周围炎。头皮多发结节、脓肿、瘢痕,表面脱发

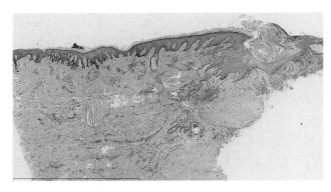

图 5-12　头部脓肿性穿凿性毛囊周围炎。毛囊角栓，周围皮脂腺破坏，炎症细胞浸润（HE 染色，×40）

【诊断和鉴别诊断】

结合临床特点多可明确诊断。

【治疗】

建议全身治疗，可口服抗生素（如利福平、克林霉素等）与及糖皮质激素联合治疗。异维 A 酸 0.5～0.8mg/（kg·d）可取得良好效果[3]，但异维 A 酸停药后易复发[2,4]。口服锌剂有时也可取得一定疗效。

局部萎缩性瘢痕形成可行局灶糖皮质激素注射或激光手术治疗。当有脓肿或窦道形成时，应行手术治疗。近年来有研究行分期切除以代替一次性手术切除，可减少恢复时间及疼痛、保留部分头皮及头发，且可达到更好的美容效果[5]。

【参考文献】

[1] KONG H H, SEGRE J A. Skin microbiome: looking back to move forward. J Invest Dermatol, 2012, 132(3 Pt 2): 933-939.

[2] BADAOUI A, REYGAGNE P, CAVELIER-BALLOY B, et al. Dissecting cellulitis of the scalp: a retrospective study of 51 patients and review of literature. Br J Dermatol, 2016, 174(2): 421-423.

[3] PRASAD S C, BYGUM A. Successful treatment with alitretinoin of dissecting cellulitis of the scalp in keratitis-ichthyosis-deafness syndrome. Acta Derm Venereol, 2013, 93(4): 473-474.

[4] SCHEINFELD N. Dissecting cellulitis (perifolliculitis capitis abscedens et suffodiens): a comprehensive review focusing on new treatments and findings of the last decade with commentary comparing the therapies and causes of dissecting cellulitis to hidradenitis suppurativa. Dermatol Online J, 2014, 20(5): 22692.

[5] POWERS M C, MEHTA D, OZOG D. Cutting out the tracts: staged excisions for dissecting cellulitis of the scalp. Dermatol Surg, 2017, 43(5): 738-740.

第六节　疖 与 疖 病

疖（furuncle）是指发生于单个毛囊及其周围所属皮脂腺的急性化脓性感染。疖反复发生或多个疖同时发生称为疖病（furunculosis）。大部分由凝固酶阳性的金黄色葡萄球菌感染所致。皮肤损伤、皮脂分泌丰富是重要诱因，营养不良、糖尿病、免疫缺陷以及贫血等因素也会增加发生的风险。在各种诱因影响下，金黄色葡萄球菌等细菌入侵并定植于毛囊，引起毛囊炎及局部炎症[1]。

【临床表现】

多见于青少年，好发于面颈部、四肢及臀部或肛门附近，背部、胸部也是常见部位，甚至耳道内及眼周也可能出现[2]。皮损初期为毛囊部位出现红色炎症性丘疹，基底有明显炎症浸润，后逐渐增大，质地逐渐变硬，有疼痛及压痛。未经处理，2～3d 内红色小硬结内部逐渐液化坏死形成脓肿。脓栓破溃后，其内脓液及坏死组织排出，炎症消退，皮损逐渐愈合。病程持续 1～2 周（图 5-13～图 5-15）。

严重时患者常有发热、头痛等症状，附近淋巴结肿大。如患者免疫力低下或缺陷时，细菌侵入血液可引起脓毒血症或败血症，严重者危及生命。面部的疖因其丰富的淋巴网及血管网，细菌易侵入海绵窦血管网形成海绵窦静脉

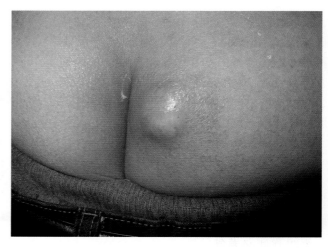

图 5-13　疖。臀部红色肿物

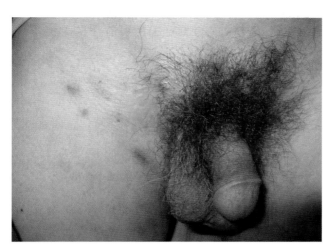

图 5-14　疖病。腹股沟、外阴多发红色结节

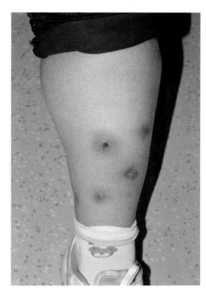

图 5-15　疖病。左小腿多发红色结节,局部破溃

炎及败血症,甚至发生颅内感染。

【组织病理】

组织病理特点为毛囊及周围炎,可见密集的嗜中性粒细胞和少数淋巴细胞浸润,长期炎症可见毛囊周围有坏死及纤维碎片,毛囊及皮脂腺均被破坏(图 5-16,图 5-17)。

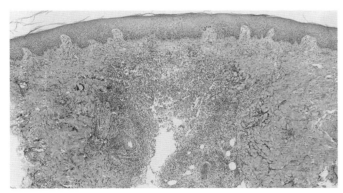

图 5-16　疖。棘层增厚,真皮中下层局部弥漫性炎症细胞浸润(HE 染色,×100)

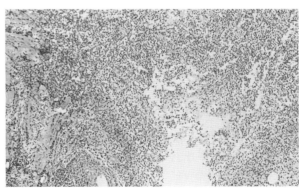

图 5-17　疖。真皮内大量嗜中性粒细胞浸润(HE 染色,×200)

【诊断和鉴别诊断】

根据临床表现不难诊断,皮损处革兰氏染色和细菌培养可支持诊断。应与多发性汗腺囊肿及痈进行鉴别:

1. 多发性汗腺脓肿　夏季发病,见于婴幼儿及体弱者的头、额。皮损表现为多发性皮下脓肿。表面有压痛、炎症较轻,无脓栓,遗留瘢痕。常伴有痱。

2. 痈　患部表面见多个脓头,形成蜂巢状,触诊可发现浸润明显,疼痛明显,全身症状突出。

【治疗】

注意清洁,避免挤压,尤其是发生在鼻孔及上唇的危险三角区,防止海绵窦静脉炎的发生。

疖的发生发展有自限性,通过治疗加速其痊愈。未形成脓头的疖可行碘酊消毒,涂以鱼石脂软膏,或局部热湿敷处理。形成脓头的疖可行切开引流,充分排脓,防止感染扩散。面部疖切忌挤压针刺造成深部播散。紫外线、红外线、超短波和透热疗法也有效。

全身症状明显者可口服抗生素，如氟氯西林钠或其他耐青霉素酶抗生素治疗，但使用时间不宜过长。

对于反复发作的疖病，注意防止自身接种。除急性期处理外，应注意病原菌可能存在变异等情况，需定期行细菌培养及药敏试验，选取合适的抗生素治疗[3]。

【参考文献】
[1] DEMOS M, MCLEOD M P, NOURI K. Recurrent furunculosis: a review of the literature. Br J Dermatol, 2012, 167 (4): 725-732.
[2] BALANDIN A B, DIMOVA A D. Optimal choice of antibiotic for local use in patients with external otitis and furuncles in the acoustic meatus. Vestn Otorinolaringol, 2004, (2): 43-45.
[3] IBLER K S, KROMANN C B. Recurrent furunculosis-challenges and management: a review. Clin Cosmet Investig Dermatol, 2014, 7: 59-64.

第七节　痈

痈（carbuncle）是由簇状分布的疖融合而来的聚集性疖肿，最常见的病原菌是金黄色葡萄球菌以及链球菌。常发生于免疫力低下或缺陷的人群，糖尿病、营养不良、HIV 感染是痈发生的高危因素，卫生条件差以及局部皮肤损伤也是重要诱因。

【临床表现】

可发生在皮肤的任何地方，但常见于颈后部及背部。初期表现为邻近多个毛囊的红色丘疹，后逐渐颜色加深、质地变硬并融合成块，直径从豌豆大小到网球大小不等，甚至更大（图 5-18）。一周左右出现深部组织坏死并有脓液形成，皮损表面有多个引流窦道向外排出脓性引流物，可伴有血性引流物，局部淋巴结肿大，患者常伴发热、寒战、头痛等症状[1]，白细胞总数常升高，中性粒细胞增加，最终脓液排出逐渐减少，炎症逐渐控制，肉芽组织增生填补空洞及窦道，结痂愈合。严重者可发生脓毒血症、败血症等危及生命的并发症，甚至出现远处器官感染，此时血及转移灶细菌培养阳性。

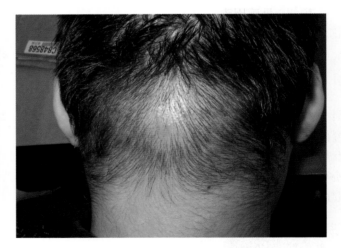

图 5-18　痈。枕部巨大红色肿块

【组织病理】

毛囊、毛囊周围组织及皮下组织见大量嗜中性粒细胞浸润，呈急性化脓性炎症表现。组织坏死、脓肿形成，脓肿周围可见毛细血管扩张充血、嗜中性粒细胞浸润。

【诊断和鉴别诊断】

根据临床表现、全身症状可诊断，皮损处细菌培养，血常规白细胞及中性粒细胞升高支持诊断。需与以下疾病鉴别：

1. 脓癣　常发生于头皮，坏死组织不多，皮损为毛囊性脓疱，也可见片状红肿的痈状隆起。患处头发易断，可查见真菌。

2. 放线菌病　常见于单侧面颈交界，局部暗红或棕红，形成坚硬脓肿，脓肿穿破形成排脓窦道。脓液稀薄，脓液可检出特征性硫黄色颗粒。

【治疗】

痈的治疗与疖基本相同，应尽早使用全身抗生素治疗，对已经形成脓腔的痈及早切开引流。

根据药敏试验选择有效的抗生素进行治疗,如莫匹罗星、瑞普霉素、双氯西林或头孢氨苄等。因MRSA导致的皮肤感染越来越多,应注意早期经验性抗生素治疗,疗效不好时考虑使用MRSA敏感抗生素,如克林霉素或磺胺甲噁唑-甲氧苄啶(SMX-TMP)等[2]。

局部皮损处可采用50%硫酸镁溶液湿敷,可向脓腔内灌注含抗生素的溶液,3次/d,至少持续2d以辅助治疗[3]。此外,也有报道称低剂量X线照射[4]、手术切除合并皮瓣移植[5]等可作为有效治疗方式。

【参考文献】

[1] CHOU P Y, CHEN Y C, HUANG P. Forehead carbuncle with intractable headache. Neuropsychiatr Dis Treat, 2015, 11: 793-795.

[2] STEVENS D L, BISNO A L, CHAMBERS H F, et al. Practice guidelines for the diagnosis and management of skin and soft tissue infections: 2014 update by the Infectious Diseases Society of America. Clin Infect Dis, 2014, 59(2): e10-52.

[3] NGUI L X, WONG L S, SHASHI G, et al. Facial carbuncle-a new method of conservative surgical management plus irrigation with antibiotic-containing solution. J Laryngol Otol, 2017, 131(9): 830-833.

[4] CALABRESE E J. X-Ray treatment of carbuncles and furuncles (boils): a historical assessment. Hum Exp Toxicol, 2013, 32(8): 817-827.

[5] AHMAD H, SIDDIQUI S S. An unusually large carbuncle of the temporofacial region demonstrating remarkable post-debridement wound healing process: a case report. Wounds, 2017, 29(4): 92-95.

第八节　蜂窝织炎

蜂窝织炎(phlegmona/cellulitis)是累及皮肤以及皮下组织的急性弥漫性化脓性感染,多由β溶血性链球菌(A组最常见)、化脓性链球菌或金黄色葡萄球菌引起[1],也有流感嗜血杆菌甚至真菌引起蜂窝织炎的报道[2]。易感因素包括肥胖、创伤、昆虫叮咬、免疫抑制、皮肤感染、皮肤炎症等[3]。在皮肤创伤、免疫力低下或缺陷时,细菌通过皮肤进入表皮及皮下组织进而发展为蜂窝织炎,其他部位感染扩散至皮肤及皮下也可造成继发性蜂窝织炎。组织及渗出液培养病原菌检出率仅25%左右[4]。

【临床表现】

可发生在身体的任何地方,最常见为小腿。典型表现为皮肤红肿、皮温增高、疼痛明显,红肿皮损与周围皮肤分界不清(图5-19,图5-20)。疾病初期呈局部弥漫性水肿,可呈凹陷性水肿及橘皮样外观,严重者可伴有大疱形成。病情进展迅速,红肿范围扩大,局部可出现淋巴管炎及淋巴结炎,同时出现全身症状如发热、头痛、寒战等。当感染控制时,炎性物质逐渐吸收而痊愈,部分患者可出现恢复期坏死组织液化、破溃等现象。如不能控制,感染扩散至肌腱等易引起筋膜炎、皮下脓肿等局部扩散感染,甚至出现脓毒血症、败血症以及远处器官感染等严重并发症。

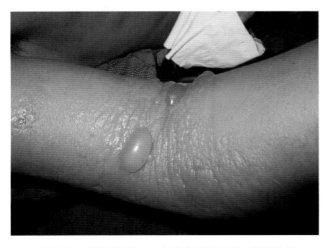
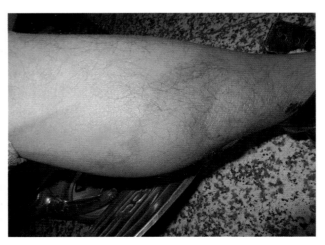

图5-19　蜂窝织炎。右上肢水肿性红斑,表面大疱　　　　图5-20　蜂窝织炎。小腿屈侧大片紫红斑

其他类型的蜂窝织炎包括眶周蜂窝织炎、腹壁蜂窝织炎、颊蜂窝织炎及肛周蜂窝织炎。眼眶周围皮下组织结构疏松、与颅内联系密切，拥有丰富的血管及淋巴网，应引起足够的临床重视。眼眶周围蜂窝织炎多发于三岁以下儿童，通常表现为眼眶周围组织红肿，细菌如扩散到颅内累及中枢神经系统，则会出现相关临床症状如眼肌麻痹、视野受损等。

【组织病理】

病变主要位于真皮及皮下组织：真皮水肿，真皮及皮下组织见急性化脓性炎症改变，可见大量嗜中性粒细胞、淋巴细胞浸润，血管扩张，有时可见栓塞。淋巴管扩张。疾病后期可见由成纤维细胞、多核巨细胞、组织细胞形成的肉芽肿。

【诊断和鉴别诊断】

根据具有压痛的境界不清的红肿等临床表现可诊断，进一步行血培养排除并发症败血症的发生。与坏死性筋膜炎、接触性皮炎、淤积性皮炎等具有类似蜂窝织炎表现的疾病鉴别：

1. 坏死性筋膜炎　深部肌筋膜的进行性破坏，临床表现主要包括局部皮损红斑、肿胀、皮温升高和明显触痛；进展迅速，皮肤颜色几日内从红紫色变为蓝紫色，淋巴管炎及淋巴结炎不常见。

2. 接触性皮炎　接触性皮炎患者有瘙痒，皮损表现主要有红斑、水肿、渗出、水疱、大疱。皮损局限于接触部位，边界清楚。

3. 淤积性皮炎　由慢性静脉功能不全所致，通常双侧同时发生，往往有双腿长期水肿病史，临床表现为红斑、鳞屑、湿疹样斑片或斑块，内踝为最常受累、最严重的部位。

【治疗】

卧床休息，抬高患处，有利于水肿和炎性物的重力引流；同时保持皮损部位湿润清洁，防止皲裂，并积极治疗糖尿病、营养不良等基础疾病。

应积极使用抗生素治疗。对于典型的没有全身感染迹象的轻度蜂窝织炎可单纯使用青霉素或头孢氨苄[5]等。首选治疗方案为静脉滴注青霉素每6h一次，600万~1200万U/次，至少10d，免疫低下患者应延长抗生素使用时间[6]。青霉素过敏患者可用克林霉素、红霉素治疗[7]。

全身症状明显者静脉输注头孢唑林、头孢曲松、青霉素G。如发现感染由MRSA或其他类型耐药链球菌所致，使用万古霉素或口服利奈唑胺等药物，必要时联合两种抗生素，如头孢类抗生素联合抗厌氧菌药物甲硝唑类。治疗开始后24~48h内应重新评估皮损区域，以判断治疗效果，决定是否更改抗生素方案[8]。另外，可早期小剂量局部使用糖皮质激素，减轻组织水肿，防止炎症恶化。

局部使用紫外线或超短波物理疗法，深部脓肿形成时应切开引流，糖尿病合并急性蜂窝织炎者可持续封闭负压引流。眼眶周围蜂窝织炎应充分进行头颅CT评估炎症累及范围[9]，以减少并发症及后遗症出现。

【参考文献】

[1] ERIKSSON B,JORUP-RöNSTRöM C,KARKKONEN K,et al. Erysipelas：clinical and bacteriologic spectrum and serological aspects. Clin Infect Dis,1996,23(5)：1091-1098.

[2] CHIRA S,MILLER L G. Staphylococcus aureus is the most common identified cause of cellulitis：a systematic review. Epidemiol Infect,2010,138(3)：313-317.

[3] MCNAMARA D R,TLEYJEH I M,BERBARI E F,et al. A predictive model of recurrent lower extremity cellulitis in a population-based cohort. Arch Intern Med,2007,167(7)：709-715.

[4] BERNARD P,BEDANE C,MOUNIER M,et al. Streptococcal cause of erysipelas and cellulitis in adults：a microbiologic study using a direct immunofluorescence technique. Arch Dermatol,1989,125(6)：779-782.

[5] PALLIN D J,BINDER W D,ALLEN M B,et al. Clinical trial：comparative effectiveness of cephalexin plus trimethoprim-sulfamethoxazole versus cephalexin alone for treatment of uncomplicated cellulitis：a randomized controlled trial. Clin Infect Dis,2013,56(12)：1754-1762.

[6] SUTHERLAND M,PARENT A. Diagnosis and management of cellulitis：a dermatology perspective. Br J Community Nurs,2017,22(6)：272-275.

［7］STEVENS D L,BISNO A L,CHAMBERS H F,et al. Practice guidelines for the diagnosis and management of skin and soft tissue infections:2014 update by the infectious diseases society of America. Clin Infect Dis,2014,59(2):147-159.

［8］RAFF A B,KROSHINSKY D. Cellulitis:A Review. JAMA,2016,316(3):325-337.

［9］CROSBIE R A,NAIRN J,KUBBA H. Management of paediatric periorbital cellulitis:Our experience of 243 children managed according to a standardised protocol 2012-2015. Int J Pediatr Otorhinolaryngol,2016,87:134-138.

第九节 毛囊闭锁三联征

毛囊闭锁三联征(follicular occlusion triad)是一种反复发作的慢性、化脓性毛囊炎性疾病,包括聚合性痤疮、化脓性汗腺炎(hidradenitis suppurativa)及头部脓肿性穿掘性毛囊周围炎。目前认为是由于局部免疫系统的失调[1],淋巴细胞浸润毛囊区域、皮脂腺消失。

发病因素较多,遗传因素占较大部分,约40%患者有阳性家族史,γ-分泌酶亚单位的 *PSEN1*、*PSENEN* 和 *NCSTN* 3 个基因发生突变,都会导致常染色体显性家族性反常性痤疮[2]。虽然常伴有细菌感染,但有研究表明病变早期皮肤区域具有正常的细菌菌群,表明细菌感染继发于潜在的炎症过程,炎症并非由感染引起[3]。性激素分泌以及皮脂分泌旺盛等也与此病有紧密的联系。

【临床表现】

1. 聚合性痤疮 好发于面部、前胸、后背、臀部及四肢。初期表现为聚集的粉刺、丘疹、结节、囊肿、脓肿,典型皮损为多头囊肿,后有窦道形成及脓血流出,最终形成瘢痕(图 5-21)。发生在面部者可出现密集的凹陷或条索状瘢痕,影响患者面容,对患者的心理伤害极大。

2. 化脓性汗腺炎 常见于大汗腺聚集的区域,如腋窝、腹股沟和肛门生殖器等区域。皮损开始为粉刺、炎性丘疹、结节,伴有瘙痒、多汗等症状。逐渐发展形成深部结节,这些结节会膨胀并聚结形成巨大的疼痛脓肿,窦道形成后释放恶臭和脓性分泌物,最后炎症消退、瘢痕形成(图 5-22)。Hurley 分级将皮损按严重程度分为三级:Ⅰ级是脓肿形成,不伴窦道和瘢痕;Ⅱ级是一处或多处孤立的脓肿,伴窦道和瘢痕;Ⅲ级是融合的脓肿和窦道形成。然而 Hurley 分级并不适合动态评估化脓性汗腺炎[4]。

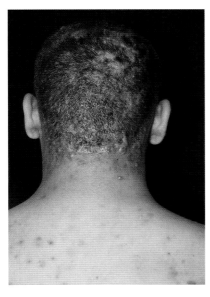
图 5-21 毛囊闭锁三联征。头皮脓肿、结节及瘢痕,上背部多发红丘疹

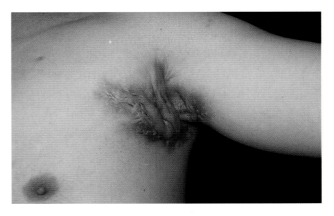
图 5-22 毛囊闭锁三联征。左腋窝瘢痕形成

3. 头部脓肿性穿掘性毛囊周围炎 皮损初发时为数个毛囊炎和毛囊周围炎,炎症向深部发展形成半球状结节,表面的头发容易脱落,结节软化而形成脓疱,破溃后成为多数瘘孔,有脓液流出;由于深部

皮下组织侵蚀破坏形成窦道,相互贯通,因此压迫结节可在相接近或距离较远的瘘孔中排出脓液。脓肿间相互沟通,呈"筛状溢脓"。病程缓慢,长年不愈,病损痊愈留有萎缩性瘢痕和不规则脱发斑的同时,又发新的病损。

病情活动期、炎症明显时,红细胞沉降率加快,外周血白细胞计数升高。

【组织病理】

早期改变为毛囊鳞状上皮增生,毛囊口角化过度、扩大,毛囊栓塞、毛囊内物质潴留。感染后以毛囊周围炎为主要表现,逐渐形成脓肿;有大量嗜中性粒细胞、淋巴细胞、组织细胞浸润。毛囊、皮脂腺结构完全破坏,逐渐累及其他皮肤附属器,波及大汗腺。

组织破坏后引起肉芽肿反应,出现淋巴细胞、浆细胞、异物巨细胞。当脓肿波及皮下组织时,形成引流窦道。愈合区内可见广泛纤维化,陈旧性损害者可见瘢痕疙瘩样纤维组织增生(图5-23)。

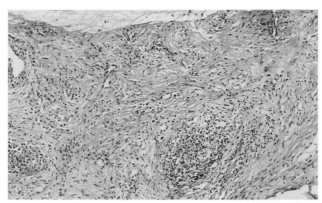

图 5-23　毛囊闭锁三联征。真皮内肉芽肿形成,局部成纤维细胞增生(HE 染色,×100)

【诊断和鉴别诊断】

根据慢性复发性、深在破坏性、穿掘性毛囊炎或毛囊周围炎的特点可诊断,三种独立疾病可出现在同一患者。需与瘰疬性皮肤结核、多发性疖病、腹股沟肉芽肿、性病性淋巴肉芽肿和三期梅毒等鉴别。

【治疗】

治疗非常困难,仍处于探索之中,尚无统一的标准治疗方案。

局部使用消毒剂如氯己定等进行清洁,有研究表明 15% 间苯二酚可能更有帮助[5]。根据细菌培养以及药敏试验选取敏感抗生素外用,如夫西地酸、利福平、克林霉素等。因病变部位较深,可使用皮损内注射的方式将药物注射至皮肤深层来达到治疗效果。曲安奈德注射至皮损内可减轻疼痛,控制水肿及病灶大小[6]。

系统性使用抗生素治疗效果不明显,但仍推荐使用抗生素治疗。初期可选用四环素(500mg/次,2 次/d)或米诺环素(50~100mg/次,2 次/d),也可使用甲硝唑或耐青霉素酶类药物等,后期可选用利福平(300mg/次,2 次/d)及克林霉素(300mg/次,2 次/d)[7]。

早期口服 1 周左右低剂量糖皮质激素,有利于降低炎症反应,防止组织破坏,利于控制疾病进展。维 A 酸类可抑制毛囊角化从而缓解毛囊闭锁进程,利于遏制病情的进展,可长期口服维 A 酸类药物如阿维 A、异维 A 酸等。阿达木单抗、尤特克单抗、阿那白滞素在临床试验中被证明用于化脓性汗腺炎有效[8-10],但用于毛囊闭锁三联征的疗效仍需进一步研究。

窦道和瘢痕常需手术处理,通过切开引流加速皮损愈合以及减少患者疼痛,但不应在无脓腔形成时手术引流,且切开引流术皮损愈合后仍易复发。可行病灶完整切除以减少复发,必要时皮瓣移植。

【参考文献】

[1] HOTZ C,BONIOTTO M,GUGUIN A,et al. Intrinsic defect in keratinocyte function leads to inflammation in hidradenitis suppurativa. J Invest Dermatol,2016,136(9):1768-1780.

[2] ZHOU C,WEN G D,SOE L M,et al. Novel mutations in PSENEN gene in two Chinese acne inversa families manifested as familial multiple comedones and dowling-degos disease. Chin Med J (Engl),2016,129(23):2834-2839.

[3] RING H C,BAY L,KALLENBACH K,et al. Normal skin microbiota is altered in pre-clinical hidradenitis suppurativa. Acta Derm Venereol,2017,97(2):208-213.

[4] THORLACIUS L,GARG A,INGRAM J R,et al. Towards global consensus on core outcomes for hidradenitis suppurativa research:an update from the HISTORIC consensus meetings Ⅰ and Ⅱ. Br J Dermatol,2018,178(3):715-721.

[5] DECKERS I E,PRENS E P. An update on medical treatment options for hidradenitis suppurativa. Drugs,2016,76(2):215-229.

[6] RIIS P T,BOER J,PRENS E P,et al. Intralesional triamcinolone for flares of hidradenitis suppurativa（HS）:a case series. J Am Acad Dermatol,2016,75（6）:1151-1155.

[7] SAUNTE D,JEMEC G. Hidradenitis suppurativa:advances in diagnosis and treatment. JAMA,2017,318（20）:2019-2032.

[8] KIMBALL A B,OKUN M M,WILLIAMS D A,et al. Two phase 3 trials of adalimumab for hidradenitis suppurativa. N Engl J Med,2016,375（5）:422-434.

[9] TZANETAKOU V,KANNI T,GIATRAKOU S,et al. Safety and efficacy of anakinra in severe hidradenitis suppurativa:a randomized clinical trial. JAMA Dermatol,2016,152（1）:52-59.

[10] BLOK J L,LI K,BRODMERKEL C,et al. Ustekinumab in hidradenitis suppurativa:clinical results and a search for potential biomarkers in serum. Br J Dermatol,2016,174（4）:839-846.

第十节　猩　红　热

猩红热（scarlet fever）是由 A 组溶血性链球菌感染咽喉部而导致的急性传染病,常通过飞沫传播,也可通过被污染的食物及餐具进行传播。溶血性链球菌可产生致热外毒素（pyrogenic exotoxin）,致热外毒素又根据抗原性不同分为链球菌致热外毒素 A、B 和 C（speA,speB 和 speC）[1],可引起红疹等表现。这些毒素也被称为"超抗原",因微量的毒素即可通过激活免疫细胞而在体内引起广泛的、强烈的免疫应答。机体可通过对这些特定毒素产生抗体来对抗这些毒素,但因致热外毒素种类繁多,这些抗体不能完全保护人免受 A 组链球菌感染,预防 A 组链球菌的疫苗仍在研制中[2]。近年来猩红热在东南亚和英国出现过不明原因的流行,虽然猩红热如今死亡率很低,仍需引起公共卫生方面的重视[3]。

【临床表现】

多发于 1~10 岁儿童,成人较少见,冬春季节多发。初始出现喉痛、发烧等咽炎症状,扁桃体增大并变红,伴有黄色或白色渗出物,可擦去,同时软腭处可有点状红斑或瘀斑。舌头呈典型的"草莓舌"表现:初期舌乳头红肿肥大并突出于白色舌苔之上,此时呈现白色草莓样舌头;数天后白色舌苔脱落,红色舌头及红肿的舌乳头呈现红色草莓样舌。

出现咽炎症状 1~2d 内迅速出现皮疹,表现为皮肤弥漫性红疹,压之可褪色。皮疹常首先出现在躯干,然后逐渐蔓延至四肢（图 5-24,图 5-25）。手掌、脚底和面部通常不受皮疹的影响。双颊及额头通常伴有潮红,脸颊最突出,口鼻处呈特征性口周苍白,称"环口苍白圈"。皮疹扩散后,皮疹颜色呈猩红色,皮肤皱褶处皮疹更加密集及明显,如腹股沟和腋窝处,这些区域可见线性模式排列的深红色瘀点状线条（Pastia

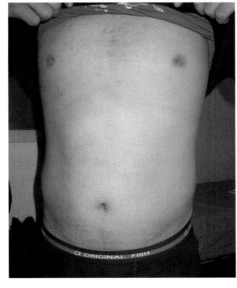

图 5-24　猩红热。躯干泛发密集红斑,融合成片

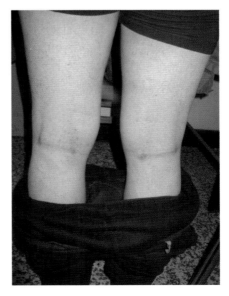

图 5-25　猩红热。双下肢密集红斑,融合成片

线)。病情严重者,可有出血性皮疹并有血小板减少。发病后 1 周内,皮疹开始消退,随后出现较长的脱皮过程或持续数周的皮肤外层脱落。脱屑过程通常从面部开始。

发病期间可有一系列并发症,如扁桃体脓肿、中耳炎、鼻窦炎等局部并发症以及心内膜炎、心肌炎、风湿热、急性肾小球肾炎等全身并发症。

【组织病理】

发疹期真皮水肿、毛细血管扩张充血及嗜中性粒细胞浸润。皮损脱屑时可见表皮角化不全、棘层松解。

【诊断和鉴别诊断】

根据流行病学史、急性病程、全身弥漫红色斑疹等特征性临床表现及全身症状,实验室检查白细胞升高,可作临床诊断。咽拭子培养出 B 型溶血性链球菌可确诊。需与发热伴发疹性疾病鉴别:

1. 幼儿急疹　通常于发热 3~5d 出疹,疹出热退。皮疹消退后不留色素沉着,亦无脱皮。通常无淋巴结肿大。

2. 麻疹　发病早期有明显卡他症状和口腔麻疹黏膜斑,发热后第四天出斑丘疹,疹间由正常皮肤,疹退后由色素沉着。

3. 药疹　起病前有服药史,皮疹为多形性,也可呈猩红热样皮疹,感染中毒症状轻微,无咽峡炎及杨梅舌等改变,停药后症状减轻。抗生素治疗无效,抗过敏及糖皮质激素治疗有效。

尚需与风疹、金黄色葡萄球菌感染等鉴别。

【治疗】

因猩红热传染性较强,一旦诊断即需隔离治疗直至咽拭子培养连续三次阴性结束。患者日常接触用具应及时消毒,注意口腔清洁卫生,可使用漱口液漱口。脱皮期不应将脱落皮肤撕掉以防止皮肤感染。

治疗以抗生素治疗溶血性链球菌感染为主[4],同时防止并发症的发生,尤其是心肌炎、心内膜炎、风湿热以及急性肾小球肾炎的发生。青霉素是治疗的首选药物,病情严重者可加大剂量,青霉素过敏者可使用克林霉素或红霉素进行治疗。大环内酯类药物治疗易出现耐药,不推荐使用[5]。

【参考文献】

[1] SILVA-COSTA C,CARRIçO J A,RAMIREZ M,et al. Scarlet fever is caused by a limited number of streptococcus pyogenes lineages and is associated with the exotoxin genes ssa,speA and speC. Pediatr Infect Dis J,2014,33(3):306-310.

[2] KUO C F,TSAO N,HSIEH I C,et al. Immunization with a streptococcal multiple-epitope recombinant protein protects mice against invasive group A streptococcal infection. PLoS One,2017,12(3):e0174464.

[3] WALKER M J,BROUWER S. Scarlet fever makes a comeback. Lancet Infect Dis,2018,18(2):128-129.

[4] STEVENS D L,BISNO A L,CHAMBERS H F,et al. Practice guidelines for the diagnosis and management of skin and soft tissue infections:2014 update by the Infectious Diseases Society of America. Clin Infect Dis,2014,59(2):e10-52.

[5] BASETTI S,HODGSON J,RAWSON T M,et al. Scarlet fever:a guide for general practitioners. London J Prim Care (Abingdon),2017,9(5):77-79.

第十一节　丹　毒

丹毒(erysipelas)又名网状淋巴管炎,好发于温暖时节,老年人发病率高[1]。该病发生于皮肤屏障缺损、细菌侵入机体引起皮肤感染后,感染向周围组织扩散,累及真皮浅层和浅表淋巴管引起炎症。最常见的病原菌为 β-溶血性链球菌,其中 A 组最为多见,常见诱发因素包括创伤、炎症(如湿疹、鼻炎)、感染(如足癣)等。尽管病原体多由皮肤黏膜侵入,也可发生于血行感染。其他因素如营养不良、酗酒、丙种球蛋白缺陷及肾性水肿都为促发因素。

【临床表现】

好发于面部、小腿[2],婴儿好发于腹部。起病急剧,于恶寒、发热、恶心、头痛等前驱症状后出现水肿性红斑,境界清晰,略高于皮肤,有时可发生水疱,表面紧张、灼热,皮损迅速扩大(图 5-26,图 5-27)。患者局部疼痛、压痛明显,有局部淋巴结的肿大。实验室检查有白细胞、中性粒细胞增多。全身症状以及皮肤淋巴结表现 4~5d 可达到高峰。经治疗皮损消退后,患处可遗留局部色素沉着或鳞屑。不及时治疗会引起肾炎、败血症、化脓性坏死、皮下脓肿等并发症。

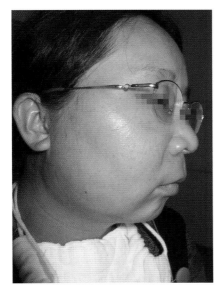

图 5-26　丹毒。右面部水肿性红斑

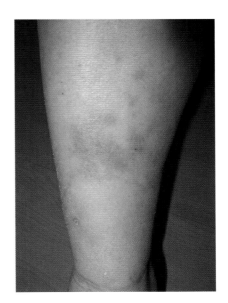

图 5-27　丹毒。右下肢紫红斑

特殊类型丹毒:在红斑基础上发生水疱、大疱或脓疱者,分别称为水疱型、大疱型和脓疱型丹毒(图 5-28);炎症深达皮下组织并引起皮肤坏疽者,称为坏疽型丹毒;皮损消退与发展同时存在,呈岛屿状蔓延者,称为游走型丹毒;多次反复发作称复发型丹毒。

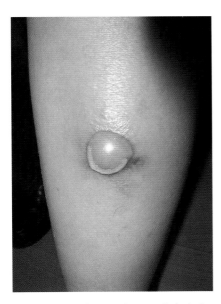

图 5-28　丹毒。下肢红斑,中央大疱

下肢反复发作可致皮肤淋巴管受阻,淋巴液回流不畅,致受累组织肥厚,日久形成象皮肿。面部慢性复发型丹毒表现为慢性淋巴水肿样改变。

【组织病理】

真皮高度水肿,血管及淋巴管扩张,真皮内广泛的以嗜中性粒细胞为主的炎症细胞浸润。病情严重的患者表皮内可见水肿甚至大疱。

【诊断和鉴别诊断】

根据起病急骤、临床表现为境界清楚的水肿性红斑、伴有发热畏寒等全身症状诊断。血常规白细胞及中性粒细胞比例升高支持诊断。需与以下疾病鉴别:

1. 蜂窝织炎　浸润性红斑,境界不清,局部可触及凹陷性水肿。

2. 类丹毒　为猪丹毒杆菌感染引起,患者有接触病畜、生肉史,皮损表现为紫红色斑片,几乎没有全身症状。

3. 接触性皮炎　有接触刺激物史,瘙痒明显。

【治疗】

患者卧床休息,避免劳累,抬高患肢。积极寻找慢性感染病灶,治疗鼻炎、足癣等潜在疾病。局部外用硼酸溶液湿敷以减轻肿胀。对于形成大疱者,可抽吸疱液。

全身治疗方面,对于轻度感染患者,首选青霉素或阿莫西林治疗。β-内酰胺类药物过敏者,可使用克林霉素或利奈唑胺等[3]。大环内酯类药物在 β-溶血性链球菌耐药率较高的地方可能疗效不佳[4]。一般用药2~3d后体温可渐恢复正常,疗程14d。由于淋巴回流不畅,应适当局部加压[5],辅以红外线、紫外线或半导体激光治疗。

【参考文献】

[1] SOČAN K,SOČAN M. Trends in the epidemiology of erysipelas in Slovenia. Acta Dermatovenerol Alp Pannonica Adriat,2018,27(1):1-4.

[2] LONG V. The Myth of erysipelas-fire,water,and blood. JAMA Dermatol,2017,153(1):48.

[3] STEVENS D L,BISNO A L,CHAMBERS H F,et al. Practice guidelines for the diagnosis and management of skin and soft tissue infections:2014 update by the Infectious Diseases Society of America. Clin Infect Dis,2014,59(2):e10-52.

[4] FACINELLI B,SPINACI C,MAGI G,et al. Association between erythromycin resistance and ability to enter human respiratory cells in group A streptococci. Lancet,2001,358(9275):30-33.

[5] VILLEFRANCE M,HØGH A,KRISTENSEN L H. Compression is important in erysipelas treatment. Ugeskr Laeger,2017,179(41). pii:vo4170284.

第十二节　臁　疮

臁疮(ecthyma),又名深脓疱疮,多发生于小腿下1/3胫骨。继发于下肢静脉曲张、丹毒、疥疮、虫咬等疾病,营养不良、体弱、个人卫生较差常为诱因。病原菌主要为B型溶血性链球菌,也有金黄色葡萄球菌或二者混合感染[1],其他致病菌包括铜绿假单胞菌、大肠埃希菌、腐生菌等也有报道[2]。

【临床表现】

皮损多发于小腿胫骨下1/3处,也可发生于其他部位。初期红斑基础上出现米粒到黄豆大小水疱或脓疱,有红肿热痛的炎症表现。随后炎症扩大并向深部扩展,皮损呈暗红或紫黑色,皮损中心出现坏死、糜烂、溃疡,进而形成数个污秽黑褐色痂皮。日久不愈,反复发作,痂皮越积越厚,可呈蛎壳状,压迫痂皮可有脓液溢出。痂皮难以剥离,去除后,见境界清晰的类圆形的溃疡,边缘隆起,基底硬,可附脓性分泌物。患处皮损较深,可达真皮深部,可呈穿凿性溃疡,上覆黄痂,被隆起的紫红色边缘环绕。疾病易迁延不愈或反复复发,愈后亦留有瘢痕和色素沉着。患者自觉烧灼、痒及疼痛,多无全身症状。

对于免疫功能低下、皮损较多、中性粒细胞低下[3]的患者,病情发展快,易形成坏疽性臁疮(erythyma gangrenosum)。坏疽性臁疮相对罕见,多发生于婴幼儿,预后差,常并发感染,死亡率高[3]。

【组织病理】

真皮血管扩张,血栓形成,有大量嗜中性粒细胞、淋巴细胞等浸润。结缔组织坏死,形成溃疡,溃疡边缘表皮棘层肥厚,表皮水肿;溃疡表面覆痂,由纤维蛋白和角质物形成;溃疡下有聚集的嗜中性粒细胞及坏死的上皮细胞。

【诊断和鉴别诊断】

根据长期站立工作史,出现水疱、坏死、溃疡、结痂等慢性病程特点不难诊断。需与以下疾病鉴别:

1. 小腿癌性溃疡　可为原发性皮肤癌,也可由臁疮反复溃疡导致癌变。疮口状如火山,边缘卷起,不规则,质硬。呈浅灰色,溃疡面易出血。组织病理有助于诊断。

2. 丘疹坏死性结核疹　多有其他部位结核病史,为数个散在红褐色丘疹、脓疱及结痂,去痂后可见米粒至黄豆大小溃疡,创面分泌物可找到或培养出结核分枝杆菌,无穿凿性溃疡。

3. 变应性血管炎　以紫癜、丘疹、结节、溃疡等多形损害为主,可有不规则发热、肌痛、关节痛等全身症状。组织病理有血管壁纤维蛋白样变性和坏死性血管炎。

【治疗】

患者注意休息,抬高患肢以促进静脉回流。增强营养,提高机体抵抗力。

局部保持创面清洁,痂厚者可用1:5000高锰酸钾溶液或0.1%依沙丫啶溶液湿敷去除痂皮,换药、清创去除腐肉后,可红光照射以促进血液循环,外用夫西地酸软膏或莫匹罗星软膏。

全身应用抗生素治疗,根据细菌培养及药敏试验选择用药,疗程7d。常用抗生素有头孢他啶、氨苄西林、阿莫西林、克拉维酸等[4]。溃疡面较大时,可考虑植皮促进伤口愈合。原发病方面,下肢静脉曲张患者可溶栓、改善微循环,通过对小腿施加压力减少静脉反流,促进回流。

【参考文献】

[1] SONTHALIA S,SINGAL A,KHURANA R. Ecthyma. Indian Pediatr,2014,51(6):510-511.

[2] MOUNA K,AKKARI H,FATEN H,et al. Ecthyma gangrenosum caused by escherichia coli in a previously healthy girl. Pediatr Dermatol,2015,32(4):e179-180.

[3] MARTíNEZ-LONGORIA C A,ROSALES-SOLIS G M,OCAMPO-GARZA J,et al. Ecthyma gangrenosum:a report of eight cases. An Bras Dermatol,2017,92(5):698-700.

[4] VAIMAN M,LAZAROVITCH T,HELLER L,et al. Ecthyma gangrenosum and ecthyma-like lesions:review article. Eur J Clin Microbiol Infect Dis,2015,34(4):633-639.

(王译曼 于欣 晋红中)

第六章

杆菌感染性皮肤病

BB	mid-borderline leprosy	中间界线类麻风
BL	borderline lepromatous leprosy	界线类偏瘤型麻风
BT	borderline tuberculoid leprosy	界线类偏结核样型
HIV	human immunodeficiency virus	人类免疫缺陷病毒
HPLC	high performance liquid chromatography	高效液相色谱法
LL	lepromatous leprosy	瘤型麻风
NTM	nontuberculous mycobacteria	非结核分枝杆菌
PCR-RFLP	polymerase chain reaction-restriction fragment length polymorphism	聚合酶链反应-限制性片段长度多态
TT	tuberculoid leprosy	结核样型麻风

第一节　麻　风

麻风(leprosy)是由麻风分枝杆菌(*Mycobacterium leprae*)感染引起的一种慢性传染病。主要侵犯皮肤和周围神经。

【麻风分型】

麻风的临床表现呈病谱性,一端为结核样型麻风(TT),一端为瘤型麻风(LL),两级之间有三种界线类麻风,即界线类偏结核样型麻风(BT)、中间界线类麻风(BB)和界线类偏瘤型麻风(BL)。麻风的早期为未定类麻风,可演变为其他类型麻风,也可自愈。

由于上述五级分类法较为复杂,世界卫生组织(WHO)麻风专家委员会提出用于现场麻风联合化疗的分类法。①多菌型:包括五级分类法中的 BB、BL、LL 患者,以及皮肤涂片查菌阳性的其他类型的麻风患者;②少菌型:包括皮肤涂片查菌阴性的 TT、BT 和未定类患者。在无条件进行皮肤涂片查菌的地区,可按照临床分类,即皮损数在 1~5 块或仅有 1 条神经损伤时,按照少菌型麻风治疗,对皮损数超过 5 块或神经损伤超过 1 条时,按照多菌型麻风治疗。在分类有疑问时,应按照多菌型方案进行治疗[1-3]。

【临床表现】

1. TT　本型患者机体对麻风杆菌的抵抗力强,麻风杆菌被局限于皮肤和神经。皮损少而局限,为大的红色斑片或斑块,边缘清楚,有时轻微隆起,分布不对称。皮损表面干燥,可有鳞屑,伴有毳毛脱落、闭汗和浅感觉障碍(图6-1,图6-2)。好发于面、四肢、臀部等易受摩擦部位。周围神经损害出现早而明显,一般只累及1~2根神经干,以耳大神经、尺神经、腓总神经常见。一般眉毛、头发不脱落,不累及黏膜、眼、淋巴结、睾丸及内脏。皮肤涂片查抗酸杆菌为阴性,麻风菌素试验多为强阳性,细胞免疫功能正常或接近正常。

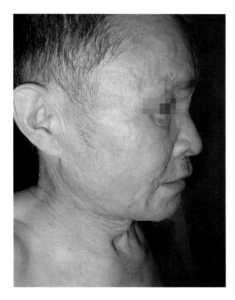

图6-1 结核样型麻风。面部红色斑块

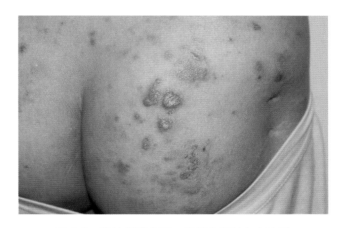

图6-2 结核样型麻风。臀部多发暗红色斑块

2. BT 皮损为大小不一的浅红斑或斑块,有时在大片损害附近出现卫星状损害。浅感觉障碍出现较结核样型稍迟且稍轻。皮肤涂片查抗酸杆菌一般为阳性(++)~(+++),麻风菌素试验弱阳性,细胞免疫功能比正常人低下。

3. BB 皮损数目和大小介于两极型之间,可为多种形态和多种颜色,大小不一、分布广泛,多不对称。周围神经损害比结核样型轻。皮肤涂片查抗酸杆菌为阳性(+++)~(++++),麻风菌素试验阴性,细胞免疫功能介于两极型之间。

4. BL 皮损多,分布广泛,有对称倾向,可为斑疹、斑块、浸润、结节等,呈淡红、深红或棕褐色,皮损边缘模糊不清。浅表感觉障碍较轻,出现较迟。周围神经干累及数目较多,粗大,质软。眉毛和睫毛稀少或脱落。皮肤涂片查抗酸杆菌为阳性(++++)~(+++++),麻风菌素试验阴性,细胞免疫功能有缺陷。

5. LL 本型患者细胞免疫功能最低,带菌量最大,组织器官受侵的范围比较广泛。皮损广泛对称分布,早期为淡红色或浅色斑,中晚期皮损浸润明显,伴暗红结节,可见狮面、口唇肥厚、耳垂肿大(图6-3)。眉、发脱落明显。周围神经损害以及淋巴结、睾丸、眼、内脏的受累程度随病期进展逐渐加重。皮肤涂片查抗酸杆菌为强阳性(+++++)~(++++++),麻风菌素试验阴性,细胞免疫功能呈明显缺陷。

6. 麻风反应 在麻风的慢性发展过程中,由于免疫状态的改变而突然发生的病情活跃,原有皮损或神经炎加重,或出现新皮损或神经损害,伴有发热、畏寒、乏力等全身症状。麻

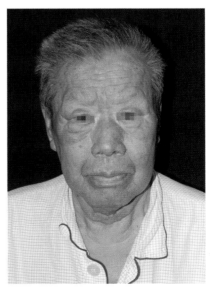

图6-3 瘤型麻风。面部浸润性斑块,狮样面容

风反应主要分为Ⅰ型麻风反应和Ⅱ型麻风反应。Ⅰ型麻风反应为细胞介导的迟发型超敏反应,主要发生于不稳定的界线类麻风患者(BT、BB 和 BL)。Ⅱ型麻风反应为免疫复合物型变态反应,主要发生于 LL 或 BL,最常见的是麻风性结节性红斑。

【组织病理】

1. TT   真皮内有上皮样细胞肉芽肿团块,分布于血管、神经或附属器周围,边缘有淋巴细胞,可见多核巨细胞。抗酸染色极少能找到麻风杆菌。

2. LL   表皮萎缩,表皮下有"无浸润带",真皮及皮下组织内有大量泡沫样组织细胞浸润,真皮神经束内有少许炎性细胞浸润(图 6-4)。抗酸染色显示在组织细胞内有大量麻风杆菌。

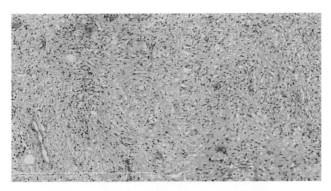

图 6-4   麻风。真皮可见大量泡沫细胞(HE 染色,×200)

3. 界线类麻风   组织病理学改变取决于偏向于结核样型麻风还是瘤型麻风,兼有两极型特点,既有结核样型肉芽肿又有泡沫样组织细胞。

【诊断和鉴别诊断】

根据临床皮疹分布及形态特点、感觉障碍、周围神经粗大、皮肤涂片检查、组织病理学检查有麻风特异性病变及抗酸染色阳性可确诊。

麻风病皮损多样,与其相似的皮肤病甚多,但多数皮肤病有瘙痒等症状,但通常无麻木、闭汗及神经粗大,麻风杆菌检查阴性,组织病理无麻风的相对特异性改变。

【治疗】

WHO 推荐的联合化疗方案:

1. 多菌型麻风   利福平每次 600mg,1 次/月,监服;氯苯酚嗪每次 300mg,1 次/月,监服,及每次 50mg,1 次/d,自服;氨苯砜每次 100mg,1 次/d,自服;疗程 24 个月。

2. 少菌型麻风   利福平每次 600mg,1 次/月,监服;氨苯砜每次 100mg,1 次/d,自服;疗程 6 个月。鉴于联合化疗的疗效和低复发率,1997 年 WHO 麻风专家委员会第七次会议推荐多菌型麻风的治疗方案缩短到 12 个月,而无利福平耐药的危险。因此大多数国家根据 WHO 的推荐对多菌型麻风采取 12 个月的治疗方案[4-5]。麻风病的短程化疗是今后发展的方向,将来治疗麻风的重要药物可能包括培氟沙星、氧氟沙星、克拉霉素、司帕沙星和安莎霉素类等。

【参考文献】

[1] World Health Organization. A guide to leprosy control. 2nd ed. Geneva:World Health Organization,1988:27-28.

[2] World Health Organization. WHO Expert Committee on Leprosy. World Health Organ Tech Rep Ser,1998,874:1-43.

[3] 赵辨. 中国临床皮肤病学. 南京:江苏科学技术出版社,2010:466-484.

[4] JAIN S,SEHGAL V N. Multidrug therapeutic challenges in leprosy. Int J Dermatol,1997,36(7):493-496.

[5] 王景权,陈家琨. 麻风病药物治疗的现状及进展. 中国皮肤性病学杂志,2012,26(7):649-651,657.

第二节   结核分枝杆菌所致的皮肤病

结核分枝杆菌是一种抗酸杆菌,可通过直接侵犯皮肤,或经血行或淋巴系统播散至皮肤组织所致病。临床表现多样,与机体的免疫及感染途径等有关。

· 寻 常 狼 疮 ·

【临床表现】

寻常狼疮(lupus vulgaris)多于儿童或少年时期开始发病。好发于面部,其次为四肢、臀部和颈部,通常表现为粟粒至豌豆大小红棕色结节,质软,玻片压诊结节呈淡黄色或黄褐色,如苹果酱颜色。有时结节逐渐扩展,相互融合成大片红褐色浸润性损害(图6-5,图6-6)。结节可逐渐吸收而遗留萎缩性瘢痕,亦可破溃后形成边缘不整的溃疡。自觉症状轻微。病程常迁延数十年不愈。在愈合的瘢痕上可形成新的皮损[1-2]。

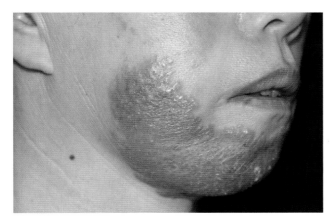

图6-5　寻常狼疮。下颌、下颏红色斑块

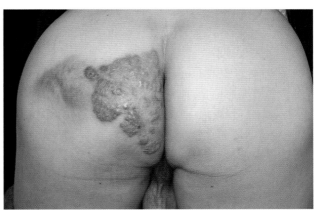

图6-6　寻常狼疮。左臀部红色斑块、结节

【组织病理】

表皮常萎缩变薄,可形成溃疡,愈后可呈假上皮瘤样增生。病变主要发生在真皮浅层,主要表现为结核样肉芽肿,以上皮样细胞为主,周围绕以较为致密的淋巴细胞浸润,结节内可见朗汉斯巨细胞,干酪样坏死少见(图6-7,图6-8)。皮损中很难找到抗酸杆菌。

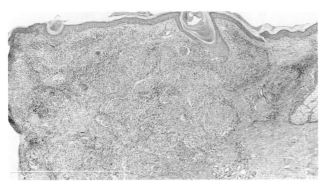

图6-7　寻常狼疮。真皮全层多个上皮样细胞团块,
中央无干酪样坏死,局部可见多核巨细胞。团块周围
大量淋巴细胞、组织细胞浸润(HE 染色,×40)

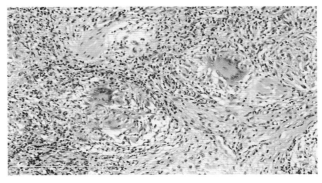

图6-8　寻常狼疮。多核巨细胞(HE 染色,×200)

【诊断和鉴别诊断】

根据发病年龄、临床特点、组织病理为结核样结节可诊断。寻常狼疮应与盘状红斑狼疮、结节病、孢子丝菌病和结节性梅毒疹等鉴别。

【治疗】

皮肤结核的治疗和系统性结核病的治疗类似,强调早期、足量、规范及联合用药。标准抗结核病治疗方案:最初2个月口服异烟肼(300mg/d,顿服)、利福平(体重低于50kg者,450mg/d;体重大于50kg者,600mg/d,顿服)、吡嗪酰胺(1.5~2.0g/d)和乙胺丁醇(0.75~1.0g/d);后4个月的持续治疗阶段口服异烟肼和利福平治疗。对于较小的皮损可行刮除[1-3]。

【参考文献】

[1] VAN ZYL L, DU PLESSIS J, VILJOEN J. Cutaneous tuberculosis overview and current treatment regimens. Tuberculosis (Ed-

inb),2015,95(6):629-638.

[2] HANDOG E B,GABRIEL T G,PINEDA R T. Management of cutaneous tuberculosis. Dermatol Ther, 2008, 21(3):154-
161.

[3] Amarican Thoracic Society,CDC,and Infectious Diseases Society of America. Treatment of tuberculosis. MMWR Recomm Rep,
2003,52(RR11):1-77.

·疣状皮肤结核·

【临床表现】

疣状皮肤结核(tuberculosis cutis verrucosa)好发于手背、手指等暴露部位。初起为暗红色小丘疹或结节,逐渐增大形成斑块,表面粗糙,呈疣状增生,周围绕以红晕(图6-9)。挤压后可有脓液流出,脓液中可查出结核分枝杆菌。一般不发生溃疡。损害向外周发展,中央形成萎缩性瘢痕,皮损可呈环状或弧形,境界明显。一般无自觉症状,偶有微痒。病程缓慢,可数年或数十年不愈[1-2]。

【组织病理】

表皮呈乳头瘤样或假上皮瘤样增生,棘层增厚,海绵形成,并有嗜中性粒细胞移入形成小脓肿。真皮浅层见较多嗜中性粒细胞,常形成脓肿。真皮中部可见结核肉芽肿,其内中等程度干酪样坏死(图6-10)。抗酸染色有时可阳性。

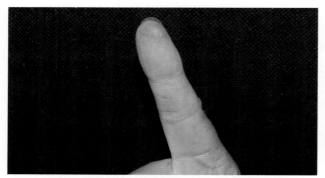

图6-9　疣状皮肤结核。手指腹红色斑块

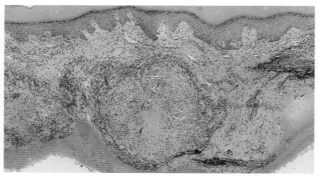

图6-10　疣状皮肤结核。真皮内结核肉芽肿形成,中央干酪样坏死(HE染色,×100)

【诊断和鉴别诊断】

根据临床特点,结合组织病理可诊断。疣状皮肤结核应与着色芽生菌病、疣状汗孔角化等鉴别。

【治疗】

全身应用抗结核药物。早期、较小局限的皮损可行手术切除。

【参考文献】

[1] VAN ZYL L,DU PLESSIS J,VILJOEN J. Cutaneous tuberculosis overview and current treatment regimens. Tuberculosis (Edinb),2015,95(6):629-638.

[2] HANDOG E B,GABRIEL T G,PINEDA R T. Management of cutaneous tuberculosis. Dermatol Ther,2008,21(3):154-
161.

·瘰疬性皮肤结核·

【临床表现】

瘰疬性皮肤结核(scrofuloderma)多见于青少年,由局部淋巴结核、骨与关节结核病灶直接蔓延或经淋巴管蔓延到邻近皮肤所致,好发于颈侧、腋下、胸肋部及腹股沟等处。初起为数个皮下结节,质硬,无疼痛,逐渐增大增多,融合成斑块,色深红,进而中央软化破溃形成溃疡和瘘管,排出干酪样稀薄脓液,脓液中含有结核分枝杆菌,愈后留有条索状瘢痕(图6-11)。发展缓慢,迁延多年不愈[1-2]。

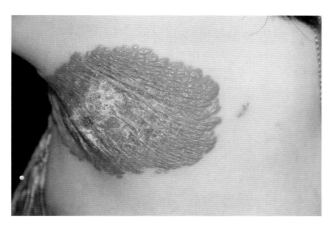

图 6-11 瘰疬性皮肤结核。左腋下红色斑块,边界清,中央破溃

【组织病理】

表皮及真皮上部常破溃形成溃疡,继发感染时伴大量嗜中性粒细胞浸润。真皮内见结核肉芽肿,中央干酪样坏死。抗酸染色常阳性。

【诊断和鉴别诊断】

根据患者局部淋巴结核、骨与关节结核病灶,穿破皮肤形成溃疡和瘘管,组织病理为结核肉芽肿,抗酸染色阳性,组织中发现病原菌可诊断。应与孢子丝菌病、非结核分枝杆菌感染、性病淋巴肉芽肿、化脓性汗腺炎和放线菌病等鉴别。

【治疗】

一般应用标准抗结核病治疗方案。早期、较小局限的皮肤结核皮损可行手术切除,愈后留下的瘢痕可行整形手术治疗。

【参考文献】

[1] VAN ZYL L,DU PLESSIS J,VILJOEN J. Cutaneous tuberculosis overview and current treatment regimens. Tuberculosis (Edinb),2015,95(6):629-638.

[2] HANDOG E B,GABRIEL T G,PINEDA R T. Management of cutaneous tuberculosis. Dermatol Ther,2008,21(3):154-161.

· 丘疹坏死性结核疹 ·

丘疹坏死性结核疹(papulonecrotic tuberculid)目前多被认为是一种结核疹,患者常伴有肺或其他部位结核病灶,结核菌素试验强阳性。PCR 检查可在部分患者皮损中发现结核分枝杆菌 DNA[1]。

【临床表现】

丘疹坏死性结核疹(papulonecrotic tuberculid)常见于青年人,好发于四肢伸侧,呈对称分布的红褐色粟粒至绿豆大小的丘疹,质硬,周围绕以狭窄的红晕,1~2 周后多数顶端发生脓疱,逐渐扩大,中心坏死、结痂,去除痂皮后呈现火山口状中央凹陷的小溃疡(图 6-12,图 6-13)。无明显自觉症状。经数周或数月,可自愈,留有凹陷性瘢痕及色素沉着。病程慢性,可反复发作,常可见丘疹、坏死、溃疡、瘢痕并存[2-3]。

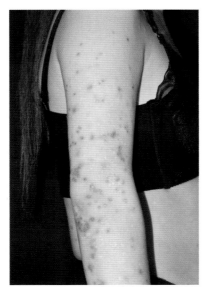

图 6-12 丘疹坏死性结核疹。上肢多发红丘疹、结痂、瘢痕

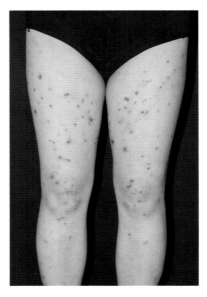

图 6-13 丘疹坏死性结核疹。双下肢多发红丘疹,部分丘疹表面破溃结痂

【组织病理】

真皮上部早期白细胞碎裂性血管炎,后形成楔形坏死,可见组织细胞、多核巨细胞、嗜中性粒细胞及淋巴细胞浸润,真皮中下部血管炎改变,向皮下组织蔓延可发生脂膜炎和纤维化及结核样结节(图6-14,图6-15)。

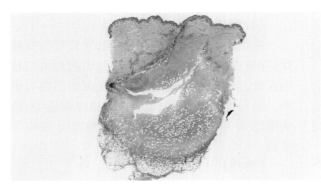

图6-14 丘疹坏死性结核疹。真皮内上皮样细胞团块(HE染色,×40)

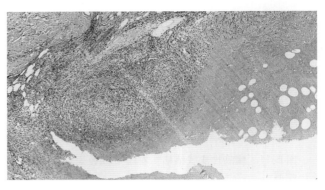

图6-15 丘疹坏死性结核疹。真皮深层结核样结节形成(HE染色,×100)

【诊断和鉴别诊断】

根据青年好发,四肢对称性红褐色丘疹,中心坏死,形成溃疡和凹陷性瘢痕,结合病理检查可诊断。应与毛囊炎、痘疮样痤疮等鉴别。

【治疗】

寻找和治疗身体其他部位结核病灶,局部可外用抗生素软膏,有时可自愈。

【参考文献】

[1] QUIRóS E,BETTINARDI A,QUIRóS A,et al. Detection of mycobacterial DNA in papulonecrotic tuberculid lesions by polymerase chain reaction. J Clin Lab Anal,2000,14(4):133-135.

[2] VAN ZYL L,DU PLESSIS J,VILJOEN J. Cutaneous tuberculosis overview and current treatment regimens. Tuberculosis(Edinb),2015,95(6):629-638.

[3] HANDOG E B,GABRIEL T G,PINEDA R T. Management of cutaneous tuberculosis. Dermatol Ther,2008,21(3):154-161.

·硬 红 斑·

硬红斑(erythema induratum)又称Bazin病,多认为是一种结核疹。患者常伴有肺或其他部位结核病灶,结核菌素试验阳性。病灶中很少分离到结核分枝杆菌。

【临床表现】

好发于青年女性小腿屈侧,多对称分布。皮损最初为暗红色皮下硬结,边界不清,固定而硬,局部可有压痛、胀痛。结节可自行消退,或破溃形成边缘不规则的深在溃疡(图6-16)。溃疡不易愈合,愈后留有萎缩性瘢痕。病程缓慢,反复发作,寒冷时更易发作[1]。

【组织病理】

皮下组织小叶内脂肪细胞液化坏死,小叶间隔及真皮深层可见结核样结节,有时在结节中央可见干酪样坏死。真皮深层和皮下组织有血管炎改变(图6-17,图6-18)。

【诊断和鉴别诊断】

根据青年女性在小腿屈侧对称发生的炎性结节,压痛,可破溃形成溃疡,常伴有其他内脏结核,组织病理表现为小叶性脂膜炎及血管炎,伴有结核样结构可诊断。需与结节性红斑、结节性多动脉炎、小腿红绀病、瘰疬性皮肤结核和梅毒性树胶肿等鉴别。

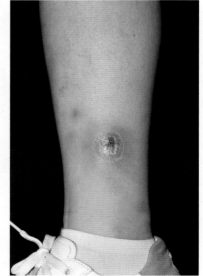

图6-16 硬红斑。小腿红斑,表面破溃结痂

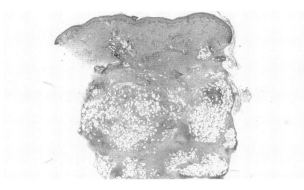

图 6-17　硬红斑。小叶间隔及真皮深层可见结核样结节(HE 染色,×40)

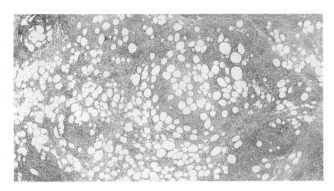

图 6-18　硬红斑。脂肪小叶间隔上皮样细胞及多核巨细胞浸润(HE 染色,×100)

【治疗】

寻找和治疗体内其他部位结核病灶。联合应用抗结核药物。口服或外用糖皮质激素治疗可暂时有效。初起皮损可外用鱼石脂软膏,破溃后可外用抗生素软膏。

【参考文献】

[1] VON HUTH S,ØVREHUS A L,LINDAHL K H,et al. Two cases of erythema induratum of Bazin—a rare cutaneous manifestation of tuberculosis. Int J Infect Dis,2015,38:121-124.

第三节　其他杆菌所致疾病

·非典型分枝杆菌性皮肤病·

非典型分枝杆菌性皮肤病(atypical mycobacteria skin disease)是由除结核分枝杆菌以外的分枝杆菌,即非结核分枝杆菌(NTM)所引起。NTM 广泛存在于水、土壤和灰尘等自然环境中,其中部分是致病菌或条件致病菌。NTM 可以侵犯人体肺脏、淋巴结、骨骼、关节、皮肤和软组织等组织器官,并可引起全身播散性疾病。导致皮肤感染最常见的为海分枝杆菌、溃疡分枝杆菌、偶发分枝杆菌、脓肿分枝杆菌、龟分枝杆菌等[1-2]。

【临床表现】

海分枝杆菌可引起游泳池肉芽肿。该菌存在于水生环境中,如淡水、咸水、游泳池和湖泊。皮损好发于易受外伤的部位,潜伏期为 2~3 周。最初损害为发生于接种部位的单一无痛性结节或脓疱,数月中逐渐扩大,可形成溃疡、脓肿或疣状结节(图 6-19)。也可见多发性病灶,沿淋巴管排列,呈孢子丝菌病样表现。

溃疡分枝杆菌可引起 Buruli 溃疡。好发于四肢特别是腿部。最初病变通常为单一、坚实的无痛性皮下结节,直径 1~2cm,数月后结节出现波动、形成溃疡。溃疡无痛,可迅速扩大,有较深的坏死性基底,边缘不规则,直径往往为 15cm 或更大。

偶发分枝杆菌、脓肿分枝杆菌和龟分枝杆菌属于快速生长分枝杆菌,临床特征相似。感染通常发生于创伤、注射或手术后 3~4 周。皮肤表现为蜂窝织炎、脓肿和丘疹脓疱以及窦道

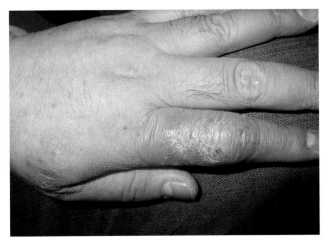

图 6-19　非典型分枝杆菌性皮肤病。食指、手背浸润性红色斑块,表面结痂

和溃疡形成,伴广泛皮下坏死,有血清样或脓性分泌物排出。最常见的表现是多发的红色皮下结节,常发生在肢体远端或以孢子丝菌病样分布[1-3]。

【组织病理】

NTM 引起的皮肤病变最易侵犯真皮和皮下脂肪组织,其次为深层肌肉组织,局部引流区域淋巴结也可受累。主要病理表现为结核样肉芽肿和非特异性炎症细胞浸润,无干酪样坏死,有时主要表现为纤维化。

【诊断和鉴别诊断】

根据外伤史、临床皮损、组织病理、抗酸染色、细菌检查和培养鉴定可诊断。由于传统的分离培养和菌种鉴定方法对实验室要求高,耗时长,近年来发展出了多种 NTM 菌种鉴定的新技术,如高效液相色谱法(HPLC)、DNA 探针、PCR 或多重 PCR、PCR-RFLP、DNA 测序、反向杂交 DNA 扩增技术等。

海分枝杆菌感染应与孢子丝菌病、疣状皮肤结核、皮肤利什曼病等鉴别;溃疡分枝杆菌感染应与坏疽性脓皮病、真菌感染、脂膜炎、淋巴结核等鉴别;偶发分枝杆菌、脓肿分枝杆菌和龟分枝杆菌感染应与放线菌病、伤口感染、真菌感染、诺卡菌感染、皮肤血管炎等鉴别。

【治疗】

1. 外科手术治疗　包括外科清创、手术切除病灶,必要时行皮肤移植。

2. 药物治疗　大多数 NTM 对常用的抗分枝杆菌药物均耐药,其耐药模式可因菌种不同而有所差异。目前对 NTM 病的合理化疗方案和疗程还没有一致标准,应尽可能根据药敏试验结果和用药史,多种药物联合治疗。除传统的抗结核药物如利福平、乙胺丁醇、链霉素外,近年出现了一些抗生素新药或证明对NTM 有活性的老一代抗菌药物,如利福霉素类的利福喷汀和利福布汀,新大环内酯类的阿奇霉素和克拉霉素,氟喹诺酮类,头霉素类的头孢西丁,碳青霉烯类的亚胺培南/西司他丁,磺胺类的磺胺甲噁唑及其增效剂复方磺胺甲噁唑,四环素类的多西环素和米诺环素,氨基糖苷类的妥布霉素和阿米卡星等[1-3]。

【参考文献】

[1] WANG S H,PANCHOLI P. Mycobacterial skin and soft tissue infection. Curr Infect Dis Rep,2014,16(11):438.

[2] 中华医学会结核病学分会《中华结核和呼吸杂志》编辑委员会. 非结核分枝杆菌病诊断与治疗专家共识. 中华结核和呼吸杂志,2012,35(8):572-580.

[3] GRIFFITH D E,AKSAMIT T,BROWN-ELLIOTT B A,et al. An official ATS/IDSA statement:diagnosis,treatment,and prevention of nontuberculous mycobacterial diseases. Am J Respir Crit Care Med,2007,175(4):367-416.

·铜绿假单胞菌感染·

铜绿假单胞菌(pseudomonas aeruginosa)又称绿脓杆菌,在自然界分布广泛,尤其是在潮湿的环境中,是一种需氧的革兰氏阴性杆菌。系统铜绿假单胞菌感染常发生于免疫受损者,皮肤感染常发生在持续暴露于潮湿环境的皮肤损伤部位。皮肤常见的铜绿假单胞菌感染(pseudomonas aeruginosa infections)有以下几种:

1. 坏疽性臁疮　好发于免疫缺陷的铜绿假单胞菌败血症患者。初发皮损为红斑或紫红斑,可发展为血疱或大疱,破溃后形成溃疡,表面有蓝绿色脓液。周围有红晕,并有疼痛感。多见于会阴、臀部、腋窝和小腿。取脓液涂片发现革兰氏阴性杆菌及脓液或血培养出铜绿假单胞菌可确定诊断。败血症患者应尽快静脉注射氨基糖苷类药物和抗假单胞菌的青霉素。局部保持皮肤干燥,清洁后涂以抗菌药物。

2. 铜绿假单胞菌毛囊炎　与使用温水浴池、浴桶有关,铜绿假单胞菌通过毛囊或损伤皮肤进入,1~4d 后出现红斑基础上的毛囊性丘疹、水疱、脓疱,常发生于躯干侧面和四肢近端。一般 7~14d 自行消退,无需治疗。对于皮损泛发、反复发作或合并全身症状者可口服氟喹诺酮类药物或头孢他啶。

3. 绿甲综合征　因铜绿假单胞菌产生的绿色素进入甲板所致,多发生于长时间浸泡水中或甲外伤、甲沟炎的患者。治疗上应避免易感因素,修剪指甲,用 1% 醋酸溶液或 0.1% 多黏菌素 B 溶液浸泡患指。

4. 假单胞菌脓皮病　是由铜绿假单胞菌引起的一种浅表性皮肤感染。皮损通常边界浸渍、呈虫蚀样外观,表面有蓝绿色脓液,常见于烧伤创面、慢性皮肤溃疡患者。治疗上包括系统使用抗生素和局部湿敷。

·杆菌性上皮样血管瘤病·

杆菌性上皮样血管瘤病(bacillary epithelioid angiomatosis)又称杆菌性血管瘤病,是一种由汉塞巴尔通体(B. henselae)或五日热巴尔通体(B. quintana)感染所引起的皮肤和内脏小血管增生性疾病。常见于免疫抑制患者,尤其是 HIV 感染者。

【临床表现】

可发生于任何部位,表现多样,可出现血管瘤样丘疹、斑块或深部皮下结节,表面光滑,可破溃并易出血,浅表者类似于化脓性肉芽肿(图 6-20~图 6-22)。数目可从单发到波及全部皮肤。播散性多脏器感染可累及肝、脾、胃肠道、肺、骨等,伴有发热、畏寒、体重下降等。

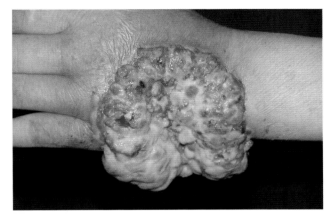

图 6-20 杆菌性上皮样血管瘤病。左手背巨大菜花状肿物,表面糜烂,可见脓性分泌物

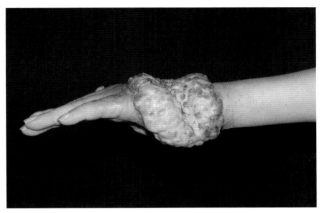

图 6-21 杆菌性上皮样血管瘤病。左手背巨大菜花状肿物

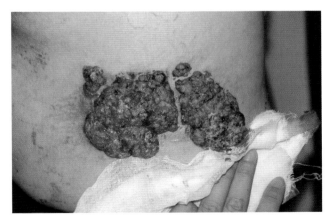

图 6-22 杆菌性上皮样血管瘤病。腰部多发肿物,表面糜烂、渗血、结痂

【组织病理】

真皮内血管增生,内皮细胞大并向管腔内突起,可有一定的异型性。间质中大量嗜中性粒细胞为主的炎症浸润,伴白细胞碎裂。间质内可见紫色颗粒样物质,Warthin-Starry 染色证实为细菌(图 6-23~图 6-26)。

【诊断和鉴别诊断】

通过典型的皮损表现和组织病理表现,并在组织内发现病原体可诊断。致病微生物的培养极为缓慢,且阳性率低。PCR 技术可从组织中分离出巴尔通体,方法快速、敏感,通过间接免疫荧光技术可检测出抗汉塞巴尔通体抗体。

本病与化脓性肉芽肿在临床和组织病理表现上均相似,但本病在组织病理中可见大量向管腔内突起

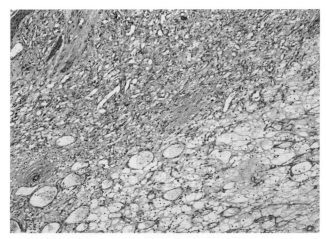

图 6-23　杆菌性上皮样血管瘤病。真皮内大量血管增生（HE 染色，×100）

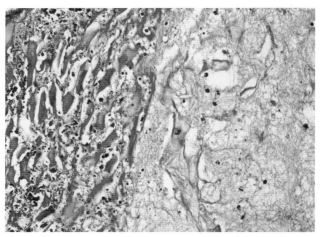

图 6-24　杆菌性上皮样血管瘤病。间质中大量嗜中性粒细胞为主的炎症浸润，伴白细胞碎裂（HE 染色，×200）

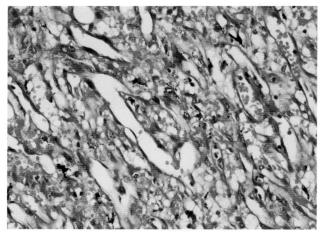

图 6-25　杆菌性上皮样血管瘤病。间质内可见紫色颗粒样物质，Warthin-Starry 染色证实为细菌（HE 染色，×200）

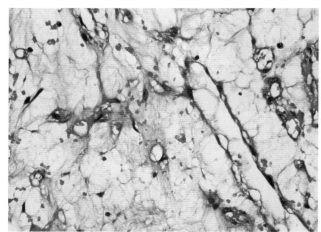

图 6-26　杆菌性上皮样血管瘤病。真皮内血管增生，内皮细胞大，并向管腔内突起，有一定异型性（HE 染色，×400）

的内皮细胞，并且以嗜中性粒细胞为主的炎症浸润存在于整个皮损，而不是仅在皮损表面。另外还需与卡波西肉瘤、血管肉瘤、樱桃状血管瘤、血管球瘤等相鉴别。

【治疗】

红霉素 500mg，4 次/d，或多西环素 100mg，2 次/d。一般在治疗 1 周后皮损好转，并在 4 周内完全缓解。建议至少治疗 3 个月，以减少复发[1]。

【参考文献】

[1]　MEJÍA F，SEAS C. Bacillary angiomatosis. Am J Trop Med Hyg，2014，91（3）：439.

·炭　疽·

炭疽（anthrax）是由炭疽杆菌（bacillus anthracis）感染所引起的人兽共患的急性传染病，多见于牧区。炭疽杆菌为需氧革兰氏阳性杆菌，有荚膜。传播途径包括皮肤接触、吸入和胃肠道感染。

【临床表现】

潜伏期 12h～12d，平均 7d。常发生于面、颈、前臂和手等暴露部位。初起表现为无痛性红色小丘疹，迅速发展为水疱、大疱、脓疱及坏死，中央形成炭末样黑色干痂，周围绕以硬性非凹陷性水肿，无明显疼痛（图 6-27）。局部淋巴结肿大触痛。患者常有发热、呕吐、头痛、关节痛及全身不适等症状。轻症病例 1～2

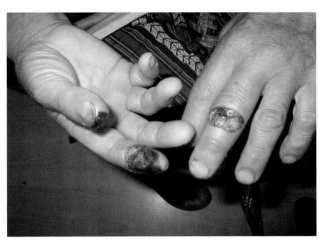

图 6-27　炭疽。手指黑痂,表面溃疡、坏死

周焦痂脱落,形成溃疡,后愈合成瘢痕。少数严重病例局部呈大片水肿,形成大疱、坏死,全身中毒症状明显,可在数天或数周内死亡。

【组织病理】

表皮棘细胞层水肿,有大量白细胞浸润。真皮乳头水肿,真皮浅深层大量红细胞及嗜中性粒细胞浸润,血管扩张。可见细长的有荚膜的病原体。

【诊断和鉴别诊断】

局部渗出物取材涂片和培养找到病原菌可确诊,争取在应用抗生素之前进行。鉴别诊断包括痈、丹毒、蜂窝织炎、恙虫病、真菌感染等。

【治疗】

1. 患者应予隔离,焚毁患者排泄物及用过的敷料。隔离或杀死病畜,死畜焚毁或掩埋。

2. 及时应用抗菌药物。长期以来青霉素一直是治疗炭疽的首选药物,对皮肤型炭疽,可给予青霉素 G,240 万~320 万 U/d,分 3~4 次,肌内注射(以下简称"肌注"),疗程 7~10d。近年来已有对青霉素耐药菌株及可诱导 β-内酰胺酶菌株的报道,故欧美国家推荐环丙沙星和多西环素作为一线治疗炭疽感染的药物。

3. 局部可用消毒液,如 1∶2000 高锰酸钾液,或 2% 的过氧化氢液洗,或抗生素软膏,创面用四环素软膏纱布片覆盖后包扎。皮损处切忌挤压、切开引流或切除,以免病原菌扩散产生败血症[1-2]。

【参考文献】

[1] BOUZIANAS D G. Current and future medical approaches to combat the anthrax threat. J Med Chem, 2010, 53 (11): 4305-4331.

[2] BOSSI P, TEGNELL A, BAKA A, et al. Bichat guidelines for the clinical management of anthrax and bioterrorism-related anthrax. Euro Surveill, 2004, 9 (12): e3-4.

·类　丹　毒·

类丹毒(erysipeloid)是由猪红斑丹毒丝菌(*Erysipelothrix rhusiopathiae*)(亦称猪丹毒杆菌)侵入皮肤伤口后引起的丹毒样皮肤急性感染性疾病。病原菌主要寄生在猪或鱼的生肉上,故多见于从事屠宰业、水产业、皮毛业等人员及兽医、炊事员等。主要经手部外伤引起感染。

【临床表现】

潜伏期数小时至 7d。好发于手指,皮损为边界清楚的水肿性紫红斑,红斑逐渐向周围扩展,中央部分消退,边缘微隆起而成环状,皮损不化脓、不破溃,可有轻度痒痛感(图 6-28)。一般 2~4 周可自愈。少数病例可泛发,伴发热和关节症状,甚至发生败血症。

【组织病理】

表皮和真皮乳头明显水肿,真皮内毛细血管扩张,内皮细胞肿胀,血管周围淋巴细胞、嗜中性粒细胞、嗜酸性粒细胞及浆细胞浸润。

【诊断和鉴别诊断】

根据患者职业、手部外伤史、皮损为境界清

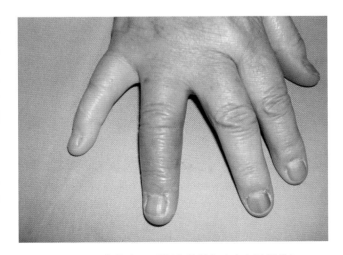

图 6-28　类丹毒。手指水肿性红斑(李军提供)

楚的紫红色斑可诊断。败血症型诊断还需细菌培养阳性。需与丹毒和蜂窝织炎相鉴别。后两者皮损发展迅速，颜色鲜红，伴疼痛，常有畏寒、发热等全身症状，外周血白细胞和嗜中性粒细胞升高，无病畜病禽接触史。

【治疗】

首选青霉素，疗程一般为 5~10d。对青霉素过敏者可选用红霉素、四环素族和磺胺类药[1]。

【参考文献】

[1] 马东来,方凯. 类丹毒 1 例. 临床皮肤科杂志,2006,35(10):661.

·沟状跖部角质松解症·

沟状跖部角质松解症(keratolysis plantare sulcatum)又称窝状角质松解症(pitted keratolysis),是一种发生于跖部角质层的细菌感染。致病菌有棒状杆菌、微球菌、刚果嗜皮菌、放线菌等。主要分布于热带和亚热带。

【临床表现】

多发生于足趾腹部、跖前部、足跟等承重部位,表现为多发散在分布的环状或点状浅表凹陷,呈肤色或棕色,可相互融合呈不规则状,常伴多汗,有浸渍现象及恶臭(图 6-29,图 6-30)。一般无自觉症状。

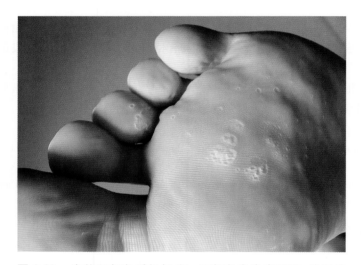

图 6-29　沟状跖部角质松解症。跖部多发浅表凹陷,伴浸渍（左亚刚提供）

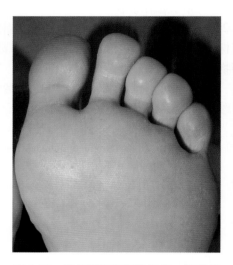

图 6-30　沟状跖部角质松解症。跖部多发肤色环状或点状浅表凹陷（李军提供）

【组织病理】

角质层上部局限性缺损,缺损深度一般不超过角质层厚度的 2/3,缺损区可见丝状菌体聚集。

【诊断和鉴别诊断】

常根据临床表现诊断该病。鉴别诊断包括跖疣、足癣、掌跖点状角化病、汗疱疹等。

【治疗】

局部使用抗生素,包括红霉素、夫西地酸、莫匹罗星、克林霉素、唑类抗真菌药等。保持局部干燥,多汗者可外用 20%~40% 的甲醛溶液或 10%~20% 的氯化铝溶液[1-2]。

【参考文献】

[1] SINGH G,NAIK C L. Pitted keratolysis. Indian J Dermatol Venereol Leprol,2005,71(3):213-215.

[2] BRISTOW I R,LEE Y L. Pitted keratolysis:a clinical review. J Am Podiatr Med Assoc,2014,104(2):177-182.

（杜伟　孙秋宁）

真菌感染性皮肤病

AIDS	acquired immunodeficiency syndrome	获得性免疫缺陷综合征
Er:YAG	erbium:yttrium-aluminum garnet	铒:钇-铝石榴石
Nd:YAG	neodymium:yttrium-aluminium garnet	钕:钇-铝石榴石
PAS	periodic acid-Schiff	过碘酸希夫

第一节　浅部真菌感染性皮肤病

·体　股　癣·

体股癣(tinea corporis and cruris)是指由致病性真菌在人体的光滑皮肤上(除手、足、毛发、甲板以外的皮肤)所引起的浅表性真菌感染,这些致病真菌多为皮肤癣菌,包括小孢子菌属、毛癣菌属和表皮癣菌属,又可依据其最常寄生宿主分为亲人性、亲动物性和亲土性三类,最常见的是红色毛癣菌。

体股癣常见易感因素主要包括:患者本人患有足癣或其他部位真菌感染、接触真菌感染患者、接触污染衣物或鞋袜等用品、肥胖、易出汗、免疫缺陷等,体癣易感因素除前述因素外,还包括接触家养动物等。

【临床表现】

体股癣潜伏期多为1~3周,股癣患者男性多于女性。临床表现常见红斑、丘疹、水疱等损害。基于真菌的生长特点,皮损常从侵入部位离心性扩大,中心可有自愈现象,多呈环状、多环状或不规则环形,边缘隆起,丘疹、水疱、脓疱等多沿边缘排列,并常伴有鳞屑。部分患者中央消退区或皮损消退后遗留色素沉着,尤其股癣患者(图7-1~图7-3)。

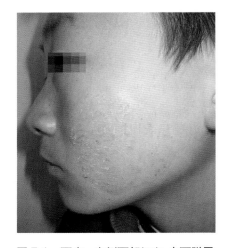

图7-1　面癣。左侧面部红斑,表面脱屑

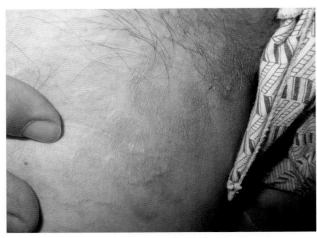

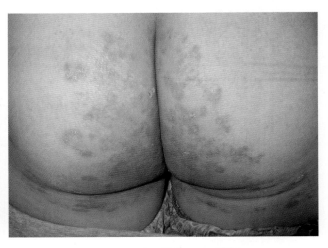

图 7-2　股癣。右侧腹股沟红斑,边界清,表面鳞屑　　　　图 7-3　股癣。臀部红斑、脱屑

一些先天性或获得性免疫缺陷患者,皮损可泛发。

【组织病理】

表皮角质层可见真菌菌丝,可见角化过度、角化不全,棘层增厚、真皮乳头水肿等皮炎样改变,有时可见角层下或表皮内水疱,海绵水肿。用 PAS 染色或银染色可在角层内找到真菌菌丝。

【诊断和鉴别诊断】

未经治疗的体股癣,依据临床表现同时结合真菌显微镜直接检查可诊断。但有时需与湿疹、环形红斑、离心性环状红斑、脂溢性皮炎、玫瑰糠疹、二期梅毒疹、银屑病等鉴别。股癣还需与增殖性天疱疮、慢性家族性良性天疱疮、反常性银屑病等相鉴别。

【治疗及预防】

治疗原则上以外用药物为主,可选用各种抗真菌霜剂、乳剂(股癣避免用刺激性的酊剂或角质剥脱剂),一般 1~2 次/d,疗程一般需 2~3 周。

常用的抗真菌外用药物如下:咪唑类如克霉唑、咪康唑、酮康唑、益康唑、联苯苄唑;目前较新的药物有艾氟康唑、卢立康唑、舍他康唑等,氧硼戊环类,丙烯胺类如特比萘芬、布替萘芬、萘替芬等,传统类如土槿皮酊、复方水杨酸、复方十一烯酸等。

对于皮损面积较大、泛发,外用药物治疗效果不理想或外用药物依从性不好者,或同时伴有手足癣或甲癣者,可同时选用口服药物治疗[1]。目前常用的有伊曲康唑,100mg/d,2 周,或 200mg/d,1 周;特比萘芬,250mg/d,1 周;氟康唑,150mg/周,1~2 周。

【参考文献】

[1] TSUNEMI Y. Oral Antifungal drugs in the treatment of dermatomycosis. Med Mycol J,2016,57(2):71-75.

·手 足 癣·

手足癣(tinea manus and pedis)是致病性真菌,最常为皮肤癣菌在手足部位(主要指手足掌跖及指/趾间)引起的皮肤感染。致病真菌主要是红色毛癣菌、须癣毛癣菌、絮状表皮癣菌等。

【临床表现】

1. 足癣　根据不同的临床表现分型,常见的类型如下。

(1)角化皲裂型:最常见,表现为足部皮肤角化过度,粗糙、干燥、无汗。秋冬季节常出现皮肤皲裂,有些患者春夏季仍不改善或转变为其他类型,如丘疹水疱型。皮损常位于足跟、足跖、足底侧,多为单侧发病。

(2)丘疹水疱型:足跖及足底侧缘有明显的脱屑,感染的皮肤癣菌生长活跃,增厚的皮损边缘可见红斑、丘疹甚至水疱,水疱也可群集,有明显痒感;群集水疱经常位置较深,疱壁不易破,数日后干涸脱屑(图

7-4）。多见于夏季。

（3）趾间浸渍糜烂型：多见于趾间，常伴多汗。趾间皮肤角质层因长期湿润而浸渍发白，常因严重瘙痒而搔抓致浸渍表皮分离，暴露红斑糜烂基底，甚至出现裂隙，常继发细菌感染（图 7-5）。常侵犯第三、四、五趾间。该型多见于夏季。

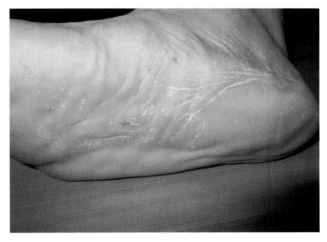

图 7-4　水疱鳞屑型足癣。右足底脱屑、水疱

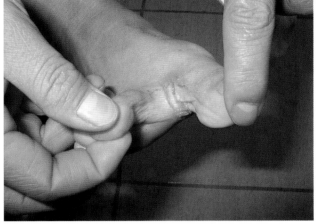

图 7-5　糜烂浸渍型足癣。足趾缝糜烂、浸渍

（4）体癣型：可由上述各型尤其是丘疹水疱型发展蔓延至足背平滑皮肤而造成。可见环状或半环状的边缘，但常与足跖、足跟或足侧缘的皮损相连，与其他平滑部位发生的体癣不同。常伴剧烈瘙痒。多为感染的皮肤癣菌活跃生长期。夏季多见。

2. 手癣　根据临床表现分型，最常见有两型。

（1）丘疹水疱型：起病多为单侧。常先出现于掌心、食指或拇指的掌面、侧面。初起多数为针头大小的水疱，疱液透明，疱壁厚。水疱群集或散布，水疱干后脱屑，并逐渐向四周蔓延扩大，形成环状、半环状或多环状损害，边缘较清楚（图 7-6）。自觉痛痒感明显。病程多慢性，时轻时重。

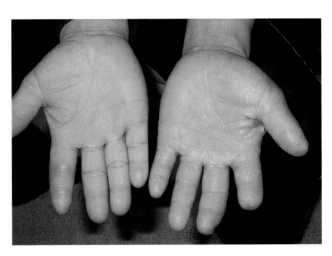

图 7-6　手癣。左手脱屑、水疱

（2）角化皲裂型：多由丘疹水疱型未及时治疗，长期迁延不愈发展而成。常为单侧，亦可累及双手。皮损一般无明显的水疱或环形脱屑。手掌面弥漫红斑、增厚，皮纹加深，皮肤粗糙，伴有脱屑。冬季则常发生皲裂，有时裂口可深达真皮层而疼痛明显，伴有出血，影响活动。促使手掌角化增厚的因素除皮肤癣菌外，还与长期搔抓，洗烫，肥皂、洗涤剂、各种化学物品和溶剂刺激，以及不适当的治疗有关。偶可见指间糜烂型。

【组织病理】

急性期可见表皮内细胞间水肿、海绵形成；可有角化不全，水疱位于表皮角层下。真皮可见炎症细胞浸润。

慢性期表皮可见角化不全、角化过度、棘层增厚，真皮可见慢性炎性细胞浸润。用 PAS 染色偶可在角质层内发现真菌菌丝。

【诊断和鉴别诊断】

根据临床表现同时结合实验室显微镜真菌检查可诊断，必要时可行真菌培养。手足癣的诊断常不困难，但有时需与手、足部湿疹、多汗症、汗疱疹等鉴别。有时丘疹水疱型手足癣还需与掌跖脓疱病等鉴别。

一般手足癣多为单侧发病,如果双侧均有皮疹,更应注意鉴别诊断。

【治疗】

治疗一般以外用药物为主。对指、趾间糜烂型,可先用粉剂或糊剂收敛、干燥后,再外用霜剂;对丘疹、水疱型可直接外用霜剂;对角化肥厚型可选用霜剂、软膏剂或角质剥脱剂。霜剂有克霉唑、咪康唑、艾氟康唑、卢立康唑、舍他康唑、特比萘芬等;软膏或角质剥脱剂有环比酮胺、复方苯甲酸、水杨酸等。

伴有癣菌疹的严重足癣,或病程久者或仅局部治疗效果不佳者,可联合口服抗真菌药物[1-2],如特比萘芬、伊曲康唑、氟康唑等。特比萘芬 250mg/d,顿服,连续 1~2 周,对于泛发及难治患者,可为 500mg/d,连服 2~6 周[2];伊曲康唑 100~200mg/d,连服 1~2 周,泛发及难治者可服 2~4 周[2];或者氟康唑,50mg/d 或150mg/周,顿服,连服 2 周。

【参考文献】

[1] TSUNEMI Y. Oral Antifungal drugs in the treatment of dermatomycosis. Med Mycol J,2016,57(2):71-75.
[2] SAHOO A K,MAHAJAN R. Management of tinea corporis,tinea cruris,and tinea pedis:a comprehensive review. Indian Dermatol Online J,2016,7(2):77-86.

·甲　癣·

甲癣(onychomycosis)是指皮肤癣菌侵犯甲板或甲下组织所引起的疾病。而由皮肤癣菌、念珠菌及其他霉菌、非皮肤癣菌等致病真菌感染甲板及甲下组织所引起的疾病通称为甲真菌病。

皮肤癣菌以外的甲真菌感染不足 10%。最常见的致病真菌为红色毛癣菌及指间毛癣菌,最常见的临床类型是远端甲下及侧缘甲下型[1]。甲癣常常同时伴有手足癣。

【临床表现】

根据指/趾甲受累的部位以及病情轻重的不同(图 7-7,图 7-8),甲癣可分为以下几种表型:

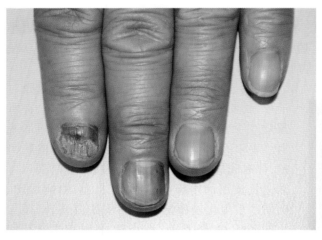
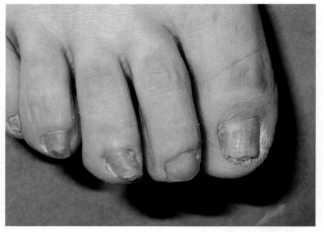

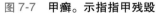

图 7-7　甲癣。示指指甲残毁　　　　　图 7-8　甲癣。趾甲甲板增厚,呈黄色

1. 浅表性白甲(white superficial onychomycosis,WSO)　初起感染浅表甲板,表面出现小片浑浊区,常呈点状,外形不规则,多起于中央近新月区、甲游离缘或其两侧皱襞。甲板多无明显变脆、增厚。常持续多年。多由须癣毛癣菌所引起。

2. 近端甲下型(proximal subungual onychomycosis,PSO)　真菌由近端甲下皱襞处侵入,直接感染近端甲板及甲床。

3. 远端甲下型(distal subungual onychomycosis,DSO)　感染常从甲板两侧或末端开始,常先有轻度的甲沟炎,后逐渐感染。甲沟炎可引起甲板表面凹点或沟纹,逐渐波及甲根。深部甲板被感染,即形成裂纹、变脆或增厚,呈棕黄色。当甲床被真菌感染后,受刺激可产生异常角蛋白,使甲床变松,而异常角蛋白的过多沉积又使甲板明显增厚。红色毛癣菌感染时的临床表现常为甲板远端脆裂、分离,其边缘粗糙。本型较为常见。

4. 全甲营养不良型(total dystrophic onychomycosis,TDO)　白念珠菌引起的甲真菌病,多合并有甲沟炎,起于两侧甲皱襞,周围皮肤可见红肿、压痛,可有少量积脓。手指甲比足趾甲更易受染。多见于家庭主妇、炊事员及其他经常接触水的人。感染的甲板多数可如正常甲板的硬度及光泽,而不像毛癣菌感染后的甲板变软、脆、发黄或发白。

【组织病理】

PAS 染色在甲板及甲床内可见到真菌菌丝及孢子。甲板下的组织几乎无炎症反应。

浅表性白甲真菌菌丝只局限于甲板的最上部位,很少波及较深层,在甲板上部可见大量菌丝,比甲下型甲癣中所见菌丝更大更宽。切片中常见肿胀的菌丝及不规则形的关节孢子。

念珠菌性甲真菌病常伴有慢性甲沟炎,引起甲的结构发生破坏,出现慢性炎症反应。其他酵母菌感染者在甲板及甲床内有碎屑,切片可见有菌丝。

【诊断和鉴别诊断】

甲下型甲癣其真菌量较少,且常位于甲板的最下部,较难取材,确诊较困难。其他的类型,如浅表性白甲等类型从临床表现结合真菌直接镜检,一般诊断不太困难。

银屑病、扁平苔藓、湿疹、硬皮病、连续性肢端皮炎、甲营养不良、先天性白甲症、先天性厚甲等可见甲改变,部分全身性疾病如脊髓空洞症、雷诺病、剥脱性皮炎等也可引起甲的改变,需进行鉴别。

真菌直接显微镜检查及真菌培养,必要时取甲板经甲醛固定后,行 PAS 染色检查有助于鉴别及明确诊断。对于不典型病例或真菌学检查阴性的患者,皮肤镜可能会有帮助;而病损部位活检是更优的诊断手段[1]。

【治疗】

1. 治疗方法的选择依据临床类型、受累指/趾甲数目及严重程度决定。受累甲数目较少时,以外用药物为主;受累指/趾甲数目较多,或外用药物效果不明显时,或因个人原因不能坚持使用外用药物时,可以口服药物治疗为主,定期检查肝功能。

2. 浅表性白甲或甲损害的面积少于 1/3 者常用外用药治疗。30%冰醋酸、3%~5%的碘酊,2 次/d;5%阿莫罗芬涂剂、8%环吡酮胺涂剂,每周外用一次。疗程:手指甲为 6 个月,足趾甲为 9~12 个月。目前有新的外用治疗甲癣药物[2],如 10%艾氟康唑溶液。如病甲特别厚,可用 40%尿素软膏封包数日后拔甲,再外用抗真菌软膏治疗 2~3 个月。

3. 甲损害面积超过 1/3 者,或外用药物依从性差,不能坚持者,可口服药物治疗。常用口服抗真菌药物如下:

伊曲康唑:200mg/次,2 次/d,连服 1 周,停药 3 周,为一个疗程。仅手指甲感染,至少 2 个疗程;足趾甲感染,至少 3 个疗程。

特比萘芬:250mg/d,顿服。仅手指甲感染,至少 6 周;足趾甲感染,至少 12 周。

氟康唑:150mg/次或200mg/次,顿服,每周一次。仅手指甲感染,服用 6 个月;足趾甲感染,服用 9 个月。

4. 对于儿童甲真菌病,每日剂量需依据体重给药,疗程同成人:

①体重<20kg:伊曲康唑 5mg/(kg·d);特比萘芬 62.5mg/d。②体重≥20kg 且≤40kg:伊曲康唑 100mg/d;特比萘芬 125mg/d。③体重>40kg:伊曲康唑 200mg/d,如>50kg,可 200mg/次,2 次/d;特比萘芬 250mg/d。

氟康唑:6mg/(kg·周),仅手指甲感染,12~16 周;足趾甲感染,18~26 周。

5. 目前报道有一些新的治疗甲癣的方法,比如 CO_2 点阵激光联合局部外用药物,治疗甲癣有效[3-4],可试用于拒绝或不耐受口服药物治疗的甲癣患者。还有报道对于轻中度的甲真菌病可单纯口服抗真菌药物或联合激光(长脉冲 1064nm Nd:YAG 激光,1 次/周,共 4 次)治疗,而对于严重的甲真菌病建议口服抗真菌药物联合激光治疗[5]。也有报道,2940nm Er:YAG 剥脱点阵激光联合 5%阿莫罗芬搽剂使用安全、有效[6]。另有报道,单纯使用短脉冲 Nd:YAG 激光治疗甲癣有效,但建议用于已用抗真菌药物治疗无效,或不能耐受常规口服药物治疗或老年患者等[7]。

【参考文献】

[1] ASZ-SIGALL D,TOSTI A,ARENAS R. Tinea unguium:diagnosis and treatment in practice. Mycopathologia,2017,182(1-2):95-100.

[2] GUPTA A K,STUDHOLME C. Update on efinaconazole 10% topical solution for the treatment of onychomycosis. Skin Therapy Lett,2016,21(6):7-11.

[3] ZHOU B R,LU Y,PERMATASARI F,et al. The efficacy of fractional carbon dioxide (CO$_2$) laser combined with luliconazole 1% cream for the treatment of onychomycosis:a randomized,controlled trial. Medicine (Baltimore),2016,95(44):e5141.

[4] BHATTA A K,KEYAL U,HUANG X,et al. Fractional carbon-dioxide (CO$_2$) laser-assisted topical therapy for the treatment of onychomycosis. J Am Acad Dermatol,2016,74(5):916-923.

[5] LI Y,XU J,ZHAO J Y,et al. Self-controlled study of onychomycosis treated with long-pulsed Nd:YAG 1064-nm laser combined with itraconazole. Chin Med J (Engl),2016,129(16):1929-1934.

[6] ZHANG J,LU S,HUANG H,et al. Combination therapy for onychomycosis using a fractional 2940-nm Er:YAG laser and 5% amorolfine lacquer. Lasers Med Sci,2016,31(7):1391-1396.

[7] HELOU J,MAATOUK I,HAJJAR M A,et al. Evaluation of Nd:YAG laser device efficacy on onychomycosis:a case series of 30 patients. Mycoses,2016,59(1):7-11.

·头　癣·

头癣(tinea capitis)是指皮肤癣菌感染头皮、毛发所致的一类疾病,常见于儿童。致病皮肤癣菌仅见于毛癣菌属和小孢子菌属。近年来,随着家庭宠物饲养的增多,患病率有增加趋势。

【临床表现】

根据致病真菌菌种及临床表现的不同,分为以下四种:

1. 白癣　在我国主要由犬小孢子菌及铁锈色小孢子菌引起。多为儿童患者,青春期后可自愈,不留瘢痕(图7-9)。可能是由于成年后头皮中存在的糠秕马拉色菌能提高局部的游离脂肪酸的量(游离脂肪酸的分泌增多),可抑制真菌的生长。

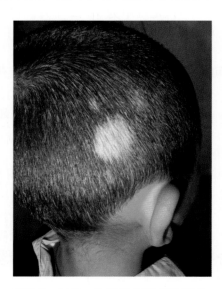

好发于头顶部毛发,也可见于额颞部或枕部。初起为头皮灰白色鳞屑性局限性斑片,稍有痒感。一般被感染头发长出头皮约0.5cm左右折断,残留病发根部可见一灰白色套样菌鞘,这是本病典型特点。

2. 黑癣(黑点癣)　在我国黑点癣主要由紫色毛癣菌和断发毛癣菌所致。儿童常见。表现为有少量灰白色鳞屑的斑片,被感染毛发长出头皮即折断,残留病发仅见黑色小点,故又名黑点癣。青春期可自愈,一般不留瘢痕;但也可遗留瘢痕。

3. 黄癣　俗称"秃疮""癞痢头"。是由许兰毛癣菌所致。多于儿童期发病,初起为被感染的头发根部皮肤发红,继而出现一小脓疱,干后即形成黄痂。随着感染加重,黄痂逐渐变厚,呈碟状,中心处凹陷,有一头发穿过,边缘稍高,黄豆大小。去除黄痂,可见鲜红湿润糜烂面或溃疡面。黄痂中有大量真菌,如治疗不及时,致毛囊破坏,则形成萎缩性瘢痕,造成永久性脱发。较厚的黄痂常继发细菌感染,有特殊的"鼠臭味",自觉瘙痒剧烈。

图7-9　白癣。头皮白色鳞屑性斑片,表面脱发

4. 脓癣　主要是由一些亲动物性或亲土性皮肤癣菌侵犯毛发、毛囊和皮肤而引起的,如须癣毛癣菌、犬小孢子菌、石膏样小孢子菌等(图7-10)。常并发于白癣,也可见于黑点癣。多为头皮毛发感染真菌后,机体对真菌抗原的一种迟发型变态反应,是细胞毒反应所致的局部化脓性炎症,而不是细菌感染。

好发于儿童,男性多见。发病急,初发可见头皮局部炎性丘疹或毛囊性小脓疱,逐渐增大为圆形或类

圆形暗红色肿块。初发常表现为白癣或黑癣，突然加重。病损边界清楚，触之柔软，有波动感。表面可见密集毛囊性脓疱，呈蜂窝状，有触痛。挤压可见毛囊口有少许浆液或半透明脓液或脓血溢出。病发松动，极易折断、拔出。治疗不及时，愈后常形成瘢痕，遗留永久性脱发。

【组织病理】

对于不典型头癣患者、真菌直接镜检阴性、病程较长者，可考虑行真菌培养，同时做组织病理活检。活检病理切片中，发干处可见发内或发外菌丝或孢子。

【诊断和鉴别诊断】

头癣的诊断主要根据临床表现、真菌直接镜检及滤过紫外线检查等，几种头癣的主要特点各不相同。

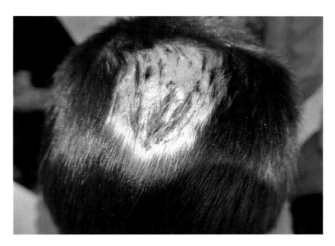

图 7-10　脓癣。头皮红斑块，表面脱发，少量黄痂

但在临床上，有时还需与下列疾病鉴别：脓疱疮、头皮糠疹、脂溢性皮炎、银屑病、石棉样糠疹、斑秃等。

依据临床表现，结合真菌直接显微镜检查及滤过紫外线灯检查，一般均可鉴别，必要时可做皮损部位鳞屑、病发真菌培养，或可做皮损活检。对于成人免疫功能低下者或脂溢性皮炎、头部银屑病反复治疗效果不佳者，应考虑行真菌镜检、真菌培养或组织活检，以明确诊断[1-2]。

【治疗及预防】

1. 预防　头癣主要是通过接触传染，要彻底消除头癣，必须切断传染途径，防止继续蔓延。

预防应注意：首先，对患者使用过的衣物等应采取烫、煮、洗、晒、熏等预防措施；使用过的理发工具应刷、洗消毒处理，并单独使用；对带菌的毛发、鳞屑及痂皮等应进行焚毁处理。其次，争取兽医协同对病畜或宠物进行防治。学校也要定期给儿童上卫生知识课，以防传播蔓延。

2. 治疗

（1）剃头：去除病发及周围 0.5~1.0cm 范围的正常头发。洗头：每日用药前用肥皂或硫黄香皂洗头，或使用二硫化硒洗剂或酮康唑洗剂。消毒：日间病损局部外涂 2%~2.5%碘酊，睡前局部外涂 5%硫黄软膏。

（2）口服抗真菌药物：疗程一般 2~6 周。可选择灰黄霉素或特比萘芬，伊曲康唑、氟康唑也可，但不作为最佳选择。对于毛癣菌属的感染，特比萘芬优于灰黄霉素，而对于小孢子菌属则刚好相反[3-4]。灰黄霉素，15mg/（kg·d）。特比萘芬，儿童，体重<20kg，62.5mg/d；20~40kg，125mg/d；>40kg 或成年人，250mg/d。伊曲康唑：儿童，3~5mg/（kg·d）；成人为 200mg/d。

一般连续口服 4 周以上[5]，使用灰黄霉素疗程相对较长[6]。定期复查真菌镜检，停药后，连续 3 次真菌镜检阴性；并需监测肝功能。

有文献报道，伊曲康唑治疗新生儿真菌感染安全而有效[3]，对于头癣患儿 5mg/（kg·d），副作用同儿童及成人。

同时可联合外用抗真菌药物，比如局部外用抗真菌霜剂或软膏，如克霉唑、特比萘芬、咪康唑、萘替酚等。

【参考文献】

［1］AUCHUS I C,WARD K M,BRODELL R T,et al. Tinea capitis in adults. Dermatol Online J,2016,22（3）.

［2］KHOSRAVI A R,SHOKRI H,VAHEDI G. Factors in etiology and predisposition of adult tinea capitis and review of published literature. Mycopathologia,2016,181（5-6）：371-378.

［3］HAY R J. Tinea capitis：current status. Mycopathologia,2017,182（1-2）：87-93.

［4］CHEN S,SUN K Y,FENG X W,et al. Efficacy and safety of itraconazole use in infants. World J Pediatr,2016,12（4）：

399-407.

[5] CHEN X, JIANG X, YANG M, et al. Systemic antifungal therapy for tinea capitis in children: an abridged cochrane review. J Am Acad Dermatol, 2017, 76(2): 368-374.

[6] KAKOUROU T, UKSAL U, European Society for Pediatric Dermatology. Guidelines for the management of tinea capitis in children. Pediatr Dermatol, 2010, 27(3): 226-228.

·花 斑 癣·

花斑癣(pityriasis versicolor)主要是由糠秕马拉色菌感染表皮的浅表角质层而发生的浅色或棕、黄褐色无明显炎症的皮肤改变,又称汗斑或花斑糠疹。好发于夏季,易复发,并有显著的个体敏感性。

【临床表现】

任何年龄都可发病,但多见于青春期后,男性多于女性。我国报道最小年龄为出生后 20 余天的头面部花斑癣患儿。常夏季加重,冬季减轻,或自愈,次年夏季又复发。大多数患者无自觉症状,少数在炎热夏季、体力劳动、出汗或晒太阳后会有轻、中度瘙痒。

皮损多发生于前胸、上背、肩部、颈周、腋下、面颊、腹股沟等皮脂分泌较多或多汗处。皮损大小形状不一,常多个部位同时发病,多表现为圆形或不规则形的斑疹,可互相融合。颜色可呈淡白、淡红、浅褐至深褐色,多数表面覆细糠状鳞屑(图 7-11,图 7-12)。

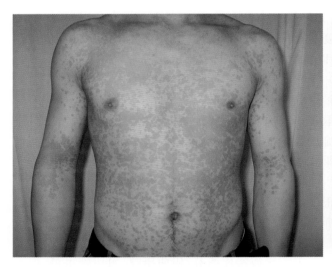

图 7-11   花斑癣。躯干、上肢密集褐色斑片

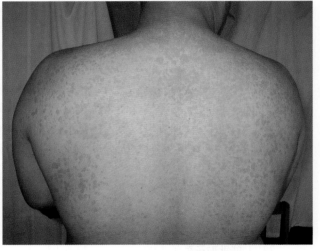

图 7-12   花斑癣。背部密集褐色斑片

由于马拉色菌表面脂质代谢物产生的二羧酸对黑素细胞产生色素有抑制作用,故可引起皮损部位的色素减退。或由于真菌可过滤阳光而减轻皮肤晒后变黑,而表现为皮损部位的色素减退。

【组织病理】

花斑癣皮损的组织病理表现为角质层内可见短棒状菌丝及孢子,被形象地比喻为"意大利面配肉丸"。但由于花斑癣临床表现特征明显,一般不做组织活检。

【诊断和鉴别诊断】

根据临床表现特征,真菌直接显微镜检查,本病诊断并不困难。依据真菌直接显微镜检查发现短棒状菌丝及圆形小孢子,伍德灯检查见亮黄色荧光可帮助确诊。

但有时仍需要与脂溢性皮炎、玫瑰糠疹、白癜风、贫血痣、单纯糠疹、融合性网状乳头瘤病等鉴别。

【治疗】

治疗以外用药为主。

外用溶液制剂:20%硫代硫酸钠联合 2%盐酸溶液外涂,2 次/d。外用洗剂:2%硫化硒洗剂或 2%酮康唑洗剂,每周 2~3 次。也可外用各种抗真菌霜剂。疗程均为 2~4 周或更长。

皮损广泛,仅外用药物效果不佳者,可口服药物。伊曲康唑 200mg/d,连服 1 周;或氟康唑 300mg/周,顿服,2 周。单用或联合酮康唑洗剂[1]。

因糠秕马拉色菌感染与个体敏感性有关,易复发。注意保持皮肤干燥、减少出汗,对于减少复发是有益的。

【参考文献】

[1] BADRI T,HAMMAMI H,BZIOUECHE N,et al. Comparative clinical trial:fluconazole alone or associated with topical ketoconazole in the treatment of pityriasis versicolor. Tunis Med,2016,94(2):107-111.

·糠秕孢子菌性毛囊炎·

糠秕孢子菌性毛囊炎(pityrosporum folliculitis)是由毛囊内糠秕马拉色菌或球形马拉色菌的异常生长引起的毛囊的炎症性皮肤病。1973 年由 Poller 正式命名为马拉色菌毛囊炎。

【临床表现】

多见于中青年,平均发病年龄在 30 岁左右。男女均可发病,女性较多见。皮疹好发于皮脂腺丰富的部位,如上背部、前胸、双肩、颈部。呈弥漫性或散在性,多对称。皮疹多为圆形毛囊性红色小丘疹,也可为毛囊性小脓疱,周边有红晕(图 7-13,图 7-14)。自觉症状可表现为不同程度的痛痒,可伴有灼热和刺痛感。运动出汗或洗澡后,痛痒可加剧。

常可伴发花斑癣。也多见于多汗症、脂溢性皮炎或痤疮患者。

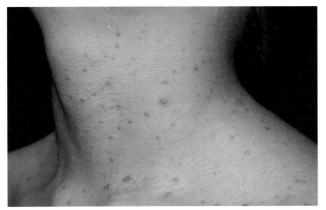

图 7-13　糠秕孢子菌性毛囊炎。颈部红色丘疹及丘脓疱疹

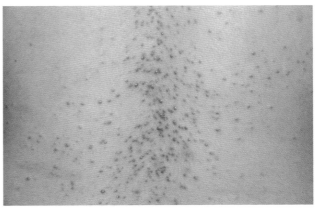

图 7-14　糠秕孢子菌性毛囊炎。前胸密集分布的红丘疹及丘脓疱疹

【组织病理】

取完整的毛囊性皮疹作组织病理切片,PAS 染色,在扩大的毛囊腔内(漏斗部)可见大量圆形或卵圆形的芽生孢子,聚集成堆,直径 2~5μm(图 7-15)。HE 染色,毛囊上部及其周围可见少量单核细胞浸润,附近真皮血管周围可见淋巴细胞和组织细胞浸润,毛囊破坏严重时可见嗜中性粒细胞浸润。

【诊断和鉴别诊断】

根据临床表现,及毛囊内容物直接显微镜检查,不难诊断。若行真菌培养,因马拉色菌具有嗜脂性,需用含油的培养基或培养基表面覆无菌油,方能培养出来。

需与寻常痤疮、细菌性毛囊炎、皮肤念珠菌

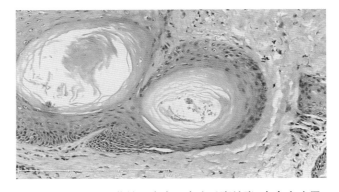

图 7-15　糠秕孢子菌性毛囊炎。真皮毛囊扩张,内含小孢子。毛囊周围少量淋巴细胞、组织细胞浸润(HE 染色,×200)

病、嗜酸性脓疱性毛囊炎相鉴别。可取毛囊内容物,用10%的KOH制片后直接镜检,发现圆形芽生孢子即可鉴别。嗜酸性脓疱性毛囊炎临床表现与马拉色菌性毛囊炎极相似,好发于男性青壮年,脂溢部位有毛囊性丘疹、脓疱,瘙痒剧烈,而血液中嗜酸性粒细胞明显升高,最高可达40%以上,毛囊内的脓液含有大量的嗜酸性粒细胞和嗜中性粒细胞、单核细胞,糖皮质激素内服或外用治疗有效。

【治疗】

本病侵犯毛囊,部位较深,外用一般抗真菌药物效果较差。

可外用联苯苄唑酊或霜,因本药含有渗透剂氮酮,渗透性高,疗效较好;还可同时用2.5%二硫化硒洗剂或2%酮康唑洗剂洗澡,1次/d,在患部擦至发泡后,停留5min,清水冲干净,以加强疗效。通常配合口服伊曲康唑,200mg/次,2次/d,每月服1周,间歇冲击2个月;或200mg/d,连服1~3周,但停药后常有复发。氟康唑50mg/d,连服7~14d;或150mg/周,顿服,共3~4周;疗效较好。

近来,日本有报道外用2%酮康唑霜,2~4周;或口服伊曲康唑100mg/d,连服2~3周;均可达到明显改善[1]。

【参考文献】

[1] SUZUKI C,HASE M,SHIMOYAMA H,et al. Treatment outcomes for malassezia folliculitis in the dermatology department of a university hospital in Japan. Med Mycol J,2016,57(3):e63-66.

·癣　菌　疹·

癣菌疹(dermatophytid)是由于原发的真菌感染灶释放的真菌抗原经血流播散后,在身体其他部位皮肤发生抗原抗体反应后所呈现的一种变态反应性损害。

本病与局部真菌感染的炎症反应密切相关,局部炎症越严重,越易发生癣菌疹,局部真菌感染多为亲动物性皮肤癣菌。

【临床表现】

由于原发病灶炎症程度及变态反应的个体差异,癣菌疹的临床表现多种多样[1],依据皮疹发生的范围及皮疹特点,临床上可分成三型:

1. 急性播散型癣菌疹　皮疹多呈毛囊性、苔藓样、鳞屑性损害。主要分布在躯干,呈针头大的苔藓样丘疹,常形成环状鳞屑性斑片。原发损害部位常出现小水疱,或脓疱。偶可见麻疹样或猩红热样损害。多见于头癣患者,可伴有发热、厌食、全身性淋巴结肿大、脾大以及血白细胞增多等。

2. 汗疱疹型癣菌疹　主要见于足部真菌感染时,可见手掌及指侧或足跖等处出现群集丘疹、水疱,瘙痒剧烈,有时可有压痛,可见继发性细菌感染,局部一般找不到真菌。

3. 血管炎型癣菌疹　可有结节性红斑、远心性环状红斑、游走性栓塞性脉管炎、丹毒样红斑等不同表现,皮损可局限于手掌及指侧或躯干、四肢局部,也可全身泛发。

【组织病理】

癣菌疹组织病理表皮可见中度棘层增厚及颗粒层增厚,表皮上部可见水疱形成,其皮内无明显炎性浸润,皮肤小血管及毛细血管充血,有时小静脉可见有栓塞,可出现血管炎症反应。

【诊断和鉴别诊断】

根据临床表现,结合原发的真菌感染部位可找到致病性真菌,如此时做毛癣菌素皮试检查,常呈阳性反应。

有时需与汗疱疹、结节性红斑、远心性环状红斑、脉管炎、丹毒、荨麻疹等相鉴别,临床上应根据其病史、发病特点、临床表现等,结合实验室检查进行鉴别,必要时可行皮损组织病理检查。

【治疗】

首先应积极治疗原发病灶,但在癣菌疹反应比较剧烈时,应先用较温和的治疗方法。

一般对原发灶可应用抗真菌药物如特比萘芬、氟康唑、伊曲康唑等口服,常规用量即可,同时联合口服抗组胺药物。如发热、厌食、全身浅表淋巴结肿大等全身反应较显著时,可适当口服糖皮质激素。

局部可选择适当的外用安抚保护剂,如炉甘石洗剂、3%硼酸洗剂或1:20醋酸铝溶液湿敷等,或外用止痒制剂。

【参考文献】

[1] TOPALOĞLU DEMIR F,KARADAG A S. Are dermatophytid reactions in patients with kerion celsi much more common than previously thought? Pediatr Dermatol,2015,32(5):635-640.

·念珠菌病·

念珠菌病(candidiasis)是由条件致病菌念珠菌属,主要是白念珠菌,其次还有热带念珠菌及近平滑念珠菌等,所引起的原发或继发性感染。各种因素致机体免疫功能降低时易发病,可侵犯黏膜、皮肤、呼吸系统、消化系统、泌尿系统、循环系统等组织、器官,还可引起败血症。

常见的易感因素为糖尿病、肥胖多汗、糖皮质激素及广谱抗生素的应用、免疫抑制剂的应用等,以及其他一些严重系统疾病患者,如 AIDS、恶性肿瘤患者等。

【临床表现】

1. 皮肤、黏膜感染

(1) 新生儿口腔念珠菌病:即新生儿"鹅口疮",是白念珠菌感染最常见的一种。因新生儿口腔内 pH 低,有利于白念珠菌的生长,可见舌、上颚、颊部等口腔黏膜表面覆以一层奶油白或灰白色伪膜,散在或融合成片,揭去后,底部黏膜可见红色渗出糜烂面。伪膜可累及广泛,偶可波及气管、食管、口角。

(2) 成人口腔念珠菌感染:多见念珠菌性口角唇炎,也可表现为"鹅口疮",临床表现与婴儿"鹅口疮"相似。念珠菌性口角唇炎可呈散在糜烂,口角处也可见伪膜。有时也可致舌乳头过度增生而呈"黑毛舌"或舌炎。

(3) 念珠菌性阴道炎及包皮龟头炎

1) 念珠菌性阴道炎:多见于女性机体免疫功能下降时,比如劳累、妊娠、广谱抗生素的不当使用等,或患糖尿病、性伴侣患念珠菌性龟头炎等时。临床表现主要可见阴道分泌物呈黄白色奶油样或灰白色豆腐渣样;阴道黏膜可见轻度红斑,严重者可出现糜烂或溃疡,也可累及大小阴唇、会阴,甚至整个会阴股部。自觉症状主要为剧烈瘙痒,甚至影响正常生活,阴道分泌物伴有腥臭味。

2) 念珠菌性龟头炎或阴茎包皮炎:常由性伴念珠菌性阴道炎传染所致。也可见于糖尿病患者、免疫功能低下者。龟头、包皮、冠状沟可呈弥漫淡红色或红色糜烂,其上可见白色乳酪样斑点或伪膜,偶见薄壁小脓疱。

(4) 擦烂型念珠菌病:常见于糖尿病、肥胖或不同原因造成局部皮肤长时间的潮湿或浸渍,如洗碗工、清洁工、婴儿包裹尿布更换清洗不及时或大小便失禁患者不及时清洁。可为原发,也可由其他部位感染接种蔓延而来。

最常见于腹股沟、乳房下、臀裂、腋窝、龟头、脐部,也可见于手指间,多于三、四指间。常见皮损为典型的红斑基础上糜烂渗出,边界清楚但不规则,其周围可见卫星灶状小丘疹、水疱、小脓疱,疱破后也呈边缘不整的糜烂面。急性期过后可呈干燥、脱屑,自觉症状多为瘙痒(图7-16)。

(5) 念珠菌性甲沟炎及甲真菌病:念珠菌性甲沟炎急性期主要表现为甲沟红肿,可伴有疼痛。一般不累及甲板,偶可见甲板表面少量鳞屑。反复发作的慢性念珠菌性甲沟炎常累及甲板,引起甲真菌病,致甲板变硬、增厚,可呈棕褐色改变,并可有条纹或浅沟。

(6) 慢性皮肤黏膜念珠菌病:这是一组复杂的皮肤、黏膜、指/趾甲等部位的进行性、复发性白念珠菌感染。多见于先天性免疫功能缺陷(主要为细胞免疫功能缺陷)、获得性免疫功能缺

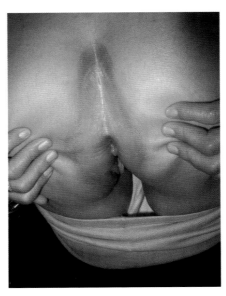

图7-16　念珠菌病。肛周红斑,上覆白膜

陷、某些遗传性内分泌功能异常或其他原因导致淋巴细胞减少或功能障碍的患者。

皮损最常见于面部。可侵犯口腔黏膜及周围皮肤,表现为红斑、疣状增生、结节等。也可见于头皮、指甲、躯干、四肢。

念珠菌性肉芽肿也是慢性皮肤黏膜念珠菌病的一种,主要表现为肉芽肿性改变,可为红色丘疹、结节、浸润斑块,表面可被覆棕黄色厚痂。

2. 系统性感染 近年来,由于广谱抗生素、糖皮质激素、免疫抑制剂的广泛应用,器官移植、放疗、化疗等新技术的普及,HIV 感染者增多,患者出现免疫功能降低或障碍,导致条件致病真菌感染,尤其念珠菌感染的发病率明显升高。

(1) 呼吸系统念珠菌感染:多由口腔黏膜念珠菌感染迁延所致,也可由念珠菌性败血症引起。一般表现为散在的支气管肺炎损害,严重者可呈大叶性肺炎,特别严重广泛感染时可波及全肺叶导致完全实变,常致呼吸衰竭而死亡。

(2) 消化道念珠菌感染:食管念珠菌病也多由口腔念珠菌感染发展而来。成人感染多继发于糖尿病、广谱抗生素的滥用、长期大剂量糖皮质激素的应用及放化疗等,也见于各种肿瘤、血液病、内分泌疾病及其他消耗性疾病患者。消化道 X 线钡餐检查可见特殊表现,对诊断有帮助。

念珠菌性肠炎常呈慢性结肠炎表现,一般认为是因为念珠菌或其产物过敏所致。

(3) 泌尿系统念珠菌感染:常继发于播散性念珠菌病、糖尿病、妊娠、广谱抗生素的滥用及长期保留导尿管而清洁不良等,女性与男性发病比例为 4:1,可致膀胱炎。

由于白念珠菌为尿液正常寄生菌,故只有直接涂片显微镜检查发现念珠菌假菌丝,或培养菌落数达 1000/ml 时,才可确诊为急性念珠菌性泌尿系感染。

膀胱镜检查时,可见膀胱内壁黏膜如鹅口疮或念珠菌性阴道炎的点片状伪膜改变。如出现上行感染可波及肾盂、肾皮质、髓质。肾脏的感染也可继发于念珠菌性败血症。

(4) 念珠菌性心内膜炎:这是一种特殊类型的念珠菌感染。常由白念珠菌以外的念珠菌如热带念珠菌、近平滑念珠菌、克柔念珠菌等所引起。症状与细菌性心内膜炎类似,多见于念珠菌性败血症,或与医源性感染有关,如心脏瓣膜手术、心脏导管等有创检查、治疗的继发感染或并发症。

(5) 念珠菌性脑膜炎:较少见。大多数患者伴有潜在的免疫功能减低或消耗性疾病。

(6) 念珠菌性败血症:多见于原发严重疾病患者,因长期大量系统应用糖皮质激素,或大量使用广谱抗生素、反复多次化疗致免疫功能极低下,或晚期 AIDS 患者等的继发感染。

【组织病理】

皮肤黏膜念珠菌感染,浅表病变的原发损害病理表现可如脓疱疮或角层下脓疱病,其角质层内常可见白念珠菌假菌丝及卵圆形的孢子,菌丝分隔、分支,直径为 $2\sim4\mu m$,酵母样孢子 $3\sim5\mu m$ 大小,可见出芽现象。

念珠菌性肉芽肿可见明显乳头瘤样增生及角化过度,其真皮可见致密的淋巴细胞、嗜中性粒细胞、浆细胞及多核巨细胞浸润,可至真皮深层及皮下组织。坏死的皮损区,浸润的炎症细胞周围可见念珠菌酵母样孢子及假菌丝。

【诊断和鉴别诊断】

对于皮肤黏膜念珠菌病,取皮肤、黏膜病变标本直接制片真菌显微镜检查如发现大量假菌丝和/或成群的芽孢,结合临床可确诊。

念珠菌培养一般用于鉴定菌种,如多次或多途径培养证实为同一菌种,可有助于诊断。

对于系统性念珠菌感染,需反复进行真菌学检查,如痰涂片、尿液、粪便真菌直接镜检发现大量假菌丝,反复多次培养为同一菌种念珠菌,结合临床表现及其他辅助检查,可确诊。

念珠菌性败血症及脑膜炎,直接真菌镜检或培养阳性,可确诊。

皮肤、黏膜念珠菌感染需要与间擦皮炎、婴儿尿布疹、口腔黏膜扁平苔藓、细菌性甲沟炎等鉴别。阴道念珠菌病应与阴道滴虫病相鉴别。系统感染时也应与其他真菌病、结核、肿瘤以及其他慢性细菌感染相鉴别。念珠菌性败血症应与细菌性败血症鉴别。

【治疗】

（1）首先需要找到并尽量除去一切与本病发生有关的诱因,如广谱抗生素、糖皮质激素、免疫抑制剂的应用,以及长期潮湿、浸渍等可能的致病诱因。其次积极治疗原发的潜在疾病,并给予支持治疗,加强营养。

（2）积极进行抗念珠菌的药物治疗

1）皮肤:局部糜烂皮损可用 1%~2% 甲紫;红斑脱屑皮损可外用抗真菌药物霜剂,如克霉唑、咪康唑、制霉菌素等。

2）口腔黏膜损害:患者初发或症状较轻者,以局部用药首选。如可用制霉菌素混悬液漱口,氯己定漱口液漱口,甲紫外涂等;婴儿可用制霉菌素甘油外涂患处。中重度患者可口服氟康唑 100~200mg/d（3mg/kg）,7~14d。如为念珠菌性食管炎,可口服氟康唑 200~400mg/d,2~3 周[1]。

3）外阴阴道炎:可用抗真菌药物栓剂置入阴道。如制霉菌素栓剂（5 万~10 万 U,1 次/d）、克霉唑、咪康唑栓剂等。也可顿服氟康唑 150mg 配合治疗。有并发症患者,需配合口服抗真菌药物治疗,如氟康唑、伊曲康唑、特比萘芬等。氟康唑需 150mg/次,72h 一次,共 3 次;严重复发患者（每年发作 4 次或以上）,需口服氟康唑 150mg/周,6 个月[1]。

4）念珠菌性包皮龟头炎:常外用 1% 克霉唑霜、2% 咪康唑霜或制霉菌素霜等。如症状较重,可顿服氟康唑 150mg[1]。

5）系统性念珠菌病:可用两性霉素 B 或其脂质体、氟康唑、帕沙康唑、伏立康唑、卡泊芬净等静脉滴注,或口服氟康唑、伊曲康唑、氟胞嘧啶等。

【参考文献】

[1] ARMSTRONG A W,BUKHALO M,BLAUVELT A. A Clinician's guide to the diagnosis and treatment of candidiasis in patients with psoriasis. Am J Clin Dermatol,2016,17:329-336.

第二节　深部真菌感染性皮肤病

·隐 球 菌 病·

隐球菌病（cryptococcosis）是由隐球菌属中的某些种,常见的是新生隐球菌及其变种引起的中枢神经系统、肺、皮肤、骨骼或经血行播散侵犯全身各脏器的慢性、亚急性或急性感染,死亡率较高。隐球菌属于条件致病真菌。我国自 1946 年正式报道此病以来,几乎各地陆续发现,近年来有增加的趋势。

【临床表现】

依据感染的部位可有下列几型。

1. 肺隐球菌病　新生隐球菌几乎全部经肺部入侵而感染人体。原发肺部感染一般症状较轻,有自愈倾向。初发表现为上呼吸道感染,进而出现咳嗽、胸痛、无力、低热、体重减轻等,且常有少量黏液痰或血痰,痰中含病原菌。

体征轻重不一,常见为呼吸音减弱,偶可见胸部叩诊变浊。有胸膜摩擦音、肺部湿啰音等。胸部 X 线片特点为以下肺野为主的浸润病变,较少出现空洞形成及纤维化、钙化病灶,也较少出现肺门淋巴结肿大,偶可有肺萎缩、环状阴影、薄壁空洞以及蟹钳状阴影。

2. 中枢神经系统隐球菌病　隐球菌好侵犯中枢神经系统,国外统计约占隐球菌病的 80%,国内约为 77%。临床常见的有脑膜炎型、脑膜脑炎型、肉芽肿型等。

脑膜炎型患者常诉前额、双颞或眼球后疼痛,间歇发作,频度进行性增加,致病情逐渐加重。多数伴有发热及颈项强直、压痛、抬颈及抬腿征阳性等脑膜刺激征。

脑膜脑炎型、肉芽肿型的症状和体征由于脑实质受累部位及严重程度不同而不同。如发生脑实质局限性肉芽肿,可出现与脑单纯的占位性病变相似的症状,如恶心、呕吐、智力减退、昏迷、麻痹、偏瘫等。眼征可有视物模糊、眩晕、复视、畏光、眼球麻痹、震颤、弱视、视盘水肿等。可有很明显的精神障碍,如易于激动、躁动、多言、乱语、记忆力减退、明显的精神错乱等。也可呈癫痫样发作,尿失禁,膝跳及跟腱反射消失或亢进。

脑脊液多清亮,颅压升高,细胞数增加,且以淋巴细胞为主,糖及氯化物常降低而蛋白增加。脑脊液涂片墨汁染色常可找到有厚荚膜的隐球菌。

本病常伴发于获得性免疫缺陷综合征患者,且是其死亡的常见原因。

3. 皮肤、黏膜隐球菌病　属于播散病变之一,见于 10%~15% 的患者。皮损可为丘疹、水疱、脓疱、传染性软疣样丘疹、痤疮样脓疱、皮下肿块或结节、脓肿、水痘样皮疹、紫癜、疣状增殖、溃疡(图 7-17)。有 2/3 的病例同时累及黏膜,呈结节性、肉芽肿性或溃疡性损害。在原发接种感染的患者中多表现为局部的下疳型损害。

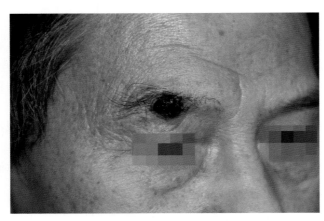

图 7-17　隐球菌病。右眉部结痂性皮损

取各种皮损分泌物或组织制片墨汁染色、培养或活检组织做 PAS 染色,均可见隐球菌。

4. 骨隐球菌病　见于 5%~10% 的患者。易侵犯颅骨及脊柱,关节常不被累及。损害常呈慢性多发的散在破坏性病变,无骨膜增生,可有肿胀及疼痛,或形成瘘管,排出脓液。X 线常无特征性表现,极似恶性肿瘤。

5. 其他内脏隐球菌病　此型是由血行播散感染引起。常累及肾、肝、脾、心脏、脑脊髓膜、骨骼、睾丸、前列腺、眼部、胃肠等。胃肠道及泌尿生殖系统的感染与结核病相似。侵犯心脏,引起心内膜炎。一般血液、尿、脑脊液培养可见隐球菌。

6. 隐球菌性败血症　隐球菌经感染部位侵入血液,表现为寒战、高热,甚至休克等败血症症状。

【组织病理】

组织病理表现在病程不同阶段及不同的受累器官均不同。

脑组织内可见胶样黏液性水肿、液化,囊腔内可见大量隐球菌。脑膜呈慢性、非特异性、非化脓性炎症反应,伴大量单核细胞、淋巴细胞及浆细胞浸润。在慢性病灶内如结核性肉芽肿性改变,主要有单核细胞、上皮样细胞及多核巨细胞。组织切片内可找到新生隐球菌菌体,为圆形或卵圆形,直径 2~20μm,多数聚集成堆,HE 染色,细胞壁呈橘红色,周围可见 3~5μm 的空晕;PAS 染色,呈红色。

皮肤黏膜隐球菌病有两型损害病变:①胶质性损害,组织反应小,局部有大量菌体聚集;②肉芽肿性损害,可有明显组织反应,包括组织细胞、巨噬细胞、淋巴细胞以及成纤维细胞浸润,可见坏死区。局部所见的菌体远较胶质性损害中少。

有时在同一皮损中可同时见到上述两型的病变。

【诊断和鉴别诊断】

早期诊断主要依靠详细的问诊,依据病史、病程,临床症状、体征,对可疑患者,及时作各部位标本的检查,如直接墨汁涂片查看有无厚荚膜的菌体,并同时作培养,阳性者即可确定诊断。同时结合实验室检查,如乳胶凝集试验、补体结合试验以及酶标法检测抗原等也可帮助诊断,必要时可行组织病理活检。

中枢神经系统隐球菌病应与结核性脑膜炎、病毒性脑膜炎、颅内占位性病变、蛛网膜炎及其他颅内炎症等疾患相鉴别,仍需要依据临床症状、体征,同时结合脑脊液涂片及各种实验室检查以确定诊断。

【治疗】

早期诊断、及时治疗,完全可以改变预后及避免或减少后遗症的发生。

1. 一般治疗　注意营养及休息,同时积极治疗潜在的系统性疾病。

2. 药物治疗　可用氟康唑、伊曲康唑、伏立康唑、大蒜素、5-氟胞嘧啶、两性霉素 B 及其脂质体等。

有文献报道,艾莎康唑治疗新生隐球菌及其他双相菌感染,疗效与传统药物相似,安全、耐受良好[1]。用法:200mg/次,3 次/d,2d;随后 200mg,1 次/d,最长可服用 84d。

对皮肤黏膜的隐球菌病除全身应用抗真菌药以控制原发病灶外,还应辅以局部处理,如用上述各类药物的不同剂型作局部外用治疗。

【参考文献】

[1] THOMPSON G R,RENDON A,SANTOS R R,et al. Isavuconazole treatment of cryptococcosis and dimorphic mycoses. Clin Infect Dis,2016,63(3):356-362.

· 孢子丝菌病 ·

孢子丝菌病(sporotrichosis)是由孢子丝菌引起的皮肤、皮下组织及其邻近的淋巴系统的慢性感染,多与外伤有关,好发于暴露部位。

皮损以结节、斑块为主,也可表现为化脓、溃烂及渗出,有时还可累及多个脏器。欧美国家多为申克孢子丝菌感染。目前认为中国地区以球形孢子丝菌感染为主,可见少量申克孢子丝菌局域性分布。

【临床表现】

根据皮损的分布特点及进展情况,可分为以下几种类型:

1. 淋巴管型皮肤孢子丝菌病　较常见的类型。由外伤处植入,大约在感染后数周,局部出现一无痛丘疹或皮下结节,呈红色、紫色或黑色。逐渐皮损中央处坏死破溃,即为孢子丝菌性下疳,经历数周至数月可自愈(图7-18,图7-19)。但多沿其引流的淋巴管向心性出现新的类似的皮下结节损害。

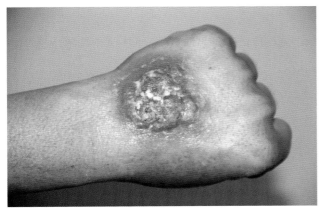

图7-18　孢子丝菌病。手背红色斑块,表面糜烂

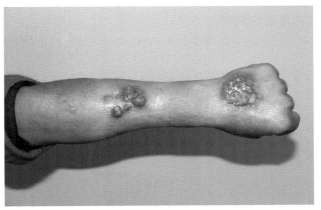

图7-19　淋巴管型孢子丝菌病。左上肢线状排列红斑块、结节

典型皮疹常原发于手指或腕背部,损害连成一串结节,直至臂部,如"电话线"样,俗称串珠样丘疹。一般后起损害较少溃破。病程较长,可持续数月、数年。

2. 固定型皮肤孢子丝菌病　本型多发生在该病流行区,人们因获得一定抵抗力,患该病后可不累及淋巴管而仅局限于外伤附近,为近年来最常见的类型。

常好发于面、颈、躯干。其临床皮损表现可多样,如红斑、丘疹、小结节、鳞屑性斑片、肿胀、浸润、疣状或肉芽肿样增生,甚至出现渗出、坏死、溃疡、结痂等,也可见卫星状损害(图7-20)。有时可自愈,也可持久不愈或愈后又在局部以其他形态复发。此型一般不引起全身播散。

3. 皮肤黏膜孢子丝菌病　此型少见,偶可继发于全身播散。损害常发生在口腔、咽喉部或鼻部。初发时呈红斑、溃疡或化脓性损害,逐渐变成肉芽肿性、赘生性或乳头瘤样增生。局部红肿,常有疼痛,附近淋巴结常肿大、质硬。黏膜孢子丝菌病有时可像阿弗

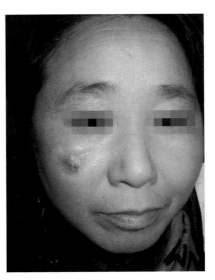

图7-20　固定型孢子丝菌病。右面颊红色斑块,表面结痂

他口腔溃疡、口腔扁平苔藓或继发性皮肤黑热病,可愈合结疤,但局部仍有真菌存在。

4. 皮肤以外及播散性孢子丝菌病 依据感染部位又可分为以下几种。

(1) 骨、骨膜及滑膜孢子丝菌病:曾有报道数十例皮外型中,骨孢子丝菌病占4/5,且多有皮肤及皮下组织病变,也可累及骨膜、滑膜而导致残毁性关节炎。骨的损害常累及指骨、掌骨、趾骨、跖骨、尺骨、桡骨及股骨、肋骨等。关节孢子丝菌病可致关节肿痛及运动受限,且常伴有关节腔积液。穿刺液真菌培养可培养出孢子丝菌。一般皮外型孢子丝菌病真菌量较多,较皮肤型更易找到真菌。

(2) 眼及其附件孢子丝菌病:有报道,累及眼睑、泪囊、结膜的孢子丝菌病患者,多数属于原发感染,而无其他部位孢子丝菌病,且很少有附近淋巴结病变。其损害呈溃疡或树胶肿样,病程与原发皮肤型相似。

(3) 系统性孢子丝菌病:较少见,主要发生在糖尿病、结节病及长期使用糖皮质激素的患者中。此型比皮肤型含真菌量更多,病理切片也更易找到菌丝、孢子。可由血源播散而累及皮肤、骨骼或肌肉,也可致肾炎、睾丸附睾炎、乳腺炎,偶可累及肝、脾、胰腺、甲状腺及心肌等。播散时常出现高热(>39℃)、厌食、体重减轻及关节僵直等。

(4) 孢子丝菌性脑膜炎:极少见。可引起眩晕、头痛、精神错乱、体重减轻等。

脑脊液蛋白可超过400mg/100ml,细胞数达200~400个/ml,主要为淋巴细胞。脑脊液培养可见孢子丝菌生长。尸检可见大脑皮质散布许多肉芽肿性小脓肿。

【组织病理】

初发的原发溃疡仅见到嗜中性粒细胞、浆细胞及组织细胞构成的非特异性炎性浸润(图7-21,图7-22)。

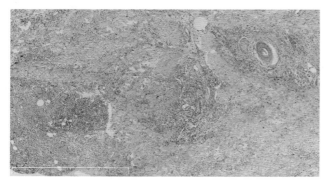

图7-21 孢子丝菌病。真皮全层血管增生,内膜增厚,片状或弥漫的淋巴细胞、组织细胞浸润,尚见多核巨细胞(HE染色,×100)

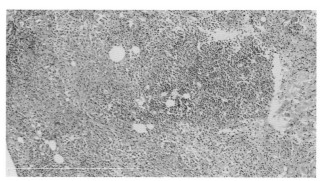

图7-22 孢子丝菌病。真皮全层血管增生,弥漫性淋巴细胞、组织细胞浸润,局部见多核巨细胞(HE染色,×100)

陈旧的原发损害中表皮可见疣状增生,其中可见小脓肿,真皮及皮下组织可见化脓性肉芽肿改变,中间为嗜中性白细胞,外围可见较多上皮样细胞聚集。

淋巴管型的继发结节较原发损害更具特征性,其浸润分三层:中央为"化脓层",其外为"结核样层",周围则为"梅毒样层"。"化脓层"主要为嗜中性粒细胞,"结核样层"为上皮样细胞及多核巨细胞,"梅毒样层"主要为淋巴细胞和浆细胞。

一般切片作PAS染色不易找到孢子,且易与其他PAS染色阳性糖原颗粒混淆。因此最好先用淀粉酶在37℃下处理1h再作PAS染色或银染色,即可见到4~6μm大小的圆或卵圆形小体,有时还可见到4~8μm长的雪茄烟样小体或星状小体。

【诊断和鉴别诊断】

依据本病临床特点结合真菌镜检、组织培养及组织病理检查,诊断不困难。

与其他真菌病如着色真菌病、芽生菌病、足菌肿、副球孢子菌病及肉芽肿性毛癣菌病等均可由临床表现及实验室检查,如真菌显微镜直接镜检、真菌培养等进行鉴别。

另外还应与皮肤结核、皮肤分枝杆菌肉芽肿或其他细菌性皮肤感染相鉴别。依据病史、病程的相似与不同、各自的缓急,临床表现的皮损特点、组织病理活检、组织培养等各自不同的表现,血清学检查的差别,可帮助鉴别诊断。此外,尚应与结节病、皮肤肿瘤等鉴别。

【治疗】

碘化钾口服结合外用药物为首选治疗。成人口服 10% 碘化钾溶液,10ml/次,3 次/d,也可逐渐增至每次 20~30ml。疗程视病情而定。一般在 6 周以上方可治愈。此药可使肺结核病播散,故在排除结核时才可使用。

对固定型及皮肤淋巴管型孢子丝菌病常可收效,但也有失败或不耐受者。可考虑:①伊曲康唑口服,100~200mg/d,疗程 3~6 个月。可在不能耐受或禁用碘化钾时使用,这是美国感染协会真菌学组经过多中心研究后推荐的方案。②特比萘芬,250mg/d,疗程 3~6 个月。③两性霉素 B,依据不同部位的感染,决定给药方式及剂量。对皮肤淋巴管型、肺型及播散型孢子丝菌病的疗效很好。④灰黄霉素,对有些病例有效。成人 0.8g/d,疗程 1~3 个月。⑤5-氟胞嘧啶,100mg/(kg·d),直至痊愈。⑥温热疗法,皮损部位加温至 45℃,3 次/d,每次 30~60min。⑦可联合序贯治疗,如先用碘化钾再加用上述四类药物中的一种。

有报道在感染者中试用冷冻疗法联合伊曲康唑治疗,可缩短疗程[1]。

【参考文献】

[1] DE SOUZA C P,LUCAS R,RAMADINHA R H,et al. Cryosurgery in association with itraconazole for the treatment of feline sporotrichosis. J Feline Med Surg,2016,18(2):137-143.

·着色芽生菌病·

着色芽生菌病(chromoblastomycosis)是指由暗色孢科真菌引起的皮肤及皮下组织的慢性感染性疾病,以疣状斑块为主要皮损。致病真菌在组织中的形态为棕色厚壁孢子。发病与外伤有关,所以皮损多见于身体暴露部分,尤其是手和足。皮肤着色芽生菌病散发于全世界,但以热带和亚热带地区为多。

主要由 5 种暗色孢科真菌引起,分别属于 4 个属。即卡氏枝孢霉(*Cladosporium carrionii*)、紧密着色霉(*Fonsecaea compacta*)、裴氏着色霉(*Fonsecaea pedrosioi*)、疣状瓶霉(*Phialophora verrucosa*)和嗜脂色霉(*Rhinocladiella cerophilum*)。

【临床表现】

潜伏期多在 2 个月左右,也有长达 1 年者,多有外伤史。皮损好发于身体暴露部分,最常见于小腿、足部和前臂。身体其他部位如手、面、胸部有时也可发生,多单侧。

皮疹初起为丘疹或结节,逐渐发展融合成疣状或乳头瘤样斑块,可有溃疡并结褐色的痂;有的结节状皮损可呈环状,中央覆鳞屑,边缘清楚,周围皮肤常呈暗红色或紫色浸润(图 7-23)。陈旧损害可自愈,留下萎缩性或肥厚性瘢痕。损害可经自我接种,在四周形成新的结节;严重的可沿淋巴管扩散,或累及整个肢体,并可引起淋巴回流受阻而形成象皮肿和畸形,导致丧失劳动力。

由于病程多为长期、慢性,所以不同的发展阶段有不同的临床表现。常见表现有结节性、银屑病样、疣状皮肤结核样、乳头瘤样和瘢痕象皮肿样。长期增殖性病变或慢性溃疡有癌变可能。

患者自觉症状轻微,一般全身情况良好。伴细菌感染时,可出现轻重不同的全身症状。

【组织病理】

皮损典型的组织病理表现为表皮的假性上皮瘤样增生,表皮可见角化过度和微脓肿,偶可在表皮浅层或痂皮中发现分枝、分隔的棕色菌丝。

真皮内可见化脓性肉芽肿样改变。可见上皮样细胞、多核巨细胞、朗汉斯巨细胞和异物巨细胞。中央可见微脓肿,含嗜中性

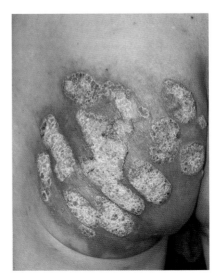

图 7-23　着色芽生菌病。臀部多发疣状斑块,表面褐色痂(渠涛提供)

粒细胞或坏死细胞碎片。巨细胞内外可见单个或成堆棕色圆形厚壁孢子,可见分隔,称硬壳小体或 Medlar 小体,直径为 $5\sim12\mu m$。周围可见淋巴细胞、浆细胞、巨噬细胞和多形核白细胞等浸润。

皮下组织较少累及。溃疡部位如伴继发细菌感染,真皮内可见大量多形核白细胞浸润。

【诊断和鉴别诊断】

诊断需依据皮损直接真菌显微镜检查或病理切片发现硬壳小体及组织培养有暗色孢科真菌生长。目前还可用 PCR 技术检测组织中的常见病原菌。

皮肤着色芽生菌病应与疣状皮肤结核、梅毒、原发性皮肤芽生菌病、原发性皮肤球孢子菌病、孢子丝菌病、利什曼病、足菌肿、皮肤鳞癌等鉴别。主要鉴别依据是真菌学检查(直接显微镜镜检、组织培养、PCR 技术)和组织病理学特点。

【治疗】

早期发现、早期治疗。早期治疗可将皮肤损害彻底切除。

系统用药治疗为主。①伊曲康唑,口服,$200\sim600mg/d$,疗程 $12\sim36$ 个月;②两性霉素 B,静脉给药,$0.5\sim1.0mg/(kg\cdot d)$,同时口服 5-氟胞嘧啶 $100\sim200mg/(kg\cdot d)$,4 次分服,联合噻苯达嗪 $25mg/(kg\cdot d)$,至少 1 个月;③特比萘芬,$500mg/d$,连续服用至少 7 个月。有报道一线治疗失败时,选用伏立康唑,$200mg$,12h 一次,共 4 周,疗效好[1]。

局部可使用温热疗法、蜡疗、热沙疗、热辐射等方法,使皮损局部皮温升至 $40\sim50℃$,对有些病例有效。也可局部注射两性霉素 B 或冷冻治疗。

损害面积广泛者,可考虑病变部位皮损切除并植皮,同时使用抗真菌药物以防止真菌扩散。晚期患者瘢痕广泛形成,则治疗十分困难。

碘化钾、维生素 D_2 等可配合服用。

【参考文献】

[1] LIMA A M,SACHT G L,PAULA L Z,et al. Response of chromoblastomycosis to voriconazole. An Bras Dermatol,2016,91(5):679-681.

·放线菌病·

放线菌病(actinomycosis),又称为大颌病或下颌肿块,是放线菌类引起的慢性化脓性肉芽肿性疾病。临床表现以脓肿、炎性肉芽肿及多个瘘管形成、排出的脓液中含有颗粒或革兰氏染色阳性的纤细分枝菌丝组成的团块为特征。

放线菌类并不是真菌,而是属于放线菌科的细菌,因所致的放线菌病极似真菌感染,所以传统上列入真菌病中描述。放线菌在人类中最常见的是以色列放线菌,是口腔的正常菌群,常见于牙垢、牙周脓肿、龋齿和扁桃体隐窝内。自然界的土壤、植物中没有发现,所以放线菌病为内源性感染。病原菌自口腔黏膜破损处进入人体而引起发病。

放线菌病不在人与人之间及人与动物之间直接传染。任何年龄都可感染,$15\sim35$ 岁最多见,男性明显多于女性。

【临床表现】

依据感染发病部位不同分为以下几种类型:

1. 面颈部放线菌病　本型约占本病的 60%。多有近期口腔炎症或拔牙史。初始为下颌部位皮肤软组织肿胀,其上皮肤暗红色或紫色,逐渐肿胀组织变硬如同木块,表面高低不平,最后皮损处出现脓肿,并有多个瘘管开口于皮肤表面,常流出带有硫黄样颗粒的脓液。愈后留下萎缩性瘢痕。皮损外围可不断出现新的结节、脓肿、瘘管和萎缩性瘢痕;如此缓慢而持续地扩展,皮损不断扩大蔓延。患者全身情况一般良好,如无严重的继发感染,疼痛多不明显。咀嚼肌受累时,可有张口困难。

病原体可沿腺体导管进入唾液腺和泪腺,或直接蔓延至眼眶、耳部及其他部位。若颅骨累及,可引起脑膜炎和脑脓肿。

骨骼 X 线检查早期无明显骨累及,后期可有骨膜炎、骨髓炎和骨破坏。

2. 胸部放线菌病　本型是由于吸入口腔内的放线菌病原菌，或来源于面颈部放线菌病病灶的下行感染，也可能为腹部放线菌病病灶通过横膈的上行蔓延所致。血行播散也是一种可能的途径。

感染部位多为肺门区和肺下叶。患者常伴发热、盗汗、贫血、消瘦、咳脓性痰常带血。损害多数广泛连续蔓延，可扩展至心包、心肌，累及并穿破胸膜和胸壁，在体表形成多个典型的排脓窦道，此时可出现明显的胸闷、憋气、呼吸困难等。

早期肺部体征似肺结核，但多位于双肺下部，可见空洞形成。在实变区中可出现片状稀疏区，这点可与肿瘤相鉴别。胸膜腔积液较常发生，为非包裹性且多粘连。可累及肋骨而被破坏，有时表现为面颈型中的增生性改变。

3. 腹部放线菌病　可见于外伤穿透肠壁而发生。最常见的原发灶位于阑尾，而后累及输卵管、胆囊、肝等处。初发症状不明显，可随累及的不同脏器而出现相应的不同症状。如原发于结肠则出现不规则肿块；累及肝脏，则出现黄疸；如累及脊椎则可出现脊髓压迫征、腰肌脓肿等。也可穿破腹壁形成窦道。

4. 其他系统放线菌病　偶见累及中枢神经系统、骨骼系统等。

【组织病理】

皮损组织病理内可见广泛的肉芽肿形成。脓肿周围组织中可见淋巴细胞、浆细胞、组织细胞及成纤维细胞等。

确诊需找到"硫黄颗粒"。切片中硫黄颗粒为不规则分叶状。HE 染色中央为均质状物，周围为棒状物；革兰氏染色中央可见革兰氏染色阳性菌。

【诊断和鉴别诊断】

根据临床表现，结合真菌显微镜检查，尤其是找到硫黄颗粒时，可确诊。

需与结核、葡萄状菌病、瘰疬性皮肤结核、细菌性骨髓炎、芽生菌病、球孢子菌病、奴卡菌病、肺脓肿、支气管扩张症、梅毒性树胶肿以及肿瘤、伤寒、阑尾炎等鉴别。

【治疗】

局部治疗，可考虑手术切除或物理治疗，如面颈型可用 X 线照射治疗。

全身治疗，除支持疗法外，青霉素 G 的疗效为最佳。青霉素 G 静脉滴注，2~6 周，后改为口服，继续3~12 个月。青霉素过敏者可改用林可霉素，每 12h 肌内注射 600mg，同时每 4h 口服 500mg。也可用四环素、链霉素、磺胺类药等配合治疗。一般多烯类的抗真菌药物对本病无效。

有报道，青霉素过敏并继发脓胸的患者，静脉滴注头孢曲松 2 周，随后口服多西环素 6 个月，有效[1]。还有报道口服阿莫西林/克拉维酸治疗皮肤放线菌病，125mg/次，2 次/d，最长可服用 12 周，有效，耐受性好[2]。

另有报道全身治疗联合局部手术，对于腹部放线菌感染，疗效更好。如回盲部放线菌病，可先给予青霉素 G 治疗，再行手术；盆腔放线菌病可行经直肠引流配合抗生素治疗，可提高疗效，缩短疗程[3-4]。

【参考文献】

[1] PARIS E, PISCOPO T, CASSAR K. Empyema secondary to actinomyces meyeri treated successfully with ceftriaxone followed by doxycycline. Case Rep Infect Dis, 2016, 2016: 9627414.

[2] BONIFAZ A, TIRADO-SáNCHEZ A, CALDERóN L, et al. Treatment of cutaneous actinomycosis with amoxicillin/clavulanic acid. J Dermatolog Treat, 2017, 28(1): 59-64.

[3] SUDA R, TAKAYA T, SATO Y, et al. A case of ileocecal actinomycosis treated by preoperative antibiotic treatment to reduce mass size followed by surgical resection. Nihon Shokakibyo Gakkai Zasshi, 2016, 113(5): 813-820.

[4] INATOMI A, TSUJI S, AMANO T, et al. Successful treatment of pelvic actinomycosis using transgluteal drainage: a case report. J Infect Chemother, 2016, 22(8): 567-570.

·奴卡菌病·

奴卡菌病（nocardiosis）是不同种属的奴卡菌引起的一种慢性化脓性（偶为肉芽肿性）疾病。原发感染多在肺部，可以无任何症状或仅有肺部症状，有时也可经血源播散而成为系统性感染。

奴卡菌属目前公认是免疫缺陷人群的条件致病菌。奴卡菌是一种纤细分枝菌丝,革兰氏染色阳性,抗酸染色部分阳性。本菌可从土壤中分离出,经皮肤或呼吸道感染,而后直接向周围组织蔓延。

各年龄组均可发病。中年患者为多,男性多于女性,皮肤、组织损伤多为本病的致病条件之一。

【临床表现】

奴卡菌可引起原发或继发皮肤及内脏的感染。

1. 皮肤感染　原发的皮肤奴卡菌病,主要由皮肤外伤后感染引起。有三种临床表现类型:①奴卡菌足菌肿,临床表现与放线菌或其他真菌引起的足菌肿相似;②淋巴皮肤型,临床表现为孢子丝菌病样;③浅表皮肤型,表现为痛性皮下结节及坏疽性溃疡。约10%的肺部感染患者可继发皮肤病变。

2. 系统感染　原发的肺部感染常见于因吸入带菌尘土而致,进而可经血源播散引起脑部感染。胃肠道的原发或继发感染可经黏膜溃疡引起。

内脏感染约75%有肺部症状,为小叶或大叶性肺炎改变,多为慢性。也可表现为单个孤立的肺脓肿、急性坏死性肺炎的散在浸润,似粟粒性肺结核。如累及胸膜、胸壁而穿孔者则似放线菌病。

血源播散时可累及脑部,出现脑部多发性病灶,并可相互扩散、融合,脑膜也可受累。此时,如果肺部受累症状轻微,则以脑部症状为主要表现,可依次出现头痛、乏力、抽搐、麻木、颈项强直、神志模糊、面部无表情、震颤、麻痹等各种中枢神经系统受累的表现。偶可见奴卡菌性脓肿,形成包膜。血管动脉造影可见似肿瘤样充血的变化。

肾脏为第三个易被侵犯的器官,由皮质渐蔓延至髓质。此外还可侵犯心包、心肌、脾、肝及肾上腺。

各部位淋巴结均可被累及,尤以颈部及腋窝多见。与放线菌病不同,骨骼、眼部极少受累。偶可出现视乳头水肿、视野模糊、复视及眼肌麻痹等。星形奴卡菌偶可致眼部泪管炎症。

【组织病理】

皮肤损害主要表现为化脓性肉芽肿样变,即真皮内可见致密的嗜中性粒细胞浸润及脓肿的形成。足菌肿型可找到硫黄颗粒,周围偶可见菌鞘,其外绕以嗜中性粒细胞、淋巴细胞、异物巨细胞及浆细胞。

皮下组织的病变与其他器官病变相似,脓肿中央见有明显液化、坏死,其间可见大量嗜中性粒细胞,周围可见成纤维细胞增生。

HE染色切片找不到菌丝,革兰氏染色或银染色或抗酸染色可见丝状或趋于断裂的分枝菌丝节段,犹如细菌,尤其像结核分枝杆菌。

【诊断和鉴别诊断】

根据临床表现、真菌检查或培养诊断,必要时可行组织病理活检经特殊染色帮助诊断及鉴别。

对于常规治疗不敏感的孢子丝菌病样皮损,或与外伤相关的皮肤感染,或各种原因免疫缺陷的机会感染高危人群,需特别警惕及鉴别。

肺部感染需与各期肺结核鉴别。如累及胸膜、胸壁时又需与放线菌病区别。当奴卡菌病的症状不典型时,应与其他肺真菌病、细菌性脓肿、肺癌、肉瘤或晚期梅毒等鉴别。

【治疗】

早期合理的治疗可避免发生播散。磺胺类为首选药物,磺胺哒嗪对本病具有特效,但剂量需达6～10g/d,并需应用至少3～6个月,可同时并用磺胺增效剂。急性期可加用链霉素,1～2g/d;脑部感染者可加用环丝氨酸,每6h 250mg。由于二者均可透入血脑屏障,进入中枢神经系统,故不需加用鞘内注射治疗。

如磺胺过敏,可选用米诺环素,如治疗抵抗者,可加用利奈唑胺。局限型感染者需治疗6～12周,内脏感染、播散型或免疫缺陷感染者需治疗3～12个月。

对于皮下脓肿、脑脓肿、脓胸等尚可在上述抗生素治疗同时,辅以外科切除或切开引流、排脓。

奴卡菌病早期诊断,尽早、足量、足疗程治疗,或联合抗生素治疗,如复方磺胺甲噁唑联合利奈唑胺,可改善预后及减少死亡率,尤其对于播散或其他严重病例[1-2]。

【参考文献】

[1] SHARIFF M,GUNASEKARAN J. Pulmonary nocardiosis:review of cases and an update. Can Respir J,2016,2016(3):1-4.

［2］CHEN B,TANG J,LU Z,et al. Primary cutaneous nocardiosis in a patient with nephrotic syndrome:A case report and review of the literature. Medicine（Baltimore）,2016,95(3):e2490.

·球孢子菌病·

球孢子菌病（coccidioidomycosis）是由粗球孢子菌感染所引起的一种局限性或播散性疾病,后者又称球孢子菌肉芽肿。主要见于美国西部,南美洲也有发生。1958 年,我国天津首先报道一例美籍华裔患者的耳部局限性球孢子菌病。

此菌属双相型,在37℃组织内为酵母型,28℃培养基上则为菌丝型,可断裂成关节孢子,被认为是毒力最强的真菌,传染性很大。

多数患者由呼吸道吸入感染,少数患者也可原发于皮肤感染。男性多于女性,各年龄组均可发病。尚未见有人与人或人与动物间的直接传播。

【临床表现】

球孢子菌感染临床分类如下:

1. 原发性球孢子菌病　最常见为原发肺球孢子菌病。

（1）无症状的肺部感染:仅在皮试阳性时被发现。或仅有流感样症状,X 线检查肺部可见有小的纤维化或钙化病灶。

（2）有症状的肺部感染:经过 10~16d 的潜伏期后,出现呼吸道症状如咳嗽,白痰,有时呈脓性或带血,可有胸闷、呼吸困难等。

80%的患者 X 线检查可发现异常,病变常见于肺下叶或上、中叶的底部。典型损害为结节样病变,直径为 2~3cm,似结核,有时炎症吸收而成为薄壁空洞。可发生纤维化、钙化。也可为静止期,多年不活动。

患者可有白细胞升高、中性粒细胞比例增加、红细胞沉降率增快。发病 2~21d 后,球孢子菌素皮肤反应即为阳性。

（3）原发系统感染的皮肤一过性过敏反应:5%~10%的患者出现一过性的皮肤过敏反应。呈结节红斑或多形红斑样皮疹。最早的皮疹为泛发性的红色斑丘疹,常于原发症状后 1~2d 内出现,3 周内可逐渐消退。其次为原发性皮肤球孢子菌病,少见,面部最易受累。

常有意外接触球孢子菌的病史,呈梅毒下疳样损害,或丘疹、脓疱、斑块,可伴有局部淋巴结炎,多数患者数周内可以愈合。HIV 患者感染时,皮疹类似传染性软疣。

2. 继发性球孢子菌病

（1）肺部病变:2%~8%有症状的原发肺感染患者可残留薄壁空洞,具有液平面。或表现为球孢子菌球。有时病变可继续发展,引起多发性空洞形成,或发生结节、浸润甚至形成大叶肺实变。

（2）脑膜炎:可呈急性、亚急性或慢性。大约见于 25%的继发性球孢子菌病患者中。仅次于结核性、隐球菌性的慢性肉芽肿性脑膜炎,如果不及时治疗,常导致死亡。

（3）慢性皮肤病变:较多发生于深色种族人群中。皮疹最早出现于鼻唇沟、面、头皮或颈部。初为结节、丘疹或水疱等原发疹,逐渐增大变为疣状,形成典型的疣状肉芽肿。似慢性皮肤芽生菌病或赘生的上皮瘤。关节部位常发生顽固性溃疡,可出现皮下或骨骼的窦道。

（4）全身性病变:可见多数脏器内发生粟粒性病变。脾脏病变也可呈肉芽肿性、肿瘤样或化脓性。有时可发生纤维化。淋巴结也可被侵犯。约 1/2 的播散性病变患者伴有骨髓炎,常波及肋骨、脊椎及四肢骨髓,似芽生菌病。可同时出现关节炎改变,间或侵犯横纹肌、肾上腺及心包等。

【组织病理】

原发性皮肤接种性球孢子菌病皮损主要表现为慢性肉芽肿,可见嗜中性粒细胞及嗜酸性粒细胞、淋巴细胞,偶有巨噬细胞。可见含内生孢子的球状体,成熟的球状体直径为 30~60μm;偶见菌丝。局部淋巴结有明显肉芽肿性反应,其中有上皮样细胞、巨细胞等,在巨细胞内可找到孢子。

原发性肺球孢子菌病的皮肤结节性损害其组织病理学改变似非特异性结节红斑,为过敏性反应。

播散性球孢子菌病的皮肤疣状结节及斑块,组织病理改变似芽生菌病,可见干酪样坏死,在朗汉斯巨细胞内及组织中可找到孢子,数量常较多。其皮下脓肿的病理改变似瘰疬性皮肤结核,围绕中央坏死区可见肉芽肿性浸润,呈结核样改变,其中有淋巴细胞、浆细胞、上皮样细胞及巨噬细胞,巨噬细胞内外均可见到许多孢子。

【诊断和鉴别诊断】

诊断除典型临床症状外,主要根据:①皮肤球孢子菌素试验,一般于感染后2~6周呈阳性,有皮损时更易呈阳性;②真菌显微镜检查,痰及皮损处找到球孢子菌,即可确诊,但阴性时不能排除本病;可行双相(25℃及37℃)组织培养;③组织病理活检,PAS染色或银染色有助于识别未成熟的球状体;④血清学检查,包括红细胞沉降率及补体结合试验等。

在流行区本病应与其他任何非特异性感染疾患鉴别。原发肺感染应与感冒、支气管肺炎等鉴别。继发感染应与结核、肿瘤、其他真菌感染、梅毒等相鉴别。

【治疗】

原发感染者可通过休息、加强营养等很快恢复。变态反应性病变严重者可考虑应用糖皮质激素,但应注意预防可能引起的病菌播散。残留的良性肺部病变为避免发生反复咯血,可考虑手术切除。继发性感染者应尽快采取两性霉素B、氟康唑或伊曲康唑等,足量、足疗程治疗。

美国传染病学会2016年临床实践指南推荐根据不同人群,采取不同的治疗方案[1]。免疫状态正常的普通原发患者,有临床症状者口服氟康唑(每日大于400mg)或伊曲康唑(400mg/次,1~3次/d);各种免疫缺陷的高风险患者,建议给予口服氟康唑(400mg/d,肾功能不全者,依据实际情况给药);更严重者,先用两性霉素B,待病情稳定后,改为氟康唑[1]。一般疗程需6个月以上。

【参考文献】

[1] GALGIANI J N,AMPEL N M,BLAIR J E,et al. Executive summary:2016 infectious diseases society of america(idsa)clinical practice guideline for the treatment of coccidioidomycosis. Clin Infect Dis,2016,63(6):717-722.

·组织胞浆菌病·

组织胞浆菌病(histoplasmosis)是一种由荚膜组织胞浆菌所引起的传染性很强的真菌病。此菌属双相型,在组织内呈酵母型,生长于细胞内;室温28℃左右培养则呈菌丝型,其传染性极强,可致实验室感染。

多经呼吸道、皮肤黏膜、胃肠道等感染,呼吸道传染最常见。多先侵犯肺,再累及其他单核巨噬细胞系统,如肝、脾,也可侵犯肾、中枢神经系统及其他脏器。流行区患者及感染动物粪便排泄物均可带菌。当病菌侵入人体后,因患者免疫力不同,可呈局限原发或播散感染。

男性患者较多见。此病世界各地均有传播,我国自1955年首先在广州发现1例,其后又陆续在常州、北京、南京等地发现数例。

【临床表现】

本病临床表现根据其感染部位及患者的免疫状态不同而不同。

1. 肺组织胞浆菌病

(1) 无症状型:约95%原发性肺组织胞浆菌病可无症状。流行地区人群中,肺部可见多发钙化灶,但追溯病史却无明显临床症状。

(2) 轻症型:可仅有无痰咳嗽、胸痛、呼吸短促、声音嘶哑等类似感冒的非特异性症状。

(3) 中度型:感染者常有发热、盗汗、体重减轻,偶有发绀,间有咯血。从患者痰及骨髓中取材,有时可培养出病原菌。X线检查可见肺野散布多数浸润或结节性病变,肺门淋巴结肿大,犹如原发肺结核。严重播散者,可如淋巴瘤或其他肿瘤的淋巴结肿大。病变吸收缓慢,少数可纤维化、钙化。原发钙化区的晕样改变为其特征。有时成人肺内可见组织胞浆菌瘤,极似结核球,直径2~3cm,中央坏死,围绕纤维化,后者钙化常更显著。脾或肝内也可见钙化现象。

(4) 流行性组织胞浆菌病:表现为急性粟粒性肺炎、原发性非典型肺炎等。主要见于吸入大量孢子的患者。潜伏期为7~14d,有高热、剧烈胸痛、呼吸困难,似急性肺部组织胞浆菌病,且多更为严重。组织胞浆菌素皮肤试验快速转为阳性。可能是肺部的一种变态反应性病变。

（5）慢性肺组织胞浆菌病：肺部呈慢性空洞，以成年男性为多见，很难与慢性空洞性肺结核相鉴别。多数患者伴有咳嗽、多痰，间有咯血、低热，逐渐衰弱。X线检查可见肺部空洞形成，常不吸收，最终播散至全身。

2. 播散性组织胞浆菌病　患者可有非特异性皮肤表现。免疫缺陷患者可表现为皮肤黏膜的糜烂、溃疡，也可为多发的红色丘疹、结节，常伴有鳞屑、结痂。免疫正常患者可见口腔溃疡，少数可见疣状结节等。

非洲组织胞浆菌病是此病的一个特别变异，发生在非洲，主要表现为皮肤黏膜、皮下组织及骨骼的损害。

依据全身的临床表现不同又可分为：

（1）良性感染：脾、肝及其他单核巨噬细胞系统出现许多粟粒性钙化灶，常由原发性肺部感染播散而引起，愈合后形成的钙化灶和肺结核病极其相似。

（2）进行性成人感染：最早由 Darling 报道。肺部症状不明显，却表现与利什曼病相似的脾大。可以有贫血、白细胞减少、体重下降，有时也可同时发生肺部感染而呈肺部大片实变，常导致迅速死亡。

（3）儿童暴发性感染：多见于高流行地区。以 1 岁以下儿童急性暴发性感染者多见。多数于短期内死亡，仅少数可自愈或经治疗痊愈。

【组织病理】

组织胞浆菌所侵犯的各器官，病理改变基本一致。初始为中央区域增生，吞噬细胞内可见真菌孢子，后发生组织坏死，周围出现肉芽肿样变化，最后愈合或纤维化、钙化。

原发性接触性组织胞浆菌病多数呈非特异性炎性浸润，偶可见有巨噬细胞及坏死区。巨噬细胞内可见大量真菌孢子。局部淋巴结内也可找到吞噬真菌孢子的组织细胞。

播散性及局限性组织胞浆菌病的皮肤黏膜损害常在一片非特异性慢性炎症浸润中出现浅在性溃疡、坏死改变，可见少数巨噬细胞。在胞质丰富的组织细胞中可以找到此菌的许多孢子，HE 染色切片见圆形或卵圆形的小体，外围可见一荚膜样的透亮晕，与菌体一起直径 $2\sim4\mu m$。PAS 染色时不能看见荚膜样改变，此时菌体显得稍大，外周以红染的细胞壁包绕，代替荚膜样晕。但也有报道，皮损活检组织病理可见成簇的卵圆形酵母样颗粒，特殊染色及组化确定为组织胞浆菌颗粒[1]。

【诊断和鉴别诊断】

组织胞浆菌病的皮损表现为非特异性的，仅靠皮损很难诊断。诊断主要依靠在活检的皮损组织中或痰、周围血液、骨髓以及淋巴结穿刺等其他标本中找到细胞内酵母型组织胞浆菌，同时结合皮损组织的真菌培养及临床症状帮助诊断。

组织胞浆菌素皮肤试验常有助于诊断。病期较长者，若此时皮试仍为阴性，多可排除本病。而在高度流行区内，如皮试阳性，则还需结合其他临床表现及实验室检查指标帮助确诊。

血清学检查对诊断也有很大帮助，滴度升高者常有助于判断预后。血清检查最好在皮试前进行，以免后者的激发反应引起假阳性的现象。

皮肤损害需与孢子丝菌病、球孢子菌病等其他双相真菌感染以及梅毒、皮肤黏膜结核、口腔鳞状细胞癌等鉴别。系统或播散感染者需与各期结核病、青霉病、利什曼病、弓形体病等其他感染性疾病鉴别。

【治疗】

对于原发感染无症状者，为自限性，可不治自愈。有症状或播散型则应早期应用足量、足疗程抗真菌药物治疗。

目前最有效的方法：静脉滴注两性霉素 B 或其脂质体达到 $1mg/(kg\cdot d)$ 后口服伊曲康唑。症状较轻或免疫功能正常者可口服氟康唑、伊曲康唑等治疗。

局限性皮肤或肺部的原发感染，在确定无播散时，也可考虑手术切除。手术前后应予以上述抗真菌药物治疗。

【参考文献】

[1] HONARPISHEH H H，CURRY J L，RICHARDS K，et al. Cutaneous histoplasmosis with prominent parasitization of epidermal keratinocytes：report of a case. J Cutan Pathol，2016，43（12）：1155-1160.

·足　菌　肿·

足菌肿（mycetoma），又称马杜拉足（Madura foot）、马杜拉真菌病（Maduromycosis）、马杜拉足菌肿（Maduromycetoma），是由真菌或放线菌感染所致。这是一种多发于热带、亚热带的以皮肤感染为主的肉芽肿性疾病。

主要表现为局限性皮肤肿胀，真皮及皮下组织的肉芽肿性改变以及骨骼的慢性破坏性感染。感染部位肿胀明显，窦道、瘘管形成，多可见排出带有有色颗粒的脓液。

【临床表现】

本病多见于20~50岁男性，多数患者为农民或从事农业劳动者。若无继发感染，患者一般无全身症状，并仍能行走和劳作。皮损好发于四肢暴露部位，多为单侧，尤其多见于足部。少数见于手、小腿和躯干等处。

初起为无痛性的丘疹或深部结节，逐渐扩大融合成肿块，表面呈暗红色，局部疼痛不明显。感染部位皮肤可异常肿胀，表面布满结节。继续进展，可化脓、破溃，形成瘘管、窦道及瘢痕形成。瘘管可向体外排出脓液，排出液可为血清浆液性、脓性或油样，含黄、白、红、黑等特征性的有色颗粒，即真菌菌落，是菌种鉴定的主要依据（图7-24，图7-25）。

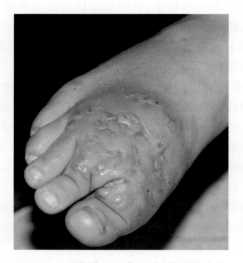

图7-24　足菌肿。足背红肿，表面多个红色结节（渠涛提供）

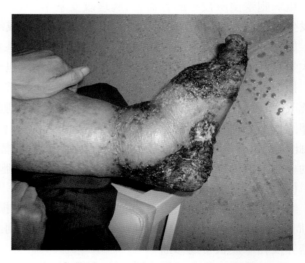

图7-25　足菌肿。左下肢红肿，足部表面大量分泌物及黄痂（左亚刚提供）

损害可表现为破溃、流脓、愈合、消散、复发。如此缓慢循环渐进式发展，并逐渐向四周和深部组织蔓延。最终病变可累及肌肉、骨髓、筋膜和肌腱等，也可累及骨，主要是手和足的小骨。X线显示有骨质增生和破坏。病程极为缓慢，可长达10~20年或更久，晚期常死于继发感染。真菌性足菌肿一般较放线菌性足菌肿进展慢，后者一般进展较迅速，累及骨骼较早且较广泛。

【组织病理】

所有足菌肿的组织变化相似，主要为表皮假性上皮瘤样增生，真皮化脓性肉芽肿性炎症及皮下组织纤维化，可伴有局部末梢血管的炎性改变。

病变组织脓肿中央可发现颗粒，可有或无菌鞘。其最外围有嗜中性粒细胞、淋巴细胞、异物巨细胞、浆细胞浸润，颗粒内可见粗或纤细菌丝，与直接镜检相同。

可通过特殊染色来区别放线菌性颗粒（革兰氏染色）或真菌性颗粒（PAS或六胺银染色）。

【诊断和鉴别诊断】

依据外伤病史及临床表现，窦道排出的脓液中不同颜色的颗粒，结合真菌镜检、特殊染色以及脓液或组织的细菌、真菌培养，均可帮助最终诊断。

实验室检查:在脓液中和瘘管壁上寻找颗粒,颗粒大小为 0.5~3mm,可为白色、黄色、红色、棕色或黑色,可为圆形、不规则形或分叶形。压碎后革兰氏染色,放线菌性颗粒内见革兰氏染色阳性、分枝纤细的菌丝,宽约 1μm,有时断裂成杆菌状和球菌状。真菌性颗粒菌丝直径为 2~7μm,肿胀、扭曲、异形,有厚壁孢子。

足菌肿需与孢子丝菌病、球孢子菌病、皮肤着色芽生菌病、象皮肿及疣状皮肤结核、皮肤肿瘤等相鉴别。发现颗粒及真菌显微镜直接检查或培养等的特点是鉴别的主要依据。

【治疗】

放线菌性足菌肿用抗生素如链霉素联合磺胺治疗有效。痊愈后需继续使用 3~4 个月以减少复发。有报道常规治疗可口服复方磺胺甲噁唑,疗程至少一年,反应不佳者可联合使用阿米卡星[1]。必要时辅以手术治疗。

真菌性足菌肿治疗极为困难。早期宜彻底切除病灶。切除范围应包括部分周围正常组织,因为皮损累及的范围和深度常比表面观察到的更为严重,同时配合系统抗真菌治疗。病程晚期只能选择截肢。

有报道早期手术干预有益于病情控制、改善预后、减少畸形及伤残[2]。抗真菌治疗药物可选择伊曲康唑、氟康唑、酮康唑及特比萘芬,目前认为伏立康唑也有效,而认为两性霉素 B 效果不显著。

【参考文献】

[1] DEVELOUX M. Mycetoma and their treatment. J Mycol Med,2016,26(2):77-85.

[2] SULEIMAN S H,WADAELLA E L,FAHAL A H. The surgical treatment of mycetoma. PLoS Negl Trop Dis,2016,10(6):e0004690.

·毛　霉　病·

毛霉病(mucormycosis),又称藻菌病(phycomycosis),接合菌病(zygomycosis),是由毛霉目真菌(Mucorales)引起,最常见的是根霉、毛霉、犁头霉。

毛霉科真菌为条件致病菌。患者多数有糖尿病酸中毒、营养不良、大面积严重烧伤、外伤、手术、白血病、淋巴瘤、AIDS 或其他严重消耗性疾病,或者长期使用免疫抑制剂、细胞毒药物、糖皮质激素等。

多数为吸入有传染性的孢子而引起肺部的感染。以急性表现为主,少数为慢性感染。

【临床表现】

本病可累及鼻、脑、肺、胃肠道、皮肤及其他组织和器官,甚至可血行播散至全身,好侵犯血管,形成栓塞而产生组织坏死。

1. 鼻脑毛霉病　多并发于糖尿病酸中毒患者。患者最初症状多为一侧头痛,伴鼻或鼻窦疼痛充血、流血清样或黑色鼻涕,常伴发热。

感染常始于上鼻甲或鼻窦,也可在上颚或咽部,引起严重的蜂窝织炎。鼻分泌物黏稠,黑色带血。局部检查有黑色坏死区域。有鼻窦炎、硬腭上坏死痂。

X 线检查鼻窦模糊有液平面,偶在鼻两侧可触及硬的边缘清楚的肿块。

少数患者脑部有局限性肉芽肿,而无鼻部感染的症状和体征。病原菌几乎全部是米曲霉和少根根霉。极少数患者表现为慢性鼻毛霉菌病,仅鼻部局部有含菌丝的肉芽肿。患者一般体健。

糖尿病患者鼻脑毛霉病的转归和预后往往与能否控制酸中毒有密切关系。患者若能控制糖尿病,感染症状会减轻甚至隐伏,直到下次酸中毒时再发作。

2. 眼及中枢神经系统毛霉病　可发病于鼻旁窦,致眼眶蜂窝织炎。眼部症状有眼眶疼痛、眼睑下垂、局部麻痹、眼球突出和运动受限、瞳孔固定等。随着病情进展,病原菌可直接侵入脑及脑膜,并可侵犯较大的脑血管,引起栓塞和坏死。一般 7~10d 内死亡。

3. 肺毛霉病　肺毛霉病分原发性和继发性两种。原发性感染多见于淋巴瘤、白血病和糖尿病患者,因吸入毛霉孢子而引起。继发性感染多由于误吸入鼻脑毛霉病的分泌物所致。肺毛霉病症状主要表现为进行性非特征性支气管炎和肺炎。严重者病原菌侵入血管引起栓塞和坏死。

患者多在 3~30d 死亡。患者持续高热、咳嗽、胸痛、咯血,抗细菌的抗生素无效。少数患者表现为慢性局限性肺毛霉病,如能及时治疗,预后较好。偶有在肺空洞中形成真菌球的报道。

4. 消化道毛霉病   消化道毛霉病多见于因伤寒、阿米巴痢疾或其他疾病而引起营养不良的儿童。病变可累及食管、胃、回肠、直肠等,并可扩展至肝、胆、脾和胰腺,甚至出现腹膜炎。症状依据累及的部位和程度而不同,常有非特异性的腹痛、胃痛、呕咖啡样血、腹泻、血便等。患者多在 70d 之内死于肠穿孔、脓毒血症或出血性休克。

5. 皮肤毛霉病   皮肤继发性感染多来自于肺或其他部位毛霉病的播散,多见于白血病患者。皮损开始为痛性结节,逐渐扩大,直径可达数厘米。在苍白的边缘外有很窄的红色的环围绕,后中央可出现溃疡、结焦痂和坏死,甚至形成瘢痕(图 7-26)。

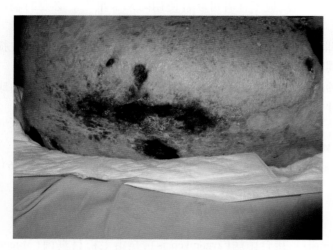

图 7-26   继发性毛霉感染。背部弥漫性水肿性红斑,表面糜烂、坏死、结痂

原发性皮肤和皮下组织的感染常由外伤、手术或使用污染的包扎物,毛霉病原菌直接接种引起,病原菌多为足样根霉和总状毛霉。损害形态多样,包括丘疹、斑块、脓疱、溃疡、深部脓肿和坏死等。原发性皮肤毛霉病一般不出现血行播散,预后较好。免疫缺陷患者可引起血行播散感染。

毛霉目真菌为气生菌,可从正常人的皮肤、外耳道、痰中分离出来。外耳道真菌病可由毛霉引起,也是毛霉侵入机体的门户。

6. 播散性毛霉病(disseminated mucormycosis)   上述几种类型都可引起播散性毛霉病,但多见于中性粒细胞减少的肺部毛霉病患者。播散部位以脑最常见,也见于心、脾、皮肤等其他器官,多在尸检时确诊。

【组织病理】

组织中出现化脓性炎症反应,伴脓肿形成和化脓性坏死。坏死组织中可见宽大的菌丝,外围有狭窄的多形核巨细胞浸润带。感染严重的组织内可见大片坏死和多形核白细胞的广泛浸润。

慢性感染较少见。感染组织中可见血管壁坏死和真菌性栓塞,并引起组织梗死或血液及淋巴管扩散,常累及大血管。

组织中所见宽大菌丝,多中空透明,不分枝或不规则直角分枝,无分隔或偶有分隔。某些接触空气部位如鼻窦组织中偶可见孢子囊、孢囊梗。以 HE 染色最易发现,可辅助 PAS 染色,一般不需其他特殊染色。

【诊断和鉴别诊断】

糖尿病患者出现急性并迅速进展的鼻窦炎、眼眶蜂窝织炎、支气管炎或支气管肺炎,应考虑毛霉病。行真菌直接镜检和组织病理检查,发现菌丝,结合真菌培养,可确定诊断。

实验室检查:痰、脓液、鼻腔分泌物或组织等标本均可涂片加 10% KOH 直接镜检,可见宽大透明菌丝,多数无分隔。标本接种于沙氏琼脂培养基上室温培养,可见长毛样菌落。特征性结构为孢子囊和孢子囊孢子。根据菌落形态、镜下特征可鉴定菌种。

因毛霉在自然界中广泛布在,因此痰、鼻分泌物等非无菌部位的标本中培养出毛霉菌不一定有诊断意义,需结合直接检查、组织病理检查。

毛霉病本身表现无特异性,与其他许多疾病相似,故鉴别主要依靠真菌学和组织病理检查,目前还可用 PCR 的分子生物学方法检测。

【治疗】

毛霉病常发展急进、侵袭性强,预后极差;早期诊断,及时治疗极为重要。

首选药物为两性霉素 B,剂量至少 1mg/(kg·d),与氟胞嘧啶有协同作用。同时给予全身支持治疗,并积极治疗原发疾病如控制糖尿病等,局部可作切除术或清创术。

2015 年美国食品药品管理局及欧洲药品管理局批准艾莎康唑作为第二代三唑类抗真菌药物,用于治疗成人侵袭性毛霉病[1-2]。也有文献总结,两性霉素 B 仍为治疗毛霉病的首选,对于难治病例或两性霉素 B 不耐受的患者选用艾莎康唑、泊沙康唑[3-4]。

【参考文献】

[1] WILSON D T,DIMONDI V P,JOHNSON S W,et al. Role of isavuconazole in the treatment of invasive fungal infections. Ther Clin Risk Manag,2016,12:1197-1206.

[2] DONNELLEY M A,ZHU E S,THMPSON G R. Isavuconazole in the treatment of invasive aspergillosis and mucormycosis infections. Infect Drug Resist,2016,9:79-86.

[3] RILEY T T,MUZNY C A,SWIATLO E,et al. Breaking the mold:a review of mucormycosis and current pharmacological treatment options. Ann Pharmacother,2016,50(9):747-757.

[4] GRAVES B,MORRISSEY C O,WEI A,et al. Isavuconazole as salvage therapy for mucormycosis. Med Mycol Case Rep,2016,11:36-39.

（李红春　晋红中）

第八章

寄生虫和节肢动物所致的皮肤病

第一节　匐 行 疹

　　匐行疹(creeping eruption)又称皮肤幼虫移行症(cutaneous larva migrans),主要是由线虫幼虫在表皮中迁移引起的匐行性瘙痒性皮疹,最常见的病原体为巴西钩虫(宿主为猫、狗)和犬钩虫(宿主为狗),多于气候温暖地区和热带地区直接接触动物粪便污染的泥土或沙子后感染所致。此外,在颚口线虫病、罗阿丝虫病、皮肤毛发移行疹中也可见到类似皮损[1-2]。

　　【临床表现】

　　典型皮损为发生于手、足及臀部的红斑性、瘙痒性、匐行性隧道,以 1~2cm/d 的速度移行。皮损常单侧分布,极少数情况下皮损可双侧分布,皮损数量多为单一,但在严重感染的患者中可达到数百。此外,也可出现毛囊炎、丘疹性荨麻疹样皮损(图 8-1)。本病为自限性,常在 2~8 周内自愈,但极少数可迁延长达 1 年。大多数患者仅有单一皮肤受累表现,在少数情况下可出现以肺部暂时性、游走性浸润伴外周血嗜酸性粒细胞计数增高为特征的 Löffler 综合征,其肺部浸润可能的机制为寄生虫直接浸润或激发系统免疫反应导致肺部嗜酸性粒细胞浸润[2]。

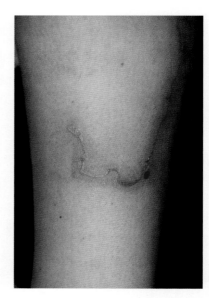

图 8-1　匐行疹。右下肢匐行性线状红斑

　　【组织病理】

　　在隧道的红斑边界外 1~2cm 处取材,可见表皮海绵水肿,真皮包括嗜酸性粒细胞在内的混合性炎症细胞浸润,少数情况下可见到位于表皮深层的幼虫。在有些病例可见到海绵水肿性水疱及毛囊中嗜酸性粒细胞浸润(图 8-2,图 8-3)。

　　【诊断和鉴别诊断】

　　一般根据临床表现即可诊断匐行疹。激光共聚焦显微镜可有效的分辨出破坏表皮正常结构的高折光的卵圆形幼虫。

　　【治疗】

　　本病为自限性。对于剧烈瘙痒性皮疹需要治疗,包括口服阿苯达唑 400mg/d 或伊维菌素 200μg/(kg·d),局部外用 10%~15% 噻苯咪唑,3 次/d。

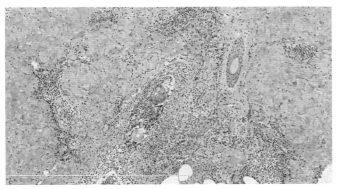

图 8-2 匐行疹。真皮毛囊周围大量炎症细胞浸润（HE 染色,×100）

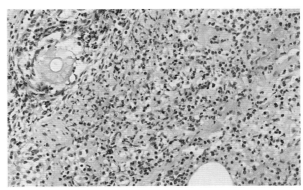

图 8-3 匐行疹。真皮大量淋巴细胞及嗜酸性粒细胞浸润（HE 染色,×200）

【参考文献】

[1] VANHAECKE C,PERIGNON A,MONSEL G,et al. Aetiologies of creeping eruption:78 cases. Br J Dermatol,2014,170(5):1166-1169.

[2] KYLE A,PRICKETT M,TAMMIE C,et al. What's eating you? Cutaneous larva migrans. Cutis,2015,95(3):126-128.

第二节 蚊虫叮咬

蚊子是一种常见的昆虫,蚊虫叮咬(mosquito bite)后的临床表现各异,包括轻微局部反应、重度局部反应甚至系统性过敏反应。

【临床表现】

典型表现包括:叮咬后迅速出现直径 2～10mm 的风团伴 20～30min 内显著增加的周围红斑(速发反应),叮咬后 24～36h 内达高峰且持续数天的直径类似的瘙痒性斑块(迟发反应)。重度局部反应包括:在叮咬后数分钟至数小时内出现的直径大于 3cm 的瘙痒性水肿性红斑(图 8-4);迟发的重度局部反应可持续数天或数周,表现为丘疹、瘀斑、水疱、大疱。

Skeeter 综合征为健康儿童被蚊虫叮咬后出现的重度局部反应并伴随发热,表现为蚊虫叮咬数小时内出现的似蜂窝织炎样反应(红、肿、热、痛),在 3～10d 可消退。蚊虫叮咬后出现严

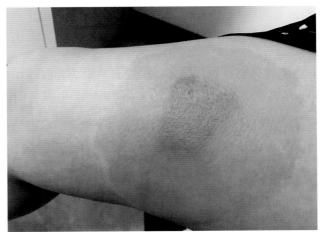

图 8-4 蜜蜂叮咬。大腿水肿性红斑

重反应的高危人群中,包括高暴露人群(如户外工作者)和获得性免疫缺陷的人群(如儿童及移民者)。此外,原发性或获得性免疫缺陷者及 EBV 相关淋巴细胞增生者出现严重反应的风险也较高[1]。

蚊虫叮咬反应的自然病程见表 8-1。

表 8-1 蚊虫叮咬反应的阶段

阶段	反应
I	超敏反应介导阶段,无明显临床症状
II	仅有叮咬 24h 后出现的瘙痒性丘疹,持续数周
III	叮咬后立即出现持续数小时的风团,24h 后出现持续数周的瘙痒性丘疹
IV	仅有叮咬后立即出现的持续数小时的风团
V	完全耐受,无症状

【组织病理】

表现为真皮内呈楔形分布的包括淋巴细胞、组织细胞和嗜酸性粒细胞的混合性炎症细胞浸润,伴表皮内不同程度的水肿,有时可见海绵水肿,严重时可见水疱、大疱。

【诊断和鉴别诊断】

诊断主要根据蚊虫叮咬史及临床表现。蚊虫叮咬所致的重度局部反应需与细菌性蜂窝织炎及其他虫咬所致的过敏反应鉴别。

【治疗】

避免蚊虫叮咬为最重要的治疗措施。减少当地蚊虫数量的措施包括减少死水的面积、池塘养鱼以捕捉蚊子幼虫、使用合适的灭蚊剂和捕蚊器等。个人防护方面,防蚊服和驱蚊剂可有效减少30%的蚊虫叮咬。N,N-二乙基间甲苯甲酰胺(DEET)为最有效的驱蚊剂,浓度10%~30%的DEET可用于2个月以上的儿童的衣服及皮肤上。夜间防蚊可用0.5%的二氯苯醚菊酯喷洒在衣服上,但穿衣前需放置6h。

药物治疗方面预防性使用抗组胺药可有效改善蚊虫叮咬后的速发反应,但对迟发反应效果不明确。Skeeter综合征患者必要时可使用退热剂及抗炎剂,但除非有继发感染,不推荐使用抗生素[1]。

【参考文献】

[1] CRISP H C,JOHNSON K S. Mosquito allergy. Annals of allergy,Asthma Immunol,2013,110(2):65-69.

第三节 皮肤蝇蛆病

皮肤蝇蛆病(myiasis cutis)为最常见的蝇蛆病,由双翅目节肢动物幼虫感染皮肤所致。

【临床表现】

1. 疖肿型蝇蛆病(furuncular myiasis) 最常见的病原体为人肤蝇(皮损单发,主要在暴露部位,如头皮、面部和四肢)和人皮蝇(皮损可多发,分布在躯干、大腿、臀部)。幼虫侵入健康皮肤之后出现疖样红斑结节,皮损中可有1至多个蝇蛆,典型的表现为丘疹、结节中央凹陷,凹陷处可见血性或脓性分泌物,可伴有瘙痒、疼痛。此外,还可出现水疱、大疱、脓疱、瘀斑和溃疡等不典型皮损,皮损消退后无后遗症。

2. 创伤性蝇蛆病(wound myiasis) 常为苍蝇在坏死、出血或流脓的皮肤上产卵所致,嗜人锥蝇和倍氏金蝇为最常见的病原体。皮肤内的幼虫可产生腥臭的味道,在人体皮肤内摄食,造成进一步的皮肤损伤。皮损周围的皮肤肿胀明显,幼虫可腐败破坏其下的组织,导致局部疼痛和继发感染,同时可有发热、寒战、出血、瘘管形成等症状。

3. 游走性蝇蛆病(migratory myiasis) 又称匐行疹型蝇蛆病,胃蝇及皮蝇幼虫为主要的病原体。幼虫进入皮肤后先产生一个类似疖肿型蝇蛆病的丘疹,随后进入表皮的下层,可在皮肤内存活数月,以1~30cm/d的速度穿掘移行。胃蝇幼虫可引起剧烈瘙痒、走行迂曲的红斑,也可表现为脓疱、结节或反复发作的皮肤肿胀。皮蝇感染人群主要为农场儿童和接触牛的成人,多在冬季发病,皮损为呈直线走行的直径1~5cm的边界清楚的高于皮面的质软红斑,持续几小时或几天后自行消退,遗留色沉[1]。

【组织病理】

主要表现为真皮内多种炎症细胞浸润,以淋巴细胞和嗜中性粒细胞为主,还可见嗜酸性粒细胞、成纤维细胞、组织细胞、巨细胞、浆细胞和朗格汉斯细胞等;有时可在真皮内发现蝇蛆幼虫及纤维囊性窦道。疖肿型蝇蛆病还可见表皮溃疡,伴或不伴角化过度。

【诊断和鉴别诊断】

诊断主要依据临床表现,尤其是在疾病流行地区。疖肿型蝇蛆病需与疖、虫咬皮炎、痒疹、脓皮病、炎症性囊肿和潜蚤病等鉴别。游走性蝇蛆病需与匐行疹鉴别,前者移行速度更慢,皮损更为局限,幼虫在人皮肤内存活时间更长。

【治疗】

疖肿型蝇蛆病治疗主要包括三方面:①制造局部缺氧环境迫使幼虫浮出。人皮蝇一般不往组织深处迁移,易于取出,液体石蜡可用于堵塞中央凹陷处,迫使蝇蛆蠕动,利于随后的取出。人肤蝇一般不能直接取出,有报道称用凡士林、熏肉、指甲、胶布等物质封闭中心斑可使蝇蛆直接在皮肤内窒息死亡,但可导致炎症反应,形成异物肉芽肿、钙化。局部注射1%的利多卡因(每个结节2ml)可产生麻痹幼虫的作用,使其易于取出。②应用杀虫剂。局部应用1%的伊维菌素可治疗人肤蝇引起的皮肤蝇蛆病。③一般不需手术治疗,但一些研究发现采用手术十字切口来取出人肤蝇,可有效减少幼虫对于皮肤造成的伤害及有害残留物。

创伤性蝇蛆病的治疗主要是清除可见的蝇蛆幼虫后并对残余的坏死组织行外科手术清创。局部治疗药物为1%的伊维菌素。

游走性蝇蛆病主要靠手术十字切开治疗,对于位于组织深处的幼虫,可采用口服阿苯达唑或伊维菌素治疗[1]。

【参考文献】

[1] FRANCESCONI F,LUPI O. Myiasis. Clinical Microbiology Reviews,2012,25(1):79-105.

第四节　疥　疮

疥疮(scabies)是由人疥螨引起的一种皮肤疾病,主要通过直接接触患者传播。初次感染的患者往往有2~6周的潜伏期,再次感染之后在1~3d即可出现明显的症状,此外仍有部分疥螨携带者感染后始终无反应。

【临床表现】

皮损好发于指间、腕部屈侧、腋下、乳晕、腰部、脐部、生殖器、臀部及足部,典型的表现为剧烈瘙痒性的丘疹,夜间加重,抓痕明显,常合并继发细菌感染(图8-5,图8-6)。特异性表现为雌虫产卵过程中穿掘形成的浅灰色波浪线状隧道。少数患者可出现疥疮结节,表现为直径5mm左右的暗红色结节,腋窝及生殖器部位多见(图8-7)。

结痂性疥疮又称为角化过度性疥疮或挪威疥疮,见于免疫功能低下或体弱者,如获得性免疫缺陷综合征、器官移植、麻风、淋巴瘤患者,也

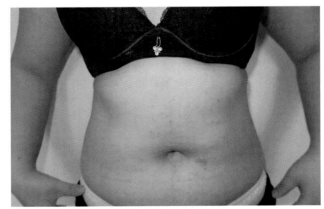

图8-5　疥疮。躯干、四肢散在红丘疹

可见于老年人和唐氏综合征患者。突出表现为明显的鳞屑、结痂,其中含有大量疥螨,瘙痒可轻微,可出现皲裂、甲增厚变形。

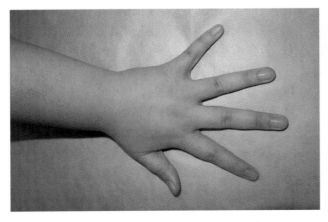

图8-6　疥疮。手背及指缝红色丘疹

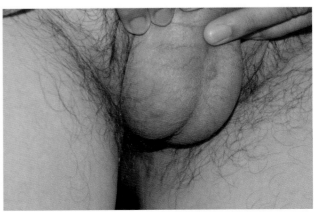

图8-7　疥疮结节。阴囊红色结节

【组织病理】

表皮角化过度,棘层肥厚,海绵水肿伴嗜酸性粒细胞浸润,有时海绵水肿可进展为水疱。角质层中偶见卵、幼虫、虫体及排泄物。真皮血管周围可见包括淋巴细胞、组织细胞、嗜酸性粒细胞的混合性炎症细胞浸润。

疥疮结节可见真皮内致密混合炎症细胞浸润,包括淋巴细胞、嗜酸性粒细胞、组织细胞、浆细胞等(图8-8,图8-9)。

结痂性疥疮角化过度明显,可见表皮呈银屑病样增生,角质层中可见多个层状隧道,内可见大量虫体、虫卵及排泄物。

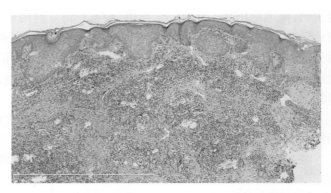

图 8-8 疥疮结节。真皮炎症细胞呈块状浸润(HE 染色,×100)

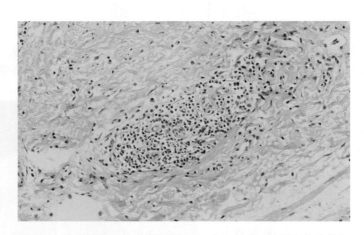

图 8-9 疥疮结节。血管周围淋巴细胞、组织细胞和嗜酸性粒细胞浸润(HE 染色,×200)

【诊断和鉴别诊断】

诊断主要根据临床表现,在皮损处取鳞屑置于油镜下,观察到疥螨或虫卵可明确诊断(图8-10)。此外需与匐行疹、脓皮病、虫咬皮炎等鉴别。

【治疗】

除杀虫治疗外,避免再次接触病原至关重要。因此在用药后,患者应及时更换洁净衣被,并将换下衣被用水煮沸消毒或烫洗暴晒。一切与患者有密切接触的家庭成员均需同时治疗。

1. 外用药物治疗 外用药物需覆盖全身皮肤,包括头皮、腹股沟、肚脐、外生殖器、指/趾缝等,睡前应用,药物应停留 8~12h。

(1) 首选方案:5%的扑灭司林软膏。是一种合成拟除虫菊酯,首次治疗一周后推荐再次治疗。对于妊娠、哺乳及两岁以上儿童安全。

10%~15%的苯甲酸苄酯洗剂或乳膏睡前全身应用,连续 2d,1 周后重复治疗。疗效好、价格低廉,但可有局部皮肤刺激反应。

(2) 可选方案:浓度为 5%~10%的硫黄霜/膏或洗剂是目前应用时间最长的抗疥治疗。

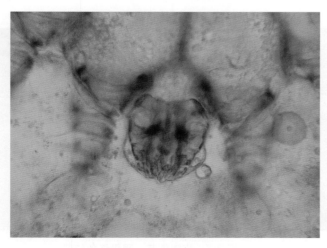

图 8-10 疥虫

连续应用 3d 可达一定效果。

有报道称,1% 的伊佛霉素洗剂在疗效上与 5% 的扑灭司林软膏相同[1]。林丹乳膏因具有一定神经毒性,临床已不再推荐使用。

2. 系统药物治疗　伊维菌素已被证实对疥疮治疗有效,推荐 $200\mu g/kg$ 单次口服,2 周后重复一次。一项系统评价表明单次口服伊维菌素的疗效与扑灭司林重复治疗相同,且优于其他外用药物[2]。

凡上述药物治疗后,应观察 2 周,如无新皮损出现,判为痊愈。

【参考文献】

[1] CHHAIYA S B,PATEL V J,DAVE J N,et al. Comparative efficacy and safety of topical permethrin,topical ivermectin,and oral ivermectin in patients of uncomplicated scabies. Indian J Dermatol Venereol Leprol,2012,78(5):605-610.

[2] PANAHI Y,POURSALEH Z,GOLDUST M. The efficacy of topical and oral ivermectin in the treatment of human scabies. Ann Parasitol,2015,61(1):11-16.

(郑晓枫　王文明　晋红中)

性传播疾病

AIDS	acquired immunodeficiency syndrome	获得性免疫缺陷综合征
CHOP	cyclophosphamide, hydroxyldaunorubicin, oncovin, prednisone	环磷酰胺,阿霉素,长春新碱,泼尼松
CMV	cytomegalovirus	巨细胞病毒
ELISA	enzyme-linked immunosorbent assay	酶联免疫吸收分析
FTA-ABS	fluorescent treponemal antibody absorption	荧光螺旋抗体吸收试验
HAART	highly active antiviral therapy	高效联合抗逆转录病毒疗法
HBV	hepatitis B virus	乙型肝炎病毒
HCV	hepatitis C virus	丙型肝炎病毒
HIV	human immunodeficiency virus	人类免疫缺陷病毒
HSV	herpes simplex virus	单纯疱疹病毒
HZV	herpes zoster virus	带状疱疹病毒
PCP	pneumocystis *Carinii pneumonia*	卡氏肺囊虫肺炎
RPR	rapid plasma reagin	快速血浆反应素试验
TPHA	treponema pallidum haemagglutination assay	梅毒螺旋体血凝试验
VDRL	venereal disease research laboratory test	性病研究实验室试验

第一节 梅 毒

梅毒(syphilis)是由梅毒螺旋体引起的一种慢性、系统性性传播感染性疾病,人体感染后,螺旋体很快播散到全身,几乎可侵犯全身各系统与器官,临床表现多种多样[1]。早期主要侵犯皮肤及黏膜,晚期除侵犯皮肤黏膜外,还可侵犯心脏血管系统及中枢神经系统;另一方面,梅毒又可多年无症状呈潜伏状态。梅毒主要通过性接触传染,梅毒孕妇可通过胎盘传染胎儿,导致流产、早产、死胎或分娩先天梅毒儿;梅毒也可因输入梅毒患者血液而感染。

【临床表现】

1. 一期梅毒 有不洁性接触史、配偶感染史或间接感染史。潜伏期一般为2~4周。

硬下疳:直径1~2cm、圆形或椭圆形、边缘稍隆起、呈肉红色的轻度糜烂或浅在溃疡,疮面清洁,分泌物少,一般不痛不痒,触诊时有软骨硬度。单发或多发。多见于外生殖器,也可见于肛门、宫颈、口唇、舌、咽、乳房、手指等部位。患部近卫淋巴结可肿大,常为数个,大小不等,质硬,不粘连,不破溃,无痛感。

实验室检查:暗视野显微镜检查硬下疳损害或淋巴结穿刺液可查见梅毒螺旋体,部分患者梅毒血清学试验可阳性。

2. 二期梅毒　有不洁性接触史、配偶感染史或间接感染史（如输血等），可有一期梅毒史。

感染后在 2 年以内发病者，一般发生在感染后 7~10 周或硬下疳出现后 6~8 周。皮疹具多形性，包括斑疹、斑丘疹、丘疹、鳞屑性皮疹等，常泛发对称（图 9-1），掌跖易见暗红色或淡褐色环状脱屑性斑疹或斑丘疹（图 9-2，图 9-3）。外生殖器及肛周皮疹多为湿丘疹及扁平湿疣等，不痛，痒轻。头部可出现虫蚀状脱发。二期复发梅毒皮损局限，数目较少。口腔可有黏膜斑。可有轻微不适及全身浅表淋巴结肿大。可出现骨关节、眼、神经系统及内脏等损害。

实验室检查：暗视野显微镜检查扁平湿疣、湿丘疹及黏膜斑可查见梅毒螺旋体。梅毒血清学试验包括非梅毒螺旋体抗原试验（RPR 和 VDRL）和梅毒螺旋体抗原试验（TPHA 和 FTA-ABS）均为阳性。

3. 三期梅毒（晚期梅毒）　有不洁性接触史、配偶感染史或间接感染史。可有一期或二期梅毒史。病期在 2 年以上。常见结节性皮疹，皮肤、黏膜、骨骼树胶肿等，对组织破坏性较大。心血管系统以单纯性主动脉炎、主动脉瓣关闭不全和主动脉瘤多见。无神经梅毒的症状和体征。

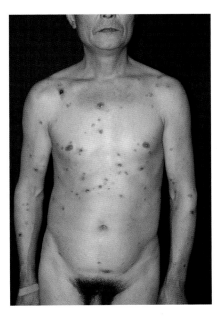

图 9-1　梅毒。全身泛发红斑、结节，局部破溃

梅毒血清学试验：非梅毒螺旋体抗原试验大多为阳性，亦可阴性。梅毒螺旋体抗原试验为阳性。

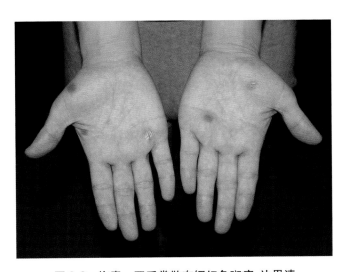

图 9-2　梅毒。双手掌散在铜红色斑疹，边界清

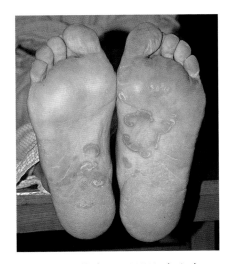

图 9-3　梅毒。双足跖红色斑疹

组织病理检查：有三期梅毒的组织病理变化。脑脊液检查无异常。

4. 神经梅毒　有不洁性接触史、配偶感染史或间接感染史。可有各期梅毒病史。以视觉或听觉症状、脑神经麻痹及脑膜炎、脊髓痨和麻痹性痴呆多见。也可为无神经系统表现而脑脊液出现异常的无症状神经梅毒。

脑脊液检查白细胞计数或和蛋白异常，脑脊液 VDRL 试验呈阳性，此项阳性对神经梅毒具有诊断意义。

5. 潜伏梅毒（隐性梅毒）　有不洁性接触史、配偶感染史或间接感染史。可有各期梅毒史，也可有不规则治疗史。无任何梅毒的临床症状和体征。非梅毒螺旋体抗原试验 2 次以上阳性和梅毒螺旋体抗原试验阳性。脑脊液检查阴性。感染在 1 年以内者为早期潜伏梅毒，1 年以上者为晚期潜伏梅毒。

6. 胎传梅毒（先天梅毒）　生母为梅毒或潜伏梅毒患者。早期先天梅毒（2 岁以内）相似于获得性二期梅毒,但皮损常有水疱、红斑、丘疹、糜烂、皲裂等,可有梅毒鼻炎及喉炎,梅毒性骨软骨炎、骨炎及骨膜炎等,淋巴结及肝脾可肿大,可有贫血、血小板减少、消瘦、营养不良和发育迟缓等。晚期先天梅毒(2岁以上)相似于获得性三期梅毒,但以基质性角膜炎,哈钦森牙、鞍鼻、神经性耳聋等为较常见的特征,还可出现皮肤、黏膜树胶肿及骨膜炎等。先天潜伏梅毒除感染源于母体胎盘外,余同获得性潜伏梅毒。X线表现可见长骨干骺端溶骨性破坏,骨骺分离等特征性改变。

暗视野显微镜检查早期皮肤及黏膜损害中可发现梅毒螺旋体。梅毒血清学试验阳性。妊娠梅毒患者所生正常婴儿,一般在生后3~6个月RPR试验滴度下降或转阴,如滴度异常可诊断先天梅毒。19S-IgM-FTA-ABS试验有确诊价值。脑脊液检查,如出现白细胞计数或蛋白含量升高或VDRL试验阳性,应考虑神经梅毒。

7. 妊娠梅毒(孕妇梅毒)　孕期发生或发现的活动性梅毒或潜伏梅毒称为妊娠梅毒。

【组织病理】

梅毒的基本病理变化:血管特别是小动脉内皮细胞肿胀与增生。血管周围大量淋巴细胞和浆细胞浸润。二期梅毒晚期和三期梅毒常见上皮样细胞和多核巨细胞等组成的肉芽肿性浸润(图9-4,图9-5)。

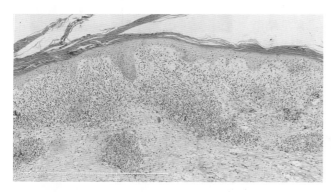

图9-4　梅毒。角化不全,棘层变薄,真皮浅中层炎症细胞浸润(HE染色,×100)

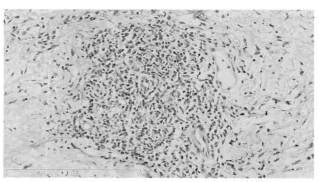

图9-5　梅毒。真皮较多浆细胞(HE染色,×200)

1. 一期梅毒　表现为典型硬下疳,即损害边缘表皮棘层肥厚,近中央表皮逐渐变薄,出现水肿及炎症细胞浸润。病损中央可出现表皮缺损。真皮血管特别是小动脉内皮细胞肿胀与增生,形成闭塞性动脉内膜炎,周围有多量浆细胞与淋巴细胞浸润。银染色在真皮血管周围和表皮中可见梅毒螺旋体。

2. 二期梅毒　真皮血管扩张,管壁增厚,内皮细胞肿胀,血管周围炎细胞浸润,以浆细胞为主。由于血管内皮细胞显著肿胀,与周围的炎细胞浸润相配合形成袖口状。约1/3的病例银染色可见梅毒螺旋体。

3. 三期梅毒　真皮由上皮样细胞、淋巴细胞及浆细胞等构成的肉芽肿性浸润,其中含血管较多,并常有多核巨细胞存在。

结节型:浸润限于真皮,肉芽肿较小,干酪样坏死不广泛或缺如。

树胶样肿型:浸润侵及真皮和皮下组织,有大量浆细胞、淋巴细胞、上皮样细胞和多核巨细胞,病损中央有大块凝固性坏死。病变处弹性纤维被破坏,炎症越重破坏越重。

【诊断和鉴别诊断】

1. 一期梅毒　应与软下疳、生殖器疱疹、阴部溃疡、糜烂性龟头炎、固定性药疹等鉴别。

2. 二期梅毒　应与银屑病、玫瑰糠疹、多形性红斑、药疹、扁平苔藓、汗斑等相鉴别。扁平湿疣应与尖锐湿疣、疥疮结节等鉴别。

3. 三期梅毒　应与寻常狼疮、慢性下肢溃疡等鉴别。

【治疗】

治疗越早效果越好。治疗必须规则、足量、足疗程。治疗后要经过足够时间的定期追踪观察。传染源及其性伴必须同时接受检查和治疗[2-5]。

1. 早期梅毒（包括一期、二期及早期潜伏梅毒）

（1）青霉素：苄星青霉素 G（长效西林）240 万 U，分两侧臀部肌内注射（简称"肌注"），1 次/周，共 3 次；或普鲁卡因青霉素 G，80 万 U，1 次/d，肌注，连续 10~15d，总量 800 万~1200 万 U。

（2）对青霉素过敏者：盐酸四环素 500mg/次，4 次/d，口服，连续 15d；或多西环素 100mg/次，2 次/d，口服，连续 15d。

2. 晚期梅毒　治疗包括三期皮肤、黏膜、骨骼梅毒，晚期潜伏梅毒或不能确定病期的潜伏梅毒及二期复发梅毒。

（1）青霉素：苄星青霉素 G，240 万 U，分两侧臀部肌注，1 次/周，连续 3 周，共 3 次，总量 720 万 U；或普鲁卡因青霉素 G，80 万 U/次，1 次/d，肌注，连续 20d 为一疗程，也可根据情况，2 周后进行第 2 个疗程。

（2）对青霉素过敏者：盐酸四环素，500mg/次，4 次/d，口服，连续 30d；或多西环素 100mg/次，2 次/d，口服，连续 30d。

3. 心血管梅毒　应住院治疗，如有心力衰竭，应予以控制后，再开始驱梅治疗。

（1）青霉素：为避免吉海反应的发生，青霉素注射前一天口服泼尼松 10mg/d，2 次/d，连续 3d。水剂青霉素 G 应从小剂量开始，每次 10 万 U，2 次/d，肌注；第 3 天每次 20 万 U，2 次/d，肌注；自第 4 天用普鲁卡因青霉素 G，80 万 U，肌注，1 次/d，连续 15d 为一疗程，总量 1200 万 U，共两个疗程，疗程间休息 2 周，必要时可给予多个疗程。

（2）对青霉素过敏者：盐酸四环素，500mg/次，4 次/d，口服，连续 30d；或多西环素 100mg/次，口服，2 次/d，连服 30d。

4. 神经梅毒　应住院治疗，为避免吉海反应，可在青霉素注射前一天口服泼尼松，10mg/次，2 次/d，连续 3d。水剂青霉素 G，1200 万~2400 万 U/d，静脉滴注，即每次 200 万~400 万 U，每 4h 一次，连续 10~14d，继以苄星青霉素 G 240 万 U，1 次/周，连续 3 次。普鲁卡因青霉素 G 240 万 U，1 次/d，同时口服丙磺舒每次 0.5g，4 次/d，共 10~14d，继以苄星青霉素 G 240 万，1 次/周，肌注，连续 3 次。如对青霉素过敏，可选用下列方案之一治疗：盐酸四环素 500mg/次，4 次/d，口服，连续 30d；或多西环素 100mg/次，2 次/d，口服，连服 30d。

5. 妊娠梅毒　根据孕妇的梅毒分期不同，采用相应合适的青霉素方案进行治疗，用法及用量与同期其他梅毒患者相同（禁服四环素、多西环素），必要时可增加治疗。普鲁卡因青霉素 G 80 万 U/d，肌注，连续 10d。妊娠初 3 个月内，注射一疗程，妊娠末 3 个月注射一疗程。对青霉素过敏者，只选用红霉素治疗，每次 500mg，4 次/d，早期梅毒连服 15d，二期复发及晚期梅毒连服 30d。妊娠初 3 个月与妊娠末 3 个月各进行一个疗程。其所生婴儿应用青霉素补治。

6. 先天梅毒（胎传梅毒）　早期先天梅毒（2 岁以内）：脑脊液异常者，水剂青霉素 G，10 万~15 万 U/（kg·d），在新生儿最初 7d，以 5 万 U/（kg·次），静脉注射或肌注，每 12h 1 次；出生 7d 以后每 8h 1 次，直至总疗程 10~14d；或普鲁卡因青霉素 G，5 万 U/（kg·d），肌注，1 次/d，连续 10~14d。脑脊液正常者，苄星青霉素 G，5 万 U/（kg·d），1 次分两臀肌注。如无条件检查脑脊液者，可按脑脊液异常者处理。

晚期先天梅毒（2 岁以上）：水剂青霉素 G，20 万~30 万 U/（kg·d），每 4~6h 1 次，静脉注射或肌注，连续 10~14d；或普鲁卡因青霉素 G，5 万 U/（kg·d），肌注，连续 10~14d 为一疗程，可考虑给第二个疗程。对较大儿童青霉素用量，不应该超过成人同期患者的治疗用量。对青霉素过敏者，可用红霉素治疗，7.5~12.5mg/（kg·d），分 4 次口服，连服 30d。8 岁以下儿童禁用四环素。

【随访及判愈标准】

1. 梅毒经充分治疗，应随访 2~3 年。第一年每 3 个月复查一次，以后每半年复查一次，包括临床和血清（非螺旋体抗原试验）。神经梅毒要随访脑脊液，每半年一次，直至脑脊液完全转为正常。

2. 如在治疗后 6 个月内血清滴度不下降到 1/4，应视为治疗失败，或再感染，除需加倍重新治疗外，还应考虑是否需要作脑脊液检查，以观察神经系统有无梅毒感染。一期梅毒在 1 年以内、二期梅毒在 2 年以内转阴均属正常。少数晚期梅毒患者血清试验可持续在低滴度上，随访三年以上可判为血清固定。

【参考文献】

[1] CHEN Z Q,ZHANG G C,GONG X D,et al. Syphilis in China:results of a national surveillance programme. Lancet,2007,369 (9556):132-138.

[2] Centers for Disease Control and Prevention. 2015 sexually transmitted diseases treatment guidelines. (2015-06-04)[2019-07-27]. http://www.cdc.gov/std/tg2015/syphilis.htm.

[3] JANIER M,HEGYI V,DUPIN N,et al. 2014 European guideline on the management of syphilis. J Eur Acad Dermatol Venereol,2014,28(12):1581-1593.

[4] 中国疾病预防控制中心性病控制中心,中华医学会皮肤性病学分会性病学组,中国医师协会皮肤科医师分会性病亚专业委员会. 梅毒诊疗指南(2014版). 中华皮肤科杂志,2014,47(5):365-372.

[5] CLEMENT M E,OKEKE N L,HICKS C B. Treatment of syphilis:a systematic review. JAMA,2014,312(18):1905-1917.

第二节　淋　病

淋病(gonorrhea)由淋病奈瑟菌(简称淋病双球菌或淋球菌)感染引起,主要通过性接触传染,表现为泌尿生殖系统的化脓性炎症。更确切地说,淋病是由淋球菌引起的全身多部位感染的总称,包括男女泌尿生殖系统多器官、口咽部、肛门直肠区感染,以及淋球菌引起的腱鞘炎、关节炎、心内膜炎、心包炎、肝周炎、肝炎、脾周炎、阑尾周围炎、脑膜炎、眼结膜炎、皮肤(多种皮疹)损害和淋球菌播散所形成的菌血症和败血症等。

【临床表现】

有不洁性接触史或配偶感染史,或与淋病患者共用物品史,或新生儿的母亲有淋病史等。潜伏期在无合并症者为1~10d,平均为3~5d。

男性患者有轻重不等的尿道炎,主要表现为尿痛和尿道脓性分泌物(图9-6)。女性患者除有轻度的尿路刺激症状外,主要表现为宫颈内膜炎、宫颈水肿、红斑,触之易出血,有黄色黏稠脓性分泌物;幼女可有外阴阴道炎(图9-7)。

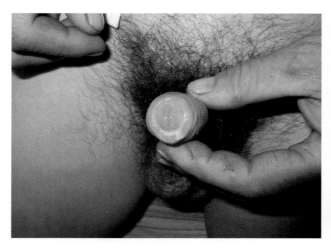

图9-6　淋病。龟头溢脓

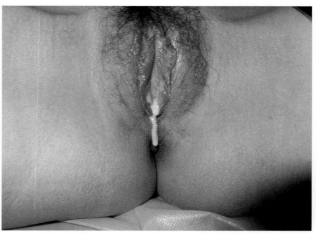

图9-7　淋病。阴道口滴脓

部分患者可以发生合并症。男性患者可有附睾炎、精囊炎、前列腺炎。女性患者可有子宫内膜炎、输卵管炎和盆腔炎等。其他部位包括眼结膜炎、咽炎、直肠炎,以及播散性淋菌感染。

【实验室检查】

从男性患者尿道涂片观察到典型的细胞内革兰氏阴性双球菌。女性患者检出率低,应作细菌培养。细菌培养可从临床标本中分离出形态典型、氧化酶试验阳性的菌落。取材作涂片检查,可见革兰氏阴性双球菌。

【诊断和鉴别诊断】

根据临床表现结合实验室指标容易诊断淋病。主要与生殖道沙眼衣原体感染鉴别,后者潜伏期长,平均1~3周,症状较轻微;尿道刺痛或痒感,可有少量稀薄浆液性或浆液脓性分泌物;沙眼衣原体检查阳性。

【治疗】

早期诊断、早期治疗。规则治疗,及时、足量。性伴应同时治疗。若同时有沙眼衣原体或支原体感染者,应加服抗衣原体和抗支原体药物。

1. 淋菌性尿道炎、宫颈炎、直肠炎 头孢曲松250mg,一次肌注。大观霉素2g(宫颈炎4g),一次肌注。

2. 淋菌性咽炎 头孢曲松250mg,一次肌注。

3. 淋菌性眼炎 新生儿:头孢曲松25~50mg/kg(单剂不超过125mg),静脉或肌注,1次/d,连续7d;或大观霉素40mg/kg肌注,1次/d,连续7d。成人:头孢曲松1g,肌注,1次/d,连续7d;或大观霉素2g,肌注,1次/d,连续7d;同时应用生理盐水冲洗眼部,每1h1次。

4. 妊娠期淋病 头孢曲松250mg,一次肌注。大观霉素4g,一次肌注。孕妇禁用氟喹诺酮类和四环素类药物。

5. 儿童淋病 头孢曲松125mg,一次肌注。大观霉素40mg/kg,一次肌注。体重大于45kg者按成人方案治疗。

6. 淋菌性附睾炎、睾丸炎 头孢曲松250~500mg,1次/d,肌注,连续10d。大观霉素2g,1次/d,肌注,连续10d。

7. 淋菌性盆腔炎 头孢曲松500mg,1次/d,肌注,连续10d。大观霉素2g,1次/d,肌注,连续10d。应加服甲硝唑400mg/次,2次/d,口服,连续10d或多西环素100mg/次,2次/d,口服,连服10d。

8. 播散性淋病 头孢曲松1g,肌注或静脉注射,连续10d以上。大观霉素2g/次,肌注,2次/d,连续10d以上。淋菌性脑膜炎疗程约2周,心内膜炎疗程要4周以上。

9. 衣原体或支原体同时感染 在上述药物治疗中加用以下药物,多西环素100mg/次,2次/d,口服,连服7d;或阿奇霉素1g,一次口服,并随访。

【判愈和预后】

治疗结束后2周内,在无性接触史情况下符合如下标准为治愈:症状和体征全部消失,在治疗结束后4~7d淋球菌复查阴性。淋病患者若能早期、及时、适当治疗,一般预后良好,但若治疗不当或延误治疗时机,亦可产生合并症或播散性淋病,造成严重后果。为预防新生儿眼炎,应在出生后1h内用抗生素或硝酸银眼药水滴眼。

第三节 尖锐湿疣

尖锐湿疣(condyloma acuminatum)又称生殖器疣或性病疣,由人乳头状瘤病毒(human papilloma virus,HPV),主要是HPV6、11、16、18型等感染引起,是最常见的性传播疾病之一。

【临床表现】

多有不洁性接触史、配偶感染史或间接感染史。男性及女性在生殖器、会阴或肛门周围,偶见口腔、乳房等处单个或多个粉红色、灰白色或灰褐色丘疹,或乳头状、鸡冠状、菜花状高起的赘生物(图9-8)。少数呈乳头瘤样增殖的巨大尖锐湿疣,即巨大尖锐湿疣(Buschke-Löwenstein tumor)(图9-9)。

【组织病理】

可见假上皮瘤样增生,颗粒层和棘细胞可见数量不等的凹空细胞;真皮内毛细血管扩张,周围慢性炎性细胞浸润(图9-10,图9-11)。

【诊断和鉴别诊断】

根据皮疹特点、发病部位,结合病史一般诊断不难。必要时可做醋酸白试验、细胞学检查、组织病理学检查协助诊断。5%醋酸液涂抹皮损处,3~5min后变白,为确诊的依据之一。

本病应与扁平湿疣、鲍恩样丘疹病等鉴别。女性患尖锐湿疣应与假性湿疣(绒毛状小阴唇),男性应与珍珠样阴茎丘疹相区别。

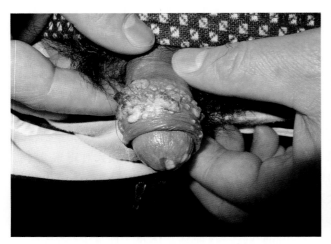

图 9-8　尖锐湿疣。阴茎多发菜花状肿物

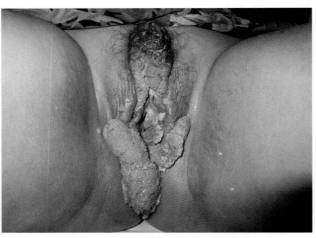

图 9-9　尖锐湿疣。外阴、肛周多发巨大菜花状肿物

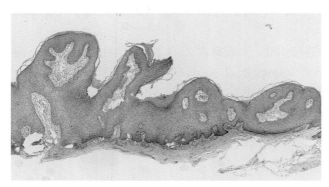

图 9-10　尖锐湿疣。表皮乳头瘤样增生,棘层肥厚,可见较多凹空细胞(HE 染色,×40)

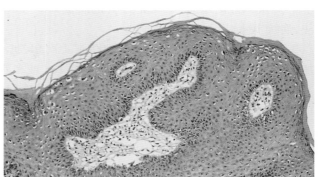

图 9-11　尖锐湿疣。棘层可见较多凹空细胞(HE 染色,×100)

【治疗】

局部药物治疗:0.5%鬼臼毒素酊,外用,2 次/d,连用 3d,间隔 4d,为 1 疗程。可用 1~3 个疗程,效果好,需注意保护皮损周围的正常皮肤、黏膜。或用咪喹莫特等霜剂,治疗方法为每晚用 1 次,用药 6~10h 后用肥皂水清洗,每周用 3 次;少数患者 1 次/d,共 16 周[1-3]。

物理疗法:CO_2 激光治疗、液氮冷冻或电灼治疗。

手术治疗:适用于单发或巨大尖锐湿疣。在上述去除疣体治疗的同时,肌注或局部外用干扰素对减少本病的复发可能有帮助[4-5]。

【判愈及预后】

判愈标准是去除增生疣体,改善症状及体征。一般在治疗后 3 个月内治疗部位无再生疣即为基本治愈。尖锐湿疣的预后一般良好,治愈率较高,但各种治疗均有复发可能,需随访观察。

【参考文献】

[1] Centers for Disease Control and Prevention. 2015 STD treatment guidelines. (2015-06-04)[2019-07-27]. http://www.cdc.gov/std/tg2015/warts.htm.

[2] LACEY C J,WOODHALL S C,WIKSTROM A,et al. 2012 European guideline for the management of anogenital warts. J Eur Acad Dermatol Venereol,2013,27(3):e263-270.

[3] GRILLO-ARDILA C F,ANGEL-MÜLLER E,SALAZAR-DÍAZ L C,et al. Imiquimod for anogenital warts in non-immunocompromised adults. Cochrane Database Syst Rev,2014,11(11):CD010389.

[4] KINGSTON M,SMURTHWAITE D,DIXON S,et al. How to manage children with anogenital warts. Sex Transm Infect,2017,93(4):267-269.

[5] STEBEN M,GARLAND S M. Genital warts. Best Pract Res Clin Obstet Gynaecol,2014,28(7):1063-1073.

第四节　生殖器疱疹

生殖器疱疹(genital herpes)由单纯疱疹病毒(HSV)感染引起,该病毒为 DNA 病毒,可分为 HSV-1 和 HSV-2,生殖器疱疹 90% 由 HSV-2,10% 由 HSV-1 引起,一般从感染到发病的潜伏期为 2~20d(平均 6d)。在某些因素如外伤、感染、月经和受冷等条件下可使本病复发,病毒沿受累神经根下行返回至受累部位的皮肤和黏膜。

【临床表现】

多有不洁性接触史或配偶感染史,临床上分为原发性和复发性两种。

原发性生殖器疱疹:潜伏期 3~14d。外生殖器或肛门周围有群簇或散在的小水疱,2~4d 后破溃形成糜烂或溃疡(图 9-12,图 9-13)。自觉痒或疼痛。腹股沟淋巴结常肿大,有压痛。患者常有发热、头痛、乏力等全身症状。病程 2~3 周。

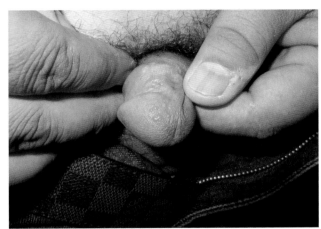

图 9-12　生殖器疱疹。龟头簇状水疱

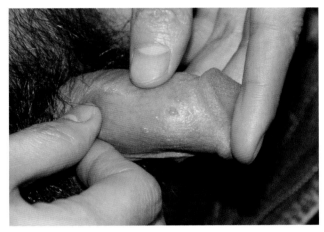

图 9-13　生殖器疱疹。阴茎簇状水疱

复发性生殖器疱疹:原发皮损消退后皮疹反复发作,复发性生殖器疱疹较原发性的皮损轻,病程较短。起疹前局部有烧灼感,针刺感或感觉异常。外生殖器或肛门周围群簇小水疱,很快破溃形成糜烂或浅溃疡,自觉症状较轻。病程 7~10d,可自然痊愈,但有复发倾向。

【实验室检查】

细胞学检查(Tzanck 涂片):以玻片在疱底作印片,瑞氏染色或吉姆萨染色,显微镜下可见到具特征性的多核巨细胞或核内病毒包涵体。检测病毒抗原:从皮损处取标本,以单克隆抗体直接荧光法或酶联免疫吸收分析(ELISA)检测单纯疱疹病毒抗原。

病毒培养:从皮损处取标本作病毒培养,有单纯疱疹病毒生长为阳性。

【组织病理】

早期特点为细胞内水肿,表皮内水疱,气球样变性,核染色质边移和均质化,周围可见多核巨细胞及核内嗜酸性包涵体。宫颈疱疹特点是多核巨细胞及核内毛玻璃样病毒包涵体。

【诊断和鉴别诊断】

根据病史、临床表现,诊断不难。有时需与固定性药疹、硬下疳、软下疳、带状疱疹等鉴别。必要时可行活检或上述特异性检查。

【治疗】

原发性生殖器疱疹可选用下述方案之一治疗:阿昔洛韦 200mg/次,口服,5 次/d,连服 7~10d;或伐昔洛韦 300mg/次,口服,2 次/d,连服 7~10d;或泛昔洛韦 250mg/次,口服,3 次/d,连服 5~10d。保持患处清洁、干燥。皮损处可外涂阿昔洛韦霜、喷昔洛韦霜、酞丁胺霜、干扰素等[1-2]。

复发性生殖器疱疹最好在出现前驱症状或损害出现 24h 内开始治疗,可选用下述方案之一治疗:阿昔洛韦 200mg/次,口服,5 次/d,连服 5d;或伐昔洛韦 300mg/次,口服,2 次/d,连服 5d;或泛昔洛韦每次 125～250mg,口服,3 次/d,连服 5d。严重感染患者可采取静脉点滴给药方法。保持患处清洁、干燥。皮损处可外涂阿昔洛韦霜、喷昔洛韦霜、酞丁胺霜、干扰素等[3-5]。

【参考文献】

[1] Centers for Disease Control and Pervention. 2015 sexually transmitted diseases treatment guidelines. (2015-06-04) [2019-07-27]. http://www.cdc.gov/std/tg2015/herpes.htm.

[2] PATEL R,ALDERSON S,GERETTI A,et al. European guideline for the management of genital herpes. Int J STD AIDS,2011,22(1):1-10.

[3] 郑和义. 生殖器疱疹的危害与处理. 中华皮肤科杂志,2011,44(5):299-301.

[4] KOREN M,DECKER C F. Genital herpes. Dis Mon,2016,62(8):287-293.

[5] SAUERBREI A. Optimal management of genital herpes:current perspectives. Infect Drug Resist,2016,9:129-141.

第五节　获得性免疫缺陷综合征

【病原学】

1. "HIV"命名由来　1981 年美国首先报道一组男性同性恋患者临床上出现了后天获得的免疫缺陷,以后相继因各种感染死亡。1983 年 5 月法国学者蒙太尼首先从一例获得性免疫缺陷综合征(acquired immunodeficiency syndrome,AIDS)(简称"艾滋病")患者的淋巴结中分离出一种病毒,称为淋巴结相关病毒。1984 年 5 月美国学者盖勒亦从 AIDS 患者的组织中分离出病毒,称为人类 T 淋巴细胞病毒Ⅲ型。1986 年 5 月国际病毒分类委员会将 AIDS 病毒称为人类免疫缺陷病毒。世界卫生组织在第 39 届会议上宣布,将沿用人类免疫缺陷病毒(HIV)作为 AIDS 病毒的命名。

2. 发病机制　HIV 是由单股正链 RNA 基因组、逆转录酶和外壳的结构蛋白组成。HIV 进入人体后其表面膜糖蛋白的 gp120 能和辅助性 T 淋巴细胞(T4)表面的 CD4 受体相结合,促使 HIV 进入细胞,在酶的作用下脱去蛋白外壳进入细胞核,以单股 RNA 为模板通过逆转录酶转录为双股 DNA,该双股 DNA 可与宿主细胞的 DNA 整合。HIV 在繁殖过程中可通过下述四种方式杀伤辅助性 T 淋巴细胞,继而导致机体免疫功能受损:①HIV 表面的 gp120 和辅助性 T 淋巴细胞的 CD4 受体相结合,然后进入细胞核内复制、繁殖,过多的 RNA 导致辅助性 T 淋巴细胞破裂;②HIV 表面的 gp120 和 T 淋巴细胞的 CD4 受体亲和力很强,一个已感染 HIV 的淋巴细胞可以和融合多个未感染的 T4 淋巴细胞形成一个巨核细胞,使 T4 细胞数下降;③感染 HIV 后机体产生抗体和诱导出细胞免疫反应,通过或不通过抗体的介导,细胞毒性 T 淋巴细胞可以杀伤感染了 HIV 的 T4 细胞;④HIV 表面的 gp120 可以脱落游离在血中,遇到未感染 HIV 的 T4 细胞就与其表面的 CD4 受体相结合,而细胞毒性 T 淋巴细胞误认其感染了 HIV 将之杀伤。正常人 T4 细胞总数应>10^9/L,感染后,经上述四种方式 T4 细胞总数下降,在 HIV 繁殖高峰时数量下降更明显。

【传播途径】

AIDS 是一种性传播疾病,其传染途径有三种:性接触,包括同性恋、异性恋或双性恋;血、血制品、器官移植和污染的注射器;母婴垂直传播。目前尚无特效药,只有抑制病毒复制药,感染后终身携带病毒,血中抗 HIV 抗体没有保护作用,只说明已感染了 HIV,发展为 AIDS 后常因继发各种感染而导致死亡。

【临床表现】

根据美国疾病控制与预防中心的资料,各种肤色人群均易感染 HIV,以年轻人更易感染,90%感染者在 20～49 岁,外阴有溃疡者传染性强。感染 HIV 到发展为 AIDS 之间的潜伏期,可由数月至数年,最长可达 8～9 年,潜伏期的长短和感染 HIV 的量呈负相关[1]。

HIV 感染一般分为三期:

1. 急性 HIV 感染　只有在对高危人群,如静脉吸毒或同性恋者的随访中才能发现。由于症状不明显,患者常不去医院就诊,因此很难发现。临床症状有乏力、咽痛及全身不适,类似上呼吸道感染,个别的有头痛、皮疹、脑膜脑炎或急性多发性神经炎症状。体检可发现颈、枕、腋部淋巴结肿大及肝脾大,随热退淋巴结亦缩小。

2. 无症状 HIV 感染　与急性 HIV 感染相似,患者常有同性恋、静脉吸毒、性病史,或用过进口第Ⅷ因子等血制品,或与 HIV 或 AIDS 患者有性接触史,或为抗 HIV 阳性者所生子女;临床上常无任何症状和体征,仅抗 HIV 抗体阳性。多半在体检或性伴侣出现抗 HIV(+)或 AIDS 时检查而发现的。

3. AIDS　流行病史同前。患者有不明原因的免疫功能低下,临床有不规则低热在 1 个月以上,原因不明的全身淋巴结肿大,直径>1cm,慢性腹泻,4~5 次/d 或次数更多,体重下降 10% 以上,常合并有口腔念珠菌感染、卡氏肺孢子虫肺炎、巨细胞病毒感染、弓形体感染、隐球菌脑膜炎或进展迅速的肺结核、皮肤黏膜的卡波西肉瘤等。

【合并症】

1. 常见各种机会性感染

(1) 原虫感染:卡氏肺孢子虫肺炎。主要表现为低热、干咳少痰,呼吸困难活动后加重,体检有轻度发绀,两肺偶有痰鸣音,很少闻及湿啰音,血气氧分压下降明显,胸片可见肺纹理增多,或斑片阴影,严重时两肺有大片融合阴影呈毛玻璃状,若作纤维支气管镜灌洗液检查可找到卡氏肺囊虫滋养体和包囊。

(2) 弓形体病:常有头痛、发热、脑膜脑炎、视网膜脉络膜炎等,诊断主要靠检测血中抗弓形体 IgM 抗体(+)或颅脑 CT 见典型环圈状病变。

(3) 隐孢子虫肠炎:主要有腹泻,为水样便,有时量很多,可致脱水及电解质紊乱。

(4) 细菌性感染:有革兰氏阳性球菌和革兰氏阴性杆菌,常继发于一些合并症,最多见的是结核分枝杆菌和鸟型分枝杆菌,临床肺结核进展很快,可见空洞和痰菌阳性,治疗较困难,亦有全身播散性结核。

(5) 真菌感染:常见口腔念珠菌感染,亦有食道气管或结肠念珠菌感染;隐球菌脑膜炎及组织胞浆菌或青霉菌的全身性感染亦可见到。

(6) 病毒性感染:可见乙型肝炎病毒(HBV)、丙型肝炎病毒(HCV)、单纯疱疹病毒(HSV)、带状疱疹病毒(HZV)、巨细胞病毒(CMV)和 EB 病毒等感染。

2. 常见恶性肿瘤

(1) 卡波西肉瘤:可在皮肤或黏膜上包括肺和食道胃肠均可见,诊断需靠组织病理检查,原位杂交法在卡波西肉瘤患者活检组织中可以检测到人类疱疹病毒 8。

(2) 淋巴瘤:常有持续发热,全身淋巴结肿大,诊断亦需行组织病理学检查。

3. 常见营养不良　由于发热、腹泻、各种感染或肿瘤消耗过多,而患者又食欲减退,时间长会造成营养不良甚至恶病质。

【晚期 AIDS 主要脏器的病变和临床表现】

1. 肺革兰氏阳性或阴性菌引起的肺部细菌性感染,常起病急,70% 患者有胸痛,其他有发热咳嗽和呼吸困难,肺部有湿啰音;肺结核在 HIV 感染中常是全身播散的一部分,肺部隐球菌感染亦一样;卡氏肺孢子虫肺炎起病隐袭,伴有发热、盗汗、体重下降,经一段时间后开始出现活动后气短,严重者静止时亦有明显发绀、呼吸困难甚至发生呼吸衰竭。关于肺部感染和肿瘤的诊断,主要根据胸片和痰的涂片及培养。隐球菌取痰液用墨汁染色检查,至于卡波西肉瘤,必要时需作纤维支气管镜检查,取肺组织活检有助诊断。

2. 胃肠道　除全身性疾病引起的胃肠道症状外,AIDS 患者还可有胃肠局部病变引起的症状。

(1) 食道病变:食道炎可由念珠菌、CMV、HSV 等引起。临床有吞咽困难或痛、胸骨后痛、恶心、厌食和体重下降。CMV 的食道炎常有 2~3 个深溃疡,而 HSV 则为多个浅溃疡。纤维内镜不仅对病变临床诊断有助,还可做活检帮助诊断肿瘤和癌。

(2) 胃部病变:常见的症状是恶心、厌食、呕吐和中上腹痛。对胃十二指肠溃疡、胃肠的卡波西肉瘤等均可通过内镜检查取材活检明确诊断。

(3) 肝胆系统病变:由于 HBV、HCV 等均由血液传播,因此 AIDS 患者中病毒性肝炎很普遍,临床上有上腹痛、肝脾大、肝功能不正常。此外,肝脏鸟型分枝杆菌感染和卡波西肉瘤也较常见。乳头括约肌狭窄和硬化性胆管炎在 AIDS 患者中发生率较多,表现为右上腹痛和压痛、发热、碱性磷酸酶升高,超声可见肝内外胆管扩张。

（4）肠炎：下消化道感染有细菌、寄生虫、病毒等，如沙门菌、志贺菌、分枝杆菌、隐孢子虫病、阿米巴、贾第蓝鞭毛虫、CMV 等引起的肠炎；其他尚有淋球菌、衣原体、梅毒引起的直肠炎，大便培养和乙状结肠镜检查取材活检有助诊断。

3. 泌尿系统　是否存在 AIDS 相关性肾炎目前仍有争议。临床表现主要有蛋白尿。回顾性分析发现有静脉药瘾史的患者肾病发生率高。肾穿刺病理改变有局灶性肾小球硬化、系膜增生和肾小球肾炎。

4. 神经系统　20%～40% 的 AIDS 患者有周围神经炎，症状可出现在疾病的各期，最常见的是双足对称性的感觉减退或麻木，呈袜套样，有些患者有轻度触痛，特别在 AIDS 进展期。开始症状是肌肉活动无力，以后是感觉改变；体检表现为肌无力和反射弱；脑脊液蛋白高，淋巴细胞增多；神经活检可见单核细胞浸润和脱髓鞘改变。

5. 脑弓形体病　临床有头痛、局灶症状如抽搐、偏瘫等，腰穿和 CT 检查有助于明确诊断，亦可查抗弓形体抗体，有些患者结合 CT 定位可行脑穿刺明确病原体。

6. 隐球菌脑膜炎　在静脉药瘾者中多见，80% 有反复发热、盗汗、乏力和头痛，少数头痛严重，有脑膜刺激征，亦有抽搐、脑神经受损或偏瘫。诊断主要依据脑脊液中找到隐球菌。

7. 皮肤病变　HIV 感染的患者 90% 在患病过程中的一定时期可发生皮肤黏膜疾病，这些损害常常是 HIV 感染首先的表现。

（1）非特异性皮肤表现：①脂溢性皮炎，约 80% AIDS 患者有严重脂溢性皮炎，分布广泛，累及头皮、面部、躯干，甚至上臂外侧亦可分布，皮损可为丘疹或毛囊性丘疹，有鳞屑。可内服抗组胺和抗真菌药治疗，也可以外用糖皮质激素。②瘙痒性丘疹性皮损，常是 HIV 感染早期最常见的临床表现，细菌培养阴性，临床上为 2～5mm 大小互不融合的丘疹，常见部位为头面部、胸、颈、上臂、腋窝和大腿。黑色人种 AIDS 患者 30% 有此现象，使用抗组胺药及外用糖皮质激素有效。③皮肤干燥，是 HIV 感染早期最常见的临床表现，常在 CD4 计数降至 500 个/ml 时发生，常见于腹部及小腿，可有糠麸样白色鳞屑。

（2）病毒感染：①单纯疱疹，较一般非 AIDS 患者严重且复发次数频繁。可位于女性外阴或肛周，男性同性恋者常见部位是肛周，疼痛重。可口服阿昔洛韦治疗。②带状疱疹，为水痘带状疱疹病毒感染所致。常常不只有一个区域（指某一脊神经后根感觉纤维对应的皮肤分区）发生带状疱疹，皮损分布的区域较广泛，除了有群集带状分布的水疱、大疱外，可有血疱，常沿三叉神经、肋间神经分布，极易感染。无症状HIV 感染患者，一旦发现带状疱疹，预示患者将会发展至 AIDS。治疗可用阿昔洛韦、伐昔洛韦等。③尖锐湿疣，由人类乳头瘤病毒感染所致。病变可为乳头状、鸡冠状或菜花状，淡褐色至深褐色，位于外阴、阴茎、包皮，同性恋者常见。可用常规治疗加干扰素治疗，治愈后易复发。可用 5% 咪喹莫特乳膏外用防止复发。④传染性软疣，皮损为当中有脐窝状表现的圆锥形丘疹，同皮色，可分布于面部、躯干或大腿、外阴部。面部可因胡须而传染到两侧。⑤毛状黏膜白斑，由巨细胞病毒感染所致。发生于舌部侧缘或颊黏膜，呈纵行、条纹状平行排列的白色损害，橡皮样硬度，口服阿昔洛韦治疗，皮损可消退。⑥寻常疣，可发生于不寻常部位如口腔上腭或足趾部。

（3）细菌感染：脓疱疮，金黄色葡萄球菌或溶血性链球菌感染所致，可由口角炎感染而造成面部脓疱疮。丹毒由链球菌感染所致，可发生于面部或下肢，常较重。抗生素口服效果不好，常需静脉应用抗生素治疗。

（4）真菌感染：HIV 感染患者常见。①浅表真菌感染：如体股癣、手足癣、甲癣。皮损常较非 HIV 感染一般患者更为广泛且不典型，因而需作刮屑镜检和培养，多数表皮癣菌对局部抗真菌药效果良好，如唑类药、1% 特比萘芬等。如果是慢性及泛发皮损，则需口服伊曲康唑或特比萘芬。②白念珠菌感染：多发生于口咽部，是免疫缺陷最早出现的一种临床表现，表现为舌及口腔充血水肿，白色苔膜覆盖，伴灼痛、渗出，咀嚼、吞咽受限。60%～80% 有口腔鹅口疮的 HIV 患者，在 2 年内发展成 AIDS，顽固难治，应口服氟康唑治疗。③新型隐球菌感染：10%～13% AIDS 患者发生隐球菌感染，多数感染中枢神经系统。皮损有带脐窝状丘疹、结节和紫色斑块，可与传染性软疣及卡波西肉瘤相似。皮损出现月余后可再出现系统感染的症状。④孢子菌感染：球孢子菌病是 AIDS 少见的并发症，发生于美国西南部，往往表现为严重肺部感染，死亡率高,由血清试验诊断。由于 HIV 感染导致严重免疫缺损,CD4 辅助 T 细胞数 200 个/ml,需长期系统应用抗真菌药治疗。

(5) 肿瘤:①卡波西肉瘤。1872 年首先由卡波西(Kaposi)描述,可分经典型、地方性非洲型、同种异质移植型、AIDS 相关型四种类型。由于 AIDS 患者的 T 淋巴细胞功能低下,故卡波西肉瘤发病率高,是 AIDS 患者最常见恶性肿瘤,可能是 AIDS 的早期表现。卡波西肉瘤在同性恋和有多个性伴侣的异性恋男性 AIDS 患者中高发,口交是主要的传播途径[2]。②其他肿瘤:皮肤淋巴瘤,包括 B 淋巴细胞型和原发脑部淋巴瘤,有乏力、消瘦、盗汗和局部症状。还有皮肤鳞状细胞癌和基底细胞癌[3]。

(6) 其他皮肤症状:药疹常对复方增效磺胺或灰黄霉素过敏,可用抗组胺药治疗。还可有玫瑰糠疹样皮损,泛发性脱发甚至全秃,银屑病样皮损,环状肉芽肿样皮损。

【实验室检查】

1. 抗 HIV-1 和抗 HIV-2 的检测　　间接法的酶联免疫吸收分析用于初筛检测。要求试验方法敏感性高,不能出现假阴性,但允许有少量的假阳性,为此应挑选质量好的试验盒。最近又发展了快速简便的检测方法,如明胶颗粒凝集法、乳酸凝集法、快速全血凝集法等,这些方法只需数分钟就可得出结果,其操作简便,不需要特殊仪器设备,结果易于判断,对数量大的检测较合适。

2. 抗原检测

(1) 病毒分离:是一种可靠的确定病毒存在的手段,但操作复杂,需时较长,且需有 P3 实验室才能进行。

(2) P24 抗原的检测:是用鼠的抗 HIV P24 的单克隆抗体制备的,待检血清中有 P24 就可与之结合,经酶标检测可鉴别阳性或阴性。

(3) HIV RNA 的检测:这是近年来最新的进展,是用 PCR 法检测的,HIV RNA 在 HIV/AIDS 患者体内量的多少直接反映病情,如增加很快,不管是 HIV 或 AIDS 患者均需开始用药,可联合用逆转录酶抑制剂和蛋白酶抑制剂,将使病毒在体内的数量下降,存活期延长,并减慢 HIV 进展至 AIDS。

3. 其他实验室的检查

(1) CD4 细胞的计数:流式细胞仪检测 CD4 和 CD8 细胞总数。酶标记抗 CD4 和 CD8 来检测血中的 CD4 和 CD8 细胞数量。

(2) 其他机会性感染病原或抗体的检测:①卡氏肺孢子虫的检查,可收集痰或支气管分泌物、支气管灌洗液,或肺活检制成涂片或切片,用吉姆萨或苏木素-伊红染色找卡氏肺孢子虫或滋养体。②隐孢子虫检查,从大便涂片中找隐孢子虫。③真菌的检查,直接涂片检查可见特殊的真菌孢子和菌丝,对隐球菌可取脑脊液涂片用墨汁染色,最特异的表现是可见隐球菌有芽生孢子。④弓形体、病毒性肝炎及巨细胞病毒等抗体的检测,可用 ELISA 法检查。⑤细菌的检测,对结核分枝杆菌可取痰、脑脊液作涂片,然后用抗酸染色检查。其他细菌可分别作血或分泌物培养。⑥淋巴瘤或卡波西肉瘤,要取活体组织做病理学检查。

【诊断和鉴别诊断】

1. 确诊病例

(1) HIV 感染者:有流行病史,抗 HIV 阳性,并经蛋白质印迹法(Western blotting)确诊。急性 HIV 感染者是高危人群,在随访过程中抗 HIV 转阳,经确诊试验证实。

(2) AIDS 患者:除有流行病史和临床表现及抗 HIV 阳性外,还有 CD4 总数<0.2×10^9/L 或为(0.2~0.5)×10^9/L;并找到上述各种机会感染的病原体(或抗体),或肿瘤的病理依据。

2. 可疑病例　　有流行病史和临床表现,但抗 HIV(-);抗 HIV(+)者所生子女;有流行病史,临床表现不明显,CD4 总数<0.2×10^9/L;有口腔念珠菌感染、皮肤黏膜损害、卡波西肉瘤、卡氏肺囊虫肺炎、隐球菌脑膜炎或进展迅速的肺结核等,均属临床可疑病例,需要定期检测抗 HIV。

【治疗】

自 1996 年高效联合抗逆转录病毒治疗(HAART)问世以来,已经成为目前唯一对 AIDS 治疗有效的手段。国际上最新研究表明,HIV/AIDS 患者在有效的抗病毒治疗下,其平均寿命能延长数十年,AIDS 已成为一种像高血压、糖尿病一样不能根治但可以长期控制的慢性疾病[1,4-5]。

国际上目前已有 6 大类共 32 种药物通过美国食品药品管理局(Food and Drug Administration,FDA)认证,分别为核苷类逆转录酶抑制剂、非核苷类逆转录酶抑制剂、蛋白酶抑制剂、融合抑制剂、入胞抑制剂和整合酶抑制剂。

各种机会性感染的病因治疗:

1. 卡氏肺囊虫肺炎　可首选复方新诺明,每次 2 片,2~4 次/d。长期服用的不良反应有发热,周围白细胞减少,血小板减少和肝功能异常。

2. 弓形体病　乙胺嘧啶加磺胺嘧啶是标准的治疗方法,乙胺嘧啶 100~200mg,首剂以后 50~75mg/d 加磺胺嘧啶 4~8g/d,疗程为 4~8 周。其他方法有:乙胺嘧啶 50mg/d 加克林霉素 2.4g/d,疗程 6 周;或乙胺嘧啶 200mg 即刻,75mg/d,加阿奇霉素 1000mg 即刻,500mg/d,疗程 6 周。

3. 抗真菌　口腔和食道念珠菌感染可局部用制霉菌素 100 万单位研成粉加蜂蜜调成糊状后涂抹口腔黏膜或口服,严重者可加氟康唑 100~150mg/d 口服,有全身念珠菌感染或菌血症者要静脉滴注氟康唑每次 200~400mg,2 次/d。

4. HSV 或 CMV 感染　可用阿昔洛韦 0.2g,5 次/d 口服,严重感染可用静脉滴注阿昔洛韦 0.2g/次静脉滴注,2~3 次/d。

5. 隐球菌脑膜炎　应用两性霉素 B 静脉滴注剂量由 1mg 开始逐渐增加,最高可用 30~35mg/d,输液器要用黑布包裹避光,宜慢滴,一般需静脉滴注 6~8h。要注意肝肾功能,定期查电解质,总量约为 3g。如有反应则可停用数天,反应过后再用。严重感染者可合并用氟康唑或 5-氟胞嘧啶。

6. 抗病毒治疗　HBV、HCV 引起的肝炎,拉米夫定和干扰素分别对乙肝和丙肝病毒引起的肝炎。

7. 抗细菌和原虫　结核和鸟型胞内分枝杆菌要用抗结核治疗,最好用四联异烟肼、利福平、乙胺丁醇、吡嗪酰胺。最近有学者使用左旋氧氟沙星(可乐必妥)等治疗结核病者。

8. 细菌性感染　根据感染的细菌对何种抗生素敏感决定。

9. PCP　可用复方新诺明 2 片/次,3~5 次/d,好转后可用维持量 1~2 片/d。

10. 合并肿瘤的治疗　卡波西肉瘤可用长春新碱、博来霉素等联合化疗;淋巴瘤可用 CHOP 等方案化疗。

【参考文献】

[1] World Health Organization. Guideline on when to start antiretroviral therapy and on pre-exposure prophylaxis for HIV. Geneva: World Health Organization,2015.

[2] VOGEL J,HINRICHS S H,REYNOLDS R K,et al. The HIV tat gene induces dermal lesions resembling Kaposi's sarcoma in transgenic mice. Nature,1988,335(6191):606-610.

[3] GRULICH A E,VAN LEEUWEN M T,FALSTER M O,et al. Incidence of cancers in people with HIV/AIDS compared with immunosuppressed transplant recipients:a meta-analysis. Lancet,2007,370(9581):59-67.

[4] Centers of Disease Contrd and Prevention. HIV/AIDS. (2018-09-03)[2019-03-01]https://www.cdc.gov/hiv/.

[5] SIMON V,HO D D,ABDOOL KARIM Q. HIV/AIDS epidemiology,pathogenesis,prevention,and treatment. Lancet,2006,368(9534):489-504.

(李军　郑和义)

第三篇

病因分类皮肤病

第十章

遗传性和先天性皮肤病

AED	anhidrotic ectodermal dysplasia	无汗性外胚层发育不全
AI	acquired ichthyosis	获得性鱼鳞病
BCC	basal cell carcinoma	基底细胞癌
BLM	Bloom syndrome	Bloom 综合征
BMZ	basement membrane zone	基底膜带
CHILD	congenital hemidysplasia with ichthyosiform nevus and limb defects	先天性偏侧发育不良伴鱼鳞病样痣及肢体缺陷
CS	Cockayne syndrome	科凯恩综合征
DC	dyskeratosis congenita	先天性角化不良
DDEB	dominant dystrophica epidermolysis bullosa	常染色体显性遗传性营养不良型大疱性表皮松解症
DEB	dystrophica epidermolysis bullosa	营养不良型大疱性表皮松解症
EB	epidermolysis bullosa	大疱性表皮松解症
EBH	epidermolysis bullosa herpetiformis	疱疹样型单纯型大疱性表皮松解症
EBS	epidermolysis bullosa simplex	单纯型大疱性表皮松解症
EBS-MD	epidermolysis bullosa simplex with muscular dystrophy	单纯型大疱性表皮松解症伴肌营养不良
EBS-MP	epidermolysis bullosa simplex with mottled pigmentation	斑驳色素型单纯型大疱性表皮松解症
ECM	extracellular matrix protein	细胞外基质蛋白
ED	ectodermal dysplasia	外胚层发育不良
EHI	epidermolytic hyperkeratosis ichthyosis	表皮松解性角化过度鱼鳞病
GEB	genetic epidermolysis bullosa	遗传性大疱性表皮松解症

GG-NER	global genome nucleotide excision repair	全基因核苷酸切除修复
HOA	primary hypertrophic osteoarthropathy	原发性肥大性骨关节病
Ig	immunoglobulin	免疫球蛋白
IL	interlukin	白细胞介素
ILC	ichthyosis linearis circumflexa	回旋形线状鱼鳞病
IP	incontinentia pigmenti	色素失禁症
IPA	incontinentia pigmenti achromicus	脱色性色素失禁症
IPP	incontinentia pigmenti perstans	持久性色素失禁症
IPR	incontinentia pigmenti reticularis	网状色素失禁症
IV	ichthyosis vulgaris	寻常性鱼鳞病
JEB	junctional epidermolysis bullosa	交界型大疱性表皮松解症
LAEB	lethal acantholytic epidermolysis bullosa simplex	致死性皮肤棘层松解性单纯型大疱性表皮松解症
LI	lamellar ichthyosis	层板状鱼鳞病
mTOR	mammalian target of rapamycin	哺乳动物雷帕霉素靶蛋白
NBCCS	naevoid basal cell carcinoma syndrome	痣样基底细胞癌综合征
NF	neurofibromatosis	神经纤维瘤病
NL	nuclear lamina	细胞核纤层
OI	osteogenesis imperfector	成骨不全
PDP	pachydermoperiostosis	骨膜增生厚皮症
PUVA	psoralen plus ultraviolet A light	补骨脂素加长波紫外线
PX	pigmented xerodermoid	类着色性干皮病
RDEB	recessive dystrophica epidermolysis bullosa	常染色体隐性遗传型营养不良型大疱性表皮松解症
SPINK5	serine protease inhibitor of Kazal type 5	Kazal 5 型丝氨酸蛋白酶抑制剂
SSS	stiff skin syndrome	皮肤僵硬综合征
TCNER	transcription-coupled nucleotide excision repair	转录偶联核苷酸切除修复
TNF-α	tumor necrosis factor α	肿瘤坏死因子 α
TSC	tuberous sclerosis	结节性硬化症
XLRI	X-linked recessive ichthyosis	X 连锁隐性鱼鳞病
XP	xeroderma pigmentosa	着色性干皮病
XPV	xeroderma pigmentosum variant type	异型着色性干皮病

第一节　遗传性皮肤病

·色素失禁症·

色素失禁症(incontinentia pigmenti)是一种罕见的遗传性皮肤病,在皮肤组织、眼、毛发、牙齿、指甲、心脏、骨骼和中枢神经系统中造成不同程度的损害。疾病发生与 Xq28 的 *NEMO* 基因突变相关[1],为 X 染色体显性遗传,在男性胎儿中致死。患儿中女性占 90% 以上,女性患者存活依赖于细胞表达时突变 X 染色体有选择性地灭活。

【发病机制】

NEMO 基因的缺失突变可导致 60%~80% 的色素失禁症,其他的突变类型包括点突变、微重复和缺失等。患儿出生后,镶嵌的 *NEMO* 基因突变的角质细胞生成大量的 IL-1b,诱导 TNF-α 合成,TNF-α 促使 *NEMO* 基因突变的角质细胞凋亡,触发皮肤炎症反应,而 *NEMO* 基因突变并不影响正常的上皮细胞,突变的角质细胞完全被清除后,皮肤病态改变终止,进入色素减退期。

【临床表现】

皮肤受累最常发生在四肢、头皮,其次是躯干,很少累及面部。典型病例分为四个阶段:出生时表现为线状分布的红斑和水疱;红斑水疱发展形成疣状条索样斑块;疣状斑块逐渐消退,形成网状色素沉着斑;色素沉着斑部分或全部消退,青少年期下肢屈侧可见线状色素减退斑(图 10-1,图 10-2)。

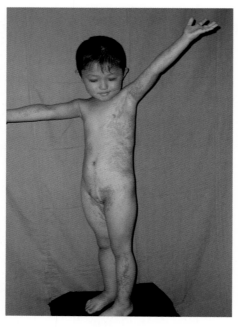

图 10-1　色素失禁症。左侧肢体漩涡状褐色斑片,边界清

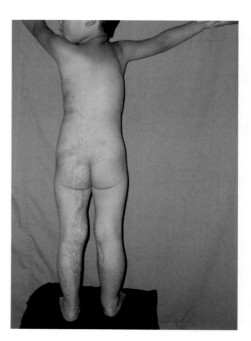

图 10-2　色素失禁症。左侧肢体漩涡状褐色斑片

其他临床表现包括外胚层来源的组织受累,如甲营养不良、甲肿瘤、乳房发育不对称、毛发和牙齿缺失;眼受累(25%~35%),如视神经萎缩、小眼畸形、白内障、假性神经胶质瘤、视网膜血管异常;中枢神经系统发育异常,如癫痫、运动发育迟滞、智力缺陷和小头畸形;骨骼系统发育异常及肺动脉高压等。实验室检查可见外周血嗜酸性粒细胞升高。

【组织病理】

皮肤病理表现与其临床分期有关(表 10-1)。

表 10-1　不同临床分期色素失禁症的病理特点

临床分期	病 理 特 点
炎性红斑水疱	棘细胞层海绵水肿,嗜酸性粒细胞浸润,散在角化不良细胞
疣状斑块	表皮角化过度、乳头瘤样增生,棘细胞层可见灶状角化不良细胞
网状色素沉着	基底细胞液化变性,真皮浅层可见噬色素细胞(图 10-3)
色素减退斑	表皮变薄,真皮附属器缺如

【诊断和鉴别诊断】

1993 年 Landy & Donnai 诊断标准[2]:

无家族史者需要有任意时期典型的皮肤表现加 1 条临床支持依据(包括牙齿受累、秃发、羊毛样卷发、指甲异常)。

有阳性家族史者临床诊断标准:①曾具备典型皮疹的病史或皮疹的证据;②任意典型的皮肤损害

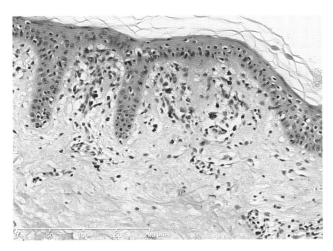

图 10-3 色素失禁症。真皮乳头处较多噬色素细胞及色素颗粒(HE 染色,×200)

表现(色素沉着,原色素沉着部位皮肤相关瘢痕,皮肤条状毛发缺失,脱发);③牙齿异常;④羊毛样卷发;⑤视网膜疾病;⑥多次妊娠男胎流产。具备任意 1 条临床诊断指标即可诊断。

鉴别诊断包括新生儿大理石样皮肤青紫症、线状涡旋状色素沉着症、脱色性色素失禁症、新生儿带状疱疹及新生儿单纯疱疹病毒感染等。

【治疗】

无特殊治疗方法,全面体格检查并随诊明确有无其他系统受累。必要时对患者母亲完善基因检测。

【参考文献】

[1] SMAHI A, COURTOIS G, VABRES P. Genomic rearrangement in NEMO impairs NF-kappaB activation and is a cause of incontinentia pigmenti. Nature, 2000, 405(6785): 466-472.

[2] LANDY, S J, DONNAI D. Incontinentia pigmenti (Bloch-Sulzberger syndrome). J Med Genet, 1993, 30(1): 53-59.

·脱色性色素失禁症·

脱色性色素失禁症(incontinentia pigmenti achromicus)是一种罕见的皮肤嵌合现象,疾病发生与 Xp11 突变有关。

【临床表现】

皮疹可见于出生时,也可以在新生儿和儿童期发病。多见于女性,皮疹表现为沿 Blasko 线分布的线状涡旋状色素减退斑,可以单侧或双侧分布,皮疹无自觉症状,不自行消退(图 10-4,图 10-5)。3/4 的患者伴有其他系统的受累,如中枢神经系统、眼、骨骼和心脏病变。还可伴有口腔发育异常、先天性心脏病、回肠闭锁、性早熟、生殖器发育异常等[1-2]。

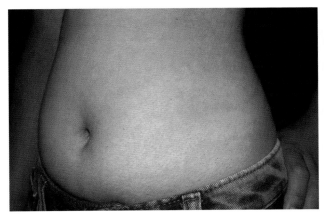

图 10-4 脱色性色素失禁症。躯干漩涡状白色斑片

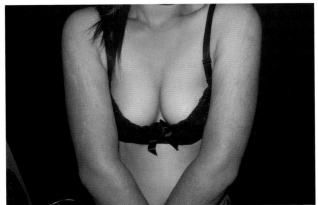

图 10-5 脱色性色素失禁症。双上肢漩涡状白色斑片

【组织病理】

皮损组织病理检查可见表皮多巴阳性黑素细胞数目减少,体积变小,树突短而且少,银染色黑素颗粒少,表皮角质形成细胞多正常,真皮无炎症细胞和载黑素细胞。

【诊断和鉴别诊断】

诊断主要依据典型的临床表现。鉴别诊断包括无色素痣、节段型白癜风、局灶性表皮发育不良、条纹状扁平苔藓和色素分界线等。

【治疗】

目前无有效治疗方法。

【参考文献】

[1] RUIZ-MALDONADO R,TOUSSAINT S,TAMAYO L,et al. Hypomelanosis of Ito:diagnostic criteria and report of 41 cases. Pediatr Dermatol. 1992,9(1):1-10.

[2] 杨凡,周利平,陈柳青,等.脱色性色素失禁症2例.中国皮肤性病学杂志,2011,25(10):796.

· 持久性色素失禁症和网状色素失禁症 ·

持久性色素失禁症和网状色素失禁症(incontinentia pigmenti perstans and incontinentia pigmenti reticularis)是色素失禁症的一种特殊类型,为 X 染色体显性遗传,女性存活,男性多宫内死亡。

【临床表现】

临床表现为自幼发生的躯干、四肢米粒至黄豆大小的褐色斑片,随年龄增长逐渐增多扩大形成条纹状,皮疹持续至成年。网状色素失禁为持久性色素失禁症患者所生的男孩,皮疹较重,表现为出生后既有的全身弥漫分布的针尖大小的褐色斑点,后增多形成网状,可以伴有系统受累如发育不良、性幼稚和神经系统异常[1-2]。

【组织病理】

同色素失禁症。表皮角化过度,基底层空泡变性和色素减少,真皮浅中层噬色素细胞和色素颗粒增多。

【诊断和鉴别诊断】

依据临床表现、组织病理改变和家族史诊断。需与 Franceschetti-Jadassohn 综合征进行鉴别。

【治疗】

目前无有效治疗方法。

【参考文献】

[1] SCHNUR R E,HEYMANN W R. Reticulate hyperpigmentation. Semin Cutan Med Surg,1997,16(1):72-80.

[2] EIRINBERG I,ZAKON S J. A case for diagnosis (incontinentia pigmenti of Bloch and Sulzberger? Nevus pigmentosus et reticularis with hyperketosis?). Arch Derm Syphilol,1950,61(6):1044-1045.

· 红斑性肢痛症 ·

红斑性肢痛症(erythermalgia)于 1878 年首次由 Weir Mitchell 提出。临床表现为四肢末端复发性的皮肤烧灼性疼痛、温度升高和红斑,90%的患者有足部受累,25%的患者有手部受累。皮疹遇热诱发,遇冷缓解。根据是否伴发系统疾病分为原发性和继发性两大类。原发性患者表现为常染色体显性遗传,致病基因为 SCN9A 基因。

发病率为 2/10 万,原发性红斑肢痛症占全部病例数的 2/3,无明确的性别差异。原发性红斑肢痛症的患者常在 10 岁前发病。

【发病机制】

发病原因不同,部分原发性家族性红斑肢痛症患者中可以检出 SCN9A 的突变[1],SCN9A 编码电压门控的钠离子通道亚型 Nav1.7,突变引起伤害性感受器阈值降低和疼痛感觉神经元的兴奋。继发性红斑肢痛症常与骨髓增殖性疾病相关,如血小板增多症和骨髓异常增生综合征,也可以继发于其他系统疾病如副肿瘤性疾病、自身免疫性神经病、糖尿病、周围血管病、血管炎、免疫病和感染性疾病等。

【临床表现】

临床特征为间断发作的肢端烧灼感、红斑、皮温升高,发作间期皮疹可以表现正常。疼痛下肢较上肢常见,常为双侧对称,疼痛发作初期为轻度瘙痒,后进展为剧烈的烧灼性疼痛。继发性红斑肢痛症累及同侧肢体,容易发展成为进行性缺血性坏死,原发性红斑肢痛症常累及双侧躯体。运动、温度改变、发热、肢体下垂均能诱发和加重本病症状,降温和抬高肢体可以改善症状。为了减轻疼痛,患者常将患肢置于冰水中,可以导致皮肤的溃疡和坏疽。皮疹以肢体末端弥漫性红斑水肿为主,伴有灼热出汗和跳痛,其他皮肤表现还包括手足青紫、网状青斑和局部的坏死和溃疡(图10-6,图10-7)。

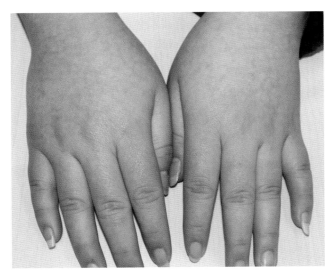

图 10-6　红斑肢痛症。双手红斑水肿

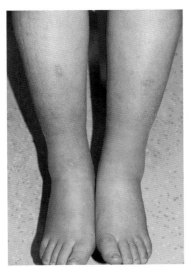

图 10-7　红斑肢痛症。小腿及双足踝部红斑

【组织病理】

与血小板增多症相关的红斑肢痛症皮肤组织病理有内膜的增生和血栓闭塞,余为非特异性表现,如血管周围淋巴细胞浸润、小动脉内皮细胞水肿、动脉周围平滑肌增生。

【诊断和鉴别诊断】

诊断主要依据临床表现和病史,在有阳性家族史并能除外继发性红斑肢痛症的患者中,可完善 *SCN9A* 的基因检测。鉴别诊断包括法布里(Fabry)病、蜂窝织炎、周围神经病变、雷诺病和闭塞性血管炎等。

【治疗】

继发性红斑肢痛症需针对伴随的系统疾病进行干预。原发性红斑肢痛症治疗效果不佳,治疗方案高度个体化,疾病发作时对症处理,包括降温,抬高下肢,按需口服镇痛药物。儿童发病伴生长激素缺乏者可以采用生长激素治疗。口服药物包括钠离子通道阻滞剂[2],如利多卡因、卡马西平和美西律,也可试用阿司匹林、羟基脲、钙离子拮抗剂、和前列腺素抑制剂。侵入性方法包括交感神经组织切除术。

【参考文献】

[1] YANG Y,WANG Y,LI S,et al. Mutations in SCN9A,encoding a sodium channel alpha subunit,in patients with primary erythermalgia. J Med Genet. 2004,41(3):171-174.

[2] GOLDBERG Y P,PRICE N,NAMDARI R,et al. Treatment of Na(v)1.7-mediated pain in inherited erythromelalgia using a novel sodium channel blocker. Pain,2012,153(1):80-85.

·神经纤维瘤病·

神经纤维瘤病(neurofibromatosis,NF)是一种高外显率的常染色体显性遗传病,发病率约为1/3000。患者可以有家族史表现,也可以因为胚胎期出现的新发突变呈散发发病;呈多系统发病,可累及皮肤、骨骼、眼、神经系统和心血管系统,特征为未分化胚叶成分肿瘤、肿瘤样病灶和色素斑或起源于外胚层组织的血管畸形,主要累及皮肤、周围神经和中枢神经系统。

【发病机制】

常染色体显性遗传病,由 NF 肿瘤抑制基因的生殖系突变所致。根据其症状的不同分为 NF1～NF7 七个亚型,其中 NF1 最为常见。*NF1* 基因位于 17 号染色体长臂 17q11.2,编码神经纤维素蛋白(neurofibromin),参与 *Ras* 原癌基因产物的负向调节[1]。

【临床表现】

皮肤受累最常见的表现是咖啡牛奶斑,皮疹呈颜色均匀的黄褐色至深棕色的斑点或斑片,可以累及躯干四肢,一般不累及掌跖和头皮。皮肤神经纤维瘤也很常见,表现为肤色或粉色的小结节,触之疝囊状(图10-8,图10-9)。其他皮肤表现包括皮下神经纤维瘤、腋窝和腹股沟区的雀斑样痣及丛状神经纤维瘤。

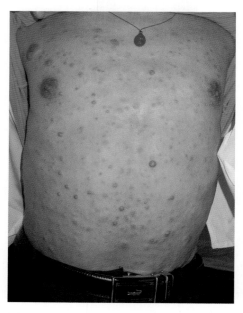

图 10-8　神经纤维瘤病。躯干多发红色结节,表面光滑

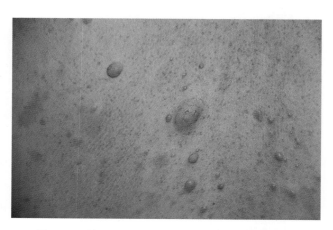

图 10-9　神经纤维瘤病。背部多发红色结节,质软

眼受累表现为虹膜色素错构瘤(Lisch 结节)、眼距过宽和青光眼。骨骼系统受累可以累及颅骨、脊柱和四肢,表现为骨骼畸形和发育不良,以巨颅畸形和脊柱侧弯最为常见。神经系统受累表现为中枢神经系统肿瘤、癫痫和智力障碍,神经系统肿瘤以视神经胶质瘤最为常见。心血管系统受累表现为高血压、肺动脉瓣狭窄和肾动脉狭窄。

还可发生其他系统肿瘤包括胃肠道间质瘤、乳腺癌、白血病和淋巴瘤、嗜铬细胞瘤和横纹肌肉瘤等。

【组织病理】

皮肤神经纤维瘤表现为真皮内境界清楚的肿瘤细胞团块,肿瘤细胞呈梭形,细胞核呈长波浪形,胞质淡染(图 10-10,图 10-11)。牛奶咖啡斑表现为表皮黑素增多,基底层黑素细胞增多,黑素颗粒增多。丛状神经纤维瘤表现为黏液基质中的梭形母细胞和施万细胞。

【诊断和鉴别诊断】

具有下列 7 项标准中的两个及以上,就可诊断为 NF1[2]。①6 个及以上的皮肤咖啡牛奶斑(最大直径:青春期前儿童>0.5cm,青春期后成人>1.5cm);②腋窝或腹股沟雀斑;③2 个及以上任何类型的神经纤维瘤或 1 个以上的丛状神经纤维瘤;④2 个或以上的 Lisch 结节;⑤1 个特征性的骨损害(蝶骨大翼发育不良、长骨发育不良);⑥视路的神经胶质瘤;⑦根据前述标准,家族中有直系亲属被诊断为 NF12。

鉴别诊断包括结节性硬化、努南综合征(Noonan syndrome)、纤维性骨营养不良综合征(McCune-Albright syndrome)等。

【治疗】

需长期随访和对症治疗。完善眼科、骨科、内科、神经内科就诊的相关科室评估。骨骼异常症状需要

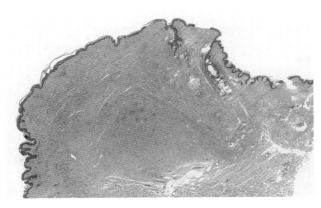

图 10-10　神经纤维瘤病。肿瘤位于真皮内,由神经纤维及纤维束组成,呈编织状(HE 染色,×40)

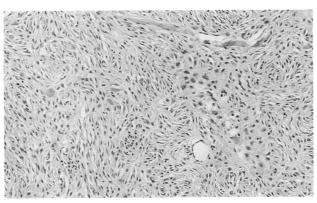

图 10-11　神经纤维瘤病。真皮大量神经纤维细胞增生(HE 染色,×200)

患者改变生活方式,如增加运动锻炼、补充钙或维生素 D。

目前聚乙二醇、干扰素-α-2b、伊马替尼、雷帕霉素(西罗莫司)靶蛋白抑制剂和丝裂原活化蛋白激酶激酶抑制剂被试用于丛状神经纤维瘤患者的治疗,在部分患者中显示有效。如皮疹增长迅速或疼痛显著,应及时活检以除外恶变风险。

【参考文献】

[1] UPADHYAYA M,SHEN M,CHERRYSON A,et al. Analysis of mutations at the neurofibromatosis 1(NF1)locus. Hum Molec Genet,1992,1(9):735-740.

[2] FERNER R E,HUSON S M,THOMAS N,et al. A. Guidelines for the diagnosis and management of individuals with neurofibromatosis 1. J Med Genet,2007,44(2):81-88.

·结节性硬化症·

结节性硬化症(tuberous sclerosis)是一种常染色体显性遗传性疾病,发病率约为 1/10 000,致病基因为 *TSC* 基因,75% 的患者为自发突变。病理特点为多发错构瘤形成,其临床表现为局灶性癫痫发作,精神发育迟缓和皮肤改变。典型的皮疹包括色素减退斑、面部血管纤维瘤、胶原瘤和甲周纤维瘤。

【发病机制】

致病基因定位于 *TSC1* 基因和 *TSC2* 基因,二者的致病突变各导致了半数临床病例的发生。*TSC1* 基因包括 23 个外显子,编码错构瘤蛋白(hamartin);定位于 16p13 的 *TSC2* 基因,编码马铃薯球蛋白(tuberin),二者均可抑制哺乳动物雷帕霉素靶蛋白通路(mTOR pathway),从而调控细胞生长和增殖。*TSC* 基因发生突变激活 mTOR,mTOR 信号转导通路异常激活后导致患者各脏器增生异常而产生错构瘤。

【临床表现】

结节性硬化症可累及皮肤、眼、骨骼系统、牙齿、肾、内分泌系统、神经系统和心血管系统。其中皮肤受累常最早出现,色素减退斑往往出生时既有,包括点状白斑、叶状白斑、贫血痣、无色素痣、局限性白发,部分患者还可以出现咖啡牛奶斑,但通常少于 6 个(图 10-12)。

面部血管纤维瘤和鲨鱼皮样斑均在 2 岁左右开始出现,血管纤维瘤表现为面部中央对称分布的粉红色丘疹及结节,表面光滑,可以相互融

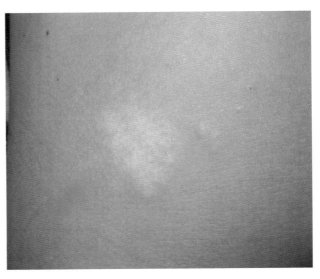

图 10-12　结节性硬化症色素减退斑。腰部色素减退

合形成斑块(图 10-13)。鲨鱼皮样斑常见于腰骶部,表现为肤色斑块,表面粗糙,呈猪皮样外观(图 10-14)。甲周丘疹结节表现为指趾末端甲床根部的多发纤维瘤。

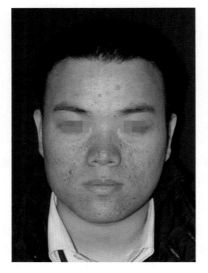

图 10-13　结节性硬化症面部血管纤维瘤。面部中央密集红色丘疹及结节

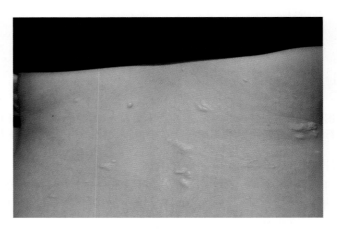

图 10-14　结节性硬化症鲨鱼皮样斑。腰部多发皮色斑块

眼部受累包括视网膜错构瘤、无色视网膜斑和视网膜星形细胞瘤,骨骼系统受累主要表现为膀胱区骨质疏松,牙齿受累表现为牙釉质凹陷和牙龈纤维瘤,肾脏受累包括多发性双侧血管肌脂瘤、肾囊肿和肾细胞癌,内分泌系统受累包括性早熟、甲状腺功能减退,神经系统受累包括癫痫、室管膜下结节、皮质瘤、婴儿性痉挛、颅内钙化灶、神经智力发育迟缓和巨细胞星形细胞瘤,心血管系统受累表现为心肌横纹肌瘤、心律失常。

【组织病理】

TSC 组织病理学上色素减退斑表现为基底层黑素减少,黑素细胞数目正常。色素减退与黑素细胞发育幼稚有关。面部血管纤维瘤表现为不规则增生的纤维组织和血管,毛囊周围纤维化(图 10-15,图 10-16)。鲨鱼皮样斑和甲周纤维瘤组织学上表现为胶原瘤,成纤维细胞大且形状不规则。

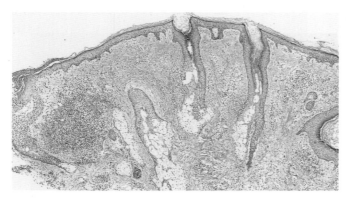

图 10-15　结节性硬化症。角化过度,毛囊角栓形成,真皮密集的炎症细胞呈块状浸润(HE 染色,×40)

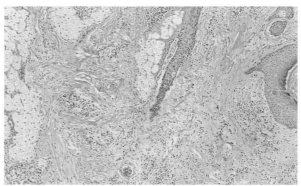

图 10-16　结节性硬化症。真皮浅层毛细血管及胶原纤维增生(HE 染色,×100)

【诊断和鉴别诊断】

TSC 诊断标准包括 11 项主要特征和 6 项次要特征[1]。主要特征包括:①色素减退斑(≥3 处,最小直径为 5mm);②面部血管纤维瘤(≥3 处)或者前额纤维斑块;③甲周纤维瘤(≥2 处);④鲨革斑;⑤多发视

网膜结节状错构瘤;⑥脑皮质结构异常;⑦室管膜下结节;⑧室管膜下巨细胞星形细胞瘤;⑨心脏横纹肌瘤;⑩肺淋巴管肌瘤病;⑪肾血管肌脂瘤(≥2 处)。6 项次要特征:①牙釉质多发性散发点状凹陷;②口腔纤维瘤;③非肾脏错构瘤;④视网膜脱色斑;⑤"斑驳状"皮肤改变;⑥多发性肾囊肿。

确诊:符合 2 个主要特征,或 1 个主要特征加 2 个次要特征。

可能诊断:符合 1 个主要特征,或 1 个主要特征加 1 个次要特征,或≥2 个次要特征。

【治疗】

神经影像学、脑电图、超声心动图、肾脏超声及胸部 CT 等项检查均有助于发现潜在的症状与体征,及时对症治疗,可预防严重的临床症状出现。此外,分子遗传学检测技术的发展有助于早期诊断,可对患者及家庭进行遗传咨询及产前诊断。

对于结节性硬化患者,每 1~3 年应进行脑部影像学检查直至 25 岁,以监测是否发生室管膜下巨细胞瘤。建议对有急性症状的室管膜下巨细胞瘤行手术切除。

新诊断的患者应进行 TSC 相关的神经精神障碍的评估。结节性硬化病相关的神经精神障碍筛查应至少每年进行一次。

肺脏、肾脏、心脏应进行基线评估并在相关科室进行随诊治疗。

国际指南推荐在诊断时进行详细的皮肤检查,此后每年检查一次。TSC 相关皮肤病变没有显著的恶性转化的风险,青春期后往往趋于稳定。皮损不突出时则不需要治疗。激光治疗和皮肤磨削术可改善毁容性皮损,尤其是前额斑块。使用局部 mTOR 抑制剂如西罗莫司可治疗面部血管纤维瘤和甲纤维瘤[2]。

【参考文献】

[1] NORTHRUP H, KRUEGER D A. International Tuberous Sclerosis Complex Consensus Group. Tuberous sclerosis complex diagnostic criteria update: recommendations of the 2012 International Tuberous Sclerosis Complex Consensus Conference. Pediatr Neurol, 2013, 49(4): 243-254.

[2] THOMAS N. Darling. Topical Sirolimus to Treat Tuberous Sclerosis Complex (TSC). JAMA Dermatol. 2018, 154(7): 761-762.

·遗传性大疱性表皮松解症·

遗传性大疱性表皮松解症(genetic epidermolysis bullosa, GEB)是一大类与遗传相关的大疱性皮肤病[1]。致病机理是真表皮间锚定蛋白的基因缺陷导致的皮肤结构改变,其临床特点包括皮肤脆性增加和创伤后水疱形成。根据皮肤分离的位置分为三大类:单纯型大疱性表皮松解症(EBS,水疱位于表皮内),交界型大疱性表皮松解症(JEB,水疱位于透明板和中央基底膜)和营养不良型大疱性表皮松解症(DEB,水疱位于致密板下),组织病理均表现为表皮内/下疱,无炎症细胞浸润(图 10-17,图 10-18)。根据家族史及临床表现,诊断容易,但根据临床表现往往不能明确亚型,需要进行致病基因的鉴定。

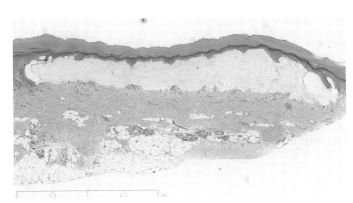

图 10-17 遗传性大疱性表皮松解症。角化过度,基底层下大疱形成(HE 染色,×40)

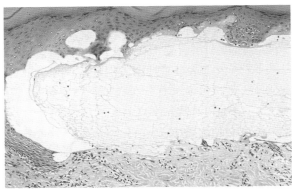

图 10-18 遗传性大疱性表皮松解症。表皮下大疱形成,疱液中仅见少量炎症细胞(HE 染色,×100)

治疗以防止机械性损伤和感染为主,系统应用糖皮质激素无效。口服和外用抗感染药物可以预防创面的继发感染,溃疡面可应用水性敷料和人工皮肤加快愈合。系统应用四环素和苯妥英对 EBS 有效,沙利度胺对痒疹样营养不良型大疱性表皮松解症患者有效。

单纯型大疱性表皮松解症

大部分 EBS 是由 *KRT5* 和 *KRT14* 基因发生显性负性错义突变导致的,该基因编码大部分表达于表皮基底层的角蛋白。突变抑制角蛋白纤维尾对尾聚合,导致细胞骨架严重破坏、对摩擦应力的表皮脆性以及临床表型的发生。编码网蛋白的 *PLEC1* 基因突变可导致肌营养不良性 EBS 和幽门闭锁性 EBS。*DSP* 基因发生功能丧失性基因突变可导致常染色体隐性遗传性致死性皮肤棘层松解性 EBS(LAEB)的发生。

1. 泛发型单纯型大疱性表皮松解症(Köebner 型)　为常染色体显性遗传,发病率为 1/50 万。患者出生后或不久即开始发病。临床表现为手部、肘部、膝及足部和其他容易摩擦的部位发生水疱大疱和粟丘疹。Nikolsky 征阴性,黏膜和指甲正常。皮疹夏季严重,冬季缓解。患儿一般生长发育情况正常。

2. 局限型单纯型大疱性表皮松解症(Weber-Cockayne 型)　为 EBS 中最常见的一型,常染色体显性遗传,皮疹表现为局限于手足部位的反复发作的水疱大疱(图 10-19,图 10-20)。夏季加重,冬季缓解,可伴掌跖角化。常见掌跖多汗。婴儿可能出现口腔黏膜水疱或溃疡,通常随年龄增长而消退。头发和牙齿正常,甲营养不良的情况少见,程度较轻。水疱愈合后不留瘢痕和粟丘疹。

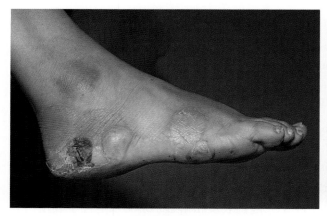
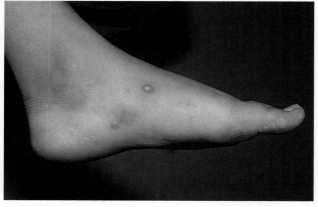

图 10-19　单纯型大疱性表皮松解症。足部红斑、大疱　　　　图 10-20　单纯型大疱性表皮松解症。足部水疱

3. Ogna 型单纯型大疱性表皮松解症　常染色体显性遗传,仅发生于挪威和德国。表现为泛发性的青紫和出血性水疱。

4. 疱疹样型单纯型大疱性表皮松解症(EB herpetiformis)　常染色体显性遗传,临床表现类似疱疹样皮炎,出生时既有全身严重的水疱,呈血性,排列成环,皮损愈合后有粟丘疹形成。可有口腔黏膜受累,掌跖角化过度和甲营养不良。

5. 斑驳色素型单纯型大疱性表皮松解症(EBS-MP)　儿童早期出现肢端大疱,季节性发作,大疱通常为血性,斑状色素沉着分布在腋下、肢端或下腹部,表现为 2~5mm 大小的色素增加和色素减退斑。可伴点状掌跖角化和甲营养不良。

6. 单纯型大疱性表皮松解症伴肌营养不良(EBS-MD)　与迟发性神经肌肉疾病伴发,常为常染色体显性遗传。

营养不良型大疱性表皮松解症

DEB 是由编码Ⅶ型胶原 α-1 链的 *COL7A1* 基因发生突变所致。Ⅶ型胶原是位于表皮 BMZ 致密层下的锚原纤维的主要组成成分。DEB 分为常染色体显性遗传或隐性遗传。

DEB 临床亚型包括显性全身性 DEB,严重全身性隐性 DEB(之前称作 RDEB,Hallopeau-Siemens 型),其他类型隐性 DEB,罕见亚型。

1. 显性营养不良型大疱性表皮松解症(DDEB) DDEB 患者的主要突变类型为错义突变,位于Ⅶ型胶原前 α 链三螺旋结构域内,引起甘氨酸碱基置换。

婴儿早期或儿童期发病,水疱及大疱多位于四肢伸侧,尤其是关节部位,特别是跖指关节面,Nikolsky征常为阳性,愈合后形成粟丘疹和萎缩瘢痕。可累及黏膜,如口腔黏膜和咽喉部,能够引起吞咽困难和声音嘶哑。毛发和牙齿正常。其他改变包括甲增厚、甲营养不良、脱发、侏儒、爪形手、指骨萎缩和假性并指。晚期可伴发基底细胞癌和鳞状细胞癌(图 10-21~图 10-23)。

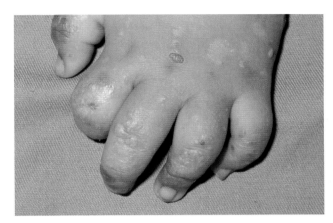

图 10-21 营养不良型大疱性表皮松解症。手部粟丘疹

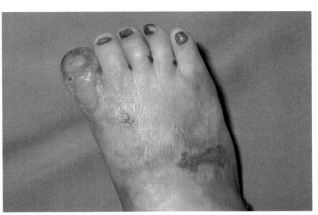

图 10-22 营养不良型大疱性表皮松解症。足部红斑、水疱

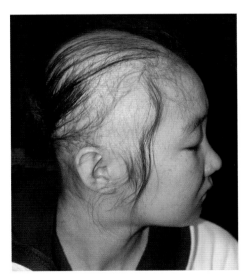

图 10-23 伴脱发的营养不良型大疱性表皮松解症

2. 隐性遗传营养不良型大疱性表皮松解症(RDEB) 又称 Hallopeau-Siemens 型,临床特征是先天性泛发性皮肤和黏膜水疱。手指和脚趾均被瘢痕包裹,继而出现骨质疏松,肌肉萎缩,最终形成棒状手而致残。同时可伴黏膜损害、甲营养不良变、牙齿排列不规则,毛发稀疏。严重病例因为大面积表皮剥脱、黏膜受累、伴发心肌病而死亡。少数 RDEB 患儿可出现恶性黑色素瘤,需要密切监护定期活检。严重全身性 RDEB 患者发生鳞状细胞癌的风险极高,是该人群死亡的主要因素。

3. 其他类型隐性 DEB 其他类型的隐性 DEB 患者水疱严重性较轻,不会出现残缺畸形。临床特征多变。一些患者存在广泛病变,而一些患者表现为局限于四肢的水疱。皮损愈合后留有瘢痕和粟丘疹。口腔、牙齿、指/趾甲和头发的表现与严重全身性隐性 DEB 患者相似,但范围较小。局限性类型随时间推移有好转趋势,发生鳞状细胞癌的风险增加。

4. 罕见亚型 显性和隐性 DEB 共存的罕见局限性亚型包括反向型、胫骨前型、痒疹型和单纯甲受累型。在青少年期或成年期,胫骨前型 DEB 可表现出易破裂的水疱及糜烂,常被瘙痒、苔藓化斑块所掩盖。DEB 痒疹也是显性或隐性(偶尔)的晚发性 DEB。遗传性易损性皮肤伴发强烈瘙痒可引起类似于肥厚性扁平苔藓或结节性痒疹的皮肤体征。皮疹表现为胫前剧烈瘙痒的紫红色结节,可见水疱和浅表糜烂面,呈线性排列。少数情况下也可发生在前臂和躯干。出生时即发生,也可在婴儿或儿童期发生。成人患者损害呈苔藓样斑块,可见瘢痕、粟丘疹及甲营养不良,血中 IgE 水平升高。

交界型大疱性表皮松解症

大疱性表皮松解症包括一组常染色体隐性疾病,特点是皮肤和黏膜水疱,愈合后留有瘢痕。大多数病例中,JEB 由层粘连蛋白-332 基因(*LAMA3*、*LAMB3* 和 *LAMC2* 基因)常染色体隐性突变导致,该突变引起位于 BMZ 的透明层和上致密层中的锚丝结构缺陷。JEB 的罕见变异型与编码半桥粒蛋白胶原 XII 型(*COL17A1*)、整合素 α-6 和整合素 β-4 的基因(*ITGB4* 和 *ITGA6* 基因)发生基因突变相关。

1. Herlitiz 型 JEB   常染色体隐性遗传,出生时即有全身泛发的水疱,广泛剥脱,严重的口腔受累,伴有特征性的口周和鼻周肥厚性肉芽组织,糜烂持续多年,可见甲营养不良或甲缺失,牙齿变形常见,喉部和支气管损害可以导致呼吸窘迫甚至死亡。其他系统损害包括骨骼肌肉变形,胃肠道损害,泌尿生殖器损害。患儿多于 2 岁内死亡。

2. 良性泛发性萎缩性大疱性表皮松解症   即非 Herlitiz 型 JEB。大多数出生时有症状,表现为泛发水疱和萎缩,有黏膜受累,有甲营养不良。特征性的损害为牙齿牙釉质的缺陷和萎缩性脱发。患者可以存活至成年。

3. 瘢痕性 JEB   水疱愈合形成瘢痕导致并指和挛缩,口腔黏膜病变可以发生,伴前鼻孔狭窄。

4. 进行性 JEB   又称神经营养型大疱性表皮松解症。儿童或成人期发病,常有甲营养不良。水疱发生于手足,逐渐发展至肘膝部,伴有进行性萎缩、指纹消失和舌乳头消失。还可伴先天性进行性感知耳聋。

5. JEB 伴幽门闭锁   常染色体隐性遗传病,出生时即出现严重的皮肤黏膜受损和幽门梗阻,多在新生儿期死亡。

【参考文献】

[1] LAIMER M,PRODINGER C,BAUER J W. Hereditary epidermolysis bullosa. J Dtsch Dermatol Ges,2015,13(11):1125-1133.

·鱼　鳞　病·

鱼鳞病(ichthyosis)是一组以全身皮肤不同程度脱屑为特征的异质性疾病。绝大多数鱼鳞病是遗传的,但在恶性肿瘤、自身免疫性或感染性疾病以及营养缺乏的情况下,也可出现获得性鱼鳞病。大多数遗传性鱼鳞病的分子基础和病理生理学已经明确,目前已发现 50 多种致病性基因突变,这些基因编码的结构蛋白或酶参与多种不同的细胞功能。基因突变导致表皮增生、角质层增厚并伴随异常脱屑和皮肤表面明显的鳞屑堆积。

寻常性鱼鳞病

寻常性鱼鳞病(ichthyosis vulgaris)又称干皮病或单纯型鱼鳞病。发病率高,为具有不全外显率的常染色体显性遗传性皮肤病。

【发病机制】

为丝聚蛋白基因突变引起。丝聚合蛋白原是透明角质颗粒的组成成分,疾病的发生与角质形成细胞中丝聚蛋白原 mRNA 不稳定有关[1]。

【临床表现】

出生时症状不明显,症状常出现在出生后几个月到三岁之间,表现为手背及四肢伸侧对称分布的淡褐色至深褐色菱形或多角形鳞屑,紧贴皮肤边缘游离。皮疹可以累及四肢屈侧和躯干,头皮也可以有轻度鳞屑,夏季症状较轻而冬季症状较重(图 10-24)。可伴掌跖角化过度、特应性皮炎、花粉症、湿疹和哮喘等。

【组织病理】

中到重度角化过度伴颗粒层变薄或缺如,角化过度可以深入毛囊形成大的角质性毛囊栓塞。真皮正常或血管周围有散在性淋巴细胞浸润。汗腺皮脂腺减少(图 10-25)。

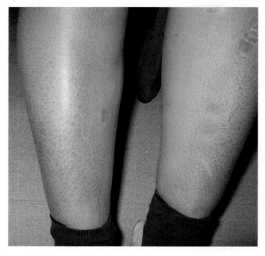

图 10-24　寻常性鱼鳞病。双胫前鱼鳞状褐色斑片

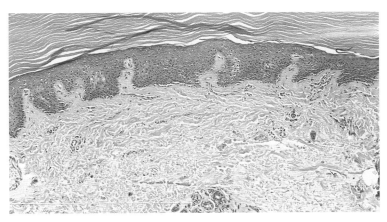

图 10-25　寻常性鱼鳞病。明显角化过度,颗粒层消失,真皮浅层血管周围少许慢性炎症细胞浸润(HE 染色,×100)

【诊断和鉴别诊断】

根据特征性的分布和皮损特征容易诊断。鉴别诊断包括其他类型的鱼鳞病及获得性鱼鳞病。

【治疗】

口服大剂量的维生素 A 或维 A 酸有一定效果。外用润肤剂能够改善皮肤症状。盐水浴可以通过盐水与角质层作用而利用本病,40%~60%的丙二醇水溶液及其他 α 羟基软膏也有一定效果。

【参考文献】

[1] THYSSEN J P,GODOY-GIJON E,ELIAS P M. Ichthyosis vulgaris:the filaggrin mutation disease. Br J Dermatol. 2013,168 (6):1155-1166.

X 连锁隐性鱼鳞病

X 连锁隐性鱼鳞病(X-linked recessive ichthyosis,XLRI)通常影响男性后代,其母亲为无症状的基因突变携带者。XLRI 是由位于 Xp22.3 的 *STS* 基因突变所致[1]。该基因编码类固醇硫酸酯酶,此酶能水解硫酸酯,包括胆固醇硫酸盐和硫酸类固醇激素。在大多数情况下,突变是完全基因缺失,不过约 10%的病例会出现单纯的点突变。罕见情况下,基因缺失会扩展到相邻的基因,导致相邻基因综合征。

【临床表现】

新生儿期表现为全身脱屑,婴儿期表现为躯干和四肢细小的鳞屑。随着时间的推移,鳞屑变得更大片,更易附着在皮肤上,呈褐色。肘前窝、腘窝和面中部不受累,但腋下和颈侧经常被累及。与寻常性鱼鳞病在临床上难以区分。无症状的角膜后弹力层病变导致的角膜混浊见于大约 50%的成年患者和多达 25%的无症状携带者。儿童出现隐睾的风险可能增加,与睾丸未降无关的睾丸癌发病风险也增加。

【组织病理】

角化过度,颗粒层正常或稍增厚。

【治疗】

治疗包括使用润肤剂、保湿剂和角质剥脱剂。

【参考文献】

[1] DEL REFUGIO RIVERA VEGA M,MURILLO-VILCHES M R,TORAL-LOPEZ J,et al. X-linked ichthyosis in a patient with a novel nonsense mutation in the STS gene. J Dermatol Sci,2015,80(2):160-162.

层板状鱼鳞病

层板状鱼鳞病(lamellar ichthyosis)为常染色体隐性遗传病[1],新生儿发病率为 1/30 万。

【发病机制】

半数患者中有转谷氨酰胺酶(TGM1)活性下降或缺失,因表皮细胞分裂率增加引起皮肤改变。*TGM1*

基因定位于染色体 14q11，基因突变导致细胞粘连和细胞被膜蛋白交联缺陷。本病具有异质性，还曾被定位于染色体 2q33-35、3p21 和 19p12-q12。

【临床表现】

症状常在出生时或出生后不久出现，很快发展至全身。皮疹表现为火棉胶样膜包裹全身，在第 2~3 周时出现弥漫脱屑，表现为大的灰棕色鳞屑，呈显著的四边形，周边游离，中央黏附于皮肤。严重病例鳞屑呈盔甲状。围绕关节处的皮肤可有棘状突起，患者常有掌跖角化过度，多数情况下毛囊口呈火山样表现，患者可以有出汗困难、甲纵嵴和点状凹陷，约 1/3 患者有睑外翻，严重者导致角膜溃疡、血管生成和角膜瘢痕甚至致盲。

【诊断鉴别诊断】

诊断依靠出生后即发病，可呈现火棉胶状婴儿，皮疹呈现板层状厚鳞屑，掌跖及四肢屈侧受累。鉴别诊断包括先天性鱼鳞病样综合征伴耳聋及角膜炎、X 连锁鱼鳞病、Refsum 病、Netherton 综合征等。

【组织病理】

角化过度，部分局灶性角化不全，颗粒层正常或增厚。中度棘层肥厚，真皮上部有慢性炎症浸润，有时可见真皮毛细血管的扩张。

【治疗】

外用保湿剂有效。口服阿维 A 治疗可显著改善皮损症状。

【参考文献】

[1] RODRÍGUEZ-PAZOS L，GINARTE M，VEGA A，et al. Autosomal recessive congenital ichthyosis. Actas Dermosifiliogr，2013，104(4)：270-284.

表皮松解性角化过度型鱼鳞病

表皮松解性角化过度型鱼鳞病(epidermolytic hyperkeratosis ichthyosis) 又称大疱性鱼鳞病样红皮病。

【发病机制】

常染色体显性遗传病，致病基因为角蛋白 1 和角蛋白 10。

【临床表现】

患儿出生时即有显著角化过度、红皮，甚至表现为火棉胶样婴儿。虽出生后有鳞屑及脱落，但出现全身性湿润易破的红皮，随着表皮增生再次形成鳞屑，随后出现广泛水疱。水疱愈合后无瘢痕形成。随着患者年龄增大，水疱和红皮症状逐渐消退，表现为以间擦部位为主的疣状角化过度，其余部位皮肤也可以受累，但受累程度较轻(图 10-26，图 10-27)。牙齿和黏膜正常，偶可见甲营养不良[1]。

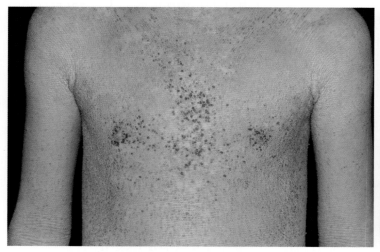

图 10-26   表皮松解性角化过度型鱼鳞病。躯干、四肢棕色疣状鳞屑

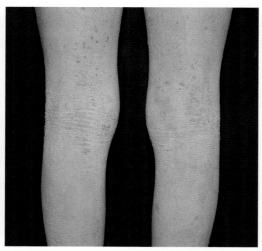

图 10-27   表皮松解性角化过度型鱼鳞病。双下肢疣状角化过度

【组织病理】

典型的病理变化为表皮松解性角化过度或颗粒变形,其特征表现为棘层上部和颗粒层细胞核周围有大小不等的透明腔隙。腔隙周围细胞界限不清楚,由淡染物质或透明角质颗粒组成。颗粒层显著增厚,出现大量不规则的透明角质颗粒。显著角化过度组织相可以见于大疱区和非大疱区,如有大疱形成,则位于表皮内,因水肿细胞彼此分离导致。真皮中上部有中等炎症细胞浸润(图10-28)。

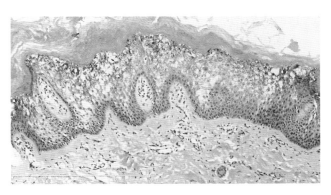

图10-28　表皮松解性角化过度型鱼鳞病。表皮松解性角化过度,真皮浅层血管扩张,周围少量淋巴细胞浸润(HE 染色,×100)

【诊断和鉴别诊断】

鉴别诊断包括大疱性表皮松解症、大疱性脓疱病、先天性非大疱性鱼鳞病样红皮病等。

【治疗】

大剂量维生素 A、维 A 酸药物口服和维 A 酸类药物外用可以改善皮损症状,出现化脓性感染需要加用适合的抗生素。糖皮质激素短期外用可以减轻症状。治疗重点是使伤口愈合和预防感染。浸泡和沐浴可以减少病原微生物定植,减少与角化过度相关的不良气味。

【参考文献】

[1] CRAIGLOW B G. Ichthyosis in the newborn. Semin Perinatol,2013,37(1):26-31.

获得性鱼鳞病

临床表现类似于寻常性鱼鳞病,可发生于某些系统疾病的任何年龄段患者,可在其症状之前数周或数月后才表现出来,是一些恶性疾病的重要副肿瘤表现。

获得性鱼鳞病(acquired ichthyosis)的临床表现与遗传性寻常性鱼鳞病相似,呈明显鱼鳞样的、相对较大片的鳞屑附着于皮肤;然而,获得性鱼鳞病的鳞屑也可能出现于手掌和足底以及皮肤间擦部位,主要见于淋巴瘤患者,包括霍奇金淋巴瘤、非霍奇金淋巴瘤及蕈样肉芽肿;偶见于内脏肿瘤和卡波西肉瘤。获得性鱼鳞病还可伴发甲状腺功能减退、胡萝卜素血症和弥漫性脱发。结节病患者可见下肢特征性的鱼鳞病样损害。麻风、营养不良、艾滋病、红斑狼疮和皮肌炎患者中也有鱼鳞病样损害。另外,也可继发于药物反应包括烟酸、三苯丁醇和丁酰苯。

Netherton 综合征

Netherton 综合征(Netherton syndrome)是常染色体隐性遗传性皮肤病,好发于女性。由 Netherton 在 1958 年首先命名,国外报道新生儿患病率为 1/20 万。临床特征包括鱼鳞样红皮病、套叠性脆发症(竹节状发)和特应性体质。

【发病机制】

Netherton 综合征由于 Kazal 5 型丝氨酸蛋白酶抑制剂(serine protease inhibitor of Kazal type 5,*SPINK5*)基因突变引起,基因编码 Kazal 型丝氨酸蛋白酶抑制剂(LEKIT)[1]。患者表皮和毛发中 LEKIT 缺失可造成桥粒的钙连蛋白、桥粒黏蛋白 1 降解,进而导致临床表型的出现。

【临床表现】

新生儿期发病,皮损表现为不同程度和范围的红斑和脱屑,部分演变成匍行性和游走性双边状鳞屑性斑片,称为回旋形线状鱼鳞病(ILC),严重患者可以演变成红皮病。随着年龄增长,Netherton 综合征患者皮损改善,成人时可仅表现为局限性鳞屑性红斑。套叠性脆发又称"竹节状发",是 Netherton 综合征的一个重要诊断特征,是由于毛干远端内陷于近端部分而形成。除头发外,眉毛、睫毛、腋毛及阴毛均可受累。

本病患者具有特应性体质,常表现为湿疹样皮损、过敏性哮喘、过敏性鼻炎、对日常食物和空气变应原过敏、荨麻疹、血管性水肿,伴严重瘙痒,导致搔抓和影响睡眠,实验室检查血嗜酸性粒细胞和 IgE 升高。还可有发育迟缓、反复感染、脱水、腹泻等系统受累的症状。

【组织病理】

表皮角化过度伴角化不全,部分区域颗粒层变薄,棘层肥厚,棘细胞层可见细胞间水肿、海绵形成。

【诊断和鉴别诊断】

诊断根据典型临床症状。需与其他类型的鱼鳞病进行鉴别。

【治疗】

治疗以对症处理为主。有报道外用钙调磷酸酶抑制剂如他克莫司、吡美莫司能缓解症状。

【参考文献】

[1] BITOUN E,CHAVANAS S,IRVINE A D,et al. Netherton syndrome:disease expression and spectrum of SPINK5 mutations in 21 families. J Invest Dermatol,2002,118(2):352-361.

先天性鱼鳞病样综合征伴耳聋及角膜炎

先天性鱼鳞病样综合征伴耳聋及角膜炎(congenital ichthyosiform syndrome with deafness and keratitis)是一种罕见的常染色体显性遗传病,缝隙连接蛋白基因家族的 *GJB2* 和 *GJB6* 的基因突变可以导致该病发生。本病的以血管化的角膜炎、鱼鳞病和先天性感音神经性聋为临床特征。

出生时即表现为泛发性红皮病,以及不同程度的脱屑和皮革样皮肤。年龄较大儿童可出现较厚的红皮病样斑块,干燥、有鳞屑,可见于身体的任何部位,尤其是皮褶处、肘和膝部附近;头皮、面部、躯干和小腿可能出现角化性、增生性和炎性结节。

患者可发生原位和浸润性鳞状细胞癌,还可伴脱发、掌跖角化及甲异常,少数患者可有龋齿、牙营养不良、出汗障碍、口腔黏膜白斑、小脑萎缩,50%的患者有皮肤感染。

一些患者表现为先天性红皮病、豪猪状鱼鳞病伴严重的听力减退,最初被报道为 Rheydt 型豪猪状鱼鳞病(图 10-29 ~ 图10-31)。

【组织病理】

组织病理符合鱼鳞病的病理表现。可见角化过度,颗粒层增厚,棘细胞层肥厚,真皮大致正常(图 10-32,图 10-33)。

【诊断和鉴别诊断】

诊断依靠典型的角膜炎、鱼鳞病及耳聋的临床表现,基因检测有助诊断。鉴别诊断包括毛囊性鱼鳞病、脱发、Netherton 综合征、CHILD 综合征等[1-2]。

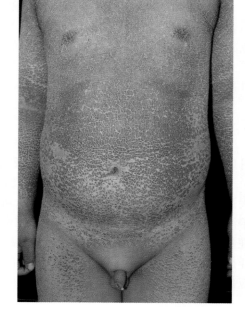

图 10-29　豪猪状鱼鳞病。躯干、四肢鱼鳞状褐色斑片

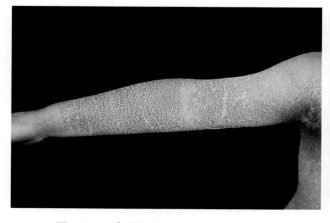

图 10-30　豪猪状鱼鳞病。上肢鱼鳞样改变

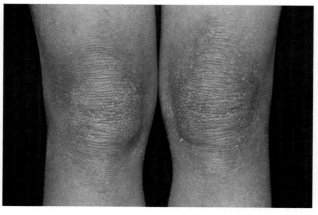

图 10-31　豪猪状鱼鳞病。膝关节伸侧皮肤角化过度

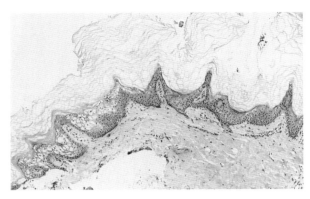 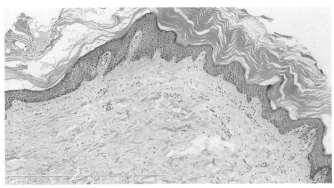

图 10-32　豪猪状鱼鳞病。角化过度,乳头瘤样增生,显著棘层松解改变(HE 染色,×100)

图 10-33　豪猪状鱼鳞病。明显角化过度,棘层萎缩,基底层色素增加,真皮血管周围少量淋巴细胞、组织细胞浸润(HE 染色,×100)

【治疗】

早期发现并发症并对症治疗。口服芳香维 A 酸可以改善皮损,伴发眼耳损害目前尚无有效的治疗方法。皮肤的屏障功能下降导致的皮肤感染,可选择相应的抗生素。

【参考文献】

［1］YONEDA K. Inherited ichthyosis:syndromic forms. J Dermatol,2016,43(3):252-263.

［2］TAKEICHI T,AKIYAMA M. Inherited ichthyosis:non-syndromic forms. J Dermatol,2016,43(3):242-251.

·先天性角化不良·

先天性角化不良(dyskeratosis congenita,DC)的发病率约为 1/100 万,是一种少见的具有遗传异质性的遗传综合征。大部分患者以皮肤网状色素沉着、口腔黏膜白斑、指/趾甲变形、萎缩为初发症状。其次,大约 80% 的患者表现为皮肤黏膜改变,其他临床表现包括非皮肤黏膜异常,如骨髓衰竭、肺纤维化、肿瘤易感性等,可先于皮肤黏膜异常出现。

【发病机制】

引起 DC 的突变基因主要有 CTC1,DKC1,TERC,TERT,TINF2,NHP2,NOP10 及 WRAP53。X 连锁隐性遗传包括 DKC1,常染色体显性遗传包括 TERC 及 TINF2,常染色体隐性遗传包括 CTC1,WRAP53,NHP2,NOP10,既可以作为常染色体显性遗传又可以作为隐性遗传的有 TERT。其中 DKC1 基因突变最为常见,占突变基因的 17%～36%,其为 X 连锁隐性遗传的主要基因。基因编码角化不良蛋白,定位于染色体 Xq28,与细胞周期及核仁功能相关。

【临床表现】

典型皮肤黏膜异常三联征,表现为皮肤网状色素沉着、指/趾甲萎缩、口腔黏膜白斑(图 10-34,图 10-35)。皮肤网状色素沉着及指/趾甲萎缩常常在儿童时期就已出现,而口腔黏膜白斑常于 20 岁左右出现。最具诊断意义的特征是网格状色素沉着或色素减退。暴露于日光的区域,包括躯干上部、颈部、颜面部,是最容易受到影响的区域。患者肿瘤易感性增加,最常见的肿瘤为头颈部鳞状细胞癌,其次为皮肤及肛门直肠肿瘤,常发生在黏膜白斑处。其他报道的恶性肿瘤包括霍奇金淋巴瘤、胃肠道腺瘤、支气管癌、喉癌等。疾病预后差,后期可进展为血液病或癌症继而死亡[1]。

【组织病理】

组织病理无特异性,真皮上部具有噬色素细胞是唯一固定特征。

【诊断和鉴别诊断】

根据皮肤黏膜三联征进行诊断。鉴别诊断包括先天性异色症、无汗性外胚层发育不良、范科尼(Fanconi)综合征等。先天性异色症患者中女性常见,婴儿期出现躯干四肢红斑,后出现皮肤异色改变,有明显光敏史。无汗性外胚层发育不良有特殊面容,有牙齿及头发改变,甲损害少见。Fanconi 综合征可见弥漫

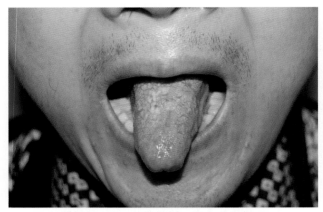

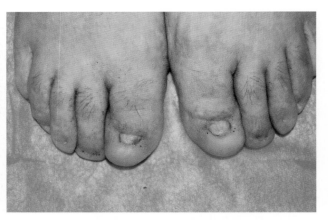

图 10-34   先天性角化不良。舌部白斑

图 10-35   先天性角化不良。甲床甲板融合

性色素性改变,临床表现包括进行性全血细胞减少和生长发育迟缓。

【治疗】

维 A 酸治疗可减少黏膜白斑和恶性病的发生。异基因造血干细胞移植是目前治愈骨髓衰竭的唯一手段,但移植并不能改变患者其他系统的症状及成年后易患恶性疾病的倾向。

【参考文献】

[1] 马东来,王家璧,王宏伟. 先天性角化不良 6 例. 临床皮肤科杂志,2002,(11):712-714.

·外胚层发育不良·

外胚层发育不良(ectodermal dysplasia)是一种以汗腺、毛发、牙齿及趾甲等外胚层起源的组织发育缺陷为主要特征的疾病(图 10-36)。分无汗性外胚层发育不良和有汗性外胚层发育不良。

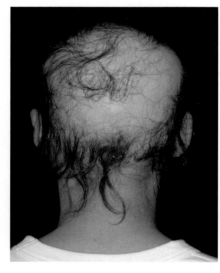

图 10-36   外胚层发育不良头皮损害。毛发稀疏,细软

无汗性外胚层发育不良

少汗性外胚层发育不全,又称无汗性外胚层发育不全(anhidrotic ectodermal dysplasia,AED),是一种罕见的先天性遗传性疾病(MIM 305100),发病率约 1/10 万。

【发病机制】

多为 X 连锁的性染色体隐性遗传性疾病,少数为常染色体显性遗传。多见于男性,典型临床表型包括汗腺发育异常、毛发稀疏、先天缺牙三联征。X 连锁的少汗性外胚层发育不全致病基因 ED1 定位于 Xq12-q13。ED1 基因编码产物 Ectodysplasin,属于 TNF 相关配体家族 II 型三聚体跨膜蛋白。

【临床表现】

临床表现为外胚层来源的结构缺失及发育异常,汗腺缺失表现为出汗少或无汗,夏季天气炎热时体温升高,婴幼儿期易发生热惊厥。皮肤干燥,容易产生湿疹。患者常有特殊面容,呈苍老外观(额头凸出、颧骨高宽、马鞍鼻、鼻尖小且上翘、口唇增厚),牙齿异常包括乳牙及恒牙完全缺如或部分缺失,残留的牙齿呈圆锥形,歪曲不整。牙龈萎缩,唾液腺发育不良;毛发异常可见头发稀疏,细而短,眉毛外 2/3 缺如(图 10-36)。可伴其他发育异常如神经系统发育异常、体格和智力发育障碍,糖尿病等。

【组织病理】

表皮萎缩、扁平,毛囊、汗腺、皮脂腺等皮肤附属器缺失。早期常缺乏典型的病理改变(图 10-37)。

【诊断和鉴别诊断】

诊断主要依靠典型临床表现及基因检测。鉴别诊断包括有汗性外胚层发育不良,先天性稀毛症,先天

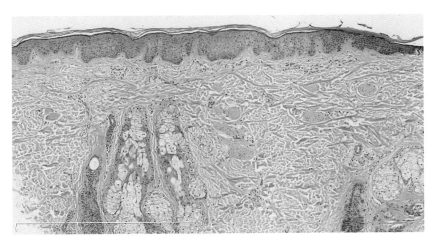

图 10-37　外胚层发育不良。角化过度，棘层增厚，真皮浅层血管周围少量炎症细胞，胶原纤维较致密（HE 染色，×100）

性角化不良等。

【治疗】

注意避免过热环境，限制体力劳动，发热时及时予物理降温。在患儿应行早期牙齿修复治疗，可以促使患者发育、咀嚼及吞咽功能正常发展，提高颞下颌关节的功能。

有汗性外胚层发育不良

有汗性外胚层发育不良（hidrotic ectodermal dysplasia）于 1929 年最先由 Clouston 报道，故又称为 Clouston 综合征。

【发病机制】

一种常染色体显性遗传性皮肤病，致病基因定位于 *GJB6* 基因，该基因编码间隙连接蛋白 6。间隙连接由两个半通道或连接子构成，每个半通道或连接子由六个间隙连接蛋白装配组成。间隙连接在多细胞生物体中能够直接传递细胞间信号，能使相邻细胞间的离子、营养物质以及小的代谢产物自由通过。外胚层上皮细胞及内耳的上皮细胞表达大量的间隙连接蛋白，其在协调角质细胞的生长和表皮细胞分化有重要作用。这种常染色体显性遗传性疾病导致皮肤及附属器官发育不良。

【临床表现】

临床表现为小汗腺功能和面部外形正常不典型的头发稀疏、发质细弱，或出生后无头发；眉毛纤细或缺乏；所有患者的汗腺和皮脂腺功能正常。视力异常，听力缺陷，皮肤过度色素沉着，智力缺陷，骨骼异常如多指/趾畸形或并指症等症状在少数严重的有汗性外胚层发育不良患者中偶见。牙齿常正常，指/趾的末节指/趾骨可呈团球状；白内障和斜视也常见[1]。

【诊断和鉴别诊断】

诊断依靠临床表现及基因学诊断。鉴别诊断包括无汗性外胚层发育不良、先天性稀毛症、先天性角化不良等。

【组织病理】

皮肤组织病理改变示毛囊及皮脂腺数目减少，小汗腺发育及分布正常。

【参考文献】

［1］　DESHMUKH S，PRASHANTH S. Ectodermal dysplasia：a genetic review. Int J Clin Pediatr Dent，2012，5（3）：197-202.

·着色性干皮病·

着色性干皮病（xeroderma pigmentosum，XP）根据临床及基因型已报道 7 组互补型（XPA、XPB、XPC、XPD、XPE、XPF、XPG）以及异型着色性干皮病（XPV），也称为类着色性干皮病（pigmented xerodermoid）。

着色性干皮病是一种罕见的常染色体隐性遗传性疾病,其临床表现以暴露部位皮肤易发生色素沉着、干燥、萎缩、角化和癌变为特征。40%的患者伴发眼部病变,可累及眼睑、结膜和角膜,不同程度地影响视力,甚至失明。约20%的患者有神经症状,可表现为深反射缺失、进展性的感觉神经性耳聋及身体和智力发育迟滞等。其患皮肤肿瘤风险为常人的1000倍,约2/3患者在20岁以前死亡,仅5%的患者可存活至45岁以上,肿瘤、感染和其他并发症是常见死因,其中以皮肤肿瘤最为常见。

【发病机制】

DNA切除修复功能有缺陷,不能有效清除紫外线所致的环丁烷嘧啶二聚体,导致DNA损伤修复障碍,最终诱发皮肤癌变。目前发现8个基因的突变。其中7个基因(从 XPA 到 XPG)参与紫外线照射后致癌加合物的核苷酸切除修复,而另一个基因(即 XPV)参与 UV 照射所致受损 DNA 的无差错复制。

【临床表现】

常在6个月至3岁开始发病,病损局限于日光暴露部位皮肤,如面部、颈部、前臂伸侧等部位,进行性增多的不规则雀斑样色素沉着,毛细血管扩张,皮肤干燥、粗糙、萎缩或瘢痕形成,较小年龄时可出现多发性日光角化病,角化棘皮瘤及多种皮肤恶性肿瘤(图10-38~图10-41)。皮肤恶性肿瘤的严重程度与日光

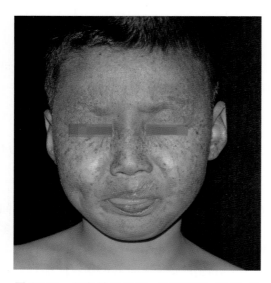

图10-38　着色性干皮病。面部干燥、脱屑,色素沉着斑伴色素减退斑

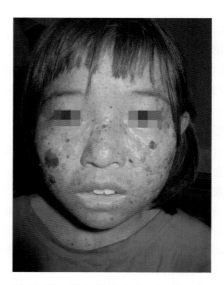

图10-39　着色性干皮病。面部红斑、角化、结痂,局部癌变

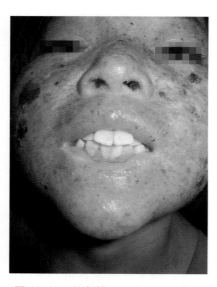

图10-40　着色性干皮病。口唇萎缩

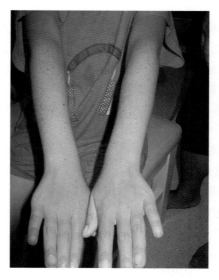

图10-41　着色性干皮病。双前臂红斑

照射的强度和时间呈正相关,口唇、眼部、舌部。也可出现恶性肿瘤。

眼部损害发生率为40%,主要有畏光、流泪、不同程度的结膜炎、角膜炎、翼状胬肉和眼部肿瘤等。此外,内脏恶性肿瘤亦可见,发生率比正常人高10~20倍。

突变基因不同,XPA到XPG属于经典型,XPV属于类着色干皮病。根据症状和成纤维细胞培养对紫外线的耐力,将其分为以下四型。①典型的XP(XPA到XPG):其特点为临床症状典型,发病早,皮损分布广泛,DNA损伤修复功能有缺陷;②XPV:其特点是发病较晚,皮损仅限于暴露部位,症状较轻;③综合征型:除皮肤症状外,同时伴有发育迟缓,智力低下等神经、精神症状;④临床典型的着色性干皮病型:其特点是临床症状典型,但成纤维细胞培养对紫外线耐力正常。XPA型的患者除表现出对皮肤损伤外,外周和中枢神经系统也常常表现出异常;XPB型的患者不仅表现出对皮肤损伤,同时还会表现出类似科凯恩综合征(侏儒症、视网膜萎缩和耳聋综合征)的临床特点;XPC型的患者更容易罹患恶性黑色素瘤;XPD型的患者类似于毛发硫营养障碍,常表现为性发育不成熟、特殊面容、毛干异常、体短、鱼鳞癣等;XPE型的患者症状较轻,通常不会表现出神经功能异常;XPF型的患者虽然病情较轻,但是对紫外线却很敏感;XPG型的患者具有明显的科凯恩综合征临床特点;XPV型的患者,其细胞对紫外线辐射抵抗性较强,但自身却表现出典型XP的皮肤症状,却不表现出小头畸形、生长迟缓等异常[1]。

【组织病理】

早期组织病理改变缺乏特异性,可见角化过度,基底层黑素不规则聚集;中期病理改变类似日光性角化病,角化过度与色素加深更明显;晚期表现为各种恶性肿瘤的改变。

【诊断和鉴别诊断】

诊断依靠早期出现的大量日光性黑子,光暴露部位皮肤异色病样改变,及早发的皮肤肿瘤。鉴别诊断包括PUVA黑子、痣样基底细胞癌综合征等。

【治疗】

早期诊断,严格遮光的生活方式[2]。在全身及周围环境中应用避光措施,如穿戴防护服、戴护目镜,局部涂抹防晒乳,并且用可吸收紫外线的材料处理室内门窗和荧光灯。外用皮肤遮光剂和抗氧化剂。系统应用维A酸类药物可预防癌变。另外,根据情况,可外用5%咪喹莫特乳膏,采用光动力疗法或外科手术治疗。

【参考文献】

[1] CLEAVER J E.,THOMPSON L H.,RICHARDSON A S,et al. A summary of mutations in the UV-sensitive disorders:xeroderma pigmentosum,Cockayne syndrome,and trichothiodystrophy. Hum Mutat,1999,14(1):9-22.

[2] DAVIS B E,KOH H K,ROHRER T E,et al. Sunlight avoidance and cancer prevention in xeroderma pigmentosum. Arch Dermatol,1994,130(6):806-808.

· Bloom 综合征 ·

Bloom 综合征(Bloom syndrome)(布卢姆综合征)又称侏儒-面部毛细血管扩张综合征,为常染色体隐性遗传。至2012年报道的病例仅有272例,其确切发病率尚不清楚。多个族群中均有报道,在东欧犹太人(德系犹太人)中更为常见,Bloom 综合征登记系统中约25%的受累家族属于这一群体。

【发病机制】

Bloom 综合征致病基因(BLM)定位于15q26.1,用来编码的DNA螺旋酶属于RecQ解旋酶蛋白家族。属于DNA修复功能缺陷疾病,患者染色体有断裂重排和互换倾向,从而导致染色体发生畸变[1-2]。

【临床表现】

见于男性,主要表现为侏儒、光敏和面部毛细血管扩张性红斑。足月妊娠后出生体重仍较轻,称原发性侏儒或子宫内侏儒。患儿明显矮小但比例正常,年龄大时生长恢复正常,侏儒消失,智力和性发育正常。

皮损常在接触日光后发生,一般限于手、足背、面部,表现为红斑、毛细血管扩张,面部红斑可呈蝶形分布(图10-42,图10-43)。有时红斑呈水肿性,甚至出现水疱、糜烂,愈后留下色素脱失斑。随着年龄的增加面部皮损渐减轻。伴肿瘤的机会较高,常见的肿瘤包括血液淋巴网状系统肿瘤、乳腺癌、鳞状细胞癌等,倾

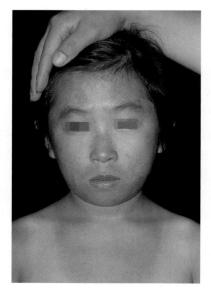

图 10-42　Bloom 综合征。面部毛细
血管扩张性红斑

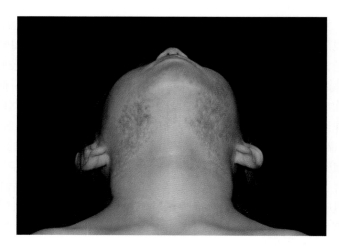

图 10-43　Bloom 综合征。下颌下红斑

向于早年发病。

实验室检查:血 IgM 水平降低。

【组织病理】

表现为界面皮炎或血管周围淋巴细胞性皮炎,可见毛细血管扩张(图 10-44,图 10-45)。

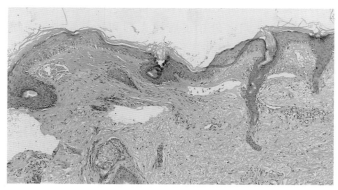

图 10-44　Bloom 综合征。角化过度,真皮浅层多个扩张
的血管(HE 染色,×100)

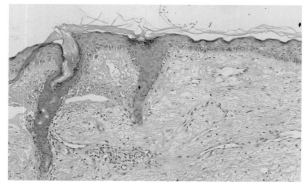

图 10-45　Bloom 综合征。真皮浅层血管明显扩张
(HE 染色,×100)

【诊断和鉴别诊断】

鉴别诊断包括 Cockayne 综合征,先天性皮肤异色症,共济失调毛细血管扩张症,先天性角化不良等。
尚需与红斑狼疮、先天性卟啉症、红细胞生成性原卟啉病及其他光敏性皮肤病等鉴别。

【治疗】

以对症治疗为主,避免日晒,暴露部位可外用遮光剂。定期评估皮肤肿瘤风险并及时处理。

【参考文献】

[1] ELLIS N A,German J. Molecular genetics of Bloom's syndrome. Hum Mol Genet,1996,5:1457-1463.

[2] LINDOR N M,FURUICHI Y,KITAO S,et al. Rothmund-Thomson syndrome due to RECQ4 helicase mutations:report and clini-
cal and molecular comparisons with Bloom syndrome and Werner syndrome. Am J Med Genet,2000,90(3):223-228.

· CHILD 综合征 ·

先天性偏侧发育不良伴鱼鳞病样痣及肢体缺陷(congenital hemidysplasia with ichthyosiform nevus and limb defects,CHILD)综合征为 X 连锁显性遗传病,在男性胚胎是致死性的。由 NSDHL 基因突变引起,该基因编码 3β-羟类固醇脱氢酶,在胆固醇生物合成中起重要作用[1]。

【临床表现】

临床表现为出生时即有的单侧鱼鳞病样红皮病或带状炎性红斑性角化皮损。皮损以右侧躯体受累常见,可以在若干年内部分消退。部分患者同时伴有单侧炎性疣状表皮痣,骨骼表现为同侧骨发育不良,同侧脑也有受累[2]。

【组织病理】

组织病理表皮可见角化过度和角化不全,棘细胞层肥厚,乳头瘤样增生。真皮结构大致正常,血管周围少量炎症细胞浸润。

【诊断和鉴别诊断】

诊断依据单侧鱼鳞病伴同四肢发育不良。鉴别诊断包括先天性鱼鳞病样综合征伴耳聋及角膜炎、Refsum 病、Netherton 综合征等。

【治疗】

对症处理。

【参考文献】

[1] KONIG A,HAPPLE R,BORNHOLDT D,et al. Mutations in the NSDHL gene,encoding a 3-beta-hydroxysteroid dehydrogenase, cause CHILD Syndrome. Am J Med Genet,2000,90(4):339-346.

[2] HEBERT A A,ESTERLY N B,HOLBROOK K A,et al. The CHILD Syndrome:histologic and ultrastructural studies. Arch Dermatol,1987,123(4):503-509.

· Cockayne 综合征 ·

Cockayne 综合征(Cockayne syndrome,CS)(科凯恩综合征)1936 年由 Cockayne 首先描述,是一种罕见的常染色体隐性遗传性光敏感疾病。至今报道了 180 余例。

【发病机制】

患者的细胞对紫外线的杀伤作用高度敏感。为转录偶联核苷酸切除修复(TCNER)缺陷,靶位是基因中的转录活性区域,需要 NER 蛋白亚群和附加因子。这种缺陷导致紫外线照射后无法恢复 RNA 合成,着色性干皮病则全基因 NER(GG-NER)存在缺陷。CS 患者的细胞不能有效地修复长波紫外线和中波紫外线照射后分别产生的环丁烷嘧啶二聚体光产物和 8-含氧鸟嘌呤(8-oxoG)光产物,其他通过 TCNER 缺陷的氧化 DNA 损伤也存在修复缺陷。CS 没有皮肤或内脏肿瘤发病率的增加,可能与 GG-NER 缺陷在致癌中起重要作用。

两个互补组有同样的表型:ERCC8 突变的 CS-A(即 CSA)和 CRCC6 突变的 CS-B。也有着色性干皮病——CS 复合体的报道(XPB、XPD、XPG 突变),典型者表现为着色性干皮病特征性的日光性雀斑样痣和皮肤肿瘤,伴 CS 的色素性视网膜变性和基底神经节钙化[1]。

【临床表现】

临床表现包括无色素改变的光敏感。脂肪组织缺失,招风耳,龋齿,皮肤和毛发变薄。性腺发育不全,弯腰体位,关节挛缩,身材矮小,恶病质,小头畸形,精神发育迟缓,耳薄,基底神经节钙化,脱髓鞘,色素性视网膜变性,骨质疏松等[2]。

根据症状的严重程度和发病年龄分为 3 组。CS Ⅰ型:见于 80% 患者,2 岁前发病,呈渐进性发展,平均年龄 12.5 岁,多死于呼吸疾患。CS Ⅱ型:出生即发病,平均寿命 6~7 岁。CS Ⅲ型:发病迟,生长发育正常。

合并 XP/CS:日光性雀斑样痣,皮肤癌,色素性视网膜变性,基底神经节钙化。

【诊断和鉴别诊断】

临床诊断要点包括 2 项主要指标和 7 项次要指标。主要指标包括:①生长障碍。身高和体重落后于同年龄、同性别正常儿童的 5 个百分位。②进行性神经系统功能异常。神经运动发育迟缓,智力障碍或智力发育落后。次要指标包括:①侏儒、恶病质体质。②光敏性皮炎,即皮肤对光敏感,接触日光后皮肤红肿继之脱皮,色素沉着,有或无皮肤干燥。③感觉神经性耳聋。④色素性视网膜病或白内障。⑤脱髓鞘性外周神经病。⑥龋齿和/或牙齿脱落。⑦特征性影像学改变。X 线检查可见颅骨增厚、髌板硬化、骨盆异常或脊柱侧弯或后凸;CT 检查可见大脑白质片状脱髓鞘、小脑萎缩、基底核和小脑血管周围钙化等。具有 2 条主要指标加上 3 条次要指标即可临床诊断 CS。

鉴别诊断包括早老症和沃纳(Werner)综合征。

【治疗】

目前尚无明确特效治疗方法,以对症处理为主。

【参考文献】

[1] MALLERY D L,TANGANELLI B,Colella S,et al. Molecular analysis of mutations in the CSB(ERCC6)gene in patients with Cockayne syndrome. Am J Hum Genet,1998,62(1):77-85.

[2] NANCE M A,BERRY S A. Cockayne syndrome:review of 140 cases. Am J Med Genet,1992,42(1):68-84.

· 痣样基底细胞癌综合征 ·

痣样基底细胞癌综合征(nevoid basal cell carcinoma syndrome,NBCCS)是一种常染色体显性遗传性皮肤病。NBCCS 临床表现为多发皮肤基底细胞癌,皮肤表皮样囊肿,颌牙源性角囊肿,掌跖点状凹陷,肿瘤形成和骨骼异常。

【发病机制】

由位于染色体 9q22.3-q31 的抑癌基因 *PTCH* 突变导致。所有存在 *PTCH* 基因突变的个体均有临床表型,但表型轻重不一。

【临床表现】

70%以上的患者会出现牙源性角囊肿,以下颌受累常见。患者可以有颌骨疼痛,发热,闭口困难等。神经系统异常包括大脑镰、小脑镰硬脑膜的早期钙化。骨骼发育异常包括巨头,额部隆起,器官距离过远。掌跖点状凹陷为特征性皮疹,出现在 11~20 岁;50%以上的患者出现多发 BCC。少数患者出现心室不对称,小脑幕钙化,第四掌骨短,多指或并指,手骨火焰状透明,脊柱裂,斜肩,鸡胸,错构瘤髓母细胞瘤,脑膜瘤,钙化卵巢纤维瘤,心纤维瘤和全面过度发育。

【组织病理】

NBCCS 的组织病理与痣样 BCC 类似。颌牙源性角囊肿,组织病理可见为 6~8 层厚线状角化鳞状上皮细胞形成囊壁,上皮基底有栅状立方形至柱状的上皮细胞。囊腔上皮为波状伴角化不全。

【诊断和鉴别诊断】

诊断包括两个主要标准或 1 个主要标准加 2 个次要标准。主要诊断标准:①全身有 2 处以上或 1 处存在 20 年以上的基底细胞癌;②经组织病理学证实的牙源性角化囊肿;③掌跖的点状凹陷(≥3 个);④大脑镰的钙化;⑤分叉肋或融合肋;⑥家族中一级亲属有 NBCCS 患者。次要诊断标准:①经测量后为巨头畸形;②先天性畸形,如唇腭裂、前额隆起、中重度的眶距增宽;③其他骨骼异常:肩胛骨畸形、并指畸形、胸廓畸形;④影像学异常,如蝶鞍连接、半椎体、椎体融合或伸长、手足缺陷;⑤卵巢纤维瘤;⑥成神经管细胞瘤[1-2]。

【治疗】

治疗的关键是定期评估肿瘤和囊肿的情况。合理避光,使用防晒霜及定期随诊。治疗时应避免放射治疗。儿童期每年筛查神经管细胞瘤到 8 岁。每年进行全口腔 X 线检查,牙源性角囊肿应彻底切除。

【参考文献】

[1] KIMONIS V E,GOLDSTEIN A M,PASTAKIA B,et al. Clinical manifestations in 105 persons with nevoid basal cell carcinoma syndrome. Am J Med Genet,1997,69(3):299-308.

[2] JOHNSON R L,ROTHMAN A L,XIE J,et al. Human homolog of patched,a candidate gene for the basal cell nevus syndrome. Science,1996,272(5268):1668-1671.

·变形综合征·

变形综合征又名 Proteus 综合征（Proteus syndrome），是一种罕见的先天性错构瘤性疾病，1983 年由 Wiedeman 等首次命名。变形综合征临床表现多样。它的最大特点是只侵犯人体的一侧躯体，表现为多种组织非对称性、不规则的过度生长，脑回状结缔组织痣、表皮痣、血管畸形及脂肪组织异常等。

【发病机制】

疾病发生与受精后体细胞嵌合突变有关。患者中存在 *AKT1* 基因突变[1]。

【临床表现】

主要包括肢体偏侧肥大，伴有巨指/趾、皮下团块、掌跖团块、外生骨疣、表皮痣、脊柱侧弯等（图 10-46，图 10-47）。

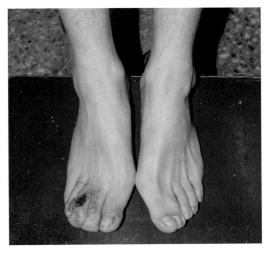

图 10-46 变形综合征。右足 2、3 趾红色肿块，表面结痂

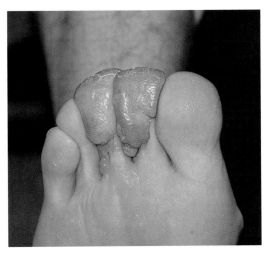

图 10-47 变形综合征。右足 2、3 趾表面红色光滑团块

【组织病理】

根据增生的组织不同而有组织学差异，可以表现为脂肪瘤、错构瘤、血管瘤，以错构瘤最常见。

【诊断和鉴别诊断】

2004 年 Turner 制定了变形综合征的诊断标准[2]。包括 3 条主要标准：①病变呈嵌合性分布；②病程呈进展性；③人群中呈散发。

次要标准包括 A、B、C 三类：

A 类：脑回状结缔组织痣。

B 类：含有以下 3 种病变中 2 项者，符合 B 类标准。

（1）表皮痣或皮脂腺痣。

（2）不成比例的过度生长（至少具备以下一种病变）。①肢体：上/下肢，手脚，指/趾；②颅骨：骨肥厚；③外耳道：骨肥厚；④脊柱发育不良；⑤内脏病变：脾/胸腺。

（3）小于 20 岁发生的特异性肿瘤（双侧卵巢囊性瘤/腮腺单形性腺瘤）。

C 类：含有以下 4 种病变中的 3 项者，符合 C 类标准。

（1）脂肪组织不规则分布：脂肪瘤/局部脂肪缺失。

（2）脉管畸形：毛细血管/静脉/淋巴管畸形。

（3）肺囊肿。

（4）面部表现型：长头/长脸，睑裂轻度下斜/轻度睑下垂，塌鼻梁，宽或前突的鼻孔，静止时口张开。

诊断须满足主要标准中的全部 3 项和次要标准中的 A 类或 B 类中的 2 项，或 C 类中的 3 项病变。

鉴别诊断包括骨肥大性静脉曲张性痣综合征、多发性神经纤维瘤病、遗传性骨营养不良症、表皮痣和皮脂腺痣综合征等。

【治疗】

手术治疗。

【参考文献】

[1] Lindhurst M J,Sapp J C,Teer J K,et al. A mosaic activating mutation in AKT1 associated with the Proteus syndrome. New Eng J Med,2011,365(7):611-619.

[2] Turner J T,Cohen M M,Jr Biesecker L G. Reassessment of the Proteus syndrome literature:application of diagnostic criteria to published cases. Am J Med Genet A,2004,130A(2):111-122.

·Rothmund-Thomson 综合征·

Rothmund-Thomson 综合征(Rothmund-Thomson syndrome)是一种罕见的常染色体隐性遗传性疾病,1957 年由 William Taylor 命名。迄今共有 300 多例报道。光敏感波段为长波紫外线波段。

【发病机制】

大多数 Rothmund-Thomson 综合征患者有 *RECAL4* 基因突变,该基因编码的蛋白是一种 DNA 螺旋酶,可展开 DNA 和保持基因组稳定性。与 *BLM* 属于同一个基因家族。该基因突变可能是癌症易感性增加的原因[1]。

【临床表现】

典型的表现为出生后数月内出现的光暴露部位的红斑、水肿和水疱,以面颊为著,可以累及臀部和四肢,数月至数年后形成网状萎缩,皮疹有毛细血管扩张,色素减退和色素沉着,可伴甲发育不全和肢端角化。半数患者出现眉毛、睫毛和腋毛稀疏,40%的患者出现幼年性白内障,身材矮小,骨骼和牙齿发育异常,婴儿期慢性腹泻或呕吐,脑垂体性腺发育不全。患者有发生肿瘤的风险,10%~30%的患者出现骨肉瘤,5%患者出现鳞状细胞癌。患者免疫功能正常、智力正常。

【组织病理】

组织病理为非特异性改变,包括表皮萎缩变薄,基底细胞液化变性,真皮乳头水肿,血管扩张,血管周围见较多淋巴细胞浸润,并可见较多黑素颗粒。

【诊断和鉴别诊断】

依据发病时间、皮肤异色症样改变和幼年早发白内障进行诊断。鉴别诊断包括 Bloom 综合征、Werner 综合征和泛发性色素异常症等。

【治疗】

需注意避光防晒。有发生肿瘤的风险,需定期随诊。

【参考文献】

[1] Wang L L,Gannavarapu A,Kozinetz C A,et al. Association between osteosarcoma and deleterious mutations in the RECQL4 gene in Rothmund-Thomson syndrome. J Natl Cancer Inst,2003,95(9):669-674.

·皮肤僵硬综合征·

皮肤僵硬综合征(stiff skin syndrome)由 Esterly 于 1971 年首先报道,病例报道以散发病例为主,偶有家族性患病的报道。本病具有特征性临床表现如皮肤局限性硬化,伴有关节活动受限和轻度多毛。

【发病机制】

有报道认为存在胶原纤维合成异常,在非家族性患者培养的皮肤成纤维细胞中存在大量异染颗粒,可能为黏多糖沉积。但另有研究认为在皮损处深部真皮中胶原合成较蛋白合成比例增高,致皮损筋膜层增厚,而纤连素(fibronectin)和黏多糖产生正常,在尿中未检测到黏多糖[1]。

【临床表现】

皮损常出现于出生后或婴儿早期,好发于腰、臀部、股和下肢,内脏不受累,但由于胸壁筋膜增厚,患者可出现不同程度的通气障碍。皮疹呈木板或石头样硬度,紧贴皮下组织,不能推动,但外观和皮肤纹理正常,其下骨骼和肌肉未有异常改变(图 10-48,图 10-49)。

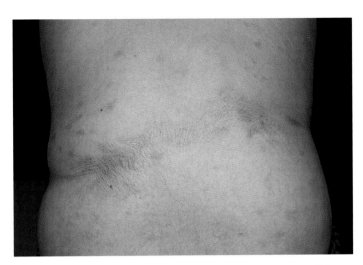

图 10-48　皮肤僵硬综合征。腰部褐色硬斑,表面毳毛增多

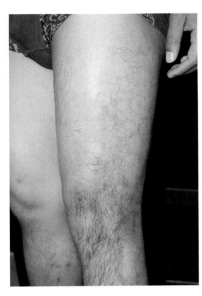

图 10-49　皮肤僵硬综合征。左大腿皮肤硬化,触之呈木板样硬度

此外,由于皮损僵硬影响下肢膝关节和臀部,可以导致特殊踮脚行走步态,严重时影响患儿身材发育,成年后表现为体型矮小。

常规化验、免疫学检查、皮肤和肌肉组织的免疫荧光、肌酶、肌电图和微循环检查均正常。

【组织病理】

真皮上部间隙基质颗粒化和嗜酸性改变,结缔组织增多和均质化,血管周围轻度炎症细胞浸润,成纤维细胞明显增多,筋膜层较正常增厚,其下肌肉组织正常,阿新蓝染色阳性(图 10-50,图 10-51)。

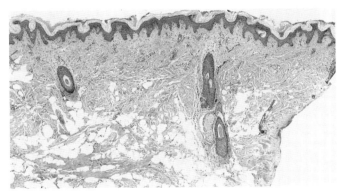

图 10-50　皮肤僵硬综合征。角化过度,基底层色素增加,真皮内成纤维细胞及胶原纤维增生,胶原纤维间可见散在脂肪细胞,毛囊结构可见(HE 染色,×40)

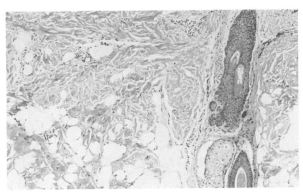

图 10-51　皮肤僵硬综合征。真皮内成纤维细胞及胶原纤维增生(HE 染色,×100)

【诊断和鉴别诊断】

鉴别诊断包括硬肿病、嗜酸性筋膜炎、硬斑病等。

【治疗】

对症处理。

【参考文献】

[1] Loeys B L,Gerber E E,Riegert-Johnson D,et al. Mutations in fibrillin-1 cause congenital scleroderma:stiff skin syndrome. Sci Transl Med,2010,2(23):23ra20.

·类脂蛋白沉积症·

类脂蛋白沉积症(lipoid proteinosis),又称为皮肤黏膜透明变性,由 Urbach 和 Wiethe 于 1929 年首次描述,故又称 Urbach-Wirthe 病,是一种罕见的常染色体隐性遗传病。常发生于婴儿,表现为皮肤黏膜及内脏有无定形物质沉积,早期临床表现为声音嘶哑,特征性损害为眼睑部串珠样丘疹。同时膝肘部等骨隆突部位出现黄瘤样改变,轻微的炎症刺激,皮肤易形成瘢痕,伴系统性损害。

【发病机制】

为常染色体隐性遗传。由位于染色体 1q21 的 *ECM1* 基因突变所致。*ECM1* 基因全长 5kb,包含 10 个外显子。目前的报道显示多数突变发生于第 6 和第 7 号外显子。在皮肤基底膜中,*ECM1* 对维持皮肤结构和功能的完整性起重要作用。由于该基因突变,导致糖脂或鞘脂类降解途径异常,胶原纤维产生不足和基底膜胶原过度产生[1]。

【临床表现】

最早期的临床表现为声音嘶哑,在婴儿出生后数月即可出现。随后在声带、咽部、舌、腭部、唇等黏膜部位出现黄白色浸润性斑块或结节。特征性皮损为双眼睑闭合缘处串珠样丘疹,米粒大小,有光泽,上有睫毛穿过,尤以上睑明显,无明显睫毛脱落、倒睫。四肢伸侧,尤其是肘部、手部出现疣状斑块,多于外伤或摩擦后出现。部分患者可出现脱发、牙齿排列紊乱、颅内钙化及癫痫等(图 10-52,图 10-53)[2-4]。

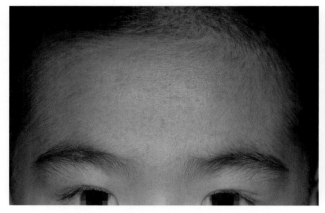

图 10-52 类脂蛋白沉积症。额部萎缩性瘢痕,眼睑串珠状丘疹

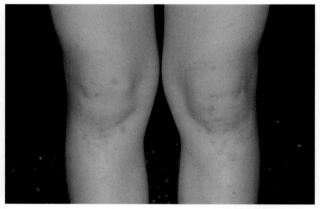

图 10-53 类脂蛋白沉积症。双膝部萎缩性瘢痕

【组织病理】

表皮角化过度,棘层不规则增厚或萎缩,病变主要发生于真皮,特征性改变为整个真皮血管、汗腺周围有均质性嗜伊红透明蛋白外套包绕,呈同心圆分布,真皮下部透明蛋白呈宽带状沉积,毛细血管壁呈透明蛋白样增厚。透明蛋白样物质 HE 染色为淡红色,过碘酸希夫染色呈强阳性,且耐淀粉酶。结晶紫染色呈弱阳性或阴性。超微结构发现血管周围同心圆排列的基膜和基底膜带致密斑不规则增厚。

【诊断和鉴别诊断】

根据婴儿期出现声音嘶哑、特征性眼睑部串珠样丘疹、痤疮样瘢痕症状;组织病理表现为真皮血管、汗腺周围有均质性嗜伊红透明蛋白外套包绕,呈同心圆分布,真皮下部透明蛋白呈宽带状沉积改变,本病诊断不难。此外,头部 CT 检查可见颅内钙化,喉镜检查可见口腔黏膜黄白色斑块,均有助于诊断。需要与下列疾病鉴别:

1. 先天性红细胞生成性卟啉病 具有光敏性、尿色发红、贫血和脾大。病理表现为真皮浅层毛细血管周围透明蛋白包绕,与本病难以鉴别。卟啉病透明蛋白样物质很少累及汗腺基底膜,也不累及结缔组织。

2. 原发性皮肤淀粉样变 发病年龄较大,典型损害为紫癜,多有系统受累。病理表现为真皮乳头淀粉样物质沉积,结晶紫染色阳性。

3. 丘疹性黏蛋白病　好发于中年人,皮损可局限或广泛分布,好发于手背、足背、四肢伸侧、上胸背、腋部及面部。皮损为皮色、淡红色或黄色具有蜡样光泽的苔藓样丘疹,可局限或密集成群,或呈线状、带状、环状排列。有时可见结节性损害。有的患者在苔藓样丘疹下的皮肤浸润增厚似硬皮病,称为硬化性黏液性水肿。额部皮肤增厚最明显,眉间有纵崤沟,鼻根皮肤肥厚明显,面部呈狮面样外观。

【治疗】

尚无特效疗法。有文献报道口服二甲基亚砜、阿维A酯和D-青霉胺有一定疗效。大多数预后良好,但婴儿期有水疱者,成年期皮损往往进行性加重,且出现浸润性损害。声音嘶哑和黏膜损害随年龄增长逐渐加重。显微喉镜术、声带切开、皮肤磨削术及二氧化碳激光等技术可改善喉部及皮肤症状。

【参考文献】

[1] REY LK,KOHLHASE J,MÖLLENHOFF K,et al. A novel ECM1 splice site mutation in lipoid proteinosis:case report plus review of the Literature. Mol Syndromol,2016,7(1):26-31.

[2] MUKHERJEE B,DEVI P N. Lipoid proteinosis:A rare entity. Indian J Ophthalmol,2015,63(8):680-681.

[3] MITTAL H C,YADAV S,MALIK S,et al. Lipoid proteinosis. Int J Clin Pediatr Dent,2016,9(2):149-151.

[4] HART B,ZHANG X,UU Q,et al. Homozygous missense mutation in the ECMl gene in Chinese siblings with lipoid proteinosis. Acta Derm Venereol,2007,87(5):387-389.

第二节　先天性皮肤病

·副　　耳·

副耳(accessory ear)是一种常见的头面部畸形,平均每1000个新生儿中有3~6人发病。

【发病机制】

在胚胎发育过程中,第一、二鳃弓形成6个间充质结节,每个结节发育成耳的一部分。来源于第一鳃弓的第1~3个结节发育成耳屏和耳蜗前脚,来源于第一鳃弓的过多的间充质结节形成副耳。

【临床表现】

皮损为肤色的丘疹或结节,质地随软骨核心的不同而有差异,表面覆有毳毛。好发于耳前,亦可见于面颊部或颈部胸锁乳突肌的外侧缘(图10-54,图10-55)。后者也被称为颈部先天性软骨残余。副耳可单发,亦可多发,约有10%的患者对称发病。具有家族史的患者经常累及同一部位。

也可伴有其他发育畸形,如唇/腭裂。副耳是眼-耳-脊椎综合征的一个重要临床特征,其他临床表现包括同侧面部发育不全、眼球外层皮样囊肿/结膜脂肪皮样囊肿以及脊柱畸形。

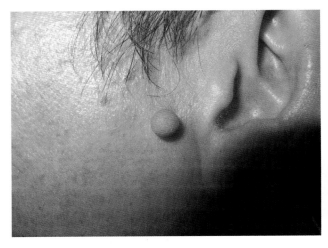

图10-54　副耳。耳前粉红色肿物

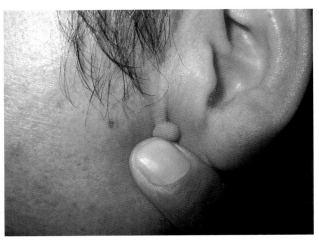

图10-55　副耳。耳前质软肿物,有蒂

副耳还可见于 Nager 头面骨发育不全、Townes-Brocks 综合征、下颌面骨发育不全症、VACTERL 综合征、Wildervanck 综合征以及 Wolf-Hirschhom 综合征。除此之外,副耳患者发生听力损失的概率远高于正常人群[1]。

【组织病理】

可见正常表皮、真皮及软骨,有时可见大量皮下脂肪组织。

【诊断和鉴别诊断】

诊断依据单发或多发的耳前肤色赘生物,出生时即有,无自觉症状。鉴别诊断包括皮样囊肿、软纤维瘤等。

【治疗】

可手术切除。

【参考文献】

[1] ROTH D A,HILDESHEIMER M,BARDENSTEIN S,et al. Preauricular skin tags and ear pits are associated with permanent hearing impairment in newborns. Pediatrics,2008,122(4):e884-890.

·骨膜增生厚皮症·

骨膜增生厚皮症(pachydermoperiostosis,PDP)又称原发性肥大性骨关节病(primary hypertrophic osteo-arthropathy,HOA),是一种罕见的遗传类疾病。该病于 1868 年首次报道并命名。男性多见,男女比例(4.2~9):1。多数患者系常染色体显性遗传,但也有常染色体隐性遗传和 X 连锁遗传家系的报道。

临床上主要分为三型:完全型(表现为骨膜增生、厚皮和骨膜炎)、不完全型(影像学上表现骨膜增生,但无厚皮表现)及顿挫型(厚皮明显,骨膜增生不完全或缺如)。

【发病机制】

本病已知的致病基因定位于 *SLCO2A1* 和 *HPGD* 基因,其突变可以导致前列腺素的分泌及代谢异常进而引起 PDP 发病[1-2]。

【临床表现】

初起发病年龄在 11~20 岁,主要临床表现为杵状指、关节骨膜及皮肤肿胀增厚。可伴关节腔积液和关节的疼痛强直。头面部尤其是额部的皮肤增厚,伴有腺体异常,如痤疮、皮肤溢脂、手、足部位多汗等(图 10-56,图 10-57)。可伴皮肤以外系统受累,如眼部损害(虹膜炎、结膜炎等),肺部损害,胃肠道损害(溃疡、克罗恩病)以及肝、血液系统及肌肉损害。

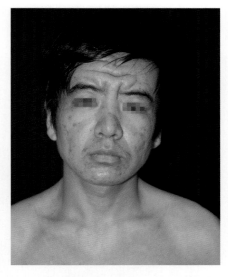

图 10-56　骨膜增生厚皮症。面部多发毛囊性红丘疹,额部皮肤增厚、隆起呈脑回状

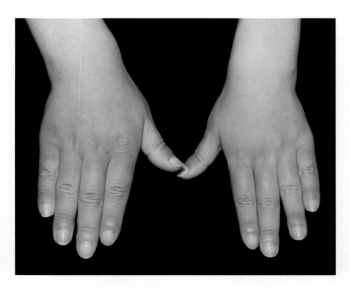

图 10-57　骨膜增生厚皮症。双手红肿

　　X 线片主要表现为对称性长骨干骺端及骨干部位、指/趾骨的弥散性骨膜反应,骨膜下的新骨形成及皮质增厚。实验室检查可见红细胞沉降率增快,C 反应蛋白增高,类风湿因子阳性等。

【组织病理】

　　真皮胶原纤维增生、酸性黏多糖沉积,浅层血管及毛囊、皮脂腺周围少量淋巴细胞浸润及成纤维细胞增生,毛囊、皮脂腺增生肥大(图 10-58,图 10-59)。骨干周围可见增生性骨膜炎。

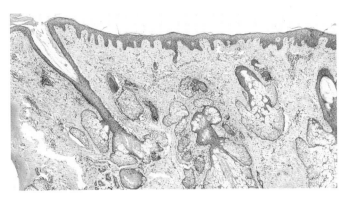 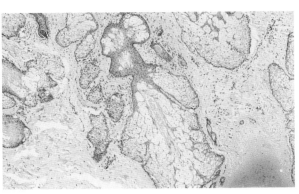

图 10-58　骨膜增生厚皮症。轻度角化过度,毛囊角栓形成,真皮内皮脂腺增生肥大,血管周围少许慢性炎症细胞浸润(HE 染色,×40)

图 10-59　骨膜增生厚皮症。真皮内皮脂腺增生、肥大(HE 染色,×100)

【诊断和鉴别诊断】

　　依据头面部皮肤增厚褶皱、长骨骨膜增厚进行诊断。鉴别诊断包括杵状指、肢端肥大症和回状颅皮等。

【治疗】

　　属自限性疾病,以对症治疗为主。异维 A 酸可改善患者皮肤症状。解热镇痛药和泼尼松龙可以改善关节症状,局部肉毒毒素注射可以改善手足多汗。皮疹稳定的患者可以通过外科手术达到整形美容的目的。

【参考文献】

[1] SEIFERT W,KUHNISCH J,TUYSUZ B,et al. Mutations in the prostaglandin transporter encoding gene SLCO2A1 cause primary hypertrophic osteoarthropathy and isolated digital clubbing. Hum Mutat,2012,33(4):660-664.

[2] UPPAL S,DIGGLE C P,CARR I M,et al. Mutations in 15-hydroxyprostaglandin dehydrogenase cause primary hypertrophic osteoarthropathy. Nat Genet,40(6):789-793.

·儿童早老症·

　　儿童早老症(progeria)是一种罕见的遗传病,主要特点为严重的过早老化。国外报道发病率 1/400 万,男女比例为 1.2:1。主要为常染色体显性遗传,也有常染色体隐性遗传的报道。

【发病机制】

　　儿童早老症的已知致病基因为 LMNA 基因,定位于染色体 1q 上,编码 A/C 型核纤层蛋白,其杂合突变可以导致疾病的发生。核纤层蛋白是组成细胞核纤层(nuclear lamina)的最主要成分。它在维持细胞核形和机械性质、锚定核孔复合体与核膜蛋白、为外周异染色质提供锚点、维持染色体结构、DNA 的复制与转录、DNA 损伤修复和维持基因组稳定性等方面都发挥着重要作用[1]。

【临床表现】

　　患儿出生时一般无异常,9~12 个月后逐渐出现早老症状。但国内外均有报道出生时即伴随异常皮肤表现的早老症患儿。典型临床表现有:严重生长迟缓,秃顶,皮下脂肪明显减少,皮肤弹性下降,皮肤呈硬皮样改变,特征性颜面异常(如鹰钩鼻、鸟样脸、小颌畸形、头皮和额部静脉显露、双眼突出、口周苍白线),

骨骼异常(包括骨质疏松症、锁骨的重吸收和纤维化、趾骨末端的重吸收),牙齿萌出晚并且不整齐。通常死于心血管疾病,平均死亡年龄在 12.6 岁[2]。

【组织病理】

角化过度、表皮萎缩变薄,基底细胞层色素增加。皮肤附属器减少或萎缩,真皮胶原透明样变,增粗,排列紊乱,弹力纤维数目减少,真皮血管内皮细胞增生,血管管腔狭窄,血管周围淋巴细胞浸润,皮下脂肪被透明变形的结缔组织取代。

【诊断和鉴别诊断】

主要依靠早老外观、皮肤硬皮病样改变等进行诊断。需与 Rothmund-Thomson 综合征和硬皮病等鉴别诊断。

【治疗】

目前无有效的治疗方案,以防护和对症处理为主。

【参考文献】

[1] ERIKSSON M,BROWN W T,GORDON L B,et al. Recurrent de novo point mutations in lamin A cause Hutchinson-Gilford progeria syndrome. Nature,2003,423(6937):293-298.

[2] HENNEKAM R C. Hutchinson-Gilford progeria syndrome:review of the phenotype. Am J Med Genet A,2006,140(23):2603-2624.

·成 骨 不 全·

成骨不全(osteogenesis imperfecta,OI)又称脆骨症,是一种 I 型胶原合成障碍引起的遗传性疾病。临床上以骨质疏松和骨的脆性增加、蓝巩膜、牙质形成不全、耳硬化为诊断标准,满足其中两项,尤其是前两项可诊断为成骨不全。流行病学研究显示发病率约为 1/25 000~1/15 000,男女发病率相同。

【发病机制】

遗传学研究表明 90%的患者呈常染色体显性遗传,其发病由 I 型胶原编码基因 COL1A1、COL1A2 和 IFITM5 的杂合突变引起。近来有研究证实 SERPINF1、LEPRE1、PPIB、SERPINH1、FKBP10、OSX、BMP1、TMEM38B、WNT1、PLOD2、PLS3、CREB3L1、CRTAP 基因为本病的隐性遗传致病基因。

【临床表现】

临床表现为过度或不典型的骨折(脆骨症);身材矮小;脊柱侧凸;颅底畸形,可能会导致神经受压或其他神经系统症状;蓝色巩膜;听力损失,通常在儿童期后期至成年早期检出;牙齿呈乳白色且磨损速度快,牙本质发育不全;韧带和皮肤的松弛度增加;缝间骨(沿颅缝出现的不规则小骨);易发瘀斑。目前报道的成骨不全分型有 9 种,并与严重的佝偻病、软骨发育不全、骨肉瘤、骨纤维异常增生及先天性假关节等疾病有部分重叠的病征。

I 型(轻型)OI 患者的骨骼脆弱程度最轻,骨折发生率多变。I 型 OI 患者可能在青春期前发生少数几次骨折或不发生骨折,也可能在一生中发生多次骨折。畸形的程度极轻,且身材通常正常。I 型 OI 患者偶尔会在围生期出现宫内股骨弯曲或骨折,但一般不会在开始学步或走路之前发生骨折。手臂和腿的长骨、肋骨及手和足的小骨最常受累。骨折发生率在青春期后减少。

II 型 OI 患者通常死于宫内或婴儿期早期。患者死亡的原因常与严重骨折和肺功能衰竭有关。

III、IV 型、V 型、VI 型、VII 型、VIII 型和IX 型 OI 患者存在中至重度骨骼脆弱。III 型 OI 患者的病情最为严重。VII 型和VIII 型 OI 患者也可能会出现重度致死型 OI,类似于 II 型 OI。

【组织病理】

在组织病理特征上常表现为成熟胶原纤维减少,排列紊乱,胶原纤维与网状纤维构成比例异常。

【诊断和鉴别诊断】

临床上表现为皮肤松弛、肌肉薄弱、易骨折等症状,凡遇青少年骨质疏松或围绝经期出现的严重骨质疏松症均应考虑到 I 型 OI 的可能。影像学检查及生化检测作为辅助手段广泛用于成骨不全的诊断。鉴别诊断包括佝偻病、软骨发育不全、先天性肌迟缓等。

【治疗】

OI 的治疗可采用双膦酸盐[1]、甲状旁腺素、生长激素、降钙素、雌激素、维生素等。也可采取手术矫形、物理康复等措施,能够降低骨折发生率、减少骨畸形发生、缓解疼痛。

【参考文献】

[1] RAUCH F,TRAVERS R,GLORIEUX F H. Pamidronate in children with osteogenesis imperfecta:histomorphometric effects of long-term therapy. J Clin Endocrinol Metab,2006,91(2):511-516.

（刘佳玮　晋红中）

变态反应性皮肤病和湿疹类皮肤病

AD	atopic dermatitis	特应性皮炎
C1INH	C1 esterase inhibitor	C1 酯酶抑制因子
CD	contact dermatitis	接触性皮炎
HIV	human immunodeficiency virus	人类免疫缺陷病毒
ID	irritant dermatitis	刺激性皮炎
IgE	immunoglobulin E	免疫球蛋白 E
PA	pityriasis alba	白色糠疹
PP	prurigo pigmentosa	色素性痒疹
PU	papular urticarial	丘疹性荨麻疹
PUPPP	pruritic urticarial papules and plaques of pregnancy	妊娠瘙痒性荨麻疹状丘疹及斑块病
PUVA	psoralen plus ultraviolet A light	补骨脂素加长波紫外线
Th	T helper	T 辅助细胞
TNF-α	tumor necrosis factor α	肿瘤坏死因子 α
UVA	ultroviolet A	长波紫外线

第一节　变应性接触性皮炎

变应性接触性皮炎(allergic contact dermatitis)是一种常见皮肤病,由致敏物引起,只有少数人接触该物质后发生Ⅳ型变态反应。炎症反应的轻重与个体的易感性以及接触物的致敏性有关。引起变应性接触性皮炎的化学品见于首饰、个人护理产品、植物、动物、外用药、家庭治疗药物及工作或业余爱好中接触的物品。变应性接触性皮炎常是职业性失能的一种重要原因[1]。

【发病机制】

变应性接触性皮炎是一种迟发型超敏反应,这个过程包括致敏期,即患者初次接触化学品,化学品穿透入皮肤,并引发一系列反应,从而使机体致敏。其后皮肤再次暴露于该化学品,引起变应原呈递至致敏 T 细胞、多种细胞因子及趋化因子的释放,导致变应性接触性皮炎的表现。

【临床表现】

临床表现与接触致敏物的性质、浓度、接触方式以及个体反应性不同,皮损形态、范围及严重程度也不尽相同。接触部位发生境界清楚的皮损，早期皮损一般多局限于接触部位，个别敏感性高者可波及邻近部位甚至泛发全身。皮损主要为红斑、丘疹、丘疱疹，严重时红肿明显，并可出现水疱、大疱，疱破溃后可形成糜烂、渗出、结痂，偶可发生组织坏死。自觉不同程度瘙痒，少数严重者可伴有全身表现，如畏寒、发热、头痛、恶心等（图 11-1~图 11-3）。

【组织病理】

急性期：表现为不同程度的海绵水肿，真皮内有混合炎症细胞浸润，包括淋巴细胞、组织细胞及不同数量的嗜酸性粒细胞。重症者：显著的海绵水肿会引起表皮内水疱形成。亚急性到慢性期，出现表皮增生，常为银屑病样改变（图 11-4，图 11-5）。

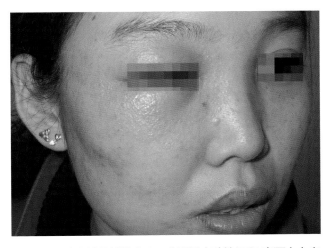

图 11-1　变应性接触性皮炎。右眼周水肿性红斑，表面小水疱

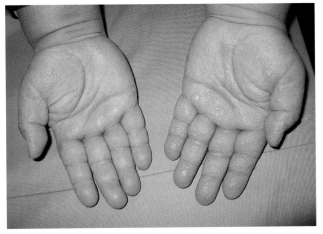

图 11-2　变应性接触性皮炎。双手红斑，表面密集水疱

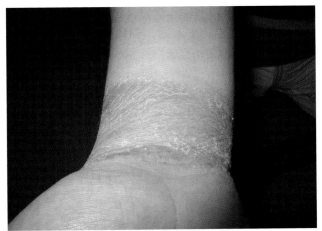

图 11-3　变应性接触性皮炎。腕部红斑，边界清楚，表面脱屑

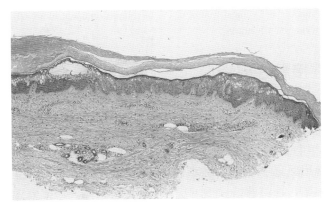

图 11-4　变应性接触性皮炎。明显角化过度，真皮浅层血管周围少许慢性炎症细胞浸润（HE 染色，×40）

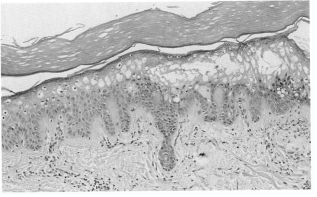

图 11-5　变应性接触性皮炎。明显角化过度，棘层内海绵水肿（HE 染色，×100）

【诊断和鉴别诊断】

根据接触史、接触部位或身体暴露部位突然发生境界清晰的急性皮炎等特点进行诊断。斑贴试验对

诊断很有价值。

需与其他湿疹样疾病鉴别,包括刺激性接触性皮炎、特应性皮炎、淤积性皮炎、脂溢性皮炎及红斑型玫瑰痤疮等。局限于手足的皮损需与银屑病、癣等鉴别。出现泛发皮损时,需与其他引起红皮病的疾病鉴别。

【治疗】

详细了解病史,借助斑贴试验查找致病原因。祛除和回避变应原是治疗和预防的关键。急性期的治疗取决于皮炎的严重程度。对于轻至中度病例,外用中至强效的糖皮质激素[2]。根据不同时期的皮损变化选择不同外用药物(表11-1)。

表 11-1　变应性接触性皮炎不同时期的皮损变化及对应外用药物

时期	皮 损 变 化
急性期	轻度红肿,有丘疹、水疱而无渗液可外用炉甘石洗剂 有明显渗出时可用3%硼酸溶液、生理盐水湿敷,皮损有感染可用1:5000高锰酸钾溶液作冷湿敷 急性皮损渗液不多时,可外用氧化锌油
亚急性期	少量渗出,可湿敷或外用糖皮质激素、氧化锌油 无渗液时,可外用氧化锌糊剂或糖皮质激素 有感染时,加用抗生素软膏
慢性期	外用糖皮质激素 润肤霜和保湿霜等 有感染时加用抗生素软膏

口服抗组胺药、内服维生素 C、钙剂等。并发感染者加用抗生素。糖皮质激素适用于急性中或重度者。

教育患者在日常生活工作、学习中尽量使用致病物替代品和避免接触致病物质。对于无法避免继续接触变应原的患者,如患者在植入医用金属物部位出现变应性接触性皮炎,可使用钙调磷酸酶抑制剂或高效价糖皮质激素等外用制剂治疗[3]。

【参考文献】

[1] BELSITO D V. Occupational contact dermatitis:etiology,prevalence,and resultant impairment/disability. J Am Acad Dermatol, 2005,53(2):303-313.

[2] SAARY J,QURESHI R,PALDA V,et al. A systematic review of contact dermatitis treatment and prevention. J Am Acad Dermatol,2005,53(5):845.

[3] BELSITO D,WILSON D C,WARSHAW E,et al. A prospective randomized clinical trial of 0.1% tacrolimus ointment in a model of chronic allergic contact dermatitis. J Am Acad Dermatol,2006,55(1):40-46.

第二节　刺激性接触性皮炎

刺激性接触性皮炎(irritant contact dermatitis)是一种局限的非免疫机制介导的皮肤炎症反应,由皮肤单次或多次的化学物质接触或物理性损伤导致的细胞毒性反应引起。临床表现由刺激性物质的性质以及个体和外部环境因素共同决定。

常见刺激性化学物质包括酸、碱、金属盐类、醇类、溶剂、去污剂、清洁剂、消毒剂、塑料、食物、水、纺织品/人造玻璃纤维、植物等。

【发病机制】

角质形成细胞在调控机体对外来刺激的内稳态反应中具有信号转导物的作用,起着关键性的免疫调节作用。急性刺激反应与角质形成细胞受到直接的细胞毒性损伤有关,慢性期与角质层屏障作用被破坏有关。

【临床表现】

在急性期和慢性期的临床表现不相同。急性期:接触原发性强刺激物可即可或数分钟内在接触部位

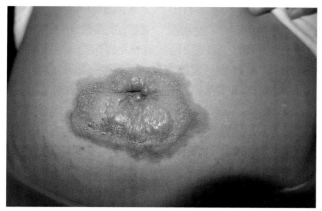

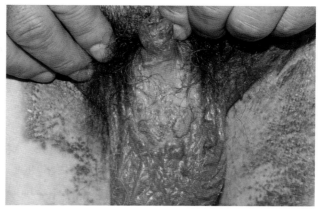

图 11-6 刺激性接触性皮炎。脐周水肿性红斑,表面水疱、黄痂

图 11-7 重症刺激性接触性皮炎。腹股沟、阴囊红斑、溃疡

发病;皮损为红斑、水疱、坏死或溃疡等(图 11-6,图 11-7)。病情的严重程度与刺激物的性质、浓度、接触部位、接触时间和局部处理有关。慢性期:较弱的原发性刺激物长期反复接触的部位发病;皮损形态不一,表现为皮肤红肿、干燥、皲裂、丘疹、水疱、渗出、结痂和苔藓样变等。皮损容易加重或复发。

自觉症状可有瘙痒,但多为刺痛及烧灼感。

【组织病理】

不同时期的组织病理不同。急性期:表皮海绵水肿,可有不同程度坏死,真皮浅层血管周围淋巴细胞浸润、炎性细胞轻度渗入表皮(图 11-8,图 11-9)。慢性期:棘层肥厚、颗粒层增厚和角化过度等。

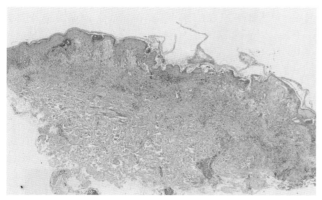

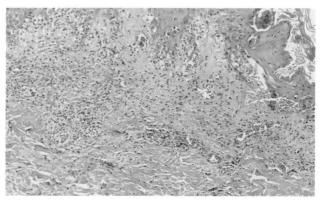

图 11-8 刺激性接触性皮炎。表皮大片坏死,真皮乳头水肿明显,真皮血管扩张、充血,血管周围大量炎症细胞浸润,红细胞外溢(HE 染色,×40)

图 11-9 刺激性接触性皮炎。真皮血管扩张、充血,血管周围大量淋巴细胞、组织细胞浸润,红细胞外溢(HE 染色,×100)

【诊断和鉴别诊断】

可疑的刺激物及其浓度和接触时间通常不可知,刺激性接触性皮炎的诊断需靠排除诊断来确定。

【治疗】

尽量避免在家庭或工作场所中接触致病刺激物是治疗刺激性皮炎的首要措施。治疗目标是恢复正常的表皮屏障。减少肥皂和水的接触并增加润肤剂的使用[1]。

接触强酸、强碱后,应立即以大量流动水冲洗;局部以中和剂为主,按急性皮炎处理,对慢性刺激性皮炎需要用保护剂。

【参考文献】

[1] WILLIAMS C,WILKINSON S M,MCSHANE P,et al. A double-blind,randomized study to assess the effectiveness of different moisturizers in preventing dermatitis induced by hand washing to simulate healthcare use. Br J Dermatol,2010,162(5):1088-1092.

第三节　湿　疹

湿疹(eczema)是由多种内外因素引起的一类临床表现和组织特征相似的皮肤炎症性疾病的总称。病因可以与感染、变态反应、机械物理、化学、食源、精神因素、代谢因素等有关,不少患者可能是多种因素共同作用所致。

【临床表现】

急性湿疹表现为对称性或局限性分布红斑、水肿、丘疹、丘疱疹、水疱、糜烂和渗出等多形性皮损(图11-10,图11-11)。严重者水疱可融合成较大的水疱,疱破后会形成糜烂面,干燥后形成痂片。由于瘙痒不断搔抓,皮肤浸润形成苔藓样变,向慢性湿疹转化。

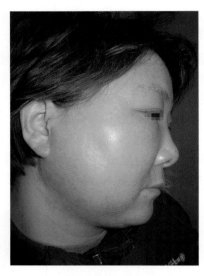

图11-10　急性湿疹。面部水肿性红斑

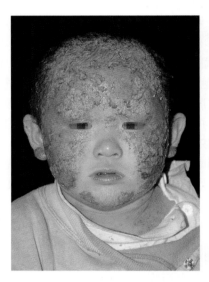

图11-11　急性湿疹。头面部红斑,表面大量渗出、结痂

亚急性湿疹表现为对称性或局限性分布的小丘疹、鳞屑和结痂为主(图11-12)。可有少量丘疱疹、水疱和糜烂等,是急性湿疹向慢性湿疹演变的一种过渡状态。

慢性湿疹表现为干燥、脱屑、浸润、变厚、苔藓样变。局限于某个部位,如头皮、面部、耳部、乳头、脐窝、股部、腿、肘部、手部、阴囊、外阴或肛门等。病程长,瘙痒明显,可伴有色素沉着或色素减退。亦可表现为紫癜样湿疹(图11-13,图11-14)。

【组织病理】

与接触性皮炎组织病理类似(图11-15~图11-18)。

【诊断和鉴别诊断】

应与其他具有湿疹样改变的皮肤疾病相鉴别,如接触性皮炎、手癣、掌跖脓疱病、剥脱性角质松解症、银屑病、特应性皮炎、慢性单纯性苔藓等。

【治疗】

祛除诱因,如避免局部刺激、忌饮酒、忌食辛辣刺激食物,忌用高浓度外用药。急性期以红斑、丘疹、丘疱疹表现为主者,外用炉甘石洗剂、糖皮质激素霜。有糜烂、渗出者以3%硼酸溶液湿敷。亚急性者外用糊剂、霜剂,如硼锌糊、糠酸莫米松霜等。慢性者外用糖皮

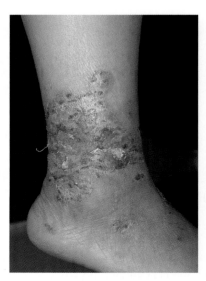

图11-12　亚急性湿疹。右小腿及足踝红斑、渗出、结痂

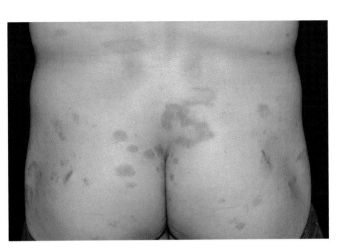

图 11-13 紫癜样湿疹。骶尾部红色斑片

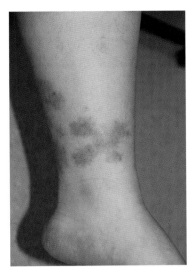

图 11-14 紫癜样湿疹。下肢紫癜样斑片

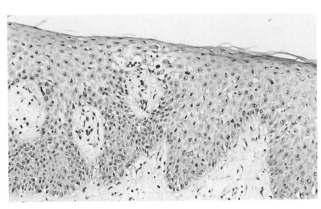

图 11-15 急性湿疹。棘层细胞内及细胞间水肿（HE 染色，×200）

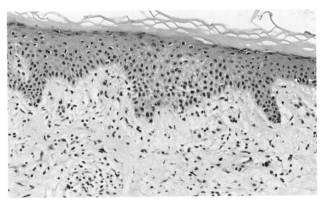

图 11-16 亚急性湿疹。局灶性细胞内及细胞间水肿（HE 染色，×200）

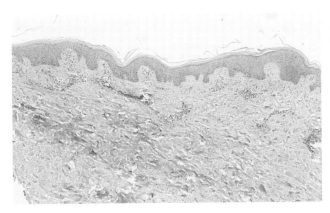

图 11-17 紫癜样湿疹。角化过度，棘层轻度增厚，棘细胞内水肿，真皮浅层血管周围淋巴、组织细胞浸润，血管壁增厚（HE 染色，×100）

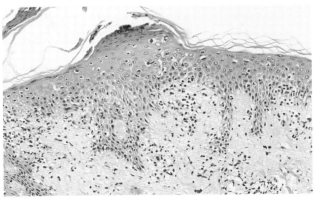

图 11-18 紫癜样湿疹。少量单一核细胞移入表皮（HE 染色，×100）

质激素软膏或搽剂,如卤米松、曲安奈德软膏。

酌情选 1~2 种抗组胺类药物,如氢氯羟嗪、赛庚啶、酮替酚、西替利嗪、氯雷他定、咪唑斯汀、依巴斯汀等。部分患者可口服雷公藤总苷片,每次 10~20mg,3 次/d,适用于病情急性发作的患者,需注意药物不良反应。

第四节　汗 疱 疹

汗疱疹(pompholyx)也称为出汗不良性湿疹,是发生于掌跖、指/趾屈侧皮肤的复发性非炎症性水疱性疾病,常伴有手足多汗,多见于夏季。病因不清,小汗腺本身并无明显损害或汗液潴留的现象。精神因素是重要的促发因素;个体素质、原发性刺激、病灶感染和神经功能失调可能有关。

【临床表现】

一般于春末夏初开始发病,夏季加剧。常分散或成群发生于手掌、手指侧面及指端,对称分布。典型损害是位于表皮深处的小水疱,米粒大小,呈半球形,无炎症反应,水疱内含清澈浆液,偶可浑浊(图 11-19)。水疱一般不破裂,干涸后形成脱皮,露出红色新生上皮,薄而嫩。周围皮肤正常。有不同程度的瘙痒及烧灼感。

【诊断和鉴别诊断】

对于手掌或足底有瘙痒性水疱的患者,容易诊断。较陈旧皮损可见红斑、脱屑和皲裂。需排除足癣、接触性皮炎等。

【治疗】

控制手足部过多的小汗腺分泌,避免精神

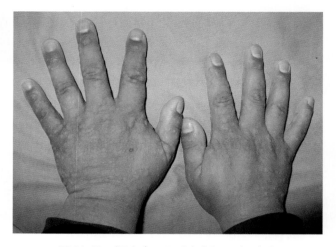

图 11-19　汗疱疹。双手密集红丘疹、水疱

紧张和情绪激动。可适当使用镇静药、抗组胺药。早期水疱性损害以干燥止痒为主,可用 1% 酚炉甘石洗剂;开始脱皮时可外用糖皮质激素。严重者口服小剂量糖皮质激素,以迅速控制病情,缩短病程。

难治性病例需疗程有限的系统性糖皮质激素治疗。PUVA[1] 或 UVA[2] 局部照射对其他疗法无效者有效。

【参考文献】

[1] TEGNER E,THELIN I. PUVA treatment of chronic eczematous dermatitis of the palms and soles. Acta Derm Venereol,1985,65(5):451-453.

[2] GRATTAN C E,CARMICHAEL A J,SHUTTLEWORTH G J,et al. Comparison of topical PUVA with UVA for chronic vesicular hand eczema. Acta Derm Venereol,1991,71(2):118-122.

第五节　白 色 糠 疹

白色糠疹(pityriasis alba)又称单纯糠疹,以干燥鳞屑性色素减退斑为主要临床特征,好发于儿童。病因不明,与感染因素如糠秕马拉色菌有关。目前认为白色糠疹是一种残余的炎症后色素减退性非特异性皮炎。与患者的特应性体质、日晒和沐浴的频率有关[1]。

【临床表现】

皮损表现为圆形、卵圆形不规则的斑疹,表面附有少量糠秕状鳞屑。早期皮损为淡红色,后期为色素减退斑,皮损数目多少不一(图 11-20,图 11-21)。一般无自觉症状,部分患者可有轻度的痒感。主要分布于面部,少数在颈部、躯干及肢体部位出现。多于春季发病。部分患者可持续 1 年或更久。

【组织病理】

轻中度角化过度,灶性角化不全,表皮轻度海绵形成(图 11-22)。

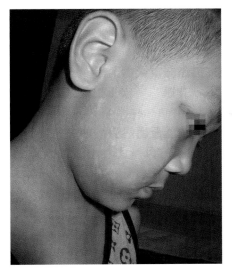

图 11-20　白色糠疹。散在面部色素减退斑

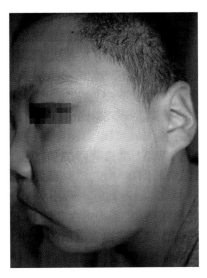

图 11-21　白色糠疹。面部色素减退斑

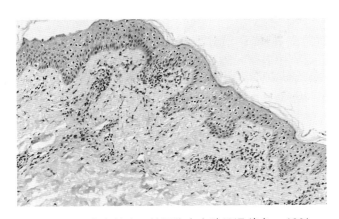

图 11-22　白色糠疹。棘细胞内水肿(HE 染色,×100)

【诊断和鉴别诊断】

主要和白癜风、花斑癣及炎症后色素减退进行鉴别。

【治疗】

应保护受累部位及周围区域免受日晒。局部用弱效糖皮质激素或钙调磷酸酶抑制剂和润肤剂可以减少干燥和鳞屑,促进复色,常需要数月到数年[2]。

【参考文献】

[1] BLESSMANN WEBER M,SPONCHIADO DE AVILA L G,ALBANEZE R,et al. Pityriasis alba:a study of pathogenic factors. J Eur Acad Dermatol Venereol,2002,16(5):463-468.

[2] LIN R L,JANNIGER C K. Pityriasis alba. Cutis,2005,76(1):21-24.

第六节　脂溢性皮炎

脂溢性皮炎(seborrheic dermatitis)是一种发生在皮脂溢出部位的皮肤慢性炎症。发病高峰有两个:出生后 2 周至 12 个月的婴儿、青春期后的成年人。

病因尚不清楚,可能与免疫、遗传、雄激素、精神因素、饮食、亲脂的酵母型马拉色菌感染有关。部分患者与 HIV 感染[1]、帕金森综合征、心境障碍和迟发性运动障碍等有关。

【临床表现】

好发于面部、头皮、上躯干、外耳道和肛门生殖器区。发生在青春期后成年人,也发生于婴儿。头皮的脂溢性皮炎表现为片状灰白色糠秕样鳞屑蔓延整个头皮,严重者表面有油腻性鳞屑,其下见淡红色斑,头发干燥、细软、稀疏或脱落。病程慢性,伴不同程度瘙痒。婴儿表现为油腻性黏着性黄色结痂,有渗出(图11-23)。

乳房下、两腋、腹股沟等褶皱处皮损的红斑皮损边缘可呈环形。

【组织病理】

急性及亚急性表现为轻度至中度海绵形成,银屑病样增生。毛囊口角化不全,可见角栓。毛囊口顶端有含嗜中性粒细胞的鳞屑痂。真皮血管周围少数淋巴细胞及组织细胞浸润。慢性期可见明显毛细血管及浅静脉丛血管扩张(图11-24)。

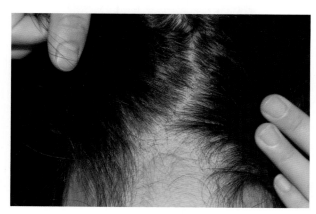

图11-23   脂溢性皮炎。头皮淡红色斑片

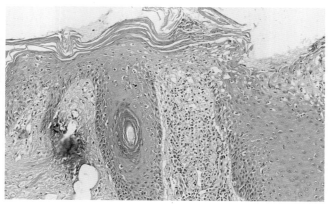

图11-24   脂溢性皮炎。表皮海绵水肿,银屑病样增生,局灶性角化不全(HE染色,×100)

【诊断和鉴别诊断】

鉴别诊断包括银屑病、酒渣鼻、花斑癣、玫瑰糠疹、体癣、二期梅毒、红斑狼疮及落叶型天疱疮等。

【治疗】

限制多脂、多糖或刺激性饮食,多食用蔬菜。局部治疗:以去脂、杀菌、止痒为原则;头皮可用煤焦油洗剂或二硫化硒洗剂,糜烂渗出可用3%硼酸洗液。

必要时,选用抗真菌药物如咪康唑、酮康唑的外用制剂[2]或含糖皮质激素的外用药[3]。

【参考文献】

[1] FORRESTEL A K, KOVARIK C L, MOSAM A, et al. Diffuse HIV-associated seborrheic dermatitis-a case series. Int J STD AIDS, 2016.

[2] SHUSTER S, MEYNADIER J, KERL H, et al. Treatment and prophylaxis of seborrheic dermatitis of the scalp with antipityrosporal 1% ciclopirox shampoo. Arch Dermatol, 2005, 141(1):47-52.

[3] KASTARINEN H, OKSANEN T, OKOKON E O, et al. Topical anti-inflammatory agents for seborrhoeic dermatitis of the face or scalp. Cochrane Database Syst Rev, 2014:Cd009446.

第七节   特应性皮炎

特应性皮炎(atopic dermatitis,AD)又称为异位性皮炎、遗传过敏性皮炎、遗传过敏性湿疹,是一种与遗传相关、具有产生高IgE倾向、易伴哮喘、过敏性鼻炎的一种慢性复发性、瘙痒性、炎症性疾病[1]。

病因复杂。主要与遗传因素、免疫学异常、生理及药理性介质反应异常有关。发病率正在逐渐增加,可发生于任何种族或地区,但在城市和发达国家,发病率更高。一项针对1990—2010年开展的流行病学研究的系统评价发现,在非洲、东亚、西欧和部分北欧地区,发病率和患病率呈逐渐上升的趋势[2]。

【发病机制】

角质层在表皮屏障功能中发挥重要功能,而AD的角质层细胞缺陷导致保水作用减弱,经皮水分丢失增加,神经酰胺减少,丝聚蛋白和抗微生物肽减少[3]。此外,表皮屏障缺陷,抗菌肽分泌不足,导致皮肤表面菌群失调,金黄色葡萄球菌定植增多可促进 AD 的急性加重和慢性迁延[4]。Th1/Th2 失衡与 AD 的发生也关系密切[5]。

【临床表现】

常有家族史。分婴幼儿期、儿童和青少年期、成人期。

婴幼儿期(0~2 岁):表现为瘙痒、发红、鳞屑和结痂性皮损,发生在伸侧面和面颊或头皮。通常不累及尿布区。急性皮损可有水疱,严重者出现浆液性渗出和结痂。

儿童和青少年期(2~16 岁):常集中在四肢屈侧,特别是肘窝和腘窝、手、足踝及颈部,渗出较少,有苔藓样斑块。颈部两侧可出现网状色素沉着,即所谓的"特应性脏脖子"。

成人期:大部分病例的受累部位为四肢屈侧。较少见情况下,皮炎可能累及面部、颈部或手部。苔藓化明显(图 11-25)。

其他的临床表现包括面部中央苍白、白色皮肤划痕症、毛周角化病、掌纹增多、白色糠疹、眶周黑晕和丹尼-摩根(Dennie-Morgan)眶下褶、眉毛外侧部分稀疏或消失、耳下和耳后裂隙,以及乳头湿疹。

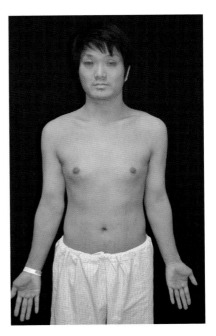

图 11-25 特应性皮炎。面部、四肢屈侧红斑,表面干燥脱屑

高达 80% 的患者血清 IgE 水平升高,常伴嗜酸性粒细胞增多。IgE 水平往往随疾病严重程度的不同而异,但部分重症患者的 IgE 值正常。

【组织病理】

表皮水肿,可有海绵形成,伴不同程度的棘层肥厚和角化过度,真皮内淋巴组织细胞和不同程度的嗜酸性粒细胞浸润(图 11-26)。

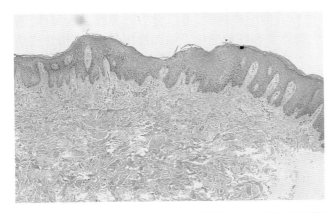

图 11-26 特应性皮炎。棘层不规则肥厚,皮突延长,棘细胞内、细胞间水肿,真皮浅层血管周围少许慢性炎症细胞浸润(HE 染色,×100)

【诊断和鉴别诊断】

AD 的诊断可采用 Williams 标准。具有皮肤瘙痒,加以下 3 条或 3 条以上即符合诊断标准:①屈侧皮肤受累史,包括肘窝、膝窝、踝前或围绕颈周(10 岁以下儿童包括颊部);②个人哮喘或过敏性鼻炎史(或一级亲属 4 岁以下儿童发生 AD 史);③全身皮肤干燥史;④屈侧可见湿疹(或四岁以下儿童颊部/前额和远端肢体湿疹);⑤2 岁前发病(适用>4 岁者)。应与湿疹、婴儿脂溢性皮炎等鉴别。

【治疗】

避免诱因,恢复皮肤屏障功能及保持皮肤水分,患者教育[6],使用保湿润肤剂。此外,患者应记录生活日记,尽量避免接触致敏物质。

伴发感染和渗出较多的患者,使用抗菌或抗真菌药物。伴发疱疹样湿疹时,可使用抗病毒药物。

外用药物:轻度患者外用糖皮质激素及润肤剂进行治疗。对糖皮质激素效价的选择应基于患者年龄、身体受累区域及皮肤炎症的严重程度。急性加重期可局部外用长效及超长效糖皮质激素,力求快速控制炎症,症状好转后改用强度弱的糖皮质激素或钙调神经磷酸酶抑制剂。儿童宜选用中弱效糖皮质激素。颜面部及皮肤皱褶部位避免使用强效糖皮质激素,建议选用外用钙调磷酸酶抑制剂。

系统治疗:局部治疗不能充分控制的中至重度 AD 患者,可采取系统治疗,包括口服抗组胺药物。紫外线光疗通过抑制 T 淋巴细胞及朗格汉斯细胞,调节多种细胞因子的产生减轻炎症反应,是 AD 的二线治疗方案。治疗无效者可考虑免疫抑制剂,环孢素使用最多[7]。

生物制剂的应用研究较少,少数患者显示有益,包括 dupilumab、奥马珠单抗、利妥昔单抗、英夫利昔单抗、依那西普等。

【参考文献】

[1] EICHENFIELD L F,TOM W L,CHAMLIN S L,et al. Guidelines of care for the management of atopic dermatitis:section 1:diagnosis and assessment of atopic dermatitis. J Am Acad Dermatol,2014,70(2):338-351.

[2] DECKERS I A,MCLEAN S,LINSSEN S,et al. Investigating international time trends in the incidence and prevalence of atopic eczema 1990-2010:a systematic review of epidemiological studies. PLoS One,2012,7(7):e39803.

[3] ZANIBONI M C,SAMORANO L P,ORFALI R L,et al. Skin barrier in atopic dermatitis:beyond filaggrin. An Bras Dermatol,2016,91(4):472-478.

[4] KONG H H,OH J,DEMING C,et al. Temporal shifts in the skin microbiome associated with disease flares and treatment in children with atopic dermatitis. Genome Res,2012,22(5):850-859.

[5] EYERICH K,NOVAK N. Immunology of atopic eczema:overcoming the Th1/Th2 paradigm. Allergy,2013,68(8):974-982.

[6] TOLLEFSON M M,BRUCKNER A L. Atopic dermatitis:skin-directed management. Pediatrics,2014,134(6):e1735-1744.

[7] ROEKEVISCH E,SPULS P I,KUESTER D,et al. Efficacy and safety of systemic treatments for moderate-to-severe atopic dermatitis:a systematic review. J Allergy Clin Immunol,2014,133(2):429-438.

第八节　荨　麻　疹

荨麻疹(urticaria)俗称风团块,是皮肤黏膜常见的变态反应性疾病。表现为皮肤黏膜血管暂时性通透性增加,继而发生的局限性、隆起性红色风团,伴剧烈瘙痒。各年龄段均可发病,青年人最常见。没有明显的种族和性别差异。

【发病机制】

根据病程,可分为急性荨麻疹和慢性荨麻疹,前者占90%,后者为10%,绝大部分是由Ⅰ型变态反应引起的,但也有Ⅱ型变态反应和非免疫机制所致的荨麻疹。

病因复杂,特别是慢性荨麻疹,仅有10%~25%的患者能明确病因,可以分为外源性和内源性。外源性因素:如药物、食物、环境中的吸入物、物理因素、生物毒素和各种感染。内源性因素:如遗传性疾病、自身免疫性疾病、肿瘤、精神以及内分泌因素等。

【临床表现】

临床表现为水肿性红斑、风团,大小不等,形状不一(图11-27)。在24h内消退,不留痕迹。急性荨麻疹病程在6周以内,反复发作;累及呼吸道、胃肠道和心血管系统时,可伴有头痛、关节痛、呼吸困难、恶心、呕吐、腹痛和腹泻,严重者出现喉头水肿、窒息和过敏性休克等症状。

病程超过6周以上者称为慢性荨麻疹,全身症状一般较急性者轻,风团时多时少,反复发生,常达数月或数年之久。慢性荨麻疹与多种疾病相关,如甲状腺疾病、乳糜泻、干燥综合征、系统性红斑狼疮、类风湿关节炎等[1]。

特殊类型荨麻疹:①物理性荨麻疹。皮肤划痕症,指甲或器械划皮肤后局部隆起,呈风团性划痕;压力性荨麻疹,受压后0.5~6h局部产生风团或深部瘙痒血管性水肿,持续8~12h消退,也可在劳动、行走或穿紧身衣后发病;颤动性荨麻疹,在颤动性刺激后出现大片肿胀,可伴面部潮红。②温度性荨麻疹,包括局部热性荨麻疹、胆碱能性荨麻疹和寒冷性荨麻疹。③接触性荨麻疹,接触致病物数分钟后出现风团,可伴有鼻炎和结膜炎症状。④血清病型荨麻疹,

图 11-27　荨麻疹。红色风团

接触抗原7~21d后起病,伴有发热、关节痛和淋巴结肿大,皮损多呈环形。⑤日光性荨麻疹,对紫外线、可见光、自然光中一种或多种波段过敏。⑥水源性荨麻疹,接触水后出现风团。⑦黄体酮性荨麻疹,发生在女性月经前期和月经中期。

【组织病理】

病理变化主要表现为真皮水肿,皮肤毛细血管及小血管扩张充血,淋巴管扩张及血管周围轻度淋巴细胞、嗜酸性粒细胞浸润,部分区域可见嗜中性粒细胞。水肿在真皮上部最明显,不仅表现在胶原束间,甚至在胶原纤维间也可见水肿而使纤维分离。胶原纤维染色变淡,胶原束间隙增宽(图11-28,图11-29)。

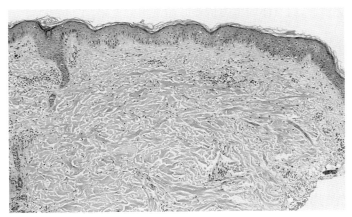 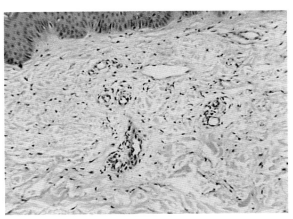

图11-28　荨麻疹。基底层色素增加,真皮轻度水肿,血管扩张,血管周围少量炎症细胞浸润(HE 染色,×100)

图11-29　荨麻疹。真皮血管扩张,血管周围少量淋巴细胞、组织细胞及嗜酸性粒细胞浸润(HE 染色,×200)

【诊断和鉴别诊断】

应与大疱性类天疱疮的荨麻疹样皮损、荨麻疹样血管炎、色素性荨麻疹等鉴别。

【治疗】

病因治疗:避免接触可加剧病情的因素,如物理因素、致敏食物和药物等。局部治疗以止痒为主,可用炉甘石洗剂或其他止痒擦剂。

抗组胺药是主要药物:第一代抗组胺药可用羟嗪、苯海拉明、氯苯那敏等,第二代抗组胺药可用西替利嗪、左西替利嗪、非索非那定、氯雷他定、地氯雷他定等。第二代抗组胺药与第一代制剂相比,疗效相当且耐受性更好。常选用1~2种药物来治疗荨麻疹,研究证实第一代和第二代抗组胺药都可减少荨麻疹的瘙痒和风团形成[2]。

活化的肥大细胞会产生并释放白三烯,且皮内注射白三烯 D_4 能产生强烈的风团和红晕反应[3]。因此,白三烯受体拮抗剂(孟鲁司特和扎鲁司特),可单独或辅助治疗某些荨麻疹。

系统糖皮质激素:在明显损害患者生存质量的荨麻疹严重发作期间,如重症或伴喉头水肿时,控制症状。

免疫抑制剂:用于慢性荨麻疹可能有效,如环孢素、他克莫司、西罗莫司和吗替麦考酚酯等,证据级别较低,需注意潜在不良反应。

生物制剂:奥马珠单抗是一种抗IgE的单克隆抗体,随机对照试验中显示对慢性荨麻疹有效[4]。其他生物制剂如TNF抑制剂,包括依那西普、阿达木单抗和英夫利西单抗,关于疗效的报道有限[5]。

【参考文献】

[1] CONFINO-COHEN R,CHODICK G,SHALEV V,et al. Chronic urticaria and autoimmunity:associations found in a large population study. J Allergy Clin Immunol,2012,129(5):1307-1313.

[2] ZUBERBIER T,ASERO R,BINDSLEV-JENSEN C,et al. EAACI/GA(2)LEN/EDF/WAO guideline:management of urticaria. Allergy,2009,64(10):1427-1443.

[3] MAXWELL D L,ATKINSON B A,SPUR B W,et al. Skin responses to intradermal histamine and leukotrienes C4,D4,and E4 in patients with chronic idiopathic urticaria and in normal subjects. J Allergy Clin Immunol,1990,86(5):759-765.

［4］ MAURER M,ROSEN K,HSIEH H J,et al. Omalizumab for the treatment of chronic idiopathic or spontaneous urticaria. N Engl J Med,2013,368(10):924-935.

［5］ MAGERL M,PHILIPP S,MANASTERSKI M,et al. Successful treatment of delayed pressure urticaria with anti-TNF-alpha. J Allergy Clin Immunol,2007,119(3):752-754.

第九节 血管性水肿

血管性水肿(angioedema)是一种突然发生在皮下组织较疏松部位或黏膜的局限性肿胀,分为获得性和遗传性两型。常影响面部、唇部、舌、咽喉、耳、手足和生殖器,而身体的重力依赖区通常不会受累,足部例外。

【发病机制】

可能与血管完整性缺失使得体液可向组织中移动有关。其发病与下列因素相关:活化的肥大细胞释放组胺、肝素、白三烯 C_4 和前列腺素 D_2 等炎症因子,导致真皮内小静脉扩张和小静脉通透性增加,从而产生组织水肿;或由于缓激肽增加血管通透性,此种类型的血管性水肿肥大细胞不参与,也不伴瘙痒或荨麻疹。缓激肽合成增加或缓激肽降解受抑均可导致血管性水肿。

【临床表现】

获得性血管性水肿:常发生在有过敏体质的个体中,药物、食物、物理因素是最常见的诱因。皮损表现为突然发生的局限性肿胀,累及皮下,边界不清,好发于皮肤较松弛部位,如眼睑、外阴或口唇等(图 11-30,图 11-31)。可伴消化道症状,如腹痛、吞咽困难等,甚至出现严重呼吸困难、窒息、死亡等。

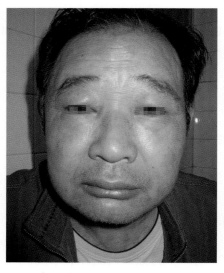

图 11-30 血管性水肿。面部水肿性红斑,眼睑及唇部水肿

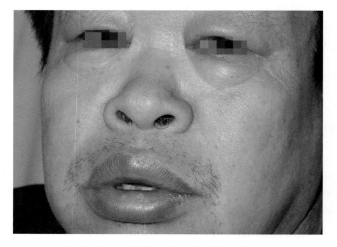

图 11-31 血管性水肿。眼睑及唇部水肿

遗传性血管性水肿:属于常染色体显性遗传,由于补体系统的 C1 酯酶抑制因子(C1INH)先天缺乏所致,其中 Ⅰ 型为 C1INH 含量减少,Ⅱ 型为 C1INH 含量正常,但功能不正常。多于 20 岁内发病,常累及呼吸道和消化道,皮损仅局限于某一部位,无自觉症状,1~2d 自行消退。

【诊断和鉴别诊断】

注意同其他性质的水肿性疾病鉴别,如丹毒、蜂窝织炎和接触性皮炎等。

【治疗】

预防为主,避免剧烈运动、外伤,在牙科和外科操作时要预防用药。

气道性血管性水肿:当水肿接近或累及舌、悬雍垂、软腭或喉部时,须立即评估患者气道损害的体征。进行密切监测并保持气道通畅至关重要。

伴全身性过敏反应:予注射肾上腺素、静脉补液和吸氧等处理。

单纯的血管性水肿:不伴严重全身性过敏反应时,抗组胺药联合中等剂量糖皮质激素治疗。

遗传性血管性水肿:C1INH[1]、新鲜血浆、睾酮、达那唑和肝素有效[2]。

【参考文献】

[1] Craig T J,Levy R J,Wasserman R L,et al. Efficacy of human C1 esterase inhibitor concentrate compared with placebo in acute hereditary angioedema attacks. J Allergy Clin Immunol,2009,124(4):801-808.

[2] Zuraw B L. Diagnosis and management of hereditary angioedema:an American approach. Transfus Apher Sci,2003,29(3): 239-245.

第十节　妊娠瘙痒性荨麻疹状丘疹及斑块病

妊娠瘙痒性荨麻疹状丘疹及斑块病(pruritic urticarial papules and plaques of pregnancy,PUPPP)又称妊娠多形疹,是常见的妊娠期皮肤病。主要累及初孕妇,多发生于妊娠末3个月。大部分典型PUPPP患者是未经产的孕妇[1]。PUPPP在多胎妊娠女性中更常见,这可能是腹部膨胀增加或激素水平更高所致。

【临床表现】

腹部妊娠纹处是最常见的初发部位,也可能是唯一的初发部位。皮损表现为妊娠纹内的红斑丘疹,随后扩散至四肢并融合形成荨麻疹性斑块。面部、手掌和足底通常不受累(图11-32,图11-33)。自觉瘙痒,影响睡眠。无系统性性全身症状。一般分娩后数天自然缓解。再次妊娠罕见复发。

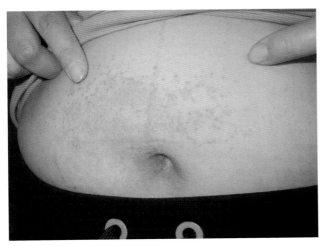

图11-32　妊娠瘙痒性荨麻疹状丘疹及斑块病。腹部密集红丘疹,融合成片

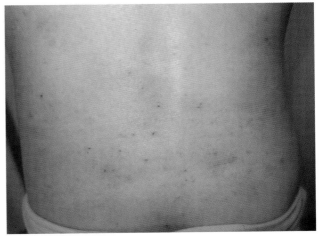

图11-33　妊娠瘙痒性荨麻疹状丘疹及斑块病。背部多发红丘疹

【组织病理】

组织病理无特异性。角化不全,表皮轻度灶性海绵形成。真皮乳头层水肿,真皮中上部血管周围有淋巴细胞、组织细胞浸润,可伴有数量不等的嗜酸性粒细胞。

【诊断和鉴别诊断】

PUPPP可类似妊娠性类天疱疮的早期荨麻疹阶段,通过直接免疫荧光可鉴别。PUPPP的靶形病变类似多形红斑。药物反应和疥疮也可能表现为与PUPPP相似的皮疹,病史有助于鉴别。

【治疗】

外用药:外用炉甘石洗剂,糖皮质激素霜短期外涂,可缓解症状。

抗组胺药治疗:治疗目的是缓解症状。第二代抗组胺药中的氯雷他定和西替利嗪可考虑首选[2]。推荐氯苯那敏作为第一代抗组胺药的首选[3]。

糖皮质激素:若瘙痒严重,系统使用糖皮质激素,如泼尼松0.5mg/(kg·d)[4]。

【参考文献】

[1] ARONSON I K,BOND S,FIEDLER V C,et al. Pruritic urticarial papules and plaques of pregnancy:clinical and immunopatho-

logic observations in 57 patients. J Am Acad Dermatol,1998,39(6):933-939.

[2] KALLEN B. Use of antihistamine drugs in early pregnancy and delivery outcome. J Matern Fetal Neonatal Med,2002,11(3):146-152.

[3] SCHATZ M,PETITTI D. Antihistamines and pregnancy. Ann Allergy Asthma Immunol,1997,78(3):157-159.

[4] SHORNICK J K. Dermatoses of pregnancy. Semin Cutan Med Surg,1998,17(3):172-181.

第十一节 淤积性皮炎

淤积性皮炎(stasis dermatitis)又称为静脉曲张性湿疹,是一种常见的下肢炎症性皮肤病。发生于慢性静脉功能不全的患者,通常与静脉曲张、慢性坠积性水肿、色素沉着过度、脂肪皮肤硬化症和溃疡等有关。在血液透析、人工动静脉瘘或有先天性动静脉畸形患者中,淤积性皮炎也可累及上肢[1]。

【临床表现】

常见于中老年,女性多于男性。表现为小腿下 1/3 轻度水肿,胫前下 1/3 和两踝附近渐起暗褐色素沉着和红斑。可出现水疱、渗液、糜烂、结痂等,也可有干燥、脱屑、皲裂、肥厚,甚至苔藓样变等改变(图 11-34,图 11-35)。可有不同程度瘙痒。有时发生浅溃疡,愈合后遗留象牙白色硬斑块。

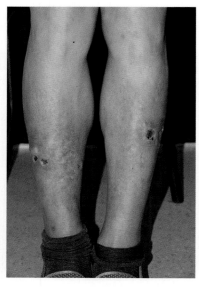

图 11-34 淤积性皮炎。双下肢暗红斑及色素沉着,局部溃疡、结痂

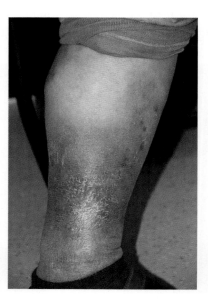

图 11-35 淤积性皮炎。左下肢暗红斑

【病理学】

无并发症的淤积性皮炎中常见的表皮改变为角化过度、角化不全、棘层肥厚和轻度棘层海绵水肿。真皮改变包括真皮乳头层小血管的增生、不同程度的真皮纤维化、血管周围淋巴细胞浸润、红细胞外渗以及含铁血黄素(图 11-36,图 11-37)。

【诊断和鉴别诊断】

根据临床表现,如红斑、鳞屑和色素沉着、水肿、糜烂和结痂,静脉功能不全的病史以及其他慢性静脉功能不全的临床体征,如静脉曲张、凹陷性水肿和色素沉着过度等诊断。需与接触性皮炎、皲裂性湿疹、慢性单纯性苔藓、银屑病、体癣等鉴别。

【治疗】

基础治疗:抬高患肢、肥胖者减肥、穿弹力袜套等。

皮肤护理:每日使用温和的清洁液轻柔地清洗腿部以除去鳞屑、细菌和结痂,作为淤积性皮炎皮肤干燥和瘙痒的对症治疗。

急性淤积性皮炎患者:红斑、瘙痒、水疱和渗出者,可外用糖皮质激素。

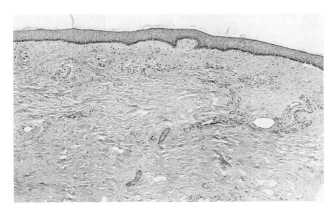

图 11-36　淤积性皮炎。基底层色素增加，皮突趋于消失，真皮浅中层血管增多，管壁增厚（HE 染色，×100）

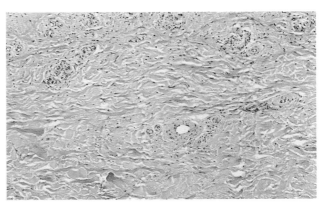

图 11-37　淤积性皮炎。真皮浅中层血管增多，管壁增厚（HE 染色，×200）

顽固性淤积性皮炎患者：外用糖皮质激素无法缓解、症状加重或继发接触性皮炎/自身敏感性皮炎者，可短疗程系统糖皮质激素治疗（如口服泼尼松，20~30mg/d，持续 5~7d）。

继发感染者：外用抗生素治疗，如莫匹罗星软膏、夫西地酸软膏等。若感染较广泛并有蜂窝织炎或其他软组织感染体征，系统应用抗菌药物。

预防静脉溃疡：告知患者生活方式的重要性和预防静脉溃疡的具体措施，包括使用弹力袜套、减轻体重、避免局部创伤以及如果发现皮肤损伤，尽早寻求医疗干预[2]。

【参考文献】

[1] DEGUCHI E，IMAFUKU S，NAKAYAMA J. Ulcerating stasis dermatitis of the forearm due to arteriovenous fistula：a case report and review of the published work. J Dermatol，2010，37(6)：550-553.

[2] BROWN A. Life-style advice and self-care strategies for venous leg ulcer patients：what is the evidence? J Wound Care，2012，21(6)：342-344，346，348-350.

第十二节　色素性痒疹

色素性痒疹（prurigo pigmentosa）是一种少见的瘙痒性炎症性皮肤病，其特征性表现为瘙痒性红斑、丘疹伴有网状色素沉着。1971 年由日本学者首次报道，病因不明。其诱发因素包括饮食改变、摩擦、出汗、糖尿病、神经性厌食症、情绪紧张及接触变应原等。

【临床表现】

青年女性多见，儿童及中老年人罕见患病[1]。好发于颈部、背部、肩胛、胸部，其次为上臂和躯干等部位。临床表现为淡红色丘疹，可融合或呈风团样及湿疹样改变，瘙痒剧烈，皮损消退后遗留特征性的网状或斑状色素沉着。疾病发展分三个阶段：早期以红斑、丘疹和斑块为主要表现；进展期在其基础上可出现多发的小水疱；消退期逐渐形成表面光滑的棕色网状沉着斑（图 11-38~图 11-40）。各期皮损可先后出现，也可同时出现。春夏季节易复发，复发主要局限于原色素沉着区，病程数年。

【组织病理】

疾病的不同阶段其病理改变具有相对的特异性。早期可见表皮海绵水肿、气球样变和坏死的角质形成细胞，真皮浅层毛细血管周围嗜中性粒细胞浸润；进展期为真皮浅层淋巴细胞和嗜酸性粒细胞为主的浸润，有时可见因棘层水肿而形成

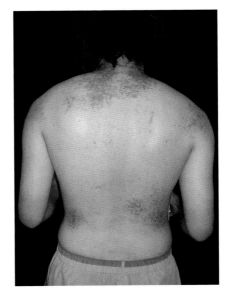

图 11-38　色素性痒疹。腰背部网状褐色斑片

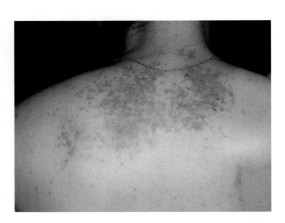

图 11-39 色素性痒疹。上背部网状褐色斑片

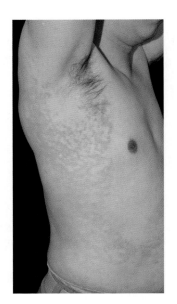

图 11-40 色素性痒疹。躯干网状褐色斑片

的表皮内或表皮下水疱;晚期改变有棘层增厚和角化过度,基底层色素增加,真皮浅层可见色素失禁(图 11-41～图 11-43)。

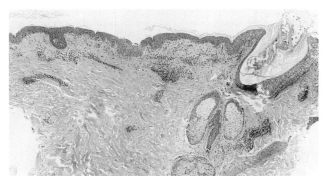

图 11-41 色素性痒疹。毛囊角栓形成,真皮浅层血管周围炎症细胞浸润(HE 染色,×40)

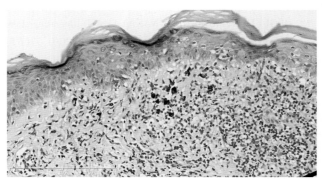

图 11-42 色素性痒疹。真皮浅层血管周围炎症细胞浸润,可见噬色素细胞(HE 染色,×200)

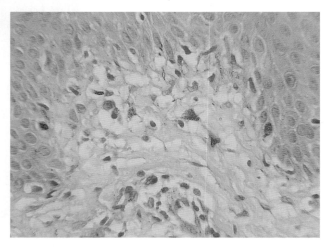

图 11-43 色素性痒疹。真皮乳头处血管扩张,周围散在淋巴细胞、组织细胞及噬色素细胞(HE 染色,×400)

【诊断和鉴别诊断】

需与融合性网状乳头瘤病、血管萎缩性皮肤异色症等鉴别。融合性网状乳头瘤病好发于胸部，为色素性疣状或乳头瘤状丘疹，组织病理示炎症反应不明显；血管萎缩性皮肤异色症除网状色素沉着之外，还具有皮肤萎缩、血管扩张。

【治疗】

抗组胺药及糖皮质激素常无效。目前治疗的主要药物有多西环素、米诺环素等，米诺环素和多西环素，除较强的抗菌作用外，还有较强的非特异性抗炎作用包括抑制基质金属蛋白酶、抑制淋巴细胞活化等[2]。

米诺环素推荐剂量为100~200mg/d[2-3]，治疗3~5d后，瘙痒及皮疹明显好转，巩固治疗1~2周或更长时间。大部分患者可获得好的疗效且可长期缓解，但无法逆转后期网状色素沉着斑及阻止远期复发。

【参考文献】

[1] CORLEY S B, MAURO P M. Erythematous papules evolving into reticulated hyperpigmentation on the trunk：a case of prurigo pigmentosa. JAAD Case Rep, 2015, 1(2):60-62.

[2] BEUTLER B D, COHEN P R, LEE R A. Prurigo pigmentosa：literature review. Am J Clin Dermatol, 2015, 16(6):533-543.

[3] GIRONI L C, FARINELLI P, GIACALONE A, et al. The efficacy of minocycline in inflammatory dermatoses：a case of prurigo pigmentosa of prepubescent onset in Western world. Dermatol Ther, 2015, 28(4):239-242.

第十三节　丘疹性荨麻疹

丘疹性荨麻疹(papular urticaria)是以鲜红色风团样丘疹为主要表现的皮肤病，该病最初基于形态学改变而命名。目前认为昆虫叮咬后发生的过敏反应是该病的主要致病因素。本病多见于婴幼儿及儿童，但成人亦可患此病[1]。

【发病机制】

尚未明确其发病因素与病因，大多数患儿发病与昆虫叮咬有关，如跳蚤、虱、臭虫、螨虫、蚊等[2]。人群中个体素质对昆虫叮咬的反应有差异。昆虫所致丘疹性荨麻疹是一种迟发性过敏反应，从昆虫唾液注入皮肤到出现过敏症状需10d左右，多次叮咬可产生耐受而出现脱敏现象，可随年龄增长而减轻。严重患者可持续至成人。其他发病因素包括胃肠道功能紊乱、感染因素、精神因素、高蛋白饮食、内分泌因素等。

【临床表现】

好发于儿童，反复发作，全年均可发生，夏秋季较多见。皮损直径为1~2cm大小鲜红色纺锤形风团样损害，中心有丘疹或水疱，风团可较快消失，中心部损害则变硬，呈红色或褐色丘疹(图11-44，图11-45)，持续3~7d。好发于腰、背、臀、四肢。损害常分批出现，皮损消退后遗留色素沉着。自觉瘙痒剧烈，一般无发热等全身症状。搔抓可导致继发感染，引起局部化脓和附近淋巴结肿大。

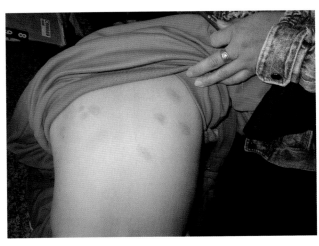

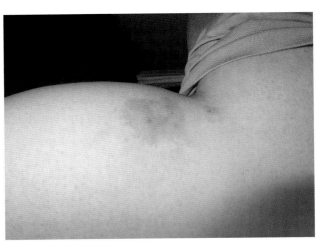

图11-44　丘疹性荨麻疹。背部多发红色斑丘疹　　　　图11-45　丘疹性荨麻疹。小腿水肿性红斑

【组织病理】

表皮灶性海绵水肿及细胞内水肿,严重时可形成表皮内疱。真皮乳头水肿,血管扩张,可见血管外红细胞。浅层及深层血管周围中等密度嗜酸性粒细胞、淋巴细胞、组织细胞及嗜中性粒细胞浸润,炎症细胞在真皮内呈楔形分布(图11-46,图11-47)。

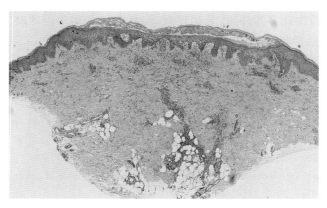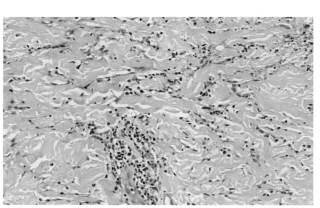

图11-46　丘疹性荨麻疹。表皮浅层坏死,浅层水疱形成,棘层细胞内及细胞间水肿,海绵形成,真皮乳头水肿,真皮血管扩张,血管周围炎症细胞浸润,红细胞外溢(HE染色,×40)

图11-47　丘疹性荨麻疹。真皮血管扩张,血管周围及胶原束间嗜酸性粒细胞、淋巴细胞及组织细胞浸润,红细胞外溢(HE染色,×200)

【诊断和鉴别诊断】

根据发病季节、暴露史、蚊虫叮咬史、发病部位及皮疹特点,诊断不难。但有时需与以下疾病鉴别:

1. 荨麻疹　该病是一种表现在皮肤黏膜的过敏性疾病,其特征为具有剧烈瘙痒的一过性水肿性风团。严重患者可伴有发热、腹痛、腹泻或胸膜、呼吸困难等系统症状。

2. 水痘　急性发疹性传染病,发病前有传染源接触史,以皮肤黏膜上分批出现水疱且伴有发热等全身症状为特征,皮疹呈向心性分布,头面及躯干较多,四肢较少,同时可见丘疹、水疱及结痂等不同时期的皮疹。

3. 大疱性表皮松解症　以轻微损伤后的水疱形成为特点,严重病例中水疱后瘢痕可以引起指/趾融合等畸形,尤其是挛缩畸形。病理检查、电镜检查及基因检测有助于诊断。

【治疗】

需要加强护理,注意个人及环境卫生,祛除诱因,消灭蚊子、臭虫、蚤、虱、螨及其他昆虫,注意避免可疑食物。局部治疗可外用炉甘石洗剂、炉甘石薄荷脑洗剂以及糖皮质激素霜。继发感染时可外擦0.5%新霉素软膏等抗生素制剂。对于出现大疱者,可无菌穿刺抽取疱液。口服抗组胺药有较好的效果,比如氯雷他定、西替利嗪等。对于合并感染者必要时予系统抗感染治疗。

【参考文献】

[1] MANZOTTI G,HILGER C,HEFFLER E,et al. Chronic papular urticaria due to pigeon ticks in an adult. Eur J Dermatol,2011, 21(6):992-993.

[2] HALPERT E,BORRERO E,IBANEZ-PINILLA M,et al. Prevalence of papular urticaria caused by flea bites and associated factors in children 1-6 years of age in Bogota,D. C. World Allergy Organ J,2017,10(1):36.

(江燕云　晋红中)

第十二章

物理性皮肤病

AG	actinic granuloma	光线性肉芽肿
AR	actinic reticulosis	光线性类网织细胞增生症
CAD	chronic actinic dermatitis	慢性光化性皮炎
EAI	erythema ab igne	热激红斑
CM	colloid millium	胶样粟丘疹
GVHD	graft-versus-host disease	急性移植物抗宿主病
HSV	herpes simplex virus	单纯疱疹病毒
JSE	juvenile spring eruption	青少年春季疹
MC	miliaria crystalline	晶形汗疹
MED	minimal erythema dose	最小红斑量
PD	photosensitive dermatitis	光敏性皮炎
PLE	polymorphous light eruption	多形性日光疹
PLR	persistent light reactivity	持久性光反应
PUVA	psoralen plus ultraviolet A light	补骨脂素加长波紫外线
UVA	ultraviolet A	长波紫外线
UVB	ultraviolet B	中波紫外线

第一节　温度变化引起的皮肤病

·痱·

痱(miliaria)是因天气炎热、湿度大,出汗过多且不易蒸发,汗液使表皮角质浸渍、汗腺导管口闭塞,汗液淤积、导管破裂所致。

【临床表现】

多发于肘窝、颈项、躯干、股内侧、妇女乳房下及小儿头面部等部位。临床上可分四型:

红痱(miliaria rubra)：最常见的一型。夏季多见，发病急，好发生在手背、肘窝、颈部、胸腹部和小儿头面部。为粟粒或针头大丘疹或丘疱疹，对称分布，密集成片，周围有红晕。可因搔抓湿疹化(图12-1)。自觉瘙痒、灼热和刺痛感。遇热加重，气候凉爽或治疗适当后很快消退，皮疹消退后轻度脱屑。

白痱：又称晶形汗疹(miliaria crystallina)：多发生在大量出汗、长期卧床的过度衰竭患者(有研究报道两例诊断白血病的患者粒细胞缺乏症伴发热后出现白痱[1])，在躯干、面颈部出现散在或簇集，粟粒到针头大小，壁薄且晶莹透亮的小丘疱疹，无红晕，易破裂。一般无自觉症状，多于1~2d内吸收，留菲薄糠状鳞屑而愈。

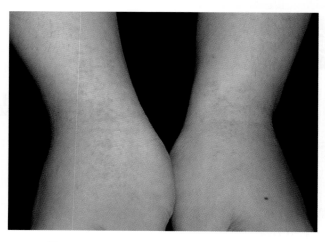

图12-1　红痱。双手及前臂多发红色小丘疹

脓疱性痱子(miliaria pustulosa)：即脓痱，在痱子顶部有针头大小的小脓疱。表现为孤立、表浅、与毛囊无关的粟粒脓疱，主要发生于皮肤皱襞处、四肢屈侧或阴囊部，以及小儿头部。脓疱为无菌性，破裂后可继发感染。

深在性痱子(miliaria profunda)：多发生在持续性高温、皮肤干燥和不出汗、反复发生红痱的患者。皮疹为坚实性丘疹与疱疹，肤色或淡红色，瘙痒剧烈。有文献报道使用高清晰度光学相干断层扫描检查皮损的深度和定位堵塞的汗腺导管[2]。

【组织病理】

红痱：表皮内海绵水肿性水疱。白痱：角质层下水疱。脓痱：表皮内或角质层下脓疱。深在性痱：真皮汗腺导管海绵水肿，周围慢性炎症。

【治疗】

加强通风、降温，保持皮肤清洁，避免搔抓；外用痱子粉或1%~2%薄荷炉甘石洗剂并及时治疗继发感染。

【参考文献】

［1］YANAMANDRA U，KHADWAL A，MALHOTRA P，et al. Miliaria crystallina：relevance in patients with hemato-oncological febrile neutropenia. BMJ Case Rep，2015，2015.

［2］TEY H L，TAY E Y，CAO T. In vivo imaging of miliaria profunda using high-definition optical coherence tomography：diagnosis，pathogenesis，and treatment. JAMA Dermatol，2015；151（3）：346-348.

·热激红斑·

热激红斑(erythema ab igne)是由于局部皮肤长期受温热作用(如热水袋热敷、烤火等，近年来因使用笔记本电脑引起热激红斑的病例也有报道[1])引起的慢性皮肤反应。

【临床表现】

好发生在大腿内侧、髋部骨性隆起部位等接触热源处。初起时表现为局部皮肤充血，逐渐变成网状红斑，最后色素沉着，颜色为淡红色、紫红色或褐红色。这些变化经常同时存在，无自觉症状(图12-2，图12-3)。早期红斑祛除致病因素可以消退，长期慢性皮损则持久不退。个别患者的慢性病变可能发生癌变，主要是皮肤鳞状细胞癌，偶可合并内脏恶性肿瘤，如胃肠道肿瘤[2]。

【组织病理】

角质层及颗粒层增厚，棘层轻度萎缩。真皮乳头毛细血管扩张，血管周围炎症细胞浸润，可见含铁血黄素。真皮结缔组织嗜碱性变，弹性纤维增多、增粗(图12-4，图12-5)。

【诊断和鉴别诊断】

根据发病部位曾接触热源、特征性的网状皮疹及典型的病理表现，本病诊断不难。需与以下疾病鉴别：

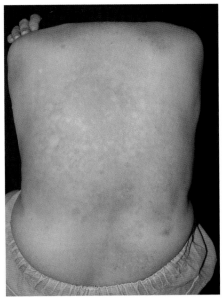

图 12-2 热激红斑。背部网状暗红斑

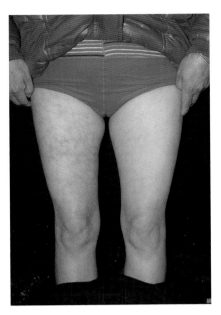

图 12-3 热激红斑。大腿网状红斑

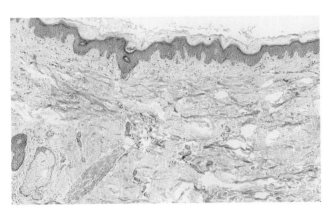

图 12-4 热激红斑。角化过度,基底层色素增加,真皮浅层胶原变性,真皮血管周围少量淋巴细胞及组织细胞浸润(HE 染色,×100)

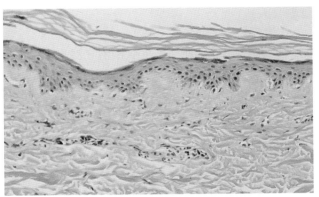

图 12-5 热激红斑。轻度角化过度,基底层点状液化变性,真皮乳头处胶原纤维变性,真皮浅层血管周围色素颗粒及少量噬色素细胞(HE 染色,×200)

1. 网状青斑 发生在妇女大腿后、躯干等部位,受寒冷刺激后发病,肢体温度恢复后消退,常伴有冻疮、肢端青紫等。

2. 其他需要鉴别的疾病包括各种原因引起的湿疹、皮炎等。

【治疗】

祛除致病原因后皮损可逐渐自行消退,也可外用保护性乳膏如硅霜等。此外,增生浸润性皮损应除外癌变的可能性。

【参考文献】

[1] RIAHI R R,COHEN P R. Practical solutions to prevent laptop computer-induced erythema ab igne. Int J Dermatol,2014,53 (9):e395-396.

[2] BUNICK C G,KING B A,IBRAHIM O. When erythema ab igne warrants an evaluation for internal malignancy. Int J Dermatol, 2014,53(7):e353-355.

·冻 伤·

冻伤(congelation)是由于软组织受冷冻造成的缺血性损伤。

【临床表现】

常发生部位包括耳、鼻、面颊部、手指、足趾等暴露于末梢部位。初起皮肤苍白或呈蜡样外观,触之冷凉。表现为水肿性红斑,水疱,浅表坏死等(图 12-6),病变严重程度与身体暴露面积、温度、时间等外界因素直接相关,严重者造成深部肌肉、肌腱、骨膜以及神经损伤。早期无感觉或有麻木感,复温时或发生溃疡时疼痛,冻伤严重者有相应的全身症状。

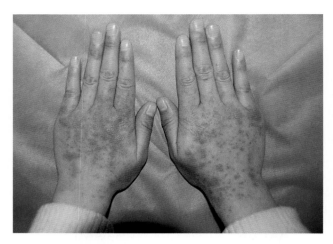

图 12-6　冻伤。双手红斑、丘疹

【组织病理】

冻伤的病理表现不具有特异性,可有表皮细胞间水肿,表皮下水疱,真皮血管充血,内皮细胞坏死,周围炎症细胞浸润等。

【鉴别诊断】

1. 变应性皮肤血管炎　除足背、足趾发病外,可以发生在小腿等处,与接触寒冷无直接关系。

2. 冻疮　患者个体差异较大,有多年相同季节反复复发情况。

3. 多形红斑　手足、前臂水肿性红斑,可见靶样损害。病程较短。可能与单纯疱疹病毒感染或药物过敏有关。

【治疗】

早期及时复温,使冻伤皮肤浸泡在温水中(37~43℃),改善血液循环,直至皮肤恢复血色,复温速度过慢有可能造成受损范围扩大。复温时给患者服用止痛药物,并加强营养,暴露冻伤部位,防止组织损伤。禁止揉擦冻伤部位,可以按摩冻伤周边近侧端,亦可口服烟酸、芦丁等,促进血液循环。有研究表明瞬时受体电位锚蛋白 1 为主要的血管寒冷感受器[1],对于研究更有针对性的治疗方法提供了依据。

【参考文献】

[1] AUBDOOL A A,GRAEPEL R,KODJI X,et al. TRPA1 is essential for the vascular response to environmental cold exposure. Nat Commun,2014,5:5732.

·冻　疮·

冻疮(chilblain)是由天气寒冷引起局部皮肤血管收缩、组织缺血所致。相关因素包括潮湿环境、局部血液循环不良、患者自主神经功能紊乱、鞋袜过紧和缺乏锻炼等,也可能与遗传有关。部分患者合并系统性红斑狼疮等自身免疫性疾病,或患有冷球蛋白血症。

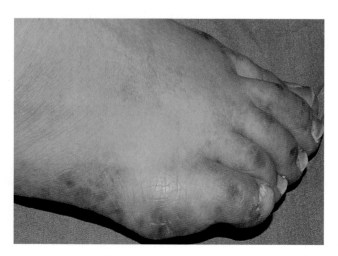

图 12-7　冻疮。足部红斑

【临床表现】

本病多见于儿童、妇女或周围血液循环不良者,好发于手足背面、足跟、手指、足趾及耳廓等处,常对称分布。初起时表现为局限性红斑或青紫色肿块,触之冷凉,压之褪色;以后肿胀加剧,发生水疱,内含淡黄色或血性浆液(图 12-7)。疱破后形成糜烂溃疡,有渗液或结黑色血痂,愈后遗留瘢痕或暂时性色素沉着。早期无不适感觉,或局部有麻木感,随后有痒、胀和灼热感,暖后尤甚,有溃疡时则感疼痛。部分患者可能合并自身免疫性疾病,伴有其他寒冷过敏性疾病,或有家族史。冻疮常在初冬季节即开始发病,气候转暖可自愈,次年冬季常再发。

【组织病理】

表皮内可出现角化不良细胞和坏死的角质形成细胞,基底层可见界面皮炎样改变,真皮乳头明显水肿,真皮血管收缩,血管壁纤维素样变性,周围有袖口状淋巴细胞浸润(图12-8)。

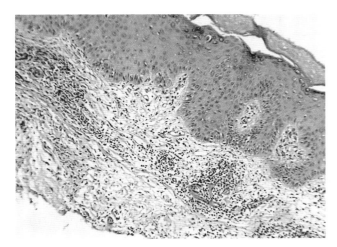

图12-8　冻疮。棘层增厚,可见角化不良细胞,真皮血管扩张,周围炎症细胞浸润(HE 染色,×100)

【鉴别诊断】

1. 变应性皮肤血管炎　除足背、足趾发病外,可以发生在小腿等处,与寒冷无直接关系。

2. 多形红斑　手足、前臂水肿性红斑,可见靶样损害。病程较短。可能与单纯疱疹病毒感染或药物过敏有关。

3. 系统性红斑狼疮　系统性红斑狼疮的某些皮肤表现与冻疮相似,组织病理也可见淋巴细胞性血管炎和界面改变,可依据狼疮带试验或抗核抗体阳性等进行鉴别。

【治疗】

口服硝苯地平(nifedipine)20mg,3 次/d;或血管扩张药物烟酰胺(nicotinamide)100mg,3 次/d 等。患处每日用温水清洗后外用冻疮软膏或 10%樟脑醋揉擦。有文献报道可局部外用硝酸甘油(nitroglycerine)治疗[1]。有溃疡时外用5%硼酸、10%鱼石脂软膏等对症治疗。同时应避免寒冷潮湿环境因素,以免病情继续加重。预防方面,寒冷季节注意保暖保持干燥,鞋袜不可过紧;坚持户外身体锻炼,以改善肢体血液循环;戒烟等。

【参考文献】

[1] VERMA P. Topical nitroglycerine in perniosis/chilblains. Skinmed,2015,13(3):176-177.

第二节　光线引起的皮肤病

·日　晒　伤·

日晒伤(sunburn)是一种自限性疾病,是皮肤过度暴露于紫外线而产生的炎症反应,导致晒伤的紫外线波段主要集中在中波紫外线范围(UVB,波长 290～320nm)。急性表现通常在 3～7d 内消退。日晒伤可使各年龄段黑色素瘤的患病风险增加[1-2]。因此,日光敏感患者采取防晒措施是非常重要的。

【临床表现】

日晒伤可发生于各年龄阶段,好发于曝光部位,临床表现可为紫外线暴露部位的红斑、水肿、水疱、大疱,与周围正常皮肤界限清楚(图12-9),触痛是特征性表现。通常最早在日光照射后 3～5h 观察到红斑,在 12～24h 达到高峰,并且大多数情况下在 72h 开始消退[3]。重症病例可出现全身症状,包括头痛、发热、恶心和呕吐。

【组织病理】

UVB 照射后观察到的组织学改变程度和时间进程会随着照射剂量的大小而变化。表皮改变包括海绵形成,也可见"日晒伤细胞"(凋亡的角质形成细胞伴有浓缩的核染色质和嗜酸性细胞质)。日晒伤细胞可早在照射后 30min 出现于表皮,并且在接下来

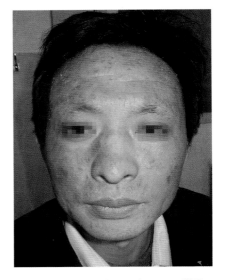

图12-9　日晒伤。面部红斑、脱屑

的 24h 内数量增加,并在大约 72h 于角质层呈带状分布[4]。真皮改变包括内皮细胞肿胀、静脉周围水肿和出现脱颗粒的肥大细胞。血管周围的嗜中性粒细胞浸润在照射后不久即出现,并在约 14h 时达到高峰。随后单个核细胞浸润持续至少 48h。

【诊断和鉴别诊断】

日晒伤通常根据暴露区域痛性红斑(伴或不伴水疱、大疱)的临床表现以及紫外线/日光暴露史即可诊断。

本病应与紫外线暴露相关的包括药物诱导的光毒性反应、植物日光性皮炎、着色性干皮病、红细胞生成性原卟啉病鉴别。根据患者光毒性药物或局部光敏剂应用史,以及遗传性疾病史可进行鉴别。非紫外线暴露相关的疾病包括多形性日光疹、日光性荨麻疹、慢性光化性皮炎、红斑狼疮等,根据病程及皮损特点可进行区分。

【治疗】

日晒伤是一种通常可在数日内消退的自限性疾病,尚无特异性疗法来逆转皮肤损伤和加速愈合。

治疗包括皮肤炎症的对症治疗和疼痛控制。对轻度至中度日晒伤,冷敷或湿敷、外用炉甘石洗剂或者以芦荟为基质的凝胶可缓解疼痛和不适感。如患者耐受,完整的皮肤处可使用温和的润肤剂。如果水疱破裂,可使用生理盐水清洗后,予凡士林油纱覆盖。局部使用抗菌药物(如莫匹罗星软膏及夫西地酸乳膏)可预防局部继发细菌感染。外用糖皮质激素对缓解红斑、疼痛和缩短病程方面与安慰剂无明显差异[5]。有报道称局部用双氯芬酸凝胶在减轻日晒伤引起的疼痛和炎症方面有效[6],然而有诱发接触性皮炎的风险。

对于红斑和疼痛的治疗,口服非甾体抗炎药(如布洛芬、阿司匹林和吲哚美辛)可能对减轻红斑有效,但效果仍有争议[7]。口服泼尼松效果并不理想[8]。重度日晒伤患者,如大面积水疱、剧烈疼痛和全身症状(如发热、头痛、呕吐和脱水)者,可能需要住院治疗。

【参考文献】

[1] DENNIS L K,VANBEEK M J,BEANE FREEMAN LE,et al. Sunburns and risk of cutaneous melanoma:does age matter? A comprehensive meta-analysis. Ann Epidemiol,2008,18(8):614-627.

[2] CHANG Y M,BARRETT J H,BISHOP D T,et al. Sun exposure and melanoma risk at different latitudes:a pooled analysis of 5700 cases and 7216 controls. Int J Epidemiol,2009,38(3):814-830.

[3] RHODES L E. The acute effects of ultraviolet radiation on the skin//LIM H W,HONIGSMANN H,HAWK J L. Photodermatology. New York:Informa Healthcare,2007:75.

[4] KOCHEVAR I E,TAYLOR C R,KRUTMANN J. Fundamentals of cutaneous photobiology and photoimmunology//GOLDSMITH L A,KATZ S I,GILCHREST B A,et al. Fitzpatrick's dermatology in general medicine. Volume 1,8th ed. New York:The Mc Graw-Hill Companies,Inc:2012.

[5] FAURSCHOU A,WULF H C. Topical corticosteroids in the treatment of acute sunburn:a randomized,double-blind clinical trial. Arch Dermatol,2008,144(5):620-624.

[6] KIENZLER J L,MAGNETTE J,QUEILLE-ROUSSEl C,et al. Diclofenac-Na gel is effective in reducing the pain and inflammation associated with exposure to ultraviolet light-results of two clinical studies. Skin Pharmacol Physiol,2005,18(3):144-152.

[7] STERN R S,DODSON T B. Ibuprofen in the treatment of UVB-induced inflammation. Arch Dermatol,1985,121(4):508-512.

[8] GREENWALD J S,PARRISH J A,JAENICKE K F,et al. Failure of systemically administered corticosteroids to suppress UVB-induced delayed erythema. J Am Acad Dermatol,1981,5(2):197-202.

·光线性肉芽肿·

光线性肉芽肿(actinic granuloma)为日光照射相关的慢性真皮肉芽肿性炎症反应,较为少见,也称作环状弹性纤维溶解性巨细胞肉芽肿,O'Brien 肉芽肿或面部 Miescher 肉芽肿。对于本病是一类独立疾病,还是环状肉芽肿的变异型疾病目前尚存争议[1]。有报道认为某些病例可能与多西环素等光敏性药物的长期应用有关[2]。

【临床表现】

好发于 40 岁以上中年女性,皮损主要分布于日光暴露部位,为无症状的较大环形斑块,边缘呈红色隆起,中央轻度萎缩及色素减退,鳞屑少见。单个皮损直径为1~10cm,总数一般在 10 个以下(图 12-10)。单个斑块可持续数月至数年,其后可自行消退,可遗留皮肤异色现象。

【组织病理】

组织学特征为非栅栏状肉芽肿,可见异物型多核巨细胞、组织细胞和淋巴细胞浸润。皮损中央弹性纤维缺失,巨细胞内可见弹性纤维,也可见星状体。组织学无胶原变性,无黏蛋白和脂质沉积,无血管病变。弹性纤维染色显示在肉芽肿性炎症区域中弹性纤维完全缺失,而在真皮深层,弹性纤维染色则正常。可见嗜碱性的日光性弹力纤维变性。

【诊断和鉴别诊断】

基于特征性临床表现(曝光部位带有堤状隆起的环状红斑)和组织病理学改变可诊断,实验室检查对诊断并无帮助。

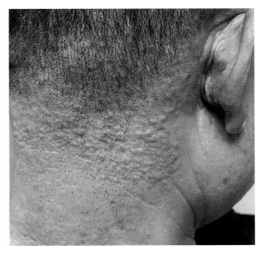

图 12-10 光线性肉芽肿。颈部密集皮色丘疹

需进行鉴别的环状皮损包括离心性环状红斑、环状扁平苔藓、二期梅毒、体癣、感染性肉芽肿,根据病史、组织病理学、实验室检查以及皮肤镜检查可进行鉴别。组织学上需与肉芽肿性皮肤松弛症、真皮中部弹性纤维溶解症、皮肤松弛症等进行鉴别。必要时可行相关特殊染色以除外感染性肉芽肿(如结核、麻风及深部真菌感染)。

【治疗】

本病皮损常持久存在,对局部外用和皮损内注射糖皮质激素、PUVA 治疗、抗疟药疗效反应不同[3-4]。外用钙调磷酸酶抑制剂(如他克莫司或吡美莫司)[5-6]、巨大戟醇甲基丁烯酸酯[7]、系统应用阿达木单抗[8]、环孢素[5mg/(kg·d)][9]、羟氯喹(200~400mg/d,疗程 16~22 周)[10]及维 A 酸类[11]治疗,以及手术切除治疗有效的个案均有报道。冷冻治疗、电灼术、口服甲氨蝶呤及糖皮质激素治疗效果较差。

【参考文献】

[1] MCGRAE J D,Jr. Actinic granuloma. A clinical,histopathologic,and immunocytochemical study. Arch Dermatol,1986,122(1):43-47.

[2] LIM D S,TRISCOTT J. O'Brien's actinic granuloma in association with prolonged doxycycline phototoxicity. Australas J Dermatol,2003,44(1):67-70.

[3] DJILALI-BOUZINA F,GRANGE F,KRZISCH S,et al. Annular elastolytic giant cell granuloma. Ann Dermatol Venereol,2010,137(8-9):536-540.

[4] PATEL V,ROGERS S N. Actinic granuloma affecting the upper lip:a rare and challenging clinical entity. Br J Oral Maxillofac Surg,2010,48(3):234-235.

[5] RONGIOLETTI F,BALDARI M,BURLANDO M,et al. Papular elastolytic giant cell granuloma:report of a case associated with monoclonal gammopathy and responsive to topical tacrolimus. Clin Exp Dermatol,2010,35(2):145-148.

[6] ESPINEIRA-CARMONA M J,ARIAS-SANTIAGO S,ANEIROS-FERNANDEZ J,et al. Annular erythematous papules in the neckline. Dermatol Online J,2011,17(1):7.

[7] BOBYR I,CAMPANATI A,CONSALES V,et al. Granuloma faciale successfully treated with ingenol mebutate. Dermatol Ther,2016,29(5):325-329.

[8] GREB J E,GOLDMINZ A M,ROSMARIN D. Adalimumab for the treatment of actinic granuloma. Dermatol Ther,2017,30(3):e12432.

[9] TSUTSUI K,HIRONE T,KUBO K,et al. Annular elastolytic giant cell granuloma:response to cyclosporin A. J Dermatol,1994,21(6):426-429.

[10] CAN B,KAVALA M,TURKOGLU Z,et al. Successful treatment of annular elastolytic giant cell granuloma with hydroxychloroquine. Int J Dermatol,2013,52(4):509-511.

[11] RATNAVEL R C,GRANT J W,HANDFIELD-JONES S E,et al. O'Brien's actinic granuloma:response to isotretinoin. J R Soc Med,1995,88(9):528-529.

·胶样粟丘疹·

胶样粟丘疹(colloid millium)又称丘疹性弹性组织变性,主要由真皮的弹性纤维退行性变形成。目前已识别出四种类型的胶样粟丘疹:成人型、幼年型、色素型和结节型[1]。病因尚未完全清楚,成人型最常见,可能与长期日光暴露有关。石油炼化工人中发病率较高,提示石油化工产品接触可能与该病发生有关。幼年型常与遗传因素有关,常染色体隐性及显性遗传模式均有报道[2-3];色素型除日光暴露之外,与长期接触氢醌或苯酚或有关[4]。

【临床表现】

成人型最为常见,好发于浅肤色中年男性(男女发病比例为4∶1),常有长期日光暴晒史[1]。成人型和幼年型常密集分布于长期光暴露部位,尤其是面、颈和手背,皮损特征为直径1~3mm的半透明黄色丘疹,顶端可见小凹或粉刺样开口,用针挑破后内有胶样物(图12-11,图12-12)。皮损受外伤后易出血。幼年型通常无自觉症状,成人后可逐渐消退。色素型为群集的灰褐色丘疹;结节型胶样变性多见于面部,可融合为斑块,其上可见毛细血管扩张,偶有轻微瘙痒。

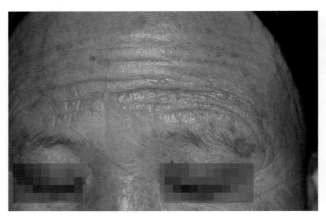

图 12-11   胶样粟丘疹。额部黄色丘疹

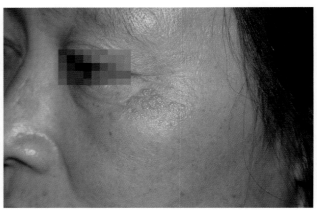

图 12-12   胶样粟丘疹。颧部半透明淡黄色丘疹

【组织病理】

成人型组织学可见真皮乳头嗜酸性均质胶样团块沉积,沉积物与真皮间可见裂隙,与表皮间有无浸润带,组化染色与淀粉样变类似,结晶紫、刚果红染色阳性,PAS染色阳性,抗淀粉酶染色阳性。可见日光弹力纤维变性(图12-13,图12-14)。幼年型中,裂隙及无浸润带少见,可见胶样小体,抗角蛋白染色阳性。色素型中,真皮上部可见散在胶样物形成的色素岛。结节型胶样变性中,胶样沉积物内部可见裂隙,是否为

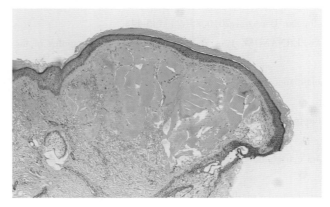

图 12-13   胶样粟丘疹。角化过度,棘层萎缩,真皮浅中层可见嗜酸性团块状的无定形物质沉积,团块内有裂隙(HE染色,×40)

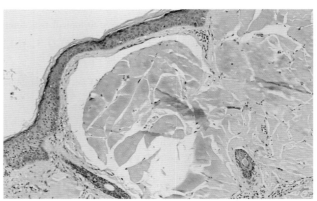

图 12-14   胶样粟丘疹。真皮乳头内嗜酸性团块状的无定形物质沉积(HE染色,×100)

结节型淀粉样变的变异型尚存争议。

【诊断和鉴别诊断】

诊断主要根据典型的临床症状,曝光部位出现黄色透明的丘疹、结节和斑块,无明显自觉症状,可挤出胶样内容物。必要时可结合组织病理检查。

鉴别诊断方面,成人型临床上需与红细胞生成性原卟啉病、黏蛋白沉积症、类脂蛋白沉积症、黏液瘤以及系统性淀粉样变性鉴别。色素型需与外源性褐黄病相鉴别。必要时需结合组织病理学检查及组织化学染色。

【治疗】

首先需避免长期日光暴晒,避免接触石油、脱色剂等,少数皮疹可行化学剥脱术、冷冻、电灼、磨削、强脉冲光和手术切除[5]。近期报道显示点阵激光对于该病治疗有一定效果[5-6]。

【参考文献】

[1] QUIST J,QUIST S,GOLLNICK H. Deposition Diseases//BOLOGNIA J L,JORIZZO J L,SCHAFFER J V. Dermatology. 3rd ed. New York:Mosby Elsevier,2012:714.

[2] ALSHAMI M A. Unusual Manifestations of Familial Juvenile Colloid Milium in Two Siblings. Pediatr Dermatol,2016,33(3):e201-201,203.

[3] LEWIS A T,LE E H,QUAN L T,et al. Unilateral colloid milium of the arm. J Am Acad Dermatol,2002,46(2 Suppl Case Reports):s5-7.

[4] FINDLAY G H,MORRISON J G,SIMSON I W. Exogenous ochronosis and pigmented colloid milium from hydroquinone bleaching creams. Br J Dermatol,1975,93(6):613-622.

[5] MARRA D E,POURRABBANI S,FINCHER E F,et al. Fractional photothermolysis for the treatment of adult colloid milium. Arch Dermatol,2007,143(5):572-574.

[6] ZENG Y P,NGUYEN G H,FANG K,et al. A split-face treatment of adult colloid milium using a non-ablative,1550-nm,erbium-glass fractional laser. J Eur Acad Dermatol Venereol,2016,30(3):490-491.

·多形性日光疹·

多形性日光疹(polymorphous light eruption,PLE)是最常见的日光诱导的内源性皮肤迟发超敏反应。其光抗原尚未确定,有一定遗传易感性,UVA 是最常致病的光谱。PLE 的特征是皮肤于日光暴露后数小时或数日出现瘙痒性丘疹、丘疱疹或斑块,持续数日后逐渐消退,不留瘢痕。春季和初夏最严重,随着夏季时间推移而逐渐减轻,秋季或冬季消退,次年春季又可复发。反复发作可达数年,然而疾病严重程度通常随时间推移而缓解。持续少量日光暴露可使病情缓解。青少年春季疹是 PLE 的变异型。

【临床表现】

发病年龄常在 30 岁以下,女性多见,浅肤色个体最常受累。特征性地发作于春季和初夏,日光暴露时间从 30min 至数小时不等。皮损通常于数小时内出现,但也可于数日后出现。发疹可持续 1 到数日,如无进一步日光暴露可逐渐消退,偶可持续数周,皮损愈后不留瘢痕。

好发于日光暴露部位,包括上胸部、颈部 V 形区、手臂伸侧,偶尔可见于肩部和小腿,病变常在同一部位复发。患者常于日光暴露部位出现对称分布红斑或与肤色一致的丘疹或斑块,也可见丘疱疹、水疱、大疱或融合的水肿性斑块(尤其是在面部),也可表现为多形红斑样或针尖大小的丘疹,常伴剧烈瘙痒(图 12-15,图 12-16)。可因摩擦和搔抓皮肤而继发湿疹样改变。对同一个体而言,皮损常为单一形态,且复发时的皮损形态也常与之前发疹时相同。少见发热、寒战、头痛和恶心等全身症状。

持续少量日光暴露可能会导致对紫外线的耐受力提高,甚至

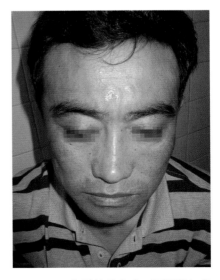

图 12-15　多形性日光疹。面颈部红斑

皮损消退,这一过程称为"钝化"。

【组织病理】

表皮可见到局灶性表皮海绵形成伴局灶性淋巴细胞移入表皮;真皮浅层血管和附属器周围的淋巴组织细胞浸润,偶有嗜酸性粒细胞浸润,极少数情况下有嗜中性粒细胞浸润(图12-17)。

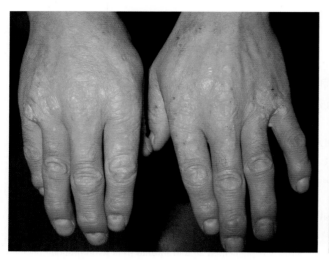

图12-16　多形性日光疹。双手背红色斑丘疹、抓痕

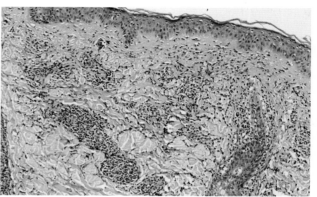

图12-17　多形性日光疹。真皮血管及附属器周围淋巴细胞、组织细胞呈片状浸润(HE染色,×100)

病情严重者可见真皮乳头水肿、局灶性界面改变及轻度基底细胞液化变性。皮肤组织直接免疫荧光检测为阴性。

【诊断和鉴别诊断】

PLE的诊断通常基于患者病史和皮损特征。皮肤活检有助于排除其他光敏性皮肤病。组织学检查结果不具有诊断性,需与临床表现相结合。患者最小红斑量(MED)测定结果通常是正常的,使用亚红斑剂量的UVA或UVB进行光激发试验,行反复紫外线照射持续1~4d,观察局部是否出现PLE皮损外观,可用于辅助诊断。对于超过60%的PLE患者,此试验可诱发典型临床和组织学表现[1]。

鉴别诊断包括其他光敏性疾病如红斑狼疮、皮肌炎、皮肤卟啉病、日光性荨麻疹等。根据血抗核抗体(ANA)、抗ENA抗体、皮肤直接免疫荧光(DIF),以及血卟啉代谢指标等辅助检查可以鉴别。亚急性皮肤型红斑狼疮的最早期皮损可能类似于PLE,但瘙痒程度较轻。红斑狼疮患者是否更易出现PLE,或者PLE样皮损是否仅为红斑狼疮患者中观察到的光敏现象的一部分,尚存有争议[2]。

【治疗】

预防性治疗包括避光、穿防晒服和使用遮光剂。应该规范使用日光防护系数至少为30,并具有UVA防护能力的广谱遮光剂。对于春季和夏季病情频繁加重的患者,在初春进行预防性光疗(PUVA优于UVB)可诱导对日光暴露的耐受性[3]。通常一周治疗2~3次,持续5~6周。光疗早期可能发生治疗诱导的疾病加重,必要时可加用外用强效皮质醇或短疗程口服足量糖皮质激素(泼尼松1mg/kg,7~10d)治疗[4]。

一些研究表明,外用维生素D衍生物(如卡泊三醇)明显降低了PLE光激发试验皮损的严重程度,表明其可能有一定的治疗作用[5]。口服β-胡萝卜素可能有预防效果[6],口服大剂量烟酰胺(3g/d)也有一定预防作用[7]。近年有报道显示黑素细胞刺激素类药物如α-黑素肽可通过刺激皮肤产生黑素而可以防止PLE复发[8]。口服白绒水龙骨(*Polypodium leucotomos*)叶提取物可能对防止PLE复发有效[9]。

对于有活动性皮损的患者,建议局部应用强效糖皮质激素,如卤米松及倍他米松。面部皮损应使用较低效能的糖皮质激素。

对于偶发性加重的患者,尤其是需要迅速改善病情者,可选用短疗程全身性糖皮质激素。短期口服小剂量泼尼松龙(25mg/d,4~5d)是治疗 PLE 偶发患者的有效方法[10]。由于相关的潜在副作用,不推荐经常全身性应用糖皮质激素。抗疟药如羟氯喹可部分缓解 PLE[6-11]。个案报道显示硫唑嘌呤[12]和环孢素[13]有效,但仅考虑用于病情严重的患者。

【参考文献】

［1］ KISHIMOTO I,UETSU N,TANIMURA H,et al. Solar urticaria with a wide action spectrum from UVB to visible light complicated with UVA-induced polymorphous light eruption. Photodermatol Photoimmunol Photomed,2017,33(3):172-175.

［2］ PINCUS L B,LEBOIT P E,GODDARD D S,et al. Marked papillary dermal edema--an unreliable discriminator between polymorphous light eruption and lupus erythematosus or dermatomyositis. J Cutan Pathol,2010,37(4):416-425.

［3］ FRANKEN S M,GENDERS R E,DE GRUIJL F R,et al. Skin hardening effect in patients with polymorphic light eruption:comparison of UVB hardening in hospital with a novel home UV-hardening device. J Eur Acad Dermatol Venereol,2013,27(1):67-72.

［4］ LING T C,GIBBS N K,RHODES L E. Treatment of polymorphic light eruption. Photodermatol Photoimmunol Photomed,2003,19(5):217-227.

［5］ GRUBER-WACKERNAGEL A,BAMBACH I,LEGAT F J,et al. Randomized double-blinded placebo-controlled intra-individual trial on topical treatment with a 1,25-dihydroxyvitamin D_3 analogue in polymorphic light eruption. Br J Dermatol,2011,165(1):152-163.

［6］ JANSÉN C T. Oral carotenoid treatment in polymorphous light eruption:a cross-over comparison with oxychloroquine and placebo. Photodermatol,1985,2(3):166-169.

［7］ NEUMANN R,RAPPOLD E,POHL-MARKL H. Treatment of polymorphous light eruption with nicotinamide:a pilot study. Br J Dermatol,1986,115(1):77-80.

［8］ MINDER E I,BARMAN-AKSOEZEN J,SCHNEIDER-YIN X. Pharmacokinetics and pharmacodynamics of afamelanotide and its clinical use in treating dermatologic disorders. Clin Pharmacokinet,2017,56(8):815-823.

［9］ TANEW A,RADAKOVIC S,GONZALEZ S,et al. Oral administration of a hydrophilic extract of Polypodium leucotomos for the prevention of polymorphic light eruption. J Am Acad Dermatol,2012,66(1):58-62.

［10］ PATEL D C,BELLANEY G J,SEED P T,et al. Efficacy of short-course oral prednisolone in polymorphic light eruption:a randomized controlled trial. Br J Dermatol,2000,143(4):828-831.

［11］ MURPHY G M,HAWK J L,MAGNUS I A. Hydroxychloroquine in polymorphic light eruption:a controlled trial with drug and visual sensitivity monitoring. Br J Dermatol,1987,116(3):379-386.

［12］ NORRIS P G,HAWK J L. Successful treatment of severe polymorphous light eruption with azathioprine. Arch Dermatol,1989,125(10):1377-1379.

［13］ SHIPLEY D R,HEWITT J B. Polymorphic light eruption treated with cyclosporin. Br J Dermatol,2001,144(2):446-447.

·慢性光化性皮炎·

慢性光化性皮炎(chronic actinic dermatitis,CAD)是一种少见的,与长期日光暴露有关的慢性皮炎,和日光诱导的迟发性变态反应有关,光变应原可能是内源性或持续存在于皮肤中的外源性光敏剂。许多患者同时还存在变应性接触性皮炎,特应性皮炎也可能与本病有关。

【临床表现】

CAD 包括三种临床亚型:持久性光反应(PLR)、光敏性皮炎(PD)、光线性类网织细胞增生症(AR)。以前曾被认为是 3 种不同的疾病,目前更倾向认为是一类病谱性疾病,可以从一种类型转变成另一种类型。本病症状常持续数年,约 25% 的患者可在 10 年内缓解[1]。

好发于 50 岁以上老年男性,表现为分布于面部、颈部、手背、头皮和上胸部的湿疹样斑块,通常在衣服边线处有清晰的分界线,伴有剧烈瘙痒。也可能观察到苔藓样变及红斑样浸润性丘疹和斑块(图 12-18,图 12-19)。虽然病变最初只出现于光暴露的皮肤,但该病也可在数年内进展至未暴露的区域。严重病例可能出现全身性红皮病。掌跖湿疹并不少见。患者可能全年可见异常皮肤表现,但皮疹通常在夏季加重。严重病例皮损可相互融合,形成"狮面"样外观。

【组织病理】

组织病理学表现包括表皮海绵形成、淋巴细胞移入表皮以及浅部和深部血管周围淋巴组织细胞浸润。

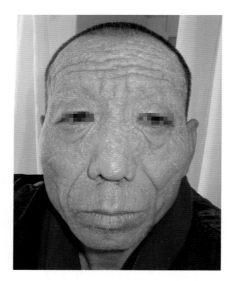

图 12-18   慢性光化性皮炎。面部弥漫红斑、脱屑

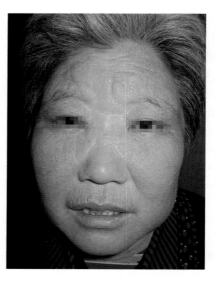

图 12-19   慢性光化性皮炎。面部弥漫性水肿性红斑

在表皮中也可能见到淋巴细胞移入和非典型单个核细胞小量聚集,类似于蕈样肉芽肿的 Pautrier 微脓肿(图 12-20)。

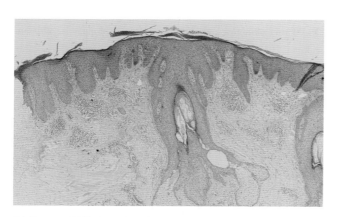

图 12-20   慢性光化性皮炎。角化不全,棘层不规则肥厚,细胞间水肿,真皮血管扩张,血管周围片状淋巴细胞及组织细胞浸润(HE 染色,×100)

光线性类网织细胞增生症中,真皮乳头层和网状层可见致密细胞浸润,可累及皮下脂肪,浸润细胞包括淋巴细胞、组织细胞、嗜酸性粒细胞和肥大细胞,并可出现多核、星状的肌成纤维细胞、浆细胞、不典型淋巴细胞及深染核大脑回状大淋巴样细胞(Sézary 样细胞),通常无 Pautrier 微脓肿。免疫组化以 CD8+T 细胞为主。外观不典型的、深染核大脑回状大淋巴样细胞和肌成纤维细胞是光线性类网织细胞增生症的特征。

【诊断和鉴别诊断】

诊断主要基于临床表现,光激发试验可有助于发现患者对紫外光的敏感性增加(MED 减少)。大多数 CAD 病例最开始是对 UVB 异常敏感,随着时间的推移,可以引发体征和症状的光谱波长范围变得更宽,有时甚至扩大至可见光谱。斑贴和光斑贴试验也有助于诊断。斑贴和光斑贴试验用于识别可能加剧疾病的共存接触性变应原和/或光变应原。皮肤活检可能有助于诊断。

鉴别诊断包括光加重的特应性或脂溢性皮炎、接触性皮炎、多形性日光疹、系统性药物诱导性光敏感。由于临床和组织学表现有所重叠,所以很难区分,对于某些病例,发病年龄和某些病史特征(如药物暴露)可能有助于判断。罕见的情况下,可能同时存在其中两种疾病。光激发试验有助于区分皮肤淋巴瘤和 CAD,尽管皮肤 T 细胞淋巴瘤偶可出现光敏感性升高。在缺乏足够临床病史时,组织学上需与斑块期蕈样肉芽肿或 Sézary 综合征进行鉴别。在 CAD 和皮肤 T 细胞淋巴瘤患者中均可发现循环 Sézary 样细胞[2]。CAD 免疫组化以 CD8+T 细胞为主,而皮肤 T 细胞淋巴瘤免疫组化以 CD4+T 细胞为主。

【治疗】

治疗较为困难。应强调严格的防光保护,但仅采取这一种措施通常没有效果。推荐避免接触已知的接触性和光接触性变应原,以及光敏药物。只有在斑贴和光斑贴试验排除防晒剂过敏后才能使用广谱防晒剂[3]。

皮损局部可外用中强效糖皮质激素、钙调磷酸酶抑制剂及润肤剂[4]。较为严重的病例可考虑口服小剂量糖皮质激素或免疫抑制剂治疗。急性加重期可选择泼尼松 20～30mg/d[5]，或沙利度胺 150～300mg/d[6]。小型研究发现硫唑嘌呤（50mg/d）[7]、低剂量 PUVA 或窄谱 UVB（最初与口服糖皮质激素一同给予，以减少治疗诱发的症状发作）有效[8]。有个案报道环孢素[9]、吗替麦考酚酯[10]及生物制剂托法替尼（tofacitinib，一种 JAK 抑制剂）对该病治疗有效[11]。

【参考文献】

[1] WOLVERTON J E,SOTER N A,COHEN D E. The natural history of chronic actinic dermatitis:an analysis at a single institution in the United States. Dermatitis,2014,25(1):27-31.

[2] CHU A C,ROBINSON D,HAWK J L,et al. Immunologic differentiation of the Sézary syndrome due to cutaneous T-cell lymphoma and chronic actinic dermatitis. J Invest Dermatol,1986,86(2):134-137.

[3] DELEO V. Sunscreen use in photodermatoses. Dermatol Clin,2006,24(1):27-33.

[4] BUSARACOME P,WATTANAKRAI P,RAJATANAVIN N. Chronic actinic dermatitis with leonine facies and iatrogenic adrenal insufficiency successfully treated with topical tacrolimus. Case Rep Dermatol,2011,3(1):49-54.

[5] YOUN M,CHANG J H,CHANG S N,et al. A clinical analysis of 11 patients with chronic actinic dermatitis in Korea. Yonsei Med J,2000,41(2):190-194.

[6] SAFA G,PIÉTO-LE CORVAISIER C,HERVAGAULT B. Recalcitrant chronic actinic dermatitis treated with low-dose thalidomide. J Am Acad Dermatol,2005,52(5):e6.

[7] MURPHY G M,MAURICE P D,NORRIS P G,et al. Azathioprine treatment in chronic actinic dermatitis:a double-blind controlled trial with monitoring of exposure to ultraviolet radiation. Br J Dermatol,1989,121(5):639-646.

[8] GAMBICHLER T,BREUCKMANN F,BOMS S,et al. Narrowband UVB phototherapy in skin conditions beyond psoriasis. J Am Acad Dermatol,2005,52(4):660-670.

[9] STINCO G,CODUTTI R,FRATTASIO A,et al. Chronic actinic dermatitis treated with cyclosporine-A. Eur J Dermatol,2002,12(5):455-457.

[10] THOMSON M A,STEWART D G,LEWIS H M. Chronic actinic dermatitis treated with mycophenolate mofetil. Br J Dermatol,2005,152(4):784-786.

[11] VESELY M D,IMAEDA S,KING B A. Tofacitinib citrate for the treatment of refractory,severe chronic actinic dermatitis. JAAD Case Rep,2017,3(1):4-6.

·植物日光性皮炎·

植物日光性皮炎（phytophotodermatitis）是因摄入或皮肤接触来源于植物的光毒性物质后受到紫外线照射，进而造成的组织或细胞直接损伤。相对于发生光变态反应的特应性体质而言，只要光毒性物质浓度达到一定程度，任何个体都可发生光毒性反应[1-2]。常见的导致植物日光性皮炎的成分为呋喃香豆素，其中最值得注意的是补骨脂素和异补骨脂素。常见的含有呋喃香豆素的植物有伞形科的芹菜、野欧防风和欧芹，以及芸香科的柠檬和青柠（酸橙）。无花果树的树汁和补骨脂的种子也可诱导植物日光性皮炎[3-4]。金丝桃素是贯叶连翘（Hypericum perforatum，又名圣约翰草）中含有的一种非呋喃香豆素光敏性物质，大剂量摄入该植物提取物后也可导致光暴露皮肤发生全身性光毒性反应[5-6]。

【临床表现】

好发于特定职业者，如榨取青柠汁或接触芹类植物的调酒师、厨师、园艺工作者等。通常会在光暴露皮肤出现线状或奇异形状的红斑、水肿和大疱，其形状反映了患者接触植物的方式（图 12-21）。临床表现发生于日光暴露后大约 24h。病变处无瘙痒，但可能伴有疼痛。当急性期皮损消退后，可出现色素沉着过度，后者可能需要数月到数年才能消退，部分患者红斑并不明显。全身性光毒性反应少见，可发生于摄入大量芹菜后进行 PUVA 治疗或进行人工日光浴的患者[7-9]。

【组织病理】

可见角质形成细胞水肿，伴散在坏死的角质形成细胞，表皮海绵形成，真皮层可有轻度或中度浅表炎症细胞浸润。反应严重时可能见到表皮坏死（图 12-22）。

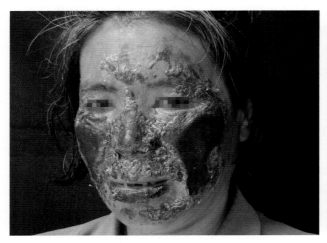

图 12-21　植物日光性皮炎。面部大片坏死、结暗红色痂

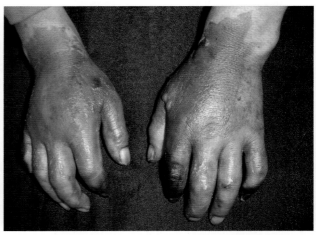

图 12-22　植物日光性皮炎。双手背弥漫性水肿性暗红斑,部分手指皮肤坏死

【诊断和鉴别诊断】

诊断主要根据病史及典型的临床表现。详细询问光敏性疾病病史、是否有服用保健品及中草药史,以及全面的皮肤检查对于准确诊断至关重要[10-11]。如果诊断仍不明确,光试验及光斑贴试验可有助于诊断。

鉴别诊断包括接触性皮炎、药物相关的光毒性反应、光变态反应、内源性物质引起的光敏性反应(如卟啉病等)。根据发病年龄、家族史、是否有服药史、是否发生于曝光部位等相关病史可有助于鉴别。光斑贴试验可以识别光变应性接触性皮炎患者。

【治疗】

应尽可能停止接触或摄入引起外源性光敏反应的植物及其提取物。防日光措施是首要的,如避免日晒、穿日光防护服和使用防晒剂。外源性物质引起的光敏反应通常在长波 UVA 范围内最为严重。需要使用能充分防护 UVA 的广谱防晒剂。大多数光毒性反应可以按日晒伤处理。采用冷敷、涂抹润肤剂和口服镇痛药进行对症治疗。局部麻醉剂可能会引起接触性变态反应,应避免使用。如考虑光变态反应,除避光外,应按接触性变态反应给予外用或口服糖皮质激素治疗[12]。

【参考文献】

[1] GOULD J W,MERCURIO M G,ELMETS C A. Cutaneous photosensitivity diseases induced by exogenous agents. J Am Acad Dermatol,1995,33(4):551-573;quiz 574-576.

[2] GONZALEZ E,GONZALEZ S. Drug photosensitivity,idiopathic photodermatoses,and sunscreens. J Am Acad Dermatol,1996,35(6):871-885;quiz 886-877.

[3] MCGOVERN T W. Dermatoses Due to Plants//BOLOGNIA J L,JORIZZO J L,SCHAFFER J V. New York Dermatology. 3rd ed. :Mosby Elsevier,2012:279-281.

[4] DERRAIK J G,RADEMAKER M. Phytophotodermatitis caused by contact with a fig tree (Ficus carica). N Z Med J,2007,120(1261):U2720.

[5] SCHULZ H U,SCHüRER M,BÄSSLER D,et al. Investigation of the effect on photosensitivity following multiple oral dosing of two different hypericum extracts in healthy men. Arzneimittelforschung,2006,56(3):212-221.

[6] BROCKMÖLLER J,REUM T,BAUER S,et al. Hypericin and pseudohypericin:pharmacokinetics and effects on photosensitivity in humans. Pharmacopsychiatry,1997,30 Suppl 2:94-101.

[7] BOFFA M J,GILMOUR E,EAD R D. Celery soup causing severe phototoxicity during PUVA therapy. Br J Dermatol,1996,135(2):334.

[8] PUIG L,DE MORAGAS J M. Enhancement of PUVA phototoxic effects following celery ingestion:cool broth also can burn. Arch Dermatol,1994,130(6):809-810.

[9] LJUNGGREN B. Severe phototoxic burn following celery ingestion. Arch Dermatol,1990,126(10):1334-1336.

［10］MOLONEY F J，PARNELL J，BUCKLEY C C. Iatrogenic phytophotodermatitis resulting from herbal treatment of an allergic contact dermatitis. Clin Exp Dermatol，2006，31（1）：39-41.

［11］WAGNER A M，WU J J，HANSEN R C，et al. Bullous phytophotodermatitis associated with high natural concentrations of furanocoumarins in limes. Am J Contact Dermat，2002，13（1）：10-14.

［12］SON J H，JIN H，YOU H S，et al. Five Cases of Phytophotodermatitis Caused by Fig Leaves and Relevant Literature Review. Ann Dermatol，2017，29（1）：86-90.

·青少年春季疹·

青少年春季疹（juvenile spring eruption）系 PLE 的变异型，表现为早春季节儿童或青少年日光暴露后在耳部出现的红斑性丘疹或大疱[1]。皮疹的发生可能是日光和寒冷的共同作用所致[2]，UVA 为主要致病光谱[3]。在某些病例中有阳性家族史[4]，有学者认为其或与冻疮有一定关系[5]。症状为自限性，皮损在数周内可消退。

【临床表现】

春季发作，数周内症状消退，直至次年春季才复发。男童比女童更易受累。据推测，这与男童头发较短致使其耳部暴露有关。患者常在儿童期或青春期早期表现出症状，但也有初发于成年早期的报道[2,6]。好发于耳部、面部和手背（图 12-23），典型皮损通常为红斑性鳞屑性丘疹或大疱，可伴瘙痒及疼痛。病程较长，部分患者可每年春季复发，达数年甚至数十年，但有逐渐缓解趋势。

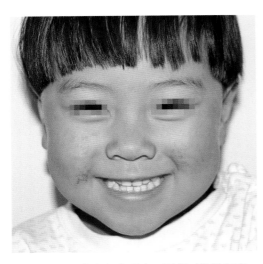

图 12-23　青少年春季疹。面部对称性红斑

【组织病理】

组织病理可表现为表皮下海绵状水疱，真皮血管和附属器周围致密淋巴、组织细胞浸润。真皮浸润细胞主要由同等数量的 $CD4^+$ 和 $CD8^+$ 的 T 细胞组成。有些病例的病理变化与多形红斑相似。

【诊断和鉴别诊断】

诊断通常基于典型的临床表现，必要时可结合组织病理检查。鉴别诊断包括单纯疱疹病毒（HSV）感染和种痘样水疱病。可进行病毒检测来排除 HSV，但青少年春季疹的双侧皮疹在 HSV 感染中并不常见。种痘样水疱病更为特征的表现是皮损以水疱为主、愈后留瘢痕且不以耳部为好发部位。

【治疗】

本病具有一定自限性，并非必须接受治疗。如有明显瘙痒或疼痛，局部用糖皮质激素可有效减轻炎症。加强防晒的同时予局部保温对于治疗十分重要[2]。

【参考文献】

［1］ANDERSON D，Wallace H J，Howes E I. Juvenile spring eruption. Lancet，1954，266（6815）：755-756.

［2］LAVA S A，SIMONETTI G D，RAGAZZI M，et al. Juvenile spring eruption：an outbreak report and systematic review of the literature. Br J Dermatol，2013，168（5）：1066-1072.

［3］OHSHITA A，NAKAI N，KATOH N，et al. Atypical case of juvenile spring eruption with photosensitivity to a single dose of ultraviolet A irradiation. J Dermatol，2014，41（4）：356-357.

［4］BERTH-JONES J，NORRIS P G，GRAHAM-BROWN R A，et al. Juvenile spring eruption of the ears：a probable variant of polymorphic light eruption. Br J Dermatol，1991，124（4）：375-378.

［5］NABATIAN A S，ROSMAN I S，STURZA J，et al. Juvenile spring eruption：a variant of perniosis？Am J Dermatopathol，2015，37（9）：721-723.

［6］STRATIGOS A J，ANTONIOU C，PAPADAKIS P，et al. Juvenile spring eruption：clinicopathologic features and phototesting results in 4 cases. J Am Acad Dermatol，2004，50（2 Suppl）：s57-60.

第三节   放射线引起的皮肤病

·放射性皮炎·

放射性皮炎(radiodermatitis)是癌症放疗最常见的副作用之一,累及约95%的放疗患者[1]。急性损伤发生于射线暴露后数小时至数周内,由直接的结构性组织损伤、自由基生成、DNA断裂及表皮和真皮发生炎症反应所致[2]。反复暴露于低剂量电离辐射使得细胞没有时间修复DNA,组织损伤不断累积,导致放射性皮炎逐渐进展为慢性不可逆损害。放射性皮炎可引起疼痛和不适,对患者的生活质量有显著影响。此外本病还可能导致放疗过早中断,影响原发病治疗等。

【临床表现】

放射性皮炎好发于身体对辐射最敏感的区域,如颈前区、四肢、胸部、腹部及面部。射线暴露后数小时至数周内可出现急性放射性皮炎。辐射暴露后数月到数年可出现晚期(或慢性)放射性皮炎。急性放射诱导性皮肤改变取决于放射剂量,包括红斑、水肿、色素改变、毛发脱落和干性或湿性脱屑。

轻度皮炎(1级)表现为轻度、加压可变白的红斑或干性皮肤脱屑。通常在开始放射治疗后数日到数周内起病,症状可能在1个月内消退。瘙痒和毛发脱落是常见的伴随症状。

中度皮炎(2级)表现为疼痛紧张的红斑和水肿,可能进展为表皮局部脱失和湿性皮肤脱屑,常局限于皮肤皱褶处。湿性皮肤脱屑常表现为表皮坏死、纤维蛋白渗出及剧烈疼痛。若出现大疱,可能会破裂或感染。这种反应常在治疗结束后1~2周达高峰。

重度皮炎(3~4级)在除皮肤皱褶外的部位存在融合性湿性皮肤脱屑,湿性皮肤脱屑可能进展为皮肤全层坏死和溃疡,溃疡可发生继发感染,常伴严重疼痛,且阿片类药物可能效果不佳[3]。

晚期(或慢性)放射性皮炎可表现为真皮纤维化、皮肤异色性改变(包括色素沉着和色素减退)、萎缩及毛细血管扩张(图12-24),可类似硬皮病样改变[4]。

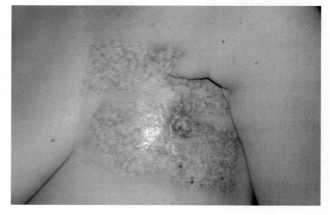

图12-24   放射性皮炎。左乳缺如,左胸壁网状暗红斑,皮肤萎缩,局部溃疡

【组织病理】

急性放射性皮炎表现为角质形成细胞凋亡、基底层形成空泡和表皮水肿。根据辐射剂量,可能观察到表皮坏死伴水疱形成和表皮脱落,这些改变在临床上显示为"湿性皮肤脱屑"。角化过度时伴有干性皮肤脱屑。真皮改变包括真皮和内皮细胞水肿、血管扩张、红细胞外渗和血管中形成纤维素血栓,真皮全层可见炎性浸润(图12-25,图12-26)。晚期放射性皮炎表现为真皮胶原的嗜酸性均质性硬化、散在较大而不典型的成纤维细胞、毛囊皮脂腺单元缺失和血管改变。深部血管显示为纤维性增厚,有时伴有管腔闭塞和再通,而真皮浅层中毛细血管扩张较显著。

【诊断和鉴别诊断】

急性放射性皮炎的诊断为临床性,近期有放疗史的患者出现红斑、干性皮肤脱屑或湿性皮肤脱屑的表现,可做出诊断。采集病史时需关注放射治疗持续时间和累积辐射剂量。诊断的重要线索在于皮肤改变的界线清晰,且局限于被辐射区域。诊断放射性皮炎通常无需皮肤活检。

放射性皮炎的鉴别诊断包括在治疗期间或治疗结束后可能发生的其他皮肤病,如变应性接触性皮炎、

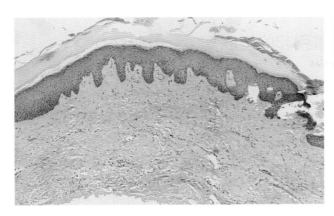

图 12-25 放射性皮炎。角化过度,棘层增厚,真皮内胶原纤维增生、变性,血管扩张(HE 染色,×100)

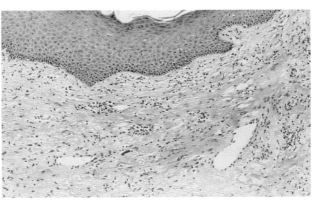

图 12-26 放射性皮炎。颗粒层增厚,棘层轻度肥厚,基底层色素增加。真皮浅层毛细血管扩张,散在淋巴细胞、组织细胞和浆细胞浸润,胶原增生变性(HE 染色,×200)

放射区皮肤癣菌病、移植物抗宿主病、Stevens-Johnson 综合征/中毒性表皮坏死松解症等。急性移植物抗宿主病(GVHD)组织病理学特征与放射性皮炎相似,包括基底层空泡形成、角质形成细胞凋亡、卫星状细胞坏死及浅表血管周围淋巴细胞浸润,结合病史、发病部位及皮损表现可进行鉴别。慢性放射性皮炎需与局限性硬斑病相鉴别。

【治疗】

放射性皮炎根据皮肤损伤的严重程度治疗。1 级放射性皮炎患者除一般皮肤处理措施外通常无需任何特异治疗。一般皮肤处理措施包括:保持辐射区域清洁和干燥、温和清洁、外用保湿剂、避免刺激和暴晒等[5]。对于伴湿性皮肤脱屑的 2~3 级放射性皮炎患者,可采用敷料保护创面,湿性皮肤脱屑可采用柔软的吸湿性硅凝胶敷料进行治疗[6-7]。出现细菌继发感染时,可以外用及全身性抗生素治疗。对于出现全层皮肤坏死的 4 级放射性皮炎患者,可能需手术清创和全厚皮片移植或肌皮瓣或带蒂皮瓣移植[6]。放射治疗后局部外用中效糖皮质激素(如糠酸莫米松)可能对预防放射性皮炎有帮助[7]。

【参考文献】

[1] SINGH M,ALAVI A,WONG R,et al. Radiodermatitis:a review of our current understanding. Am J Clin Dermatol,2016,17(3):277-292.

[2] RYAN J L. Ionizing radiation:the good,the bad,and the ugly. J Invest Dermatol,2012,132(3 Pt 2):985-993.

[3] BENDERITTER M,GOURMELON P,BEY E,et al. New emerging concepts in the medical management of local radiation injury. Health Phys,2010,98(6):851-857.

[4] MENDELSOHN F A,DIVINO C M,REIS E D,et al. Wound care after radiation therapy. Adv Skin Wound Care,2002,15(5):216-224.

[5] CUI Z,XIN M,YIN H,et al. Topical use of olive oil preparation to prevent radiodermatitis:results of a prospective study in nasopharyngeal carcinoma patients. Int J Clin Exp Med,2015,8(7):11000-11006.

[6] BERNIER J,BONNER J,VERMORKEN J B,et al. Consensus guidelines for the management of radiation dermatitis and coexisting acne-like rash in patients receiving radiotherapy plus EGFR inhibitors for the treatment of squamous cell carcinoma of the head and neck. Ann Oncol,2008,19(1):142-149.

[7] WONG R K,BENSADOUN R J,BOERS-DOETS C B,et al. Clinical practice guidelines for the prevention and treatment of acute and late radiation reactions from the MASCC Skin Toxicity Study Group. Support Care Cancer,2013,21(10):2933-2948.

第四节　机械刺激引起的皮肤病

·鸡　眼·

鸡眼(clavus)是由于掌跖局部皮肤长期受到挤压或摩擦而发生的局限性、圆锥形角质增生性损害。鸡眼通常发生在压迫点,原因是穿不合脚的鞋、潜在的骨刺或步态异常[1]。

【临床表现】

鸡眼好发于青年男性,突出的跖骨的跖面、趾缝间或趾关节的背面多见。为境界清楚、嵌入皮内的针头至蚕豆大小、淡黄或深黄色、局限性角质增生物,呈圆形或椭圆形,表面光滑,与皮面相平或稍隆起(图12-27),由于具有圆锥形角化可出现具有压迫疼痛的核心。因圆锥形角质增生物的尖端压入真皮乳头部,在站立或行走时刺激该处的神经末梢,发生剧烈疼痛而影响行走。祛除病因后皮损可消失,但易复发(图12-28)。

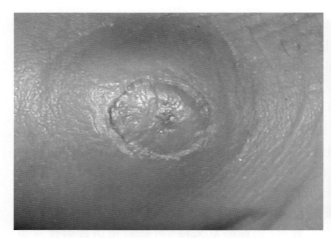
图 12-27　鸡眼。足部圆锥形角化性斑块

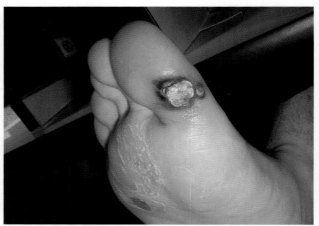
图 12-28　鸡眼。微波治疗后局部坏死

【组织病理】

全部病变组织为增厚的角质层,中心部位角质层更为明显,可呈楔形突入真皮,表皮突增生显著,其下方真皮层因受压力乳头变平,可有少量淋巴细胞浸润[2]。

【诊断和鉴别诊断】

诊断基于病史及具有特征性的皮损表现。鉴别诊断包括胼胝和跖疣。胼胝通常境界不清,无压迫疼痛,跖疣通常有皮纹中断及局部黑点(为毛细血管血栓所致)。

【治疗】

首先需更换合适的鞋履,10%~20%的水杨酸软膏或硬膏贴剂可溶解鸡眼皮损局部的异常角质[3]。物理治疗方面,Er:YAG等剥脱激光可用于治疗顽固皮损[4],反复冷冻对部分患者有效[5]。顽固或复发性病变患者应建议行足部 X 线检查以排除潜在骨关节异常,必要时接受手术治疗[6]。小规模研究显示皮损内注射博来霉素(1g/L)可使皮损快速消退[7]。部分患者接受环钻切除皮损显示出较好疗效[8]。

【参考文献】

[1] COLE M B,SMITH M L. Environmental and Sports-Ralated Skin Diseases//BOLOGNIA J L,JORIZZO J L,SCHAFFER J V. Dermatology. 3rd ed. New York:Mosby Elsevier,2012:1501.

[2] BONAVILLA E J. Histopathology of the heloma durum:some significant features and their implications. J Am Podiatry Assoc,1968,58(10):423-427.

[3] SINGH D,BENTLEY G,TREVINO S G. Callosities,corns,and calluses. BMJ,1996,312(7043):1403-1406.

［4］ BALEVI A，ENGIN UYSAL S，DOGA USTUNER P，et al. How I do it：treatment of plantar calluses and corns with an erbium-doped yttrium aluminum garnet laser. Dermatol Surg，2016，42（11）：1304-1307.

［5］ MORGENSTERN R L. Treatment of heloma durum with cryotherapy. J Natl Assoc Chirop，1957，47（4）：186-187.

［6］ BRAINARD B J，SAMMARCO G J. Managing Corns and Plantar Calluses. Phys Sportsmed，1991，19（12）：61-67.

［7］ LEE W J，LEE S M，WON C H，et al. Efficacy of intralesional bleomycin for the treatment of plantar hard corns. Int J Dermatol，2014，53（12）：e572-577.

［8］ GÜNGÖR S，BAHçETEPE N，TOPAL I. Removal of corns by punch incision：a retrospective analysis of 15 patients. Indian J Dermatol Venereol Leprol，2014，80（1）：41-43.

·胼　胝·

胼胝（callus）俗称"老茧"，系手足部皮肤长期受压和摩擦引起的局限性、扁平状角质增生，是皮肤对长期机械性摩擦的一种代偿性反应[1]。

【临床表现】

好发于掌跖等受摩擦部位，为蜡黄色局限性增厚的角质板，中央较厚，边缘较薄，境界不清，触之较硬，表面皮纹清晰可见（图 12-29，图 12-30）。局部汗液分泌减少，感觉迟钝。发病较缓，多无自觉症状。严重者有压痛。

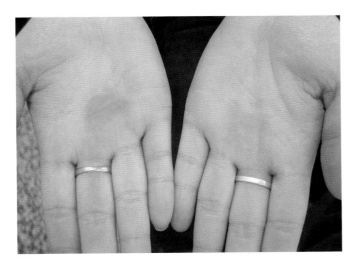

图 12-29　胼胝。双手掌角化性斑块

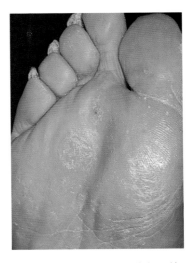

图 12-30　胼胝。足跖黄色斑块

【组织病理】

主要表现为表皮角化过度、颗粒层、棘层肥厚，偶有病例可呈点状表皮松解性角化过度外观。

【诊断和鉴别诊断】

诊断基于病史及具有特征性的皮损表现。鉴别诊断包括鸡眼和跖疣。鸡眼有明显的压痛，跖疣通常有皮纹中断及局部黑点。此外，尚需与先天性掌跖角化症鉴别，后者皮损弥漫、对称分布于掌跖，可有家族遗传史。

【治疗】

尽量减少手足过度受压和摩擦，当机械刺激去除之后，皮损通常可自行消失，否则痊愈后容易复发。对于难治性或复发性病变，可以考虑进行足部 X 线检查，以评估潜在的骨异常。

局部治疗。对于有症状的皮损可去除或软化过度增厚的角质[2]，方法包括但不仅限于：①物理去除，如小刀削薄增厚的角质；②外用角质剥脱剂，如 30% 水杨酸、火棉胶、尿素膏等[1]；③外贴糖皮质激素硬膏剂；④Er：YAG 等剥脱激光可用于治疗顽固皮损[3]；⑤物理去除增厚角质并外涂斑蝥素制剂（canthacur-PS，含 1% 斑蝥素、30% 水杨酸和 5% 鬼臼树脂，在小规模研究中显示出有效[4]）。

【参考文献】

[1] COLE M B,SMITH M L. Environmental and Sports-Ralated Skin Diseases//BOLOGNIA J L,JORIZZO J L,SCHAFFER J V. Dermatology. 3rd ed. New York:Mosby Elsevier,2012:1501.

[2] KOVAR P. Calluses,corns and others-beware of the self-treatment! MMW Fortschr Med,2016,158(21-22):64-66.

[3] BALEVI A,ENGIN UYSAL S,DOGA USTUNER P,et al. How I Do It:Treatment of Plantar Calluses and Corns With an Erbium-Doped Yttrium Aluminum Garnet Laser. Dermatol Surg,2016,42(11):1304-1307.

[4] AKDEMIR O,BILKAY U,TIFTIKCIOGLU Y O,et al. New alternative in treatment of callus. J Dermatol,2011,38(2):146-150.

（王中帅　舒畅　晋红中）

药 疹

AGEP	acute generalized exanthematous pustulosis	急性泛发性发疹性脓疱病
ANA	antinuclear antibodies	抗核抗体
ANCA	anti-neutrophil cytoplasmic antibodies	抗中性粒细胞胞质抗体
BP	bullous pemphigoid	大疱性类天疱疮
CXCL8	CXC chemokine ligand 8	CXC 族趋化因子配体 8
DEMD	drug eruption of mimicing dermatosis	模拟皮肤病的药疹
DEUAT	drug eruption of urticaria and angioedema type	荨麻疹及血管性水肿型药疹
DIBP	drug-induced bullous pemphigoid	药物诱发大疱性类天疱疮
DIF	direct immunofluorescence	直接免疫荧光
DIHS	drug-induced hypersensitivity syndrome	药物超敏反应综合征
DILE	drug induced lupus erythematosus	药物诱导性红斑狼疮
DIP	drug-induced pemphigus	药物诱发天疱疮
DRESS	drug reaction with eosinophilia and systemic symptoms	伴嗜酸性粒细胞增多和系统症状的药疹
dsDNA	double strand DNA	双链 DNA
ED	exfoliative dermatitis	剥脱性皮炎
EDE	exanthematous drug eruption	发疹性药疹
ELE	erythroderma-like eruption	红皮病型药疹
ELISA	enzyme-linked immuno sorbent assay	酶联免疫吸收分析
FDE	fixed drug eruption	固定性药疹
GM-CSF	granulocyte macrophage colony stimulating factor	粒细胞-巨噬细胞集落刺激因子
HHV-6	human herpes virus 6	人类疱疹病毒 6 型
HLA	human leukocyte antigen	人类白细胞抗原
IFN-γ	interferon-γ	γ 干扰素
Ig	immunoglobulin	免疫球蛋白
IIF	indirect immunofluorescence	间接免疫荧光
IL	interlukin	白细胞介素

INH	isoniazid	异烟肼
INOS	inducible nitric oxide synthase	诱导型一氧化氮合酶
IVIG	intravenous immunoglobulin	静脉注射免疫球蛋白
NSAID	non-steroidal antiinflammatory drug	非甾体抗炎药
PDE	photosensitization drug eruption	光敏性药疹
SCORTEN	severity-of-illness score for toxic epidermal necrolysis	中毒性表皮坏死松解症疾病严重度
SDE	severe drug eruption	重症药疹
SDRIFE	symmetrical drug-related intertriginous and flexural exanthem	对称性药物相关的间擦和屈侧疹
SJS	stevens-johnson syndrome	Stevens-Johnson 综合征
SLE	systemic lupus erythematosus	系统性红斑狼疮
TEN	toxic epidermal necrolysis	中毒性表皮坏死松解症
TNFI	tumor necrosis factor inhibitors	TNF 拮抗剂
TNF-α	tumor necrosis factor α	肿瘤坏死因子 α
VDE	vasculitic drug eruption	血管炎样药疹

第一节　固定性药疹

固定性药疹(fixed drug eruption,FDE)是皮肤药物不良反应中的一种特殊类型,常以每次发病于相同部位出现皮损为特征。目前已发现有 100 余种药物可导致固定性药疹,磺胺类药物、解热镇痛药、巴比妥类药物较为常见。近年来国外大量研究显示,非甾体抗炎药如吡罗昔康、尼美舒利等已成为固定性药疹最常见的致敏药物[1]。依托考昔是一种新型非甾体抗炎药,目前有文献报道依托考昔致固定性药疹[2]。此外,普萘洛尔、甲钴胺片导致固定性药疹亦有报道[3-4]。

【发病机制】

发病机制不明确,对于为何皮损出现在固定位置目前仍然是个谜团。最新研究显示,CD8$^+$T 细胞在保持表皮内记忆功能方面起到主要作用,同时可调节 CD4$^+$T 细胞在短暂时间内迁移至表皮[5]。表皮内 CD8$^+$T 细胞在介导形成固定性药疹的局部损害中起关键作用。在固定性药疹损害中,沿真皮表皮交界处可检出大量具有效应性记忆表型的 CD8$^+$T 细胞,并在皮损缓解后仍持续存在于静止期皮损中。致敏药物再次激发后,CD8$^+$T 细胞直接参与表皮损害。

【临床表现】

初次接触致敏药物数周至数年后出现皮损[6],单发或多发的边界清楚的圆形或椭圆形、瘙痒性红斑或紫红斑,直径一般小于 8cm,严重时中央可形成水疱(图 13-1)。皮疹通常孤立,也可小批出现。可发生于任何部位,唇部、外生殖器、肢端皮肤较为常见[7],黏膜区域可出现糜烂和溃疡。偶尔发生在先前受创伤的部位,如昆虫叮咬、烧伤和静脉穿刺部位[8]。再次接触同类药物 24h 内于相同部位再发皮损,皮损逐渐增多,症状逐渐加重。一般 1~10d 可消退,皮损愈后遗留色素沉着斑(图 13-2)。部分患者可伴有发热、畏寒、头痛、全身乏力等症状。

【组织病理】

表皮角质形成细胞坏死,界面皮炎,淋巴细胞沿真表皮交界处浸润。真皮乳头水肿,真皮内可见嗜酸性粒细胞及嗜中性粒细胞,尚见色素失禁。表皮突损伤尤为明显,并见大量胶样小体。慢性皮损可见角化过度、颗粒层增厚、棘

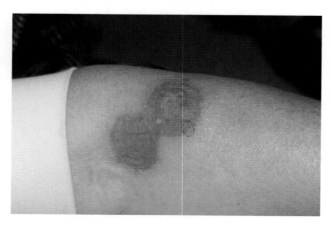

图 13-1　固定性药疹。肘部红斑,边界清

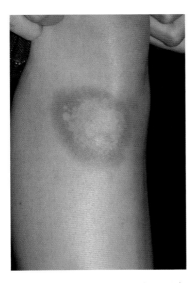

图 13-2 固定性药疹。消退后色素沉着

层肥厚及表皮增生。愈后色素沉着性皮损可仅见噬色素细胞(图 13-3,图 13-4)。

【诊断和鉴别诊断】

根据病史及皮损特点,固定性药疹不难诊断。发生于皮肤黏膜交界处固定性药疹,需与单纯疱疹相鉴别,后者愈合后易遗留浅表瘢痕,一般不会有色素沉着。

当皮损单一或少量,皮损红肿,中央可见水疱,需与节肢动物叮咬反应相鉴别,后者有叮咬史、动物接触史或野外游玩经历等。

如皮损较为广泛,应与多形红斑相鉴别,多形红斑表现为豌豆至蚕豆大小圆形或椭圆形水肿性红斑,中央水疱,边缘带紫色,常伴有发热、关节痛、腹痛等。

【治疗】

首先应停用与避免再次使用致敏药物。停药后皮损在不治疗的情况下可在几日内消退,遗留炎症后色素沉着。其次,对症治疗,缓解瘙痒。若皮损单个或少量,建议外用中强效糖皮质激素和全身性抗组胺药物。对于皮损泛发患者,特别是有系统症状者,给予短疗程中等剂量的全身性糖皮质激素,泼尼松每日 0.5~1mg/kg。

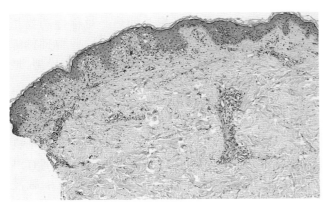

图 13-3 固定性药疹。角质层网篮状,基底层液化变性,少量角化不良细胞,真皮浅层炎症细胞浸润,可见噬色素细胞(HE 染色,×40)

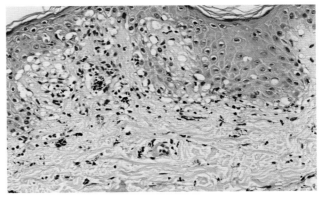

图 13-4 固定性药疹。真皮浅层少量淋巴细胞、组织细胞及嗜酸性粒细胞浸润,可见噬色素细胞(HE 染色,×200)

【参考文献】

[1] HENG Y K,YEW Y W,LIM D S,et al. _An update of fixed drug emptionsin Singapore. J Eur Acad Dermatol Venereol,2015, 29(8):1539-1544.

[2] 董盈盈,陈岚,段铱,等. 依托考昔致固定性药疹国内首报及文献复习. 实用皮肤病学杂志,2015,8(6):419-421.

[3] ZACCARIA E,GUALCO F,DRAGO F,et al. Fixed drug eruption due to propranolol. Acta Derm Venereol,2006,86(4):371.

[4] 赵娟 刘婧.甲钴胺片致固定型药疹一例. 内蒙古医学杂志 2016,48(1):53.

[5] OZKAYA E. Fixed drug eruption:primary site involvement on maximal points of Head's zones. Acta Derm Venereol,2007,87 (6):517-520.

[6] BENEDIX F,SCHILLING M,SCHALLER M,et al. A young woman with recurrent vesicles on the lower lip:fixed drug eruption mimicking herpes simplex. Acta Derm Venereol,2008,88(5):491-494.

[7] LEE A Y. Fixed drug eruptions:incidence,recognition,and avoidance. Am J Clin Dermatol,2000,1(5):277-285.

[8] SHIOHARA T,MIZUKAWA Y. Recall phenomenon:some skin-resident cells remember previous insults. Dermatology,2003, 207(2):127-129.

第二节　发疹性药疹

发疹性药疹（exanthematous drug eruption），又称麻疹型或斑丘疹型药疹，为药疹中最常见的一型。大多数药疹表现为发疹性药疹（80%）和荨麻疹型药疹（5%~10%），根据致敏药物及患者不同，比例有所变化[1]。以开始药物治疗后约1周出现的弥漫性、对称性红斑疹或小丘疹为特征。发疹性药疹常见致敏药物为青霉素类、磺胺类、头孢类、抗惊厥类等。

【发病机制】

为T细胞介导的迟发型超敏反应。药物半抗原由抗原提呈细胞提呈给初始T细胞。这些抗原T细胞增殖，进入皮肤并释放细胞因子、趋化因子及炎症介质，从而导致皮损[2-3]。另一理论被称为P-I观点（pharmacologic interaction of drugs with immune receptors），该理论提出非完全抗原的小分子药物或它们的代谢产物，通过与T细胞受体结合直接激活T细胞[2]。患者免疫状态的改变以及基因因素均与免疫反应有关，影响了药物反应的风险[3]。

【临床表现】

一般在用药后4~21d发生，表现为麻疹样或猩红热样，粉色至红色斑疹、丘疹，多发生于躯干及四肢，呈对称分布，发展迅速，可融合成片（图13-5）。对于轻型病例，尽管可能累及面部和掌跖，但绝大多数不会累及肢端。紫癜性皮损可出现在腿部和其他重力依赖区。

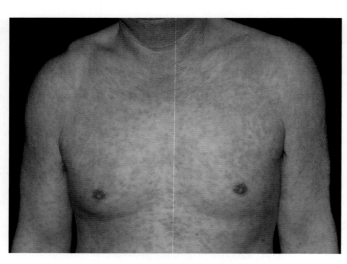

图13-5　发疹性药疹。躯干泛发红色斑疹

黏膜一般不受累，如受累表现为无水疱红斑。常伴有瘙痒及低热。对称性药物相关的间擦和屈侧疹（SDRIFE），曾称狒狒综合征，是发疹性药疹的一种少见变异型，最常由氨基青霉素类诱发[4]。

【组织病理】

发疹性药疹的特征为轻微的空泡性界面性皮炎，沿真表皮交界处分散有角化不良的角质形成细胞。真皮浅层血管周围有淋巴细胞、嗜中性粒细胞和嗜酸性粒细胞浸润。其他的特征包括红细胞外渗、血管壁内纤维蛋白沉积。

【诊断和鉴别诊断】

根据用药史，皮损表现为麻疹样或猩红热样对称分布，伴瘙痒及低热等可诊断。应与病毒疹鉴别：麻疹的皮损从头颈部开始迅速发展，伴有高热、咳嗽、结膜炎等，颊黏膜上可见科氏斑（Koplik spot）；风疹的皮损类似于麻疹，但症状较轻微，3~4d可好转；幼儿急疹的患儿早期发热3~5d，热退后出现皮疹。

【治疗】

立即停用致敏药物是治疗发疹性药疹的关键。正在使用数种药物的患者，应停用非必需的药物。治疗主要采用对症处理，局部外用强效糖皮质激素、口服抗组胺药有助于减轻瘙痒。

具有严重症状的患者，短期使用中/大剂量糖皮质激素[如泼尼松，1~2mg/（kg·d）]可能有益[5]。

【参考文献】

[1] THONG B Y, TAN T C. Epidemiology and risk factors for drug allergy. Br J Clin Pharmacol, 2011, 71(5):684-700.

[2] PICHLER WJ, NAISBITT D J, PARK B K. Immune pathomechanism of drug hypersensitivity reactions. J Allergy Clin Immunol, 2011, 127(3 Suppl):s74-81.

[3] SCHLAPBACH C, ZAWODNIAK A, IRLA N, et al. NKp46+ cells express granulysin in multiple cutaneous adverse drug reac-

tions. Allergy,2011,66(11):1469-1476.

[4] HÄUSERMANN P,HARR T,BIRCHERA J. Baboon syndrome resulting from systemic drugs:is there strife between SDRIFE and allergic contact dermatitis syndrome? Contact Dermatitis,2004,51(5-6):297-310.

[5] SCHNECK J,FAGOT J P,SEKULA P,et al. Effects of treatments on the mortality of Stevens-Johnson syndrome and toxic epidermal necrolysis:A retrospective study on patients included in the prospective EuroSCAR Study. J Am Acad Dermatol,2008,58(1):33-40.

第三节 模拟皮肤病的药疹

·荨麻疹及血管性水肿型药疹·

据报道,几乎所有类型的抗生素均可导致荨麻疹及血管性水肿型药疹(drug eruption of urticaria and angioedema type),但最常与诱发IgE介导的荨麻疹有关的抗生素是β-内酰胺类药物(青霉素类和头孢菌素类)。荨麻疹有时合并血管性水肿,即皮肤更深层的水肿。如血管性水肿单独出现,应警惕药物导致的可能。

【发病机制】

在荨麻疹中,会涉及IgE介导的I型速发型变态反应。小部分患者暴露于某种药物会形成药物特异性IgE,而大多数患者即使接受较长时间的药物也不会形成。再次遇到该药物时,药物或其代谢产物可能与这些IgE分子结合,导致这些受体交联及细胞的激活。肥大细胞和嗜碱性粒细胞在激活后可释放多种介质(包括导致瘙痒的组胺)及扩血管介质。某些药物通过一种非IgE介导的机制可诱发肥大细胞脱颗粒,从而导致荨麻疹。其中最常见的包括麻醉剂、肌肉松弛药、万古霉素、放射性造影剂。血管性水肿的发生是累及真皮更深层和皮下组织的由肥大细胞介导的相同过程。

【临床表现】

荨麻疹皮损呈剧烈瘙痒以及局限隆起性风团,皮损的形态大小不一,在数分钟至数小时内出现,在24h内消退且不留痕迹(图13-6)。

血管性水肿,通常累及面部、唇部、四肢和/或生殖器(图13-7)。很多药物可导致无风团的血管性水肿,最常见的是非甾体抗炎药和血管紧张素转化酶抑制剂(ACEI)。涉及荨麻疹/血管性水肿的反应可能

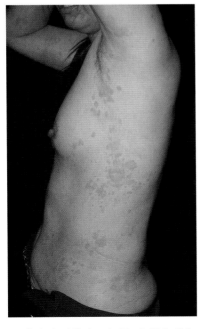

图13-6 荨麻疹型药疹。躯干、上肢多发红色风团

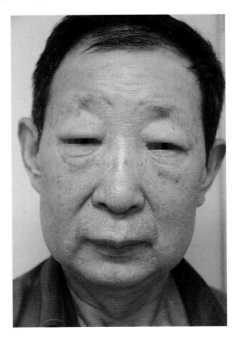

图13-7 血管性水肿型药疹。双眼睑水肿

是即刻反应、加速反应(暴露后数小时)或延迟反应(暴露后数日)。

【组织病理】

荨麻疹的病理特点为真皮水肿,真皮内毛细血管及小血管扩张充血,血管周围轻度炎细胞浸润,水肿在真皮上部最明显。血管性水肿与荨麻疹类似,但水肿位置较深。

【诊断和鉴别诊断】

药物导致的荨麻疹需根据详细的病史和临床表现诊断。应询问患者过去数小时、数日或数周内使用过的任何药物。需与以下疾病鉴别:

荨麻疹:非药物引起的荨麻疹皮损通常在24h内可消退。

病毒疹:在儿童中,病毒疹很常见,通常不瘙痒。

多形红斑:皮损呈虹膜样斑疹及靶形外观,可能疼痛或瘙痒,对称性分布于四肢伸面。

【治疗】

停用可疑致敏药物。第二代非镇静或低镇静抗组胺药物为一线治疗,如效果不理想,可考虑将抗组胺药物增大剂量至2~4倍[1],须注意使用的人群和不良反应发生的可能性,在某些患者中使用的剂量受限。第一代抗组胺药是亲脂性药物,易通过血脑屏障,可导致镇静和抗胆碱能的副作用[2]。

必要时,采用系统糖皮质激素治疗。

【参考文献】

[1] ZUBERBIER T,ABERER W,ASERO R,et al. The EAACI/GA(2)LEN/EDF/WAO Guideline for the definition,classification,diagnosis,and management of urticaria:the 2013 revision and update. Allergy,2014,69(7):868-887.

[2] STAEVSKA M,GUGUTKOVA M,LAZAROVA C,et al. Night-time sedating H1-antihistamine increases daytime somnolence but not treatment efficacy in chronic spontaneous urticaria:a randomized controlled trial. Br J Dermatol,2014,171(1):148-154.

· 光敏性药疹 ·

光敏性药疹(photosensitization drug eruption)可分为光毒反应性皮疹和光变态反应性皮疹。光毒反应性皮疹是目前为止最常见的药物性光感性皮疹。皮疹通常表现为与严重晒伤相似的皮损,常伴水疱。NSAIDs、喹诺酮类、四环素类抗生素、胺碘酮和吩噻嗪类是引起光毒反应性皮疹的最常见原因。

光变态反应是UVA暴露引起的一种淋巴细胞介导的反应。其特点为曝光部位面部、上胸部和手背出现的湿疹样改变。大多数光敏性皮疹由外用物质引起,包括加入杀菌剂的肥皂,如卤化酚类化合物和芳香剂(如葵子麝香、6-甲基香豆素[1])。全身性光过敏原,如吩噻嗪类、氯丙嗪、磺胺制品和NSAIDs,可产生光变态反应,但是大多数光感反应为光毒性。

【临床表现】

光毒性反应表现为严重的日晒伤。通常在日光暴露后数分钟至数小时内进展,并仅限于暴露的皮肤。严重病例可能出现水疱或大疱。大多数光毒性药物是由UVA辐射激活,而不是UVB。氨酮戊酸、氨基戊酮酸甲酯和卟吩姆钠由可见光激活。接触焦油化合物后可引起一种特殊类型的光毒性反应。焦油光毒性反应主要发生于在工作中使用焦油的道路工人和屋顶工。偶可见于使用含焦油成分的洗发剂的个体。暴露在日光下数分钟内即出现烧灼和刺痛感,称为"焦油刺痛"。

光变态反应通常表现为在日光暴露后24~48h暴露皮肤出现的瘙痒性湿疹样皮疹。偶尔停用致病药物或化学物质后,皮疹仍可能呈持续性,并发展成为慢性光化性皮炎。大多发生在局部而非全身性物质暴露后。可诱发光变态反应的系统药物包括奎尼丁、灰黄霉素、奎宁、喹诺酮类、磺胺类、酮洛芬、吡罗昔康等。

【组织病理】

光毒性反应:急性损害表现为明显的角质形成细胞凋亡,伴有数量不等的嗜中性粒细胞向表皮聚集。真皮水肿和血管周围淋巴细胞浸润,伴有少量嗜中性粒细胞和嗜酸性粒细胞。慢性损害表现为角化过度、颗粒层肥厚、不同程度的棘层肥厚和表皮萎缩,色素颗粒增加,色素细胞增生和色素失禁。可有明显的弹性组织变性和毛细血管扩张。

光变态反应：与变应性接触性皮炎相似。常见海绵形成、轻度棘层肥厚、浅表血管周围淋巴细胞浸润伴嗜酸性粒细胞。

【诊断和鉴别诊断】

详细询问光敏反应病史和全面的皮肤检查对于准确诊断光毒性反应或光变态反应非常重要。光试验和/或光斑贴试验对诊断有帮助。

【治疗】

无论是光毒性反应还是光变态反应，都应尽可能停用引起外源性光敏反应的致病药物或化学物质。防日光措施至关重要，如避免日晒、穿日光防护服和使用防晒剂。外源性物质引起的光敏反应通常在UVA范围内最为严重。需要使用能充分防护UVA的广谱防晒剂。

大多数光毒性反应可以按日晒伤处理。采用冷敷、涂抹润肤剂和口服镇痛药进行对症治疗。局部麻醉剂可能会引起接触性变态反应，应避免使用。对于光变态反应，应采取与接触性变态反应相同的方式治疗，在受累区域使用外用糖皮质激素可减轻瘙痒和炎症反应。某些情况下，可能需要进行疗程为2~3周的系统糖皮质激素治疗。

【参考文献】

[1] VICTOR F C,COHEN D E,SOTER N A. A 20-year analysis of previous and emerging allergens that elicit photoallergic contact dermatitis. J Am Acad Dermatol,2010,62(4):605-610.

·扁平苔藓样药疹·

扁平苔藓样药疹(lichenoid drug eruption)，又称为药物性扁平苔藓，是由若干药物引起的不常见的皮肤不良反应[1-2]，以发生于躯干和四肢的对称性顶部扁平的红色或紫色丘疹为特征。从致敏药物开始使用到皮损出现的时间从数月到1年及以上不等，取决于药物种类、剂量、宿主反应和同时用药情况[1]。

【临床表现】

皮损多呈多形性紫红色扁平丘疹，通常无扁平苔藓特征性的Wickham纹。还可表现为湿疹样、银屑病样和糠疹样皮损[3]，常常成群出现并且融合，并可发生溃疡、结节、水疱和血疱等，易留有色素沉着。皮疹对称分布，位于躯干和四肢，皮疹发展较快，有向全身蔓延的倾向。愈后有明显色素沉着，停药后皮疹逐渐消退(图13-8，图13-9)。

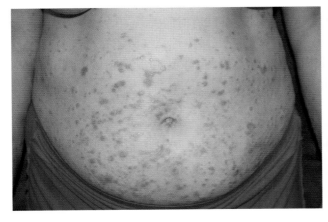

图13-8　扁平苔藓样药疹。腹部多发紫红色多角形斑丘疹

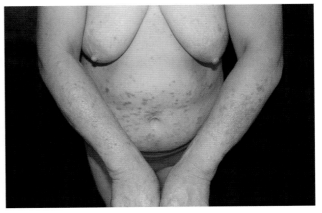

图13-9　扁平苔藓样药疹。双前臂、腹部对称性紫红色斑疹

【组织病理】

扁平苔藓样药疹是一种界面性皮炎。组织病理与扁平苔藓类似：真皮基底层角质形成细胞破坏，可伴

胶样小体,真皮乳头层带状淋巴细胞浸润,色素失禁症伴真皮噬黑色素细胞。与扁平苔藓不同的是:局灶性角化不全,颗粒层局灶性中断;存在嗜酸性粒细胞;血管周围浸润更深。这些特征在非曝光部位皮损中较为常见,曝光部位通常无法与扁平苔藓区分。

DIF:真皮表皮交界处及表皮下层有 IgM 的球状沉积。也可见纤维蛋白原在真表皮交界处成绒毛样沉积。

【诊断和鉴别诊断】

根据用药史、皮损特点及组织病理可诊断。除与扁平苔藓鉴别外,还需与以下疾病相鉴别。①红斑狼疮:部分慢性皮肤红斑狼疮患者可见苔藓样界面性皮炎,与苔藓样疹不同,红斑狼疮皮损在真皮乳头层和网状层的血管周围及附属器周围有中等密度的淋巴细胞浸润,在网状层还有大量的黏蛋白沉积。②慢性苔藓样角化症:其特征为排列成线状和网状的紫色小丘疹,丘疹中心对应于毛囊漏斗部和汗腺导管。组织病理学表现为苔藓样浸润伴局灶性表皮棘层肥厚和萎缩。

【治疗】

一般在停用致敏药物后数周至数月可自行消退。

当皮损较局限,且瘙痒明显的患者,可予糖皮质激素外用 2~4 周。对于皮损广泛且有症状的患者,予糖皮质激素口服或维 A 酸类药物口服。糖皮质激素 30~60mg/d,治疗 2~6 周后,逐渐减量。禁用糖皮质激素的患者,口服阿维 A 25~35mg/d,治疗 6~12 周。有报道显示,甲磺酸伊马替尼致敏的患者,可继续给予小剂量甲磺酸伊马替尼治疗,同时给予局部外用糖皮质激素,皮损恢复良好[4]。

【参考文献】

[1] BRAUER J,VOTAVA H J,MEEHAN S,et al. Lichenoid drug eruption. Dermatol Online J,2009,15(8):13.

[2] ASARCH A,GOTTLIEB A B,LEE J,et al. Lichen planus-like eruptions:an emerging side effect of tumor necrosis factor-alpha antagonists. J Am Acad Dermatol,2009,61(1):104-111.

[3] ARMOUR K,LOWE P. Complicated lichenoid drug eruption. Australas J Dermatol,2005,46(1):21-24.

[4] KURAISHI N,NAGAI Y,HASEGAWA M,et al. Lichenoid drug eruption with palmoplantar hyperkeratosis due to imatinib mesylate:a case report and a review of the literature. Acta Derm Venereol,2010,90(1):73-76.

·血管炎样药疹·

血管炎样药疹(vasculitic drug eruption)的命名多种多样,且常常令人混淆。经常交替使用但并不恰当的名称包括:药物引起的血管炎、白细胞破碎性血管炎、皮肤血管炎、血清病、血清病样反应和变应性血管炎。鉴于这种多样性和对这种综合征的不同定义,美国风湿病学会于 1990 年提出了在血管炎患者中关于过敏性血管炎分类的 5 项标准:①年龄大于 16 岁;②使用一种可能与症状有时间关系的诱发性药物;③可触及性紫癜;④斑丘疹;⑤皮肤病变活检显示在小动脉或小静脉周围存在嗜中性粒细胞。存在 3 项及以上标准对诊断过敏性血管炎的敏感性和特异性分别为 71% 和 84%。这些标准并不能区分过敏性血管炎与过敏性紫癜(IgA 血管炎);后者的特征为皮肤病变处有 IgA 的沉积。

【发病机制】

过敏性血管炎可能是一种免疫复合物形成过程。循环免疫复合物形成的证据包括:检测到可溶性复合物,许多患者(过敏性紫癜/IgA 血管炎除外)有低补体血症,以及血管中免疫反应物沉积。在早期病变及非晚期病变中更常检测到免疫复合物。

【临床表现】

除皮肤病变、可触及性紫癜和/或瘀点外,还可出现发热、荨麻疹、关节痛、淋巴结病、低血清补体水平和红细胞沉降率升高等(图 13-10)。在大多数患者中,这些症状在抗原暴露后 7~10d 开始,这个时间正是产生足够量的抗体以形成抗原-抗体复合物所需的时间。但是,潜伏期在第 2 次抗原暴露时可能短至 2~7d,暴露于长效药物(如苄星青霉素)时可能超过 2 周。

内脏靶器官受累罕见,但可能是严重的,可累及肾脏、心脏、胃肠道、肺部、神经系统等[1-2]。大脑损害极其罕见[2]。很难明确其他器官受累的发生率,其原因包括未对内脏器官进行详细检查、报告严重终末器

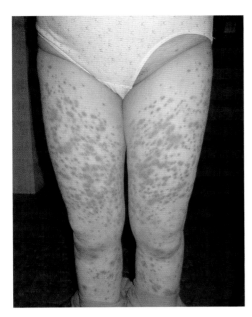

图 13-10 血管炎样药疹。双下肢对称性红斑、紫癜

官损害的孤立病例时产生偏倚。

【组织病理】

主要表现为小血管炎症(称为白细胞破碎性血管炎):表皮细胞变性坏死,真皮乳头水肿,真皮血管周围和胶原束间有较多淋巴细胞和破碎白细胞浸润,红细胞漏出明显,部分血管壁纤维蛋白样变性。慢性期以淋巴细胞浸润为主。

【诊断和鉴别诊断】

根据临床发现以及诱发性药物使用史或感染史提示血管炎样药疹的诊断。血管炎样药疹应与其他形式的血管炎进行鉴别。①可触及性紫癜可发生于副肿瘤性或与恶性肿瘤相关的血管炎,常为淋巴组织增生性疾病。这些血管炎倾向于慢性病程,并且与癌症的体征或症状有关,但它们在临床上可能是隐匿性的。②系统性血管炎,如肉芽肿性多血管炎(韦格纳肉芽肿)、结节性多动脉炎(包括由乙型肝炎引起的)和显微镜下多动脉炎,可能偶尔表现为以皮肤受累为主,如可触及性紫癜。全身性体征和症状的存在、内部内脏靶器官受累的证据、ANCA 阳性,可能有助于识别这些综合征。

【治疗】

停用诱发性药物后数日至数周,可以缓解,也有助于诊断。对于更严重或更持续的皮肤疾病患者,秋水仙碱、抗组胺药和氨苯砜等药物可能有用,联用这些药物(如氨苯砜和己酮可可碱)比单药治疗更有效。伴并发症或全身性疾病的患者,可予糖皮质激素或细胞毒性药物治疗。

【参考文献】

[1] Kaufmann J,Hein G,Stein G. Hypersensitivity vasculitis. Med Klin (Munich),2003,98(1):19-29.

[2] MARTINEZ-TABOADA V M,BLANCO R,GARCIA-FUENTES M,et al. Clinical features and outcome of 95 patients with hypersensitivity vasculitis. Am J Med,1997,102(2):186-191.

·药物诱发天疱疮·

药物诱发天疱疮(drug-induced pemphigus)是一种特殊的药疹,药物暴露后可能表现为寻常型或落叶型天疱疮[1]。最常见的诱发药物为含有巯基的药物(包括青霉胺、卡托普利)[2]以及含有酰胺基的药物(如阿莫西林、头孢菌素)[3]。

【发病机制】

药物诱发的生物化学反应和/或免疫学反应可能会促使药物诱发天疱疮中棘层松解的发生。可能的机制包括:影响介导角质形成细胞聚集的酶,与涉及细胞黏附的分子结合直接干扰,刺激新抗原形成[1]。

【临床表现】

皮疹表现为寻常型或落叶型天疱疮,瘙痒明显,且瘙痒面积较为广泛。血清中的抗体滴度较特发性天疱疮低。某些药物诱发天疱疮患者的 DIF 和 IIF 检查呈阴性。ELISA 可检测到间接或者直接免疫荧光为阴性的患者体内依然存在桥粒黏蛋白抗体[3]。

【组织病理】

表现为表皮内水疱。DIF 表现为表皮内 C3 和/或 IgG 成网状沉积。

【诊断和鉴别诊断】

由于药疹的体外诊断方法有限,故临床中往往只是怀疑药物因素发挥作用,能确诊的并不多。临床表现及实验室检查符合天疱疮的诊断标准,且反复因使用同一种药物后诱发天疱疮可诊断为药物诱发天疱疮。药物诱发天疱疮需与其他自身免疫性大疱病相鉴别(详见"天疱疮"章节)。

【治疗】

首先应停用可疑致敏药物。治疗同天疱疮(详见"天疱疮"章节)。

【参考文献】

[1] BRENNER S,GOLDBERG I. Drug-induced pemphigus. Clin Dermatol,2011,29(4):455-457.

[2] BRENNER S,BIALY-GOLAN A,RUOCCO V. Drug-induced pemphigus. Clin Dermatol,1998,16(3):393-397.

[3] 冯素英,周武庆,靳培英.药物诱发天疱疮6例分析.临床皮肤科杂志,2011,40(7):396-399.

·药物诱发大疱性类天疱疮·

药物诱发大疱性类天疱疮(drug-induced bullous pemphigoid,DIBP)分为两类:一类是停药后即可缓解的急性自限性疾病;另一类是慢性表现,可能仅仅是被药物激发,最终出现典型自身免疫性疾病的所有特征[1]。最常与青霉胺和呋塞米有关,但也有与卡托普利、青霉素及其衍生物、柳氮磺吡啶、水杨酸偶氮磺吡啶、非那西丁、萘啶酸和局部用氟尿嘧啶相关的病例报道[2-4]。病例对照研究发现,大疱性类天疱疮与神经阻滞剂、螺内酯等有显著关联[5-7]。

【发病机制】

发病机制不清楚。药物诱发的自身免疫反应可能会在BP中起到一定作用。理论上,针对药物的抗体与基底膜带抗原发生交叉反应也可以导致这些疾病。因此,DIBP患者体内的自身抗体与BP患者体内的抗体相似但不相同。

【临床表现】

发病年龄相对较轻,临床表现变化多样。典型的临床表现:持续使用某种药物治疗数天或数年后,在红斑或风团基础上出现大而紧张的水疱,并从四肢、手掌、足底迅速蔓延至躯干,伴随日益剧烈的瘙痒和炎症,水疱和荨麻疹样炎症在原发皮损处出现,黏膜一般不受累,但偶可累及口腔黏膜。轻型的临床表现:非红斑基础上的大疱。少见的临床表现:局限于头皮和四肢,表现为结节或斑块上有水疱或表皮剥脱,有的酷似大疱性多形红斑和天疱疮[8]。

【组织病理】

同大疱性类天疱疮(详见大疱性类天疱疮章节)。

【诊断和鉴别诊断】

由于缺乏特异的实验室检查指标和血清学标记物,询问病史成了对DIBP诊断的主要手段。若患者能满足以下几方面,则DIBP诊断成立:①发病年龄较轻;②有常见诱导药物的服药史;③停用诱导药物后病情缓解;④再次服药病情复发加重;⑤具有BP的临床、组织病理和免疫荧光特征。

鉴别诊断:①经典型BP。病史特别是服药史是鉴别的主要指标。特别是药物激发的BP,停药后病情不缓解,仍需诊断为特发性BP。②药疹。某些类型的药疹,如大疱性表皮松解型和重症多形红斑型药疹,在疾病的某一时期和身体的某一部位也可表现为BP样损害,应与之鉴别。重症药疹除了有皮损外,往往有严重的黏膜损害,且伴有全身中毒症状,如发热、头痛、全身乏力等。组织病理和DIF可作为主要鉴别指标。③药物诱发的天疱疮。亦有明确的服药史,且两者疾病的诱发药物很相似,但临床表现及组织病理为天疱疮皮损及表皮内水疱。免疫荧光亦可鉴别。

【治疗】

首先停用诱发或可疑药物,大多数患者停用药物后病情即可缓解。若病情较重,可适当应用免疫抑制剂,但剂量要低于常规使用量。而另一些患者停用诱发或可疑药物后皮损持续存在,甚至出现新的皮损,呈现慢性病程,应怀疑为药物激发的类天疱疮,按照特发性BP的治疗方案,合理应用糖皮质激素等治疗。

【参考文献】

[1] SMITH E P,TAYLOR T B,MEYER L J,et al. Antigen identification in drug-induced bullous pemphigoid. J Am Acad Derma-

tol,1993,29(5 Pt 2):879-882.

［2］ MALLET L,COOPER J W,THOMAS J. Bullous pemphigoid associated with captopril. DICP,1989,23(1):63.

［3］ WOZNIAK K,KOWALEWSKI C,HASHIMOTO T,et al. Penicillin-induced anti-p200 pemphigoid:an unusual morphology. Acta Derm Venereol,2006,86(5):443-446.

［4］ BART B J,BEAN S F. Bullous pemphigoid following the topical use of fluorouracil. Arch Dermatol,1970,102(4):457-460.

［5］ BASTUJI-GARIN S,JOLY P,LEMORDANT P,et al. Risk factors for bullous pemphigoid in the elderly:a prospective case-control study. J Invest Dermatol,2011,131(3):637-643.

［6］ LLOYD-LAVERY A,CHI C C,WOJNAROWSKA F,et al. The associations between bullous pemphigoid and drug use:a UK case-control study. JAMA Dermatol,2013,149(1):58-62.

［7］ BASTUJI-GARIN S,JOLY P,PICARD-DAHAN C,et al. Drugs associated with bullous pemphigoid. A case-control study. Arch Dermatol,1996,132(3):272-276.

［8］ 刘冰,左亚刚. 药物诱发大疱性类天疱疮. 国际皮肤性病学杂志,2012,38(4):235-238.

·淋巴瘤样药疹·

淋巴瘤样药疹(lymphomatoid drug eruption)是最常见的类似皮肤 T 细胞淋巴瘤的疾病。抗癫痫药、抗抑郁药、降压药、β 受体阻滞剂、钙通道阻滞剂、利尿剂、抗生素、NSAIDs、抗组胺药以及生物制剂为常见诱发药物[1-4]。大多数患者在停用致病药物后皮损缓解,进展为真正恶性淋巴瘤的案例已有报道,但属特例[5]。

【发病机制】

发病机制不清,可能与遗传有关。目前已在少数淋巴瘤样药物反应中发现克隆性 TCR 基因重排[6-7]。大多数病例中存在多克隆性模式。

【临床表现】

在接触致病药物后数月可能出现单发或多发性红斑结节或斑块病灶。

【组织病理】

真皮内小淋巴细胞、组织细胞以及嗜酸性粒细胞呈致密带状浸润,并混有不同数量的中等大小不典型 T 细胞(多形或脑形核)和/或不同数量的 CD30[+] 原始细胞。

【诊断和鉴别诊断】

根据病史、临床表现及病理可做出诊断,需随诊以排除是否为真性淋巴瘤。同时需与其他疾病鉴别:

(1) 其他类型的 T 细胞假性淋巴瘤:也可见致密的不典型带状浸润。高风险药物(如抗癫痫药)接触史以及停用致病药物后皮损消失,有助于区分淋巴瘤样药物反应与特发性 T 细胞假性淋巴瘤。

(2) 蕈样肉芽肿:早期 MF 通常表现为斑块和斑片,好发于非日光暴露皮肤区域,如躯干和臀部。

【治疗】

首先停用诱发或可疑药物,大多数患者停用药物后病情即可缓解。持续性病变可采取病灶内注射糖皮质激素处理,罕见情况下采用放疗[8-9]。

【参考文献】

［1］ GILLIAM A C,WOOD G S. Cutaneous lymphoid hyperplasias. Semin Cutan Med Surg,2000,19(2):133-141.

［2］ BREZA T S Jr,ZHENG P,PORCU P,et al. Cutaneous marginal zone B-cell lymphoma in the setting of fluoxetine therapy:a hypothesis regarding pathogenesis based on in vitro suppression of T-cell-proliferative response. J Cutan Pathol,2006,33(7):522-528.

［3］ JUNG J,LEVIN E C,JARRETT R,et al. Lymphomatoid drug reaction to ustekinumab. Arch Dermatol,2011,147(8):992-993.

［4］ FUKAMACHI S,SUGITA K,SAWADA Y,et al. Drug-induced CD30+ T cell pseudolymphoma. Eur J Dermatol,2009,19(3):292-294.

［5］ SANGUEZA O P,COHEN D E,CALCIANO A,et al. Mycosis fungoides induced by phenytoin. Eur J Dermatol,1993,3(6):474-477.

［6］CALLOT V，ROUJEAU J C，BAGOT M，et al. Drug-induced pseudolymphoma and hypersensitivity syndrome. Two different clinical entities. Arch Dermatol，1996，132（11）：1315-1321.

［7］MAGRO C M，CROWSON A N，KOVATICH A J，et al. Drug-induced reversible lymphoid dyscrasia：a clonal lymphomatoid dermatitis of memory and activated T cells. Hum Pathol，2003，34（2）：119-129.

［8］RIJLAARSDAM J U，SCHEFFER E，MEIJER C J，et al. Cutaneous pseudo-T-cell lymphomas. A clinicopathologic study of 20 patients. Cancer，1992，69（3）：717-724.

［9］LEINWEBER B，BELTRAMINELLI H，KERL H，et al. Solitary small-to medium-sized pleomorphic T-cell nodules of undetermined significance：clinical，histopathological，immunohistochemical and molecular analysis of 26 cases. Dermatology，2009，219（1）：42-47.

·药物诱导性红斑狼疮·

某些药物可能引发自身免疫反应，可以出现与系统性红斑狼疮特征类似的临床综合征，称为药物诱导性红斑狼疮（drug induced lupus erythematosus）。普鲁卡因胺、肼屈嗪、米诺环素、地尔硫草、青霉胺、异烟肼（INH）、奎尼丁、抗 TNF-α 抑制剂（如英夫利西单抗和依那西普）、干扰素-α、甲基多巴、氯丙嗪和醋氨心安为常见诱发药物。

【发病机制】

药物诱导性红斑狼疮涉及的作用机制尚不明确。然而，关于药物诱导性红斑狼疮的发病机制已经形成了多种理论[1]。可能的疾病机制包括：氧化性药物代谢中的异常，药物成为该药物特异性 T 细胞的半抗原或激动剂，细胞毒性药物代谢产物引起病理改变，药物非特异性地激活淋巴细胞，药物代谢产物破坏中枢免疫耐受；胸腺功能异常。

【临床表现】

药物性亚急性皮肤型红斑狼疮典型表现为日晒部位出现环形或银屑病样皮疹。药物性（系统性）狼疮患者可出现多种全身症状，最常见的包括发热、肌痛、皮疹、关节痛、关节炎和浆膜炎，皮肤表现少见。药物性盘状狼疮也已有报道，但发生罕见[2-3]。

【组织病理】

表皮基底层液化变性，真皮浅层及深层血管丛及附属器周围淋巴细胞为主的浸润，真皮胶原间黏蛋白沉积增多，胶原间距增宽。

【诊断和鉴别诊断】

对药物诱导性红斑狼疮的诊断尚无确定性检查或标准；但存在下列表现时诊断为药物诱导性红斑狼疮具有高度可能性：①至少 1 个月（通常更长时间）有一种或多种已知与该病相关的药物使用史，出现至少一项 SLE 特有的临床特征。患者通常表现出关节痛、肌痛、不适、发热、浆膜炎和/或皮疹等一些症状的组合，但药物诱导性红斑狼疮的诊断并不需要表现出足够数量的临床表现以满足特发性 SLE 的标准[4-6]。②ANA 抗体检测为阳性。ANCA 抗体检测为阳性可出现于已接受过某些药物治疗的患者。抗组蛋白抗体与某些形式的药物诱导性红斑狼疮显著相关。药物诱导性红斑狼疮的大多数类型中未发现抗 dsDNA 抗体。③疾病的临床表现自发消退，通常在停用致病药物后数周内自发消退，但有时长达数月[5]。ANA 通常比症状和体格检查发现持续更长时间，在一些患者中自身抗体可能持续存在 1 年或更长时间。

【治疗】

首先停用致病药物。采用与特发性 SLE 患者相同的治疗方法，对特定疾病表现进行治疗直至其消退。大多数患者停药后症状逐步消退。

【参考文献】

［1］RUBIN R L. Drug-induced lupus. Expert Opin Drug Saf，2015，14（3）：361-378.

［2］CEMIL B C，ATAS H，CANPOLAT F，et al. Infliximab-induced discoid lupus erythematosus. Lupus，2013，22（5）：515-518.

［3］YOSHIMASU T，HIROI A，UEDE K，et al. Discoid lupus erythematosus（DLE）-like lesion induced by uracil-tegafur（UFT）.

Eur J Dermatol,2001,11(1):54-57.

[4] Hess E V. Drug-related lupus. Curr Opin Rheumatol,1991,3(5):809-814.

[5] SARZI-PUTTINI P,ATZENI F,CAPSONI F,et al. Drug-induced lupus erythematosus. Autoimmunity,2005,38(7):507-518.

[6] MILLER F W,HESS E V,CLAUW D J,et al. Approaches for identifying and defining environmentally associated rheumatic disorders. Arthritis Rheum,2000,43(2):243-249.

第四节 重症药疹

药疹是药物通过注射、内服、吸入等途径进入人体后引起的皮肤、黏膜反应,是最常见的药物不良反应类型,占所有病例报道的 30%~45%,而其中 2%~7% 的不良反应是重症药疹(severe drug eruption)[1]。重症药疹包括Stevens-Johnson 综合征、中毒性表皮坏死松解症、伴嗜酸性粒细胞增多和系统症状的药疹、急性泛发性发疹性脓疱病、红皮病等。重症药疹死亡率较高,早期诊断、早期治疗是干扰预后的主要因素。

· Stevens-Johnson 综合征及中毒性表皮坏死松解症 ·

Stevens-Johnson 综合征(Stevens-Johnson syndrome,SJS)(又称重症多形[性]红斑)、中毒性表皮坏死松解症(toxic epidermal necrolysis,TEN)是常由药物引发的严重皮肤黏膜皮疹。SJS 和 TEN 被认为是同一系统疾病,其鉴别主要是通过基于皮肤剥脱累及体表的百分比而判定的病情严重程度。其特征为表皮坏死和皮肤黏膜脱落。常见诱发药物有别嘌呤醇、磺胺增效剂及其他磺胺类抗生素、青霉素、头孢菌素、喹诺酮类抗生素、卡马西平、苯妥英钠、苯巴比妥等。

【发病机制】

SJS 和 TEN 发病机制较为复杂,特征性表现为广泛的上皮角质形成细胞凋亡和坏死,这一过程与药物诱导的细胞毒性 T 淋巴细胞有关[2]。TNF-α、IFN-γ、INOS 等,通过参与药物诱导的免疫反应,引发角质形成细胞损伤[3]。近来研究还发现多数重症药疹存在基因缺陷,如卡马西平等抗癫痫药物导致重症药疹可能与 HLA-B * 1502 等位基因和 HLA-A * 3101 等位基因关联[4]。

【临床表现】

早期出现发热、流感样症状,大部分患者可出现肌痛、关节痛。如出现畏光、结膜瘙痒或咽部疼痛、烧灼感,常提示早期黏膜受损。皮损多首发于躯干,逐渐波及颈、面、双上肢。对称分布,表现为豌豆至蚕豆大小圆形或椭圆形水肿性红斑丘疹,中心呈紫红色,或有水疱,边界清晰。后逐渐融合,出现表皮坏死、松解,表皮下水疱形成,Nikolsky 征阳性。超过 90% 患者伴有黏膜受累,如口腔、眼部、泌尿生殖器等[5](图13-11~图 13-18)。

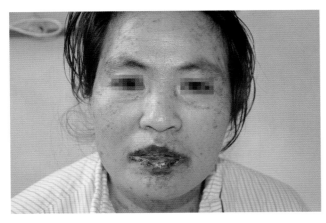

图 13-11 Stevens-Johnson 综合征。面部红斑,口唇糜烂

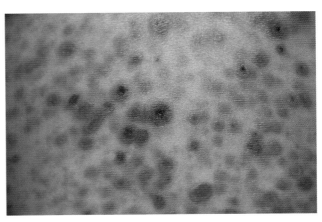

图 13-12 Stevens-Johnson 综合征。靶形红斑

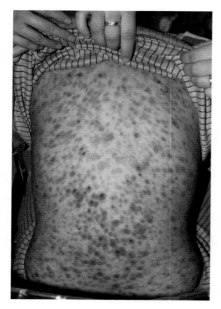

图 13-13   Stevens-Johnson 综合征。躯干泛发水肿性红斑，部分呈靶形，中央可见水疱、结痂

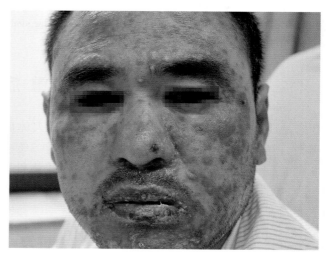

图 13-14   中毒性表皮坏死松解征。面部红斑，口唇糜烂，双眼较多分泌物

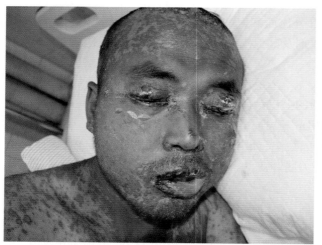

图 13-15   中毒性表皮坏死松解征。头面部红斑，皮肤松解，口唇及眼结膜糜烂

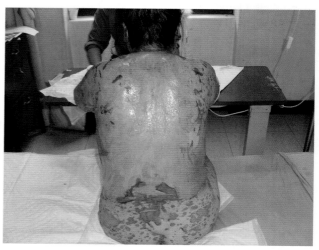

图 13-16   中毒性表皮坏死松解征。全身皮肤松解、剥脱

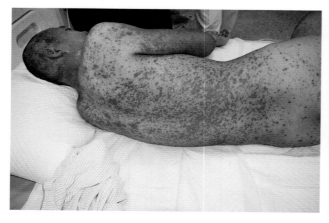

图 13-17   中毒性表皮坏死松解征。全身弥漫红斑、水疱，局部皮肤松解、剥脱

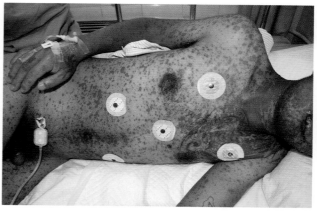

图 13-18   中毒性表皮坏死松解征。全身弥漫红斑、水疱

根据表皮分离面积可分为 SJS(小于 10%体表面积)、SJS-TEN 重叠(10%~30%体表面积)和 TEN(大于 30%体表面积)。病情严重程度及预后依据 SCORTEN 评分进行评估,其评分方法为:①年龄>40 岁;②表皮剥脱面积>10%;③心率>120 次/min;④伴发恶性肿瘤;⑤血尿素氮>9.0mmol/L;⑥随机血糖>13.86mmol/L;⑦碳酸氢盐>20mEq/L。以上 7 项条件为高危因素,每符合 1 项评 1 分,不符合则评 0 分;根据所得分数可以预测病死率:0~1 分为 3%;2 分为 12%;3 分为 35%;4 分为 58%;≥5 分为 90%。SJS 的病死率约为 10%,而 TEN 约为 30%。

【组织病理】

典型表现为角质形成细胞坏死,从表皮局部至表皮全层。早期凋亡的角质形成细胞分布在基底膜带,后期可出现表皮全层坏死及表皮下水疱形成。真皮血管周围可见淋巴细胞浸润,真皮浅层可见数量不等的嗜酸性粒细胞浸润(图 13-19,图 13-20)。

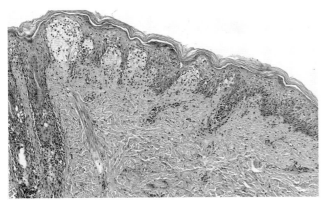

图 13-19 Stevens-Johnson 综合征。表皮棘层细胞内及细胞间水肿,可见坏死的角质形成细胞,基底层液化变性,真皮乳头水肿明显,水疱形成,血管周围少量淋巴细胞、组织细胞浸润(HE 染色,×100)

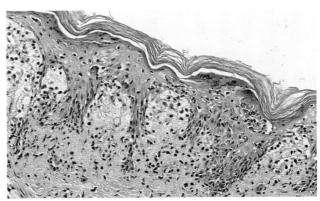

图 13-20 Stevens-Johnson 综合征。基底层液化变性,真皮乳头水肿明显,水疱形成(HE 染色,×200)

【诊断和鉴别诊断】

目前没有公认的诊断标准,因病理改变缺乏特征性,亦不能用于诊断。目前主要根据病史及临床表现做出临床诊断[6]:①起病前 1~4 周(平均 14d)有用药史,非首次用药的症状可在 48h 内出现;②前驱期有发热及不适等症状;③红色斑疹、靶形损害或弥漫红斑,逐渐发展至水疱、大疱;④Nikolsky 征阳性;⑤口腔、眼和/或生殖器黏膜炎与疼痛性黏膜损害;⑥不同程度的表皮坏死和松解。

鉴别诊断:①轻度多形红斑。常表现为典型的靶形损害,主要位于四肢,多与单纯疱疹病毒感染有关。②红皮病、发疹性药疹。发疹性药疹的泛发性和对称性斑丘疹性红斑与早期 SJS/TEN 的表现相似。然而,发疹性药疹没有 TEN 中的黏膜受累和显著皮肤疼痛。③AGEP。常在暴露于致病药物(最常为 β-内酰胺类抗生素)后数日内发生,表现为脓疱损害。组织学特点是表皮内海绵状脓疱。④葡萄球菌性烫伤样皮肤综合征。由某些葡萄球菌菌株产生的表皮松解性毒素导致,常见于新生儿和年幼儿童。

【治疗】

一旦确立了 SJS 或 TEN 的诊断,应快速判定疾病的严重程度及预后,以确定患者进行治疗的恰当医疗场所。如皮肤受累有限,SCORTEN 评分为 0 或 1 分,且疾病没有快速进展的患者可在非专科病房进行治疗[7]。如果条件允许,病情更严重(皮肤剥脱>30%体表面积)或 SCORTEN 评分≥2 分的患者应转至重症监护病房、烧伤病房或皮肤专科病房。

立刻停用可疑药物,对症支持治疗、创面治疗、液体和电解质管理、营养支持、体温管理、疼痛控制,以及二重感染的监测或治疗[8-10]。

　　主要的系统治疗有糖皮质激素、静脉内免疫球蛋白注射(IVIG)、环孢素、环磷酰胺、TNF 拮抗剂(TN-FI)、血浆置换等。

　　1. 糖皮质激素　系统应用糖皮质激素治疗 SJS/TEN 目前仍有争议[8]。早期一些观察研究显示系统应用糖皮质激素治疗 TEN 会导致并发症及死亡率的增加。在后期的研究中,包括一个大型欧洲多中心研究,建议短期系统应用中至高剂量糖皮质激素[泼尼松 1~2mg/(kg·d),3~5d],并表示此治疗并没有危害,并且如果在病程早期(症状出现 24~48h 内)应用对病情有帮助[11]。通常采用琥珀氢化可的松(200~600mg/d)或甲泼尼龙(40~120mg/d)静脉滴注,病情稳定后逐缓慢减量。

　　2. IVIG　目前没有高质量的研究证据证明 IVIG 在 SJS/TEN 治疗中的作用。如果使用建议早期给予0.5~1g/(kg·d),3d。IVIG 的副作用包括肾毒性、溶血、血栓形成等。在老年患者,患有肾脏、心血管疾病的患者中,严重并发症的发生概率会增高[12]。

　　3. 环孢素　一些研究建议 3~5mg/(kg·d),没有明显的毒性[13-15]。一项关于 29 例 SJS/TEN 患者环孢素治疗的研究显示,3~5mg/(kg·d)治疗后所有患者幸存[16]。不良反应包括肌酐轻度升高、高血压、感染。

　　4. TNF 拮抗剂　部分病例报道显示,单独输注 5mg/kg 英夫利昔单抗可抑制病程进展,并且促进剥脱的皮损迅速再上皮化[17-20]。单次皮下注射依那西普 50mg,只在小部分患者中有效[21-23]。

　　5. 血浆置换　在一些小样本量研究中报道有效,可清除毒素,如药物、药物代谢产物或其他细胞毒性介质[24-28]。但一项研究表示,血浆置换并没有降低患者死亡率、缩短住院时间及表皮再生化时间[29]。

【参考文献】

[1] VERMA R,VASUDEVAN B,PRAGASAM V. Severe cutaneous adverse drug reactions. Med J Armed Forces India,2013,69(4):375-383.

[2] ROUJEAU J C. Immune mechanisms in drug allergy. Allergol Int,2006,55(1):27-33.

[3] VIARD-LEVEUGLE I,GAIDE O,JANKOVIC D,et al. TNF-α and IFN-γ are potential inducers of Fas-mediated keratinocyte apoptosis through activation of inducible nitric oxide synthase in toxic epidermal necrolysis. J Invest Dermatol,2013,133(2):489-498.

[4] CHEN P,LIN J J,LU C S,et al. Carbamazepine-induced toxic effects and HLA-B * 1502 screening in Taiwan. N Engl J Med,2011,364(12):1126-1133.

[5] LETKO E,PAPALIODIS D N,PAPALIODIS G N,et al. Stevens-Johnson syndrome and toxic epidermal necrolysis:a review of the literature. Ann Allergy Asthma Immunol,2005,94(4):419-436; quiz 436-438,456.

[6] SCHWARTZ R A,MCDONOUGH P H,LEE B W. Toxic epidermal necrolysis:part Ⅰ:introduction,history,classification,clinical features,systemic manifestations,etiology,and immunopathogenesis. J Am Acad Dermatol,2013,69(2):173. e1-13; quiz 185-186. DOI:10. 1016/j. jaad. 2013. 05. 003.

[7] VALEYRIE-ALLANORE L,ROUJEAU J C. Epidermal necrolysis (Stevens-Johnson syndrome and toxic epidermal necrolysis)//GOLDSMITH L A,KATZ S I,GILCHREST B A,et al. Fitzpatrick's dermatology in general medicine. 8th ed. New York:McGraw-Hill,2012.

[8] ROUJEAU J C,CHOSIDOW O,SAIAG P,et al. Toxic epidermal necrolysis (Lyell syndrome). J Am Acad Dermatol,1990,23(6 Pt 1):1039-1058.

[9] STRUCK M F,ILLERT T,LISS Y,et al. Toxic epidermal necrolysis in pregnancy:case report and review of the literature. J Burn Care Res,2010,31(5):816-821.

[10] SCHWARTZ R A,MCDONOUGH P H,LEE B W. Toxic epidermal necrolysis:part Ⅱ:prognosis,sequelae,diagnosis,differential diagnosis,prevention,and treatment. J Am Acad Dermatol,2013,69(2):187. e1-16; quiz 203-204.

[11] FINKELSTEIN Y,SOON G S,ACUNA P,et al. Recurrence and outcomes of Stevens-Johnson syndrome and toxic epidermal necrolysis in children. Pediatrics,2011,128(4):723-728.

[12] RIRIE M R,BLAYLOCK R C,MORRIS S E,et al. Intravenous immune globulin therapy for Stevens-Johnson syndrome/toxic epidermal necrolysis complicated by hemolysis leading to pigment nephropathy and hemodialysis. J Am Acad Dermatol,2013,69(2):221-225.

［13］ RAI R,SRINIVAS C R. Suprapharmacologic doses of intravenous dexamethasone followed by cyclosporine in the treatment of toxic epidermal necrolysis. Indian J Dermatol Venereol Leprol,2008,74(3):263-265.

［14］ ROBAK E,ROBAK T,GÓRA-TYBOR J,et al. Toxic epidermal necrolysis in a patient with severe aplastic anemia treated with cyclosporin A and G-CSF. J Med,2001,32(1-2):31-39.

［15］ REESE D,HENNING J S,ROCKERS K,et al. Cyclosporine for SJS/TEN:a case series and review of the literature. Cutis, 2011,87(1):24-29.

［16］ VALEYRIE-ALLANORE L,WOLKENSTEIN P,BROCHARD L,et al. Open trial of ciclosporin treatment for Stevens-Johnson syndrome and toxic epidermal necrolysis. Br J Dermatol,2010,163(4):847-853.

［17］ ZÁRATE-CORREA L C,CARRILLO-GÓMEZ D C,RAMÍREZ-ESCOBAR A F,et al. Toxic epidermal necrolysis successfully treated with infliximab. J Investig Allergol Clin Immunol,2013,23(1):61-63.

［18］ PATMANIDIS K,SIDIRAS A,DOLIANITIS K,et al. Combination of infliximab and high-dose intravenous immunoglobulin for toxic epidermal necrolysis:successful treatment of an elderly patient. Case Rep Dermatol Med,2012,2012:915314.

［19］ SCOTT-LANG V,TIDMAN M,MCKAY D. Toxic epidermal necrolysis in a child successfully treated with infliximab. Pediatr Dermatol,2014,31(4):532-534.

［20］ WOJTKIEWICZ A,WYSOCKI M,FORTUNA J,et al. Beneficial and rapid effect of infliximab on the course of toxic epidermal necrolysis. Acta Derm Venereol,2008,88(4):420-421.

［21］ NAPOLITANO M,GIAMPETRUZZI A R,DIDONA D,et al. Toxic epidermal necrolysis-like acute cutaneous lupus erythematosus successfully treated with a single dose of etanercept:report of three cases. J Am Acad Dermatol,2013,69(6):e303-305.

［22］ SO N,LEAVITT E,ALESHIN M,et al. The use of etanercept for treatment of toxic epidermal necrolysis when toxic shock syndrome is in the differential. Dermatol Ther,2018,31(5):e12684.

［23］ PARADISI A,ABENI D,BERGAMO F,et al. Etanercept therapy for toxic epidermal necrolysis. J Am Acad Dermatol,2014,71(2):278-283.

［24］ SAKELLARIOU G,KOUKOUDIS P,KARPOUZAS J,et al. Plasma exchange (PE) treatment in drug-induced toxic epidermal necrolysis (TEN). Int J Artif Organs,1991,14(10):634-638.

［25］ EGAN C A,GRANT W J,MORRIS S E,et al. Plasmapheresis as an adjunct treatment in toxic epidermal necrolysis. J Am Acad Dermatol,1999,40(3):458-461.

［26］ KAMANABROO D,SCHMITZ-LANDGRAF W,CZARNETZKI B M. Plasmapheresis in severe drug-induced toxic epidermal necrolysis. Arch Dermatol,1985,121(12):1548-1549.

［27］ BAMICHAS G,NATSE T,CHRISTIDOU F,et al. Plasma exchange in patients with toxic epidermal necrolysis. Ther Apher, 2002,6(3):225-228.

［28］ CHAIDEMENOS GC,CHRYSOMALLIS F,SOMBOLOS K,et al. Plasmapheresis in toxic epidermal necrolysis. Int J Dermatol, 1997,36(3):218-221.

［29］ FURUBACKE A,BERLIN G,ANDERSON C,et al. Lack of significant treatment effect of plasma exchange in the treatment of drug-induced toxic epidermal necrolysis？ Intensive Care Med,1999,25(11):1307-1310.

·伴嗜酸性粒细胞增多和系统症状的药疹·

伴嗜酸性粒细胞增多和系统症状的药疹（drug reaction with eosinophilia and systemic symptoms,DRESS）或药物超敏反应综合征（DIHS）是一种严重的特异质反应,其特征为发热、不适、淋巴结肿大和皮疹。其他全身性症状可能与内脏（如肝、肾和肺）受累有关[1]。对于大多数患者,反应发生于开始使用致病药物后2～6周。芳香族抗癫痫药（苯妥英、卡马西平和苯巴比妥）和磺胺类药是该病的最常见原因。

【发病机制】

发病机制目前尚未完全明确,可能与以下两种因素有关:①药物主要通过免疫机制引起,其次药物活性代谢产物引起细胞氧化性损害导致细胞应激和损伤相关分子释放。②HHV-6感染再激活。与一般药疹停药后症状迅速缓解不同,DIHS典型临床表现具有双峰性,认为第一次高峰与药物过敏有关,第二次高峰与HHV-6感染有关。

　　此外,目前已证实某些药物主要与特定的 *HLA* 等位基因结合(如别嘌呤醇/奥昔嘌醇与 *HLA-B * 5801* 结合)或只与特定的 *HLA* 等位基因结合(如阿巴卡韦只与 *HLA-B * 5701* 结合),所以部分 DIHS/DRESS 反应更常发生于有特定 HLA 型的患者[2]。一旦确定患者具有高风险的 HLA 型,还应建议其家族成员避免使用相关药物,因为已发现这种超敏反应存在家族性发生。推荐在应用卡马西平、奥卡西平、阿巴卡韦和别嘌醇之前对患者筛查特定等位基因[3]。

【临床表现】

　　芳香族抗癫痫药(苯妥英、卡马西平和苯巴比妥)和磺胺类药的使用是最常见的发病原因[1]。在使用致病药物后 2~6 周出现反应[4],典型表现为发热、皮损、内脏器官受损特征性三联症。首发症状为发热(38~40℃),可伴有精神萎靡、淋巴结肿大、皮疹暴发。皮疹早期为躯干出现红色斑疹、斑丘疹或麻疹样改变,后迅速发展为弥漫、融合、浸润性红斑,并伴有毛囊性隆起。大多患者皮疹超过 50% 体表面积。几乎有一半患者出现面部水肿,为 DRESS 的标志性特征(图 13-21,图 13-22)。同时接近一半的患者有黏膜受累。内脏受累常在皮损出现后 2~3 周内发生,大约 90% 患者有至少一个内脏器官受累,肝脏常见,其次为肾脏、肺脏[4-6]。实验室检查方面可出现白细胞、嗜酸性粒细胞、淋巴细胞增多,血清丙氨酸转氨酶增高,以及 HHV-6 感染。

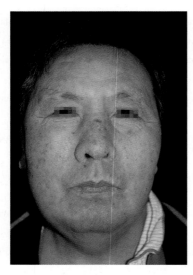

图 13-21　伴嗜酸性粒细胞增多和系统症状的药疹。面部弥漫水肿性暗红斑

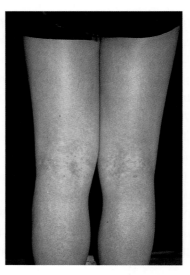

图 13-22　伴嗜酸性粒细胞增多和系统症状的药疹。双下肢弥漫性红斑

【组织病理】

　　不同程度海绵水肿,真表皮交界处水疱形成。真皮浅层淋巴细胞浸润,以血管周围为主。伴有不同程度的嗜酸性粒细胞浸润和真皮水肿。如淋巴细胞在真皮层致密浸润,可出现假性淋巴瘤样改变,此时应与淋巴瘤相鉴别。

【诊断和鉴别诊断】

　　诊断:①用药 3 周后出现斑丘疹;②停用致病药物之后,症状迁延 2 周以上;③体温>38℃;④肝功能异常[丙氨酸转氨酶(ALT)>100U/L]或其他器官受累;⑤白细胞增多;⑥出现异形淋巴细胞;⑦嗜酸性粒细胞增多;⑧淋巴结增大;⑨HHV-6 再激活。确诊需要 9 项标准中至少满足 7 项或满足前 5 项。

　　需与下列疾病鉴别:

　　1. SJS/TEN　在 SJS/TEN 中未见嗜酸性粒细胞增多及非典型淋巴细胞增多。SJS/TEN 常见轻度肝酶升高,但确诊的肝炎小于 10%,而在 DRESS 中超过 50%。在 SJS/TEN 中,肾脏受累表现为肾前性氮质血症,在 DRESS 中表现为肾小管间质肾炎。

　　2. 急性泛发性发疹性脓疱病　常在接触致敏药物后 3d 内开始,特征性表现为大批量的非毛囊性无菌性脓疱。血细胞计数提示中性粒细胞升高。

3. 嗜酸性粒细胞增多综合征 临床可表现为湿疹、红皮病、苔藓样硬化、反复的荨麻疹和血管性水肿等。累及其他器官组织,如心脏、胃肠道、肺脏、大脑和肾脏。外周血嗜酸性粒细胞升高（≥1500/μl）。

【治疗】

糖皮质激素为一线用药。对于没有严重内脏器官受累的患者,建议支持治疗与局部外用糖皮质激素,而非系统应用糖皮质激素。可选择高效至超高效糖皮质激素局部应用,2~3 次/d,连续应用 1 周。尚不清楚系统应用糖皮质激素是否可缩短病程。

对于有严重肝脏受累的患者,有效的治疗为肝移植[7]。对于肺脏、肾脏受累者,建议应用中、高剂量糖皮质激素,直至临床改善及实验室检查恢复正常。如糖皮质激素减量过快,可增加复发风险。

【参考文献】

[1] KARDAUN S H,SIDOROFF A,VALEYRIE-ALLANORE L,et al. Variability in the clinical pattern of cutaneous side-effects of drugs with systemic symptoms:does a DRESS syndrome really exist? Br J Dermatol,2007,156(3):609-611.

[2] ILLING P T,VIVIAN J P,DUDEK N L,et al. Immune self-reactivity triggered by drug-modified HLA-peptide repertoire. Nature,2012,486(7404):554-558.

[3] HERSHFIELD M S,CALLAGHAN J T,TASSANEEYAKUL W,et al. Clinical Pharmacogenetics Implementation Consortium guidelines for human leukocyte antigen-B genotype and allopurinol dosing. Clin Pharmacol Ther,2013,93(2):153-158.

[4] KARDAUN S H,SEKULA P,VALEYRIE-ALLANORE L,et al. Drug reaction with eosinophilia and systemic symptoms(DRESS):an original multisystem adverse drug reaction. Results from the prospective RegiSCAR study. Br J Dermatol,2013,169(5):1071-1080.

[5] LEE T,LEE Y S,YOON S Y,et al. Characteristics of liver injury in drug-induced systemic hypersensitivity reactions. J Am Acad Dermatol,2013,69(3):407-415.

[6] LIN I C,YANG H C,STRONG C,et al. Liver injury in patients with DRESS:A clinical study of 72 cases. J Am Acad Dermatol,2015,72(6):984-991.

[7] DAVERN T J. Drug-induced liver disease. Clin Liver Dis,2012,169(2):231-245.

·急性泛发性发疹性脓疱病·

急性泛发性发疹性脓疱病（acute generalized exanthematous pustulosis,AGEP）是一种罕见疾病,特征是在水肿性红斑基础上出现大量非毛囊性无菌性脓疱[1]。通常会出现发热和外周血白细胞增多。约90%的 AGEP 由药物引起,β-内酰胺类和大环内酯类抗生素是最常见的诱发因素。其他药物还包括磺胺甲基异噁唑、异烟肼、多西环素、卡马西平、制霉菌素、盐酸哌甲酯、酮康唑和对乙酰氨基酚等。突出特征为使用可疑药物后短时间内发作,但部分病例可能延迟长达 3 周[2]。

【发病机制】

T 细胞介导的中性粒细胞性炎症,涉及药物特异性 CD4+T 细胞、细胞毒性 CD8+T 细胞、炎性细胞因子和趋化因子。药物特异性 CD4+T 细胞产生大量 CXC 族趋化因子配体 8（CXCL8）和粒细胞-巨噬细胞集落刺激因子（GM-CSF）。CXCL8 是中性粒细胞趋化因子,GM-CSF 可减少中性粒细胞凋亡,两者都参与了中性粒细胞在组织中的聚集[3-9]。Th17 可能也参与了中性粒细胞的募集、活化和迁移[10-11]。

【临床表现】

发病特点是接触药物 24h 内出现红色斑疹、发热,随后在红斑周边出现多发的、无菌性小脓疱（图 13-23,图 13-24）。主要发生在褶皱部位和躯干,面部有时也会受累。短暂的潜伏期可能是由于事先接触过致敏药物所致。停药后,皮损一般在 1~2 周内消退,遂后出现表皮脱屑,最后发生无瘢痕性愈合。

【诊断标准】

诊断标准包括急性脓疱疹,发热>38℃,中性粒细胞增多（>7000/μl）伴或不伴轻度嗜酸性粒细胞增多[12]。

【组织病理】

角层下和/或表皮内海绵状脓疱。灶状角质形成细胞坏死,真皮乳突层显著水肿,真皮血管周围嗜中

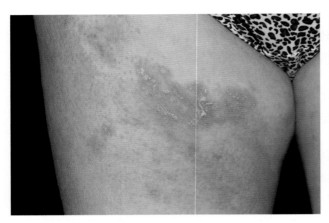

图 13-23 急性泛发性发疹性脓疱病。大腿红斑，表面密集脓疱

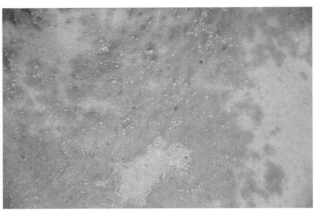

图 13-24 急性泛发性发疹性脓疱病。红斑表面密集粟粒大小脓疱

性粒细胞浸润。真皮或脓疱内常见嗜酸性粒细胞（图 13-25）。

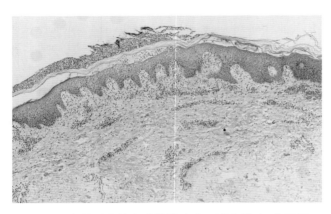

图 13-25 急性泛发性发疹性脓疱病。浅表结痂，角质层下方大疱形成，疱液中可见嗜中性粒细胞，棘层细胞内及细胞间水肿，真皮血管周围淋巴细胞、组织细胞及嗜中性粒细胞浸润（HE 染色，×100）

【诊断和鉴别诊断】

根据病史、临床表现、组织病理、白细胞伴中性粒细胞升高，排除皮肤感染可诊断。应与下列疾病鉴别：

1. 急性泛发性脓疱型银屑病 银屑病病史、更长持续时间的发热、无药物暴露以及组织学发现有棘层肥厚和乳头瘤样增生等有助于诊断。

2. SJS/TEN 出现非典型的靶形皮损和类似于 Nikolsky 征阳性的融合脓疱的严重 AGEP 病例可能难以与 SJS/TEN 区分[13-14]。支持 SJS/TEN 诊断的特征包括药物暴露与临床表现之间的潜伏期更长、黏膜受累、病程更为严重等。

3. DRESS 患者偶尔可出现脓疱。但是 DRESS 的特征有药物暴露与出现症状之间的潜伏期长、比 AGEP 的临床病程更严重且更长、外周血嗜酸性粒细胞增多或非典型淋巴细胞增多，以及内脏受累的体征和症状。已有同时出现 DRESS 和 AGEP 特征的病例报道[15-16]。

【治疗】

AGEP 是一种预后良好的自限性疾病。处理包括停用诱发药物、支持性治疗和对于瘙痒和皮肤炎症的对症治疗。在脓疱期，可用湿敷缓解瘙痒。在脱屑期，润肤剂可能有助于恢复皮肤屏障功能。系统糖皮质激素已用于治疗 AGEP，但对于系统应用糖皮质激素是否缩短病程尚不清楚[17-18]。

【参考文献】

[1] SPEECKAERT M M, SPEECKAERT R, LAMBERT J, et al. Acute generalized exanthematous pustulosis: an overview of the clinical, immunological and diagnostic concepts. Eur J Dermatol, 2010, 20(4): 425-433.

[2] MOMIN S B, DEL ROSSO J Q, MICHAELS B, et al. Acute generalized exanthematous pustulosis: an enigmatic drug-induced reaction. Cutis, 2009, 83(6): 291-298.

[3] UEDA T, ABE M, OKIYAMA R, et al. Acute generalized exanthematous pustulosis due to allylisopropylacetylurea: role of IL-17-producing T cells. Eur J Dermatol, 2011, 21(1): 140-141.

[4] SMITH K, NORWOOD C, SKELTON H. Do the physical and histologic features and time course in acute generalized exanthematous pustulosis reflect a pattern of cytokine dysregulation? J Cutan Med Surg, 2003, 7(1): 7-12.

［5］ BRITSCHGI M，PICHLER W J. Acute generalized exanthematous pustulosis，a clue to neutrophil-mediated inflammatory processes orchestrated by T cells. Curr Opin Allergy Clin Immunol，2002，2（4）：325-331.

［6］ BRITSCHGI M，STEINER U C，SCHMID S，et al. T-cell involvement in drug-induced acute generalized exanthematous pustulosis. J Clin Invest，2001，107（11）：1433-1441.

［7］ BRITSCHGI M，VON GREYERZ S，BURKHART C，et al. Molecular aspects of drug recognition by specific T cells. Curr Drug Targets，2003，4（1）：1-11.

［8］ PICHLER W J. T cells in drug allergy. Curr Allergy Asthma Rep，2002，2（1）：9-15.

［9］ SCHMID S，KUECHLER P C，BRITSCHGI M，et al. Acute generalized exanthematous pustulosis：role of cytotoxic T cells in pustule formation. Am J Pathol，2002，161（6）：2079-2086.

［10］ TOKURA Y，MORI T，HINO R. Psoriasis and other Th17-mediated skin diseases. J UOEH，2010，32（4）：317-328.

［11］ KABASHIMA R，SUGITA K，SAWADA Y，et al. Increased circulating Th17 frequencies and serum IL-22 levels in patients with acute generalized exanthematous pustulosis. J Eur Acad Dermatol Venereol，2011，25（4）：485-488.

［12］ 包振宇，邹先彪. 重症药疹的研究进展. 实用皮肤病学杂志，2015，（2）：112-114，118.

［13］ NATKUNARAJAH J，OSTLERE L. Severe acute generalized exanthematous pustulosis with blistering，mimicking toxic epidermal necrolysis. Clin Exp Dermatol，2012，37（2）：188-189.

［14］ PEERMOHAMED S，HABER R M. Acute generalized exanthematous pustulosis simulating toxic epidermal necrolysis：a case report and review of the literature. Arch Dermatol，2011，147（6）：697-701.

［15］ TEO W L，PANG S M，KOH H Y. Allopurinol hypersensitivity syndrome with acute generalized exanthematous pustulosis manifestations. Cutan Ocul Toxicol，2011，30（3）：243-244.

［16］ BEN SALEM C，FATHALLAH N，SAIDI W，et al. Acute generalized exanthematous pustulosis as a manifestation of anticonvulsant hypersensitivity syndrome. Ann Pharmacother，2010，44（10）：1681-1682.

［17］ SZATKOWSKI J，SCHWARTZ R A. Acute generalized exanthematous pustulosis（AGEP）：a review and update. J Am Acad Dermatol，2015，73（5）：843-848.

［18］ LEE H Y，CHOU D，PANG S M，et al. Acute generalized exanthematous pustulosis：analysis of cases managed in a tertiary hospital in Singapore. Int J Dermatol，2010，49（5）：507-512.

·红皮病型药疹·

红皮病又称剥脱性皮炎（exfoliative dermatitis），是一种皮肤反应状态，约19%红皮病由药物反应所致，称为红皮病型药疹（erythroderma-like eruption）。常见致敏药物包括青霉素类、巴比妥类、金制剂、砷和汞等。

【发病机制】

红皮病的发病机制尚不完全清楚。细胞因子（如 IL-1、IL-2、IL-8 和肿瘤坏死因子）、趋化因子和细胞间黏附分子之间复杂的相互作用在炎症细胞大量募集至皮肤以及表皮更新水平上升这两方面起到了一定作用。通过皮肤多层的表皮细胞有丝分裂速度加快且通过时间缩短导致了剥脱，并伴有蛋白质、氨基酸和核酸通过皮肤大量丢失。

在继发于银屑病或湿疹的红皮病患者以及 Sézary 综合征患者中，已经证实了黏附分子（细胞间黏附分子-1、血管细胞黏附分子-1 和 E-选择素）的循环水平增加[1-2]。免疫组织化学研究证实，与炎症性皮肤病相关的红皮病患者的皮肤中以 Th1 型细胞因子浸润为主，而 Sézary 综合征患者的皮肤中以 Th2 型细胞因子浸润为主[3]。这些研究结果表明，不同的病理生理机制可能引起相对一致的红皮病临床表现。

【临床表现】

药物超敏反应引起的红皮病通常突然出现。在皮肤任何部位可能首先出现麻疹样疹或荨麻疹，随后红斑面积增大并融合成广泛性鲜红色斑块，偶见正常皮岛。全身超过90%的皮肤变红，触之可感皮温升高（图13-26）。摩擦和挠抓皮肤可能会导致线性结痂性糜烂和继发性苔藓样变。

多数患者主诉皮肤疼痛或瘙痒。还可能出现全身症状，如不适、乏力、发热或低体温和高输出量性心力衰竭的体征，如水肿、心动过速等。

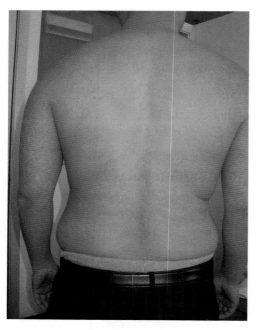

图13-26　红皮病型药疹。全身弥漫性水肿性红斑

【组织病理】

药物反应诱发的红皮病组织病理特点有表皮各层角质形成细胞坏死，基底层空泡变性，真皮浅层苔藓样浸润，血管周围嗜酸性粒细胞浸润。

【诊断和鉴别诊断】

若患者表现出弥漫性和泛发性红斑，并且受累体表面积大于或等于90%，即可在临床上确诊红皮病。结合病史、皮肤组织病理等可诊断红皮病型药疹。需与以下疾病鉴别：

1. 银屑病导致的红皮病　患者有个人或家族银屑病史，在治疗过程中停用糖皮质激素或甲氨蝶呤病史，早期临床表现有银屑病皮疹，可伴甲改变、炎症性关节炎等。

2. 特应性皮炎导致的红皮病　有典型特应性皮炎临床表现，瘙痒剧烈，血清IgE及嗜酸性粒细胞升高，伴有特应性皮炎病史及家族史。

3. 毛发红糠疹导致的红皮病　临床表现为橙红色斑，有未受累皮岛，毛囊周围角化型丘疹。

4. 皮肤T细胞淋巴瘤导致的红皮病　瘙痒剧烈，深紫红色斑，可伴有疼痛、角化皲裂、脱发、狮面等表现。皮肤和血液中可发现克隆性T细胞群。组织病理可见淋巴细胞核异形，表皮内异性细胞聚集。

5. 特发性红皮病　常发生于老年人，呈慢性病程，反复发作，伴有剧烈瘙痒，掌跖角化。可进一步发展为皮肤T细胞淋巴瘤。

【治疗】

停用非必须的治疗。治疗包括调节水电解质平衡、监测血流动力学、体温、营养支持等。

短期系统使用糖皮质激素，如泼尼松1~2mg/(kg·d)有效。糖皮质激素可通过抑制活化的细胞毒性T细胞，从而有效抗炎、抑制免疫，同时还可以减少细胞凋亡等。一项基于6项研究的荟萃分析对单独应用糖皮质激素和联合IVIG进行评估，虽不能证明单独应用糖皮质激素治疗的疗效，但单独应用糖皮质激素并没有增加由感染导致的死亡率[4]。药物反应所致的红皮病常在停用诱发药物后2~6周时恢复。

【参考文献】

[1] GROVES R W, KAPAHI P, BARKER J N, et al. Detection of circulating adhesion molecules in erythrodermic skin disease. J Am Acad Dermatol, 1995, 32(1): 32-36.

[2] SIGURDSSON V, DE VRIES I J, TOONSTRA J, et al. Expression of VCAM-1, ICAM-1, E-selectin, and P-selectin on endothelium in situ in patients with erythroderma, mycosis fungoides and atopic dermatitis. J Cutan Pathol, 2000, 27(9): 436-440.

[3] SIGURDSSON V, TOONSTRA J, BIHARI I C, et al. Interleukin 4 and interferon-gamma expression of the dermal infiltrate in patients with erythroderma and mycosis fungoides. An immuno-histochemical study. J Cutan Pathol, 2000, 27(9): 429-435.

[4] LAW E H, LEUNG M. Corticosteroids in Stevens-Johnson Syndrome/toxic epidermal necrolysis: current evidence and implications for future research. Ann Pharmacother, 2015, 49(3): 335-342.

（赵文玲　晋红中）

第十四章

结缔组织病

ACLE	acute cutaneous lupus erythematous	急性皮肤型红斑狼疮
APS	antiphospholipid syndrome	抗磷脂抗体综合征
CCLE	chronic cutaneous lupus erythematous	慢性皮肤型红斑狼疮
CLE	chilblain lupus erythematosus	冻疮样狼疮
CREST	calcinosis,Raynaud,esophagus dismotality,sclerodactyly,telangiectasis	软组织钙化,雷诺现象,食管受累,指端硬化症,毛细血管扩张
DLE	discoid lupus erythematous	盘状红斑狼疮
DM	dermatomyositis	皮肌炎
DS	diffuse scleroderma	弥漫型硬皮病
ESR	erythrocyte sedimentation rate	红细胞沉降率
HLE	hypertrophic lupus erythematous	肥厚性狼疮
ICLE	intermittent cutaneous lupus erythematous	间歇性皮肤型红斑狼疮
IgG	immunoglobulin G	免疫球蛋白G
IgM	immunoglobulin M	免疫球蛋白M
IL	interlukin	白细胞介素
JRA	juvenile rheumatoid arthritis	幼年性类风湿性关节炎
LAC	lupus anticoagulant	狼疮抗凝物质
LE	lupus erythematosus	红斑狼疮
LEP	lupus erythematosus panniculitis	深在性红斑狼疮
LET	lupus erythematosus tumidus	肿胀性红斑狼疮
LSc	localized scleroderma	局限性硬皮病
MCTD	mixed connective-tissue disease	混合型结缔组织病
MI	myoepithelial islands	肌上皮岛
NLE	neonatal lupus erythematous	新生儿红斑狼疮
PAS	periodic acid-Schiff	过碘酸希夫
PUVA	psoralen plus ultraviolet A light	补骨脂素加长波紫外线
RF	rheumatoid factor	类风湿因子
RP	relapsing polychondritis	复发性多软骨炎
SCLE	subacute cutaneous lupus erythematous	亚急性皮肤型红斑狼疮
SF	scleotic fasciitis	硬化性筋膜炎
SLE	systemic lupus erythematous	系统性红斑狼疮

210　第三篇　病因分类皮肤病

SS	Sjögren syndrome	干燥综合征
TNF-α	tumor necrosis factor α	肿瘤坏死因子α
VLE	verrucous lupus erythematous	疣状狼疮

第一节　红斑狼疮

红斑狼疮（lupus erythematosus，LE）是一种多见于 15~40 岁育龄女性，临床上有多种表现，可累及全身任何脏器的自身免疫性结缔组织疾病。系病谱性疾病，主要分盘状红斑狼疮（DLE）和系统性红斑狼疮（SLE），其他亚型有急性皮肤型红斑狼疮（ACLE）、亚急性皮肤型红斑狼疮（SCLE）和深在性红斑狼疮（LEP）等。皮肤和关节表现为最常见的早期症状，在整个疾病发展过程中，80%~90% 的患者出现皮肤病变[1]，也有少数 SLE 患者始终无皮疹。皮疹的严重性与预后不完全一致。

【临床表现】

经典 LE 皮损分为特异性与非特异性两大类。特异性皮损又可分为急性、亚急性、慢性三类。其中，慢性皮肤型红斑狼疮（CCLE）可再分为 DLE、LET、LEP 及 CLE。而新生儿红斑狼疮（NLE）则是 SCLE 的一种亚型（表 14-1）。近年来，由于肿胀性红斑狼疮的独特表现，有学者建议将其从 CCLE 中抽离，成为皮肤型红斑狼疮的一个新分类——间歇性皮肤型红斑狼疮（ICLE）[2]。另一方面，LE 的非特异性皮损，如荨麻疹性血管炎、网状青斑、雷诺现象等，则多与活动性 SLE 相关，反映潜在的内部器官表现和严重的并发症。

表 14-1　红斑狼疮特异性皮肤损害分类

红斑狼疮特异性皮肤损害分类	简称	红斑狼疮特异性皮肤损害分类	简称
急性皮肤型红斑狼疮	ACLE	盘状红斑狼疮	DLE
亚急性皮肤型红斑狼疮	SCLE	冻疮样红斑狼疮	CLE
新生儿红斑狼疮	NLE	狼疮性脂膜炎	LEP
慢性皮肤型红斑狼疮	CCLE	肿胀性红斑狼疮	LET

红斑狼疮的皮肤表现呈多形性，其中，蝶形红斑和盘状红斑较为典型，具有诊断意义，具体表现为：

1. **ACLE**　特征是在双侧颊部和鼻梁分布的颧部红斑，常发生于紫外线暴露后，经常被误诊为晒伤。受累皮肤感觉温热，轻度水肿，有时呈"橘皮样"外观。皮疹可能持续数小时或数日，常常复发，尤其是在不经意日光暴露后。

2. **SCLE**　特征性皮损分两型，环状红斑型和丘疹鳞屑型，常表现为红色斑块，覆有多少不一的鳞屑，毛囊角栓、黏附性鳞屑及皮肤萎缩少见，皮损边缘可形成水疱、结痂。环形皮损可融合形成各种不同图案（图 14-1，图 14-2）。皮损消退后常出现类似于白癜风的色素减退，但通常无瘢痕形成。皮损分布广泛，好发于曝光部位，常伴有不同程度的全身症状如关节痛、低热和肌痛等，但一般不累及肾脏和中枢神经系统。无论是光敏感，还是具有比 CCLE 更高的 ANA、抗 SSA 抗体、抗 SSB 抗体阳性率，都提示 SCLE 与 SLE 关系更为密切。既往有研究[3] 显示 SCLE 患者中，符合 SLE 诊断者高达 50%，在疾病发展过程中，会有 10%~15% 患者会出现 SLE

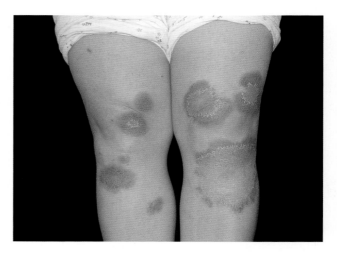

图 14-1　亚急性皮肤型红斑狼疮。双下肢环状红斑，边界清，少量鳞屑

的严重临床表现。

3. DLE LE 中最常见的一种。特征是轻度浸润性红斑块,表面覆盖有厚的黏着性鳞屑,后者延伸到扩张的毛囊中(毛囊角栓)。DLE 的皮损最常见于面部、颈部和头皮,但也可发生于耳部,罕见情况下还可发生于上躯干(图 14-3 ~ 图 14-7)。皮损广泛分布者成为播散性 DLE,其单个皮损通常与局限性 DLE 没有区别,但其对治疗相对抵抗。肥厚性狼疮(hypertrophic lupus erythematous),又称疣状狼疮(verrucous lupus erythematous),是 DLE 的一种变异型,其表现为角化过度的疣状斑块,多发生于头皮、面部,也可发生与掌跖部位。研究表明,DLE 的皮损也可出现于 SLE 患者,合并 DLE 的 SLE 患者预后相对良好[4]。

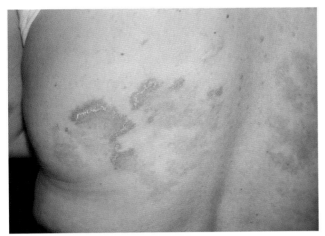

图 14-2 亚急性皮肤型红斑狼疮。背部环状红斑

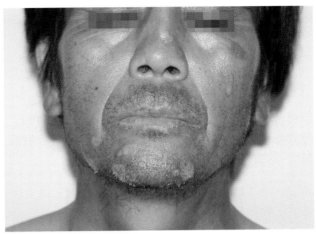

图 14-3 盘状红斑狼疮。面部散在浸润性红斑块,表面色素减退

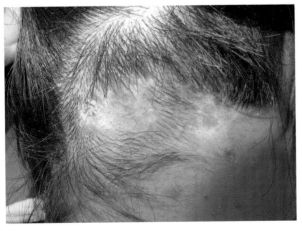

图 14-4 盘状红斑狼疮。头皮红斑,表面萎缩、色素减退

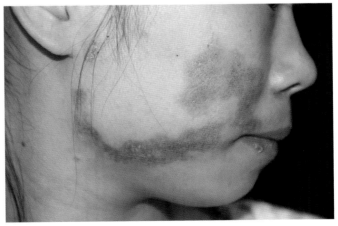

图 14-5 线状盘状红斑狼疮

4. LEP 又称狼疮性脂膜炎。特征为皮下结节和斑块,表面皮肤正常或有 DLE 的改变,消退后形成局部皮肤凹陷,好发于面部、上臂、臀部和股部,少数患者可伴有低热、关节痛和乏力。

5. LET 特点为曝光部位皮肤荨麻疹样或水肿性红色斑块、结节。也可出现环形红斑。但表皮常光滑,没有鳞屑和瘢痕。本型较少合并 SLE,实验室检查也较少有狼疮相关抗体阳性[5],且组织学上不存在表皮改变,因此有学者建议将其单列入间歇性红斑狼疮[2]。

6. SLE 红斑狼疮各型中最为严重的一型,绝大多数患者发病时即有多系统损害表现,典型特征为关

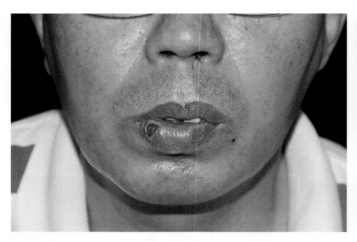

图 14-6　发生于下唇部的盘状红斑狼疮

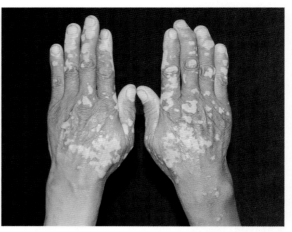

图 14-7　发生于手背的盘状红斑狼疮

节痛、发热和面部蝶形红斑等(图 14-8~图 14-10)。有时贫血、血小板减少或肾炎也可为本病的初发症状，患者还可出现多种其他皮损，包括大疱性皮损、肿胀性红斑狼疮、红斑狼疮性脂膜炎、光敏感、脱发、甲周红斑、网状青斑雷诺现象和紫癜性血管炎等。

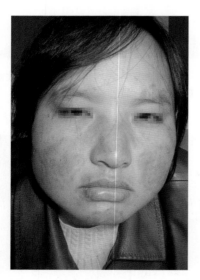

图 14-8　系统性红斑狼疮。面部
蝶形红斑

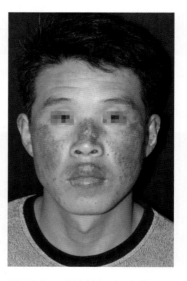

图 14-9　系统性红斑狼疮。面
颊、鼻部及唇部浸润性红斑

【组织病理】

不同类型的红斑狼疮皮疹的病理表现有所不同：

1. 局限性急性皮肤型红斑狼疮典型的组织学表现与界面性皮炎一致，包括角质形成细胞凋亡、表皮基底细胞层液化变性、真皮浅层散在淋巴组织细胞浸润以及真皮黏蛋白沉积。以上表现可以很轻微。

2. DLE　皮损的病理检查显示表皮萎缩，角化过度、毛囊角栓、基底层液化变性；在真皮-表皮交界处、真皮血管以及皮肤附属器周围片状单一核细胞浸润(图 14-11)[1]。基底膜通常增厚，过碘酸希夫(PAS)染色能识别此改变，也存在真皮黏蛋白沉积。免疫荧光检查可见皮损部位基底膜带抗体沉积，称为狼疮带试验阳性。

3. SLE 组织病理可伴有真皮水肿和结缔组织及小血管壁的纤维蛋白样变性(图 14-12,图 14-13)。直

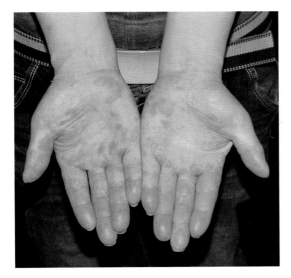

图 14-10 系统性红斑狼疮。双手掌淡红斑

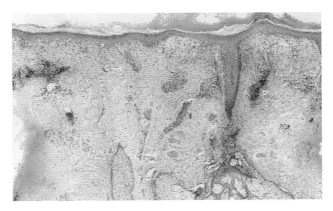

图 14-11 盘状红斑狼疮。角化过度,棘层萎缩,基底层液化变性,真皮血管及附属器周围淋巴细胞块状浸润(HE 染色,×100)

接免疫荧光检查在皮损、曝光处和非曝光处的外观正常皮肤,均可有真皮表皮交界处 IgG 和/或 IgM 和/或补体 C3 的沉积,有助于与 DLE 的鉴别诊断,后者正常皮肤处为阴性(图 14-14~图 14-17)。

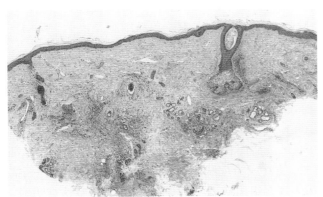

图 14-12 系统性红斑狼疮。角化过度,毛囊角栓,基底层色素增加,真皮附属器周围轻度淋巴细胞浸润(HE 染色,×40)

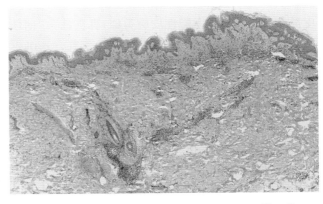

图 14-13 系统性红斑狼疮。轻度角化过度,棘层萎缩,基底层点状液化变性,真皮血管及附属器周围淋巴细胞、组织细胞呈片状或块状浸润(HE 染色,×100)

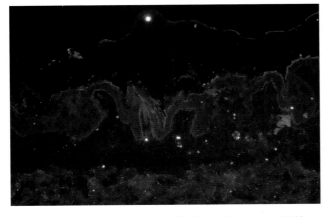

图 14-14 系统性红斑狼疮直接免疫荧光。C3 在基底膜带呈线状沉积

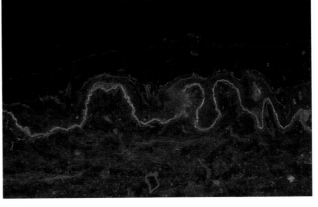

图 14-15 系统性红斑狼疮直接免疫荧光。IgG 在基底膜带呈线状沉积

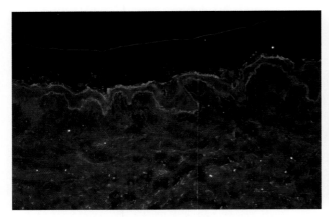 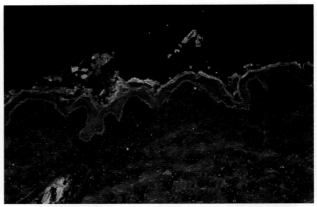

图 14-16　系统性红斑狼疮直接免疫荧光。IgM 在基底膜带呈线状沉积

图 14-17　系统性红斑狼疮直接免疫荧光。IgA 在基底膜带呈线状沉积

4. LEP 病理检查可见脂肪小叶、脂肪间隔和真皮深层小血管周围有致密的以淋巴细胞为主的炎症细胞浸润,陈旧皮损脂肪小叶被增厚的胶原纤维代替。表皮和真皮浅层可正常或表现为典型的红斑狼疮特征性组织学改变如基底细胞液化变性。

5. LET 组织学上表皮改变较少,大部分没有界面改变,仅少数患者存在局灶性界面改变。真皮浅层和深层、血管和附属器周围的淋巴细胞浸润,间质黏蛋白沉积明显。

6. 大疱性红斑狼疮根据浸润细胞的类型分为中性粒细胞型和单核细胞型。中性粒细胞型与疱疹样皮炎或者线状 IgA 大疱性皮病类似,真皮乳头内形成微脓肿,可见表皮下水疱。单核细胞型多见于陈旧皮疹,多因为真皮表皮交界处病变,如免疫复合物沉积或基底细胞液化变性所致。

7. SCLE 皮损中,可见角质形成细胞损伤,形成胶样小体,表皮萎缩较 DLE 轻,基底细胞轻度液化变性,真皮淋巴细胞、苔藓样浸润及血管周围浸润,浸润深度较 DLE 浅。SCLE 没有角化过度、基底膜增厚、毛囊角栓或瘢痕形成。

【诊断和鉴别诊断】

1. LE 皮损的常见表现为典型的红斑、鳞屑、萎缩三联征。然而在不同类型、不同时期及不同年龄、部位中,皮损的存在形式不同。因此,LE 的皮损表现多样性,使其成为皮肤病“万能模仿者”的成员之一,需要与各种疾病仔细鉴别。LE 的诊断需要基于病史、临床表现及组织病理学、免疫荧光及实验室检查明确。

2. DLE 的诊断根据典型的临床皮损即可确诊,诊断有困难时做皮损病理和/或直接免疫荧光即可确诊或排除诊断。临床需与脂溢性皮炎、浅部真菌感染、寻常性狼疮等疾病鉴别。脂溢性皮炎常表现为面部的红斑、鳞屑,但其分布对称,鳞屑表现为易脱落的油腻性的,没有毛囊角栓,皮损也基本没有萎缩。真菌感染同样可形成盘状损害,伴有鳞屑,但其没有萎缩,在成人患者中,常分布于腹股沟、足部。儿童真菌感染可发生在面部,然而儿童较少患有 DLE。寻常性狼疮在后期可出现瘢痕,类似于 DLE,但寻常性狼疮早期呈红褐色质软斑块,玻片压诊可见“苹果酱色”改变,而后期瘢痕、萎缩常较 DLE 大,且病程中可出现破溃,这与 DLE 存在差异。

3. LEP 的诊断需根据典型的临床皮损结合皮损病理进行确诊。SCLE 的诊断需根据皮损的特征性表现和血清学特征进行诊断,一般不需要做病理检查。在临床工作中需与银屑病、玫瑰糠疹、离心性环状红斑鉴别。银屑病可出现类似于 SCLE 的鳞屑性圆形红斑,但银屑病可全身多发,伸侧多见,不局限于曝光部位,皮损日光照射后可得到一定程度缓解,鳞屑表现为云母状脱屑,Auspitz 征(+),不伴皮肤萎缩。玫瑰糠疹同样不局限于曝光部位,皮损沿皮纹方向走行。离心性环状红斑皮损表现可类似于 SCLE,但离心性环状红斑分布同样不局限于曝光部位,界面改变不明显。此外,以上疾病通常没有自身免疫抗体阳性。

4. SLE 的诊断主要依靠美国风湿病协会(ARA)制定的分类标准来确诊。皮疹的组织学改变具有参考价值,超过 4 条 ARA 分类标准才可诊断,详见表 14-2。

表 14-2 美国风湿病学会制定的系统性红斑狼疮诊断标准(1997 年版)

标准	定义
1. 颊部红斑	遍及颧部的固定性红斑,扁平或隆起,一般不累及鼻唇沟
2. 盘状红斑	片状隆起于皮肤的红斑,黏附有角质脱屑和毛囊栓塞;陈旧病变可发生萎缩性瘢痕
3. 口腔溃疡	口腔、鼻咽部无痛性溃疡
4. 光过敏	日光照射引起皮肤过敏
5. 关节炎	非侵蚀性关节炎,累及 2 个或 2 个以上外周关节,伴关节肿痛、积液
6. 浆膜炎	胸膜炎,胸痛、胸膜摩擦音、胸膜渗出 心包炎,心包摩擦音、心包积液
7. 肾脏病变	蛋白尿,24h 尿蛋白定量>0.5g/L 或持续尿蛋白定性≥(+++) 管型尿,红细胞、颗粒或混合管型
8. 神经系统异常	癫痫发作或精神病,除外药物或已知代谢紊乱(CNS 12 种+PNS 7 种)
9. 血液系统异常	溶血性贫血伴 RET 增多(或) WBC<4×10^9/L(或) LY<1.5×10^9(或) PLT<100×10^9/L
10. 免疫学异常	抗 ds-DNA 抗体(+)(或) 抗 Sm 抗体(+)(或) 抗磷脂抗体(+)(LAC 阳性、ACL 阳性、抗 β_2-GP1 阳性、持续 6 个月以上的梅毒血清试验假阳性 4 项中具备 1 项)
11. 抗核抗体 ANA 阳性	未用药物诱发"药物诱导性红斑狼疮"的情况下,IIF 抗核抗体滴度异常

注:以上 11 项中满足 4 项及以上者即可诊断为 SLE。CNS,中枢神经系统;PNS,外周神经系统;RET,网织红细胞;WBC,白细胞;LY,淋巴细胞;PLT,血小板。

【治疗】

1. 预防 预防措施可以预防大多数患者的皮损。应教育光敏性患者避免强日光暴露(沙滩、雪地以及湖面),尤其是在 10:00~15:00;并且,应避免使用可导致光敏性的药物[6]。有文献报道吸烟与 SLE 活动性皮肤表现相关,应建议患者戒烟[7]。

2. 局部治疗 皮肤狼疮最初应外用糖皮质激素治疗。对于早期表浅的皮肤受累,可使用氢化可的松。但对于更深层的皮损,应使用更强效的外用糖皮质激素(尤其是氟化制剂)联合或不联合封包,或者在皮损内注射糖皮质激素。黏膜病变对外用糖皮质激素、0.1%的他克莫司软膏、病灶内注射糖皮质激素以及全身应用抗疟药治疗反应良好[8-9]。

3. 系统治疗 除大疱性皮损外,很少需要全身应用糖皮质激素和免疫抑制剂来清除皮损。当局部治疗不充分时,全身用糖皮质激素和甲氨蝶呤是有效的。有文献报道,可能有效的药物包括口服维 A 酸类、硫唑嘌呤、环孢素、环磷酰胺、苯丁酸氮芥、沙利度胺、静脉用免疫球蛋白、抗-CD4 抗体、吗替麦考酚酯、来氟米特、阿达木单抗以及利妥昔单抗等。氨苯砜可能对大疱性皮损尤其有效[10]。

【参考文献】

[1] JARRETT P,WERTH V P. A review of cutaneous lupus erythematosus:improving outcomes with a multidisciplinary approach. J Multidiscip Healthc,2019,12:419-428.

[2] KUHN A,RUZICKA T. Classification of cutaneous lupus erythematosus. Berlin:Springer,2005.

[3] SONTHEIMER R D. Subacute cutaneous lupus erythematosus:25-year evolution of a prototypic subset (subphenotype) of lupus erythematosus defined by characteristic cutaneous,pathological,immunological,and genetic findings. Autoimmun Rev,2005,4(5):253-263.

［4］SKARE T L,STADLER B,WEINGRABER E,et al. Prognosis of patients with systemic lupus erythematosus and discoid lesions. An Bras Dermatol,2013,88(5):755-758.

［5］PATSINAKIDIS N,GAMBICHLER T,LAHNER N,et al. Cutaneous characteristics and association with antinuclear antibodies in 402 patients with different subtypes of lupus erythematosus. J Eur Acad Dermatol Venereol,2016,30(12):2097-2104.

［6］ILCHYSHYN L,HAWK J L,MILLARD T P. Photoprotection:does it work? Lupus,2008,17(8):705-707.

［7］BOURRÉ-TESSIER J,PESCHKEN C A,BERNATSKY S,et al. Association of smoking with cutaneous manifestations in systemic lupus erythematosus. Arthritis Care Res(Hoboken),2013,65(8):1275-1280.

［8］LAMPROPOULOS C E,SANGLE S,HARRISON P,et al. Topical tacrolimus therapy of resistant cutaneous lesions in lupus erythematosus:a possible alternative. Rheumatology(Oxford),2004,43(11):1383-1385.

［9］WOZNIACKA A,MCCAULIFFE D P. Optimal use of antimalarials in treating cutaneous lupus erythematosus. Am J Clin Dermatol,2005,6(1):1-11.

［10］FABBRI P,CARDINALI C,GIOMI B,et al. Cutaneous lupus erythematosus:diagnosis and management. Am J Clin Dermatol,2003,4(7):449-465.

第二节　皮　肌　炎

皮肌炎(dermatomyositis)系累及皮肤和横纹肌及以小血管炎症为特征的自身免疫性结缔组织病。表现为对称性四肢近端肌肉的炎症性肌病和特征性皮损,可伴有肺纤维化和心肌受累,发病年龄在儿童和成人呈双峰状分布。多达1/4的成人患者合并内脏恶性肿瘤[1]。

【临床表现】

皮肌炎的临床表现主要为皮炎和肌炎。其中,Heliotrope 征和 Gottron 征较为典型,具有诊断意义,具体可表现为:

皮肤表现:最具诊断价值的是紫红色的皮肤异色征样皮损(图 14-18,图 14-19),该皮损好发于眶周和骨隆突部位,即 Heliotrope 征,超过90%的患者有此表现;手指关节及肘、膝关节伸侧可见散在扁平的紫红色鳞屑性丘疹,即 Gottron 征(图 14-20),约见于超过一半的患者。

肌肉症状:肌肉损害常侵犯四肢近端横纹肌,表现为肌无力,自发痛或压痛或肌肉肿胀,如颈肌、咽喉肌受累可出现抬头困难、进食时发呛、吞咽困难、声音嘶哑及胸部梗死感等。如呼吸肌和心肌受累可出现

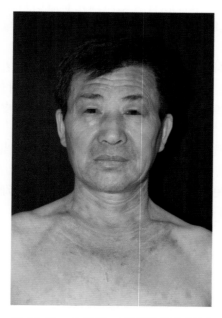

图 14-18　皮肌炎。面部及前胸 V 区
水肿性紫红斑

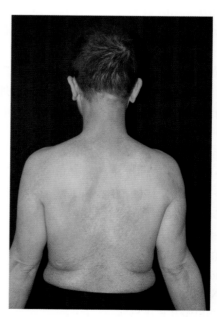

图 14-19　皮肌炎。项部及背部紫
红斑

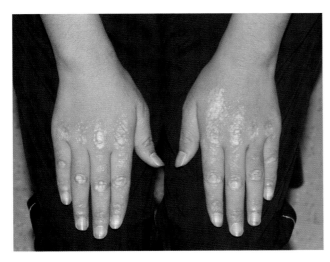

图 14-20　皮肌炎。Gottron 征

呼吸困难和心悸、心律失常或心衰等。

皮肌炎患者还可出现多种其他皮肤症状，包括瘙痒、甲周红斑，全身广泛红斑、皮肤溃疡、皮肤及皮下钙化、雷诺现象。

【组织病理】

皮肌炎患者的皮肤活检切片的特征性改变可以非常细微，包括表皮萎缩、基底膜变性、基底层细胞液化变性，真皮改变包括间质黏蛋白沉积和少数的淋巴细胞浸润（图 14-21，图 14-22）。在一些病例中，胶质金染色可以帮助显示黏蛋白的存在。皮肤急性期组织病理学改变可能与红斑狼疮的急性皮肤异色症难以鉴别，而末期类似硬皮病的病理改变。Gottron 征丘疹的病理切片显示苔藓样浸润，有棘层增生而没有表皮萎缩。

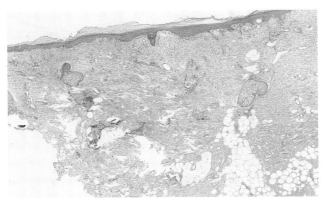

图 14-21　皮肌炎。角化过度，颗粒层增厚，基底层液化变性，真皮乳头层水肿，血管扩张，血管周围少量淋巴细胞浸润（HE 染色，×40）

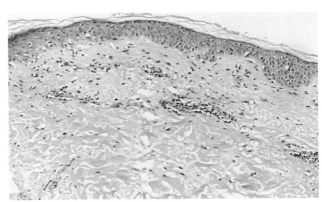

图 14-22　皮肌炎。表皮萎缩，基底层液化变性，真皮浅层血管周围少量淋巴细胞及组织细胞浸润（HE 染色，×100）

肌肉活检切片常见 Ⅱ 型肌肉纤维萎缩、坏死、再生和肌束中心肌纤维核肥大，以及淋巴细胞在肌束周围和血管周围分布[2]，晚期肌纤维结构消失，被结缔组织替代，有时可见钙沉着。

无肌病性皮肌炎皮损的组织病理与皮肌炎基本一致，包括角化过度，基底细胞液化变性和血管周围的淋巴组织细胞浸润。皮损直接免疫荧光有时可见在表皮真皮连接处有较弱的 IgG 和 IgM 线状阳性，有时也可在表皮下见到荧光染色阳性的胶样小体。

【诊断和鉴别诊断】

根据临床表现及实验室检查，参照表 14-3 进行诊断。临床中应与红斑狼疮、硬皮病、进行性肌营养不良和重症肌无力鉴别。

【治疗】

1. 一般治疗　包括卧床休息、避光、祛除感染病灶，中老年患者应积极进行系统检查除外恶性肿瘤。

2. 局部治疗　皮疹患者可服用抗疟药[3-4]，外用糖皮质激素和他克莫司[5-6]进行治疗。

3. 系统治疗　糖皮质激素是治疗皮肌炎的首选药物，75%～85%的患者应用糖皮质激素治疗 24～48 个月后，缓慢减量，可使症状消失，无须继续治疗[1]。严重病例可单独或联合使用免疫抑制剂和 IVIG[7]，如甲氨蝶呤[8]、环磷酰胺[9-10]、环孢素[11-12]、麦考酚酸酯[13-14]、他克莫司[15]和英夫利昔单抗[16]。伴有恶性肿瘤、肺纤维化和心脏受累的患者预后差。

表 14-3　皮肌炎诊断标准

序号	内　　容
1	在数周至数月内,对称性肢带肌和颈屈肌进行性无力,可有吞咽困难或呼吸肌受累
2	骨骼肌组织检查显示,Ⅰ型和Ⅱ型肌肉纤维坏死、吞噬、再生伴嗜碱变性等
3	血清骨骼肌肌酶升高,如 CK、ALD、AST、ALT 和 LDH
4	肌电图有三联征改变:即时限短、低波幅多相运动电位;纤颤电位,正锐波;插入性激惹和奇异的高频放电
5	特征性皮肤改变:淡紫色眼睑皮疹伴眶周水肿;Gottron 征;手背特别是掌指关节及近端指间关节背面的鳞屑状红色皮疹,皮疹也可累及双侧膝、肘、踝、面部、颈部和躯干上部

注:确诊,符合第 5 条及 1~4 条中的任何 3 条标准;拟诊,符合第 5 条及 1~4 条中的任何 2 条标准;可疑,符合第 5 条及 1~4 条中的任何 1 条标准。CK,磷酸激酶;ALD,醛缩酶;AST,天冬氨酸转氨酶;ALT,丙氨酸转氨酶;LDH,乳酸脱氢酶。

【参考文献】

[1] DAWKINS M A,JORIZZO J L,WALKER F O,et al. Dermatomyositis:a dermatology-based case series. J Am Acad Dermatol,1998,38(3):397-404.

[2] SCHWARZ H A,SLAVIN G,WARD P,et al. Muscle biopsy in polymyositis and ermatomyositis:a clinicopathological study. Ann RheumDis,1980,39(5):500-507.

[3] ANG G C,WERTH V P. Combination antimalarials in the treatment of cutaneous dermatomyositis:retrospective study. Arch Dermatol,2005,141(7):855-859.

[4] WOO T Y,CALLEN J P,VOORHEESJ J,et al. Cutaneous lesions of dermatomyositis are improved by hydroxychloroquine. J Am Acad Dermatol,1984,10(4):592-600.

[5] HOLLAR C B,JORIZZO J L. Topical tacrolimus 0. 1% ointment for refractory skin disease in dermatomyositis:a pilot study. J Dermatolog Treat,2004,15(1):35-39.

[6] GARCÍA-DOVAL I,CRUCES M. Topical tacrolimus in cutaneous lesions of dermatomyositis:lack of effect in side-by-side comparison in five patients. Dermatology,2004,209(3):247-248.

[7] DALAKAS M C. Controlled studies with high-dose intravenous immunoglobulin in the treatment of dermatomyositis,inclusion body myositis,and polymyositis. Neurology,1998,51(6 Suppl 5):s37-35.

[8] AL-MAYOUF S,A1-MAZYED A,BAHABRI S. Efficacy of early treatment of severe juvenile dermatomyositis with intravenous methylprednisolone and methotrexate. Clin Rheumatol,2000,19(2):138-141.

[9] RILEY P,MAILLARD S M,WEDDERBUM L R,et al. Intravenous cyclophosphamide pulse therapy in juvenile dermatomyositis. A review of efficacy and safety. Rheumatology (Oxford),2004,43(4):491-496.

[10] AL-JANADI M,SMITH C D,KARSH J. Cyclophosphamide treatment of interstitial pulmonary fibrosis in polymyositis/dermatomyositis. J Rheumatol,1989,16(12):1592-1596.

[11] NAWATA Y,KURASAWA K,TAKABAYASHI K,et al. Corticosteroid resistant interstitial pneumonitis in dermatomyositis/polymyositis:prediction and treatment with cyclosporine. J Rheumatol,1999,26(7):1527-1533.

[12] KOBAYASHI I,YAMADA-M,TAKAHASHI Y,et al. Interstitial lung disease associated with juvenile dermatomyositis:clinical features and efficacy of cyclosporine A. Rheumatology(Oxford),2003,42(2):371-374.

[13] GELBER A C,NOUSARI H C,WIGLEY F M. Mycophenolate mofetil in the treatment of severe skin manifestations of dermatomyositis:a series of 4 cases. J Rheumatol,2000,27(6):1542-1545.

[14] MAJITHIA V,HARISDANGKUL V. Mycophenolate mofetil(CellCept):an alternative therapy for autoimmune inflammatory myopathy. Rheumatology(Oxford),2005,44(3):386-389.

[15] YAMADA A,OHSHIMA Y,OMATA N,et al. Steroid-sparing effect of tacrolimus in a patient with juvenile dermatomyositis presenting poor bioavailability of cyclosporine A. Eur J Pediatr,2004,163(9):561-562.

[16] LEVINE T D. Rituximab in the treatment of dermatomyositis:an open-label pilot study. Arthritis Rheum,2005,52(2):601-607.

第三节　硬　皮　病

硬皮病(scleroderma)是以局限性或弥漫性皮肤及内脏器官结缔组织的纤维化或硬化,最后发生萎缩为主要表现的结缔组织病。可分为局限性、系统性和硬化性筋膜炎三型,系统性硬皮病常伴内脏损害,前两型女性发病率高,硬化性筋膜炎为男性多发。

【临床表现】

硬皮病的临床表现在三型中有明显的不同。局限性硬皮病主要局限于皮肤,内脏一般不受累,预后较好;系统性硬皮病则有广泛分布的皮肤硬化,雷诺现象和多系统受累,预后较差;硬化性筋膜炎主要累及皮下深筋膜,主要以筋膜发生弥漫性肿胀、硬化为特点,预后较好。

1. 局限性硬皮病(localized scleroderma)　初起为大小不一的淡红色略呈水肿的斑片,稍高出皮面,可渐扩大,数月后硬化呈淡黄色或象牙白色,表面光滑发亮、无汗、毳毛脱落,周围有时可绕以紫红色晕轮,皮损形状不一,可呈点状、片状或带状,好发部位为额部、颊部、胸前、腹部、臀部及四肢,也有泛发病例(图14-23,图14-24)。病程经过缓慢。一般无显著自觉症状。

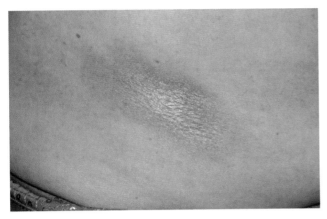
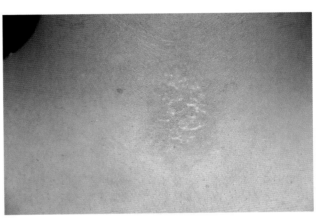

图14-23　局限性硬皮病。腹部淡红色斑片　　　　图14-24　局限性硬皮病。项部硬化性淡褐色斑片

2. 系统性硬皮病(systemic scleroderma)　又分为肢端硬化型及弥漫型硬皮病。以前者多见,后者内脏受损较重,发展快。此外尚有特殊类型,即CREST综合征。

(1) 肢端硬化型硬皮病(acroscleroderma):常有雷诺现象,手指呈非凹陷性肿胀,皮纹消失,皮肤渐变硬,呈蜡样,不能用手捏起。以后手指逐渐变细,指骨吸收缩短,皮损由指端渐向上发展,可累及颈部及躯干上部,而躯干下部及下肢病情一般较轻。严重时皮下组织及肌肉均可发生硬化及萎缩,皮肤紧贴于骨骼,形成木板样质硬改变,因而影响肢体活动。皮损区可出现色素增加,杂有色素减退,也可有毛细血管扩张。面部皮肤也因皮肤绷紧变薄而缺乏表情,鼻变尖,口唇变薄。

(2) 弥漫型硬皮病(diffuse scleroderma):雷诺现象较为少见,常以关节疼痛,食欲减退,体重下降等为前驱症状。皮肤症状可自躯干开始,渐向四肢、面部发展;亦有起自四肢渐向躯干发展者,皮肤发红,坚实光亮与皮下组织粘连,不易捏起。胸部皮肤硬化紧缩时可影响呼吸运动,四肢皮肤硬化严重时可影响关节活动。面部缺乏表情,张口困难。内脏受累常以食管多见,表现为吞咽困难,可有胸后疼痛或上腹饱胀。X线吞钡剂检查可见食管下1/2蠕动减弱,胸片可见肺部有广泛的肺间质纤维化,肺活量减少,呼吸短促,心脏受累时可发生心肌炎、心包炎、心内膜炎、心律失常、心脏扩大及心力衰竭。肾脏受累可发生硬化性肾小球肾炎,严重者预后不佳。

(3) CREST综合征:是系统性硬皮病的一种特殊类型,表现为软组织钙化(calcinosis,C)、雷诺现象(Raynaud,R)、食管受累(esophagus dismotality,E)、指端硬化症(sclerodactyly,S)和毛细血管扩张(telangiectasis,T),一般预后较好。

3. 硬化性筋膜炎(sclerotic fasciitis)　好发于秋冬季节,常发生于体力活动或劳累之后,起病时常有低热、全身倦怠、肌肉酸痛。皮损主要累及筋膜,造成皮下组织纤维化牵扯皮肤使其表现橘皮样外观,仍可有皱纹,表面皮肤无或轻度受累,色泽及质地正常,可移动或捏起,触之有凹凸不平感。病变多侵犯上、下肢体远端(前臂、小腿)。部分患者可扩展至四肢近端及躯干。少数患者可累及关节、肌肉引起多关节炎及肌痛,但内脏受累极少见。

【组织病理】

局限性硬皮病和系统性硬皮病的病理特征基本相同,但后者均质化不明显。皮肤病理变化主要在真皮胶原纤维和小动脉,初期(无皮损)表现为真皮内间质水肿,胶原纤维分离及真皮上层小血管周围有轻度淋巴细胞浸润;中期(水肿硬化期)胶原纤维肿胀,血管周围细胞浸润消退,小血管及胶原纤维周围酸性黏多糖增加;晚期(硬化期)真皮层与皮下组织胶原致密或透明化、胶原过度沉积、汗腺和毛囊皮脂腺萎缩、皮下脂肪缺失和稀疏的淋巴细胞浸润皮肤附属器的结构,特别是汗腺,可能被过度沉积的胶原"包围",筋膜、肌肉也可累及(图 14-25,图 14-26)。

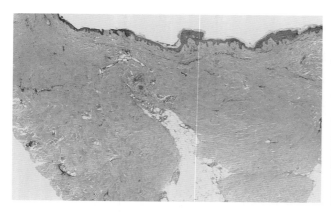

图 14-25　硬皮病。轻度角化过度,棘层不规则肥厚,皮突延长,基底层色素增加,真皮全层胶原纤维明显增多、增粗、致密,皮肤附属器明显减少,血管周围少许慢性炎症细胞浸润(HE 染色,×40)

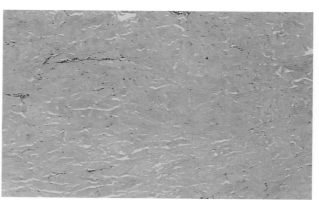

图 14-26　硬皮病。真皮全层胶原纤维明显增多、增粗、致密(HE 染色,×100)

硬化性筋膜炎活检取材要达到肌肉与筋膜。病变主要为深筋膜炎症、水肿,伴有淋巴细胞、浆细胞和组织细胞浸润,早期嗜酸性粒细胞呈散在或簇集,可在血管周围浸润,晚期筋膜呈弥漫性增厚、纤维化、硬化,嗜酸性粒细胞减少,嗜中性粒细胞浸润为主。炎症可扩展到附近肌肉和皮下组织。一般不累及表皮和真皮上层。

【诊断和鉴别诊断】

根据典型的临床特点和病理表现,硬皮病诊断较易,系统性硬皮病可参照表 14-4。鉴别诊断需考虑硬化萎缩性苔藓、成人硬肿病、皮肌炎、红斑狼疮和 MCTD 等鉴别。

表 14-4　系统性硬皮病美国风湿病学会 1998 年诊断标准

标准	内　　容
主要标准	掌指/趾关节近端的硬皮变化,可累及整个肢体、面部、全身及躯干
次要标准	1. 手指硬皮病,皮肤病变仅限于手指
	2. 指尖凹陷性瘢痕或指腹组织消失
	3. 双侧肺间质纤维化。X 线胸片显示双侧肺基底部网状的线形或结节状阴影,可呈"蜂窝肺"外观

注:符合主要标准或两项以上(含两项)次要标准者可确诊。

其他有助于诊断的表现:雷诺现象,多发性关节炎或关节痛,食管蠕动异常,皮肤病理学胶原纤维肿胀和纤维化,免疫检查 ANA,抗 Scl-70 抗体和着丝点抗体(ACA)阳性。

【治疗】

1. 预防　注意保暖,预防外伤,戒烟,避免精神创伤及过度紧张和劳累。

2. 局限性硬皮病的治疗　①外用糖皮质激素、钙调磷酸酶抑制剂、维生素 D 衍生物和中药软膏有一定疗效;②早期局限性小片炎症水肿阶段可用利多卡因(或普鲁卡因)加糖皮质激素制剂局部封闭;③维生素 E 大剂量口服,对肌力恢复有一定作用;④中药以温肾壮阳,活血散结为主;⑤光化学疗法和 UVA1 对所有类型硬斑病均有效[1-3],UVA1 能更有效抑制红斑期和进展期的硬斑病,对缓解晚期瘢痕样的硬化,光化学疗法和 UVA1 治疗效果相近[4]。

3. 系统性硬皮病的治疗 ①外用药物同局限性硬皮病;②中药以活血化瘀为主,可改善微循环及结缔组织代谢;③有雷诺现象、无溃疡者,可以口服血管扩张剂如硝苯地平,有溃疡者可口服西地那非;④理疗,如局部推拿、按摩、音频电疗及医疗体育等对改善症状有一定帮助;⑤青霉胺,可试用于弥漫性硬皮病或迅速发展的肢端型硬皮病;⑥糖皮质激素,仅适用早期炎症反应明显、皮损肿胀的病例,可以用中等剂量糖皮质激素短期控制病情,尽快减至维持量。糖皮质激素对间质性肺炎及心肌炎症状亦有效。

4. 硬化性筋膜炎的治疗 外用药物同局限性硬皮病。一旦确诊了硬化性筋膜炎,应及时治疗以保存患者的活动功能。初始治疗多为口服糖皮质激素,常在治疗开始数周内即可观察到治疗反应,数月后可观察到临床症状的改善。如果疗效不满意,可单独使用羟氯喹、环孢素、甲氨蝶呤、PUVA、英夫利昔单抗,或与糖皮质激素联合使用。

活血化瘀的中药可加强疗效。另有报道西咪替丁治疗亦有效。

【参考文献】

[1] KERSCHER M,MEURER M,SANDER C,et al. PUVA bath photochemotherapy for localized scleroderma:evaluation of 17 consecutive patients. Arch Dermatol,1996,132(11):1280-1282.

[2] STEGE H,BERNEBURG M,HUMKE S,et al. High-dose UVA1 radiation therapy for localized scleroderma. J Am Acad Dermatol,1997,36(6 Pt 1):938-944.

[3] GRUSS C,REED J A,ALTMEYER P,et al. Induction of interstitial collagenase (MMP-1) by UVA-1 phototherapy in morphea fibroblasts. Lancet,1997,350(9087):1295-1296.

[4] SCHARFFETTER-KOCHANEK K,GOLDERMANN R,LEHMANN P,et al. PUVA therapy in disabling pansclerotic morphoea of children. Br J Dermatol,1995,132(5):830-831.

第四节 干燥综合征

干燥综合征(Sjögren syndrome,SS)是一种自身免疫病,主要影响分泌腺,特别是泪腺和唾液腺。经典的三联征为干燥性角结膜炎、口干和关节炎。由于起病隐匿,最初症状无特异性,诊断该病有一定困难,需注意该病黏膜症状表现突出,可以为最早出现的病征。干燥综合征可以为原发性疾病或伴发于其他自身免疫病,包括类风湿关节炎、SLE 或硬皮病。

【临床表现】

干燥综合征临床表现为眼干,呈干燥性角膜结膜炎;口干,唾液减少;关节炎或关节疼痛;皮肤干燥、脱屑,黏膜可有干燥或萎缩,毛发干枯、稀疏(图 14-27)。呼吸道黏膜腺体受累可发生气管炎、间质性肺炎、肺纤维化;消化道黏膜腺体受累可发生吞咽困难、胰腺炎、肝脾大。

【组织病理】

颌下腺、泪腺和腮腺内呈大量淋巴细胞浸润,后期被纤维组织替代。最特征性的病理组织变化是小唾液腺中弥漫性淋巴细胞浸润,常见 T、B 淋巴细胞混合存在,腺泡组织被破坏或消失,重者淋巴细胞浸润成淋巴滤泡样,可见生发中心。虽然有大量的淋巴细胞浸润,但腺体的分叶结构仍保留。导管组织变性、萎缩,有些病例可见沿导管排列的肌上皮细胞增生,形成所谓肌上皮岛(myoepithelial islands)。与小唾液腺相比,腮腺活检可在疾病的更早期发现具有诊断价值的变化[1]。

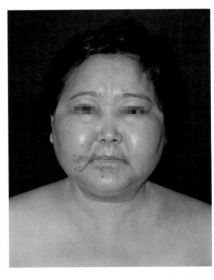

图 14-27 干燥综合征。面颊部水肿

淋巴细胞性血管炎导致的皮肤损害表现为单一核细胞浸润、小血管结构破坏,由白细胞碎裂性血管炎引起的皮损(见血管炎相关章节)。

【诊断和鉴别诊断】

根据典型的临床特点和病理表现,以及眼科和口腔科确诊的眼干口干,参考国际 2002 年干燥综合征的诊断标准[2]进行诊断(表 14-5),应与鱼鳞病、老年瘙痒症、药物性口干、酒渣鼻性干眼鉴别。

表 14-5　干燥综合征国际分类诊断标准(2002 年版)

项　目	内　　容
1. 口腔症状	3 项中有 1 项或 1 项以上 ①每日感口干持续 3 个月以上 ②成年后腮腺反复或持续肿大 ③吞咽干性食物时需用水帮助
2. 眼部症状	3 项中有 1 项或 1 项以上 ①每日感到不能忍受的眼干持续 3 个月以上 ②有反复的砂子进眼或砂磨感觉 ③每日需用人工泪液 3 次或 3 次以上
3. 眼部体征	下述检查任何 1 项或 1 项以上阳性 ①Schirmer Ⅰ试验(+) ②角膜染色(+)
4. 组织学检查	下唇腺病理示淋巴细胞灶≥1 个/4mm²(4mm² 组织内至少有 50 个淋巴细胞聚集)
5. 唾液腺受损	下述检查任何 1 项或 1 项以上阳性 ①唾液流率(+) ②腮腺造影(+) ③唾液腺同位素检查(+)
6. 自身抗体	抗 SSA 或抗 SSB(+)(双扩散法)

1. 原发性干燥综合征　无任何潜在疾病的情况下,符合下述 2 条则可诊断:①符合表中 6 条中 4 条或以上,但必须含有条目 4(组织学检查)和/或条目 6(自身抗体);②条目 3~6 中任何 3 条阳性。

2. 继发性干燥综合征　患者有潜在的疾病(如任意一种结缔组织病),而符合表中条目 1 和 2 中任何 1 条,同时符合条目 3~5 中任何 2 条。

3. 必须除外　颈、头面部放疗史、丙肝病毒感染、艾滋病、淋巴瘤、结节病等疾病;是否应用抗乙酰胆碱药(如阿托品、莨菪碱、溴丙胺太林、颠茄等)。

【治疗】

无特殊治疗,以对症治疗为主,如眼干可用人工泪液,皮肤干用润肤剂,注意口腔卫生。羟氯喹可缓解眼干症状[3]。少数侵犯内脏和外分泌腺的患者需用糖皮质激素治疗。免疫抑制剂仅用于有皮肤血管炎或神经系统和内脏器官损害的患者,英夫利昔单抗对部分患者有效[4]。

【参考文献】

[1] MARX R E,HARTMAN K S,RETHMAN K V. A prospective study comparing incisional labial to incisional parotid biopsies in the detection and confirmation of sarcoidosis,Sjögren's disease,sialosis and lymphoma. J Rheumatol,1988,15(4):621-629.

[2] VITALI C,BOMBARDIERI S,JONSSON R,et al. Classification criteria for Sjögren's syndrome:a revised version of the European criteria proposed by the American-European Consensus Group. Ann Rheum Dis,2002,61(6):554-558.

[3] FOX R I,DIXON R,GUARRASI V,et al. Treatment of primary Sjögren's syndrome with hydroxychloroquine:a retrospective, open-label study. Lupus,1996,5 Suppl 1:s31-36.

[4] STEINFELD S D,DEMOLS P,SALMON I,et al. Notice of retraction of two articles ("Infliximab in patients with primary

Sjögren's syndrome：a pilot study" and "Infliximab in patients with primary Sjögren's syndrome：one-year followup"）. Arthritis Rheum,2013,65（3）：814.

第五节 雷 诺 病

雷诺现象系因情绪紧张或冷刺激后引起肢端小动脉痉挛,临床以阵发性肢端皮肤苍白、发绀、潮红,伴刺痛和麻木感、并在温暖后恢复正常为特征的血管功能障碍性疾病。特发性者原因不明,称为雷诺病（Raynaud's disease）,又称肢端动脉痉挛症;继发于其他结缔组织病或有明确病因者称为雷诺现象。

【临床表现】

多见于年轻女性,起病缓慢,常与寒冷或精神紧张有关。初起为指/趾小动脉阵发性痉挛,局部缺血而苍白,数分钟后静脉被动充血发绀,最后小动脉痉挛扩张,循环恢复,出现反应性充血而发红和肿胀（图 14-28,图 14-29）。在发生苍白或发绀时,自觉麻木刺痛。疾病后期,手指变尖、变细、皮肤光亮、紧张、少弹性、活动受限,甚至指/趾端发生溃疡和坏疽。

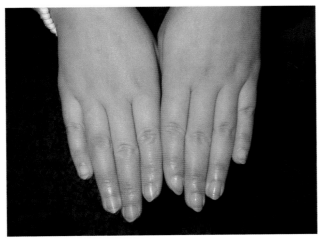

图 14-28　雷诺病。双手手指红斑

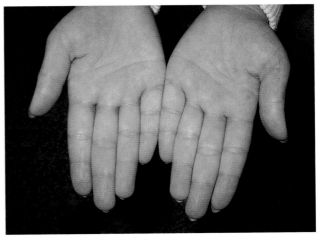

图 14-29　雷诺病。双手手掌红斑

【组织病理】

早期组织学无异常,以后可有血管内膜增生、管腔狭窄、动脉炎及血管内血栓形成。

【诊断和鉴别诊断】

患者有明确病史和典型临床表现,不难诊断。诊断标准为肢端皮肤颜色改变间歇性发作;缺乏器质性周围动脉闭塞的证据;对称分布;排除任何引起血管痉挛的疾病、职业、创伤和药物史;无免疫学异常。本病应与肢端青紫症鉴别,后者非阵发性发作,而是持续性发作,温暖后减轻,且无苍白、青紫和发红三项变化。

【治疗】

1. 注意防寒保暖,避免情绪波动与精神过度紧张,不吸烟,防止局部创伤,不用强烈血管收缩剂。

2. 药物治疗　α受体阻滞剂,血管扩张剂[1],5-羟色胺再摄取抑制剂[2],前列环素[3]。

3. 中药治疗以活血化瘀为主。

4. 手术治疗　病情重者上述治疗无效;有皮肤营养改变者,上肢病变可施行上胸交感神经切除术,下肢病变可施腰交感神经切除术。

【参考文献】

［1］WIGLEY F M. Clinical practice. Raynaud's phenomenon. N Engl J Med,2002,347（13）:1001-1008.

［2］FRIES R,SHARIAT K,VON WILMOWSKY H,et al. Sildenafil in the treatment of Raynaud's phenomenon resistant to vasodilatory therapy. Circulation,2005,112（19）:2980-2985.

[3] WIGLEY F M, WISE R A, SEIBOLD J R, et al. Intravenous iloprost infusion in patients with Raynaud phenomenon secondary to systemic sclerosis. A multicenter, placebo-controlled, double-blind study. Ann Intern Med, 1994, 120 (3): 199-206. DOI: 10.7326/0003-4819-120-3-199402010-00004.

第六节　冷球蛋白血症

冷球蛋白血症 (cryoglobulinemia) 是指血清中出现遇冷 (4℃) 沉淀、复温 (37℃) 后又溶解的蛋白，可以是原发性疾病，也可以是继发性疾病。根据免疫化学成分冷球蛋白分为三型：Ⅰ型是单克隆冷球蛋白，Ⅱ型和Ⅲ型是混合性冷球蛋白。本病可分为原发性、继发性和家族性三种。

【临床表现】

主要表现为血管炎的临床症状，可以累及多个系统。皮肤表现为散在炎症性红斑、紫癜、丘疹或斑片，可见皮肤梗死、出血性痂、溃疡和瘢痕及炎症后色素沉着 (图 14-30~图 14-32)。亦可有荨麻疹、肢端发绀、网状青斑等。口腔黏膜常见紫癜、溃疡等。皮损有疼痛、触痛、灼热感或瘙痒。

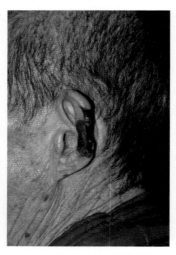

图 14-30　冷球蛋白血症。左耳坏死后结黑痂

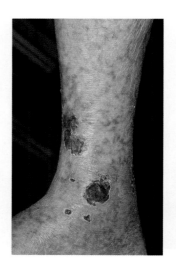

图 14-31　冷球蛋白血症。下肢网状红斑，局部溃疡、结痂

关节表现为手、膝等多个关节出现疼痛，偶有关节红肿。肾表现为急性和慢性肾炎，严重者可出现肾病综合征、肾衰竭。神经系统主要表现为周围神经病变，如单侧或双侧感觉及运动障碍。其他表现如肝脾大、腹痛、心包炎、肺功能损害至呼吸衰竭和全身淋巴结肿大等。

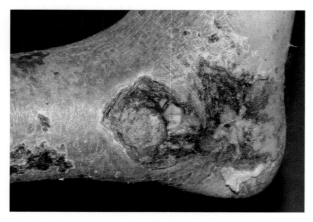

图 14-32　冷球蛋白血症。踝部溃疡面，可见脓性分泌物

【组织病理】

表皮无明显变化，真皮和皮下组织血管内 (主要是小静脉) 有耐淀粉酶的 PAS 阳性透明物质沉积，少数病例出现血管栓塞和管壁周围炎细胞浸润。可以是白细胞碎裂性血管炎，也可以是混合性或淋巴细胞性血管炎 (图 14-33, 图 14-34)。直接免疫荧光显示血管壁有免疫球蛋白、补体和纤维蛋白原沉积。

【诊断】

根据临床表现和血清中冷球蛋白显著增高即可诊断本病，结合临床和实验室检查 (免疫球蛋白定量、皮肤组织病理和免疫病理) 可明确诊断，但原发性冷球蛋白血症需长期观察随访方能确诊。

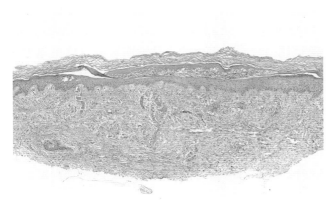

图 14-33 冷球蛋白血症。角化过度,局部坏死,真皮浅层毛细血管增生,部分血管腔内可见透明血栓,血管周围淋巴细胞、组织细胞及嗜中性粒细胞浸润(HE 染色,×40)

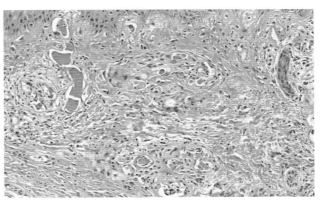

图 14-34 冷球蛋白血症。血管栓塞(HE 染色,×100)

【治疗】

1. 一般治疗 治疗原发病,避免寒冷,注意保暖。各种治疗方法均为暂时性对症处理。

2. 血浆置换法 以除去免疫球蛋白或免疫复合物,迅速减少循环冷球蛋白来缓解寒冷激发的症状[1]。

3. 糖皮质激素 糖皮质激素在控制发热、皮损、关节痛方面有不同程度的疗效[2]。

4. 免疫抑制剂 通过对分裂细胞的毒性作用,维持循环冷球蛋白水平,不使其升高[2]。

5. 干扰素 可用于治疗混合型冷球蛋白血症[2]。

6. 生物制剂 如 TNF-α 拮抗剂,已有治疗成功的报道[3]。

【参考文献】

[1] YANG C H,QURESHI A A,CHURCHILL W H,et al. Long-term plasmapheresis in conjunction with thalidomide and dexamethasone for the treatment of cutaneous ulcers and neovascular glaucoma in recalcitrant type I cryoglobulinemia. JAMA Dermatol,2014,150(4):426-428.

[2] GIUGGIOLI D,MANFREDI A,LUMETTI F,et al. Cryoglobulinemic vasculitis and skin ulcers. Our therapeutic strategy and review of the literature. Semin Arthritis Rheum,2015,44(5):518-526.

[3] FABRIZI F,CRESSERI D,FOGAZZI G B,et al. Rituximab therapy for primary glomerulonephritis:Report on two cases. World J Clin Cases,2015,3(8):736-742.

第七节 抗磷脂抗体综合征

抗磷脂抗体综合征(antiphospholipid syndrome)是一组与抗磷脂抗体有关的症候群。抗磷脂抗体阳性、复发性静脉或动脉栓塞、习惯性流产、血小板减少症是其主要临床特征。患者可伴有或不伴有其他结缔组织病。抗磷脂抗体是一组自身抗体,包括引起梅毒血清反应假阳性的物质,狼疮抗凝物质(LAC)和抗心磷脂抗体(aCL)[1]。

【临床表现】

抗磷脂抗体综合征可分为原发性与继发性。原发性不伴有结缔组织病,只有很少数的原发性患者会演变为继发性;继发性为伴有结缔组织病者,较多见于年轻女性。

抗磷脂抗体综合征是多系统累及的疾病,主要临床表现还有:皮损常常是患者最早的临床表现,主要皮损为网状青斑和小腿溃疡;血栓形成主要是深静脉栓塞;血栓形成也可发生在冠状血管与肠系膜血管以及大的周围动脉,导致指/趾或肢体的坏死与截肢;中枢神经系统主要表现为卒中,易复发。

【组织病理】

网状青斑是抗磷脂抗体综合征最常见的皮肤表现,极少数病情严重和病程较长的患者,皮肤小动脉因长期痉挛而使内膜增生。细小静脉管壁增厚,并见淋巴细胞浸润,有些部位的小动脉肌膜亦见轻度增厚,个别病例见小动脉管腔闭塞,导致皮肤梗死和溃疡形成。

【诊断和鉴别诊断】

依据表 14-6 进行诊断。抗磷脂抗体综合征常同时具有多种临床表现。原因不明的静脉血栓是抗磷脂抗体综合征最常见的症状。但肿瘤、口服避孕药肾病综合征、血小板增多症、抗凝血酶Ⅲ缺乏、蛋白 C 缺乏、蛋白 S 缺乏异常纤维蛋白原血症、红细胞增多症、阵发性睡眠性血红蛋白尿及尿高胱氨酸血症等疾病均可出现血栓形成,诊断时需加以鉴别。少数重症抗磷脂抗体综合征,短时间内出现广泛的血管内凝血,需与败血症、血栓性血小板减少性紫癜及弥散性血管内凝血等相鉴别。

表 14-6　抗磷脂抗体综合征诊断标准

标准	内　　容
临床标准	(1) 血管栓塞:任何组织或器官的动、静脉和小血管发生血栓≥1 次
	(2) 异常妊娠
	①≥1 次发生于妊娠 10 周或 10 周以上无法解释的形态学正常的胎儿死亡(或)
	②≥1 次发生于妊娠 34 周之前因严重的先兆子痫、子痫或者明确的胎盘功能不全所致的形态学正常的新生儿早产(或)
	③≥3 次发生于妊娠 10 周之前的无法解释的自发性流产,必须排除母体解剖或激素异常以及双亲染色体异常
实验室标准	(1) 狼疮抗凝物至少 2 次阳性,间隔至少 12 周
	(2) 中/高滴度 IgG/IgM 型 ACL 至少检测 2 次,间隔至少 12 周
	(3) IgG/IgM 型抗 β_2-GP1 抗体至少检测 2 次,间隔至少 12 周

注:必须符合至少 1 项临床标准和 1 项实验室标准可诊断。

【治疗】

无临床症状的抗磷脂抗体阳性患者可不治疗或用小剂量的阿司匹林。有急性深静脉血栓形成的患者,静脉注射肝素仍然是最有效的方法,同时可用其他的溶栓药物。血栓形成后的长期治疗可采用华法林,但应注意治疗中的出血倾向。伴有血小板减少的抗磷脂抗体综合征患者的治疗可用泼尼松、达那唑或静脉注射免疫球蛋白治疗[2-3]。

【参考文献】

[1] KUTTEH W H,HINOTE C D. Antiphospholipid antibody syndrome. Obstet Gynecol Clin North Am,2014,41(1):113-132.

[2] AL MARZOOQI A,LEONE A,AL SALEH J,et al. Current status and future prospects for the treatment of antiphospholipid syndrome. Expert Rev Clin Immunol,2016,12(9):927-935.

[3] NEGRINI S,PAPPALARDO F,MURDACA G,et al. The antiphospholipid syndrome:from pathophysiology to treatment. Clin Exp Med,2017,17(3):257-267.

第八节　幼年性类风湿性关节炎

幼年性类风湿性关节炎(juvenile rheumatoid arthritis,JRA)又称 Still 病。本病以伴有高热和皮疹的关节炎为特征,与结缔组织病及自身免疫性疾病有关,主要分为三个类型:全身型、多关节炎型和少关节炎型。全身型以弛张热伴发易消退的红色皮疹为特征。其他类型较少出现皮肤表现,但是类风湿因子阳性的多关节炎型可出现类风湿结节和其他类似成人类风湿关节炎的皮疹表现。

【临床表现】

弛张热(典型的体温高于 38.9℃)多在下午或傍晚发生,约 1/4 的患者可见皮疹,男孩皮疹发生率

（36%）较女孩（22%）高，发生率随年龄增高而降低。皮疹为小的非瘙痒性斑疹或丘疹，直径 3mm 左右，边缘不规则，持续数小时（图 14-35）。皮疹特征性地出现在中午或傍晚，患者可伴有发热、脾大、淋巴结肿大和红细胞沉降率增快，一般出现在关节炎发病的前两周。

实验室检查可发现 RF（+），血白细胞增多，轻度贫血，ESR 增快。X 线胸片示关节脱钙、侵蚀和间隙变窄。

【组织病理】

一过性皮疹的组织学特征包括真皮浅层水肿，血管周围轻度混合细胞浸润（嗜中性粒细胞和淋巴细胞）。持久性斑块的组织学特征为角化过度、表皮浅层角质形成细胞坏死，真皮浸润表现与一过性皮疹相似；在皮下结节的活检标本中常可见到血管外栅栏样坏死性肉芽肿。

【诊断和鉴别诊断】

根据表 14-7 可以作出诊断。

本病需与下列疾病鉴别：风湿热、自身免疫性结缔组织病、儿童白血病、Reiter 病及其他导致间歇性发热的疾病。

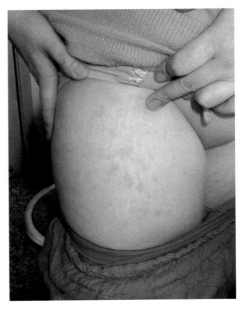

图 14-35　幼年性类风湿性关节炎。右大腿红色斑疹

表 14-7　美国风湿病学会制定的幼年性类风湿性关节炎诊断标准（1989 年版）

项目	内　　容
年龄	发病年龄在 16 岁以下
体征	一个或几个关节炎症，表现为关节肿胀或积液，或具备以下两种以上体征
	（1）关节活动受限
	（2）关节触痛
	（3）关节活动时疼痛
	（4）关节局部温度升高
病程	病程在 6 周以上
临床类型	根据起病最初 6 个月的临床表现确定临床类型
	（1）多关节型：受累关节 5 个或 5 个以上
	（2）少关节型：受累关节 4 个或 4 个以下
	（3）全身型：间歇发热（弛张热），类风湿皮疹、关节炎、肝脾大及淋巴结肿大
其他	除外其他幼年型关节炎

【治疗】

JRA 以非甾体抗炎药及局部注射糖皮质激素为一线治疗。对轻度关节病或关节外疾病可采用非甾体抗炎药治疗，可单用或联用羟基氯喹。病情中度或重度患者需要系统应用糖皮质激素，也可用辅助药物如甲氨蝶呤。抗 TNF 药物，包括依那西普、英夫利昔单抗，或作为辅助或单一治疗，应用已逐渐增多。但是这些制剂对于全身型 JRA 患者的疗效不及其他类型[1]。

沙利度胺也是个有价值的治疗选择。它能抑制细胞因子的活性（如 TNF-α 和 IL-6），而这些因子在发热和全身乏力中起作用[2-3]。此外，重组 IL-1 和 IL-6 受体拮抗剂在对具有系统性疾病的患者的治疗上已取得理想结果[4]。

【参考文献】

[1] HORNEFF G，SCHMELING H，BIEDERMANN T，et al. The German etanercept registry for treatment of juvenile idiopathic arthritis. Ann Rheum Dis，2004，63（12）：1638-1644.

[2] MANGGE H，SCHAUENSTEIN K. Cytokines in juvenile rheumatoid arthritis（JRA）. Cytokine，1998，10（6）：471-480.

[3] LEHMAN T J，SCHECHTER S J，SUNDEL R P，et al. Thalidomide for severe systemic onset juvenile rheumatoid arthritis：a multicenter study. J Pediatr，2004，145（6）：856-857.

[4] VERBSKY J W, WHITE A J. Effective use of the recombinant interleukin 1 receptor antagonist anakinra in therapy resistant systemic onset juvenile rheumatoid arthritis. J Rheumatol, 2004, 31(10): 2071-2075.

第九节　复发性多软骨炎

复发性多软骨炎(relapsing polychondritis, RP)是一种少见的、可能由自身免疫反应引起的、主要累及软骨结构的炎症性疾病。它与其他自身免疫病和骨髓增生异常综合征相关。皮肤表现可为最早出现的病征,早期诊断和治疗能避免晚期并发症(例如升主动脉炎、肾小球肾炎)发生。

【临床表现】

本病多见于中年女性,发病部位大多在3处以上,常见于外耳、鼻、关节或喉部软骨,少见于支气管或甲状软骨。在急性期,患区红肿、触痛,以后变松软。耳部受累时呈牛肉样红色,仅限于耳郭而耳垂正常(图14-36)。可因软骨肿胀及阻塞导致传导性耳聋,并由于软骨变性发生双耳松软。鼻中隔被侵犯时引起鼻塞、鼻出血及鼻炎,以后形成鞍鼻。关节病变类似类风湿关节炎,侵犯喉部、气管或支气管软骨时产生声嘶、咳嗽及呼吸困难,局部反复感染。

复发性多软骨炎患者可有多种皮损[1],包括小血管炎、网状青斑、持久性隆起性红斑和结节性红斑,但均不具有特异性。

【组织病理】

本病组织病理表现为软骨正常腔隙结构破坏,嗜碱性染色消失。起初伴嗜中性粒细胞浸润,后期为淋巴细胞或浆细胞浸润,CD4$^+$辅助T细胞较CD8$^+$细胞毒性T细胞占优[2]。晚期软骨被肉芽组织和纤维化组织替代(图14-37)。

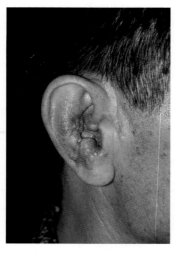

图14-36　复发性多软骨炎。耳部红色结节、耳廓肿胀

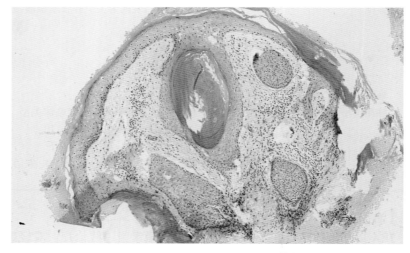

图14-37　复发性多软骨炎。显著角化过度,棘层增厚,基底层色素增加,真皮血管周围大量淋巴、组织细胞浸润,未见软骨(HE染色,×40)

【诊断和鉴别诊断】

复发性多软骨炎的诊断标准见表14-8。因本病与感染性软骨炎、创伤性软骨炎、韦氏肉芽肿病和先天梅毒及复发性多软骨炎的软骨破坏表现相似,需要加以鉴别。

【治疗】

复发性多软骨炎病情严重、死亡率高,积极治疗的患者8年生存率为94%。因为系统性损害需要更积极的治疗,故在治疗开始前,应该对患者全身疾病作综合评估。起初的治疗可用泼尼松,如果有内脏受累表现,可以加大剂量,能减轻急性发作、减少复发次数并降低复发严重程度。非甾体抗炎药和秋水仙碱可用于减轻发热、耳软骨炎和关节痛。也可采用砜类药物,特别是氨苯砜(50~150mg/d)。已有应用英夫利昔单抗[3]和IL-1受体拮抗剂成功治疗本病的报道。

表 14-8　复发性多软骨炎诊断标准

序号	诊断标准
1	双侧耳软骨炎
2	鼻软骨炎
3	呼吸道软骨炎
4	非侵蚀性、血清阴性的炎症性多关节炎
5	眼部炎症
6	耳蜗和/或前庭功能障碍
7	软骨活检标本有相应的组织学特点

注：满足 3 项及以上可确诊。

【参考文献】

［1］FRANCÈS C，EL RASSI R，LAPORTE J L，et al. Dermatologic manifestations of relapsing polychondritis：a study of 200 cases at a single center. Medicine（Baltimore），2001，80（3）：173-179.

［2］RICCIERI V，SPADARO A，TACCARI E，et al. A case of relapsing polychondritis：pathogenetic considerations. Clin Exp Rheumatol，1988，6（1）：95-96.

［3］SAADOUN D，DESLANDRE C J，ALLANORE Y，et al. Sustained response to infliximab in 2 patients with refractory relapsing polychondritis. J Rheumatol，2003，30（6）：1394-1395.

（谢勇　晋红中）

神经精神障碍性皮肤病

CDD	cutaneous dirtadherent disease	皮肤垢着病
DF	dermatitis factitia	人工皮炎
LSC	lichen simplex chronicus	慢性单纯性苔藓
PAS	periodic acid-Schiff	过碘酸希夫

第一节　慢性单纯性苔藓

慢性单纯性苔藓(lichen simplex chronicus,LSC)是由于过度搔抓,引起以阵发性剧烈瘙痒和皮肤苔藓样变为特征的一种皮肤病。

【病因及发病机制】

病因与发病机制不清楚,可能是由于某些神经精神因素,如神经衰弱、焦虑、过度疲劳、精神紧张等,或外伤、感染、昆虫咬伤。某个始动因素发生后,长期搔抓皮肤,引起皮肤"瘙痒-搔抓"循环,而搔抓反复摩擦皮肤,产生皮肤增厚、粗糙的丘疹、结节、色素沉着,形成皮损。

【临床表现】

多见于青年与中年人,女性较男性多见。皮疹常好发于手能触及部位,如颈部、肘部、前臂、大腿、膝盖

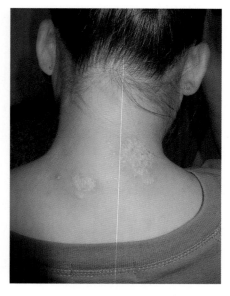

图 15-1　慢性单纯性苔藓。项部红色苔藓化斑块

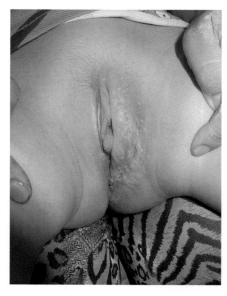

图 15-2　慢性单纯性苔藓。左侧外阴苔藓化斑块

等部位,也可发生于肛周、外阴、躯干等部位。皮疹常表现为脱屑性斑块、苔藓样变,伴有抓痕、结痂、色素沉着(图 15-1~图 15-4)。自觉阵发性瘙痒。

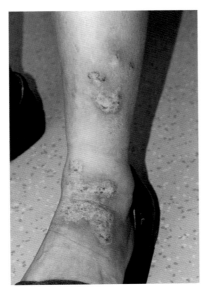

图 15-3　慢性单纯性苔藓。左小腿、足背红色斑块,表面抓痕、结痂

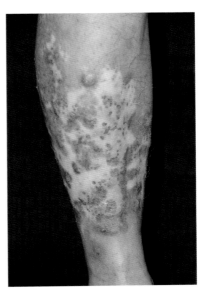

图 15-4　慢性单纯性苔藓。皮疹表面色素脱失

【组织病理】

表皮可见角化过度,颗粒层明显,棘层肥厚,表皮突延长,表皮不规则增厚,可伴有轻度海绵水肿。真皮可有淋巴细胞、组织细胞浸润,成纤维细胞增多(图 15-5,图 15-6)。

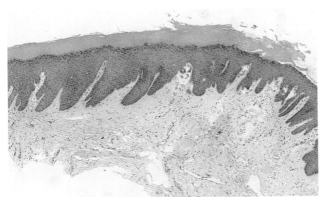

图 15-5　慢性单纯性苔藓。角化过度,颗粒层增厚,棘层肥厚,皮突延长(HE 染色,×100)

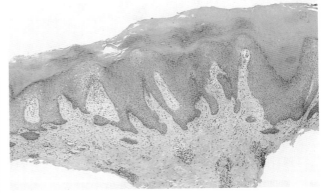

图 15-6　疣状慢性单纯性苔藓。角化过度,角化不全,棘层肥厚,局灶性细胞内及细胞间水肿,皮突延长,真皮血管周围少量淋巴细胞及组织细胞浸润(HE 染色,×100)

【诊断和鉴别诊断】

根据典型苔藓样变、阵发性瘙痒,常易于诊断。需与以下疾病鉴别:

慢性湿疹:常由急性或亚急性湿疹演变而来,皮疹多形性,边界不清,病程中有渗出,苔藓化一般不明显。

原发性皮肤淀粉样变:皮疹常见于小腿伸侧、项背部,表现为密集成片不融合的粟粒大小丘疹,组织病理刚果红染色阳性。

扁平苔藓:为紫红色多角形扁平丘疹,表面有 Wickham 纹,组织病理表现为角化过度、颗粒层楔形增厚、不规则棘层肥厚,基底层液化变性,真皮上部淋巴细胞带状浸润,表皮-真皮分界不清。

【治疗】

治疗慢性单纯性苔藓的关键在于打破"瘙痒-搔抓"循环。首先应消除或减轻患者瘙痒症状,轻者可外用止痒药、润肤剂、口服抗组胺药物止痒,外用糖皮质激素封包。一方面可缓解瘙痒,另一方面避免患者搔抓。重者可糖皮质激素封闭治疗,或普鲁卡因静脉封闭治疗。

外用他克莫司软膏或吡美莫司乳膏可安全、有效控制病情,尤其是对于面部、外阴等特殊部位皮损是一种较好的选择[1]。有报道[2]系统应用维A酸类药物能控制局部治疗抵抗的慢性单纯性苔藓。本病常与神经精神因素相关,因此须针对其心理问题进行治疗,三环类抗抑郁药(如多塞平)对本病有效。

【参考文献】

[1] TAN E S,TAN A S,TEY H L. Effective treatment of scrotal lichen simplex chronicus with 0.1% tacrolimus ointment:an obser-vational study. J Eur Acad Dermatol Venereol,2015,29(7):1448-1449.

[2] D'ERME A M,MILANESI N,AGNOLETTI A F,et al. Efficacy of treatment with oral alitretinoin in patient suffering from lichen simplex chronicus and severe atopic dermatitis of hands. Dermatol Ther,2014,27(1):21-23.

第二节 痒 疹

痒疹(prurigo)一词常被用来表示一组以丘疹、结节以及强烈瘙痒为特征的疾病。分类尚未完全统一,主要包括急性痒疹、结节性痒疹、成人痒疹、色素性痒疹、妊娠痒疹、光线性痒疹等。本部分主要介绍成人痒疹、结节性痒疹、色素性痒疹。

【病因及发病机制】

病因不明,与变态反应、精神状态、营养、卫生条件等因素有关。有报道[1]结节性痒疹常合并有许多疾病,如皮炎湿疹、2型糖尿病、甲状腺疾病、丙型肝炎病毒感染、非霍奇金淋巴瘤和精神疾病,特别是抑郁症和焦虑症等。有研究发现结节性痒疹患者表皮神经、细胞因子与正常人存在差异,可能与其发病有关[1-2]。色素性痒疹则与代谢紊乱,包括酮症、神经性厌食症、快速减肥,和一些外源性因素,如创伤,服装摩擦、针灸等因素相关[3]。

【临床表现】

成人痒疹常好发于躯干、四肢伸侧,其他部位亦可出现,常对称性分布(图15-7~图15-10)。皮疹常成片出现,早期表现为风团样红肿,后期演变为瘙痒性丘疹、结节,部分顶部可见小水疱或结痂,常因反复搔

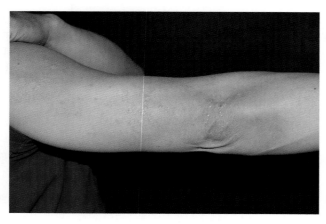

图15-7 成人单纯性痒疹。右上肢米粒大小丘疹、结节

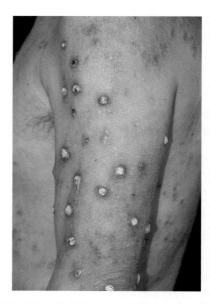

图15-8 结节性痒疹。左上肢疣状结节

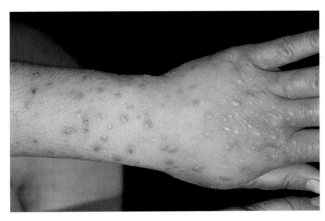

图 15-9　结节性痒疹。前臂及手背密集红色结节，局部搔抓破溃

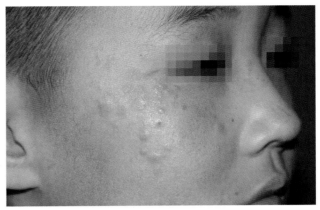

图 15-10　光线性痒疹。右侧面颊淡红色丘疹

抓，出现苔藓样变、色素沉着。结节性痒疹分布特点与成人痒疹基本一致，常表现为坚硬的圆形丘疹或结节，长期病程可出现疣状、苔藓化或裂隙表现。色素性痒疹多分布在颈部、躯干上部，常表现为红色瘙痒性丘疹，融合成网状，有时可形成水疱，消退后留下网状色素沉着。

【组织病理】

成人痒疹仅表现为表皮角化过度、海绵水肿、真皮淋巴细胞浸润等非特异性皮炎的表现（图 15-11）。结节性痒疹除有皮炎样改变外，还可有不同程度的假性上皮瘤样增生，真皮中可见大量炎性细胞浸润，尤其是肥大细胞浸润突出，常有神经纤维增生（图 15-12~图 15-14）。色素性痒疹病理表现分阶段性[3-4]，早期在浅层血管周围有嗜中性粒细胞浸润，并可在表皮、真皮乳头聚合；而后嗜中性粒细胞水肿、形成微脓肿，并有角质形成细胞气球样变、坏死；后期出现嗜酸性粒细胞、淋巴细胞苔藓样浸润；末期表现为表皮增生、角化不全，真皮噬色素细胞沉积。

【鉴别诊断】

成人痒疹须与疥疮、湿疹鉴别。疥疮常分布于双手指间、腕部、腋下等皮肤薄嫩处，部分病例可见到典型"隧道"，皮损处可查得疥虫，使用硫黄软膏等药物治疗效果明显。湿疹的表现常呈多形性，边界常不清晰，急性期红斑、渗出明显，慢性期以暗红斑、苔藓样变多见。

结节性痒疹应与肥厚性扁平苔藓鉴别，肥厚性扁平苔藓常表现为类圆形肥厚增生斑块，上有细小鳞屑，可见细小网纹，病理活检可鉴别。

色素性痒疹早期应与荨麻疹、荨麻疹性血管炎、皮肤癣菌病、湿疹鉴别，后期则应与其他网状色素沉着

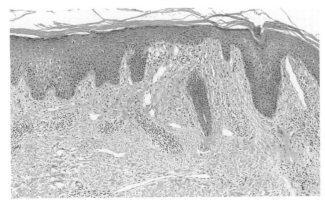

图 15-11　成人单纯性痒疹。角化过度伴灶性角化不全，棘层不规则肥厚，皮突延长，棘层细胞内、细胞间水肿，真皮乳头胶原纤维增粗（HE 染色，×100）

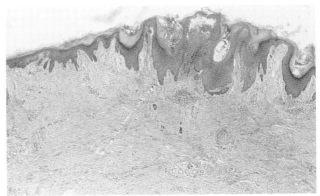

图 15-12　结节性痒疹。角化过度，表皮疣状增生，棘层肥厚，真皮浅层血管周围淋巴细胞及组织细胞浸润（HE 染色，×40）

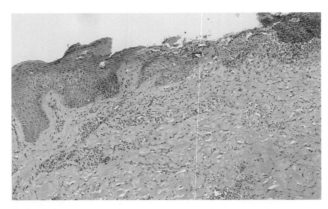

图 15-13　结节性痒疹。表皮部分缺损,真皮血管周围中等程度淋巴细胞、组织细胞浸润(HE 染色,×100)

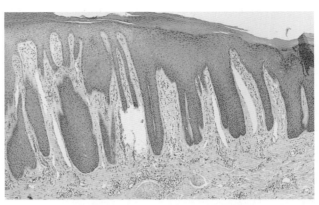

图 15-14　结节性痒疹。明显角化过度伴融合性角化不全,颗粒层增厚,棘层肥厚,皮突增宽、延长,真皮乳头血管扩张(HE 染色,×100)

过度性疾病鉴别,以上均可通过临床表现结合病理表现鉴别。

【治疗】

治疗方面主要应解决患者瘙痒的问题。局部可使用炉甘石洗剂、糖皮质激素软膏及其他止痒药物控制病情,系统治疗可使用抗组胺药、维生素 C、钙剂等止痒治疗,难治性病例可系统应用糖皮质激素、雷公藤总苷、氨苯砜等药物治疗。若患者合并神经精神情况,可适当给予镇静催眠药物,应尽量查明其他病因并做相应处理。

结节性痒疹的治疗方法与成人痒疹大同小异,主要治疗为系统使用抗组胺药、钙剂、沙利度胺等药物止痒、外用糖皮质激素软膏、适当治疗神经精神紊乱。但有报道[1,5-7]外用卡泊三醇、钙调磷酸酶抑制剂,系统应用白三烯受体拮抗剂、纳曲酮、加巴喷丁、普瑞巴林,甚至静脉注射免疫球蛋白对结节性痒疹有一定治疗作用。单独应用湿敷疗法对少数案例有效[7]。

色素性痒疹主要使用四环素类药物,如多西环素、米诺环素以及氨苯砜治疗[4]。

【参考文献】

[1] FOSTINI A C,GIROLOMONI G,TESSARI G. Prurigo nodularis:an update on etiopathogenesis and therapy. J Dermatolog Treat,2013,24(6):458-462.

[2] ZEIDLER C,STÄNDER S. The pathogenesis of Prurigo nodularis—"Super-Itch" in exploration. Eur J Pain,2016,20(1):37-40.

[3] MICHAELS J D,HOSS E,DICAUDO D J,et al. Prurigo pigmentosa after a strict ketogenic diet. Pediatr Dermatol,2015,32(2):248-251.

[4] GIRONI L C,FARINELLI P,GIACALONE A,et al. The efficacy of minocycline in inflammatory dermatoses:a case of prurigo pigmentosa of prepubescent onset in Western world. Dermatol Ther,2015,28(4):239-242.

[5] WAT H,DYTOC M. Off-label uses of topical vitamin D in dermatology:a systematic review. J Cutan Med Surg,2014,18(2):91-108.

[6] SACO M,COHEN G. Prurigo nodularis:Picking the right treatment. J Fam Pract,2015,64(4):221-226.

[7] ALBARRáN-PLANELLES C,JIMéNEZ-GALLO D,LINARES-BARRIOS M,et al. Our experience with wet-wrap treatment. Actas Dermosifiliogr,2014,105(3):e18-21.

第三节　皮肤垢着病

皮肤垢着病(cutaneous dirtadherent disease)是一种少见的神经精神障碍性皮肤病,1960 年由坂本邦树首先报道。

【病因及发病机制】

病因不明,可能与精神因素、头面外伤、马拉色菌过度繁殖、局部清洗不当等因素密切相关[1-2],部分观点认为本病是马拉色菌感染的一种特殊形式[3-4],但也有观点认为这是两种不同疾病[5]。

【临床表现】

主要好发于东亚地区青年女性。皮损多分布在皮脂溢出区,如颜面部、乳晕等,也可发生于手部、腕屈侧、躯干、踝部及膝部等部位。开始表现为绿豆大小,多发性黑褐色小丘疹,皮疹逐渐增多、扩大、融合成大片黑褐色油腻性斑块,其上覆有糠状屑、厚痂,剥除厚痂后,其下皮肤轻度发红(图 15-15,图 15-16)。或伴有污垢样角化性损害,部分角化性损害呈小结节,另一部分呈绒毛状。可伴有瘙痒。一般多发生在夏季天气炎热时,冬季可自行缓解或减轻。

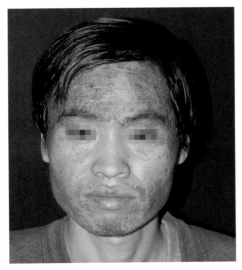

图 15-15　皮肤垢着病。面部融合性黑褐色油腻斑

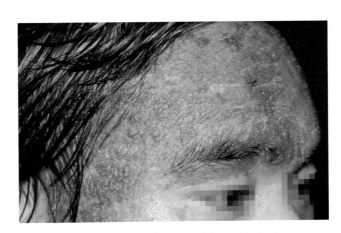

图 15-16　皮肤垢着病。额部融合性黑褐色油腻斑

【组织病理】

可见表皮角化过度,角化物质形成团状。真皮浅层血管周围少量淋巴细胞浸润及色素失禁现象。PAS 染色在角质层及毛囊开口处可见孢子。

【诊断和鉴别诊断】

皮肤垢着病患者常伴有神经精神障碍,结合典型临床表现通常能诊断。发生在面部时需与脂溢性皮炎鉴别,发生在乳晕时需与乳头乳晕角化过度症鉴别。

【治疗】

可外用 20%紫草油、0.1%依沙吖啶溶液泡洗,酒精棉球或有机溶剂擦洗软化、脱落痂皮。外用或口服抗真菌药物治疗有一定疗效[3],有明显心理障碍患者需接受心理治疗[6]。

【参考文献】

[1] GUPTA A K,BATRA R,BLUHM R,et al. Skin diseases associated with Malassezia species. J Am Acad Dermatol,2004,51(5):785-798.

[2] 孙乐栋,肖红丽,孙影,等.面部皮肤垢着病与马拉色菌感染的关系.现代预防医学,2008,35(6):1190,1194.

[3] 吴铁强,顾有守.皮肤垢着病样马拉色菌感染 16 例分析.中华皮肤科杂志,2005,38(8):526-527.

[4] 王毓新,杨秀敏,庄逢康.皮肤垢着病二例.中华皮肤科杂志,1999,32(1):62.

[5] 康晓芳,郑松,王鑫,等.皮肤垢着病一例.国际皮肤性病学杂志,2008,34(1):10.

[6] 金玲,赵晔.皮肤垢着病 1 例报告.中国皮肤性病学杂志,1999,13(4):251.

第四节　人 工 皮 炎

人工皮炎(dermatitis factitia)是指具有完全自我意识的行为对自身所造成的皮肤病。好发于女性,患者常存在一定的精神基础,如抑郁、人格障碍。临床表现可多种多样,主要是通过各种方法对自体皮肤所造成的损害。

【病因及发病机制】

人工皮炎患者常具有一定的精神基础,许多患者本身具有人格障碍。此外此类患者对于生活中事件过于敏感,常不能正确面对与处理生活中的困境,由此产生焦虑与抑郁,从而产生一些行为引起人工皮炎。对于儿童与青少年,常由不正常的亲子关系、欺凌、身体的变化、性或物质滥用引起焦虑、抑郁等情况,继而引发人工皮炎。

【临床表现】

皮损的形态与排列常具有一定的特点,病变大多分布于手容易触及的部位,并且少见于右手,除非患者为左利手。因为皮炎既可以由压迫、咬合、切割、刺伤等机械性损伤引起,也可以由其他烫伤或化学刺激物、腐蚀剂引起,皮损常无特定形态,最常见为抓痕、溃疡,其余表现为红斑、水疱、大疱、坏死等均有可能(图 15-17),使用注射器向皮下注射空气还可造成皮下气肿,并出现皮肤捻发音。本病表现可类似其他皮肤病,但皮损一般边界清晰。

【组织病理】

人工皮炎的病理表现常为非特异性表皮和真皮炎症(图 15-18),病理活检常用来排除诊断。由于病变常是由直接作用于皮肤的因素产生,因此病理改变常位于表皮,表现为表皮的坏死与轻微炎症。电烧伤常可引起表皮内或表皮下水疱,伴垂直基底膜的角质形成细胞核及表皮浅层胶原均质化。注射异物可引起异物肉芽肿;表皮破坏可引起感染,出现嗜中性粒细胞浸润。

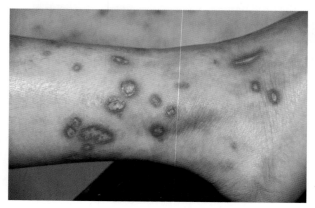

图 15-17　人工皮炎。足踝部红色结节、瘢痕

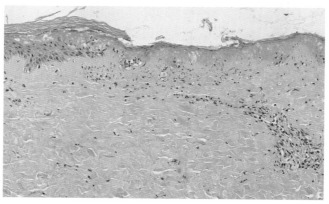

图 15-18　人工皮炎。表皮坏死,真皮浅层血管周围少量炎症细胞浸润(HE 染色,×100)

有个别报道[1-2]发现,在人工皮炎中常有表皮多核细胞。其他可引起表皮多核细胞的疾病还有病毒感染(如麻疹病毒、猴痘病毒、疱疹病毒等)、表皮肿瘤(如毛发上皮瘤、基底细胞癌等)以及炎症性疾病(如扁平苔藓、慢性苔藓样糠疹、结节性痒疹等)也可形成多核细胞,但常为 2~3 个核,人工皮炎表皮中多核细胞常有 5 个以上细胞核,且其他疾病有相应的病理表现。多核细胞形成机制暂不清楚,但可能是人工皮炎的病理线索。

【诊断和鉴别诊断】

患者常隐瞒自身伤害皮肤的病史,给诊断带来一定的困难,而结合患者本人精神状态,或询问家属相关情况能有助于诊断。一般依据皮损的分布与形态能诊断本病,然而相似的皮损表现与分布则可能与其他疾病混淆。水疱、硬痂样皮损需要与脓疱疮、单纯疱疹、免疫性大疱病鉴别;皮损主要分布于面部者则需要与迟发性皮肤卟啉病鉴别;吸毒者注射药物也可能在注射部位皮肤引起皮肤溃疡、瘢痕。

【治疗】

人工皮炎的治疗需要患者、家属与医师充足的耐心,因为治疗过程需要多次评估与安慰。建立良好的医患关系、家庭关系对疾病的治疗十分重要。

患者常须接受精神治疗，然而许多患者及其家属拒绝相关治疗，这也是治疗效果不满意的一个重要因素。服用抗抑郁药，如氟西汀、帕罗西汀、匹莫齐特有效，尤其是用于治疗伴有抑郁症和强迫症的患者。局部皮肤损伤可以用绷带、封闭等方式阻止患者再次伤害。

【参考文献】

［1］GUTIERREZ D,SCHOWALTER M K,PILIANG M P,et al. Epidermal multinucleated keratinocytes：a histopathologic clue to dermatitis artefacta. J Cutan Pathol,2016,43(10):880-883.

［2］AMIN S M,YéLAMOS O,MARTINEZ-ESCALA M E,et al. Epidermal necrosis with multinucleated keratinocytes：a possible diagnostic clue for dermatitis artefacta in children. J Eur Acad Dermatol Venereol,2016,30(10):e101-102.

（李思哲　左亚刚）

第十六章

自身免疫性疱病

BO	bronchiolitis obliterans	闭塞性细支气管炎
BP	bullous pemphigoid	大疱性类天疱疮
BPAG2	bullous pemphigoid antigen2	大疱性类天疱疮抗原 2
BPDAI	bullous pemphigoid disease area index	大疱性类天疱疮疾病面积指数评分
CP	cicatricial pemphigoid	瘢痕性类天疱疮
DH	dermatitis herpetiformis	疱疹样皮炎
DIF	direct immunofluorescence	直接免疫荧光
EBA	epidermolysis bullosa acquisita	获得性大疱性表皮松解症
HG	herpes gestationis	妊娠疱疹
HLA	human leukocyte antigen	人类白细胞抗原
IEN	intraepidermal neutrophilic	表皮内嗜中性病变型
Ig	immunoglobulin	免疫球蛋白
IIF	indirect immunofluorescence	间接免疫荧光
IVIG	intravenous immunoglobulin	静脉注射免疫球蛋白
KC	keratinocyte	角质形成细胞
LABD	linear IgA bullous dermatosis	线状 IgA 大疱性皮病
MHC	major histocompatibility complex	主要组织相容性复合体
MMF	mycophenolate mofetil	吗替麦考酚酯
MMP	mucous membrane pemphigoid	良性黏膜类天疱疮
PF	pemphigus foliaceus	落叶型天疱疮
PG	pemphigoid gestationis	妊娠性类天疱疮
PH	pemphigus herpetiformis	疱疹样天疱疮
PNBP	paraneoplastic bullous pemphigoid	副肿瘤性类天疱疮
PNP	paraneoplastic pemphigus	副肿瘤性天疱疮
PUPPP	pruritic urticarial papules and plaques of pregnancy	妊娠瘙痒性荨麻疹状丘疹及斑块病
PUVA	psoralen plus ultraviolet A light	补骨脂素加长波紫外线
SPD	subcorneal pustular dermatosis	角层下脓疱性皮肤病

第一节　天　疱　疮

　　天疱疮(pemphigus)是一组以棘层松解为特征的威胁生命的水疱性皮肤病。由于循环中自身抗体与细胞间黏附因子结合,导致棘层松解,从而导致黏膜糜烂和/或皮肤的松弛性大疱、糜烂或脓疱。

【发病机制】

天疱疮自身抗体与表皮角质形成细胞(KC)间桥粒黏蛋白(Dsg)结合,引起 Dsg 空间结构变化并激活细胞内传导通路是天疱疮发病的核心环节,从而提出"桥粒黏蛋白补偿假说"。这一假说的理论基础是 KC 间黏附主要依靠 Dsg1 和 Dsg3,表皮浅层 KC 间连接以 Dsg1 为主,表皮深层 KC 间连接以 Dsg3 为主,而黏膜全层都存在 Dsg3。当只有抗 Dsg1 抗体存在时,只引起表皮浅层棘层松解产生落叶型天疱疮症状,当只有抗 Dsg3 抗体存在时,引起口腔黏膜、表皮深层 KC 间黏附丧失产生寻常型天疱疮症状。

【临床表现】

天疱疮可分为 4 种主要类型:寻常型天疱疮、落叶型天疱疮、IgA 天疱疮和副肿瘤性天疱疮[1]。其临床特点如下:

寻常型天疱疮(pemphigus vulgaris):黏膜或黏膜与皮肤同时出现水疱、大疱。几乎所有寻常型天疱疮患者均有黏膜受累。口腔最为常见,有时为该病的首发症状(图 16-1~图 16-3)。其他黏膜部位如眼结膜、鼻黏膜、食管、外阴、阴道、宫颈及肛周亦可受累。黏膜部位水疱很快破溃,形成糜烂,且疼痛较为明显。皮肤受累表现为外观正常或红斑基础上出现松弛性水疱,Nikolsky 征阳性,易破溃,形成疼痛性糜烂面(图 16-4~图 16-6)。目前认为增殖型天疱疮(pemphigus vegetans)为寻常型天疱疮的临床变异型,表现为在松弛性大疱、糜烂基础上乳头瘤样增生,由肉芽组织和结痂组成的增殖性斑块,常累及间擦部位、头皮及面部(图 16-7,图 16-8)。

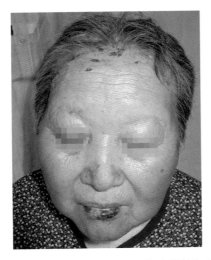

图 16-1　寻常型天疱疮。面部糜烂性红斑

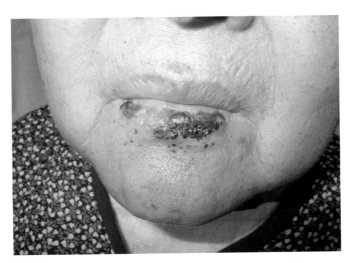

图 16-2　寻常型天疱疮。下唇部糜烂性红斑、结痂

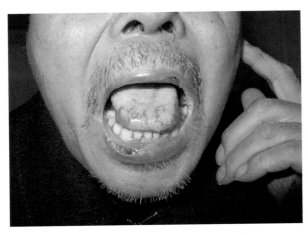

图 16-3　寻常型天疱疮。口腔黏膜糜烂

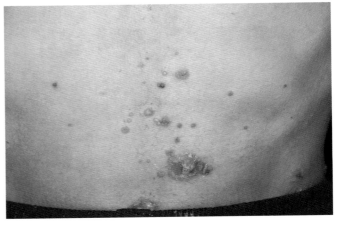

图 16-4　寻常型天疱疮。腹部红斑、糜烂、水疱

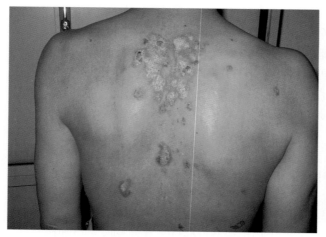

图 16-5　寻常型天疱疮。上背部糜烂性红斑、结痂

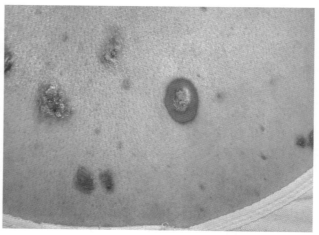

图 16-6　寻常型天疱疮。红斑基础上松弛性水疱及大疱

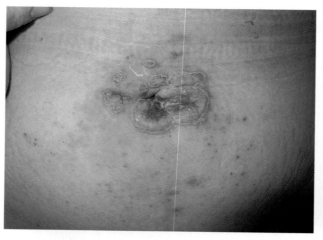

图 16-7　增殖型天疱疮。脐周糜烂性红斑块

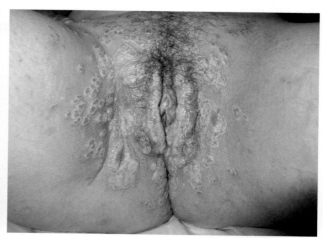

图 16-8　增殖型天疱疮。外阴及双侧腹股沟糜烂性红斑块

落叶型天疱疮（pemphigus foliaceus）：主要累及头皮、面部、躯干等脂溢区，一般不累及黏膜。表现为红斑基础上小的、分散性浅表水疱，Nikolsky 征阳性，迅速发展为鳞状、结痂的糜烂面（图 16-9，图 16-10）。皮损泛发者可出现红皮病性剥脱性皮炎。红斑型天疱疮为落叶型天疱疮的局限性，主要为面部颧骨区域受累（图 16-11～图 16-13）。疱疹样天疱疮，大部分患者发展为落叶型天疱疮，其余可发展为寻常型天疱疮。

IgA 天疱疮（IgA pemphigus）：详见 IgA 天疱疮相关内容。

副肿瘤性天疱疮（paraneoplastic pemphigus，PNP）：多合并潜在肿瘤，主要为淋巴血液系统肿瘤。临床主要表现为严重或急性黏膜受累，伴有泛发的难治性口炎。皮损多样，包括水疱、糜烂、苔藓样变，双手掌、足跖的红斑角化性损害为特征性改变。PNP 是天疱疮中唯一可累及非复层鳞状上皮组织的一种类型，约 30%～40% 的病例可出现肺损伤，部分 PNP 患者以肺部损害为首发症状，闭塞性细支气管炎（BO）或 Ⅱ 型呼吸困难是 PNP 的伴发症状[2]。

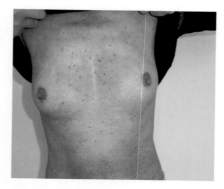

图 16-9　落叶型天疱疮。躯干、四肢暗红斑，表面褐色鳞屑

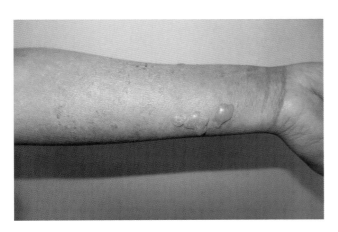

图 16-10　落叶型天疱疮。左上肢大疱

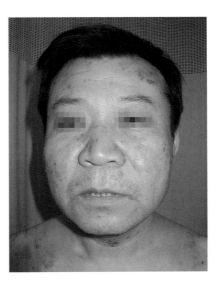

图 16-11　红斑型天疱疮。面部糜烂性红斑

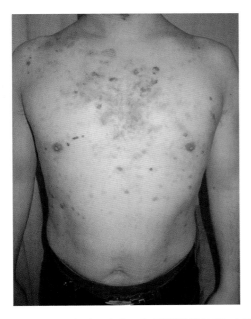

图 16-12　红斑型天疱疮。躯干糜烂性红斑、水疱

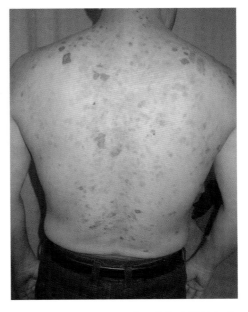

图 16-13　红斑型天疱疮。背部糜烂性红斑

【组织病理】

寻常型天疱疮:表皮内裂隙或大疱形成伴棘层松解,主要位于基底层上部区域。基底细胞呈墓碑样排列,真皮内少量嗜酸性粒细胞浸润(图 16-14,图 16-15)。

落叶型天疱疮:上皮内裂隙伴角质层下或颗粒层内棘层松解,偶可见疱腔内嗜中性粒细胞,真皮浅层可见嗜中性粒细胞和嗜酸性粒细胞浸润。红斑型天疱疮与之病理表现类似(图 16-16)。直接免疫荧光(DIF):活组织标本应取自于外观正常的病灶周围的皮肤或黏膜。寻常型天疱疮和落叶型天疱疮DIF 提示细胞间 IgG 沉积,部分落叶型天疱疮病例被发现 IgG 沉积主要分布在表皮上层(图 16-17~图16-19)。间接免疫荧光(IIF):猴食管是诊断寻常型天疱疮的首选底物,正常人皮肤和豚鼠食管是诊断落叶型天疱疮的最敏感的底物。80% 以上寻常型或落叶型天疱疮患者具有 IIF 可检测到的循环抗体[3]。

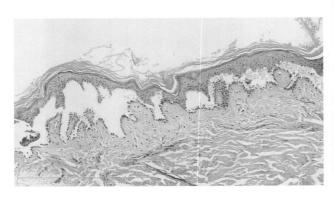

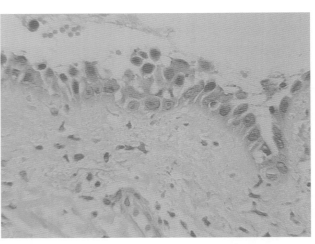

图 16-14 寻常型天疱疮。表皮内基底层上水疱形成,疱液中有嗜酸性纤维蛋白网和棘层松解细胞(HE 染色,×100)

图 16-15 寻常型天疱疮。棘层松解细胞(HE 染色,×200)

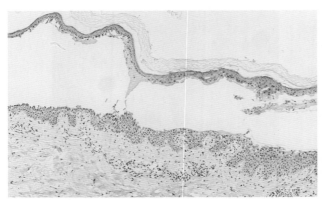

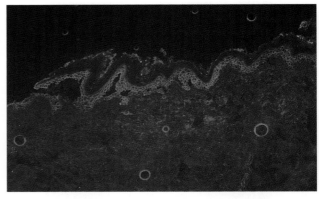

图 16-16 红斑型天疱疮。棘层上方大疱形成,疱液中可见棘层松解细胞(HE 染色,×100)

图 16-17 寻常型天疱疮直接免疫荧光。IgG 在棘细胞间呈网状沉积,中下层棘细胞间可见裂隙(何春霞提供)

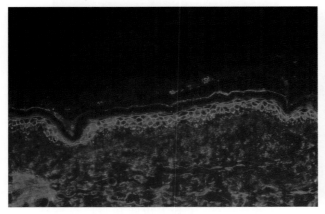

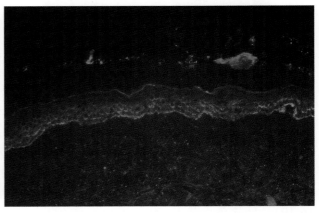

图 16-18 落叶型天疱疮直接免疫荧光。IgG 在棘细胞间呈网状沉积(何春霞提供)

图 16-19 落叶型天疱疮直接免疫荧光。C3 在棘细胞间呈网状沉积(何春霞提供)

IgA 天疱疮:详见 IgA 天疱疮相关内容。

副肿瘤性天疱疮:组织病理表现多样。多表现为基底层上方棘层松解,角质形成细胞坏死、苔藓样界面皮炎改变。DIF:在细胞间和/或基底膜区发现 IgG 或 C3。IIF:PNP 患者的 IIF 检查优选鼠科动物(如大鼠)膀胱的移行上皮作为底物,上皮细胞表面 IgG 沉积(图 16-20)。

【诊断和鉴别诊断】

通过临床表现、组织病理、免疫病理、血清学检测可明确诊断。除各型天疱疮之间鉴别外,还需与大疱性类天疱疮、疱疹样皮炎、多形红斑等相鉴别。大疱性类天疱疮组织学特点为表皮下水疱,水疱及真皮浅层可见嗜酸性粒细

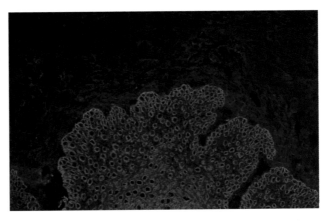

图 16-20　副肿瘤性天疱疮间接免疫荧光。棘细胞间网状沉积+基底膜带线状沉积,滴度 1:320(何春霞提供)

胞和嗜中性粒细胞浸润;DIF 典型表现为 IgG 和/或 C3 沿基底膜带线状沉积;IIF 可检测到循环中抗基底膜带 IgG 抗体。疱疹样皮炎诊断要点为真皮乳头小脓肿,形成表皮下多房性疱,有较多的嗜酸性粒细胞浸润;DIF 真皮乳头有 IgA 和 C3 呈颗粒状沉着,血清中有多种自身抗体存在。多形红斑组织学上表现为表皮海绵形成和基底层局灶空泡变性,真皮浅层水肿、血管周围单核细胞浸润。

【治疗】

1. 寻常型天疱疮及落叶型天疱疮　为快速控制病情,可系统应用糖皮质激素,此为一线治疗,且单药治疗可有效控制病情[4]。常采用泼尼松(泼尼松龙)、甲泼尼松龙。泼尼松起始给药剂量为 0.5~1.5mg/(kg·d),如 2 周后病情未控制,激素可加量至 2mg/(kg·d)。病情控制开始减量,激素减量方法国内外差别较大。欧美国家减量速度较快,而国内学者减量较慢。建议泼尼松剂量为 60~90mg/d 时,每 1~2 周减少 20%;40~60mg/d 时,每 1~2 周减少 10mg;20~40mg/d 时,每月减少 5mg;达 20mg/d 时,每 3 个月减少 5mg,直至减至 0.2mg/(kg·d)或 10mg/d 时长期维持,部分患者可用更低剂量维持。自初始治疗到维持治疗的时间一般在 2 年左右[5]。此外,免疫抑制剂,如硫唑嘌呤、吗替麦考酚酯、环磷酰胺等,亦可与糖皮质激素联合应用,早期控制病情,后期协助激素减量。作为二线治疗,硫唑嘌呤 1~3mg/(kg·d),应用前需检查硫代嘌呤甲基转移酶活性,起始剂量为 50mg/d;吗替麦考酚酯 2g/d,早期按照 0.25mg/周逐渐增加每日剂量以提高胃肠道耐受性;麦考酚酸 1440mg/d,早期剂量增加同吗替麦考酚酯[1]。对于难治性患者,可考虑应用利妥昔单抗、静脉注射免疫球蛋白(IVIG)、免疫吸附、环磷酰胺、氨苯砜、甲氨蝶呤及血浆置换等作为三线治疗,均可有效控制病情[6-10]。

2. IgA 天疱疮　详见 IgA 天疱疮相关内容。

3. 副肿瘤性天疱疮　对于伴有良性肿瘤患者,主要治疗为切除肿瘤和治疗自身免疫反应。常用药物有糖皮质激素、环磷酰胺、环孢素、硫唑嘌呤等。还可应用大量 IVIG、利妥昔单抗及血液置换等[11]。副肿瘤性天疱疮预后差,死亡率达 75%~90%,平均生存率不足 1 年[12]。受累患者的死因通常为肺部受累所致呼吸衰竭、脓毒症或基础的恶性肿瘤[13]。对于合并恶性肿瘤患者,目前暂无明确治疗方法。其预后主要取决于潜在肿瘤的特点,如有包膜的 Castleman 肿瘤或良性胸腺瘤切除后,副肿瘤性天疱疮可明显改善或完全缓解[12]。

【参考文献】

[1] HERTL M,JEDLICKOVA H,KARPATI S,et al. Pemphigus. S2 Guideline for diagnosis and treatment--guided by the European Dermatology Forum(EDF)in cooperation with the European Academy of Dermatology and Venereology(EADV). J Eur Acad Dermatol Venereol,2015,29(3):405-414.

[2] 李丽,吴超,苏飞,等.13 例副肿瘤性天疱疮的临床特征分析.中国麻风皮肤病杂志,2015,(7):398-400.

[3] PAYNE A S,STANLEY J R. Pemphigus//GOLDSMITH L A,KATZ S I,GILCHREST B A,et al. Fitzpatrick's dermatology in general medicine. 8th ed. New York:McGraw Hill,2012:586.

［4］CHAMS-DAVATCHI C，MORTAZAVIZADEH A，DANESHPAZHOOH M，et al. Randomized double blind trial of prednisolone and azathioprine，vs. prednisolone and placebo，in the treatment of pemphigus vulgaris. J Eur Acad Dermatol Venereol，2013，27（10）：1285-1292.

［5］中国医师协会皮肤科医师分会自身免疫疾病亚专业委员会. 寻常型天疱疮诊断和治疗的专家建议. 中华皮肤科杂志，2016，49（11）：761-765.

［6］SAHA M，POWELL A M，BHOGAL B，et al. Pulsed intravenous cyclophosphamide and methylprednisolone therapy in refractory pemphigus. Br J Dermatol，2010，162（4）：790-797.

［7］PFüTZE M，EMING R，KNEISEL A，et al. Clinical and immunological follow-up of pemphigus patients on adjuvant treatment with immunoadsorption or rituximab. Dermatology，2009，218（3）：237-245.

［8］SEIDLING V，HOFFMANN J H，ENK A H，et al. Analysis of high-dose intravenous immunoglobulin therapy in 16 patients with refractory autoimmune blistering skin disease：high efficacy and no serious adverse events. Acta Derm Venereol，2013，93（3）：346-349.

［9］EMING R，HERTL M. Immunoadsorption in pemphigus. Autoimmunity，2006，39（7）：609-616.

［10］RANUGHA P S，KUMARI R，KARTHA L B，et al. Therapeutic plasma exchange as a crisis option in severe pemphigus vulgaris. Indian J Dermatol Venereol Leprol，2012，78（4）：508-510.

［11］弓月，陈璨，涂平，等. 副肿瘤性天疱疮并发中毒性表皮坏死松解症 1 例. 临床皮肤科杂志，2010，39（4）：251-252.

［12］SIDDIQUI S，BILAL M，OTAIBI Z，et al. Paraneoplastic pemphigus as a presentation of acute myeloid leukemia：early diagnosis and remission. Hematol Oncol Stem Cell Ther，2017，10（3）：155-160.

［13］LEGER S，PICARD D，INGEN-HOUSZ-ORO S，et al. Prognostic factors of paraneoplastic pemphigus. Arch Dermatol，2012，148（10）：1165-1172.

第二节　疱疹样天疱疮

疱疹样天疱疮（pemphigus herpetiformis，PH）是天疱疮的少见变型。

【临床表现】

好发于躯干及四肢近端，最初表现为环状红斑，边缘隆起，呈环状或回状红斑，上有水疱或剥蚀面、结痂，Nikolsky 征大多阴性（图 16-21，图 16-22），口腔黏膜较少受累，瘙痒明显，部分患者可发展为落叶型天疱疮或寻常型天疱疮。天疱疮本身为一个谱系，其各亚型间有相互转换的可能性，目前已有研究发现疱疹

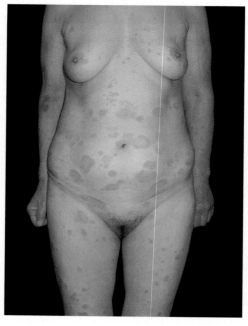

图 16-21　疱疹样天疱疮。躯干四肢环状红斑

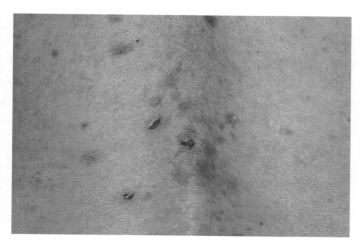

图 16-22　疱疹样天疱疮。背部松弛性水疱

样天疱疮角质形成细胞表面有非 Dsg 的自身抗原存在[1]。国外文献报道 1 例患者同时发生大疱性类天疱疮及疱疹样天疱疮,并且发现该患者血清中存在抗 Dsg1、Dsg3 IgG 抗体[2]。

【组织病理】

早期表皮内嗜酸性海绵形成,嗜酸性粒细胞浸润(图 16-23,图 16-24),但并不能作为疱疹样天疱疮的诊断标准。由于组织病理会根据皮损情况有所变化,天疱疮的典型表现可能出现较晚,因此需要多次组织病理取材,才能明确诊断[3]。由于临床表现及病理均不典型,建议行免疫荧光检查。直接免疫荧光典型表现为表皮内灶状 IgG 沉积(图 16-25,图 16-26)。

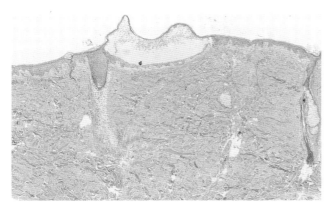

图 16-23　疱疹样天疱疮。表皮棘层内水疱形成(HE 染色,×40)

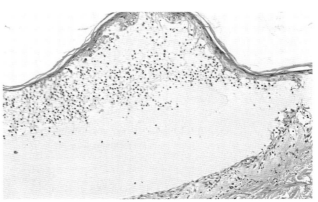

图 16-24　疱疹样天疱疮。疱液中可见嗜中性粒细胞和嗜酸性粒细胞(HE 染色,×100)

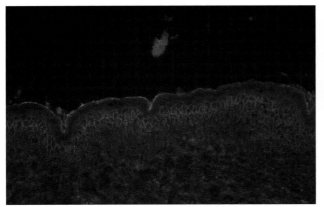

图 16-25　疱疹样天疱疮直接免疫荧光。IgG 在棘细胞间呈网状沉积(何春霞提供)

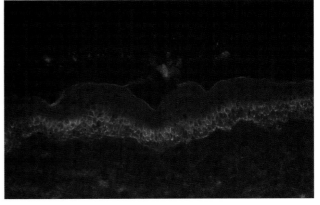

图 16-26　疱疹样天疱疮直接免疫荧光。C3 在棘细胞间呈网状沉积(何春霞提供)

【诊断和鉴别诊断】

皮疹多形,发病初期以环状红斑伴瘙痒为主要表现,后期表现为水疱、脓疱、糜烂及结痂,Nikolsky 征阴性。血清中有高滴度的抗表皮 Dsg1 IgG 抗体,根据临床表现、组织病理及免疫病理学等进行诊断。

鉴别诊断:①IgA 天疱疮,直接免疫荧光检查示表皮细胞间有 IgA 沉积。②落叶型天疱疮皮损表现为红斑基础上小的、分散性浅表水疱,Nikolsky 征阳性,伴瘙痒,组织病理表现为表皮内裂隙伴角质层下或颗粒层棘层松解,真皮浅层可见嗜中性粒细胞和嗜酸性粒细胞浸润。疱疹样天疱疮有可能发展为落叶型天疱疮。③角层下脓疱性皮病。好发于中老年女性,表现为无菌性脓疱,主要侵犯腹股沟、腋下、乳房下、颈部、四肢近侧屈面等处。组织病理示角层下大量嗜中性粒细胞聚集。

【治疗】

糖皮质激素联合免疫抑制剂治疗为主。泼尼松 20~60mg/d。应用氨苯砜可以达到很好的治疗效果,推荐最佳剂量为100~300mg/d。氨苯砜可单独应用,或与糖皮质激素联合应用,亦可与其他免疫抑制剂联合应用。有文献报道了1例疱疹样天疱疮,采用非激素疗法,每日米诺环素200mg+烟酰胺1500mg,取得良好疗效,随访4年无复发[4]。

【参考文献】

[1] NAKASHIMA H, FUJIMOTO M, WATANABE R, et al. Herpetiform pemphigus without anti-desmoglein 1/3 autoantibodies. J Dermatol, 2010, 37(3): 264-268.

[2] OHATA C, KOGA H, TEYE K, et al. Concurrence of bullous pemphigoid and herpetiform pemphigus with IgG antibodies to desmogleins 1/3 and desmocollins 1-3. Br J Dermatol, 2013, 168(4): 879-881.

[3] FERNANDES I C, SANCHES M, ALVES R, et al. Case for diagnosis. An Bras Dermatol, 2012, 87(6): 933-935.

[4] WU C, ZUO Y, JIN H, et al. Treatment of pemphigus herpetiformis with minocycline and nicotinamide. Chin Med J (Engl), 2014, 127(19): 3514.

第三节　IgA 天疱疮

IgA 天疱疮(immunoglobulin A pemphigus)是以抗角质形成细胞表面 IgA 型自身抗体为特征的自身免疫性疱病。其临床表现、组织病理和免疫病理及治疗均与 IgG 天疱疮有所不同。

【临床表现】

好发于腋下、腹股沟,躯干、四肢近端亦可受累,一般不累及黏膜。临床表现为红斑或正常皮肤基础上松弛性水疱或脓疱,脓疱多倾向于融合成圆形或环形,中央结痂、鳞屑,边缘少数水疱,Nikolsky 征多为阴性(图 16-27)。可分为角层下脓疱性皮肤病(SPD)型 IgA 天疱疮和表皮内嗜中性皮肤病(IEN)型 IgA 天疱疮。

【组织病理】

表皮内水疱或脓疱形成,嗜中性粒细胞浸润为主(图 16-28,图 16-29)。SPD 型 IgA 天疱疮水疱、脓疱位于表皮上部角质层下,IEN 型 IgA 天疱疮水疱或脓疱位于表皮下部基底膜上方或整个表皮内。但 Iida 等[1]曾报道 1 例表现为角层下脓疱的 IEN 型 IgA 天疱疮。棘层松解较少见,脓疱内主要为嗜中性粒细胞。

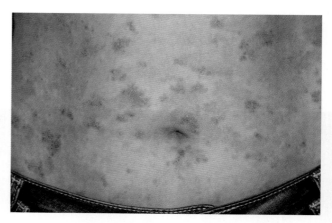

图 16-27　IgA 天疱疮。腹部红斑基础上小脓疱

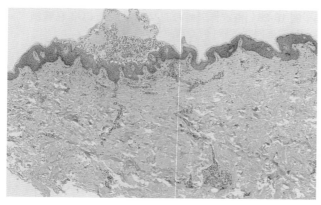

图 16-28　IgA 天疱疮。角质层下脓疱形成(HE 染色,×40)

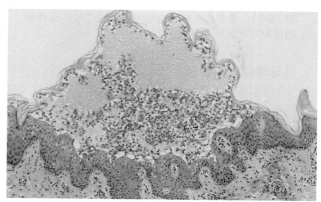

图 16-29　IgA 天疱疮。角质层下脓疱形成,疱液中有较多嗜中性粒细胞及少许棘层松解细胞(HE 染色,×100)

【诊断和鉴别诊断】

除临床表现及组织病理表现外,DIF 检查示角质形成细胞间有 IgA 沉积(图 16-30)。免疫电镜检测发现 SPD 型 IgA 天疱疮 IgA 沉积在表皮上部角质形成细胞间隙内桥粒区,IEN 型 IgA 天疱疮 IgA 沉积局限于棘细胞层细胞间隙内桥粒区。间接免疫荧光可检测到血液循环 IgA 自身抗体。除与其他类型天疱疮鉴别外,还需与以下疾病相鉴别:

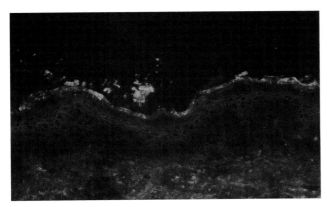

图 16-30　IgA 天疱疮直接免疫荧光。IgA 在棘细胞间呈网状沉积(何春霞提供)

1. 角层下脓疱性皮肤病　角层下脓疱,表皮细胞间无免疫沉积物。

2. 疱疹样皮炎　皮损多形性,水疱为主,成集簇成群,瘙痒剧烈,组织病理示表皮下水疱,真皮乳头顶部嗜中性粒细胞浸润或形成微脓肿。DIF 示真皮乳头顶部有 IgA 呈颗粒状沉积。

3. 线状 IgA 大疱性皮病　临床上出现厚壁大疱,水疱位于表皮真皮交界处,组织病理示沿基底膜带线状 IgA 沉积。

【治疗】

治疗 IgA 天疱疮的首选药物为砜类药物如氨苯砜,如不能耐受,可选用磺胺吡啶或阿维 A 酯。如以上治疗无效,可考虑低到中等剂量糖皮质激素联合 PUVA 或秋水仙碱治疗。

【参考文献】

[1] IIDA K,SUEKI H,OHYAMA B,et al. A unique case of intra-epidermal neutrophilic dermatosis-type IgA pemphigus presenting with subcomera pustules. Dermatology,2011,222(1):15-19.

第四节　大疱性类天疱疮

大疱性类天疱疮(bullous pemphigoid,BP)是一种好发于老年人的获得性自身免疫性大疱病。发病率较低,主要发生在 60 岁以上老年人,随着年龄的增长发生 BP 的风险越来越高[1-2]。其临床表现多样,可分为很多亚型,如红皮病型类天疱疮、结节型类天疱疮、小疱型类天疱疮、增殖型类天疱疮、胫前类天疱疮、儿童类天疱疮等。大疱性类天疱疮的循环自身抗体直接与皮肤基底膜的结构组分半桥粒结合,BP 患者血清中存在抗表皮基底膜抗原230 000(BPAG1)、180 000(BPAG2)的两种主要自身抗体,亦称之为抗 BP230 类天疱疮、抗 BP180 类天疱疮。近年来,陆续发现了抗板层素 5 类天疱疮、抗 P200 类天疱疮、抗 P105 类天疱疮及抗 P450 类天疱疮。近年来发现大疱性类天疱疮与恶性肿瘤之间存在相关性,称为副肿瘤性类天疱疮(PNBP),相关肿瘤类型包括血液系统肿瘤、前列腺癌、胃癌等[3]。此外,遗传因素、环境暴露和表位扩展现象可能是促成因素。

【临床表现】

主要累及躯干、四肢皱褶部位皮肤,10%~30%患者伴有黏膜受累。前驱期可持续数周至数月[4],皮肤表现为丘疹、湿疹样、风团样皮损[5]。后发展为红斑、风团样皮损或正常皮肤基础上出现紧张性水疱、大疱,Nikolsky 征阴性(图 16-31,图 16-32),皮损局限,亦可泛发,常伴有剧烈瘙痒。部分 BP 患者可不出现水疱。水疱破溃后形成糜烂、结痂,一般无瘢痕形成。约 20%的 BP 患者出现临床变异,皮损可表现为湿疹、结节性痒疹、痒疹、红皮病、坏死性脓疮、擦烂、红斑丘疹或小水疱样改变。这些形式可演变成典型的大疱表型[6]。

【组织病理】

组织病理取材应选择有水疱处。典型表现为表皮下水疱,水疱及真皮浅层嗜酸性粒细胞和嗜中性粒细胞浸润(图 16-33,图 16-34)。如取材部位无水疱或非水疱形式皮损,组织病理学表现可能不典型。DIF

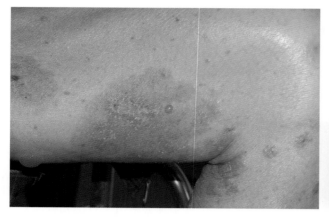

图 16-31 大疱性类天疱疮。红斑基础上紧张性水疱

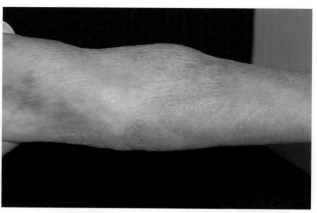

图 16-32 大疱性类天疱疮。上肢水肿性红斑

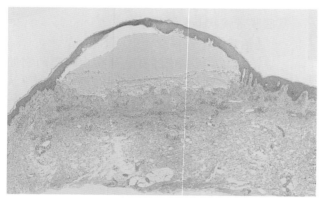

图 16-33 大疱性类天疱疮。表皮基底层下方大疱形成,疱液中可见嗜酸性粒细胞,真皮血管周围嗜酸性粒细胞浸润(HE 染色,×40)

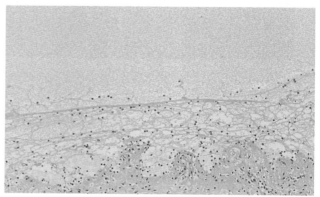

图 16-34 大疱性类天疱疮。表皮基底层下方大疱形成,疱液中可见嗜酸性粒细胞(HE 染色,×100)

取材应选择病灶周围皮肤(避免水疱部位)。DIF 典型表现为 IgG 和/或 C3 基底膜带线状沉积,偶尔可见 IgA 和 IgE 沉积[7](图 16-35~图 16-37)。IIF 可检测到循环中抗基底膜带 IgG 抗体。

【诊断和鉴别诊断】

BP 主要通过病史、临床表现、组织病理及实验室检查诊断。病史方面,需要询问是否伴有瘙痒,皮损最早出现时间,神经、精神疾病相关病史,血液或肿瘤相关病史,糖尿病,原发或继发的免疫缺陷,用药史

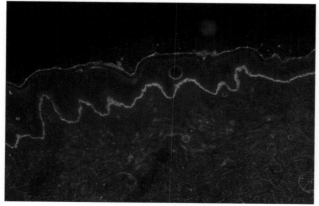

图 16-35 大疱性类天疱疮直接免疫荧光。IgG 沿基底膜带线状沉积(何春霞提供)

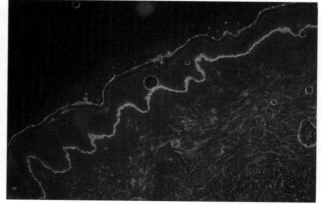

图 16-36 大疱性类天疱疮直接免疫荧光。C3 沿基底膜带线状沉积(何春霞提供)

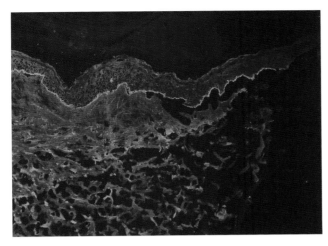

图 16-37　大疱性类天疱疮盐裂试验。IgG 抗体沉积于表皮侧（李丽提供）

（特别是可诱发 BP 的药物，如螺内酯、噻嗪类药物、二肽基肽酶 IV 抑制剂[8]）。检查方面，需检查结膜、口腔、鼻腔、生殖器、肛周等黏膜部位；红斑处 Nikolsky 征阴性。活动程度评分可参照大疱性类天疱疮疾病面积指数评分（BPDAI）。60 岁以上患者，临床表现为无原因导致的紧张性水疱、大疱、糜烂，无原因的瘙痒性湿疹样或风团样皮损，应考虑到 BP 的可能，进一步完善皮肤组织病理、DIF、IIF 检查。临床表现结合实验室检查可明确诊断。

BP 早期需要与湿疹、荨麻疹鉴别，大疱期需与天疱疮、疱疹样皮炎、线状 IgA 皮病等相鉴别。

荨麻疹、湿疹：BP 早期表现为红斑、水肿性斑块的荨麻疹样改变，或红色丘疹、斑块样湿疹样改变，但 BP 荨麻疹样改变持续时间更久，通过 DIF 可区分。

天疱疮：为表皮内水疱，相对于 BP 紧张性水疱，天疱疮水疱松弛，Nikolsky 征阳性，DIF、IIF 可鉴别。

疱疹样皮炎：表现为好发于手肘、膝盖、臀部的炎症性丘疹、小水疱、结痂，伴剧烈瘙痒；组织病理学主要表现为表皮下疱或裂隙形成，真皮乳头层嗜中性粒细胞聚集或形成嗜中性粒细胞微脓肿。免疫病理学表现为基底膜带及真皮乳头 IgA 颗粒状或纤维状沉积，可伴有其他 Ig 沉积，其中尤以真皮乳头部位最常见。

线状 IgA 大疱性皮病：线状 IgA 大疱性皮肤病是一种累及皮肤和黏膜的慢性获得性自身免疫性表皮下大疱病，可发生于成人和儿童，DIF 检查见基底膜带线状 IgA 抗体沉积为其特征性改变。IIF 检查可以发现，血清中存在抗表皮基底膜带 IgA 抗体，盐裂皮肤 IIF 检查和免疫电镜检查有助于抗原定位。

【治疗】

治疗早期称为阶段调整治疗。根据皮损面积可分为轻中重度：轻度，<10% 体表面积；中度，10%~30% 体表面积；中度，>30% 体表面积。对于轻度 BP 推荐局部外用糖皮质激素；中度 BP，推荐局部外用糖皮质激素，必要时联合系统治疗；对于皮损局限或中度 BP 患者，有研究显示外用丙酸氯倍他索 40g/d 或 10~30g/d，其疗效等同于同等剂量系统应用泼尼松，且导致系统性副作用少。为了预防继发感染，推荐局部外用夫西地酸、奥替尼啶等；对于较大的皮损，需外用绷带防止进一步损伤；对于较大水疱或摩擦部位水疱，应行无菌穿刺抽出疱液，并且保持疱壁完整[9]。

系统诱导治疗为糖皮质激素为大疱性类天疱疮的主要治疗方式。起始量通常给予当量波尼松 0.5mg/（kg·d），可联合免疫抑制剂或免疫调节剂治疗。治疗前评估患者疾病严重程度有利于正确选择糖皮质激素的初始治疗剂量。一般中等至大剂量糖皮质激素可有效控制皮损，如皮损不能完全缓解，可增加原剂量的 50%。

为减少糖皮质激素的不良反应，联合吗替麦考酚酯（MMF）、硫唑嘌呤和甲氨蝶呤等免疫抑制剂，或联合烟酰胺、四环素类抗生素也可能有益[10]：硫唑嘌呤 2~2.5mg/（kg·d）口服，应用前完善硫嘌呤甲基转移酶活性（仅作为辅助治疗）；氨苯砜 1.5mg/（kg·d）口服（可作为辅助治疗或系统单一治疗）；多西环素 200mg/d 口服单一应用，或者联合烟酰胺（2g/d，作为辅助治疗或单一系统治疗）；甲氨蝶呤 20mg/kg（儿童 10~15mg/kg），每周 1 次口服，或静脉辅助治疗，或系统单一治疗。吗替麦考酚酯 2g/d（儿童 15~30mg/m² 体表面积，最大剂量 2g/d）。

对于以上治疗均未达到临床控制的患者，可考虑生物制剂、IVIG 和血浆置换。大剂量 IVIG 2g/kg 每周期，每周期间隔 4~6 周。利妥昔单抗第 1 天、第 14 天 1000mg 静脉输液，或 375mg/m² 体表面积每周 1 次×4 周[11]。此外，还可以考虑环磷酰胺、抗 IgE 单克隆抗体。环磷酰胺 2mg/kg 口服、1 次/d，或 15~

20mg/kg 静脉输液,每 4 周 1 次。

系统巩固治疗,对于系统应用糖皮质激素治疗且病情得到控制的患者,激素应逐渐减量,1~2 周减量大约 25%;减至 20mg/d,每 2~4 周减量 1 次;之后,根据病情活动程度,建议激素减量速度应再次降低,以达到维持疾病控制所需的最小剂量目标。在激素减量过程中,如病情复发,应恢复减量前剂量,并根据患者病情,重新减量。

【参考文献】

[1] MARAZZA G,PHAM H C,SCHÄRER L,et al. Incidence of bullous pemphigoid and pemphigus in Switzerland:a 2-year prospective study. Br J Dermatol,2009,161(4):861-868.

[2] BERTRAM F,BRöCKER E B,ZILLIKENS D,et al. Prospective analysis of the incidence of autoimmune bullous disorders in Lower Franconia,Germany. J Dtsch Dermatol Ges,2009,7(5):434-440.

[3] 杜尔娜,左亚刚. 副肿瘤性类天疱疮的研究进展. 国际皮肤性病学杂志,2013,39(4):272-274.

[4] SCHMIDT E,DELLA TORRE R,BORRADORI L. Clinical features and practical diagnosis of bullous pemphigoid. Dermatol Clin,2011,29(3):427-438,viii-ix.

[5] KASPERKIEWICZ M,ZILLIKENS D,SCHMIDT E. Pemphigoid diseases:pathogenesis,diagnosis,and treatment. Autoimmunity,2012,45(1):55-70.

[6] SCHMIDT E,GOEBELER M,HERTL M,et al. S2k guideline for the diagnosis of pemphigus vulgaris/foliaceus and bullous pemphigoid. J Dtsch Dermatol Ges,2015,13(7):713-727.

[7] FELICIANI C,JOLY P,JONKMAN M F,et al. Management of bullous pemphigoid:the European Dermatology Forum consensus in collaboration with the European Academy of Dermatology and Venereology. Br J Dermatol,2015,172(4):867-877.

[8] IZUMI K,NISHIE W,MAI Y,et al. Autoantibody Profile Differentiates between Inflammatory and Noninflammatory Bullous Pemphigoid. J Invest Dermatol,2016,136(11):2201-2210.

[9] EMING R,STICHERLING M,HOFMANN S C,et al. S2k guidelines for the treatment of pemphigus vulgaris/foliaceus and bullous pemphigoid. J Dtsch Dermatol Ges,2015,13(8):833-844.

[10] 丁治云,吴卫志,王明悦,等. 米诺环素联合烟酰胺治疗 121 例大疱性类天疱疮. 临床皮肤科杂志,2014,43(11):648-650.

[11] 左亚刚,晋红中. 大疱性类天疱疮诊断和治疗的专家建议. 中华皮肤科杂志,2016,49(6):384-387.

第五节 瘢痕性类天疱疮

瘢痕性类天疱疮(cicatricial pemphigoid,CP)又称良性黏膜类天疱疮(mucous membrane pemphigoid,MMP),是一组临床表现多样的慢性自身免疫性表皮下水疱性疾病,可累及口、眼、咽、喉、生殖器或肛门黏膜,容易形成瘢痕。这组疾病共有的特征性病理改变是在上皮基底膜区出现 IgG、IgA 或 C3 的线状沉积。

【发病机制】

该病是系统性自身免疫紊乱的表现,以异常生成识别黏膜上皮基底膜区正常成分的抗体为特征。这些抗体与靶抗原(包括 $\alpha_6\beta_4$ 整合素的 β_4 肽、层粘连蛋白 5、BP180、BP230、非特异性的 168kD 和 45kD 抗原等)的相互作用促成了疾病的发生。抗体结合部位主要位于透明层下部和致密层,这一较深的抗体结合部位可能增加瘢痕形成的风险。

【临床表现】

瘢痕性类天疱疮主要表现为复发与缓解交替的黏膜炎症与糜烂。口腔黏膜是最常受累的部位,表现为黏膜剥脱、糜烂,轻者表现为红斑、水肿,水疱、大疱少见。其次为眼结膜、皮肤、咽、外生殖器、鼻黏膜、喉、肛门、食管等,其他皮肤也可受累。瘢痕形成是瘢痕性类天疱疮的常见结局(图 16-38),常表现为愈合部位形成网状白色条纹,导致局部功能受损[1]。

【免疫荧光】

直接免疫荧光检查发现大多数患者病损周围的活检标本基底膜带有线状 IgG 和 C3 沉积,25% 的患者可见 IgA 或 IgM 沉积。黏膜直接免疫荧光检查阳性率(50%~90%)比皮肤标本(20%~50%)要高。间接

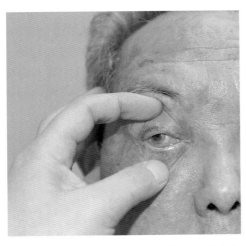

图 16-38 瘢痕性类天疱疮。右眼巩膜白色瘢痕(左亚刚提供)

免疫荧光检查,20%~30%患者血清中可以检测到抗基底膜带抗体。

【诊断和鉴别诊断】

大部分患者通过典型临床表现即可诊断,确诊需要组织病理活检和免疫荧光。瘢痕性类天疱疮与其他表皮下自身免疫性大疱病(包括 BP、EBA、线状 IgA 大疱性皮病)的鉴别非常困难,通常需要复杂的免疫病理研究。与寻常性天疱疮和非自身免疫性大疱性皮病的鉴别,根据组织病理和常规 IF 检查一般可资鉴别。

【治疗】

口腔黏膜和皮肤若出现片状局限性受累,局部用糖皮质激素是一线局部治疗药物。其他治疗有外用他克莫司和病灶内糖皮质激素注射。局部治疗反应欠佳的患者或出现广泛受累的患者,常使用全身性糖皮质激素和氨苯砜。通常泼尼松 0.25~0.5mg/(kg·d),1 次/d,晨间给药。6 个月内逐渐减少剂量并停用泼尼松。在泼尼松逐渐减量期间及之后,使用局部药物或系统药物(如氨苯砜、硫唑嘌呤、吗替麦考酚酯[2])作为糖皮质激素助减剂以维持临床改善。难治性患者还可加用免疫抑制剂、生物疗法,可能对口腔 MMP 有效。

【参考文献】

[1] KNEISEL A,HERTL M. Autoimmune bullous skin diseases:part 1:Clinical manifestations. J Dtsch Dermatol Ges,2011,9:844.

[2] KOUROSH A S,YANCEY K B. Therapeutic approaches to patients with mucous membrane pemphigoid. Dermatol Clin,2011,29:637.

第六节 妊娠性类天疱疮

妊娠性类天疱疮(pemphigoid gestationis)又称妊娠疱疹(herpes gestationis),是指明显与妊娠及增加胎儿早产风险相关的水疱性疾病。妊娠妇女中的发病率为 1/50 000~1/1700,该病仅发生于妊娠期或滋养层细胞肿瘤患者[1-2]。

【发病机制】

妊娠性类天疱疮患者的病理性 IgG 抗体(BP180)能在皮肤基底膜区结合于 BPAG2,BPAG2 是半桥粒中的一种跨细胞糖蛋白。IgG 能激活经典补体途径,促进嗜酸性粒细胞聚集,蛋白水解酶将表皮与真皮分离。据推测,父源 MHC Ⅱ型抗原诱导了母体产生针对羊膜基底膜的抗体,这些抗体能与皮肤发生交叉反应并导致母体(有时是新生儿)发病。

【临床表现】

瘙痒可能先于可见的皮损处发生,而皮损于妊娠中期或晚期或产后出现,皮疹常始于躯干,表现为围绕脐周的荨麻疹性斑块、丘疹或水疱,之后迅速扩散并形成大疱(图 16-39)。皮损也可见于手掌、足底,但少见于面部或黏膜。

【组织病理】

早期风团样皮损显示表皮和真皮乳头水肿,偶尔可见局灶性嗜酸性海绵样水肿。基底细胞坏死。表皮下水疱伴血管周围淋巴细胞和嗜酸性粒细胞浸润。取自病变或病变周围皮肤的直接免疫荧光检查可见 C3 在基底膜带呈线状沉积。出现这种 C3 沉积带对于妊娠期患者的妊娠性类天疱疮的诊断具有特异性。30%~40%的患者也存在抗基底膜带 IgG 抗体。

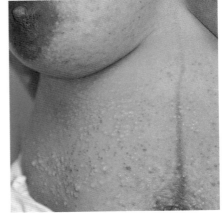

图 16-39 妊娠性类天疱疮。躯干密集水疱、大疱(左亚刚提供)

【诊断和鉴别诊断】

诊断需借助皮肤病理活检及免疫荧光检查。鉴别诊断包括疱疹样皮炎、接触性皮炎和药物反应等。妊娠性类天疱疮在疾病早期与 PUPPP 相似,PUPPP 通常起始于妊娠纹处,而妊娠性类天疱疮则起始于脐周,免疫荧光检查可以明确鉴别这两种疾病。妊娠、感染或药物引起的多形红斑可与妊娠性类天疱疮相似,常规组织学检查可鉴别。接触性皮炎和药物反应在体格检查方面的表现也相似,因此,详细询问用药史和环境因素暴露史可能有用。

【治疗】

治疗目的是缓解症状。局限性病变采取局部外用中效至强效糖皮质激素软膏进行初始治疗。也可口服非镇静类抗组胺药。如果无效,则全身性应用糖皮质激素,例如泼尼松 0.5mg/(kg·d)通常有效。新生儿的妊娠性类天疱疮患者,即使母体已维持应用大剂量糖皮质激素,病程也较轻缓并且会在数周内消退[3]。

【参考文献】

[1] LEHRHOFF S,POMERANZ M K. Specific dermatoses of pregnancy and their treatment. Dermatol Ther,2013,26(4):274-284.

[2] VAUGHAN JONES S,AMBROS-RUDOLPH C,NELSON-PIERCY C. Skin disease in pregnancy. BMJ,2014,348:g3489.

[3] AOYAMA Y,ASAI K,HIOKI K,et al. Herpes gestationis in a mother and newborn:immunoclinical perspectives based on a weekly follow-up of the enzyme-linked immunosorbent assay index of a bullous pemphigoid antigen noncollagenous domain. Arch Dermatol,2007,143(9):1168-1172.

第七节　线状 IgA 大疱性皮病

线状 IgA 大疱性皮病(linear immunoglobulin A bullous dermatosis,LABD),又称线状 IgA 病,是一种少见的、特发性或药物[1]诱导的自身免疫性水疱病,该病的特征是 IgA 在真皮表皮结合处呈线状沉积。发病年龄多在 60 岁以后,儿童患者的发病年龄通常在 6 个月至 10 岁。

【发病机制】

体液和细胞免疫反应都可能参与该病的发病机制。尤其是由抗体介导的局部炎症反应以及中性粒细胞和其他炎症细胞的蛋白水解酶释放所致组织损伤可能参与了皮肤和黏膜病变的形成。大多数 LABD 患者存在靶向基底膜带内 97kD 和 120kD 抗原的 IgA1 型抗体(是 BP180 的胞外部分)。

【临床表现】

儿童期 LABD 也称为"儿童期慢性大疱病",最常表现为在炎症或非炎症性皮肤水疱的急性形成,常伴瘙痒。新发水疱往往在正在消退的病变周围形成,从而导致呈现出弓形或环形外观。这种病变常被描述为串珠状、宝石王冠状或玫瑰花环状(图 16-40)。皮肤病变往往分布广泛,受累最严重的部位常常是会阴、下腹部和大腿内侧。可出现黏膜受累,最常见于口腔和眼部黏膜。

成人 LABD 患者的皮肤病变往往起病急骤,张力性水疱可能出现于正常皮肤或炎症性斑块内,病变好发于躯干、四肢伸侧、臀部和面部(尤其是口周)(图 16-41),可出现黏膜受累,最常见于口腔和眼部黏膜。伴剧烈瘙痒。

【组织病理】

LABD 的组织病理学检查结果是非特异的,常与疱疹样皮炎很类似。表皮下水疱及其下方以嗜中性粒细胞为主的浸润。也可能出现淋巴细胞、嗜酸性粒细胞及真皮乳头微脓肿(图 16-42)。直接免疫荧光检查需要从患者病灶周围皮肤(紧邻皮损的临床表现正常的皮肤)取少量组织活检,诊断性检查结果为真表皮连接处的线状 IgA 沉积带(图 16-43)。

【诊断和鉴别诊断】

LABD 诊断的金标准是直接免疫荧光法显示 IgA 沿基底膜带的线状沉积。鉴别诊断:疱疹样皮炎,其临床表现和组织病理学特征非常类似于 LABD,患者通常表现为头皮、四肢伸侧或臀部有簇集性小疱或大疱,DIF 有助于区分,疱疹样皮炎表现为真皮乳头内颗粒状 IgA 沉积。与 LABD 相比,大疱性类天疱疮组织病理学检查可发现更高比例的嗜酸性粒细胞,且 DIF 通常显示 IgG 和 C3 沿基底膜带线状沉积。

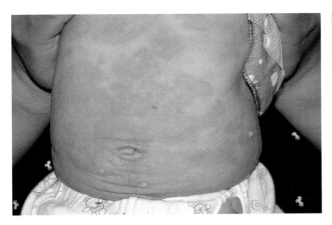

图 16-40　儿童线状 IgA 大疱性皮病。躯干红斑基础上散在水疱

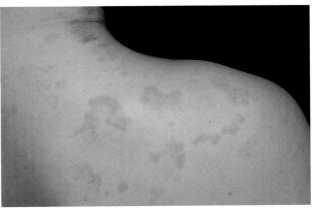

图 16-41　线状 IgA 大疱性皮病。肩背部环状红斑，边界清

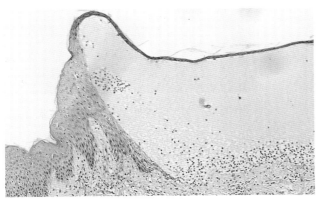

图 16-42　线状 IgA 大疱性皮病。表皮下水疱形成，疱液中可见嗜酸性纤维蛋白网及嗜酸性粒细胞（HE染色，×40）

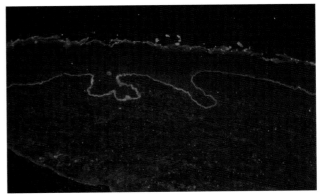

图 16-43　线状 IgA 大疱性皮病直接免疫荧光。IgA沿基底膜带呈线状沉积（何春霞提供）

【治疗】

一线治疗为氨苯砜，剂量为儿童 0.5~2mg/（kg·d），成人 50~150mg/d。辅助治疗包括局部用糖皮质激素[2]。二线治疗包括磺胺吡啶、磺胺甲氧嗪等磺胺类药物，或秋水仙碱。难治性病例应用免疫抑制剂可能有效。

【参考文献】

［1］FORTUNA G，SALAS-ALANIS J C，GUIDETTI E，et al. A critical reappraisal of the current data on drug-induced linear immu-noglobulin A bullous dermatosis：a real and separate nosological entity？ J Am Acad Dermatol，2012，66（6）：988-994.

［2］CULTON D A，DIAZ L A. Treatment of subepidermal immunobullous diseases. Clin Dermatol，2012，30（1）：95-102.

第八节　疱疹样皮炎

疱疹样皮炎（dermatitis herpetiformis，DH）是一种罕见的自身免疫性皮肤病，与对谷胶敏感有关。平均发病年龄为 40 岁（2~90 岁都可发病）。受累患者的典型表现为前臂、膝部、头皮或臀部出现剧烈瘙痒的炎症性丘疹和水疱。绝大部分 DH 患者还伴有麸质敏感性肠病（乳糜泻）。大多数此类患者的肠病无症状。

【发病机制】

DH 的发病机制比较复杂，被认为是对谷胶敏感的一种表现，最可能发生于具有遗传易感性的个体，几乎所有 DH 患者都携带 *HLA DQ2* 或 *HLA DQ8* 单倍型[1]。固有免疫系统和适应性免疫系统都可能会促发谷胶敏感的临床表现。

【临床表现】

DH 患者可能出现与麸质敏感有关的皮肤、口腔以及胃肠道表现。皮肤的典型临床表现是成簇排列（疱疹样）的多发性剧烈瘙痒的丘疹及水疱（图 16-44，图 16-45）。轻症患者的皮损局限于少数局部区域，如膝部或前臂伸侧；重症患者的皮损广泛分布于躯干及四肢，面部以及腹股沟较少受累。皮损愈合后可出现炎症后色素改变，通常不遗留瘢痕。

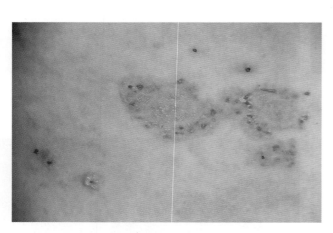

图 16-44　疱疹样皮炎。腹部淡红斑，边缘水疱

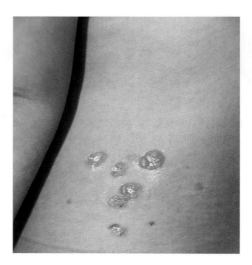

图 16-45　疱疹样皮炎。水疱排列呈环状

【组织病理】

表皮下 IgA 沉积以及嗜中性粒细胞在浅表真皮中浸润是本病的特征表现（图 16-46）。最早期的皮损可能仅表现为真皮乳头尖端有嗜中性粒细胞、纤维蛋白聚集。超过 48h 的皮损则开始表现为表皮下乳头尖端水疱形成，最终融合形成更大的且含有嗜中性粒细胞、嗜酸性粒细胞以及纤维蛋白的表皮下水疱。真皮层常见血管周围淋巴组织细胞浸润，并伴有数量不定的嗜中性粒细胞以及嗜酸性粒细胞（图 16-47）。

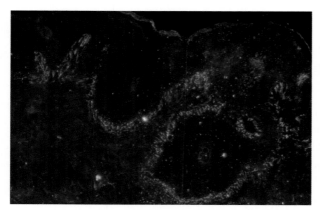

图 16-46　疱疹样皮炎直接免疫荧光。IgA 沿基底膜带呈颗粒状沉积（何春霞提供）

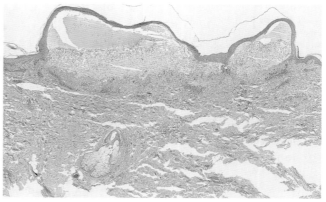

图 16-47　疱疹样皮炎。表皮下大疱形成，疱液中有嗜酸性纤维蛋白网及大量嗜中性粒细胞，真皮浅层较多淋巴细胞、组织细胞及嗜中性粒细胞浸润（HE 染色，×40）

【诊断和鉴别诊断】

DH 诊断的金标准是直接免疫荧光法，从皮损处周围的皮肤（毗邻皮损且外观正常的皮肤）获取活检标本，显示真皮乳头内颗粒状 IgA 沉积，也可能存在 IgM 和 C3 沉积。组织病理、血清学检查也有助于诊断[2]。

鉴别诊断应考虑存在抓挠致皮肤破损和炎症性丘疹的剧烈瘙痒性疾病，如特应性皮炎、疥疮和节肢动物叮咬。还包括其他表皮下水疱形成性疾病,如 BP、线状 IgA 大疱性皮病以及大疱性系统性红斑狼疮,这些疾病的水疱形成比 DH 更为明显。然而,在 BP 的前驱期,水疱可能很轻微甚至无疱。仔细评估患者的病史以及临床表现、组织病理、免疫病理和血清学表现通常能成功区分 DH 与其他疾病。

【治疗】

氨苯砜和无麸质饮食是该病的主要处理方法。对于不能耐受氨苯砜的患者,可使用其他磺胺类药物。外用超强效糖皮质激素有助于缓解瘙痒。系统用糖皮质激素通常对 DH 无效。

【参考文献】

[1] BONCIANI D,VERDELLI A,BONCIOLINI V,et al. Dermatitis herpetiformis:from the genetics to the development of skin lesions. Clin Dev Immunol,2012,2012:239691.

[2] REUNALA T,SALMI T T,HERVONEN K,et al. IgA antiepidermal transglutaminase antibodies in dermatitis herpetiformis:a significant but not complete response to a gluten-free diet treatment. Br J Dermatol,2015,172(4):1139-1141.

（李丽　晋红中）

第十七章

其他无菌性脓疱、大疱性皮肤病

DF	dyskeratosis follicularis	毛囊角化不良
DIF	direct immunofluorescence	直接免疫荧光
EBA	epidermolysis bullosa acquisita	获得性大疱性表皮松解症
EP	epidermolitic pemphigoid	表皮松解型类天疱疮
EPDS	erosive pustular dermatosis of the scalp	头皮糜烂脓疱性皮病
FCBP	familial chronic benign pemphigus	家族性良性慢性天疱疮
HLA	human leukocyte antigen	人类白细胞抗原
Ig	immunoglobulin	免疫球蛋白
IVIG	intravenous immunoglobulin	静脉注射免疫球蛋白
KF	keratosis follicularis	毛囊角化病
PAD	papular acantholytic dermatosis	丘疹性棘层松解性皮病
TAD	transient acantholytic dermatosis	暂时性棘层松解性皮病

第一节　获得性大疱性表皮松解症

获得性大疱性表皮松解症(epidermolysis bullosa acquisita,EBA),又名表皮松解型类天疱疮(epidermo-lytic pemphigoid),是一种少见的自身免疫性慢性大疱性皮病,Ⅶ型胶原是靶抗原。HLA-DR2 与本病有一定关系。EBA 临床上分为两型:炎症型和经典型。炎症型表现多样,可类似于大疱性类天疱疮、黏膜类天疱疮等;经典型多在摩擦部位出现水疱,愈后留有瘢痕和粟丘疹。

【发病机制】

发病可能与遗传、自身免疫因素相关。Ⅶ型胶原是本病的靶抗原,患者血清中含有Ⅶ型胶原 IgG 型抗体,以 IgG1、IgG4 为主。具体发病机制尚不明确,目前认为是特异性抗体与基底膜中的Ⅶ型胶原结合形成免疫复合物,并激活补体,产生趋化因子和吸引中性粒细胞至基底膜,中性粒细胞释放蛋白酶,从而导致表皮真皮分离形成水疱[1-2]。

【临床表现】

EBA 常发生于成人,但也可见于儿童。可分为经典型与炎症型。经典型表现为以肢端分布为主的非炎症性水疱,愈合后留有瘢痕、粟丘疹为特征。皮损常发生于易受外伤和受压的部位,如手足、肘膝关节伸侧,在无炎症皮肤上出现水疱、大疱,部分为出血性,发展成脱屑、结痂、糜烂,愈合后留下萎缩性瘢痕及粟丘疹。炎症型表现多样,可类似于大疱性类天疱疮、黏膜类天疱疮、IgA 大疱性皮病等。20%~60%的EBA 患者可在血清中检查到Ⅶ型胶原的 IgG 抗体,67%~82%的患者 HLA-DR2 阳性。可合并消化、内分泌、免疫、血液、感染、肿瘤等多方面的疾病以及其他皮肤病,其中以炎症性肠病与糖尿病常见(图17-1~图17-7)。

【组织病理】

经典型为摩擦性水疱,表现为"乏细胞"的表皮下水疱,疱液中仅有少许红细胞和纤维素,疱腔内或真皮内常无明显炎症细胞浸润。有时可有少量嗜中性粒细胞、组织细胞和嗜酸性粒细胞。疱顶是基底膜带。经常可见附近真皮有明显的瘢痕形成,也常有粟丘疹(图17-8~图17-12)。

炎症型的表现为表皮下水疱,伴有混合炎性细胞浸润,包括淋巴细胞、组织细胞和明显的嗜中性粒细胞和嗜酸性粒细胞。常以嗜中性粒细胞为主,早期皮损中,嗜中性粒细胞常呈线性分布于表皮真皮交界处。偶尔嗜酸性粒细胞浸润明显。口腔损害表现为黏膜下水疱,疱内有红细胞及炎症细胞。

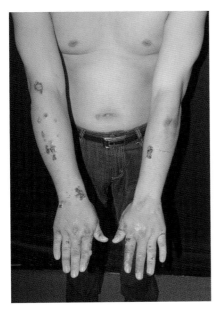

图 17-1　获得性大疱性表皮松解症。双上肢伸侧红斑、糜烂、水疱

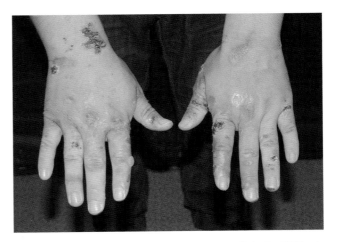

图 17-2　获得性大疱性表皮松解症。双手背红斑、糜烂、水疱,局部见瘢痕及粟丘疹

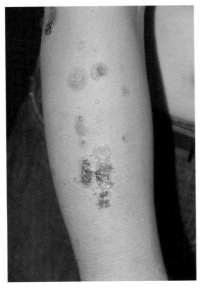

图 17-3　获得性大疱性表皮松解症。右上肢伸侧红斑、糜烂、水疱、大疱

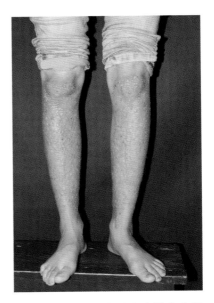

图 17-4　白色丘疹型大疱性表皮松解症。双侧胫前密集皮色丘疹、结节

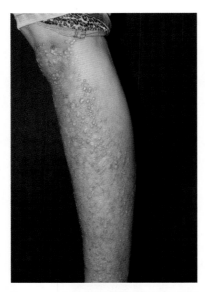

图 17-5　白色丘疹型大疱性表皮松解症。胫前密集丘疹、结节

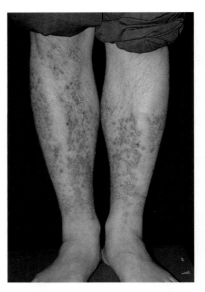

图 17-6　痒疹型大疱性表皮松解症。双胫前密集分布暗红色结节

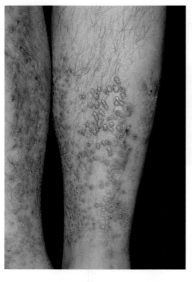

图 17-7　痒疹型大疱性表皮松解症。胫前密集分布暗红色结节,表面抓痕、结痂

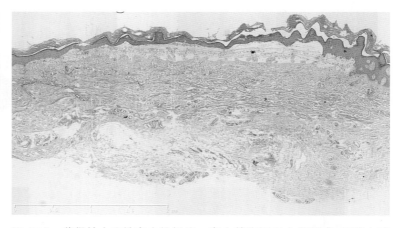

图 17-8　获得性大疱性表皮松解症。表皮基底层下水疱形成,疱液中可见红细胞、少量炎症细胞,真皮血管扩张,血管周围炎症细胞浸润(HE 染色,×40)

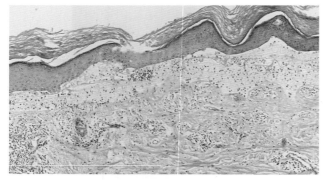

图 17-9　获得性大疱性表皮松解症。表皮基底层下水疱形成,疱液中见红细胞及嗜中性粒细胞、嗜酸性粒细胞,真皮血管扩张,血管周围炎症细胞浸润(HE 染色,×100)

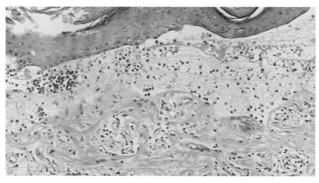

图 17-10　获得性大疱性表皮松解症。疱液中见红细胞、嗜中性粒细胞、淋巴细胞、嗜酸性粒细胞浸润(HE 染色,×200)

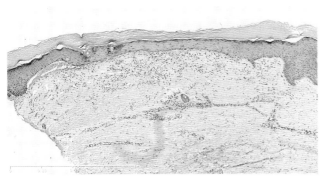

图 17-11　痒疹型大疱性表皮松解症。角化过度，棘层肥厚，基底层下大疱形成，疱液中见红细胞（HE 染色，×40）

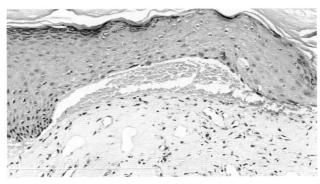

图 17-12　痒疹型大疱性表皮松解症。基底层下大疱形成，疱液中见红细胞，无炎症细胞浸润，疱底血管扩张（HE 染色，×200）

直接免疫荧光可见 IgG、C3 线状沉积于基底膜带。间接免疫荧光也可见 IgG 抗体。盐裂皮肤间接免疫荧光可见抗体沉积于真皮侧。

【诊断和鉴别诊断】

经典型 EBA 可根据易受外伤部位发生水疱，愈后遗留瘢痕、粟丘疹，直接免疫荧光可见基底膜带有 IgG 线状沉积等表现诊断。炎症型常误诊为其他疾病，最终通过免疫电镜或盐裂皮肤间接免疫荧光诊断为 EBA。Gammon 等[3]估计大约有 5%～10%的大疱性类天疱疮患者实际为 EBA。鉴别诊断包括：

营养不良型 EBA：常染色体显性遗传的营养不良型 EBA 与 EBA 表现类似。前者常有家族史，多在早期发病，直接免疫荧光阴性。

类天疱疮：炎症型可与大疱性类天疱疮、瘢痕性类天疱疮的临床表现、免疫荧光类似。盐裂皮肤间接免疫荧光检查，大疱性类天疱疮 IgG 位于表皮侧，瘢痕性类天疱疮 IgG 多位于表皮侧，或位于双侧但表皮侧滴度较高，可与 EBA 鉴别。

迟发性皮肤卟啉症：皮损也可表现为水疱、糜烂，愈后遗留瘢痕、粟丘疹，组织病理也可见表皮下水疱，直接免疫荧光 IgG 沉积在真皮血管壁和表皮-真皮交界处。但皮损多分布在暴露部位，生化检查可在血、尿、便中检测到尿卟啉。

【治疗】

EBA 的治疗目前存在一些困难。一方面，机械性大疱具有常规治疗抵抗的特点；另一方面，EBA 发病率低，影响了其相关研究。目前对于 EBA 的治疗大多数来自于经验。

EBA 的一线治疗是秋水仙碱[4-5]，在许多报道中，高剂量的秋水仙碱在经典型与炎症型的 EBA 中是有效的，且相对其他药物副作用较小。炎症型 EBA 一般系统应用糖皮质激素，但经典型 EBA 一般对于糖皮质激素抵抗。其他免疫抑制剂，如硫唑嘌呤、甲氨蝶呤、环磷酰胺、氨苯砜、金制剂、环孢素、磺胺类药物也有所报道，但由于这类药物副作用大，一般用于难治性病例。体外光化学疗法在多例报道中均有改善，甚至一些患者不再需要糖皮质激素及其他补充疗法[6]。

对于一些难治性病例，IVIG、血浆置换、利妥昔单抗也可以尝试。在一项回顾性研究中[7]，使用 IVIG 治疗 10 例常规治疗无效的患者，无论是经典型还是炎症型患者，均取得较好的疗效，且在长期的随访中无复发。在一些病例报道中[8-9]，常规治疗无效的患者使用利妥昔单抗后病情取得缓解。血浆置换能减少循环中针对Ⅶ型胶原的抗体，从而减轻炎症的进展。

【参考文献】

［1］WOODLEY D T，BRIGGAMAN R A，O'KEEFE E J，et al. Identification of the skin basement-membrane autoantigen in epidermolysis bullosa acquisita. N Engl J Med，1984，310（16）：1007-1013.

［2］GUPTA R，WOODLEY D T，CHEN M. Epidermolysis bullosa acquisita. Clin Dermatol，2012，30（1）：60-69.

［3］GAMMON W R，BRIGGAMAN R A，WHEELER C E，Jr. Epidermolysis bullosa acquisita presenting as an inflammatory bullous disease. J Am Acad Dermatol,1982,7(3):382-387.

[4] MEGAHED M,SCHARFETTER-KOCHNEK K. Epidermolysis bullosa acquisitasuccessful treatment with colchicine. Arch Dermatol Res,1994,286(1):35-46.

[5] CUNNINGHAM B B,KIRCHMANN T T,WOODLEY D T. Colchicine for epidermolysis bullosa (EBA). J Am Acad Dermatol,1996,34(5 Pt 1):781-784.

[6] ADAMSKI J,KINARD T,IPE T,et al. Extracorporeal photopheresis for the treatment of autoimmune diseases. Transfus Apher Sci,2015,52(2):171-182.

[7] AHMED A R,GÜRCAN H M. Treatment of epidermolysis bullosa acquisita with intravenous immunoglobulin in patients non-responsive to conventional therapy:clinical outcome and post-treatment long-term follow-up. J Eur Acad Dermatol Venereol,2012,26(9):1074-1083.

[8] KIM J H,LEE S E,KIM S C. Successful treatment of epidermolysis bullosa acquisita with rituximab therapy. J Dermatol,2012,39(5):477-479.

[9] MCKINLEY S K,HUANG J T,TAN J,et al. A case of recalcitrant epidermolysis bullosa acquisita responsive to rituximab therapy. Pediatr Dermatol,2014,31(2):241-244.

第二节　毛囊角化病

毛囊角化病(keratosis follicularis),又称 Darier 病、Darier-White 病、毛囊角化不良(dyskeratosis follicularis)。1889 年由 Jean Darier、James C White 报道,是一种少见的常染色体显性遗传性慢性角化性皮肤病,基因定位于 12q23-24,但也有部分患者无相关家族史。7~20 岁发病,青春期是发病高峰年龄,少数患者 51~70 岁发病。临床表现主要为红色或褐色的角化性丘疹,常伴有瘙痒,并常融合形成斑块,病理上主要表现为角化不良与棘层松解。

【病因与发病机制】

毛囊角化病是由位于常染色体 12q23-24 的 *ATP2A2* 基因突变,引起肌浆/内质网钙离子 ATP 酶 SER-CA2 功能异常,从而使内质网中钙离子存储不足[1],进而损害连接蛋白(如桥粒斑蛋白、张力细丝蛋白等)的正常加工。由于连接蛋白的功能异常,一方面造成棘层松解,形成水疱[2],另一方面由于内质网未折叠蛋白的蓄积,造成细胞凋亡[3]。

【临床表现】

皮损多分布在躯干皮脂溢出部位、头皮、面部、侧颈部以及间擦部位,初为红色至褐色的角化性丘疹,上覆痂皮,去除后丘疹顶端露出漏斗状小凹,丘疹可增大成乳头瘤样,并趋于融合,罕见无菌性水疱、大疱(图17-13,图17-14)。皮疹常有瘙痒,并伴有恶臭。掌跖部位常有角化过度,有点状凹陷、点状角化伴局限性皮嵴破坏,手背、足背、胫前有类似扁平疣状丘疹。甲改变为红色、白色纵纹,甲下角化过度,甲质地变脆,游离缘可见小切口,指甲较趾甲多见。黏膜也可受累,如口腔、咽、喉、食管、肛门直肠黏膜等部位,常在硬腭上有小的白色丘疹,有时可见大的结节和疣状斑块。本病常在夏季加重,紫外线照射、出汗、高温、封闭等均是本病的加重因素,部分双相情感障碍患者服用碳酸锂能加重病情。本病慢性病程,部分患者可随年龄增长病情减轻,但不会自行缓解。本病常合并有感染、唾液腺肿胀、唾液腺炎、角膜受损、眼内炎、神经精神疾病等。

【组织病理】

毛囊角化病最主要的组织学特征为棘层松解和角化不良。棘层松解造成基底层上裂隙形成,角化不良的角质形成细胞为圆体细胞和谷粒细胞。圆体在颗粒层最为显著,为体积增大的角质形成细胞,细胞核深染,外周有透明的晕;谷粒是角质层中扁平卵圆形细胞,因形似谷粒而得名,内有拉长、固缩的核。典型皮损中可见角化过度、角化不全、棘层肥厚,棘层松解下方有基底层上裂隙形成,罕见水疱,裂隙下方的真皮乳头向上增生,伸进疱腔中形成绒毛,疱顶上角质层中有谷粒,邻近上皮有数量不等的圆体。真皮浅层血管周围可见淋巴细胞浸润(图17-15,图17-16)。

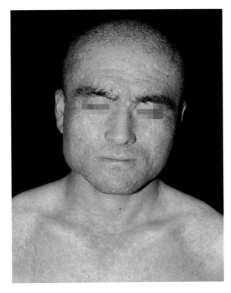

图 17-13　毛囊角化病。面颈密集角化性丘疹

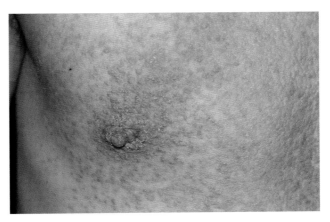

图 17-14　毛囊角化病。胸部密集褐色毛囊性丘疹,趋于融合

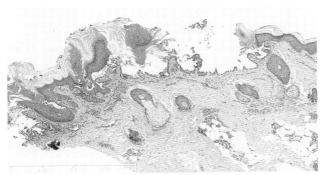

图 17-15　毛囊角化病。表皮基底层上方裂隙性水疱形成,见棘层松解细胞、圆体、谷粒细胞(HE 染色,×40)

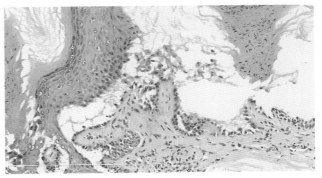

图 17-16　毛囊角化病。裂隙中可见棘层松解细胞、圆体、谷粒细胞(HE 染色,×200)

【诊断和鉴别诊断】

根据临床表现与病理检查结果,诊断不难,但有时需与以下疾病鉴别:

1. 暂时性棘层松解性皮病　中年人多见,一般无家族史,皮损好发于躯干,皮损以丘疹、丘疱疹为主,皮损不融合,无掌跖、指甲和黏膜损害,病理表现上二者鉴别存在困难。

2. 家族性良性慢性天疱疮　病理上表皮角化不良较少见,在早期形成裂隙,成熟后形成大量不完全棘层松解,形似“倒塌的墙砖”,并有基底层上的水疱和大疱。

3. 增殖型天疱疮　常表现为间擦部位、头皮、面部的松弛性大疱,迅速进展为增殖性或乳头样增生斑块,发病年龄较晚,组织学特征表现为嗜酸性粒细胞聚集,DIF 表现为细胞间荧光着色等。

4. 疣状角化不良瘤　常为头部或颈部的单个脐窝状结节,乳头状结节更明显。

【治疗】

轻症患者无须药物治疗,穿轻薄衣物及使用遮光剂,保持局部清洁,减少局部摩擦,防止燥热、出汗及日晒等因素导致症状加重。

局部治疗可外用维 A 酸及其相关衍生物,也可使用糖皮质激素霜或软膏、水杨酸、煤焦油、硫黄软膏,也有报道外用 5-氟尿嘧啶[4]、双氯芬酸钠[5]治疗有效。

系统治疗口服维 A 酸类药物治疗有效率达 90%,少数严重患者可口服环孢素治疗[6-7]。对常规治疗无效的局部顽固型皮损的治疗可选用外科治疗,包括皮肤磨削术、电外科法、激光消融、激光重建[8]、手术切除[9]以及光动力疗法[10],但目前尚未经临床试验评估,效果仍有待观察。

【参考文献】

[1] FOGGIA L,ARONCHIK I,ABERG K,et al. Activity of the hSPCA1 Golgi Ca^{2+} pump is essential for Ca^{2+}-mediated Ca^{2+} response and cell viability in Darier disease. J Cell Sci,2006,119(Pt 4):671-679.

[2] DHITAVAT J,DODE L,LESLIE N,et al. Mutations in the sarcoplasmic/endoplasmic reticulum Ca^{2+} ATPase isoform cause Darier's disease. J Invest Dermatol,2003,121(3):486-489.

[3] DHITAVAT J,COBBOLD C,LESLIE N,et al. Impaired trafficking of the desmoplakins in cultured Darier's disease keratinocytes. J Invest Dermatol,2003,121(6):1349-1355.

[4] ENGIN B,KUTLUBAY Z,ERKAN E,et al. Darier disease:a fold (intertriginous) dermatosis. Clin Dermatol,2015,33(4):448-451.

[5] MILLÁN-PARRILLA F,RODRIGO-NICOLÁS B,MOLÉS-POVEDA P,et al. Improvement of Darier disease with diclofenac sodium 3% gel. J Am Acad Dermatol,2014,70(4):e89-89,90.

[6] MARTINI P,PEONIA G,BENEDETTI A,et al. Darier-White syndrome and cyclosporin. Dermatology,1995,190(2):174-175.

[7] ENGIN B,KUTLUBAY Z,ERKAN E,et al. Darier disease:a fold (intertriginous) dermatosis. Clin Dermatol,2015,33(4):448-451.

[8] KRAKOWSKI A C,NGUYEN T A,EICHENFIELD L F. Treatment of segmental keratosis follicularis (Darier disease) using ablative fractional laser resurfacing. Dermatol Surg,2015,41(4):516-518.

[9] AVERY H L,HUGHES B R,COLEY C,et al. Clinical improvement in Darier's disease with photodynamic therapy. Australas J Dermatol,2010,51(1):32-35.

[10] AHCAN U,DOLENC-VOLJC M,ZIVEC K,et al. The surgical treatment of hypertrophic intertriginous Darier's disease. J Plast Reconstr Aesthet Surg,2009,62(11):e442-446.

第三节 暂时性棘层松解性皮病

暂时性棘层松解性皮病(transient acantholytic dermatosis),又名 Grover 病(Grover disease)、丘疹性棘层松解性皮病(papular acantholytic dermatosis),最初在 1970 年由 Grover 首先报道。本病是一种原发性、获得性、一过性的瘙痒性、丘疹水疱性棘层松解性皮病。病因不明,好发于 40 岁以上的中老年人,主要表现为躯干部位瘙痒性的、红斑性的、非毛囊性的丘疹、丘疱疹。病理上主要表现为棘层松解,并有程度不同的角化不良和表皮内裂隙。

【发病机制】

病因与发病机制不明确,受热、出汗、日晒、电离辐射、终末期肾病、机械性刺激或长期卧床等因素均可能为致病因素[1]。另外,还有少量报道显示,该病与感染[2]、药物[3-5]等因素相关。

【临床表现】

皮损好发于躯干,也可见于四肢、面颈部,但掌跖部一般不受累。皮疹常表现为散在的皮色或红棕色,1~3mm 的圆形丘疹或丘疱疹。常有严重瘙痒。急性起病,多能自然缓解,皮疹常为暂时性的,但也可能是慢性复发病程,常见于反复严重日光晒伤的男性。

【组织病理】

暂时性棘层松解性皮病最常见的病理表现为局灶性棘层松解及角化不良。病理表现可模拟毛囊角化病、家族性良性慢性天疱疮及天疱疮样表现,也可表现为表皮内棘层水肿、棘层松解。毛囊角化病样的角化不良突出,可见圆体、谷粒,基底膜上有裂隙形成。

【诊断和鉴别诊断】

临床表现上与痱子、虫咬皮炎、脂溢性皮炎、痤疮、毛囊炎等相似,但组织病理可与之区分。组织病理改变可模拟毛囊角化病、家族性良性慢性天疱疮及天疱疮等,但临床表现完全不同。

【治疗】

首先应当避免阳光暴晒、剧烈运动、穿着紧身衣物、受热等。患者局部外用糖皮质激素[6]、卡泊三醇[7]

等药物治疗皮损有效,也可口服抗组胺药缓解瘙痒。口服糖皮质激素能够控制炎症及症状,但常在停药后病情复发[8]。难治性病例可口服维 A 酸类药物[9]、光疗[10]、光动力[11]等方法进行治疗。

【参考文献】

[1] QUIRK C J,HEENAN P J. Grover's disease:34 years on. Australas J Dermatol,2004,45(2):83-86;quiz 87-88.

[2] BUNCE P A,STANFORD D G. Grover's disease secondarily infected with herpes simplex virus and Staphylococcus aureus:case report and review. Australas J Dermatol,2013,54(4):e88-91.

[3] ANFORTH R,FERNANDEZ-PEñAS P,LONG G V. Cutaneous toxicities of RAF inhibitors. Lancet Oncol, 2013, 14(1):e11-18.

[4] TSCHARNER G G,BÜHLER S,BORNER M,et al. Grover's disease induced by cetuximab. Dermatology,2006,213(1):37-39.

[5] ANTUNES I,AZEVEDO F,MESQUITA-GUIMARãES J,et al. Grover's disease secondary to ribavirin. Br J Dermatol,2000,142(6):1257-1258.

[6] STREIT M,PAREDES B E,BRAATHEN L R,et al. Transitory acantholytic dermatosis(Grover disease). An analysis of the clinical spectrum based on 21 histologically assessed cases. Hautarzt,2000,51(4):244-249.

[7] MOTA A V,CORREIA T M,LOPES J M,et al. Successful treatment of Grover's disease with calcipotriol. Eur J Dermatol,1998,8(1):33-35.

[8] ERÖS N,KOVÁCS A,KÁROLYI Z. Successful treatment of transient acantholytic dermatosis with systemic steroids. J Dermatol,1998,25(7):469-475.

[9] HELFMAN R J. Grover's disease treated with isotretinoin. Report of four cases. J Am Acad Dermatol,1985,12(6):981-984.

[10] BREUCKMANN F,APPELHANS C,ALTMEYER P,et al. Medium-dose ultraviolet A1 phototherapy in transient acantholytic dermatosis(Grover's disease). J Am Acad Dermatol,2005,52(1):169-170.

[11] LIU S,LETADA P R. Successful novel treatment of recalcitrant transient acantholytic dermatosis(Grover disease)using red light 5-aminolevulinic acid photodynamic therapy. Dermatol Surg,2013,39(6):960-961.

第四节　家族性良性慢性天疱疮

家族性良性慢性天疱疮(familial chronic benign pemphigus)在 1939 由 Hailey 兄弟首先报道,因此又称为 Hailey-Hailey 病(Hailey-Hailey disease)。该病是一种常染色体显性遗传病,常在 10~20 岁发病,表现为间擦部位的水疱、大疱、糜烂。典型病理表现为不完全棘层松解,形似“倒塌的墙砖”。

【病因及发病机制】

主要是由 3q21-24 上的 ATP2C1 基因上多个突变引起,ATP2C1 基因编码的 hSPCA1 分布在高尔基体的质膜上[1],维持高尔基体的钙、锰等离子浓度。ATP2C1 基因突变,导致高尔基体内钙、锰等离子浓度无法维持,进而使连接蛋白加工受限[2],在外界刺激下棘层松解,形成裂隙、水疱、大疱。另有研究[3]发现微小 RNA(micro RNA,miRNA)如 miR-181a、miR-125b、mi-R99a 在皮损中表达升高,而 miR-106a 则表达下降,可能与发病有一定关系。

【临床表现】

好发于颈、项部、腋窝、腹股沟等间擦部位,病变可局限与上述 1~2 处,也可以泛发。皮损初发为红斑或正常皮肤上的成群的小水疱或大疱,Nikolsky 征阳性,后水疱破裂后留下糜烂、结痂。皮损中心可干燥、结痂,周边出现新发皮损,从而形成环形皮损。病变常伴有瘙痒、恶臭,有时有痛性皲裂(图 17-17,图 17-18)。

少数患者可有黏膜损害,主要累及口腔、喉、食管、外阴及阴道,有时外阴有 3~5 个尖锐湿疣样丘疹。多数患者指甲有无症状的白色纵行条纹。皮损的发生与外伤、压力、紫外线照射有关。病情冬轻夏重。病程慢性,预后良好,病情随年龄能有缓解。水疱、糜烂处易合并细菌、真菌、病毒等感染,感染可加重病情。

【组织病理】

最主要的病理学表现为广泛分布的完全或不完全的棘层松解,形似倒塌的墙砖。早期皮损为基底层

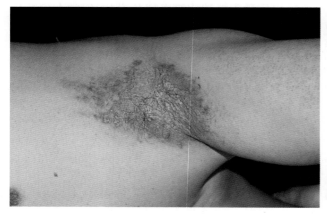
图 17-17　家族性良性慢性天疱疮。腋窝红斑、糜烂、浸渍

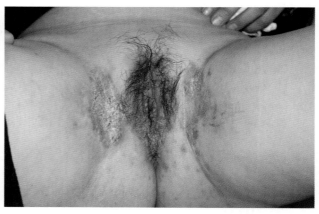
图 17-18　家族性良性慢性天疱疮。双侧腹股沟及大阴唇红斑、糜烂、浸渍

上的裂隙,成熟皮损为大量棘层松解伴有基底层上的水疱或大疱,部分细胞保留一些连接,因此为不完全的棘层松解,形似"倒塌的墙砖"。偶尔可见角化不良细胞,与毛囊角化病中所见与"圆体""谷粒"类似。与毛囊角化病类似的另一点是,真皮乳头向上增生,伸进裂隙、疱腔中,形成绒毛。真皮浅层血管周围可见淋巴细胞浸润。直接免疫荧光呈阴性(图 17-19,图 17-20)。

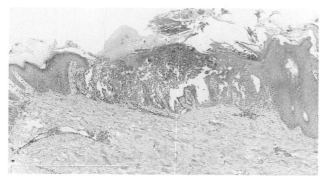
图 17-19　家族性良性慢性天疱疮。角化不全,表皮内裂隙,见大量棘层松解细胞,呈倒塌砖墙样(HE 染色,×40)

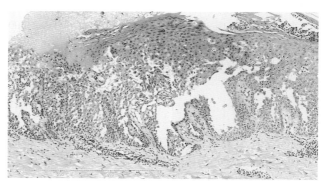
图 17-20　家族性良性慢性天疱疮。表皮内裂隙性水疱,见大量棘层松解细胞,呈倒塌砖墙样,并可见角化不良细胞(HE 染色,×100)

超微结构中,主要特征为桥粒张力细丝复合体异常,桥粒减少,张力细丝集聚形成团块,核周张力细丝聚积,角质形成细胞膜有微绒毛形成。

【诊断和鉴别诊断】

家族性良性慢性天疱疮病变可模拟脓疱疮、湿疹、念珠菌间擦疹、体癣,且局部使用抗菌药、糖皮质激素可有反应,但结合家族史、组织病理表现及指甲纵行白纹可诊断。

组织病理上本病需与天疱疮、毛囊角化病鉴别。毛囊角化病主要为脂溢部位发生的角化性丘疹,甲部病变也与本病存在差异,组织病理主要为基底层上方的小裂隙,不形成大疱,棘层松解程度不及本病,角化不良更显著。

寻常型天疱疮口腔黏膜损害常见且严重,可累及附属器结构,但不见角化不良细胞,直接免疫荧光可见有 IgG、补体等沉积,间接免疫荧光也为阳性。家族性良性慢性天疱疮的间擦部位增殖皮损与增殖型天疱疮相似,但可根据家族史、间接免疫荧光鉴别。

【治疗】

一般情况下,患者应注意避光,穿着面料轻柔、吸水性强的衣物,避免摩擦和出汗。

局部治疗方面,外用糖皮质激素可改善疾病的转归,尤其是使用弱效糖皮质激素间歇应用可防止糖皮质激素副作用,严重病例可外用环孢素[4]及他卡西醇[5]、骨化三醇[6-7]、他克莫司[8]。另有报道外用5-氟尿嘧啶[9]、氧化锌[10]治疗有效。局部注射肉毒素可以通过减少汗液分泌而缓解病情[11]。

系统用药目前疗效均不确切,糖皮质激素偶尔被用于控制严重病情,也有报道环孢素[12]、甲氨蝶呤[13]、多西环素[14]、维A酸类药物[15]治疗有效。除此之外,皮肤磨削术、CO_2激光、铒:YAG激光、窄谱中波紫外线、光动力、冷冻、皮肤移植等疗法均被证明有效。

如有感染,可局部或系统进行抗感染治疗。特比萘芬不仅具有抗真菌作用,在体内还具有抗炎作用,有报道使用特比萘芬治疗效果良好的案例[16]。

【参考文献】

[1] HU Z,BONIFAS J M,BEECH J,et al. Mutations in ATP2C1,encoding a calcium pump,cause Hailey-Hailey disease. Nat Genet,2000,24(1):61-65.

[2] MISSIAEN L,RAEYMAEKERS L,DODE L,et al. SPCA1 pumps and Hailey-Hailey disease. Biochem Biophys Res Commun,2004,322(4):1204-1213.

[3] SALVATORE M,MAGRELLI A,TARUSCIO D. The role of microRNAs in the biology of rare diseases. Int J Mol Sci,2011,12(10):6733-6742.

[4] JITSUKAWA K,RING J,WEYER U,et al. Topical cyclosporine in chronic benign familial pemphigus (Hailey-Hailey disease). J Am Acad Dermatol,1992,27(4):625-626.

[5] JEON S Y,HA S M,KO D Y,et al. Hailey-hailey disease treated with topical tacalcitol. Ann Dermatol,2013,25(3):389-390.

[6] BIANCHI L,CHIMENTI M S,GIUNTA A. Treatment of Hailey-Hailey disease with topical calcitriol. J Am Acad Dermatol,2004,51(3):475-476.

[7] RAJPARA S M,KING C M. Hailey-Hailey disease responsive to topical calcitriol. Br J Dermatol,2005,152(4):816-817.

[8] ROCHA P F,FIDALGO A,BAPTISTA J,et al. Topical tacrolimus in Hailey-Hailey disease. Int J Tissue React,2005,27(4):151-154.

[9] DAMMAK A,CAMUS M,ANYFANTAKIS V,et al. Successful treatment of Hailey-Hailey disease with topical 5-fluorouracil. Br J Dermatol,2009,161(4):967-968.

[10] PAGLIARELLO C,PARADISI A,DIANZANI C,et al. Topical tacrolimus and 50% zinc oxide paste for Hailey-Hailey disease:less is more. Acta Derm Venereol,2012,92(4):437-438.

[11] LóPEZ-FERRER A,ALOMAR A. Botulinum toxin A for the treatment of familial benign pemphigus. Actas Dermosifiliogr,2012,103(6):532-535.

[12] VARADA S,RAMIREZ-FORT M K,ARGOBI Y,et al. Remission of refractory benign familial chronic pemphigus (hailey-hailey disease) with the addition of systemic cyclosporine. J Cutan Med Surg,2015,19(2):163-166.

[13] D'ERRICO A,BONCIANI D,BONCIOLINI V,et al. Hailey-Hailey disease treated with methotrexate. J Dermatol Case Rep,2012,6(2):49-51.

[14] LE SACHÉ-DE PEUFEILHOUX L,RAYNAUD E,BOUCHARDEAU A,et al. Familial benign chronic pemphigus and doxycycline:a review of 6 cases. J Eur Acad Dermatol Venereol,2014,28(3):370-373.

[15] SÁRDY M,RUZICKA T. Successful therapy of refractory Hailey-Hailey disease with oral alitretinoin. Br J Dermatol,2014,170(1):209-211.

[16] LEW T T,KAUR M R,HAGUE J S. Oral terbinafine as an alternative treatment for Hailey-Hailey disease. Clin Exp Dermatol,2013,38(8):929-930.

第五节 头皮糜烂脓疱性皮病

头皮糜烂脓疱性皮病(erosive pustular dermatosis of the scalp)是由Pye等[1]在1979年首先报道的一种慢性非感染性皮病,主要发生于老年女性。病因不明,Grattan等[2]认为局部外伤与日晒伤是发病的重要原因。也有报道在手术、冷冻治疗、CO_2激光、放射治疗、光动力疗法、外用维A酸、5-氟尿嘧啶、咪喹莫特等治疗及带状疱疹、新生儿产伤后发病[3-4]。有报道一例多发脑转移的非小细胞肺癌患者行放射治疗后,口服吉非替尼3年,发生头皮糜烂脓疱性皮病[5]。

【临床表现】

初始皮损为无症状的水肿、脓疱,后形成边界清楚的糜烂、结痂,病变进展为瘢痕性脱发,并可继发细菌、真菌感染。愈合后形成的瘢痕可能发展为鳞状细胞癌[6]。

【组织病理】

组织病理表现不特异。表皮缺失、灶性萎缩、角化不全、角层下脓疱,真皮中可见多种炎性细胞浸润,包括淋巴细胞、嗜中性粒细胞、异物巨细胞等。病变可累及毛囊,最终毛囊消失。

【诊断和鉴别诊断】

头皮糜烂脓疱性皮病主要特点有头皮的慢性糜烂,伴有瘢痕、脓疱,老年患者有皮肤萎缩和多发性光化性角化病,皮损病原学检查与直接免疫荧光为阴性,对抗生素治疗抵抗,但糖皮质激素治疗有效。

应与其他感染或非感染性的化脓性皮肤病鉴别。感染性皮肤病可经病原学检查排除,且本病一般使用抗生素治疗无明显疗效。非感染性化脓性皮肤病,如脓疱型银屑病、瘢痕性类天疱疮等则可通过组织病理鉴别。

【治疗】

外用糖皮质激素治疗有效,但停药后可复发[1]。可先外用强效激素控制炎症反应,后续 6 个月外用弱效激素治疗,并逐步降低激素效力,可诱导患者治愈。长期外用遮光剂及中效激素亦可取得缓解。也有外用他克莫司、卡泊三醇、米诺地尔、口服糖皮质激素、异维 A 酸、硫酸锌、环孢素和氨苯砜有效的案例[4,7-8]。虽然有报道显示光动力治疗会导致本病,但也有使用光动力治疗本病有效的案例[4,9]。

【参考文献】

[1] PYE R J,PEACHEY R D,BURTON J L. Erosive pustular dermatosis of the scalp. Br J Dermatol,1979,100(5):559-566.

[2] GRATTAN C E,PEACHEY R D,BOON A. Evidence for a role of local trauma in the pathogenesis of erosive pustular dermatosis of the scalp. Clin Exp Dermatol,1988,13(1):7-10.

[3] VACCARO M,BARBUZZA O,BORGIA F,et al. Erosive pustular dermatosis of the scalp following topical latanoprost for androgenetic alopecia. Dermatol Ther,2015,28(2):65-67.

[4] BROUSSARD K C,BERGER T G,ROSENBLUM M,et al. Erosive pustular dermatosis of the scalp:a review with a focus on dapsone therapy. J Am Acad Dermatol,2012,66(4):680-686.

[5] TODA N,FUJIMOTO N,KATO T,et al. Erosive pustular dermatosis of the scalp-like eruption due to gefitinib:case report and review of the literature of alopecia associated with EGFR inhibitors. Dermatology,2012,225(1):18-21.

[6] VAN EXEL C E,ENGLISH J C,3rd. Erosive pustular dermatosis of the scalp and nonscalp. J Am Acad Dermatol,2007,57(2 Suppl):s11-14.

[7] DI LERNIA V,RICCI C. Familial erosive pustular dermatosis of the scalp and legs successfully treated with ciclosporin. Clin Exp Dermatol,2016,41(3):334-335.

[8] GUARNERI C,CANNAVÒ S P. Erosive pustular dermatosis of the scalp from topical minoxidil 5% solution. Int J Dermatol,2013,52(4):507-509.

[9] YANG C S,KUHN H,COHEN L M,et al. Aminolevulinic acid photodynamic therapy in the treatment of erosive pustular dermatosis of the scalp:a case series. JAMA Dermatol,2016,152(6):694-697.

（李思哲　渠涛）

第十八章

内分泌障碍性皮肤病

5-HT	5-hydroxytryptamine	5-羟色胺
AN	acanthosis nigricans	黑棘皮病
CC	calcinosis cutis	皮肤钙沉着症
CP	cutaneous papillomatosis	皮肤乳头瘤病
CRP	confluent and reticulate papillomatosis	融合性网状乳头瘤病
CS	carcinoid syndrome	类癌综合征
FGFR	fibroblast growth factor receptor	成纤维细胞生长因子受体
GAG	glycosaminoglycan	糖胺聚糖
GS	glucagonoma syndrome	胰高血糖素瘤综合征
HHV8	Human Herpes Virus 8	人类疱疹病毒 8
ICC	idiopathic calcinosis cutis	特发性皮肤钙沉着症
Ig	Immunoglobulin	免疫球蛋白
ISC	idiopathic scrotal calcinosis	特发性阴囊钙沉着症
MC	malnutrition calcinosis	营养不良性钙沉着症
MCC	metastatic calcinosis cutis	转移性皮肤钙沉着症
MICC	milia-like idiopathic calcinosis cutis	粟粒样特发性皮肤钙沉着症
NCP	nummular and confluent papillomatosis	钱币状融合性乳头瘤病
NME	necrolytic migratory erythema	坏死松解性游走性红斑
PM	pretibial myxedema	胫前黏液性水肿
POEMS	polyneuropathy, organmegaly, endocrinopathy, M-protein, skin change	多神经病,器官肿大,内分泌病,M 蛋白,皮肤改变
PPVP	punctate pigmented verrucous papillomatosis	斑点状着色性疣状乳头瘤病
SCN	subepidermal calcified nodule	表皮下钙化结节
TNF-α	tumor necrosis factor α	肿瘤坏死因子 α
VEGF	vascular endothelial growth factor	血管内皮细胞生长因子

第一节　胫前黏液性水肿

胫前黏液性水肿(pretibial myxedema)也称甲状腺皮病或甲状腺毒性黏蛋白沉积症。是指主要发生于胫前皮肤的黏蛋白聚集性水肿,为毒性弥漫性甲状腺肿的常见症状之一,在 Graves 病中的发生率为 1% ~ 10%[1]。不局限于胫前区域,可能延伸至踝和足背,并可能出现在肘、膝、上背和颈部[2]。

【发病机制】

胫前黏液性水肿的主要原因是成纤维细胞在细胞因子刺激下分泌糖胺聚糖(GAG),尤其是透明质酸,并蓄积于真皮内。这些细胞因子来源于淋巴细胞浸润,后者最易见于早期病变。所引起的特征性病理改变为,黏液性水肿和胶原纤维碎裂伴酸性黏多糖(透明质酸)沉积于真皮乳头层和网状真皮层,随后延伸进入更深层组织。

【临床表现】

好发于双小腿胫前皮肤,常始于胫前下部,以后逐渐向上、小腿屈侧、踝、足背发展。重者可累及整个下肢、足部或手部,从而形成类似象皮肿样外观。皮疹常为圆形或卵圆形非凹陷性水肿型斑块或结节,表面皮肤紧张菲薄,毛囊口扩大,呈特征性橘皮样外观(图 18-1)。一般无不适,偶有微痒或微痛。几乎所有患者都伴有突眼,为甲状腺功能亢进症(简称"甲亢")的迟发特征,偶尔伴有甲状腺性杵状指。根据临床表现分三型:

图 18-1　胫前黏液性水肿。胫前淡褐色水肿性斑块,表面鳞屑

1. 局限型　皮疹为局限于胫前和趾部的结节。
2. 弥漫型　为胫前和足背弥漫型非凹陷性水肿性斑块。
3. 象皮病型　两小腿为弥漫性水肿性斑块,皮肤纤维化和疣状结节,类似象皮腿。

【组织病理】

真皮明显增厚,内有大量黏蛋白沉积,尤其是中部和下 1/3 处,黏蛋白呈单个丝状、颗粒状,也可为大块状,致使胶原束分离,纤维间隙增宽,由于固定和脱水过程中黏蛋白收缩,在黏蛋白沉积处显示空腔。成纤维细胞一般无增多,但在大量黏蛋白处有星状成纤维细胞(黏液母细胞)(图 18-2)。安申兰染色显蓝色(图 18-3)。

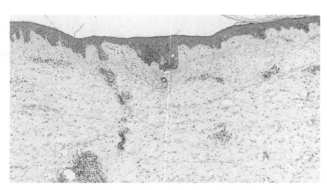

图 18-2　胫前黏液性水肿。表皮基底层色素增加,真皮胶原纤维淡染、间隙增宽(HE 染色,×40)

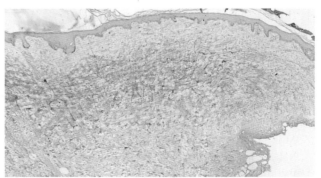

图 18-3　胫前黏液性水肿。安申兰染色显示真皮为蓝色(安申兰染色,×40)

【诊断和鉴别诊断】

根据皮疹特征和甲亢,结合组织病理可诊断。主要需要与淤积性皮炎、苔藓样皮肤淀粉样变、肥厚性扁平苔藓及糖尿病类脂质渐进性坏死鉴别。

【治疗】

1. 一般治疗　要尽量减少危险因素,如避免烟草、减轻体重,尽可能恢复甲状腺功能,也可以用压力袜(20~30mmHg)来改善淋巴水肿[1]。

2. 药物治疗　对于病变范围局限且无症状的患者,可暂不予治疗。对于有瘙痒、局部不适或对外观有较高要求的患者,为防止病情进一步恶化,可予中效至强效外用糖皮质激素(可封包)。如果外用药 4~

12 周后病情未改善,尤其对于斑块和结节型皮肤病,可病灶内注射糖皮质激素。

目前,也有研究表明加用己酮可可碱可能对难治性病例有效[3]。该药物能够防止成纤维细胞增殖。其他病例报告发现,使用利妥昔单抗去除 B 细胞和血浆置换对严重受累者有效[4-5]。非对照病例系列研究报道称,静脉注射免疫球蛋白进行免疫调节治疗有效[6]。

【参考文献】

[1] FATOURECHI V. Thyroid dermopathy and acropachy. Best Pract Res Clin Endocrinol Metab,2012,26(4):553-565.

[2] DOSHI D N,BLYUMIN M L,KIMBALL A B. Cutaneous manifestations of thyroid disease. Clin Dermatol,2008,26(3):283-287.

[3] ENGIN B,GÜMÜŞEL M,OZDEMIR M,et al. Successful combined pentoxifylline and intralesional triamcinolone acetonide treatment of severe pretibial myxedema. Dermatol Online J,2007,13(2):16.

[4] HEYES C,NOLAN R,LEAHY M,et al. Treatment-resistant elephantiasic thyroid dermopathy responding to rituximab and plasmapheresis. Australas J Dermatol,2012,53(1):e1-4.

[5] MITCHELL A L,GAN E H,MORRIS M,et al. The effect of B cell depletion therapy on anti-TSH receptor antibodies and clinical outcome in glucocorticoid-refractory Graves' orbitopathy. Clin Endocrinol(Oxf),2013,79(3):437-442.

[6] ANTONELLI A,NAVARRANNE A,PALLA R,et al. Pretibial myxedema and high-dose intravenous immunoglobulin treatment. Thyroid,1994,4(4):399-408.

第二节　皮肤钙沉着症

皮肤钙沉着症(calcinosis cutis)系指不溶性钙盐沉积在皮肤组织。临床主要表现为坚硬的丘疹、结节或肿块,破溃后排出奶酪色油状砂粒样物质。沉积的钙盐主要是无定形的磷酸钙、少量碳酸钙和极少的羟磷灰石。当沉积物为矿物质并形成骨样组织时称皮肤骨瘤或皮肤骨化。根据病因的不同,皮肤钙沉着症可分为特发性皮肤钙沉着症、转移性皮肤钙沉着症、营养不良性钙沉着症和医源性钙沉着症。

·特发性皮肤钙沉着症·

特发性皮肤钙沉着症(idiopathic calcinosis cutis)指患者既无钙、磷代谢紊乱,又无组织损伤,皮肤、皮下组织和肌肉发生原因不明的钙沉着。根据临床表现,本型可再分为以下几种。

全身性钙沉着症

指钙沉积在真皮、皮下组织和肌肉内,与任何已知的组织损伤或代谢性疾病无关。预后差,可导致死亡。

【发病机制】

病因不明,虽然文献报道部分病例可能患有未确诊的皮肌炎、系统性红斑狼疮或硬皮病,但仍有许多病例并无潜在的疾病。

【临床表现】

皮疹为 0.5~5cm 大小肤色、乳白色或象牙色结节或斑块,质地坚硬,可有触痛,也可形成溃疡,排出白垩奶酪样物质(主要由磷酸钙和少量的碳酸钙构成),以后溃疡形成缓慢愈合的窦道。指端皮疹常有疼痛,其他部位的皮疹可因钙沉积使皮肤强硬而引起运动受限。皮疹数多,常对称分布在四肢,躯干较少发生。

【组织病理】

早期钙颗粒聚积在脂肪细胞周围或与胶原纤维平行排列。以后在真皮内呈颗粒状或小块状,在皮下组织中则多为大的团块,在较大的钙沉积周围可有异物巨核反应。

【治疗】

可选用磷酸纤维素加低钙饮食治疗,疼痛性皮疹手术切除能获暂时性改善,对某些患者可选用糖皮质激素,但疗效不确切。

局限性钙沉着症

少见。皮疹数少,钙沉积仅限于皮肤内,皮肤损害和组织病理同营养不良性局限性钙沉着症。无组织损伤或代谢性疾病等,血清钙、磷正常。口服丙磺舒和秋水仙碱对局限性钙沉着症有效,可逐渐缩小病灶[1-2]。

【参考文献】

[1] TOUIMY M,JANANI S,RACHIDI W,et al. Calcinosis universalis complicating juvenile dermatomyositis:improvement after intravenous immunoglobulin therapy. Joint Bone Spine,2013,80(1):108-109.

[2] EDDY M C,LEELAWATTANA R,MCALISTER W H,et al. Calcinosis universalis complicating juvenile dermatomyositis:resolution during probenecid therapy. J Clin Endocrinol Metab,1997,82(11):3536-3542.

表皮下钙化结节

表皮下钙化结节(subepidermal calcified nodule)又称孤立性皮肤结节钙化或皮肤石,是指钙沉积在真皮浅层。

【发病机制】

病因不明,可能与皮肤的特殊结构如外泌汗腺导管、痣细胞等钙化有关。

【临床表现】

少见。好发于 7 岁左右的儿童,或出生时已有,成人也可发生,男女比例约 2:1。好发于头皮和面部,也可见于四肢、外生殖器、眼睑等处。多为单发或 2~3 个,偶为多发。皮疹为质硬隆起的半球形或球形结节,表面疣状或光滑,中央有一脐凹,类似传染性软疣(图 18-4,图 18-5)。

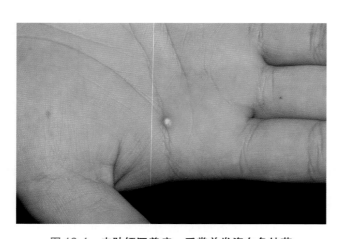

图 18-4　皮肤钙沉着症。手掌单发瓷白色结节

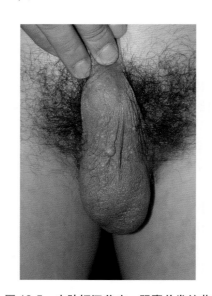

图 18-5　皮肤钙沉着症。阴囊单发结节

【组织病理】

钙化物质主要位于真皮最上部,也可延伸到真皮深部,多为紧密聚集的钙小球,或为一至数个大的均质的钙化团块,团块周围可有巨噬细胞和异物巨细胞,有时在钙化物质内见保存完好的细胞核。表皮多增厚,其内可有钙颗粒,提示钙经表皮排出(图 18-6,图 18-7)。

【治疗】

无需治疗,部分可考虑手术切除局部病灶。

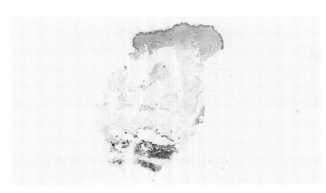

图 18-6 皮肤钙沉着症。皮下脂肪组织内可见大片嗜碱性物质(HE 染色,×40)

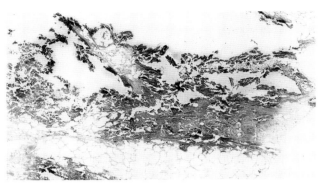

图 18-7 皮肤钙沉着症。脂肪组织内大量嗜碱性物质(HE 染色,×40)

耳廓钙化

耳廓钙化(pinnal calcification)是指耳软骨发生钙化。可见于许多疾病如 Addison 病、褐黄病、肢端肥大症、糖尿病、甲状腺功能亢进症、系统性骨软化、家族性冷过敏、冻疮等。

肿瘤性钙化

肿瘤性钙化(tumoral calcinosis)是指大量的钙似肿瘤样沉积在受压处和大关节周围特殊的软组织中。罕见。分特发性和家族性两型。

【发病机制】

病因不清楚,可能是机械性损伤引起的一种营养不良性钙化。目前认为关节周围结缔组织的微小损伤引起出血,形成退化的囊作为原发病变。特发性无家族史,血清钙、磷正常,可能与外伤有关。也可继发于慢性肾衰竭、甲状旁腺功能亢进症、乳-碱综合征、维生素 D 过多症及其他系统性疾病,患者血清钙、磷正常或升高。家族性是一种家族遗传性疾病,约 3/4 患者有家族史,但遗传方式还不清楚,有学者认为属常染色体显性遗传。患者血清钙正常,血清磷和 1,25-二羟维生素 D_3 升高。

【临床表现】

特发性多见于非洲土著地区的年轻人,男多于女,以往常有外伤史,皮疹多单发。家族性好发于 20 岁以下的男性黑色人种,无外伤史,皮疹常多发。两型皮疹均好发于受压部位和大关节周围,如髋、肘、肩膝关节及骶部,四肢远端如手足较少发生。皮疹为大的皮下硬结节和肿块,少数患者皮肤可出现钙化性丘疹和结节。关节和内脏器官不受累。

【组织病理】

发生在皮下组织,早期为胶原渐进性坏死,然后形成囊,并出现异物反应,钙沉积起初呈颗粒状,以后为致密的团块状。

【治疗】

口服氢氧化铝及低钙、低磷饮食可能有益。治疗方式主要是手术切除,切除不完全易复发。

特发性阴囊钙沉着症

特发性阴囊钙沉着症(idiopathic scrotal calcinosis)是阴囊皮肤发生原因不明的钙沉着,为特发性皮肤钙沉着症中最常见的一型。临床特征为阴囊皮肤内出现无症状的多发性硬结节。

【临床表现】

常始发于儿童和青年人,逐渐增多增大。皮疹发生在阴囊(女性在大阴唇)皮肤,为 0.2~1cm 大黄白色或黄色坚硬的球形丘疹或结节,破裂后可排出白垩样物质,皮疹多发,分布对称,无自觉症状。

【组织病理】

真皮内有钙沉积团块,有些团块周围有肉芽肿性异物反应。

【治疗】

无须治疗或手术切除。

粟粒样特发性皮肤钙沉着症

粟粒样特发性皮肤钙沉着症(milia-like idiopathic calcinosis cutis)是特发性皮肤钙沉着症的一个罕见亚型。

【发病机制】

病因不清楚,有学者认为是由于汗液中钙含量增加引起钙沉淀在末端汗管,然后钙再进入真皮并向表皮移动。也有学者认为是钙沉积在炎性微表皮囊肿内所致或由局部持续损伤引起。

【临床表现】

主要发生在 21 岁前的儿童及少年,无性别差异。约 2/3 患者患有唐氏综合征,1/3 伴有眼睑和/或皮疹周围汗管瘤(唐氏综合征常有汗管瘤,多位于眼周,但很少钙化)。皮疹数目不一,为坚硬的肤色或白色丘疹,周围可有红晕,并可穿通表皮,类似疣、表皮囊肿、汗管瘤、毛周角化、附属器肿瘤等。无自觉症状或偶有瘙痒。好发于手、足,偶尔累及躯干、额、颈和膝。成年后常自行消退,一般不留瘢痕。

【组织病理】

真皮乳头内有钙沉积,有时钙位于表皮内并经表皮排出,可见异物巨细胞。

· 转移性皮肤钙沉着症 ·

转移性皮肤钙沉着症(metastatic calcinosis cutis)系由钙、磷代谢异常(血清钙、磷升高)而导致钙盐在正常皮肤、皮下组织甚至内脏器官沉着,故又称全身性钙、磷代谢异常钙沉着症。

【发病机制】

血清钙、磷升高是发病的决定因素,故凡是能引起血清钙或磷升高的因素或疾病均能引起钙盐转移性地在皮肤沉着,如维生素 D 过多症,甲状旁腺肿瘤,原发性甲状旁腺功能亢进症,结节病,骨髓炎,骨髓瘤,过多摄入钙、牛奶,及肾衰竭等。

【临床表现】

皮肤表现:类似全身性钙沉着症。皮疹为坚硬的白色小丘疹,呈线状排列,或对称分布在腘窝、髂嵴及腋后线(主要见于甲状旁腺功能亢进的患者),也可为分布对称的结节状斑块。

由肾脏疾病引起的皮肤钙沉着症分三型:

1. 肿瘤性钙化(tumoral calcinosis)　为肾脏疾病的罕见并发症。患者有与钙化防御相类似的代谢异常,代谢异常被纠正后,钙化会自行消退。

2. 钙化性脂膜炎(calcifying panniculitis)　发病机制为血清钙、磷升高,故凡是能引起血清钙或磷升高的因素或疾病均能引起钙盐转移性地在皮肤沉着而产生本病。好发于大关节附近、小腿和大腿的皮下脂肪组织中,为单个坚硬的钙化结节,随着结节的增大,可有波动感,常伴有钙化防御和网状青斑。

3. 钙化防御(calciphylaxis)　多见于肥胖女性。临床表现为脂膜炎或血管炎,有网状青斑样皮疹、疼痛性青斑样斑块、紫色结节、丘疹、水疱、缺血性坏死和溃疡等。皮损好发于膝以下,也可见于身体任何部位。皮疹分为远端型和近端型,近端型病变范围更广。

【组织病理】

真皮内有颗粒状或小块状钙沉积,在皮下组织多呈较大的团块状,较大的钙沉积常引起异物反应,周围有异物巨细胞、炎症浸润和纤维化。在真皮和皮下组织的梗死性坏死区可见动脉壁钙化,以内弹力膜最显著,血管内纤维化和闭塞管腔再通现象。

【诊断和鉴别诊断】

根据临床表现和血清钙、磷升高诊断不难。但需排除全身性钙沉着症、脂膜炎和皮肤血管炎等,这三种疾病血清钙、磷正常,后两者皮肤组织和血管壁无钙沉积。

【治疗】

由于转移性皮肤钙沉着症的原因是基础的缺陷,因此治疗应侧重于纠正钙磷代谢[1]。维生素 D 过多症和乳-碱综合征的患者应改变饮食习惯,限制维生素 D 和乳类的摄入。肾衰竭患者应限制磷酸盐的饮食,口服氢氧化铝凝胶。钙化防御目前无特效疗法,主要是预防,可用磷结合物来控制高血磷,亦可选用糖皮质激素、西咪替丁和高压氧治疗。

【参考文献】

[1] TAN O,ATIK B,KIZILKAYA A,et al. Extensive skin calcifications in an infant with chronic renal failure:metastatic calcinosis cutis. Pediatr Dermatol,2006,23(3):235-238. DOI:10. 1111/j. 1525-1470. 2006. 00224. x.

· 营养不良性钙沉着症 ·

营养不良性钙沉着症(malnutrition calcinosis)系钙盐沉积在已有损伤的皮肤、皮下组织、肌肉和肌腱中,内脏很少受累,血清钙、磷正常。

【发病机制】

钙盐沉积仅限于真皮和皮下组织,先有局部结缔组织或脂肪组织损伤,然后钙盐沉积在组织损伤处。电损伤可能更易引起钙盐沉积。

【临床表现】

根据钙盐沉积的数量和范围分局限性及全身性两型。

1. 局限性钙沉着症　多局限于指、手及肘部,为坚硬的白色丘疹或结节,可自行穿破排出石灰样颗粒,并形成溃疡。多见于成人系统性硬皮病,尤其是肢端硬化症,偶见于泛发性硬斑病。也可发生于系统性红斑狼疮、新生儿皮下脂肪坏死、Ehlers-Danlos 病和迟发性皮肤卟啉病、瘢痕疙瘩等。

2. 全身性钙沉着症　多见于儿童皮肌炎(44%~70%),常在发病 2~3 年后出现钙化。钙沉着主要在上肢(指和肘关节伸面)、膝、肩、胸和臀,皮肤、皮下组织、肌肉及肌腱常有大量的钙沉积。钙沉着可引起疼痛、溃疡、排出白垩样物质、形成窦道、合并慢性感染等。有时钙沉着相当广泛,沿皮肤和肌肉的筋膜平面发展,形成外骨骼,并导致严重的病症和死亡(多见于儿童)。钙沉着可在病情稳定后数年仍然存在,但也可逐渐消失。也可见于系统性硬皮病,皮肤表现同特发性全身性钙沉着症。

【组织病理】

同转移性皮肤钙沉着症相似,在真皮内钙沉积主要呈颗粒状或小块状,在皮下组织中多为大团块状,团块周围常有异物巨细胞反应。

【诊断和鉴别诊断】

根据组织损伤史、临床表现和组织病理不难诊断,但需排除特发性钙沉着症。

【治疗】

低钙低磷饮食,使用氢氧化铝和二磷酸盐化合物,但目前仍缺乏有力的临床对照试验证实它们能够改善钙化。秋水仙碱和丙磺舒对一小部分患者有效。有报道,长期服用地尔硫䓬可减小钙沉着物体积,推测可能与该药影响钙的胞内转运有关[1]。如果钙化范围较广泛,则需要数月至数年的治疗。对引起疼痛或功能障碍的局部沉积物可行手术切除。

【参考文献】

[1] JIANG X,YI Q,LIU D,et al. A case of juvenile dermatomyositis with severe calcinosis and successful treatment with prednisone and diltiazem. Int J Dermatol,2011,50(1):74-77.

第三节　黑　棘　皮　病

黑棘皮病(acanthosis nigricans,AN)又名黑角化病或色素性乳头状营养不良,是一种常见疾病,其特征是皮肤出现天鹅绒样色素沉着过度斑块。间擦部位是常见的受累部位,如颈部和腋窝,在较少见情况下,也可以在黏膜表面或其他部位的皮肤上出现。

【病因】

目前认为黑棘皮病可以为获得性或遗传性。肥胖和糖尿病是最常见的和黑棘皮病有关的疾病。此外,多囊卵巢综合征、部分遗传性综合征、家族遗传、恶性肿瘤和部分药物也会引起本病。

【发病机制】

目前尚不清楚。黑棘皮病与多种和胰岛素抵抗的疾病有关,表明高胰岛素血症在黑棘皮病的发病过程中起着关键作用[1]。对于没有胰岛素抵抗的病例,成纤维细胞生长因子受体(FGFR)的突变可通过促进角质形成细胞增生和生存而促发黑棘皮病。TGF-α 是一种可通过活化表皮生长因子受体(EGFR)来发挥增生效应的细胞因子,或许也能促发恶性肿瘤相关性黑棘皮病[2]。

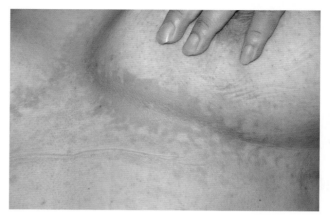

图 18-8 黑棘皮病。乳下褐色斑片

【临床表现】

皮疹初起为皮肤外观污秽,质地粗糙或干燥,伴有极轻微的斑块样隆起,随着病变发展,皮肤逐渐增厚,并出现皮纹增厚和乳头瘤样凸起,受累部位中或周围可能出现软垂疣(皮赘)。典型皮疹常表现为皮肤上出现增厚的灰褐色天鹅绒样至疣状色素沉着斑块,颈部背面和两侧腋窝是最常见的受累部位,其他间擦部位少见,严重病例可能会在乳晕、会阴、脐、唇、颊黏膜或其他黏膜以及其他非间擦部位出现病变(图 18-8~图 18-10)。分为八型,各型皮疹基本相同,只是严重程度和受侵的范围有所不同。严重者几乎全身皮肤均可受累。

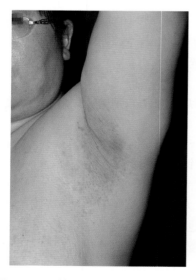

图 18-9 黑棘皮病。左腋下灰褐色斑片

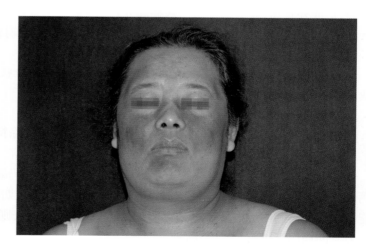

图 18-10 发生于面部的黑棘皮病

1. 良性黑棘皮病 为罕见的常染色体显性遗传病,具有不同表型的外显率。发生于新生儿或幼儿,常有家族倾向。皮疹初起为单侧,且较轻,四肢远端不受累。病情进展缓慢,青春期后皮疹停止扩展,保持稳定或逐渐消退。

2. 肥胖性黑棘皮病 为最常见的一型。男女均可发生,多见于成年人(25~60 岁者),但也可见于儿童。黑皮肤肥胖者好发。皮肤呈天鹅绒样增厚,常伴多发性皮赘。皮疹常见于身体所有褶皱处,尤其是颈部、腋窝、腹股沟和臀缝等部位。随着体重的下降,皮疹可逐渐消退,但颜色加深常持续存在。

3. 症状性黑棘皮病 本型为某些综合征的皮肤表现。

（1）耐胰岛素 A 型综合征：患者胰岛素受体或受体后途径有缺陷。多发生在有男性化体征或生长过快的年轻女性，也称为 HAIR-AN 综合征，即高雄激素血症、胰岛素抵抗和黑棘皮病。皮疹多呈弥漫性，有的患者可有多毛和多囊卵巢，也可有肢端肥大、阴蒂肥大和肌肉痉挛。此型有家族性，常于婴儿或儿童发病，黑色人种女性多见，男性偶尔发生。

（2）耐胰岛素 B 型综合征：患者体内有循环抗胰岛素受体的自身抗体。发生于患有自身免疫性疾病的中老年女性。黑棘皮病表现轻重不一，可伴发系统性红斑狼疮、硬皮病、干燥综合征、混合结缔组织病、白癜风、桥本甲状腺炎等。

（3）Hirschowitz 综合征：病因不明，其症状包括儿童期的家族性完全性神经性耳聋、进行性周围感觉神经脱髓鞘、胃窦部蠕动消失、回肠和低位空肠多发性憩室和广泛性黑棘皮病。

（4）脂肪营养不良伴黑棘皮病：表现为黑棘皮病、泛发性完全性皮下脂肪缺乏和严重的胰岛素抵抗。

4. 恶性黑棘皮病（malignant acanthosis nigricans）　由恶性肿瘤诱发。无性别差异，好发于中老年人，儿童偶见。皮疹发展迅速、广泛和严重，常累及黏膜，四肢也可受累，掌跖有角化过度，色素沉着更显著，并不限于角化过度的皮疹处。甲脆易碎裂或有崤，毛发可脱落，眼及唇周围有疣状或乳头瘤样增生。

5. 肢端黑棘皮病　多见于黑色人种和黑皮肤人，好发于肘、膝、指关节背面和手足背，皮疹为褐色天鹅绒样角化过度，一般全身健康状况良好。

6. 单侧性黑棘皮病　又称痣样黑棘皮病，可能是良性黑棘皮病的早期表现。常发生于出生时、儿童期或青春期，大多为持续单侧发疹，可逐渐扩大，经一段时间后可保持稳定或自然消退。

7. 药物性黑棘皮病　由药物引起。系统给药的致病药物有糖皮质激素、烟酸、雌激素、垂体浸出物、胰岛素、三嗪苯酰胺、甲睾酮、口服避孕药及夫西地酸等。局部皮下注射胰岛素也可引起局限性黑棘皮病。

8. 混合性黑棘皮病　患者同时发生两型或以上的黑棘皮病皮疹，一般是先发生其他型黑棘皮病，后出现恶性黑棘皮病。

【组织病理】

表皮轻度或中度角化过度及乳头瘤样增生，棘层轻度不规则肥厚，典型病变为真皮乳头呈指状向上突起，乳头间有轻度和中度棘层肥厚，并充满角质，而乳头顶部及侧面的表皮变薄，表皮突通常不明显，基底层色素轻度增多或无增多，真皮可有噬色素细胞，血管周围少量淋巴组织细胞浸润。黏膜受累可有灶性角化不全、棘层显著肥厚和上皮乳头状增殖（图 18-11）。

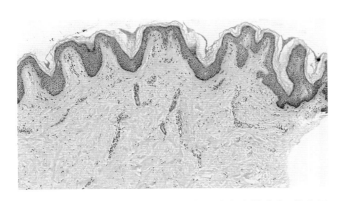

图 18-11　黑棘皮病。角化过度，表皮乳头瘤样增生，基底层色素增加，真皮浅层血管周围少许慢性炎症细胞浸润（HE 染色，×40）

【诊断和鉴别诊断】

临床检查通常足以确诊黑棘皮病，在临床检查不能明确诊断的极少数情况下，可以进行皮肤活检来确认。鉴别诊断方面，需与 Gougerot-Carteaud 融合性网状乳头瘤病、颗粒状角化不全、线状表皮痣和屈侧网状色素异常等鉴别。

【治疗】

黑棘皮病通常为良性疾病且通常症状不明显，因此治疗的主要指征通常是美观问题。

治疗首先要祛除病因，积极治疗基础疾病，如肥胖患者要减轻体重，胰岛素抵抗患者可以使用提高胰岛素敏感性的药物[3]，恶性黑棘皮病患者治疗基础恶性肿瘤[4]等。

针对皮肤的治疗，局限性病变主要用外用药物，如常见的外用维 A 酸、维生素 D 类似物和角质剥脱剂，也可以用尿素、水杨酸和激光治疗[5]。对于皮疹较为广泛的患者，也有报道系统性应用维 A 酸[6]、光疗[7]和使用利拉鲁肽[8]等可使病情得到缓解。

【参考文献】

［1］TORLEY D, BELLUS G A, MUNRO C S. Genes, growth factors and acanthosis nigricans. Br J Dermatol, 2002, 147（6）：

　　　　1096-1101.

[2] HAASE I,HUNZELMANN N. Activation of epidermal growth factor receptor/ERK signaling correlates with suppressed differentiation in malignant acanthosis nigricans. J Invest Dermatol,2002,118(5):891-893.

[3] ROMO A,BENAVIDES S. Treatment options in insulin resistance obesity-related acanthosis nigricans. Ann Pharmacother,2008,42(7):1090-1094.

[4] LEE S S,JUNG N J,IM M,et al. Acral-type Malignant Acanthosis Nigricans Associated with Gastric Adenocarcinoma. Ann Dermatol,2011,23(Suppl 2):S208-210.

[5] ROSENBACH A,RAM R. Treatment of Acanthosis nigricans of the axillae using a long-pulsed (5-msec) alexandrite laser. Dermatol Surg,2004,30(8):1158-1160.

[6] SWINEFORD S L,DRUCKER C R. Palliative treatment of paraneoplastic acanthosis nigricans and oral florid papillomatosis with retinoids. J Drugs Dermatol,2010,9(9):1151-1153.

[7] BONNEKOH B,THIELE B,MERK H,et al. Systemic photochemotherapy (PUVA) in acanthosis nigricans maligna:regression of keratosis,hyperpigmentation and pruritus. Z Hautkr,1989,64(12):1059-1062.

[8] MALISIEWICZ B,BOEHNCKE S,LANG V,et al. Epidermal insulin resistance as a therapeutic target in acanthosis nigricans?. Acta Derm Venereol,2014,94(5):607-608.

第四节　皮肤乳头瘤病

　　皮肤乳头瘤病(cutaneous papillomatosis)由 Gougetor 和 Carteaud 在 1932 年进行描述及分型,包括融合性网状乳头瘤病(confluent and reticulate papillomatosis)、斑点状着色性疣状乳头瘤病(punctate pigmented verrucous papillomatosis)和钱币状融合性乳头瘤病(nummular and confluent papillomatosis)。

【病因】

　　病因不明,好发于青少年,女性多见。

【临床表现】

　　皮损好发于乳房间区及背中部,以后逐渐累及乳房、上腹部、耻骨部、上背及骶部。初为淡红色扁平或球形小丘疹,逐渐增大而呈灰褐色,表面角化略粗糙,类似扁平疣样,之后丘疹逐渐增多、增大,密集成片而布满躯干,可相互融合成网状或漩涡状,淡棕色、乳头瘤状外观。以两乳间和脐周最明显(图 18-12,图 18-13)。通常无自觉症状,偶有瘙痒。病情缓慢发展,可倾向稳定。

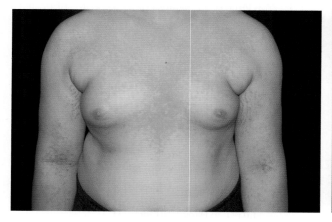
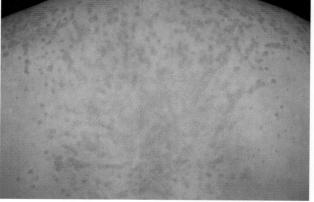

图 18-12　融合性网状乳头瘤病。胸部网状褐色斑疹　　　　图 18-13　融合性网状乳头瘤病。背部网状褐色斑疹

【组织病理】

　　轻度角化过度、乳头瘤样增生,表皮突增宽融合,棘层肥厚,基底层色素增加。真皮水肿且有血管周围炎细胞浸润(图 18-14,图 18-15)。

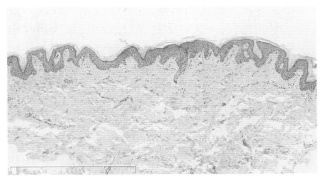

图 18-14　融合性网状乳头瘤病。轻度角化过度,表皮乳头瘤样增生,基底层色素增加,真皮浅层血管周围少许慢性炎症细胞浸润(HE 染色,×40)

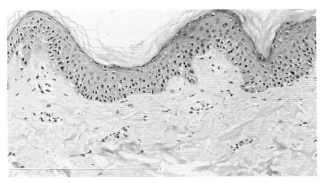

图 18-15　融合性网状乳头瘤病。轻度角化过度,基底层色素增加,真皮浅层血管周围少许淋巴、组织细胞浸润(HE 染色,×100)

【诊断和鉴别诊断】

通过典型临床表现及病理即可确诊。临床上需要与花斑癣、脂溢性角化症、毛囊角化病和黑棘皮病鉴别。

【治疗】

目前无标准治疗方案,已报道的有效口服药物包括抗生素(米诺环素、夫西地酸、克拉霉素、红霉素、阿奇霉素、罗红霉素和头孢地尼)和维 A 酸类药物(异维 A 酸和阿维 A),外用药物包括硫化硒、酮康唑、维 A 酸、莫匹罗星、卡泊三醇和他卡西醇[1-3]。

【参考文献】

[1] KIM B S,LIM H J,KIM H Y,et al. Case of minocycline-effective confluent and reticulated papillomatosis with unusual location on forehead. J Dermatol,2009,36(4):251-253.

[2] ERKEK E,AYVA S,ATASOY P,et al. Confluent and reticulated papillomatosis:favourable response to low-dose isotretinoin. J Eur Acad Dermatol Venereol,2009,23(11):1342-1343.

[3] GöNüL M,CAKMAK S K,SOYLU S,et al. Successful treatment of confluent and reticulated papillomatosis with topical mupirocin. J Eur Acad Dermatol Venereol,2008,22(9):1140-1142.

第五节　类癌综合征

类癌综合征(carcinoid syndrome)指由类癌组织分泌 5-羟色胺(5-HT)等多种血管活性物质引起的一组复杂的临床症候群,以阵发性皮肤潮红、腹痛、腹泻、哮喘样发作和心脏瓣膜病变为特征。

【病因】

类癌细胞起源于神经嵴的嗜铬细胞,该细胞于胚胎早期移行到前肠、中肠和后肠衍化的各种组织器官中,故类癌主要发生于胃肠道黏膜(90%),尤其是回肠和阑尾。导致类癌综合征的主要活性物质是 5-HT 和缓激肽,组胺也起了部分作用。这些物质均为强烈的血管活性物质,可导致皮肤阵发性潮红、腹痛、腹泻、呼吸困难和哮喘样发作以及心脏瓣膜病变。通常 5-HT 和其他分泌产物在通过肝门循环时经肝脏代谢后一般不引起系统症状和体征,当有肝转移时或原发灶为支气管或卵巢时,类癌综合征的症状就很明显。

类癌组织能将食物中 60% 的色氨酸转入 5-HT 途径,因此,约 5% 的患者发生烟酸缺乏症和蛋白质缺乏症。

【临床表现】

任何年龄均可发病,但多见于年龄较大者,两性发病无明显差异。约 18% 的类癌患者发生类癌综合征,其中以前肠和中肠的类癌多见。临床表现主要包括:

1. 皮肤表现　阵发性皮肤潮红的发生率为 85%~90%,是本病最常见和最具特征的临床表现,呈典型的深红、青紫、苍白三期变化,可自行发生,或在情绪激动、劳累、排便等情况时诱发。皮疹从面部开始,迅速扩展到颈、上胸部,亦可波及上肢和整个胸部,但背腹部很少累及。在疾病早期,阵发性皮肤潮红偶尔发作,持续时间短,随着病情的进展,发作频繁,程度加剧,持续时间延长,一天可多达 30 次以上,每次历时十分钟至数小时,甚至持续不退。久之,面、鼻、颧、后颈及前臂出现毛细血管扩张,或形成血管瘤状损害。当有小静脉扩张时,见片状青紫或静脉纹。小臂、前臂和躯干等处皮肤可出现角化过度、干燥鳞屑、色素沉着和火红色舌等烟酸缺乏症的表现。

2. 胃肠道症状　发生率仅次于皮肤潮红,主要表现为腹泻、腹痛、消化道溃疡,严重者可有消化道出血和水、电解质平衡失调。

3. 心脏症状　早期皮肤阵发性潮红常伴有心动过速、低血压,严重时出现晕厥。

4. 呼吸系统症状　出现较早。可出现支气管痉挛,有咳嗽、阵发性呼吸困难、哮喘样发作等症状。

5. 其他症状　有厌食、消瘦、乏力、关节炎、库欣(Cushing)综合征等。

6. 局部症状　根据肿瘤发生部位不同而有差异。

【实验室检查】

血清 5-HT 水平升高,可达 $300\mu g/L$(正常值为 $50\sim120\mu g/L$);尿 5-HT 排泄增加;尿 5-HIAA(5-羟吲哚乙酸)增多,类癌患者>20mg/d(正常值为 $2\sim10mg/d$);尿中组胺增加,可达 $1000\mu g/d$(正常值为 $6\sim19\mu g/d$)。

【组织病理】

类癌的皮肤转移灶位于皮肤和皮下组织,呈岛状、巢状或索状,瘤细胞圆形或多角形,大小形态相当一致,核小而圆,胞质丰富,透亮或嗜酸性,偶见许多嗜酸性颗粒,有时见核深染或间变,但核分裂象少见。起源于前肠的支气管类癌胞质内常有嗜银颗粒,而起源于中肠的小肠类癌用 Fontana-Masson 染色几乎都有嗜银颗粒。

【诊断和鉴别诊断】

根据典型的阵发性皮肤潮红、肠鸣、腹泻、哮喘样发作、右心瓣膜病或右心衰竭和肝大应疑似本病。若静脉注射肾上腺素 $1\sim10\mu g$ 能诱发皮肤潮红,24h 尿 5-HIAA 超过 $50\sim100mg$ 即可确诊。确诊后需要做影像学诊断判断肿瘤部位及转移情况。需与肥大细胞增生症等鉴别。

【治疗】

包括手术治疗、内科治疗、化学治疗和支持治疗。

手术切除原发病灶是最有效的治疗方法,早期手术疗效尤其好,即使发生转移,切除大的原发病灶也能减轻和消除症状。

生长抑素类似物如兰瑞肽和奥曲肽被证明可有效治疗皮肤潮红和腹泻类癌综合征。长效奥曲肽重复使用对患有神经内分泌瘤伴类癌综合征的老年人有较好的疗效[1]。一些化疗药物如阿霉素、5-氟尿嘧啶、链佐星及 α 干扰素均可一定程度上缓解类癌综合征的症状[2-3]。

类癌生长缓慢,一旦出现症状,仍可存活 $5\sim20$ 年,但亦偶有浸润或转移。直径>1cm、有肝转移或起源于支气管的类癌预后较差,且临床症状明显。

【参考文献】

[1] SHEN C,SHIH Y C,XU Y,et al. Octreotide long-acting repeatable use among elderly patients with carcinoid syndrome and survival outcomes:a population-based analysis. Cancer,2014,120(13):2039-2049.

[2] RIECHELMANN R P,PEREIRA A A,REGO J F,et al. Refractory carcinoid syndrome:a review of treatment options. Ther Adv Med Oncol,2017,9(2):127-137.

[3] KULKE M H. Emerging treatment options for carcinoid syndrome. Clin Adv Hematol Oncol,2016,14(9):666-667.

第六节　坏死松解性游走性红斑

坏死松解性游走性红斑(necrolytic migratory erythema),又称胰高血糖素瘤综合征(glucagonoma syndrome),是由分泌胰高血糖素的胰岛 α 细胞肿瘤引起的一种皮肤副肿瘤性综合征。其主要特征包括反复发生的游走性坏死松解性环状或回状暗红斑、口炎、高血糖、体重下降、贫血等。

【病因】

发病机制尚不明确,有学者认为胰高血糖素代谢异常致免疫生物活性不同的各种胰高血糖素分子之间的比例改变,从而导致疾病发生[1]。也有学者采用免疫荧光研究证实患者皮损内并不存在免疫球蛋白或 C3 沉积,表明皮损的发生与自身免疫组织化学染色检测发现表皮浅层有胰高血糖素引起的副角质形成细胞代谢异常可能是造成皮肤损害的关键所在[2]。

【临床表现】

多见于女性(60%~75%),绝经期妇女多见,皮损好发于面部、躯干、会阴和四肢,尤其是腔口周围(口鼻、肛门和生殖器)、弯曲部位(腹股沟和臀沟)及四肢末端等间擦和易受外伤部位,重者也可泛发全身。皮疹初为大小不一的红斑、丘疹、丘疱疹,1~2d 内转为暗红色,皮疹逐渐扩大,中央可出现薄壁水疱或脓疱,疱壁破后形成糜烂和结痂,以后脱屑并留下褐色色素沉着,边缘继续向外扩展,形成境界清楚的环状或图案状暗红斑,亦可相互融合形成多环状或回旋状。皮疹常周期性自行缓解、消退和发作,外伤、压迫和摩擦均可诱发或加剧本病。患者多有严重的黏膜损害,如萎缩性舌、口角炎、睑缘炎等(图 18-16),甲和毛发亦可受累。

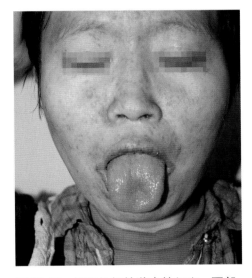

图 18-16　坏死松解性游走性红斑。面部、口周红斑、糜烂、脱屑

此外,患者通常有轻至中度糖尿病、间歇性腹泻、呕吐、腹胀、黑便、体重下降等,少数患者还可出现精神症状。约半数晚期患者有静脉血栓,可引起肺栓塞而导致死亡。

【组织病理】

表现为表皮上 1/2 至上 1/3 突然坏死松解,导致裂隙和水疱形成,周围有坏死的角质形成细胞和细胞碎屑,在坏死区可见嗜中性粒细胞,有时形成角层下脓疱,角质形成细胞变性从显著的水肿至角化不良(核固缩及胞质嗜酸性变)。真皮浅层水肿,血管周围轻度淋巴细胞和组织细胞浸润。慢性皮损的表皮呈银屑病样增生、不同程度的角化不良及真皮淋巴细胞浸润,裂隙和水疱主要发生在基底层上部。

【诊断和鉴别诊断】

根据典型的临床皮疹、糖尿病、舌炎、消瘦、贫血等高度怀疑本病,结合空腹胰高血糖素水平检测(>1000ng/L)及 CT、超声等影像学检查可诊断本病。

需与中毒性表皮坏死松解症、慢性家族性良性天疱疮、落叶型天疱疮、角层下脓疱病、脓疱型银屑病的环状损害、类天疱疮、皮肤念珠菌病、离心性环状红斑等鉴别。

【治疗】

手术切除是首选的治疗方法,也是唯一可以获得治愈的方法。坏死松解性游走性红斑好发肝转移,对于诊断已发生远处转移的患者,如能将原发肿瘤切除,甚至减瘤手术,都可明显改善患者症状、延长生命[3]。

对于有手术禁忌证、拒绝手术患者,应用长效生长抑素类药物和肾上腺皮质激素类药物治疗亦有效,可有效降低血中胰高血糖素水平、缓解症状,对皮肤损害也有显著治疗效果,但对肿瘤的生长无抑制作用。

此外,酪氨酸激酶抑制剂舒尼替尼及西罗莫司靶蛋白口服抑制剂依维莫司作为坏死松解性游走性红斑的靶向治疗药物,已被证实有良好的抗肿瘤活性,可显著改善患者无进展生存时间、总生存时间及客观反应率[4-6]。

【参考文献】

[1] KASPER C S. Necrolytic migratory erythema:unresolved problems in diagnosis and pathogenesis. A case report and literature review. Cutis,1992,49(2):120-122,125-128.

[2] 曾建英,王宝玺,马东来等. 胰高血糖素瘤综合征 1 例. 临床皮肤科杂志,2002,31(11):702-704.

[3] BERTANI E,FAZIO N,BOTTERI E,et al. Resection of the primary pancreatic neuroendocrine tumor in patients with unresect-

able liver metastases:possible indications for a multimodal approach. Surgery,2014,155(4):607-614.

[4] RAYMOND E,DAHAN L,RAOUL J L,et al. Sunitinib malate for the treatment of pancreatic neuroendocrine tumors. N Engl J Med,2011,364(6):501-513.

[5] CHAN J A,BLASZKOWSKY L,STUART K,et al. A prospective,phase 1/2 study of everolimus and temozolomide in patients with advanced pancreatic neuroendocrine tumor. Cancer,2013,119(17):3212-3218.

[6] 曹学峰,管清海,王西秀,等.胰高血糖素瘤的诊断与治疗.中华消化外科杂志,2014,13(10):819-821.

第七节　POEMS 综合征

　　POEMS 综合征(POEMS syndrome)是一种少见的与浆细胞恶性增生有关的多系统疾病,取本病 5 个主要临床症状的英文名单词的第一个字母而命名,即多神经病(polyneuropathy,P)、器官肿大(organomegaly,O)、内分泌病(endocrinopathy,E)、M 蛋白(M protein,M)和皮肤改变(skin change,S)。

　　【病因】

　　发病机制未完全清楚,虽然 POEMS 综合征与 M 蛋白有关,但仅个别报道观察到 M 蛋白沉积在神经内膜上。有研究指出,由浆细胞分泌的血管内皮细胞生长因子(VEGF)的过度表达可能是导致该病的重要原因,且 VEGF 水平升高与疾病活动有关[1]。有研究认为,血管机制在 POEMS 综合征周围神经损害中发挥重要作用[2]。也有学者认为人类疱疹病毒 8 型(HHV8)感染可能在 POEMS 综合征的发病中起重要作用[3],但具体机制不详[3]。另外,也有研究认为细胞因子(如白细胞介素、肿瘤坏死因子等)的过度表达可能在疾病的发生中具有关键作用[4]。

　　【临床表现】

　　好发年龄为 27~80 岁,平均为 46 岁,男女之比为(2~3):1。

　　主要临床表现包括:

　　1. 周围神经病　为最早症状,也是最常见的症状之一,发生率为 100%。表现为慢性进行性多发性周围感觉和运动神经炎,四肢远端感觉异常,皮肤有烧灼感,分布对称,逐渐向近端扩展,进行性加重,膝反射减弱,随之出现肌无力,股部肌肉萎缩,有压痛。严重者因无力而影响行走。

　　2. 器官肿大　主要是肝大(67%)、淋巴结肿大(64%)和脾大(37%)。

　　3. 内分泌病　可表现为男性乳房女性化、女性乳房痛性增大、阳痿、闭经和性欲减退,可有糖尿病、甲状腺功能低下、肾上腺功能不全、淋巴细胞性甲状腺炎、催乳素分泌过多和促性腺激素升高等。

　　4. 单克隆浆细胞病　表现为 M 蛋白增高,多为 IgG 或 IgA λ 型。

　　5. 皮肤改变　以色素沉着和皮肤增厚最为常见。皮肤色素沉着发生率达 93%~97%,表现为弥漫性棕色色素沉着,以间擦部位更明显,也可局限于肢端伸侧、背部、颈部和腋下;硬皮病样改变约 77%,表现为皮肤紧绷、增厚、肿胀,皮肤表面光滑,肢端硬化,不能握拳等,并伴舌系带缩短、雷诺现象、肺功能下降等;皮肤血管瘤是特征性的皮肤表现之一,表现为多发性暗红色圆顶结节,表面光滑,直径数毫米,常见于躯干和四肢近端,也可发生在头部。此外,也可能有多毛症、脱发、特发性潮红、杵状指、多发性脂溢性角化、鱼鳞病、皮肤血管炎、网状青斑等(图 18-17~图 18-19)。

　　此外,还可有硬化性骨损害、Castleman 病、全身水肿、低热、疲劳、关节痛等。

　　【组织病理】

　　硬皮病样皮疹与硬皮病的病理改变相似。皮肤血管瘤的组织病理表现具有特征性,可类似肾小球或呈毛细血管瘤样改变,或为未成熟

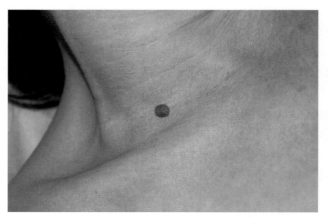

图 18-17　POEMS 综合征。颈部红色血管瘤

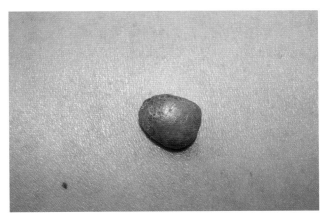

图 18-18　POEMS 综合征。带蒂血管瘤

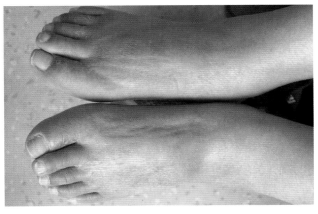

图 18-19　POEMS 综合征。双足背皮肤色素沉着、干燥

的内皮细胞增殖,并有吞噬红细胞现象,类似卡波西肉瘤细胞。色素沉着区的病理改变为基底层色素增多,真皮乳头内有噬色素细胞。淋巴结示树枝状毛细血管增殖,滤泡中心梭形细胞增多,滤泡间有大片成熟浆细胞和轮廓清楚的淋巴窦,窦中组织细胞增生。神经束表现为轴突变性和节段性脱髓鞘。肝脏示慢性肝炎和轻度肝硬化改变(图 18-20,图 18-21)。

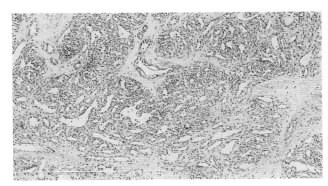

图 18-20　POEMS 综合征。真皮大小不等小叶状团块,由大小不等的血管腔组成(HE 染色,×100)

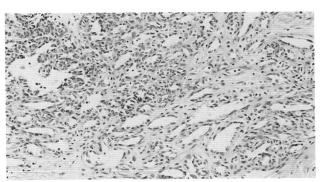

图 18-21　POEMS 综合征。真皮大小不等血管腔,细胞异型性不明显(HE 染色,×100)

【诊断和鉴别诊断】

需与吉兰-巴雷综合征、Schmidt 综合征、Addison 病、周围神经病、结缔组织病、硬皮病等鉴别。诊断标准见表 18-1。

表 18-1　POEMS 综合征诊断标准

标准	定义
主要标准	多神经病
	单克隆浆细胞增生病
次要标准	硬化性骨损害
	Castleman 病
	器官肿大(脾大、肝大或淋巴结肿大)
	水肿(水肿、胸膜渗出、腹水)
	内分泌病(肾上腺、甲状腺、垂体、性腺、甲状旁腺、胰腺)
	皮肤改变(色素沉着、多毛、多血症、血管瘤、白甲)
	视盘水肿

注:符合 2 个主要症状和至少 1 个次要症状可诊断。

【治疗】

物理治疗是 POEMS 综合征患者治疗的重要组成部分,包括康复锻炼、踝部助力器的使用等。对于有内分泌功能异常的患者,应给予有效的激素(包括甲状腺素和糖皮质激素)替代治疗。另外,积极利尿治疗也能显著提高水肿和/或浆膜腔积液患者生存质量。

放疗可以显著改善具有孤立性病灶(硬化性骨病)患者的临床症状,少数患者甚至可能治愈,但是绝大多数患者均会在 2~3 年后复发[5]。

目前,有大量研究表明美法仑联合地塞米松(MDex)[6]和基于大剂量美法仑的自体造血干细胞移植[7]在本病治疗中取得了很好的效果。另外,来那度胺作为二线治疗可改善患者的神经系统症状[8],沙利度胺、硼替佐米也可用于 POEMS 综合征的治疗,可降低患者 VEGF 水平[9]。

由于 VEGF 在 POEMS 综合征发病中的重要作用,学者们也尝试应用抗 VEGF 的单克隆抗体(贝伐单抗)治疗 POEMS 综合征[10],效果不一。

【参考文献】

[1] 朱卫国,刘淑芬,陈嘉林,等. POEMS 综合征血清血管内皮生长因子检测意义. 中华临床免疫和变态反应杂志,2012,6(2):113-117.

[2] SCARLATO M,PREVITALI S C,CARPO M,et al. Polyneuropathy in POEMS syndrome:role of angiogenic factors in the pathogenesis. Brain,2005,128(Pt 8):1911-1920.

[3] DURSUN B,ARTAC M,VARAN H I,et al. An atypical case of POEMS syndrome with IgG kappa M protein and end stage renal failure. Int Urol Nephrol,2005,37(3):581-585.

[4] DOGAN S,BEYAZIT Y,SHORBAGI A,et al. Gastrointestinal involvement in POEMS syndrome:a novel clinical manifestation. Postgrad Med J,2005,81(959):e12.

[5] Dispenzieri A. POEMS syndrome. Blood Rev. 2007. 21(6):285-299.

[6] GRAHAM R C,HUGHES R A. A modified peripheral neuropathy scale:the Overall Neuropathy Limitations Scale. J Neurol Neurosurg Psychiatry,2006,77(8):973-976.

[7] KUWABARA S,MISAWA S,KANAI K,et al. Neurologic improvement after peripheral blood stem cell transplantation in POEMS syndrome. Neurology,2008,71(21):1691-1695.

[8] TOMáS J F,GIRALDO P,LECUMBERRI R,et al. POEMS syndrome with severe neurological damage clinically recovered with lenalidomide. Haematologica,2012,97(2):320-322.

[9] KUWABARA S,MISAWA S,KANAI K,et al. Thalidomide reduces serum VEGF levels and improves peripheral neuropathy in POEMS syndrome. J Neurol Neurosurg Psychiatry,2008,79(11):1255-1257.

[10] PERFETTI V,PALLADINI G,DE AMICI M,et al. Bevacizumab treatment followed by maintenance in life-threatening POEMS syndrome. Ann Hematol,2013,92(8):1133-1134.

(朱晨雨　何春霞)

代谢与营养障碍性皮肤病

AA	amyloid-associate	相关淀粉样蛋白
ADP	ALA dehydratase porphyria	ALA 脱水酶缺陷卟啉症
AIP	acute intermittent porphyria	急性间歇性卟啉症
AL	amyloid light chain	淀粉样蛋白轻链
ATTR	transthyyretin-associate	转甲状腺素相关蛋白
CEP	congenital erythropoietic porphyria	先天性红细胞生成性原卟啉症
EPP	erythropoietic protoporphyria	红细胞生成性原卟啉症
FM	follicular mucinosis	毛囊黏蛋白病
FMF	familial mediterranean fever	家族性地中海热
HC	hereditary coproporphyria	遗传性粪卟啉症
HEP	hepatoerythropoietic porphyria	肝红细胞生成性原卟啉症
IL	interlukin	白细胞介素
IVIG	intravenous immunoglobulin	静脉注射免疫球蛋白
LA	lichen amyloidosis	苔藓样淀粉样变
MSU	urate monohydrate	尿酸单钠
Nd:YAG	neodymium:yttrium-aluminium garnet	钕:钇-铝石榴石
NLRP3	NOD-like receptor pyrin domain containing 3	NOD 样受体热蛋白结构域相关蛋白 3
OSMR	oncostatin M receptor	制瘤素 M 受体
PCT	porphyria cutanea tarda	迟发性皮肤卟啉症
PUVA	psoralen plus ultraviolet-A light	补骨脂素加长波紫外线
SAA	serum amloid A	血浆淀粉样 A
SM	scleromyxedema	硬化性黏液性水肿
UROD	uroporphyrinogen decarboxylase	尿卟啉原脱羧酶
VP	variegate porphyria	变异性卟啉症

下水疱形成（图 19-7）。直接免疫荧光检查可见表皮真皮交界处 IgG 沉积,真皮乳头血管周围 IgG、C3 和纤维蛋白原环形沉积[2]。

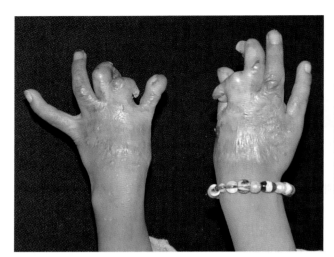

图 19-6   卟啉症。双手畸形、挛缩

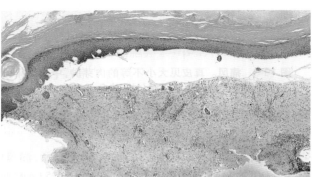

图 19-7   卟啉症。角化过度,基底层下方大疱形成,疱液中未见炎性细胞,真皮成纤维细胞增生,血管周围少量淋巴细胞及组织细胞浸润（HE 染色,×40）

迟发性皮肤卟啉症

迟发性皮肤卟啉症（porphyria cutanea tarda）是所有卟啉症中最常见的一种,以曝光部位皮疹和皮肤脆性增加为特征性表现,通常是由于尿卟啉原脱羧酶（UROD）活性减低导致。

【发病机制】

迟发性皮肤卟啉症是由于 UROD 缺乏或活性降低导致,可分为四型:Ⅰ型为散发型,最为多见,约占全部迟发性皮肤卟啉症的 80%,其 UROD 的功能缺陷仅局限于肝脏;Ⅱ型为家族型,为常染色体显性遗传病,是由于 *UROD* 基因突变所致,所有组织器官的 UROD 功能均降低;Ⅲ型为中毒型,较为少见;Ⅳ型红细胞生成型,是由于 UROD 的纯合缺陷导致[3]。

UROD 是血红蛋白生物合成过程中的第五个酶,催化尿卟啉原转化为粪卟啉原。血红蛋白的主要合成部位是红细胞和肝脏,UROD 的活性降低或缺乏会导致尿卟啉在各组织,特别是在肝脏和皮肤中沉积,引起皮肤曝光处的光毒反应[4]。

危险因素包括酒精、含雌激素药物、肝脏铁负荷过多、卤碳氢化合物、HCV 感染、HIV 感染、慢性肾功能衰竭、血液透析等[5]。

【临床表现】

各型迟发性皮肤卟啉症的临床表现基本相似。患者一般在 40~50 岁出现明显症状,家族型患者可能发病较早,发病无明显性别差异。疾病发展有明显的季节性,夏季秋季皮疹明显较其他季节加重。皮疹一般局限于曝光部位,如面部、颈部、手背、前臂等,也可出现在小腿和足部,表现为水疱、糜烂和溃疡。皮肤脆性增加是本病最特征性的表现,轻微的外伤即可导致局部皮肤糜烂和结痂,Dean 征阳性,创面常出现继发感染。而患者皮肤愈合缓慢,需要数周才可愈合,愈后遗留瘢痕、粟丘疹、色素沉着或色素减退。患者常出现多毛,部位一般位于面颊、耳部和上肢[6]。

此外,患者可出现曝光部位色素沉着和硬皮病样斑块。还可导致眼部病变,包括睑外翻、眼睑溃疡和色素脱失;巩膜软化、结膜和巩膜坏死、水疱;角膜瘢痕、溃疡和血管形成等[7]。

【诊断和鉴别诊断】

根据患者临床表现,结合尿卟啉、粪卟啉和血浆卟啉检查可诊断。临床上主要需鉴别其他类型的卟啉症（如变异性卟啉症、肝性红细胞生成性卟啉症、先天性红细胞生成性卟啉症）、假性卟啉症和获得性大疱性表皮松解症[8]。

【治疗】

首先应尽可能消除危险因素,比如控制酒精摄入,停用雌激素类药物等。同时应做好紫外线防护,外用遮光剂,穿防晒衣。

治疗上主要是降低铁负荷和增加卟啉排泄。目前最主要的治疗方法包括放血疗法和小剂量羟氯喹口服治疗。前者是本病目前唯一有效的非药物疗法,能够减少肝脏铁含量,建议每周或隔周放血 450~500ml,直至血清铁蛋白低于 25μg/L;羟氯喹可以增加卟啉的尿排泄,并抑制卟啉合成,用法为每周两次,每次 125mg,6~9 个月后病情可完全缓解。两种方法联用疗效更佳[9]。

此外,对于 HCV 感染的患者,抗病毒疗法也有一定的疗效。有报道称,合并丙型肝炎的患者通过雷迪帕韦-索非布韦(ledipasvir-sofosbuvir)治疗五个月后,皮疹基本消退[10]。

红细胞生成性原卟啉症

红细胞生成性原卟啉症(erythropoietic protoporphyria)是一种由于线粒体亚铁螯合酶活性部分缺乏导致的遗传性疾病,是最常见的一种疼痛性光敏性卟啉病。

【发病机制】

病因是线粒体亚铁螯合酶活性部分缺乏,而该酶是血红蛋白合成的末端转移酶,活性低导致大量合成的红细胞无原卟啉,也未与锌结合,此种红细胞较正常红细胞衰老快,且在紫外光照射下,原卟啉可从红细胞中释放出来,溶解入血浆并进入血管壁和组织。使得患者的皮肤对于波长 400nm 左右的光敏感(Soret 带,血色素紫外线吸收带),原卟啉被光激发,产生能量,从而导致血管和组织的氧化损伤[11]。

【临床表现】

患者一般婴儿期和儿童期发病,曝光 5~20min 即出现症状,表现为曝光部位的刺痛、烧灼感和瘙痒,局部皮肤红斑、肿胀,而水疱较为少见,严重程度与曝光时间和程度有关,有时患者疼痛严重,时间持续数小时甚至数天。患者病情反复发作,导致皮肤苔藓化、皮革样或饱经风霜样改变,口周出现萎缩性沟纹。极少数患者可出现手掌角化,这类患者通常有 *FECH* 基因突变。

卟啉类物质被肝脏吸收,由胆汁排泄,胆囊卟啉类物质沉积可导致胆石症和肝功能损伤。症状较轻者仅表现为肝酶异常,严重者可出现肝内胆汁淤积。此外,还可伴有贫血和维生素 D 缺乏[8,12-13]。

【诊断和鉴别诊断】

结合临床表现及实验室检查可确诊,实验室检查可见血浆、红细胞和粪便中原卟啉增加。需与其他类型卟啉症和日光性荨麻疹、夏令水疱病、多形性日光疹以及药物导致的光敏感等鉴别。

【治疗】

首先应避光、戴墨镜、外用防晒霜。治疗上主要为减少原卟啉产生和促进其在胆汁的排泄等。以往建议口服 β-胡萝卜素 60~180mg/d,1~3 个月,可使 80% 的患者降低光敏,然而目前其有效性受到质疑,且有导致皮肤黄染的副作用。口服半胱氨酸也有一定的疗效[14]。大剂量西咪替丁[(30~40mg/(kg·d)]对于部分儿童患者有一定疗效。针对肝脏病变,可试用考来烯胺及其类似物,严重者可考虑血浆置换和肝移植。最近的 Ⅱ 期和 Ⅲ 期临床试验显示阿法诺肽(afamelanotide)对于治疗红细胞生成性原卟啉症有效性和安全性良好[15]。

【参考文献】

[1] BALWANI M,DESNICK R J. The porphyrias:advances in diagnosis and treatment. Blood,2012,120(23):4496-4504.

[2] WOLFF K,HÖNIGSMANN H,RAUSCHMEIER W,et al. Microscopic and fine structural aspects of porphyrias. Acta Derm Venereol Suppl(Stockh),1982,100:17-28.

[3] BERNARDES FILHO F,SANTOS M V,CARVALHO F N,et al. HAART:a risk factor for development of porphyria cutanea tarda? Rev Soc Bras Med Trop,2012,45(6):764-767.

[4] KUSHNER J P,BARBUTO A J,LEE G R. An inherited enzymatic defect in porphyria cutanea tarda:decreased uroporphyrinogen decarboxylase activity. J Clin Invest,1976,58(5):1089-1097.

[5] EGGER N G,GOEGER D E,PAYNE D A,et al. Porphyria cutanea tarda:multiplicity of risk factors including HFE mutations,hepatitis C,and inherited uroporphyrinogen decarboxylase deficiency. Dig Dis Sci,2002,47(2):419-426.

[6] Puy H,Gouya L,Deybach J C. Porphyrias. The Lancet,2010,375(9718):924-937.

[7] GOGRI P Y,MISRA N S,MISRA S. Ocular manifestations in porphyria cutanea tarda. BMJ Case Rep,2014,2014DOI:10.1136/bcr-2013-010402.

[8] GUHA S K,BANDYOPADHYAY D,SAHA A,et al. Human immunodeficiency virus associated sporadic nonfamilial porphyria cutanea tarda. Indian J Dermatol,2016,61(3):318-320.

[9] RYAN CABALLES F,SENDI H,BONKOVSKY H L. Hepatitis C,porphyria cutanea tarda and liver iron:an update. Liver Int,2012,32(6):880-893.

[10] TONG Y,SONG Y K,TYRING S. Resolution of porphyria cutanea tarda in patients with Hepatitis C following ledipasvir-sofosbuvir combination therapy. Jama dermatol,2016,152(12):1393-1395.

[11] SCHNEIDER-YIN X,GOUYA L,MEIER-WEINAND A,et al. New insights into the pathogenesis of erythropoietic protoporphyria and their impact on patient care. Eur J Pediatr,2000,159(10):719-725.

[12] BALWANI M,BLOOMER J,DESNICK R,et al. Erythropoietic protoporphyria,autosomal recessive//ADAM M P,ARDINGER H H,PAGON R A,et al. GeneReviews. Seattle:University of Washington,2017.

[13] HOLME S A,WHATLEY S D,ROBERTS A G,et al. Seasonal palmar keratoderma in erythropoietic protoporphyria indicates autosomal recessive inheritance. J Invest Dermatol,2009,129(3):599-605.

[14] THAPAR M,BONKOVSKY H L. The diagnosis and management of erythropoietic protoporphyria. Gastroenterol Hepatol (N Y),2008,4(8):561-566.

[15] LANE A M,MCKAY J T,BONKOVSKY H L. Advances in the management of erythropoietic protoporphyria-role of afamelanotide. Appl Clin Genet,2016,9:179-189.

·淀粉样变病·

淀粉样变病(amyloidosis)是一大类异质性的疾病,共同的特征性表现是组织和器官淀粉样物质沉积,淀粉样物质是一种原纤维蛋白,其来源包括淀粉样蛋白轻链(AL),相关淀粉样蛋白(AA)和转甲状腺素相关蛋白(ATTR)等。淀粉样变可以为原发性或继发性,遗传性或获得性,可分类为系统性和局限性[1]。

本章将介绍以下几种淀粉样变病:原发性皮肤淀粉样变病(primary cutaneous amyloidosis);原发性系统性淀粉样变病(primary cutaneous amyloidosis),即 AL 型淀粉样变;继发性系统性淀粉样变(secondary systemic amyloidosis),即 AA 型淀粉样变和遗传性系统性淀粉样变病(genetic systemic amyloidosis)。

【发病机制】

主要的致病原因是病理性的不可溶性原纤维蛋白沉积在组织和器官,从而导致器官功能的进行性恶化甚至死亡[1]。原纤维蛋白来源于 β 波反折叠构型的前体蛋白。前体蛋白经过积聚、聚合、原纤维形成、最终形成不可溶的原纤维蛋白。所有种类的淀粉样蛋白具有一些相似的理化特性,在 HE 染色下表现为嗜酸性的无结构的玻璃样变物质,刚果红染色在光学显微镜下表现为红棕色,偏振光显微镜下呈特征性的苹果绿色,电镜下可见其由 8~11nm 的线状的无分支的原纤维组成。至少有 28 种前体蛋白与人类淀粉样变病有关,其中 14 种与系统性皮肤淀粉样变病有关,其中最常见的是 AL,其次是 ATTR 和 AA[2]。

原发性皮肤淀粉样变病的病因尚不明确,约 10% 的病例存在遗传性,家族性原发性皮肤淀粉样变病可见制瘤素 M 受体 β(OSMR β)的基因突变,大部分患者为原发性,但也可能与结缔组织病,如系统性红斑狼疮和干燥综合征有关。有研究发现在原发性皮肤淀粉样变病的患者中,特应性皮炎的发病率明显增高[3]。此外,可能与长期摩擦、EB 病毒感染和环境因素有关[4]。

原发性系统淀粉样变病,主要沉积的淀粉样蛋白是 AL,AL 由免疫球蛋白 λ 或 κ 轻链的部分或全部组成,免疫球蛋白轻链可变区的某些氨基酸位置改变,降低了其稳定性,使淀粉样蛋白易于形成。轻链一般来源于骨髓浆细胞,见于良性或低度恶性的产生轻链蛋白的单克隆免疫球蛋白病(如骨髓瘤),并导致广泛的器官沉积和功能障碍[2]。

继发性系统淀粉样变病,主要沉积的蛋白是 AA,AA 与潜在的炎症和感染有关,主要成分是血浆淀粉样 A(SAA)蛋白。SAA 是高密度脂蛋白的载脂蛋白,是由肝脏细胞在一些炎症因子的刺激下产生的前体蛋白,炎症因子包括 IL-1、IL-6、TNF-α。SAA 的量持续处在异常的高水平与淀粉样变的发生有很大关系[5]。

原发性皮肤淀粉样变病

【临床表现】

苔藓样淀粉样变(lichen amyloidosis):是最常见的原发性皮肤淀粉样变,常发生于中年人,表现为孤立、质硬的色素沉着性丘疹,表面可见鳞屑,随着病情进展,丘疹可逐渐融合成斑块(图 19-8)。皮疹最常位于胫前,也可见于四肢伸侧和背部。皮疹一般单侧发生,并逐渐累及对侧。

斑状淀粉样变(macular amyloidosis):好发于中年女性,表现为褐色斑疹,可融合形成波纹状的外观。皮疹位于上背部和肩胛区。苔藓样淀粉样变和斑状淀粉样变可同时存在,相互转化,同时具有二者的临床特征称为双相型淀粉样变。

摩擦性淀粉样变(frictional amyloidosis):是由于患者长期使用尼龙刷及其他粗糙物品摩擦导致的,表现为摩擦部位(肩胛部、四肢伸侧)苔藓化深褐色斑疹或苔藓样皮疹,有时皮疹呈波纹状外观。

色素异常性淀粉样变(poikiloderma-like amyloidosis):本型较为少见,表现为典型斑状或苔藓样皮肤淀粉样变皮疹基础上,同时存在皮肤异色症样改变(图 19-9)。

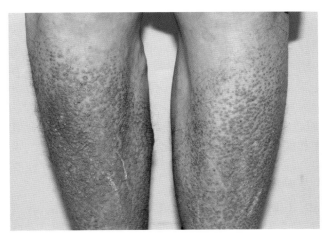

图 19-8　苔藓样淀粉样变病。双胫前密集苔藓化丘疹、结节

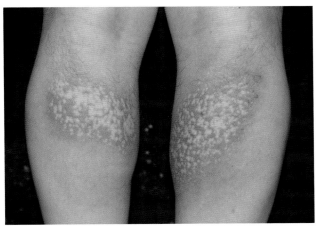

图 19-9　色素异常性淀粉样变病。小腿屈侧网状褐色斑片,伴色素减退

结节性淀粉样变(nodular amyloidosis):是非常少见的类型,表现单发或多发的有蜡样光泽的结节或斑块,好发于面部、头皮、肢端、生殖器区,最常见于面部。有报道称该型可能转化为系统性淀粉样变,故应注意随诊[6]。

肛门、骶尾部淀粉样变(anosacral amyloidosis):表现为肛门周围以及骶尾部的色素沉着斑和苔藓化。

【组织病理】

苔藓样淀粉样变和斑状淀粉样变的淀粉样蛋白仅沉积于真皮乳头,同时还可见表皮角化过度和棘层肥厚,有时可见色素失禁。结节性淀粉样变的淀粉样蛋白可沉积于真皮全层和皮下组织,血管和汗腺也可受累(图 19-10,图 19-11)。

【诊断和鉴别诊断】

结合临床病理以及刚果红染色可确诊。需与慢性单纯性苔藓、肥厚性扁平苔藓、结节性痒疹、胫前黏液性水肿、炎症后色素沉着等鉴别。

【治疗】

嘱患者避免局部摩擦刺激,瘙痒严重者可口服抗组胺药,口服维 A 酸类也有一定止痒效果。皮疹局部可外用糖皮质激素治疗,对于结节性,可采取的治疗方法包括手术切除或刮除、二氧化碳激光或脉冲染料

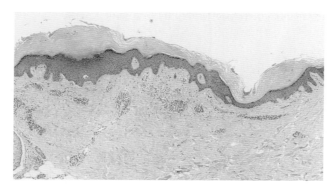

图 19-10　皮肤淀粉样变病。角化过度,棘层增厚,部分真皮乳头内无定型红染物质沉积(HE 染色,×40)

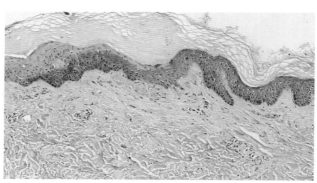

图 19-11　皮肤淀粉样变病。刚果红染色示真皮乳头内无定型红染物质沉积(刚果红染色,×40)

激光、冷冻、皮肤磨削术等[7];有报道称 Q 开关 Nd∶YAG 1064nm 激光对于难治性的斑状淀粉样变也有一定的疗效[8]。

原发性系统性淀粉样变病

原发性系统性淀粉样变病(primary systemic amyloidosis)可以为原发,也可以与骨髓瘤相关。沉积的淀粉样蛋白主要是轻链,可累及肾脏、心脏、肝脏、肺、周围神经和自主神经系统等。也可累及皮肤,皮疹形态取决于淀粉样变蛋白沉积的部位,沉积在皮肤小血管,皮损表现为瘀点、瘀斑和紫癜;沉积在真皮浅层,表现为蜡样丘疹[1]。

【临床表现】

易发生于单克隆免疫球蛋白病患者或多发性骨髓瘤患者。症状体征取决于受累的器官或系统。肾脏受累表现为白蛋白尿,心脏受累表现为劳力性呼吸困难和端坐呼吸,肝脏和消化系统受累表现为肝大、水肿、腹胀、厌食,外周神经和自主神经受累表现为腕管综合征、感觉异常、肌无力、体位性低血压、便秘或腹泻等。其中,腕管综合征常为首发症状。有时患者可表现为多个器官受累[9-10]。

皮疹主要表现为轻度外伤即可出现瘀点、瘀斑和紫癜,主要累及眼睑、颈部、腋窝和肛门生殖器区,典型表现为眶周紫癜(浣熊眼征)(图 19-12,图 19-13)。口腔黏膜受累可见出血,舌部丘疹、大疱,约 10% 的患者可见巨舌(图 19-14)。其他的皮疹表现还包括皮肤蜡样丘疹、结节和斑块,部分患者可见大疱,还可见色素沉着、硬皮病样改变、斑秃或普秃、甲萎缩(图 19-15)、皮肤松弛症等[11-14](图 19-16)。

【组织病理】

皮损组织病理可见真皮和皮下组织淀粉样蛋白沉积,可累及血管和汗腺(图 19-17,图 19-18)。其他器官也可相应的发现淀粉样蛋白沉积。

【诊断和鉴别诊断】

确诊主要依靠受累器官组织病理检查,或通过唇腺、直肠黏膜活检或皮下脂肪抽吸活检,组织病理检查刚果红染色显示淀粉样蛋白以确诊,其中皮下脂肪抽吸活检对于诊断本病有很高的敏感性[2]。确诊为淀粉样变病后,需明确是否有单克隆免疫球蛋白病,通过血清蛋白电泳和免疫电泳发现单克隆蛋白即可确诊。主要需与黏液水肿性苔藓、类脂蛋白沉积症等[2]鉴别。

【治疗】

预后较差,无有效治疗方法。可尝试的药物包括秋水仙碱、美法仑。自体干细胞移植有一定疗效。有报道称硼替佐米(botezomib)对本病有一定疗效[15-16]。

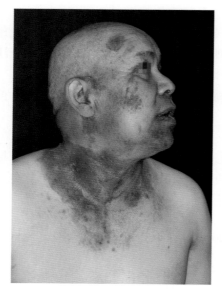

图 19-12　原发性系统性淀粉样变病。额、面、颈部瘀斑

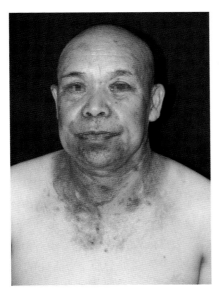

图 19-13　原发性系统性淀粉样变病。面、颈部瘀斑

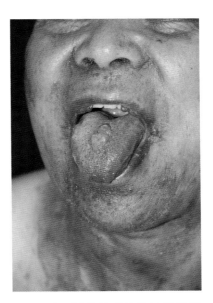

图 19-14　原发性系统性淀粉样变病。舌面肿块

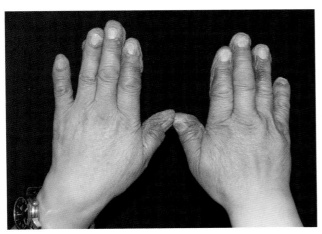

图 19-15　原发性系统性淀粉样变病。甲周串珠状隆起,甲营养不良

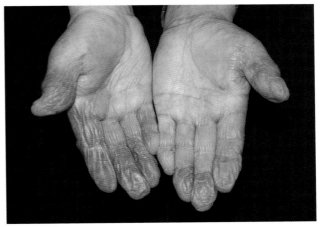

图 19-16　原发性系统性淀粉样变病。双手掌皮肤皱褶,呈红褐色

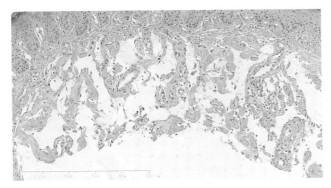

图 19-17　原发性系统性淀粉样变病。真皮血管壁增厚,均质嗜伊红物质沉积(HE 染色,×40)

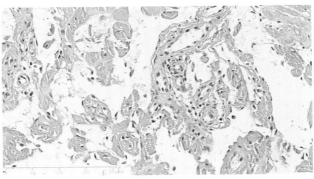

图 19-18　原发性系统性淀粉样变病。真皮血管壁增厚,均质嗜伊红物质沉积(HE 染色,×100)

继发性系统性淀粉样变病

继发性系统性淀粉样变病(secondary systemic amyloidosis)为很多感染性疾病和炎症性疾病的并发症。感染性疾病如结核,其他疾病如类风湿性关节炎、强直性脊柱炎、银屑病性关节炎、Crohn 病、系统性红斑狼疮、硬皮病、家族性地中海热、肾癌、Castleman 病等。很少累及皮肤。对正常皮肤或皮下脂肪抽吸进行活检可见淀粉样蛋白。无有效治疗方法,积极治疗原发病有可能延缓本病的发展,有报道称 TNF-α 抑制剂和IL-6 抑制剂对类风湿关节炎合并的继发性系统性淀粉样变病有一定疗效[17]。

遗传性系统性淀粉样变病

遗传性系统性淀粉样变病(genetic systemic amyloidosis)大多发病机制尚不明确,表现独特,主要包括以下两种疾病:

1. Muckle-Wells 综合征 1962 年由 Muckle 和 Wells 首先发现,是一种常染色体显性遗传疾病。主要表现为周期性发热、荨麻疹样皮疹、关节痛、进行性耳聋以及主要累及肾脏的淀粉样变[18]。

2. 家族性地中海热(FMF) 家族性地中海热最早由 Janeway 和 Mosenthal 发现,是一种由于位于 16号染色体短臂的 *MEFV* 基因突变导致的常染色体隐性遗传的自身炎症反应综合征,特征性的表现是周期性发热和浆膜炎,主要累及地中海区域的人群。严重的并发症为淀粉样变,主要累及肾脏,导致终末期肾病。目前唯一可能有效控制本病淀粉样变的药物为秋水仙碱[19]。

【参考文献】

[1] BRAMBILLA F,LAVATELLI F,MERLINI G,et al. Clinical proteomics for diagnosis and typing of systemic amyloidoses. Proteomics Clin Appl,2013,7(1-2):136-143.

[2] CHAULAGAIN C P,COMENZO R L. New insights and modern treatment of AL amyloidosis. Curr Hematol Malig Rep,2013,8(4):291-298.

[3] CHIA B,TAN A,TEY H L. Primary localized cutaneous amyloidosis:association with atopic dermatitis. J Eur Acad Dermatol Venereol,2014,28(6):810-813.

[4] KIBBI A G,RUBEIZ N G,ZAYNOUN S T,et al. Primary localized cutaneous amyloidosis. International journal of dermatology,1992,31(2):95-98.

[5] OBICI L,PERFETTI V,PALLADINI G,et al. Clinical aspects of systemic amyloid diseases. Biochim Biophys Acta,2005,1753(1):11-22.

[6] GARCÍA R J,FELDMANN R,LOADER D,et al. Primary cutaneous amyloidoma:a case report. Case Rep Dermatol,2014,6(3):264-267.

[7] ESMAT S M,FAWZI M M,GAWDAT H I,et al. Efficacy of different modes of fractional CO_2 laser in the treatment of primary cutaneous amyloidosis:a randomized clinical trial. Lasers Surg Med,2015,47(5):388-395.

[8] KHURANA N,URMAN C. The Efficacy of Q-Switched ND:YAG 1064 nm Laser in Recalcitrant Macular Amyloidosis:a Case Report. J Drugs Dermatol,2016,15(11):1456-1458.

[9] SCHREML S,SZEIMIES R M,VOGT T,et al. Cutaneous amyloidoses and systemic amyloidoses with cutaneous involvement. Eur J Dermatol,2010,20(2):152-160.

[10] AGARWAL A,SINGLA S,BANSAL M,et al. Bilateral pleural effusions due to pulmonary amyloidosis as the presenting manifestation of multiple myeloma. Mediterr J Hematol Infect Dis,2012,4(1):e2012010.

[11] GERSTER J C,LANDRY M,DUDLER J. Scleroderma-like changes of the hands in primary amyloidosis. J Rheumatol,2000,27(9):2275-2277.

[12] PRAT C,MORENO A,VIÑAS M,et al. Nail dystrophy in primary systemic amyloidosis. J Eur Acad Dermatol Venereol,2008,22(1):107-109.

[13] MURTHY P,LAING M R. Macroglossia. BMJ,1994,309(6966):1386.

[14] KUMAR S,SENGUPTA R S,KAKKAR N,et al. Skin involvement in primary systemic amyloidosis. Mediterr J Hematol Infect Dis,2013,5(1):e2013005.

[15] IDA T,HAYASHI K,IDA T,et al. Successful treatment with bortezomib in a patient with systemic primary AL amyloidosis manifesting severe gastrointestinal bleeding. Rinsho Ketsueki,2014,55(7):808-814.

[16] DOMÍNGUEZ-MUÑOZ M A,CALDERÓN-CABRERA C,MARTINO-GALIANA M L,et al. Autologous stem cell transplanta-

tion in patients with primary systemic amyloidosis: experience of a tertiary hospital. Transplant Proc, 2015, 47(9): 2661-2664.

[17] WESTERMARK G T, FÄNDRICH M, WESTERMARK P. AA amyloidosis: pathogenesis and targeted therapy. Annu Rev Pathol, 2015, 10: 321-344.

[18] RAMREDDY N, HOPKINS A, LOZADA C. A rare hereditary disease: Muckle-Wells syndrome. Rheumatology Reports, 2016, 8(1).

[19] PADEH S, BERKUN Y. Familial Mediterranean fever. Curr Opin Rheumatol, 2016.

·黏液水肿性苔藓·

黏液水肿性苔藓(lichen myxedermatosis)又称丘疹性黏蛋白病,是一种罕见的特发性皮肤黏蛋白病,好发于30~80岁人群,病理上表现为皮肤黏蛋白沉积和成纤维细胞增殖。根据临床、病理和是否有系统受累可分为三型:硬化性黏液性水肿(scleromyxedema)、局限性丘疹黏蛋白病(localized popular mucinosis)和不典型硬化性黏液性水肿(atypical lichen myxedematosus)[1]。

【发病机制】

病因不明,有研究发现硬化性黏液性水肿患者的成纤维细胞异常,能够持续分泌黏蛋白[2]。也有研究发现,大部分硬化性黏液性水肿患者存在单克隆免疫球蛋白病,但患者病情的严重程度与血清 IgG 水平无相关性[1]。

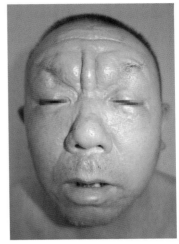

【临床表现】

1. 硬化性黏液性水肿 皮疹位于面颈部、四肢、躯干,表现为对称性分布的直径 2~3mm 的蜡样的坚实丘疹,呈线状排列,局部皮肤有光泽、发硬,似硬皮病样外观。患者眉间易可受累,有深的纵行沟,鼻根部皮肤肥厚,呈狮面样外观。硬化严重者关节活动和张口受限,可能致残(图 19-19~图 19-22)。大部分患者合并副蛋白血症,部分患者可发展为多发性骨髓瘤,本型也可累及其他系统,如消化、神经肌肉、呼吸、心血管和肾脏系统,严重系统受累可导致患者死亡[3]。

图 19-19 黏液水肿性苔藓。面部皮肤肥厚,眉间纵沟,呈狮面样外观

2. 局限性丘疹黏蛋白病 患者仅表现为蜡样的丘疹、结节或斑块,无硬化,无副蛋白血症,无系统受累。包括几种亚型,孤立丘疹型、肢端持久性丘疹性黏蛋白病、婴儿皮肤黏蛋白病和结节性丘疹性黏蛋白病[3]。

3. 孤立丘疹型 表现为 2~5mm 大小的丘疹,质地坚实,表面光滑,肤色或有蜡样光泽,对称分布于四

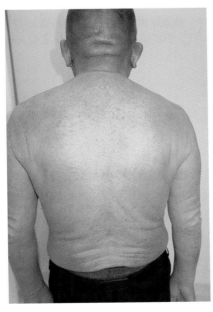

图 19-20 黏液水肿性苔藓。背部皮肤肥厚、坚实

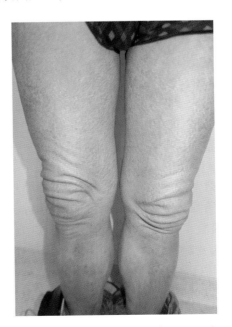

图 19-21 黏液水肿性苔藓。双下肢红斑,皮肤肥厚

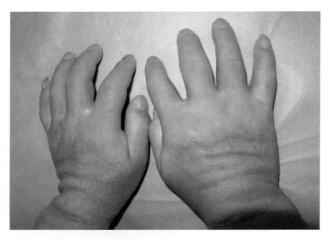

图 19-22 黏液水肿性苔藓。双手红斑,皮肤肥厚坚实

肢躯干,皮疹数量数个至数百个不等。

4. 肢端持久性丘疹性黏蛋白病 主要见于女性,皮损主要位于手背、腕部、前臂远端,数量不等,逐渐增加,持续存在无消退趋势[4]。

5. 婴儿皮肤黏蛋白病 主要见于婴儿,表现为乳白色的坚实丘疹,皮损主要位于上臂,特别是肘部,也可见于躯干,无自行缓解趋势。

6. 结节性丘疹性黏蛋白病 本型又称为结节性皮肤狼疮性黏蛋白病,主要并发于系统性红斑狼疮,表现为躯干四肢肤色的绿豆至拇指大小丘疹、结节,散在或密集分布,还可有毛细血管扩张和中央萎缩[5]。

7. 不典型硬化性黏液性水肿 症状不典型,介于以上两者之间。

【组织病理】

表现为真皮上部黏蛋白沉积,安申兰染色阳性,呈亮蓝绿色,成纤维细胞增生,胶原增多,真皮血管周围淋巴、组织细胞浸润(图 19-23,图 19-24)。但在局限性丘疹黏蛋白病中,成纤维细胞增生和胶原增多不明显。

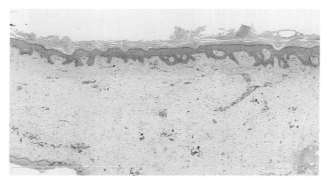

图 19-23 黏液水肿性苔藓。表皮萎缩,真皮水肿明显,胶原疏松(HE 染色,×40)

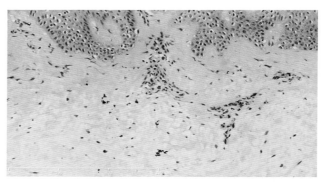

图 19-24 黏液水肿性苔藓。胶原纤维稀疏缩短,血管周围淋巴、组织细胞浸润与毛囊黏蛋白(HE 染色,×100)

【诊断和鉴别诊断】

结合临床表现和病理以及免疫球蛋白检测可协助诊断和分型,但仍需鉴别环状肉芽肿、淀粉样变苔藓及其他苔藓样皮损,硬化性黏液性水肿需与系统性硬皮病相鉴别。

【治疗】

无有效治疗方法,局限性无需特殊治疗,可缓慢消退。外用药物可尝试外用糖皮质激素和他克莫司软膏。系统治疗一般针对硬化性黏液性水肿,治疗方法包括 IVIG、化疗药物、维 A 酸类药物、沙利度胺、羟氯喹、糖皮质激素、PUVA、体外光化学疗法、自体干细胞移植术等,但疗效均不确切[6-8]。

【参考文献】

[1] RONGIOLETTI F. Lichen myxedematosus (papular mucinosis):new concepts and perspectives for an old disease. Semin Cutan Med Surg,2006,25(2):100-104.

[2] FERRARINI M,HELFRICH D J,WALKER E R,et al. Scleromyxedema serum increases proliferation but not the glycosaminoglycan synthesis of dermal fibroblasts. J Rheumatol,1989,16(6):837-841.

[3] RONGIOLETTI F,REBORA A. Updated classification of papular mucinosis,lichen myxedematosus,and scleromyxedema. J Am

Acad Dermatol,2001,44(2):273-281.

[4] HARRIS J E,PURCELL S M,GRIFFIN T D. Acral persistent papular mucinosis. J Am Acad Dermatol,2004,51(6):982-988.

[5] KANDA N,TSUCHIDA T,WATANABE T,et al. Cutaneous lupus mucinosis:a review of our cases and the possible pathogenesis. J Cutan Pathol,1997,24(9):553-558.

[6] EFTHIMIOU P,BLANCO M. Intravenous gammaglobulin and thalidomide may be an effective therapeutic combination in refractory scleromyxedema:case report and discussion of the literature//Seminars in arthritis and rheumatism. WB Saunders,2008,38(3):188-194.

[7] SROA N,CAMPBELL S,BECHTEL M. Intravenous immunoglobulin therapy for scleromyxedema:a case report and review of literature. J Drugs Dermatol,2010,9(3):263-265.

[8] RONGIOLETTI F,ZACCARIA E,COZZANI E,et al. Treatment of localized lichen myxedematosus of discrete type with tacrolimus ointment. J Am Acad Dermatol,2008,58(3):530-532.

·毛囊黏蛋白病·

毛囊黏蛋白病(follicular mucinosis)又称黏蛋白性脱发(alopecia mucinosa),是一种表现为外毛根鞘和皮脂腺黏蛋白沉积的皮肤黏蛋白病,一般分为两种情况,原发者和继发于其他良恶性疾病者(主要是蕈样肉芽肿)[1]。

【发病机制】

病因不明,有学者认为毛囊黏蛋白沉积的原因是角质形成细胞对浸润的 T 细胞的特殊免疫反应[2]。本病可继发于很多疾病,包括良性疾病(皮炎湿疹、萎缩性扁平苔藓、红斑狼疮、昆虫叮咬、斑秃)和一些恶性疾病(蕈样肉芽肿、Sezary 综合征、皮肤白血病、皮肤 B 细胞淋巴瘤和霍奇金淋巴瘤)[1],也可见于一些药物的副反应,如伊马替尼[3]。

【临床表现】

皮疹表现为单发或多发的境界清楚的红色斑块,隆起皮面。也可表现为毛囊性丘疹,表面有鳞屑,伴有脱发(图 19-25,图 19-26)。毛囊口扩张或充满角质,按压局部可见黏蛋白流出。有时皮疹表现不典型,可表现出类似毛囊炎、痤疮、慢性湿疹、荨麻疹、斑秃等的皮损特征[4]。

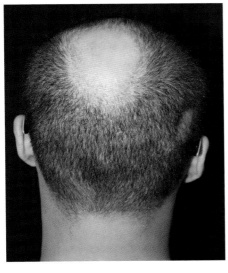

图 19-25　毛囊黏蛋白病。头顶圆形斑块,表面鳞屑、脱发

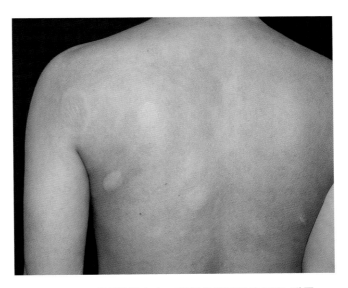

图 19-26　毛囊黏蛋白病。背部多发圆形淡红斑、脱屑

原发性毛囊黏蛋白病一般为良性型,发病年龄较低,一般为儿童或者青年人,局限于面部和头皮,部分患者在 2~24 个月内自然缓解。继发型往往皮疹分布更广泛,斑块更大,发病年龄更大,病程也更为慢性,继发于恶性疾病者预后较差。

【组织病理】

可见外毛根鞘和皮脂腺黏蛋白沉积,安申兰染色阳性(图19-27,图19-28),甲苯胺蓝染色有异染性,PAS染色阴性。受累的上皮、真皮及毛囊周围淋巴细胞、组织细胞、嗜酸性粒细胞浸润[5]。与淋巴瘤相关的病例还可见不典型淋巴细胞浸润,部分病例偶见Pautrier微脓肿。

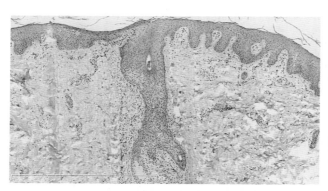

图19-27　毛囊黏蛋白病。毛囊上皮水肿,周围淋巴、组织细胞浸润(HE染色,×40)

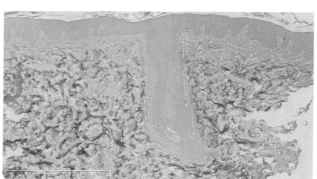

图19-28　毛囊黏蛋白病。胶原纤维间及毛囊内安申兰染色阳性物质沉积(安申兰染色,×40)

【诊断和鉴别诊断】

结合临床和病理表现可诊断,诊断的关键是鉴别原发性和继发性,但有时很困难,患者需要长期随诊[1]。

【治疗】

无有效治疗方法,部分患者皮疹可自然消退,可能有效的治疗方法包括外用糖皮质激素、0.1%他克莫司软膏,糖皮质激素皮损内注射,系统应用氨苯砜、抗疟药、异维A酸、吲哚美辛、米诺环素和糖皮质激素以及PUVA治疗等,均有一定的疗效[6]。

【参考文献】

[1] RONGIOLETTI F,DE LUCCHI S,MEYES D,et al. Follicular mucinosis:a clinicopathologic,histochemical,immunohistochemical and molecular study comparing the primary benign form and the mycosis fungoides-associated follicular mucinosis. J Cutan Pathol,2010,37(1):15-19.

[2] ISHIBASHI A. Histogenesis of mucin in follicular mucinosis. An electron microscopic study. Acta Derm Venereol,1976,56(3):163-171.

[3] HEMPSTEAD R W,ACKERMAN A B. Follicular mucinosis. A reaction pattern in follicular epithelium. Am J Dermatopathol,1985,7(3):245-257.

[4] FONSECA A P,BONA S H,FONSECA W S,et al. Follicular mucinosis:literature review and case report. An Bras Dermatol,2002,77(6):701-706.

[5] ZVULUNOV A,SHKALIM V,BEN-AMITAI D,et al. Clinical and histopathologic spectrum of alopecia mucinosa/follicular mucinosis and its natural history in children. J Am Acad Dermatol,2012,67(6):1174-1181.

[6] HEYL J,MEHREGAN D,KADO J,et al. A case of idiopathic follicular mucinosis treated with bexarotene gel. Int J Dermatol,2014,53(7):838-841.

·硬肿病·

硬肿病(scleredema)又称Buschke成人硬肿病(scleredema adultorum of Buschke),以胶原蛋白和黏蛋白在真皮沉积为特征,表现为身体上部,特别是项背部非凹陷性肿胀硬化。部分病例与糖尿病相关。

【发病机制】

病因不明,可能为编码细胞外蛋白成分(主要是Ⅰ型和Ⅲ型胶原以及纤维连接蛋白)的基因过度表达,导致基质成分沉积。其他可能的机制包括高胰岛素血症、血管损伤、淋巴管畸形、对金黄色葡萄球菌高度敏感等[1]。

【临床表现】

有学者将本病分为三型:感染相关(通常为链球菌)、单克隆免疫球蛋白病相关和糖尿病相关。第一型最为多见,约占所有患者的55%,患者发病前常有发热,通常与一些感染性疾病相关,如扁桃体炎、咽炎、猩红热、蜂窝织炎、中耳炎、肾炎、风湿热、丹毒,以及一些感染,如伤寒、脓疱病、流感、麻疹、腮腺炎、巨细胞病毒感染和HIV感染。本型起病急,常见于儿童和青少年,表现为面部突然变硬,并逐渐累及颈部、背部,严重者可累及躯干、上肢近端,皮肤非凹陷性肿胀、硬化(图19-29),患者面无表情,有时伴有吞咽困难,病情通常在2个月至2年内好转,预后良好。第二型病程为慢性,发病率约占本病所有患者的1/4,可能与类风湿性关节炎、淀粉样变、干燥综合征有关,患者有发生单克隆免疫球蛋白病或多发性骨髓瘤的风险。第三型与糖尿病相关,发病率占本病所有患者的1/5左右,常见于血糖控制困难的伴有高血压的肥胖成年男性,病程缓慢进展,不可逆,皮疹多分布于背部、颈部、肩部,受累皮肤常出现持续性红斑和毛囊炎[2-3]。本病很少出现系统受累,偶有心血管系统、眼、肝脾、骨骼肌肉、关节功能障碍、浆膜炎、肌炎、舌、食管和咽喉部受累的报道[4]。

【组织病理】

表皮正常,真皮明显增厚,有时可以增厚至正常表皮的4倍,胶原纤维束肿胀,间隙增宽,而成纤维细胞数量不增加(图19-30)。皮下组织也可受累,被粗大的胶原纤维替代。安申兰染色可将胶原纤维束间沉积的酸性黏多糖染成亮蓝绿色。其他器官如骨髓、神经、唾液腺和心脏也可见酸性黏多糖沉积[2]。

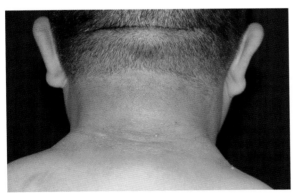

图 19-29　硬肿病。项部肥厚斑块,边界不清

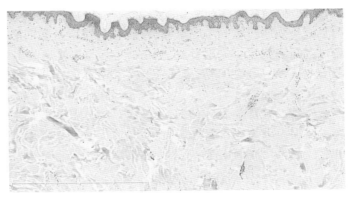

图 19-30　硬肿病。轻度角化过度,棘层萎缩变薄,基底层色素增加,真皮全层明显增厚,胶原纤维增多(HE 染色,×40)

【诊断和鉴别诊断】

需鉴别硬皮病和硬化性黏液性水肿,本病肢端不受累,无雷诺现象和毛细血管扩张,而硬化性黏液性水肿还可见线状排列的坚实丘疹。

【治疗】

因为本病少见,目前国际上尚无针对本病治疗的指南或共识。部分患者,尤其是一型的患者可自愈,部分二型患者在相关疾病治愈后病情可缓解,三型患者控制血糖可能有一定的帮助。

可能有效的治疗方法包括外用或系统应用糖皮质激素,大剂量青霉素,环孢素,甲氨蝶呤,前列腺素E1,D青霉胺,物理疗法,电子束照射等[3-5]。PUVA疗法也有一定的疗效[6]。

【参考文献】

[1] MEGUERDITCHIAN C,JACQUET P,BÉLIARD S,et al. Scleredema adultorum of Buschke:an under recognized skin complication of diabetes. Diabetes Metab,2006,32(5 Pt 1):481-484.

[2] GRAFF R. Discussion of scleredema adultorum. Arch Dermatol,1968,98(3):319-320.

[3] KALFA M,KOÇANAOĞULLARI H,ZIHNI F Y,et al. Therapy resistant idiopathic scleredema:an underlying pathology not always present. Eur J Rheumatol,2015,2(4):163-164.

[4] LEMES L R,VILELA G M,DURaES S M,et al. Scleredema of Buschke associated with difficult-to-control type 2 diabetes mel-

litus. Rev Assoc Med Bras（1992），2016，62（3）：199-201.

［5］BEERS W H，INCE A，MOORE T L. Scleredema adultorum of Buschke：a case report and review of the literatur∥Seminars in arthritis and rheumatism. Philadelphia：W. B. Saunder，2006，35（6）：355-359.

［6］RONGIOLETTI F，KAISER F，CINOTTI E，et al. Scleredema. A multicentre study of characteristics，comorbidities，course and therapy in 44 patients. J Eur Acad Dermatol Venereol，2015，29（12）：2399-2404.

·糖尿病皮肤病变·

糖尿病皮肤病变（diabetic dermatopathy）又称为糖尿病性胫前斑，见于 40%～50% 的糖尿病患者[1]，是糖尿病患者最常见的皮肤疾病。

【发病机制】

病因不明，可能与创伤和微血管病变有关。是否为糖尿病患者所特有还有待商榷[2]。目前认为 4 个或以上胫前斑高度提示糖尿病的可能[3]。

【临床表现】

常见于 50 岁以上男性，常见于病程较长者和糖耐量差者。皮疹表现为多发性的椭圆形暗红色至粉色的丘疹或斑块，患者无明显自觉症状（图 19-31，图 19-32）。皮疹主要对称分布于胫前，也可见于前臂、大腿和骨粗隆处。早期皮损易被误认为皮肤真菌感染，约两周后，皮疹逐渐转化为境界清楚的萎缩性棕色斑片，表面可见细小鳞屑。陈旧性皮疹可自行消退，遗留轻微凹陷的色素沉着区。新旧皮疹可同时存在。偶尔可见合并溃疡的患者（图 19-33）。部分糖尿病皮肤病变可先于糖尿病发生[4]。

【组织病理】

诊断一般依靠临床表现，组织病理表现不典型（图 19-34）。新发皮损组织病理表现为表皮水肿，真皮浅层血管周围淋巴组织细胞浸润，可见出血。陈旧性皮损表现为表皮萎缩，真皮浅层血管壁增厚，可见散在含铁血黄素沉积。血管壁可见过碘酸希夫染色阳性物质沉积[4]。

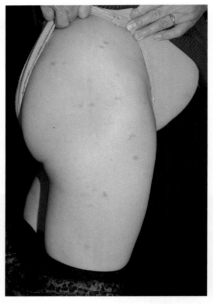

图 19-31　糖尿病皮肤病变。大腿红斑、脱屑

【治疗】

无需特殊治疗，主要是预防继发感染。注意控制糖尿病，有报道称本病与糖尿病的微血管和冠脉并发症有关，故应注意检查，警惕并发症的发生[2]。

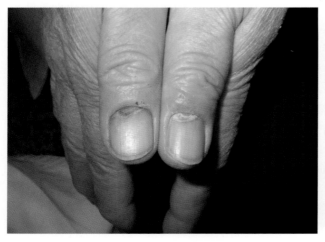

图 19-32　糖尿病甲

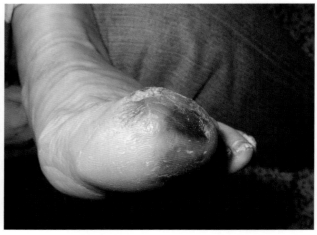

图 19-33　糖尿病足

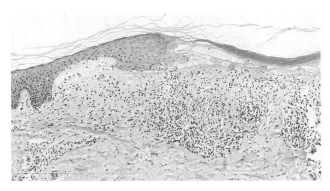

图 19-34　糖尿病皮肤病变。局部角化不全,表皮坏死,表皮下裂隙,真皮浅层淋巴、组织细胞浸润(HE 染色,×40)

【参考文献】

[1] SHEMER M D,BERGMAN M D,LINN M D,et al. Diabetic dermopathy and internal complications in diabetes mellitus. Int J Dermatol,1998,37(2):113-115.

[2] MORGAN A J,SCHWARTZ R A. Diabetic dermopathy:A subtle sign with grave implications. J Am Acad Dermatol,2008,58(3):447-451.

[3] MURPHY R A. Skin lesions in diabetic patients:The "spotted-leg" syndrome. Lahey Clin Found Bull,1965,14(1):10-14.

[4] MURPHY-CHUTORIAN B,HAN G,COHEN S R. Dermatologic manifestations of diabetes mellitus:a review. Endocrinol Metab Clin North Am,2013,42(4):869-898.

第二节　营养障碍性皮肤病

· 烟酸缺乏症 ·

典型的烟酸缺乏症(aniacinosis)表现为糙皮病(pellagra),又称癞皮病,是由于烟酸缺乏导致的皮肤、消化系统以及神经精神系统疾病。

【发病机制】

正常情况下,人体可以通过食物直接摄取或者通过色氨酸合成烟酸,每日需要量约 15~20mg。当烟酸和色氨酸摄入不足或由于某些原因导致其吸收代谢障碍时,将导致烟酸缺乏症,如饮食单一特别是以玉米作为主食的人群、神经性厌食、长期酗酒、慢性消化系统疾病、肝病、肿瘤、HIV 感染、Hartnup 综合征等[1]。烟酸通过其在体内的活性辅酶形式——烟酰胺腺嘌呤二核苷酸(NAD)和磷酸烟酰胺腺嘌呤二核苷酸(NADP)参与人体内多种生理活动,如糖酵解、蛋白质和氨基酸代谢和高能磷酸键的合成。烟酸缺乏将会影响以上生理活动的进行,特别是对细胞周期较短的细胞和需要大量能量的组织影响很大,比如皮肤、消化道和大脑[2]。

【临床表现】

烟酸缺乏症的特征性表现为"四 D 征",即皮炎(dermatitis)、腹泻(diarrhea)、痴呆(dementia),部分病例可能死亡(death)。但极少有患者会同时出现以上症状。皮疹早期表现为曝光部位的红斑,进而变成棕色色素沉着,伴脱屑和结痂,典型皮疹表现为皮肤曝光部位境界清楚的棕色斑片,表面可见"虫胶样"脱屑和结痂。皮疹常见于面部、颈部、手背和前臂伸侧(图 19-35~图 19-37)。

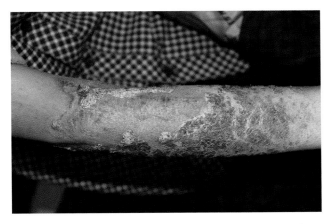

图 19-35　烟酸缺乏症。上肢红斑,上覆褐色肥厚痂皮

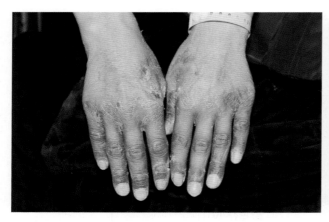

图 19-36　烟酸缺乏症。双手背红斑、覆褐色痂皮

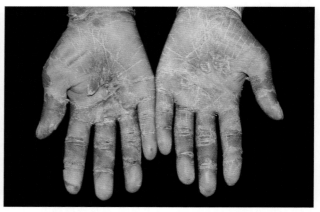

图 19-37　烟酸缺乏症。双手掌角化、结褐色痂、脱屑

颈部光敏性皮疹在颈周形成一条宽带,称为"Casal 项链"。还可累及黏膜,导致口唇、外阴肛周红斑、糜烂。消化道症状包括顽固性腹泻、口炎和舌炎。精神症状包括情感淡漠、记忆减退、定向力障碍、抑郁和谵妄,严重者可能出现木僵状态[3]。

【组织病理】

组织病理表现随着疾病的阶段不同而不同,很多病例的组织病理表现无特异性。如角化过度,角化不全,棘层肥厚和表皮色素增加,部分患者可见表皮内或表皮下水疱,真皮浅层毛细血管扩张和血管周围慢性炎症细胞浸润(图 19-38)。比较有特征性的表现为,表皮上 1/3 角质形成细胞苍白和空泡变性[4]。

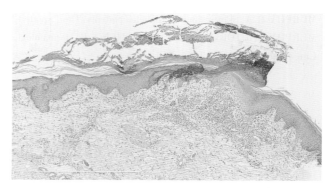

图 19-38　烟酸缺乏症。浅表结痂,棘层细胞内、细胞间水肿,真皮浅层较多慢性炎症细胞浸润,(HE 染色,×40)

【诊断和鉴别诊断】

根据患者病史、临床表现、实验室检查和实验性治疗效果可确诊。需与日光性皮炎,迟发性皮肤卟啉病、Hartnup 综合征等鉴别。

【治疗】

治疗上首先祛除病因,如戒酒,换用相关药物。口服补充烟酸 50~300mg/d,必要时可静脉补充。应注意同时补充锌、维生素 B_6 和镁,因为它们是烟酸合成的辅酶[1]。

【参考文献】

[1] SEGULA D,BANDA P,MULAMBIA C,et al. Case report:a forgotten dermatological disease. Malawi Med J,2012,24(1):19-20.

[2] HEGYI J,SCHWARTZ R A,HEGYI V. Pellagra:dermatitis,dementia,and diarrhea. Int J Dermatol,2004,43(1):1-5.

[3] SAVVIDOU S. Pellagra:a non-eradicated old disease. Clin Pract,2014,4(1):637.

[4] PIQUÉ-DURAN E,PÉREZ-CEJUDO J A,CAMESELLE D,et al. Pellagra:a clinical, histopathological, and epidemiological study of 7 cases. Actas Dermosifiliogr,2012,103(1):51-58.

·胡萝卜素血症·

胡萝卜素血症(carotenemia)由各种原因导致的血 β-胡萝卜素增加所致,当血胡萝卜素水平过高,可出现皮肤黄染,即胡萝卜素黄皮症(carotenoderma)。

【发病机制】

很多原因可导致血 β-胡萝卜素水平增加,如摄入过多(包括含 β 胡萝卜素的蔬菜、水果、营养药物),代谢改变(甲状腺功能减退、糖尿病、妊娠、神经性厌食症、肝肾疾病)以及家族性胡萝卜素血症等。当胡萝卜素水平高于正常 3~4 倍时，就会出现胡萝卜素黄皮症。

【临床表现】

表现为皮肤颜色变黄，主要累及角质层较厚和皮脂腺较丰富的部位，如掌跖、前额、鼻唇沟等部位（图 19-39），严重者全身皮肤受累，汗液亦呈黄色。但巩膜和黏膜不受累。

【组织病理】

因角质层含有脂质成分，对胡萝卜素具有较高的亲和性，因此胡萝卜素的着色一般集中在角质层。在进行直接免疫荧光检测时，因胡萝卜素自身会发出荧光，使免疫荧光呈现出似"天疱疮样"的网状沉积模式，故易被误诊为寻常型天疱疮[1]。

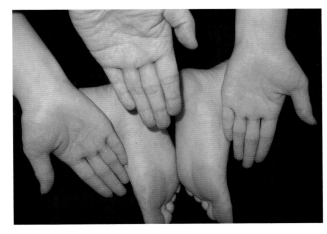

图 19-39　胡萝卜素血症。双侧掌跖皮肤呈黄色

【诊断和鉴别诊断】

根据患者长期大量食用含胡萝卜素较多的食物药物，结合皮损以及实验室检查血清胡萝卜素水平升高可确诊。需与黄疸相鉴别，后者巩膜有黄染。

【治疗】

改变饮食习惯，停止食用含胡萝卜素较多的食物，皮肤颜色可慢慢恢复正常。

【参考文献】

[1] MAHARSHAK N, SHAPIRO J, TRAU H. Carotenoderma-a review of the current literature. Int J Dermatol, 2003, 42（3）：178-181.

·肠病性肢端皮炎·

肠病性肢端皮炎（acrodermatitis enteropathica）是一种罕见的先天性常染色体隐性遗传疾病，表现为肠道吸收锌缺陷。临床症状为易激惹、淡漠、畏光等，皮疹表现为腔口部位和肢端红斑、糜烂、水疱和大疱。口服补充锌剂可缓解症状。

【发病机制】

为先天性常染色体遗传疾病，由位于常染色体 8q24.3 的 *SLC39A4* 基因突变导致，该基因编码参与锌转运的锌铁调控蛋白 Zip4，基因突变使锌吸收障碍，从而导致锌缺乏[1]。

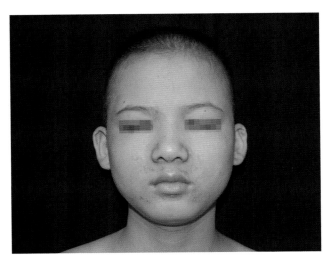

图 19-40　肠病性肢端皮炎。面部红斑、脱屑

【临床表现】

临床症状通常在婴儿母乳喂养断奶后 1~2 周或人工喂养断奶后 4~10 周出现。典型的临床三联征表现为腔口周围和肢端皮炎、脱发和腹泻。皮疹主要位于口周、双颊（图 19-40）、耳部、鼻孔、臀部、肛周（图 19-41，图 19-42）、手背、手指（图 19-43）、足部、足趾等处（图 19-44~图 19-46）。起初表现为湿疹样皮疹，逐渐发展为局部脓疱和糜烂，伴有鳞屑和结痂，严重者可出现水疱甚至大疱。慢性者可表现为银屑病样斑块。患者常伴有脱发、甲沟炎以及甲营养不良，还可出现口炎、结膜炎、睑缘炎，以及反复发生的细菌以及真菌感染等。其他症状包括淡漠、急躁、畏光、夜盲、嗅觉及味觉障碍、腹泻、食欲

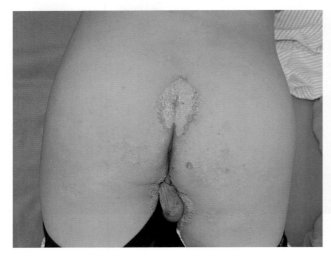

图 19-41 肠病性肢端皮炎。肛周、阴囊角化性红斑、脱屑

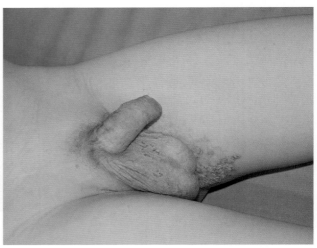

图 19-42 肠病性肢端皮炎。阴囊红斑、脱屑

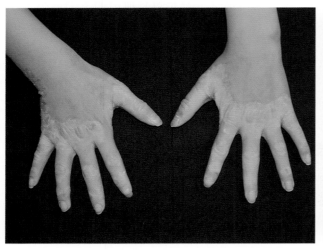

图 19-43 肠病性肢端皮炎。双手背角化性淡红斑

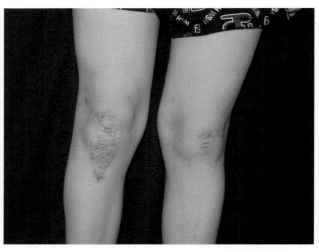

图 19-44 肠病性肢端皮炎。膝部角化性红斑块

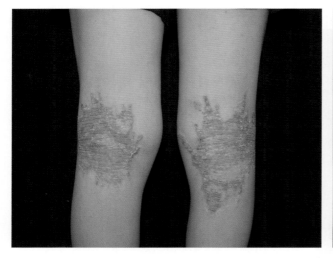

图 19-45 肠病性肢端皮炎。双侧腘窝角化性红斑块

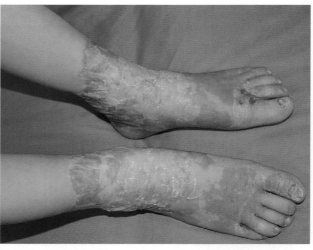

图 19-46 肠病性肢端皮炎。双足角化性红斑

缺乏、发育迟缓以及精神症状等[2]。

【组织病理】

组织病理无特异性,早期表现为局灶性角化不全伴角化过度,进展期可出现棘层水肿,颗粒层减少,表皮浅层角质形成细胞有明显的细胞质苍白圈。晚期表皮内水疱形成,可见细胞空泡变性和坏死,继发感染还可见角层下脓疱形成。

【诊断和鉴别诊断】

发病年龄、临床表现结合血清碱性磷酸酶以及血清锌水平降低可确诊。需与大疱性表皮松解症、连续性肢端皮炎以及获得性锌缺乏症等鉴别。

【治疗】

口服锌剂 2~3mg/(kg·d),1~2 周可缓解几乎所有的临床症状,但需长期甚至终生进行补锌治疗[3]。

【参考文献】

[1] GEHRIG K A,DINULOS J G. Acrodermatitis due to nutritional deficiency. Curr Opin Pediatr,2010,22(1):107-112.

[2] LAKDAWALA N,GRANT-KELS J M. Acrodermatitis enteropathica and other nutritional diseases of the folds(intertriginous areas). Clin Dermatol,2015,33(4):414-419.

[3] GUPTA M,MAHAJAN V K,MEHTA K S,et al. Zinc therapy in dermatology:a review. Dermatol Res Pract,2014,2014:709152.

· Cronkhite-Canada 综合征 ·

Cronkhite-Canada 综合征(Cronkhite-Canada syndrome)(克朗凯特-卡纳达综合征)于 1955 年首次发现,是一种病因不明的非遗传性的继发性或特发性的罕见疾病,临床表现为消化道息肉和外胚层发育异常(表现包括色素沉着、脱发和甲营养不良)。目前的治疗方法包括糖皮质激素、免疫调节剂、抗肿瘤坏死因子抗体以及手术等。发病率低但致死率高。

【发病机制】

病因不明。可能与自身免疫相关,证据包括:部分病例可见抗核抗体和 IgG4 水平的升高[1];有研究通过免疫组化染色发现患者消化道息肉 IgG4 抗体水平明显升高;糖皮质激素在本病的治疗中有一定效果[2];常合并系统性红斑狼疮、系统性硬皮病、类风湿关节炎、桥本甲状腺炎等自身免疫疾病[3]。与遗传的相关性可能不大,目前仅发现一宗同一家族两人患病的报道[4]。皮肤表现可能与消化道症状导致的吸收不良和营养不良有关。

【临床表现】

主要临床表现包括皮肤色素沉着、甲营养不良和脱发(图 19-47),伴有消化道多发息肉和腹泻、腹痛等消化道症状。色素沉着一般发生于面颈部和掌跖。甲营养不良最为常见,表现为甲分离、甲板变薄、甲分裂和甲剥脱。脱发可为斑片状,也可逐渐进展为普秃[5]。其他表现包括味觉减退和口干。常出现多种并发症,常见的如消化道出血、贫血、肠套叠、直肠脱垂等,其中消化道出血和并发感染有致命危险(死亡率超过 50%)[6]。

【组织病理】

皮肤色素沉着组织病理表现为黑素细胞及黑素小体数量增加,有些部位色素沉着周边可见色素减退[7]。消化道息肉病理表现为幼年型息肉或错构瘤样改变,伴有轻度的含有嗜酸性粒细胞的炎症细胞浸润[6]。

【诊断和鉴别诊断】

结合病史、查体、腔镜下发现息肉及其组织病理检查结果可确诊[5]。需与其他存在消化道错构瘤的疾病,如 Peutz-Jeghers 综合征、幼年型息肉、家族性腺瘤息肉病、增生性息肉病和 Cowden 病鉴别。

【治疗】

由于本病较为少见,目前暂无最佳治疗方案。一般治疗包括营养支持,补充电解质、矿物质和维生素。可能有效的治疗药物有糖皮质激素、硫唑嘌呤、他克莫司等,合并感染时加用抗生素。有报道称抗幽门螺

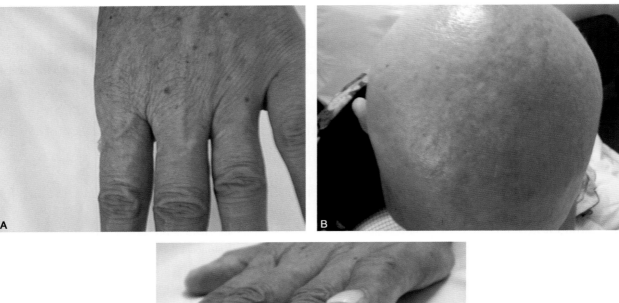

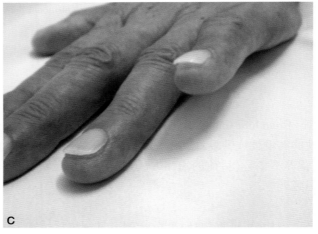

图 19-47　Cronkhite-Canada 综合征。皮肤色素沉着（A）、脱发（B）、甲营养不良（C）

杆菌治疗有一定的疗效[8]。部分研究发现抗 TNF-α 抗体对部分患者有效[9]。

【参考文献】

［1］SWEETSER S，BOARDMAN L A. Cronkhite-Canada syndrome：an acquired condition of gastrointestinal polyposis and dermato-logic abnormalities. Gastroenterol Hepatol（N Y），2012，8（3）：201-203.

［2］RIEGERT-JOHNSON D L，OSBORN N，SMYRK T，et al. Cronkhite-Canada syndrome hamartomatous polyps are infiltrated with IgG4 plasma cells. Digestion，2007，75（2-3）：96-97.

［3］SWEETSER S，AHLQUIST D A，OSBORN N K，et al. Clinicopathologic features and treatment outcomes in Cronkhite-Canada syndrome：support for autoimmunity. Dig Dis Sci，2012，57（2）：496-502.

［4］PATIL V，PATIL L S，JAKAREDDY R，et al. Cronkhite-Canada syndrome：a report of two familial cases. Indian J Gastroenterol，2013，32（2）：119-122.

［5］KRONBORG C，MAHAR P，HOWARD A. Cronkhite-Canada syndrome：a rare disease presenting with dermatological and gas-trointestinal manifestations. Australas J Dermatol，2016，57（2）：e69-71.

［6］KOPÁČOVÁ M，URBAN O，CYRANY J，et al. Cronkhite-Canada syndrome：review of the literature. Gastroenterol Res Pract，2013，2013：856873.

［7］HERZBERG A J，KAPLAN D L. Cronkhite-Canada Syndrome. International journal of dermatology，1990，29（2）：121-125.

［8］TRIANTAFILLIDIS J K，KOUGIOUMTZIAN A，LEIVADITOU A，et al. Cronkhite-Canada syndrome associated with a giant cell bone tumor. J Gastrointestin Liver Dis，2012，21（4）：345.

［9］WATANABE D，OOI M，HOSHI N，et al. Successful treatment of Cronkhite-Canada syndrome using anti-tumor necrosis factor antibody therapy. Endoscopy，2014，46（Suppl 1）：e476-477.

·Hartnup 综合征·

Hartnup 综合征(Hartnup syndrome)(哈特纳普综合征)于1956年首先提出,是一种常染色体隐性遗传疾病,表现为某些中性氨基酸的吸收和重吸收障碍。皮疹常类似糙皮病样表现,是最常见的一种氨基酸代谢性疾病。

【发病机制】

由位于5p15.33的*SLC6A19*基因突变导致,该基因编码一种位于肾和肠道的转运体,该转运体的功能涉及所有中性氨基酸的重吸收,基因突变导致转运体功能障碍,使肾和肠道氨基酸重吸收减少,从而导致特殊的氨基酸尿和以色氨酸缺乏为代表的中性氨基酸缺乏,从而导致一系列临床症状。色氨酸是合成烟酸的一种前体物质,由于烟酸的相对缺乏,可出现糙皮病样的皮损[1]。

【临床表现】

很多患者症状很轻或无症状。有症状的患者常表现为糙皮病样皮疹,即曝光部位境界清楚的干燥和脱屑。严重者可出现剥脱性皮炎样改变[2]。此外患者常有小脑性共济失调和氨基酸尿。

【组织病理】

组织病理特征与糙皮病相同。

【诊断和鉴别诊断】

需与烟酸缺乏症鉴别,但本病不伴有明显的烟酸缺乏,同时具有特征性的氨基酸尿和小脑性共济失调,以资鉴别。

【治疗】

无有效的根治方法,高蛋白饮食和补充蛋白质对部分患者有一定效果。每日口服烟酰胺50~300mg,可明显改善临床症状。

【参考文献】

[1] SEOW H F,BRÖER S,BRÖER A,et al. Hartnup disorder is caused by mutations in the gene encoding the neutral amino acid transporter SLC6A19. Nat Genet,2004,36(9):1003-1007.

[2] SANDER C S,HERTECANT J,ABDULRAZZAQ Y M,et al. Severe exfoliative erythema of malnutrition in a child with coexisting coeliac and Hartnup's disease. Clin Exp Dermatol,2009,34(2):178-182.

(徐晨琛　晋红中)

非感染性肉芽肿

APC	antigen presenting cell	抗原呈递细胞
GA	granuloma annulare	环状肉芽肿
MHC	major histocompatibility complex	主要组织相容性复合体
NL	necrobiosis lipoidica	类脂质渐进性坏死
PDT	photodynamic therapy	光动力学疗法
PUVA	psoralen plus ultraviolet A light	补骨脂素加长波紫外线
RA	rheumatoid arthritis	类风湿关节炎
RF	rheumatoid factor	类风湿因子

第一节　结　节　病

结节病(sarcoidosis)是一种累及多系统的无干酪样坏死的上皮样细胞肉芽肿性疾病。临床表现具有多样性。好发于 25~35 岁及 45~65 岁两个年龄段的女性。有报道称冬季与春季新发病例数量更多[1]。

【发病机制】

病因未明,研究发现结节病的发生是由外来抗原、遗传因素和免疫反应相互作用导致的。研究发现降解不全的抗原被抗原呈递细胞(APC)吞噬并在 APC 的 MHC 显露。CD4$^+$T 细胞受体与这种抗原-MHC 复合物结合并活化,导致细胞因子的释放,其中包括 IL-2。IL-2 诱导活化的 Th1 极化的、分泌炎症后细胞因子(例如 IL-2、IL-12 和 IL-18)的 T 辅助细胞克隆性增殖。这些炎症后细胞因子导致肉芽肿形成[2-3]。

Th17 免疫通路也在结节病发病中起重要作用,其中涉及 Th17 辅助性细胞、Th17 通路的主要细胞因子 IL-23 及 TGF-β 等[3-4]。导致结节病患者体内发生肉芽肿形成级联反应的抗原仍不清楚,环境暴露和感染性微生物被认为是疾病的启动因素[5-6]。

NOTCH4[7]、嗜乳脂蛋白样 2(BTNL2)基因的单核苷酸多态性[8]和膜联蛋白 A11 基因[9]分别与美国黑色人种、欧洲人结节病相关联。

【临床表现】

可侵犯任何器官或组织,其中肺、淋巴结最易受累。皮肤结节病分为特异性和非特异性两种。前者病理有典型肉芽肿表现,后者为反应性,如"结节性红斑"。常表现为红褐色丘疹和斑块,丘疹可扁平(图 20-1)。皮损多见于面、唇、颈、躯干上部及四肢。分布对称,经典发病部位为瘢痕或既往有外伤史部位。

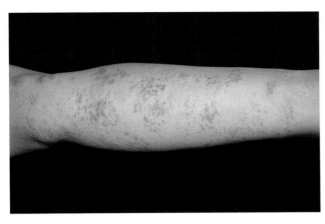

图 20-1　结节病。上肢密集黄红色光滑丘疹

少见皮肤表现为色素减退、皮下结节、鱼鳞病、脱发和溃疡。皮损也可呈黄褐色、红色、紫红色。玻片压诊可使正常皮肤呈苍白色,皮损则呈"苹果酱"样色。结节病也可以出现甲改变。

90%患者发生肺受累[10],其中双肺门淋巴结肿大最常见。

【组织病理】

组织病理学表现为真皮浅、深层的上皮样细胞肉芽肿,很少或无淋巴细胞及浆细胞浸润(裸结节)。结节中央通常无干酪样变性,多核组织细胞通常为 Langhans 型(图 20-2,图 20-3)。其组织学存在谱系变化,从仅有少许淋巴细胞包绕的特征性结节,至组织细胞结节周围及其内存在致密的淋巴细胞和浆细胞浸润,但后者罕见。

图 20-2　结节病。真皮及脂肪组织可见多个上皮样肉芽肿,周边少量炎症细胞(HE 染色,×40)

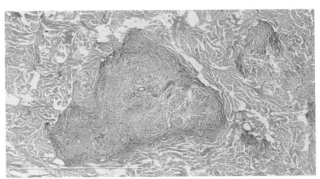

图 20-3　结节病。上皮样肉芽肿(裸结节),其内可见多核巨细胞(HE 染色,×100)

【诊断和鉴别诊断】

结节病的临床及组织学诊断均是排除性诊断。除支持性临床病史外,至少存在一个器官系统的非干酪性肉芽肿的组织学表现方可诊断。诊断标准包括:①X 线片显示双侧肺门及纵隔对称性淋巴结肿大(偶为单侧),伴或不伴肺内网状、结节状、片状阴影;②组织病理学检查证实或符合结节病;③Kveim 试验阳性;④血清 ACE 活性升高;⑤结核菌素试验为阴性或弱阳性;⑥高血钙、高尿钙症,碱性磷酸酶和血浆免疫球蛋白增高,支气管肺泡灌洗液中 T 淋巴细胞数量增加,$CD4^+T$ 细胞/$CD8^+T$ 细胞比值上升。具有①②或①③条者,可诊断结节病,第④~⑥条为重要参考指标。

需与颜面播散性粟粒性狼疮鉴别,颜面播散性粟粒性狼疮分布部位更广泛,不形成溃疡,病程更持久,活检和 Kveim 试验有助于区别。此外还需与红斑狼疮鉴别,红斑狼疮可见萎缩、毛细血管扩张和黏着性鳞屑,病理有显著区别。组织学上要与多种肉芽肿性疾病进行鉴别。可进行抗酸染色、真菌特殊染色及组织培养等加以鉴别。

【治疗】

对有系统累及的结节病患者来说,系统应用糖皮质激素仍是治疗的首选。其他治疗主要是终止或限制炎症反应,特别是 TNF-α 的作用,因为后者在肉芽肿形成和组织中起重要作用[11]。免疫抑制剂,例如甲氨蝶呤、来氟米特、沙利度胺等间接抑制 TNF-α 释放。TNF-α 拮抗剂,特别是英夫利昔单抗,对糖皮质激素抵抗患者有效。

抗疟药及米诺环素也是治疗选择。超强效糖皮质激素外用或封包治疗、皮损内注射糖皮质激素和外用他克莫司适用于单纯皮肤结节病的治疗。皮肤损害的系统性治疗仅限于有症状、泛发、损毁性或影响生活质量的患者。手术切除植皮可治疗溃疡型结节病。

【参考文献】

[1] DEL ROSARIO R N,BARR R J,GRAHAM B S,et al. Exogenous and endogenous cutaneous anomalies and curiosities. Am J Dermatopathol,2005,27(3):259-267.

[2] VALEYRE D,PRASSE A,NUNES H,et al. Sarcoidosis. Lancet,2014,383(9923):1155-67.

[3] LOKE WJ,HERBERT C,THOMAS PS. Sarcoidosis:immunopathogenesis and immunological Markers. International Journal of Chronic Diseases,2013,2013:13

[4] JUDSON M A,MARCHELL R M,MASCELLI M,et al. Molecular profiling and gene expression analysis in cutaneous sarcoidosis:the role of interleukin-12,interleukin-23,and the T-helper 17 pathway. J Am Acad Dermatol,2012,66(6):901-910.

[5] HAIMOVIC A,SANCHEZ M,JUDSON M A,et al. Sarcoidosis:a comprehensive review and update for the dermatologist:part I:cutaneous disease. J Am Acad Dermatol,2012,66(5):719.

[6] NEWMAN K L,NEWMAN L S. Occupational causes of sarcoidosis. Curr Opin Allergy Clin Immunol,2012,12(2):145-150.

[7] ADRIANTO I,LIN C P,HALE J J,et al. Genome-wide association study of African and European Americans implicates multiple shared and ethnic specific loci in sarcoidosis susceptibility. PLoS One,2012,7(8):e43907.

[8] WIJNEN P A,VOORTER C E,NELEMANS P J,et al. Butyrophilin-like 2 in pulmonary sarcoidosis:a factor for susceptibility and progression? Hum Immunol,2011,72(4):342-347.

[9] HOFMANN S,FRANKE A,FISCHER A,et al. Genome-wide association study identifies ANXA11 as a new susceptibility locus for sarcoidosis. Nat Genet,2008,40(9):1103-1106.

[10] Statement on Sarcoidosis. Joint statement of the American Thoracic Society (ATS),the European Respiratory (WASOG) adopted by the ATS Board of Directors and by the ERS Executive Committee,February 1999. Am J Respir Crit Care Med,160:736-755.

[11] BAUGHMAN R P,IANNUZZI M. Tumour necrosis factor in sarcoidosis and its potential for targeted therapy. Bio Drugs,2003,17(6):425-431.

第二节　环状肉芽肿

环状肉芽肿(granuloma annulare,GA)是一种良性且通常具有自限性的皮肤病。2/3患者年龄小于30岁,男女比例大约为1:2。

【发病机制】

病因不明。可能的诱发因素包括创伤、恶性疾病[1-2]、昆虫叮咬反应、结核菌素试验、病毒感染[3]和紫外线照射[4]。最流行的说法是免疫复合物性血管病[5]和细胞介导的迟发性超敏反应[6-7]。

【临床表现】

经典表现为发生于青年人肢端的弧形至环形斑块(图20-4)。斑块呈皮色、粉红或紫红色,通常无症状。

局限型:最常见,好发于年轻女性。由一个或多个丘疹组成,肉色、红色或紫红色环状或弧形,直径1~5cm。好发于肢端,特别是指关节和手指背侧。

泛发型:好发于31~70岁女性。表现为大量皮色至粉紫色小丘疹,对称分布于躯干、四肢,部分小丘疹融合成小的环状斑块。此型治疗反应差。

穿通型:表现为中央有脐凹的小丘疹,表面结痂或灶性溃疡,皮损经表皮向外排出渐进坏死性胶原物质,好发于手背和手指。

皮下型:也称深在型,表现为大的无痛性皮色结节,又称为假类风湿结节。好发于5~6岁

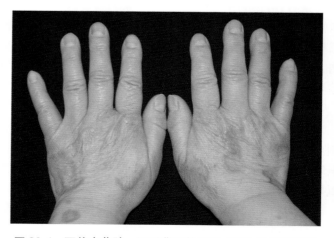

图20-4　环状肉芽肿。双手背环状红斑,界清,边缘稍隆起

儿童。

丘疹型：肉色或浅色丘疹，好发于男孩手背。偶有脐窝状或泛发。

线状型：少见，可双侧分布。

【组织病理】

主要的组织学特征是栅栏状肉芽肿。中央为变性的胶原纤维，周围放射状排列的淋巴细胞、组织细胞和成纤维细胞（图 20-5，图 20-6）。

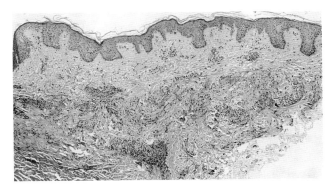

图 20-5　环状肉芽肿。基底层色素增加，真皮胶原纤维变性，周围上皮样细胞及多核巨细胞呈栅栏状排列（HE 染色，×40）

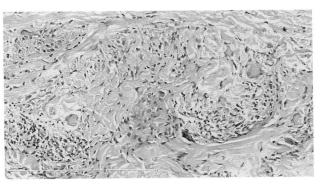

图 20-6　环状肉芽肿。真皮胶原纤维变性，周围上皮样细胞及多核巨细胞呈栅栏状排列（HE 染色，×100）

【诊断和鉴别诊断】

诊断依据临床表现和组织病理检查。深在型环状肉芽肿需与类风湿结节进行鉴别，后者类风湿因子多为阳性，组织病理学表现不同。

其他需要鉴别的疾病包括环状扁平苔藓、体癣、黄瘤、蕈样肉芽肿等。扁平苔藓有紫红色平顶斑块，表面可有 Wickham 纹；体癣可通过真菌镜检进行排除。黄瘤病表现为黄色或红黄色丘疹或斑块，组织病理表现是泡沫细胞。蕈样肉芽肿组织病理可见异形淋巴细胞和亲表皮现象。

【治疗】

环状肉芽肿有良性、自限性特点，对皮损局限且无症状的患者可观察。高效糖皮质激素外用或封包、糖皮质激素皮损内注射是常用的一线治疗手段[8]。一些破坏性措施对 GA 治疗有效，包括皮肤活检[9]、冷冻、电灼、CO_2 激光治疗等。需告知患者这些治疗均有可能导致瘢痕和皮肤萎缩。其他方法包括 PUVA 治疗、外用他克莫司等。

近年发现 PDT 对 GA 治疗效果也很不错，方法为每 2~3 周一次，治疗 2~3 疗程[10-12]。系统性治疗用于严重病例，包括烟酰胺、异维 A 酸、抗疟药、氨苯砜等。新型生物制剂，如阿达木单抗、英夫利昔、益赛普等也被证明有效[13-18]。

【参考文献】

[1] LI A,HOGAN D J,SANUSI I D,et al. Granuloma annulare and malignant neoplasms. Am J Dermatopathol,2003,25(2):113-116.

[2] AKYOL M,KILIÇARSLAN H,GÖZE F,et al. Granuloma annulare associated with prostate carcinoma. J Eur Acad Dermatol Venereol,2003,17(4):464-465.

[3] BARRON D F,COOTAUCO M H,COHEN B A. Granuloma annulare. A clinical review. Lippincotts Prim Care Pract,1997,1:33-39.

[4] GASS J K,TODD P M,RYTINA E. Generalized granuloma annulare in a photosensitive distribution resolving with scarring and milia formation. Clin Exp Dermatol,2009,34(5):e53-55.

[5] Dahl M V,Callen J P. Granuloma Annulare//Thiers B H,Dobson R L. Pathogenesis of skin disease. New York:Churchill Liningstone,1986:319-330.

[6] BUECHNER S A,WINKELMANN R K,BANKS P M. Identification of T-cell subpopulations in granuloma annulare. Arch Der-

matol,1983,119(2):125-128.

[7] MEMPEL M,MUSETTE P,FLAGEUL B,et al. T-cell receptor repertoire and cytokine pattern in granuloma annulare:defining a particular type of cutaneous granulomatous inflammation. J Invest Dermatol,2002,118(6):957-966.

[8] THORNSBERRY L A,ENGLISH J C,3rd. Etiology,diagnosis,and therapeutic management of granuloma annulare:an update. Am J Clin Dermatol,2013,14(4):279-290.

[9] LEVIN N A,PATTERSON J W,YAO L L,et al. Resolution of patch-type granuloma annulare lesions after biopsy. J Am Acad Dermatol,2002,46(3):426-429.

[10] PIASERICO S,ZATTRA E,LINDER D,et al. Generalized granuloma annulare treated with methylaminolevulinate photodynamic therapy. Dermatology,2009,218(3):282-284.

[11] WEISENSEEL P,KUZNETSOV A V,MOLIN S,et al. Photodynamic therapy for granuloma annulare:more than a shot in the dark. Dermatology,2008,217(4):329-332.

[12] CALZAVARA-PINTON P G,ROSSI M T,ARONSON E,et al. A retrospective analysis of real-life practice of off-label photodynamic therapy using methyl aminolevulinate (MAL-PDT) in 20 Italian dermatology departments:part 1:inflammatory and aesthetic indications. Photochem Photobiol Sci,2013,12(1):148-157.

[13] WERCHAU S,ENK A,HARTMANN M. Generalized interstitial granuloma annulare—response to adalimumab. Int J Dermatol,2010,49(4):457-460.

[14] TORRES T,PINTO ALMEIDA T,ALVES R,et al. Treatment of recalcitrant generalized granuloma annulare with adalimumab. J Drugs Dermatol,2011,10(12):1466-1468.

[15] HERTL M S,HAENDLE I,SCHULER G,et al. Rapid improvement of recalcitrant disseminated granuloma annulare upon treatment with the tumour necrosis factor-alpha inhibitor,infliximab. Br J Dermatol,2005,152(3):552-555.

[16] MURDACA G,COLOMBO B M,BARABINO G,et al. Anti-tumor necrosis factor-α treatment with infliximab for disseminated granuloma annulare. Am J Clin Dermatol,2010,11(6):437-439.

[17] AMY DE LA BRETEQUE M,SAUSSINE A,RYBOJAD M,et al. Infliximab in recalcitrant granuloma annulare. Int J Dermatol,2016,55(2):220-222.

[18] SHUPACK J,SIU K. Resolving granuloma annulare with etanercept. Arch Dermatol,2006,142(3):394-395.

第三节　类风湿结节

类风湿结节(rheumatoid nodule)是类风湿性关节炎最常见的关节外损害,见于有中、高滴度类风湿因子(RF)的类风湿性关节炎(RA)患者[1],20% RA 患者有类风湿结节。皮肤以外的类风湿结节最常见于肺部。

【发病机制】

类风湿结节常见于病情严重的类风湿性关节炎患者,危险因素包括吸烟[2]、高滴度类风湿因子、抗-CCP 抗体阳性[3]、关节侵蚀和类风湿性血管炎的高发生率[4]。RA 病因不明,被认为是由遗传易感性和环境因素尤其是感染因素之间复杂的相互作用诱发的。皮疹多发生在受压和外伤部位,提示外伤是病因之一[5]:小血管外伤导致炎性产物聚集,特别是 RF 复合物,从而启动一系列炎症反应。另一种假说认为局部血管炎导致补体活化,后者导致内皮细胞囊泡化伴 IgM RF 沉积,从而导致纤维蛋白聚集[6]。

【临床表现】

大约 7% 的患者在诊断时已经出现类风湿结节[7]。类风湿结节为皮下、坚实、半活动性的损害,最常发生于关节周围的伸侧面(图 20-7),常为受压或受创伤部位,偶可见于长期卧床患者的枕部或坐骨结节部位。结节直径从数毫米至 5 厘米,无异常感觉。有时有触痛或自发痛。数量从一个到上百个。

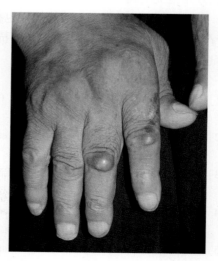

图 20-7　类风湿结节。右手示指、中指指间关节处光滑结节

【组织病理】

类风湿结节由三个同心圆带组成。最内侧为强嗜酸性,伴纤维素沉积和胶原透明样变;其周围是栅栏状排列的组织细胞层,其外围又由一层伴慢性混合细胞浸润的血管肉芽组织所包绕(图20-8,图20-9)。急性和早期损害常有明显的白细胞碎裂性血管炎,间质有较多嗜中性粒细胞浸润。较陈旧的皮损中心部分可出现囊样变性。结节位于真皮深层至皮下组织。

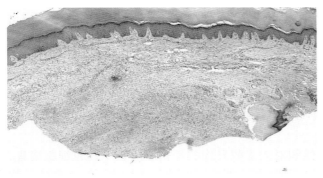

图20-8　类风湿结节。明显角化过度,棘层肥厚,真皮中下层可见一不完整的结节,结节中央纤维素样坏死(HE染色,×40)

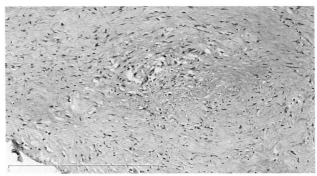

图20-9　类风湿结节。高倍镜下(HE染色,×100)

【诊断和鉴别诊断】

类风湿结节与栅栏状嗜中性和肉芽肿性皮炎需要鉴别,但后者皮损多形性更明显,有丘疹、斑块,而不仅是关节周围正常肤色结节。另外需要与皮下环状肉芽肿相鉴别,但后者其他方面健康,多见于儿童,且结节内黏液多,纤维素少。痛风石患者一般有典型痛风症状,病理表现也完全不同。

【治疗】

治疗要针对RA,治疗药物包括甲氨蝶呤、生物制剂等。类风湿结节本身无需治疗,除非引起疼痛、活动受限、神经压迫或其他局部症状。结节可以被切除,但常频繁复发。皮损内注射糖皮质激素可能缩小结节,但不会使结节完全消失。某些RA治疗药物,例如甲氨蝶呤[8]、生物制剂[9-10]、硫唑嘌呤[11]等会使类风湿结节加重。

【参考文献】

[1] GILES J T. Extra-articular manifestations and comorbidity in rheumatoid arthritis: potential Impact of pre-rheumatoid arthritis prevention. Clin Ther,2019,41(7):1246-1255.

[2] MATTEY D L,DAWES P T,FISHER J,et al. Nodular disease in rheumatoid arthritis: association with cigarette smoking and HLA-DRB1/TNF gene interaction. J Rheumatol,2002,29(11):2313-2318.

[3] NYHäLL-WåHLIN B M,TURESSON C,JACOBSSON L T,et al. The presence of rheumatoid nodules at early rheumatoid arthritis diagnosis is a sign of extra-articular disease and predicts radiographic progression of joint destruction over 5 years. Scand J Rheumatol,2011,40(2):81-87.

[4] SMITH M L,JORIZZO J L,SEMBLE E,et al. Rheumatoid papules: lesions showing features of vasculitis and palisading granuloma. J Am Acad Dermatol,1989,20(2 Pt 2):348-352.

[5] SAYAH A,ENGLISH J C,3rd. Rheumatoid arthritis: a review of the cutaneous manifestations. J Am Acad Dermatol,2005,53(2):191-209; quiz 210-212.

[6] KATO H,YAMAKAWA M,OGINO T. Complement mediated vascular endothelial injury in rheumatoid nodules: a histopathological and immunohistochemical study. J Rheumatol,2000,27(8):1839-1847.

[7] NYHäLL-WåHLIN B M,TURESSON C,JACOBSSON L T,et al. The presence of rheumatoid nodules at early rheumatoid arthritis diagnosis is a sign of extra-articular disease and predicts radiographic progression of joint destruction over 5 years. Scand J Rheumatol,2011,40(2):81-87.

[8] PATATANIAN E,THOMPSON D F. A review of methotrexate-induced accelerated nodulosis. Pharmacotherapy,2002,22(9): 1157-1162.

［9］MACKLEY C L,OSTROV B E,IOFFREDA M D. Accelerated cutaneous nodulosis during infliximab therapy in a patient with rheumatoid arthritis. J Clin Rheumatol,2004,10(6):336-338.

［10］CUNNANE G,WARNOCK M,FYE K H,et al. Accelerated nodulosis and vasculitis following etanercept therapy for rheumatoid arthritis. Arthritis Rheum,2002,47(4):445-449.

［11］LANGEVITZ P,MAGUIRE L,UROWITZ M. Accelerated nodulosis during azathioprine therapy. Arthritis Rheum,1991,34(1):123-124.

第四节　异物反应和异物肉芽肿

异物反应和异物肉芽肿(foreign body reactions and foreign body granuloma)是对进入皮肤内不能降解的无机物质和高分子量有机物质发生的炎症反应。大部分异物反应由外来异物造成。引起异物反应的内源性物质包括毛囊炎后进入真皮的毛干,表皮样囊肿或外毛根鞘囊肿破裂后溢出的角蛋白碎片以及痛风。

【发病机制】

异物反应分三个过程:启动期、进展期和消退期。组织对大多数异物的最初反应是中性粒细胞聚集,中性粒细胞不能清除异物,异物持续存在吸引并活化单核细胞和局部组织内的巨噬细胞。被吞噬的异物不能被降解,隐藏在巨噬细胞内部。活化的巨噬细胞分泌多种特异生物活性物质,包括细胞因子、趋化因子和基质金属蛋白酶等,以趋化更多巨噬细胞和单核细胞。慢性肉芽肿的形成是机体对持续存在且不易消化的物质的一种隐藏反应。单个巨噬细胞可变大(上皮样组织细胞)或融合成多核异物巨细胞。局部浸润细胞包括 T 淋巴细胞和成纤维细胞[1]。

【临床表现】

常见临床表现为由肉芽肿性炎症导致的红至红棕色丘疹、结节或斑块(伴或不伴有溃疡),后期发生纤维化而皮损变硬。少见临床表现包括苔藓样变或假性淋巴瘤、瘘管或引流伤口。临床特点为:①有皮肤外伤史;②皮疹部位与受伤部位一致;③手足及暴露部位多见;④经过缓慢,反应局限,除压迫引起疼痛外一般无自觉症状;⑤皮疹常单发,分布不对称。

【组织病理】

除了急性反应,慢性反应是最常见的反应,后者包括苔藓样变、慢性炎症和假性淋巴瘤样病变(图 20-10,图 20-11)。最常见类型是肉芽肿反应[2-3],其有两种类型。①过敏性反应:特点是病变区出现成群上皮样组织细胞,伴不同数量淋巴细胞及少量多核朗汉斯巨细胞;②非过敏性反应(异物):特点是异物巨细胞为主要浸润细胞,还包含组织细胞、淋巴细胞和其他炎症细胞。

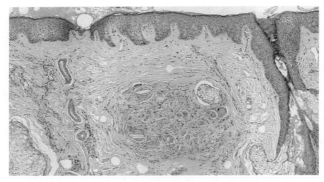

图 20-10　异物肉芽肿。真皮浅中层局部可见淋巴细胞、组织细胞、上皮样细胞和多核巨细胞呈团块状浸润(HE 染色,×40)

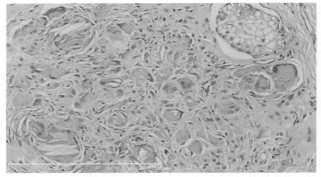

图 20-11　异物肉芽肿。多核巨细胞内可见角质(HE 染色,×100)

【诊断和鉴别诊断】

若皮损为局限性炎症性结节和斑块,尤其是持久不愈的引流伤口和窦道,应考虑到异物反应。有时表现为化脓性肉芽肿或局限性苔藓样丘疹。正确诊断需要结合完整病史。组织学检查可明确肉芽肿性质，但确诊需要做特殊检查，如过碘酸希夫染色和偏振光显微镜检查。

【治疗】

常见填充剂引起的异物反应的治疗方法见表20-1[1]。其他无机物如滑石粉、锆、铍、铝、锌和钛等引起的异物肉芽肿可通过手术切除进行治疗。刺胞动物咬伤后，要把患处浸泡在热水中使蛋白质变性，然后外用强效糖皮质激素。而对迟发型过敏反应最有效的办法是皮损内注射糖皮质激素。藏毛窦需手术切除病变部位。缝线肉芽肿可经表皮排除。

表 20-1 常见填充剂引起的异物反应的治疗方法

异物	治疗（循证医学分级水平）
文身	Q-开关激光（D）
	外用他克莫司（D）
	益赛普（D）
	皮秒激光（D）
	咪喹莫特（D）
	微胶囊化文身墨水（D）
牛胶原蛋白	观察（D）
透明质酸	观察（D）、皮损内注射透明质酸酶（D）
纯化藻多糖	观察（D）
透明质酸+糖体微粒	手术、头孢氨苄、甲强龙（D）
聚左旋乳酸	皮损内注射糖皮质激素（D）
羟磷灰石	观察（D）、皮损内注射糖皮质激素（D）
石蜡	手术（D）、皮损内注射糖皮质激素（D）
硅	手术（D）、咪喹莫特（D）、皮损内注射糖皮质激素（D）、口服米诺环素（D）
聚甲基丙烯酸甲酯微球和牛胶原蛋白	皮损内注射糖皮质激素（D）、别嘌呤醇（D）、皮损内注射 5-氟尿嘧啶（D）
与微针治疗相关的肉芽肿反应	外用和口服糖皮质激素（D）、口服四环素类抗生素（D）
甲基丙烯酸羟乙酯/甲基丙烯酸乙酯	皮损内注射糖皮质激素（D）、皮损内注射 5-氟尿嘧啶（D）
其他异物	手术切除（D）、秋水仙碱（D）、激光治疗（D）、别嘌呤醇（D）、环孢素（D）、他克莫司（D）、子囊霉素（D）、异维A酸（D）

注：A，高质量随机对照试验或前瞻性研究；B，稍低质量随机对照研究或前瞻性研究；C，病例对照研究或回顾性研究；D，病例系列或病例报道。

【参考文献】

[1] MOLINA-RUIZ A M,REQUENA L. Foreign Body Granulomas. Dermatol Clin,2015,33(3):497-523.

[2] SOWDEN J M,BYRNE J P,SMITH A G,et al. Red tattoo reactions:X-ray microanalysis and patch-test studies. Br J Dermatol, 1991,124(6):576-580.

[3] HIRSH B C,JOHNSON W C. Pathology of granulomatous diseases:foreign body granulomas. Int J Dermatol,1984,23(8):531-538.

第五节 类脂质渐进性坏死

类脂质渐进性坏死（necrobiosis lipoidica，NL）也被称为糖尿病性类脂质渐进性坏死（NLD），后来发现有些患者不伴发糖尿病,故更名并沿用至今。NL 最常见的相关疾病是甲状腺疾病和炎症性疾病,例如克罗恩病、溃疡性结肠炎、类风湿关节炎和结节病等。但也可发生于无潜在疾病的健康人。

【发病机制】

病因不明,但与糖尿病密切相关,因此糖尿病性微血管病是一种假说。另一种理论认为抗体介导的血管炎引起血管结构改变,从而导致血管闭塞及坏死[1]。胶原纤维变性和炎细胞浸润之间的关系在其中有重要意义[2]。还有一种理论聚焦于异常胶原,缺陷性和异常胶原纤维是糖尿病终末器官损伤和加速老化的原因[3]。有学者认为炎性过程对发病的影响远胜于小血管闭塞[4]。

【临床表现】

女性多于男性(3:1),常见于 31~40 岁(与糖尿病相关)或 41~50 岁(与糖尿病不相关)人群。女性发病年龄较男性低,但男性患者更容易出现溃疡。临床表现为伴毛细血管扩张的黄褐色萎缩性斑块,周边围绕紫红色的隆起边缘,好发部位为胫前(图 20-12,图 20-13)。初发为红褐色坚实小丘疹,渐增大形成不规则圆形或卵圆形硬皮病样斑块,表面光滑有瓷釉样光泽,继而中央表皮萎缩。常多发,多无自觉症状,也可麻木、瘙痒、疼痛和少汗。

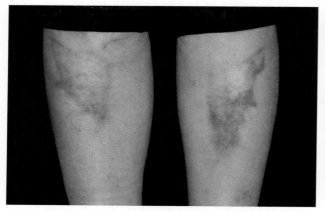

图 20-12　类脂质渐进性坏死。双胫前黄红色萎缩性斑块

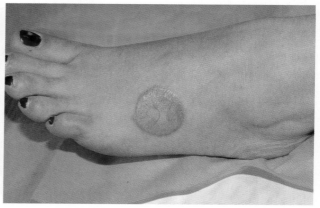

图 20-13　类脂质渐进性坏死。左足背黄红色萎缩性斑块,中央见毛细血管扩张

【组织病理】

炎症性边缘的组织病理表现为弥漫性栅栏状和间质肉芽肿性皮炎,呈"层状"外观,血管周围常见浆细胞浸润(图 20-14,图 20-15)。结缔组织硬化区可出现弹性纤维灶性缺失。早期皮损可出现局灶性白细胞破碎。NL 患者直接免疫荧光可见 IgM、IgA、C3 和纤维蛋白原在血管壁沉积,导致血管增厚。而非糖尿病患者血管改变不明显。

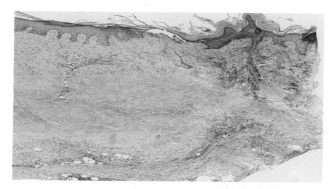

图 20-14　类脂质渐进性坏死。真皮内大片渐进性坏死区,周围炎症细胞浸润(HE 染色,×40)

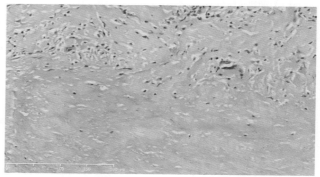

图 20-15　类脂质渐进性坏死。坏死区周围可见多核巨细胞、淋巴细胞、组织细胞(HE 染色,×100)

【诊断和鉴别诊断】

鉴别诊断主要包括环状肉芽肿、坏死性黄色肉芽肿、结节病、糖尿病皮肤病变、结节性红斑等。

环状肉芽肿及结节病皮损的萎缩、毛细血管扩张、黄褐色等程度不及 NLD；环状肉芽肿好发部位为手、足等肢体远端。坏死性黄色肉芽肿为黄色斑块，质硬，好发于眶周，常伴副蛋白血症。糖尿病皮肤病变和淤积性皮炎皮损位于胫前，前者为色素沉着性斑片，非黄色，后者为湿疹样表现，伴静脉曲张、水肿、色沉和皮肤脂肪硬化症。结节性红斑好发于年轻女性，表现为下肢轻度隆起的暗红色疼痛性结节，位于皮下，不出现表皮萎缩或溃疡。

【治疗】

无症状或溃疡的 NL 往往不需要治疗，很多病例可自发缓解。有糖尿病者须控制血糖。既往很多治疗都是通过增加纤维蛋白溶解或降低血小板聚集及血栓素 A_2 合成，以减少 NL 皮损内微血管病变和血管栓塞的发生，例如阿司匹林、双嘧达莫、噻氯匹定、己酮可可碱等。烟酰胺对某些 NL 有效，可能通过抑制淋巴因子释放及巨噬细胞迁移起效。

最新的治疗重点集中在对肉芽肿或溃疡的形成和保持起重要作用的因素，包括肿瘤坏死因子 α、活化 T 细胞和其他细胞因子。一线治疗方案包括：外用强效糖皮质激素；皮损边缘注射糖皮质激素及系统应用糖皮质激素可以阻止疾病进展[5]；外用钙调磷酸酶抑制剂[6]。二线治疗包括己酮可可碱、光疗（PUVA[7] 及 PDT[8]）、氯喹及富马酸酯。顽固病例可考虑马替麦考酚酯、生物制剂（英夫利昔单抗、益赛普等）、环孢素、抗疟药等。如皮损溃疡严重且药物治疗效果不佳，可手术切除，但切除深度应达深筋膜或骨膜以减少复发。

【参考文献】

[1] QUIMBY S R，MULLER S A，SCHROETER A L. The cutaneous immunopathology of necrobiosis lipoidica diabeticorum. Arch Dermatol，1988，124(9)：1364-1371.

[2] LOWITT M H，DOVER J S. Necrobiosis lipoidica. J Am Acad Dermatol，1991，25：735-748.

[3] TIDMAN M J，DUNCAN C. The treatment of necrobiosis lipoidica. Br J Diabetes Vasc Dis，2005，5：37-41.

[4] NGO B，WIGINGTON G，HAYES K，et al. Skin blood flow in necrobiosis lipoidica diabeticorum. Int J Dermatol，2008，47(4)：354-358.

[5] PETZELBAUER P，WOLFF K，TAPPEINER G. Necrobiosis lipoidica：treatment with systemic corticosteroids. Br J Dermatol，1992，126(6)：542-545.

[6] BINAMER Y，SOWERBY L，EL-HELOU T. Treatment of ulcerative necrobiosis lipoidica with topical calcineurin inhibitor：case report and literature review. J Cutan Med Surg，2012，16(6)：458-461.

[7] BEATTIE P E，DAWE R S，IBBOTSON S H，et al. UVA1 phototherapy for treatment of necrobiosis lipoidica. Clin Exp Dermatol，2006，31(2)：235-238.

[8] DE GIORGI V，BUGGIANI G，ROSSI R，et al. Successful topical photodynamic treatment of refractory necrobiosis lipoidica. Photodermatol Photoimmunol Photomed，2008，24(6)：332-333.

（赵娜　晋红中）

与皮肤有关的免疫缺陷病

AIRE	autoimmune regulator	自身免疫调节因子
C1-INH	C1 esterase inhibitor	C1 酯酶抑制因子
GVHD	graft versus host disease	移植物抗宿主病
HAE	hereditary angioedema	遗传性血管性水肿
HIES	hyperimmunoglobulinemia E syndrome	高 IgE 综合征
HIV	human immunodeficiency virus	人类免疫缺陷病毒
Ig	immunoglobulin	免疫球蛋白
MAP	malignant atrophic papulosis	恶性萎缩性丘疹病

第一节　慢性皮肤黏膜念珠菌病

慢性皮肤黏膜念珠菌病(chronic mucocutaneous candidiasis,CMC)为慢性复发性疾病,为皮肤、指/趾甲及黏膜部位发生的进行性、复发性念珠菌感染,大部分为白色念珠菌[1]。本病为常染色体隐性遗传,存在白介素-17 免疫缺陷[2]。有家族史的患者和自身免疫调节因子(autoimmune regulator,AIRE)基因突变有关[3]。

【临床表现】

CMC 表现为黏膜部位感染所致的鹅口疮、阴道炎、咽喉食管感染。四肢皮肤红斑鳞屑,严重者可发生泛发性肉芽肿性斑块。头部感染导致角化性结痂损害及脱发(图 21-1~图 21-3)。甲增厚、扭曲,伴有甲沟炎。CMC 还可伴有内分泌疾病如甲状腺、甲状旁腺疾病,胸腺瘤,还有铁代谢异常导致的缺铁性贫血[4]。本病常导致容貌严重损毁。

【组织病理】

浅表念珠菌病皮损可见角层下脓疱,肉芽肿性皮损可见角化过度和角化不全,真皮内可见致密的淋巴细胞和浆细胞混合浸润,过碘酸希夫染色在角质层内可见菌丝。

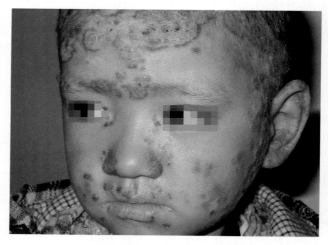

图 21-1　慢性皮肤黏膜念珠菌病。面部多发红色斑块,表面糜烂、结痂

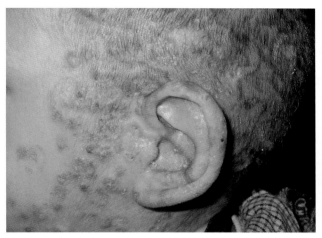

图 21-2　慢性皮肤黏膜念珠菌病。面部多发红色斑块、丘疹

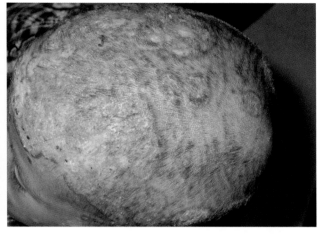

图 21-3　慢性皮肤黏膜念珠菌病。头皮红色斑块，表面糜烂结痂

【诊断和鉴别诊断】

与婴儿念珠菌感染鉴别，特别是鹅口疮，为系统应用抗生素导致菌群失调所致。HIV 感染也可能发生复发性、顽固的念珠菌感染。

【治疗】

长期系统应用抗真菌药物如伊曲康唑、酮康唑、特比萘芬。转移因子也可缓解病情。严重免疫缺陷者需要干细胞移植、胸腺移植。对于基因突变者也可应用免疫调节疗法[5]。

【参考文献】

[1] KIRKPATRICK C H. Chronic mucocutaneous candidiasis. Pediatr Infect Dis J,2001,20(2):197-206.

[2] PUEL A,CYPOWYJ S,BUSTAMANTE J,et al. Chronic mucocutaneous candidiasis in humans with inborn errors of interleukin-17 immunity. Science,2011,332(6025):65-68.

[3] AHONEN P,MYLLÄRNIEMI S,SIPILÄ I,et al. Clinical variation of autoimmune polyendocrinopathy-candidiasis-ectodermal dystrophy (APECED) in a series of 68 patients. N Engl J Med,1990,322(26):1829-1836.

[4] HIGGS J M. Chronic mucocutaneous candidiasis:iron deficiency and the effects of iron therapy. Proc R Soc Med,1973,66(8):802-804.

[5] VAN DE VEERDONK F L,NETEA M G. Treatment options for chronic mucocutaneous candidiasis. J Infect,2016,72 Suppl:s56-60.

第二节　高 IgE 综合征

高 IgE 综合征(hyperimmunoglobulin E syndrome,HIES)表现为湿疹样皮炎，有反复发生的葡萄球菌性脓肿，伴关节过伸、反复骨折，并有粗糙面容[1]。大多数常染色体显性遗传性 HIES 是由 STAT3 突变引起，而常染色体隐性遗传性 HIES 中，DOCK8 突变被认为是发病原因[2]。

【临床表现】

HIES 患者典型的临床表现始于生后 1 个月，为面部、头皮、颈部、腋窝及尿布区出现的脓疱性丘疹，在 1 年内常演变为湿疹样皮炎，其临床表现类似特应性皮炎：粟粒大小的丘疹、丘疱疹或小水疱伴剧烈瘙痒、苔藓化及继发葡萄球菌感染(图 21-4,图 21-5)。皮肤葡萄球菌感染包括脓疱病样斑块、耳后皲裂、毛囊炎、疖、蜂窝组织炎及皮肤脓肿。皮肤脓肿常见于颈部、头皮、腋窝及腹股沟，因脓肿表面不红，患者无疼痛、发热等表现及症状，也被称为"寒性脓肿"。

本病患者有特殊面容，双眼外眦距离增宽，有宽鼻梁、厚嘴唇。大部分患者出现口腔黏膜、甲部及甲周念珠菌感染，并反复发生支气管炎及肺炎。

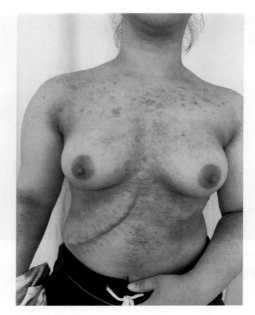

图 21-4 高 IgE 综合征。躯干皮肤干燥脱屑，表面密集褐色丘疹、色素沉着（左亚刚提供）

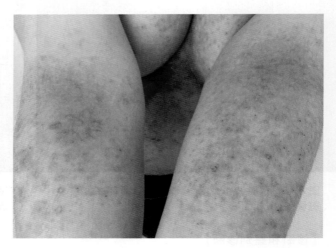

图 21-5 高 IgE 综合征。双肘窝红丘疹、色素沉着、瘢痕（左亚刚提供）

【组织病理】

HIES 患者婴儿期脓疱性丘疹具有典型的组织病理表现：表皮棘细胞间水肿，真皮血管和/或毛囊周围大量嗜酸性粒细胞浸润。

【诊断和鉴别诊断】

根据特应性皮炎、湿疹样皮损，复发性皮肤、肺部感染和寒性脓肿，化脓灶中检出金黄色葡萄球菌，IgE 显著增高[3]，可以诊断 HIES。HIES 必须与其他能引起 IgE 水平增高的疾病鉴别，包括特应性皮炎、Wiskott-Aldrich 综合征、DiGeorge 综合征、Netherton 综合征、Omenn 综合征、移植物抗宿主病等。根据 HIES 临床及实验室检查可以鉴别。

【治疗】

对脓疱及脓肿进行抗感染或切开治疗，西咪替丁可以改善粒细胞趋化性用于控制感染。生物制剂奥马珠单抗，为抗 IgE 抗体，可以阻滞 IgE 介导的组胺释放[4]。静脉用丙种球蛋白也可以改善 HIES 病情[5]。

【参考文献】

[1] YONG P F, FREEMAN A F, ENGELHARDT K R, et al. An update on the hyper-IgE syndromes. Arthritis Res Ther, 2012, 14 (6):228.

[2] DINAUER M C. Disorders of neutrophil function: an overview. Methods Mol Biol, 2014, 1124:501-515.

[3] BUCKLEY R H, WRAY B B, BELMAKER E Z. Extreme hyperimmunoglobulinemia E and undue susceptibility to infection. Pediatrics, 1972, 49(1):59-70.

[4] CHULAROJANAMONTRI L, WIMOOLCHART S, TUCHINDA P, et al. Role of omalizumab in a patient with hyper-IgE syndrome and review dermatologic manifestations. Asian Pac J Allergy Immunol, 2009, 27(4):233-236.

[5] KIMATA H. High-dose intravenous gamma-globulin treatment for hyperimmunoglobulinemia E syndrome. J Allergy Clin Immunol, 1995, 95(3):771-774.

第三节 遗传性血管性水肿

遗传性血管性水肿（hereditary angioedema, HAE）又称 C1 酯酶抑制因子（C1-INH）缺乏症，为常染色体显性遗传病，由 *SERPING1* 基因突变引起[1]。特点为反复发生软组织肿胀，累及皮肤、消化道、呼吸道及泌尿道。由于暂时性的血管活性介质释放引起的血管渗透性增加，HAE 常表现为自限性、局部皮下组织或黏膜下的肿胀[2]。

【临床表现】

大多数发生于儿童期和少年期。反复发生非凹陷性肿胀，常累及面部、四肢、臀部、消化道、呼吸道及泌尿道（图 21-6~图 21-8）。表现为恶心、呕吐、腹部绞痛等症状。有喉头水肿及呼吸道阻塞时可能危及生命。1~3d 可自行缓解。

【组织病理】

真皮血管周围可见散在单一核细胞浸润，真皮、脂肪及黏膜下可见水肿。

【诊断和鉴别诊断】

根据临床表现、家族史、C1-INH 功能及水平下降等可诊断 HAE。但 C1-INH 功能或水平正常也不能除外此诊断[3]。

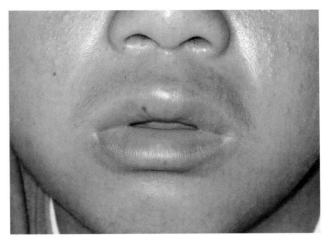

图 21-6　遗传性血管性水肿。唇部水肿（李军提供）

鉴别诊断方面，本病需与血管性水肿、荨麻疹、荨麻疹性血管炎、获得性 C1-IHN 缺陷鉴别，通过查 C1-INH 功能数量，C1 及 C4 数值可以鉴别。

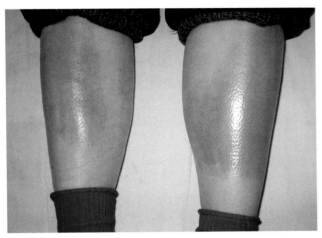

图 21-7　遗传性血管性水肿。双小腿非凹陷性水肿（李军提供）

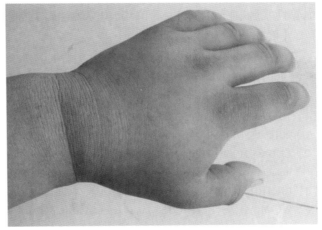

图 21-8　遗传性血管性水肿。手部及腕部非凹陷性水肿（王良录提供）

【治疗】

达那唑等雄激素可以治疗 HAE[4]，氨基己酸及氨甲环酸等抗纤溶药物也可以通过减少补体激肽的生成起到治疗作用。急性喉头水肿时，除上述药物外，可立即输入血浆 C1-INH 浓缩剂[5]。有窒息危险时进行气管切开。

【参考文献】

[1] ROSEN F S, PENSKY J, DONALDSON V, et al. Hereditary Angioneurotic Edema：two genetic variants. Science, 1965, 148（3672）：957-958.

[2] ZURAW B L, CHRISTIANSEN S C. Hereditary angioedema and bradykinin-mediated angioedema//ADKINSON N F Jr, BOCHNER B S, Burks A W, et al. Middleton's allergy：principles and practice. 8th ed. Philadelphia, PA：Elsevier Saunders, 2014：588-601.

[3] HENAO M P, KRASCHNEWSKI J L, KELBEL T, et al. Diagnosis and screening of patients with hereditary angioedema in primary care. Ther Clin Risk Manag, 2016, 12：701-711.

[4] STEINER U C, WEBER-CHRYSOCHOOU C, HELBLING A, et al. Hereditary angioedema due to C1-inhibitor deficiency in Switzerland：clinical characteristics and therapeutic modalities within a cohort study. Orphanet J Rare Dis, 2016, 11：43.

[5] HERMANRUD T, DUUS N, BYGUM A, et al. The Use of Plasma-Derived Complement C1-Esterase Inhibitor Concentrate (Berinert®) in the Treatment of Angiotensin Converting Enzyme-Inhibitor Related Angioedema. Case Rep Emerg Med, 2016, 2016:3930923.

第四节　获得性 C1 酯酶抑制因子缺陷与血管性水肿

获得性 C1 酯酶抑制因子缺陷与血管性水肿(acquired C1 esterase inhibitor deficiency and angioedema)由获得性 C1-INH 缺乏引起,表现为面部、口唇、四肢及生殖器非凹陷性水肿,消化道及咽喉部症状[1],并有补体经典途径过度活化。该病常伴随恶性肿瘤或结缔组织病,特别是淋巴瘤[2]。

【临床表现】

除了阳性家族史及发病年龄,该病和遗传性血管性水肿难以鉴别。皮疹表现为非凹陷性皮肤肿胀,无瘙痒,通常持续 48~72h,易累及皮下脂肪组织、消化道和上呼吸道,可引起恶心、呕吐及喉头水肿。其他症状和伴随疾病相关,包括淋巴细胞增殖性恶性肿瘤或结缔组织病。

【组织病理】

真皮血管周围可见散在单一核细胞浸润,真皮、脂肪及黏膜下可见水肿,与其他血管性水肿难以鉴别。

【诊断和鉴别诊断】

根据发病年龄,临床表现,C1q 及 C4 下降,C1-INH 数量及功能下降可诊断该病[3]。本病需与遗传性血管性水肿、血管性水肿、荨麻疹、肉芽肿性唇炎鉴别。

【治疗】

治疗原则为预防和逆转水肿症状,治疗伴随疾病[4]。治疗药物有 C1-INH 浓缩剂,舒缓激肽抑制剂,抗纤维蛋白溶解剂,雄激素如达那唑,新鲜冰冻血浆等。利妥昔单抗也可以缓解病情[5]。

【参考文献】

[1] JOLLES S, WILLIAMS P, CARNE E, et al. A UK national audit of hereditary and acquired angioedema. Clin Exp Immunol, 2014, 175(1):59-67.

[2] CUGNO M, CASTELLI R, CICARDI M. Angioedema due to acquired C1-inhibitor deficiency:a bridging condition between auto-immunity and lymphoproliferation. Autoimmun Rev, 2008, 8(2):156-159.

[3] CICARDI M, ZANICHELLI A. Acquired angioedema. Allergy Asthma Clin Immunol, 2010, 6(1):14.

[4] WU M A, CASTELLI R. The Janus faces of acquired angioedema:C1-inhibitor deficiency, lymphoproliferation and autoimmunity. Clin Chem Lab Med, 2016, 54(2):207-214.

[5] LEVI M, HACK C E, VAN OERS M H. Rituximab-induced elimination of acquired angioedema due to C1-inhibitor deficiency. Am J Med, 2006, 119(8):e3-5.

第五节　移植物抗宿主病

移植物抗宿主病(graft versus host disease, GVHD)是一种供者免疫细胞和免疫分子对宿主组织的异常免疫反应[1],是移植物组织中的免疫活性细胞与免疫受抑制的抗原受者组织之间的不相容反应。急性 GVHD 发生在移植后 3 个月内,慢性发生在移植后 3 个月后。GVHD 有肝脏、胃肠道及皮肤的反应[2]。

【临床表现】

急性 GVHD 表现为斑丘疹样皮疹,严重者融合成红斑,伴大疱和脱屑,Nikolsky 征阳性,似中毒性表皮坏死松解症。胃肠道反应为腹泻,胆汁淤积性肝炎。慢性 GVHD 表现为扁平苔藓样、硬皮病样及皮肤异色症样皮疹,亦可累及胃肠道,发生食管硬皮病样改变,肝脏反应轻微(图 21-9~图 21-12)。

【组织病理】

急性 GVHD 病理改变为基底细胞空泡变性,可见角质形成细胞坏死,周围常有一个或几个淋巴细

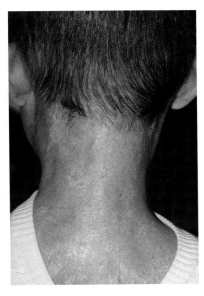

图 21-9 移植物抗宿主病。颈部褐色斑片,覆鳞屑、痂

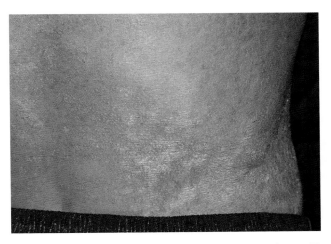

图 21-10 移植物抗宿主病。腰部褐色色素沉着,表面干燥脱屑

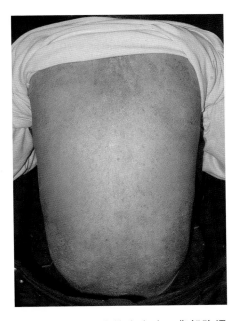

图 21-11 移植物抗宿主病。背部弥漫性褐色斑片,覆鳞屑

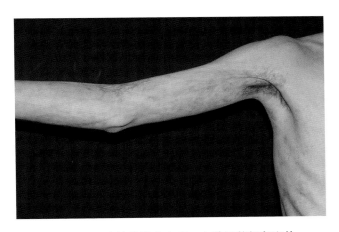

图 21-12 移植物抗宿主病。上肢网状褐色斑片

胞,称为"卫星样细胞坏死"[3-4]。严重者真表皮分离,形成大疱。慢性 GVHD 病理改变和扁平苔藓相似,表现为角化过度,颗粒层增厚,基底细胞液化变性,角质形成细胞凋亡,真皮淋巴细胞带状浸润(图 21-13,图 21-14)。

【诊断和鉴别诊断】

根据移植后出现典型皮疹,结合病理检查可以确诊。急性 GVHD 需要与药疹、病毒疹、剥脱性皮炎鉴别,慢性 GVHD 需要与硬皮病、扁平苔藓及皮肤异色症鉴别。

【治疗】

GVHD 治疗包括系统应用糖皮质激素联合免疫抑制剂,如吗替麦考酚酯、西莫罗司[5-6],也可采用补骨脂素加长波紫外线、中波紫外线等治疗。

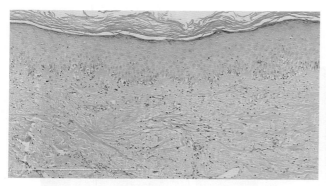

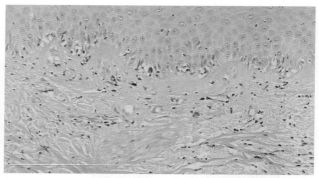

图21-13   移植物抗宿主病。角化过度,棘层增厚,基底层液化变性,真皮浅层血管周围少许慢性炎症细胞浸润,可见较多噬色素细胞(HE 染色,×100)

图21-14   移植物抗宿主病。基底层液化变性,真皮较多噬色素细胞(HE 染色,×200)

【参考文献】

[1] 魏瑾,张宇,徐宏俊,等. 表现为特应性皮炎的移植物抗宿主病 11 例临床分析. 临床皮肤科杂志,2012,41(11):652-654.

[2] SHARON R,EVAN R,PHILIP G,et al. Cutaneous graft-versus-host reaction:Prognostic features seen by light microscopy. J Am Acad Dermatol,1985,12(3):468-474.

[3] DICKINSON A M,SVILAND L,DUNN J,et al. Demonstration of direct involvement of cytokines in graft-versus-host reaction using an in vitro human skin explant model. Bon Marrow Transplant,1991,7(3):209-216.

[4] LANGLEY R G,WALSH N,NEVILL T,et al. Apoptosis is the mode of keratinocyte death in cutaneous graft-versus-host disease. J Am Acad Dermatol,1996,35(2 Pt 1):187-190.

[5] GARNETT C,APPERLEY J F,PAVLG J. Treatment and management of graft-versus-host disease:improving response and survival. Ther Adv Hematol,2013,4(6):366-378.

[6] COURIEL D R,SALIBA R,ESCALóN M P,et al. Sirolimus in combination with tacrolimus and corticosteroids for the treatment of resistant chronic graft-versus-host disease. Br J Haematol,2005,130(3):409-417.

第六节   恶性萎缩性丘疹病

恶性萎缩性丘疹病(malignant atrophic papulosis,MAP)(Degos,disease)为中小动脉闭塞引起的血管病,累及皮肤、胃肠道及神经系统,可能与常染色体显性遗传、自身免疫、病毒感染或纤维溶解功能受抑制有关。

【临床表现】

皮疹开始为淡红斑,后发展为丘疹,逐渐变性、坏死,中央出现脐凹,形成瓷白色瘢痕,周围毛细血管扩张(图21-15)。皮疹好发于躯干及四肢近端,随后可能出现系统损害。累及胃肠道系统会发生缺血性梗死,表现为发热、腹痛、呕血、肠梗阻及肠穿孔等,并可能致命[1]。累及中枢神经系统会出现颅神经及外周神经病变,引起视野缺失和肢体麻木[2]。本病也可累及其他内脏系统,但大多无症状。

【组织病理】

真皮血管周围慢性炎细胞浸润,血管内皮细胞增生,伴血栓形成。部分细小动脉因血栓闭塞后导致楔形梗死区出现,其上表皮坏死。

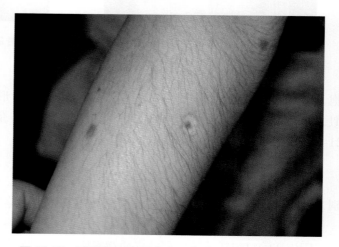

图21-15   恶性萎缩性丘疹病。前臂红色斑丘疹及瓷白色瘢痕

附件周围有嗜中性粒细胞和嗜酸性粒细胞浸润。损害后期可见大量黏蛋白沉积[3]，浸润细胞极少，皮肤附件消失，表皮萎缩。

【诊断和鉴别诊断】

根据临床及病理检查，可以明确诊断，需要和淋巴瘤样丘疹病、急性痘疮样苔藓样糠疹及其他血管炎鉴别。

【治疗】

糖皮质激素治疗一般无效，可选用阿司匹林、双嘧达莫、前列环素[4]或单克隆抗体[5]治疗。若合并肠穿孔等症状需外科治疗。

【参考文献】

[1] PIROLLA E,FREGNI F,MIURA I K,et al. Degos disease-malignant atrophic papulosis or cutaneointestinal lethal syndrome: rarity of the disease. Clin Exp Gastroenterol,2015,8:141-147.

[2] LIU F,LIU H,ZHANG M,et al. A case of malignant atrophic papulosis with cranial nerve and peripheral nerve impairment. An Bras Dermatol,2015,90(3 Suppl 1):19-21.

[3] FEUERMAN E J,DOLLBERG L,SALVADOR O. Malignant atrophic papulosis with mucin in the dermis. A clinical and pathological study,including autopsy. Arch Pathol,1970,90(4):310-315.

[4] SHAPIRO L S,TOLEDO-GARCIA A E,FARRELL J F. Effective treatment of malignant atrophic papulosis(Köhlmeier-Degos disease)with treprostinil--early experience. Orphanet J Rare Dis,2013,8:52.

[5] MAGRO C M,WANG X,GARRETT-BAKELMAN F,et al. The effects of Eculizumab on the pathology of malignant atrophic papulosis. Orphanet J Rare Dis,2013,8:185. DOI:10.1186/1750-1172-8-185.

第七节　高 IgD 综合征

高 IgD 综合征(hyperimmunoglobulin D syndrome)又称为周期性发热综合征，本病属于常染色体隐性遗传病，为甲羟戊酸酶基因突变引起[1]，可能由注射疫苗、感染或手术诱发。一般发病在 5 岁前，每次发作小于 14d。本病可出现发热、腹泻、关节痛及皮肤损害，大部分病例出现 IgD 值升高，部分 IgD 正常[2]。

【临床表现】

临床表现为发热、腹泻、关节痛，颈部淋巴结肿大、肝脾大，发作周期不固定。皮疹表现为红斑、丘疹、风团、结节及紫癜，分布于躯干及四肢，一般无明显症状，随发热周期性出现。发热特点为超过 40℃ 以上的高热，2~8 周发作一次，大多持续 3~7d[3]。

【组织病理】

大多数病理表现为轻度血管炎，有蜂窝织炎的改变，也可见深部血管炎表现[4]。真皮内可见毛细血管内皮细胞肿胀，管壁纤维蛋白样变性，血管周围淋巴细胞浸润，有核碎裂及红细胞外溢。

【诊断和鉴别诊断】

根据反复周期性发热、皮疹、IgD 升高及病理表现可以诊断，需要和家族性地中海热、成人 Still 病及肿瘤坏死因子受体相关周期热综合征鉴别。

【治疗】

本病没有特效治疗。糖皮质激素可以降低疾病严重程度和持续时间[5]，氨苯砜、环孢素及丙种球蛋白也可以试用。

【参考文献】

[1] DRENTH J P,CUISSET L,GRATEAU G,et al. Mutations in the gene encoding mevalonate kinase cause hyper-IgD and periodic fever syndrome. International Hyper-IgD Study Group. Nat Genet,1999,22(2):178-181.

[2] DRENTH J P,VAN DER MEER J W. Hereditary periodic fever. N Engl J Med,345(24):1748-1757.

[3] VAN DER BURGH R,TER HAAR N M,BOES M L,et al. Mevalonate kinase deficiency,a metabolic autoinflammatory disease. Clin Immunol,2013,147(3):197-206.

［4］ DRENTH J P,BOOM B W,TOONSTRA J,et al. Cutaneous manifestations and histologic findings in the hyperimmunoglobuline-mia D syndrome:International Hyper IgD Study Group. Arch Dermatol,1994,130(1):59-65.

［5］ TER HAAR N,LACHMANN H,OZEN S,et al. Treatment of autoinflammatory diseases:results from the Eurofever Registry and a literature review. Ann Rheum Dis,72(5):678-685.

（梁思　王海朦　晋红中）

第四篇

皮损形态分类皮肤病

红斑鳞屑无菌性脓疱性皮肤病

AC	acrodermatitis continua	连续性肢端皮炎
BSA	body surfsce area	皮损体表面积
DLQI	dermatology life quality index	皮肤病生活质量指数
FUMHD	febrile ulceronecrotic Mucha-Habermann disease	发热性溃疡坏死性 Mucha-Habermann 病
GPP	generalized pustular psoriasis	泛发性脓疱性银屑病
HHV	human herpesvirus	人疱疹病毒
IH	impetigo herpetiformis	疱疹样脓疱病
IL	interleukin	白细胞介素
KFS	keratosis follicularis squamosa	鳞状毛囊角化病
LPP	large plaque parapsoriasis	大斑块状副银屑病
PASI	psoriasis area and severity index	银屑病面积与严重程度指数
PC	pityriasis circinata	连圈状秕糠疹
PEST	psoriasis epidemiology screening tool	银屑病流行病学筛查表
PLC	pityriasis lichenoides chronica	慢性苔藓样糠疹
PLEVA	pityriasis lichenoides et varioliformis acuta	急性痘疮样苔藓样糠疹
PPP	palmoplantar pustulosis	掌跖脓疱病
PR	pityriasis rosea	玫瑰糠疹
PRP	pityriasis rubra	毛发红糠疹
PsA	psoriasis arthropathica	关节病型银屑病
ReA	reactive arthritis	反应性关节炎
SPD	subcorneal pustular dermatosis	角层下脓疱病
SPP	small plaque parapsoriasis	小斑块状副银屑病
ToPsA	Toronto PsA screen	多伦多银屑病关节炎筛查表

第一节　银　屑　病

　　银屑病(psoriasis)是一种免疫介导的慢性炎症性疾病,首次发病以青壮年居多,主要表现为皮肤损害或合并关节病变,各型皮损几乎均有红斑、鳞屑,间断伴有瘙痒、疼痛。此外,该病还能引起诸多合并症或并发症,包括畸形、致残及并发心血管疾病、恶性肿瘤或代谢综合征等,使患者兼具生理和心理负担。组织学上主要表现为靠近表皮的血管明显扩张、棘层肥厚和细胞浸润及异常角化。主要目标是提高对该疾病复杂性的认识,尽早明确诊断并强调安全治疗,避免过度治疗。

【病因及发病机制】

病因及发病机制至今尚不明确。目前普遍认为银屑病是由 T 细胞和树突细胞介导的多基因疾病,受到遗传、免疫和环境等多种因素影响。各种内外的诱发因素如外伤、药物(非甾体抗炎药、干扰素、β-阻滞剂与抗疟药)、感染、低钙血症、精神紧张、饮酒、吸烟和肥胖等作用于具有遗传易感性的个体,可促使炎性骨髓源性树突状细胞释放 IL-23 和 IL-12,激活 T 细胞、Th1 细胞和 Th22 细胞,进而产生大量银屑病细胞因子 IL-17、IFN-γ、TNF 和 IL-22 等,这些细胞因子促进角质形成细胞增生,从而引起银屑病的发病。

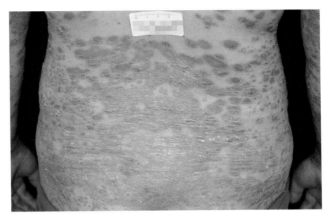

图 22-1　寻常型银屑病。腰部融合性红斑块,边界清,上覆鳞屑

【临床表现】

银屑病的临床表现多样,原发性皮损可为红斑、丘疹、斑块、脓疱,皮损表现可能是局限的或广泛的、单一或多形性,可出现在任何年龄,不同患者的临床表现可有显著差异。因此,银屑病可以被看作是一个疾病谱。根据临床特征,目前银屑病主要分为寻常型、关节型、红皮病型及脓疱型[1]。

1. 寻常型银屑病(psoriasis vulgaris)　寻常型银屑病是最常见的银屑病,几乎占银屑病患者 90% 以上,皮损初为红色丘疹或斑丘疹,逐渐扩大融合为边界清晰的红色斑块,表面覆盖银白色鳞屑,该型可呈多种形态,如点滴状、斑块状等(图 22-1 ~ 图 22-3)。

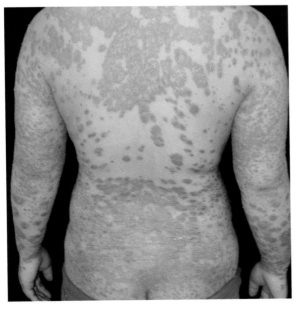

图 22-2　寻常型银屑病。背部泛发性红斑块,表面覆白色鳞屑

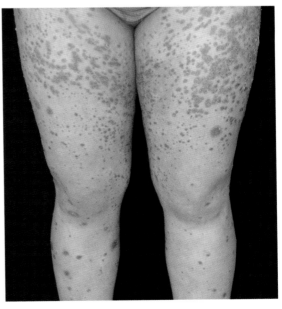

图 22-3　寻常型银屑病。下肢泛发性对称性鲜红色斑块、丘疹,表面脱屑

在慢性斑块型银屑病(plaque psoriasis)中,典型特点是单一形态的,干燥且覆有轻度黏着性银白色鳞屑的圆形或椭圆形境界清楚的红色斑块。刮除鳞屑时,可见鳞屑呈层状,如同蜡滴状,称蜡滴现象;将鳞屑

全层刮除后,可以看到露出淡红色发亮半透明薄膜,称薄膜现象;再进一步刮除薄膜后,可见因真皮乳头层毛细血管被刮破而造成的点状出血,即 Auspitz 征。银屑病皮疹可以出现在身体的任何部位,典型受累部位有头皮、耳后、肛周、脐周、肘膝关节伸侧,多对称分布,其中头皮是最常见的受累部位(75%~90%),厚层鳞屑紧缩使头发呈束状,但脱发并不常见,无断折或脱落。在银屑病患者中,外伤、搔抓刺激等在该处可以引起与原发皮疹相同的皮损,称为同形反应(Koebner 现象)。

点滴型银屑病(guttate psoriasis)也是寻常型银屑病中的一型,表现为急性发作的圆形红斑,直径多小于 1cm,位于躯干、四肢,呈向心性分布。其形态特征为点滴状、形态单一并多处于同一发展阶段。此型常发生于儿童和青少年咽喉部链球菌感染之后,一般于 3~4 个月后可自行缓解。无论患者能否恢复,未来都有极高风险发展为斑块型,由此也可以解释斑块型银屑病和点滴型银屑病基因的相似性:均与 *PSORS1* 基因位点有关。

2. 关节病型银屑病(psoriasis arthropathica,PsA)　PsA 的特点是出现银屑病皮肤病变同时伴有滑膜炎、指/趾炎、肌腱端炎或脊柱炎,关节僵硬、疼痛、水肿、触痛,严重时会有关节破坏、畸形(图 22-4,图 22-5)。6%~42%银屑病患者会发展为 PsA。PsA 常被漏诊或误诊,在一项研究中,949 例银屑病患者中 41% 患者的关节炎被漏诊。75%~80%的患者皮肤受累先于银屑病关节炎症状,出现皮肤表现到关节受累期间经过 7~12 年,但也有 10%~15%关节症状早于皮肤受累。因此,银屑病患者常规筛查有无合并关节受累是非常重要的。

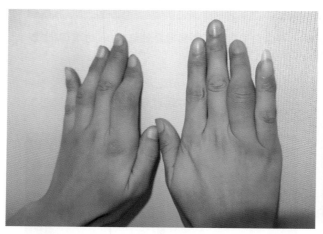

图 22-4　关节病型银屑病。指间关节红肿,关节变形

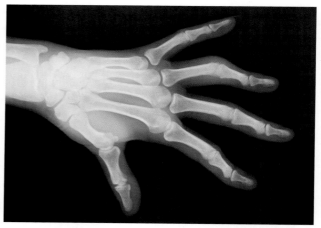

图 22-5　关节病型银屑病。手部 X 线片示关节变形

严重斑块型银屑病,或有头皮、甲、屈侧银屑病均可提示未来累及关节可能,其中甲受累为最有力的预测因素(有研究显示约 90% PsA 患者伴甲改变,但甲改变与 PsA 的关联目前仍有争议)。筛查关节受累情况通常为询问患者是否有大于 30min 的晨僵、手指及脚趾肿胀或甲改变。

一些调查问卷可帮助诊断 PsA,如:多伦多 PsA 筛查表(Toronto PsA Screen,ToPsA)敏感性 86.8%,特异性 93.1%;银屑病流行病学筛查表(Psoriasis Epidemiology Screening Tool,PEST)敏感性 97%,特异性 79%。目前国外提出 CASPAR 标准,对于已经确诊关节炎加上以下几项评分之和至少 3 分基本可确诊 PsA(敏感性 87.4%,特异性 99.1%):①现有银屑病(2 分);②银屑病史(不具有第①项)(1 分);③有银屑病家族史(不具有第①②项)(1 分);④指甲异常、指/趾炎(1 分);⑤关节旁新生骨形成(1 分);⑥RF 阴性(1 分);⑦甲营养不良(1 分)。

3. 脓疱性银屑病(pustular psoriasis)　脓疱型银屑病的特点是多发红斑基础上的无菌性脓疱。组织学上表现为真皮弥漫性嗜中性粒细胞浸润和表皮微脓肿。可分为泛发性脓疱性银屑病(generalized pustular psoriasis)(图 22-6)和局限性脓疱型银屑病(localized pustular psoriasis)。其中,Hallopeau 连续性肢端皮炎、掌跖脓疱病是两种不同形式的局限性脓疱型银屑病。

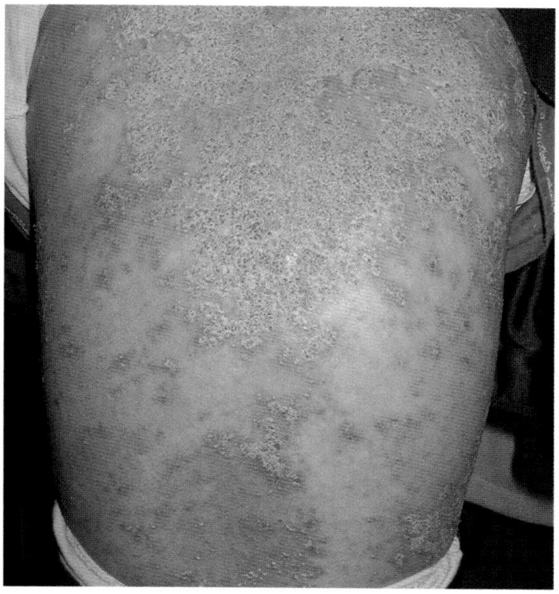

图 22-6　泛发性脓疱型银屑病。背部弥漫性红斑，表面密集脓疱，融合成脓湖

Hallopeau 连续性肢端皮炎表现为手指和脚趾部位脓疱，随后脓疱可融合并波及近侧的手背和足背。患者可能出现远端指/趾骨溶解与脓疱泛发。掌跖脓疱病表现为掌跖部位红斑基础上无菌性脓疱和鳞屑，常伴甲受累。据报道，20%的慢性斑块性银屑病患者在病程中可能有脓疱性病变。

急性泛发性脓疱型银屑病可由感染、妊娠、药物、低血钙，外用刺激性药物或糖皮质激素突然停药诱发。起病时常表现为皮肤发红薄嫩，伴有发热、肌痛、恶心、外周血白细胞计数升高，几小时内脓疱出现在红斑基础上后可融合成表浅脓湖。脓疱最终干涸脱落，遗留光亮鲜红色糜烂面，新脓疱可反复出现。同时还可能伴发地图舌、关节炎和胆汁淤积。泛发性脓疱性银屑病往往病情严重，需要住院治疗并密切监测肝功能、水电解质、血钙水平。罕见的脓疱型银屑病可以出现在妊娠前六个月，表现为疱疹样脓疱病。

4. 红皮病型银屑病（erythrodermic psoriasis）　该型约占银屑病患者的 1%，可由任何亚型发展而来并危及生命。系统性糖皮质激素突然停药、锂等药物反应、潜在的全身性感染为可能的诱发因素。临床表现为全身大面积弥漫性鳞屑性潮红斑（≥90%体表总面积），伴浸润肿胀，可伴发热、黏膜充血、表浅淋巴结肿大、白细胞计数增多。甲改变可能提示以后将发展为红皮病型银屑病。

除了上述四种分型之外，还有一些特殊部位的银屑病，如指/趾甲、生殖器部位等。甲银屑病皮肤皮损可伴发甲板和甲床改变，约占银屑病患者 50%。甲改变可在皮损之前出现、与皮损伴发或于皮损后出现。最常见的表现是甲板凹陷，其他特征有“油滴样”外观、甲剥离、甲下角化过度、甲营养不良、甲下线状出血、甲浑浊、变黄。伴甲受累患者的皮肤病生活质量指数（dermatology life quality index，DLQI）评分较不伴甲受累者评分更高。生殖器银屑病约占银屑病患者 1/3，因其部位特殊，临床上应注意误诊可能。

此外还有其他少见的银屑病亚型，包括屈侧银屑病（见本章第四节）、掌跖银屑病、单纯面部银屑病与线状银屑病等。

在银屑病患者中，约 1/3 为儿童[2]。上述四型银屑病的表现在儿童银屑病（pediatric psoriasis）中均可出现。在最近一项评估 181 例 5～17 岁患儿银屑病发病频率和严重程度的研究中，其中 56. 95%患儿病情严重，57. 1%有银屑病家族史，而这之中有 59. 8%患儿一级亲属患有银屑病；头皮银屑病占 79. 0%，常为儿童首发部位，易发展至面部和屈侧。儿童银屑病中以慢性斑块型银屑病较为常见，斑块多较小较薄，鳞屑表现并不突出。儿童点滴型银屑病较成人多见，40%累及甲，这说明可能有严重化趋势，起病或加重可由乙型溶血型链球菌感染诱发；少部分可见环状脓疱皮损；红皮病型最为少见，可因低体温、低蛋白、心衰而危及生命。银屑病患儿成年后患代谢综合征和心血管疾病的风险增加。

除此之外，过去有大量证据表明银屑病与关节炎、抑郁症、炎症性肠病及心血管系统疾病相关，近些年新报道一些疾病与银屑病相关性汇总见表 22-1[3]。

【组织病理】

具有特征性的组织病理学改变：表皮角化过度伴角化不全，棘层肥厚，颗粒层减少或消失，皮突明显延长；乳头部可见扩张迂曲的血管；表皮和真皮上部见淋巴细胞显著浸润，伴巨噬细胞、肥大细胞和嗜中性粒细胞数增多，这些细胞堆积在表皮内可形成 Kogoj 微脓肿（脓疱型银屑病）或 Munro 微脓肿（图 22-7～图 22-9）。

表 22-1　与银屑病相关的合并症

相关性	合并症	相关性	合并症
传统的	银屑病关节炎 心理与精神性疾病 炎症性肠病 葡萄膜炎	生活方式相关	吸烟 酗酒 焦虑
新出现的	代谢综合征或其中某一种疾病 心血管疾病 非酒精性脂肪肝 淋巴瘤 睡眠呼吸暂停 慢性阻塞性肺疾病	治疗相关	血脂异常（阿维 A 环孢素） 中毒性肾损害（环孢素） 高血压（环孢素） 肝中毒（甲氨蝶呤） 皮肤癌（补骨脂素加长波紫外线）

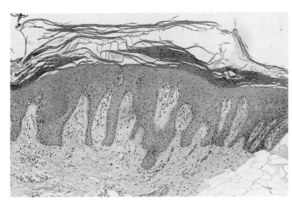

图 22-7　寻常型银屑病。角化不全，颗粒层消失，棘层增厚，皮突杵状延长，真皮乳头毛细血管扩张，真皮浅层少量炎症细胞浸润（HE 染色，×100）

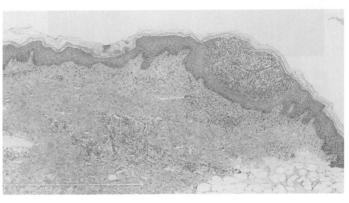

图 22-8　泛发性脓疱型银屑病。棘层上方水疱形成，其内大量嗜中性粒细胞，棘细胞间水肿（HE 染色，×40）

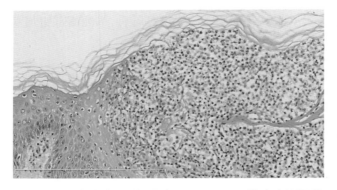

图 22-9　泛发性脓疱型银屑病。可见 Kogoj 微脓肿（HE 染色，×200）

【诊断】

诊断主要依靠临床表现，如 Auspitz 征阳性、Koebner 现象及炎症后色素沉着等。非典型皮损可结合病理确诊，但注意其病理特点可因取材部位或外用、系统用药受到影响。皮肤镜亦可帮助诊断，将银屑病与皮炎鉴别，银屑病皮肤镜下表现为淡红色背景下可见点状血管和弥漫性白色鳞屑[4]。

银屑病面积与严重程度指数（psoriasis area and severity index，PASI）评分为目前寻常型银屑病严重程度最有效的评分，但应与皮损体表面积（body surfsce area，BSA）、DLQI 相结合共同评估[5]。根据银屑病皮损的面积大小，美国国家银屑病基金会将银屑病分为：轻度——受累皮损面积<2%；中度——受累皮损面积在 2%～10%（两者 PASI 评分均<12）；重度——受累皮损面积>10%（或 PASI 评分≥12）。在做上述分型时，也应考虑皮损所造成的伤残度，如发生在手足部的银屑病，受累范围虽小，但仍被列为重度银屑病。

【鉴别诊断】

成人银屑病常与以下疾病鉴别诊断[6]：①皮炎湿疹类。特应性皮炎、接触性皮炎、脂溢性皮炎、药物性皮炎、空气源性接触性皮炎等。②以红斑、鳞屑为主要表现的其他疾病。扁平苔藓（黏膜受累，瘢痕性脱发，严重瘙痒）、玫瑰糠疹（6 周内多可自然缓解）、毛发红糠疹。此外，二期梅毒（尤其鉴别点滴型银屑病）和皮肤淋巴瘤有时也需要与银屑病相鉴别。

发生于儿童的银屑病需要鉴别诊断的疾病有丙戊酸钠诱导的银屑病样药疹、由尿布或洗手剂（常含甲基氯异噻唑啉酮）引起的口周或肛周银屑病样接触性皮炎等，医师在采集病史时应注意重点询问用药史、特殊物品接触史等，因为它们是常被看护者忽略的病因。

除了皮肤表现，PsA 属于血清阴性的脊柱关节病之一，其关节炎症状也应与其他引起关节受累的疾病相鉴别，如骨关节炎、纤维肌痛症、痛风、强直性脊柱炎等，可以从皮肤表现、甲改变、主要受累关节、免疫指标等方面进行鉴别，具体鉴别诊断见表 22-2。

表 22-2 关节病型银屑病（PsA）鉴别诊断

临床特点	PsA	骨关节炎	纤维肌痛症	痛风	强直性脊柱炎
银屑病皮损	+	−	−	−	−
甲营养不良	+	−	−	−	−
肌腱端炎	+	−	+	+	不常有
指炎	+	−	+	+	不常有
周围关节炎	+	+	+	+	−
脊柱炎	−	−	+	不常有	+
晨僵	+	+，游走性	+	+	+
类风湿因子阳性	−/+	−	−	−	−

【治疗】
银屑病目前尚无根治方法，但已报道许多治疗方法能够有效控制病情，促进皮损消退。首先应注意患者宣教，明确治疗目标，首要目标是控制疾病，减少银屑病的复发及加重。轻中度银屑病主要以局部治疗为主，若疗效不佳或皮损累及面积较大时，需联合系统治疗。

1. 轻度银屑病 以外用药物治疗为主，银屑病急性期宜用温和的保护剂和润肤剂；稳定期和消退期可用作用较强的药物，但应从低浓度开始，一般 2 次/d。

（1）润肤剂：如凡士林、甘油、矿物油、尿素等。

（2）糖皮质激素：可控制轻度银屑病病情，但停药后易复发。对于较厚的鳞屑性斑块，糖皮质激素与水杨酸联合使用可促进药物渗透。长期使用应注意药物不良反应。

（3）维生素 D_3 类似物：如卡泊三醇、他卡西醇、骨化三醇等，为局部治疗斑块型银屑病与轻中度头皮银屑病的一线治疗方案。它通过调整角质形成细胞的增殖和分化，抑制 T 淋巴细胞活化而减轻症状。在一项 177 例患者随机对照试验中显示糖皮质激素与卡泊三醇疗效相近：浓度 0.89%、1.56% 的卡泊三醇疗效分别相当于强效与超强效糖皮质激素。这类药物常见的副作用包括局部皮肤刺激和瘙痒。其中骨化三醇软膏刺激性较小，适用于屈侧银屑病。但是这类药物不推荐用于 2 岁以下儿童，且不应与水杨酸软膏合用或在光疗之前使用。

（4）混合制剂：卡泊三醇与倍他米松联合应用优于单一用药。在对 6050 例患者 6 次随机对照试验的系统回顾中，发现使用混合制剂（1 次/d）连续 4 周后 PASI 评分降低了 74%，而单用卡泊三淳或倍他米松仅分别减少 59%、63%。且患者有很好的耐受性，但应注意避免用于面部、生殖器部位与屈侧部位。

（5）钙调磷酸酶抑制剂：在成人银屑病中，他克莫司（0.03% 和 0.1% 浓度）和吡美莫司（1% 浓度）已证明对银屑病皮损有效，尤其是对于面部、生殖器和屈侧较敏感部位是一种很好的选择。

2. 中重度银屑病

（1）非 PsA

1）光疗：包括有补骨脂素加长波紫外线（PUVA）、宽谱中波紫外线（BB-UVB）与窄谱中波紫外线（NB-UVB）等，为中重度银屑病的主要治疗方法，尤其是在外用药物无效时。因其疗效与安全性，目前无证据表明 NB-UVB 增加患皮肤癌风险，因而 NB-UVB 通常被作为一线治疗，最初 3 个月每周治疗 3 次。短期副作用包括红斑、烧灼感、瘙痒、水疱等。PUVA 疗效较 UVB 好，但长期应用会增加患鳞癌与黑色素瘤风险。

2）阿维 A：为第二代维 A 酸类药物，可与其他系统性药物联合使用而提高疗效，并且减少大剂量应用其他药物的副作用。阿维 A 首选治疗泛发性脓疱型银屑病、红皮病型银屑病。该药常见的副作用包括皮肤干燥、胃肠功能紊乱与光敏感，有时还会引起转氨酶升高与血脂异常。因其严重致畸性，建议停药 3 年后方可妊娠。

3）甲氨蝶呤：该药是一种细胞周期特异性药物，通过抑制二氢叶酸还原酶及胸苷酸还原酶等两种重要的生物酶活性，达到抑制细胞内 DNA 合成的目的，从而发挥抑制细胞增殖及抗代谢的作用。最应引起注意的副作用为肝毒性、骨髓抑制。通常用药 4~12 周临床显效，可以每周单次或分 3 次口服、肌内注射或静脉滴注。起始剂量通常为 5~10mg/周，平均剂量 10~15mg/周；随着皮损改善，逐渐减量，每 4 周减2.5mg，老年人初始剂量 2.5~5mg/周（不超过 30mg）[7]。用药期间必须进行血液学监测，同时用药 24h 后服用叶酸 5mg 进行解救治疗，在不影响疗效的情况下可降低药物不良反应。

4）环孢素 A：为控制银屑病快速进展的理想药物，通常在 2~4 周内起效，应用剂量<5mg/（kg·d）是相对安全的[7]。主要不良反应为肾损害。除此之外因长期应用患皮肤癌风险增加，应避免与光疗联合使用。通常短期应用 2~4 个月，间隔一定时期可重复疗程，最长可持续应用 1~2 年。

5）生物制剂：对于传统的系统治疗未达到良好反应、无法耐受药物副作用或出现不能继续应用传统药物并发症的人群，生物制剂为一种有效的治疗方法。如英夫利西单抗、阿达木单抗、优特克单抗等。①英夫利西单抗，为 TNF 拮抗剂。推荐剂量为 5mg/kg，于 0、2、6 周静脉输液给药，此后每 8 周静脉输液 1 次。②阿达木单抗，为 TNF 拮抗剂。皮下注射，初始剂量为 80mg，然后每隔 1 周皮下注射 40mg。③优特克单抗，为 IL-12/IL-23 拮抗剂。建议于第 0、4 周皮下注射 45mg（体重≤50kg）或 90mg（体重>50kg），此后 12 周重复用药 1 次。④依那西普，为 TNF 拮抗剂。推荐剂量为 25mg，每周 2 次；或 50mg，每周 1 次。皮下注射，3 个月后予维持剂量 25mg，每周 1 次。

（2）PsA：①非甾体抗炎药适用于轻度活动性关节炎患者，但对皮损和关节破坏无效。②抗风湿药物（DMARDs）起效较慢，虽不具备明显的止痛和抗炎作用，但可控制病情恶化及延缓关节组织的破坏，多用于中重度病例。尚无证据支持联合治疗，但若某种药物治疗失效，或在治疗情况下仍发生关节损害进展，可考虑联用≥两种药物。③对于一种及以上 DMARDs 治疗失败，以及虽 DMARDs 治疗未失败但愈后较差的患者，应考虑生物制剂。生物制剂具有很好的临床疗效，并能阻止 PsA 影像学进展[8]。④雷公藤具有抗炎、止痛及免疫抑制双重效应，对缓解关节肿痛有效。⑤白芍总苷多年来治疗类风湿关节炎有效，能减轻关节炎症状。

3. 甲银屑病

（1）避免甲外伤。

（2）大约 30% 的银屑病患者合并有甲真菌病，治疗真菌感染可对较厚的营养不良性病甲有效。

（3）外用糖皮质激素、卡泊三醇或他扎罗汀乳膏对轻度早期甲损害有效[9]。已有大量研究证实 TNF-α抑制剂对银屑病甲疗效较好。此外，使用植物青黛治疗银屑病甲成为一种新的局部疗法。但阿维 A 对甲银屑病疗效中等。免疫抑制剂对甲的疗效欠佳。

4. 两类特殊人群的银屑病

（1）儿童银屑病：越来越多研究表明肥胖与儿童银屑病相关，减重和健康生活方式干预可能有助于病情长期控制[10]。除此之外，还有文献报道 36% 患儿有抑郁情绪（为疾病诱发或加重因素），大多与患儿家属的抑郁情绪有关，因此应关注患儿及家属的心理问题及生活质量。

儿童银屑病的治疗主要以外用药物为主,系统性治疗儿童银屑病的有效性目前仍缺少相关研究证据且可引起严重不良反应,尚未经美国食品药品管理局(FDA)批准。在一项研究中表明了卡泊三醇倍他米松凝胶治疗儿童(4~17岁)头皮银屑病的有效性:经过12周治疗,在停止用药后1年内疗效稳定,仅有3例出现表皮轻度萎缩。另外已有报道显示,卡泊三醇(0.005%)-倍他米松(0.064%)局部混悬液被批准用于治疗12~17岁患者头皮斑块型银屑病,这将有望成为治疗儿童和青少年银屑病的趋势。同时可加用光疗,包括BB-UVB、NB-UVB或UVA,尤其适用于掌跖银屑病、累及BSA超过15%~20%、不愿接受系统治疗的中重度银屑病患儿。PUVA因其光毒性现较少用于儿童。

除此之外,一项用0.1%他克莫司治疗儿童银屑病的临床试验显示,每日使用2次,30d后所有患者皮损大幅度改善,唯一副作用是仅有1例感瘙痒。

地蒽酚为具有抗炎和抗增殖作用的外用药,可有效且安全地治疗儿童银屑病。短期接触高浓度地蒽酚(每日10~30min,直到有刺激感产生)可短时间起效,治疗较激进,最好是在日间管理下进行。不良反应为可污染衣服,局部皮肤刺激(尤其是面部、屈侧、红皮病和脓疱型银屑病)。

(2)孕妇银屑病:润肤剂、局部糖皮质激素、地蒽酚及UVB被认为对孕妇安全。

【参考文献】

[1] BOEHNCKE W H,SCHON M P. Psoriasis. Lancet,2015,386(9997):983-994.

[2] SILVERBERG N B. Update on pediatric psoriasis. Cutis,2015,95(3):147-152.

[3] OLIVEIRA MDE F,ROCHA BDE O,DUARTE G V. Psoriasis:classical and emerging comorbidities. An Bras Dermatol,2015,90(1):9-20.

[4] RAYCHAUDHURI S K,MAVERAKIS E,RAYCHAUDHURI S P. Diagnosis and classification of psoriasis. Autoimmun Rev,2014,13(4-5):490-495.

[5] OJI V,LUGER T A. The skin in psoriasis:assessment and challenges. Clin Exp Rheumatol,2015,33(5 Suppl 93):s14-19.

[6] KIM W B,JEROME D,YEUNG J. Diagnosis and management of psoriasis. Can Fam Physician,2017,63(4):278-285.

[7] 中华医学会皮肤性病分会银屑病学组. 中国银屑病治疗专家共识(2014版). 中华皮肤科杂志,2014,47(3):213-215.

[8] PAPOUTSAKI M,COSTANZO A. Treatment of psoriasis and psoriatic arthritis. Biodrugs,2013,27(Suppl 1):3-12.

[9] PERRIN C. Nail Anatomy,Nail Psoriasis,and Nail Extensor Enthesitis Theory:What Is the Link? Am J Dermatopathol,2019,41(6):399-409.

[10] BRONCKERS I M,PALLER A S,VAN GEEL M J,et al. Psoriasis in children and adolescents:diagnosis,management and co-morbidities. Paediatr Drugs,2015,17(5):373-384.

第二节　掌跖脓疱病

掌跖脓疱病(palmoplantar pustulosis,PPP)是一种仅发于掌跖的慢性炎症性疾病,其特征是手掌和足底周期性出现无菌性脓疱伴角化、脱屑、疼痛及瘙痒感,且随时间推移而反复发疹,可对生活质量产生严重不良影响。

【病因及发病机制】

有学者认为PPP是一种局限性脓疱型银屑病,而多数学者认为该病是一种独立的疾病。其病因未明,近年来关于致病因素和发病机制的研究主要包括以下几方面:①感染[1]。感染是最常见的诱发因素,如急慢性扁桃体炎、牙齿感染、慢性鼻窦炎,有文献报道切除扁桃体或积极治疗牙周炎后,患者症状明显改善。②吸烟[2-3]。PPP与吸烟密切相关,Hagforsen等[4]发现吸烟者PPP发病率是非吸烟者的74倍,其机制可能是烟碱中的尼古丁刺激胆碱能受体,致汗腺结构和功能受损,顶端汗管分泌能力下降,而顶端汗管似乎是水疱、脓疱形成和炎症的主要部位。另外,尼古丁可能会使角质形成细胞的角化作用增加。③金属。接触金属首饰者可能因对镍、钯、铬、钴、汞、铜、锡等金属元素过敏而发病,此类患者斑贴试验常为阳性。另外,有研究显示血浆钙离子浓度、皮肤损害部位的生长抑素浓度变化[5]、某些人类白细胞抗原可能与PPP发病有关。妊娠、创伤、应激、内分泌疾病、遗传易感性与药物可促进疾病的发生和恶化[6]。

【临床表现】

好发于中年女性,平均发病年龄为 48 岁[7]。常持续数年或数十年,有疾病恶化和部分缓解频繁的时期。掌跖同时受累最为常见,但也可能仅累及手掌或足底,通常呈双侧分布。手部好发部位为鱼际、小鱼际和掌心。足部 PPP 的常见部位包括足背、足内侧缘和足外侧缘以及足跟两侧或后部。手掌或足底亦可弥漫性受累。其特点是仅在手掌或足底反复成批出现直径 1~10mm 的簇集性无菌性小脓疱(图 22-10~图 22-12)。脓疱常会融合并在数日后消退,遗留黄棕色斑疹和角化过度。脓疱周围常有界限清楚的红斑和皮肤脱屑。患者的受累部位经常出现瘙痒和烧灼感症状,且可能出现裂隙,从而引起疼痛和出血,严重时可限制患者的行走能力或用手足进行其他活动的能力,对

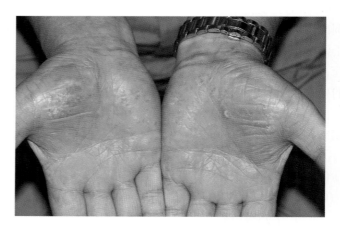

图 22-10　掌跖脓疱病。双手掌红斑,表面脓疱、脱屑

生存质量产生的影响十分严重[7]。PPP 患者常见甲异常,如甲下脓疱(最常见)、甲剥离、凹陷甲、甲破坏或甲板变色。

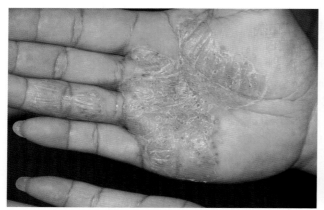

图 22-11　掌跖脓疱病。右手掌红斑,界清,表面脓疱、脱屑

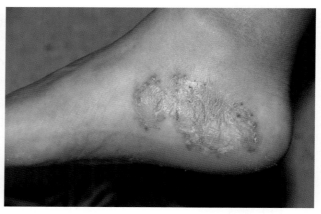

图 22-12　掌跖脓疱病。足侧缘红斑,界清,表面脓疱、结痂

严重 PPP 患者较病情轻者更可能在前臂、肘部、足背、小腿、膝部或臀部等其他部位发生非脓疱性银屑病样皮疹,但表现常不显著。亦可见头皮鳞屑和红斑,或非掌跖部位孤立性脓疱。部分患者存在关节炎、关节痛或未分类关节炎。

PPP 可能与其他疾病有关,如本病可为 SAPHO 综合征患者的皮肤表现之一(见本章第七节)。另外,有研究显示 PPP 患者患甲状腺疾病、2 型糖尿病、甲状旁腺功能低下风险可能增加[8]。

【组织病理】

镜下可见角化不全、颗粒层消失、银屑病样表皮增生,表皮内嗜中性粒细胞浸润为主,见脓疱形成,脓疱内充满嗜中性粒细胞或嗜酸性粒细胞,肥大细胞和嗜酸性粒细胞在脓疱下的真皮浅层蓄积,早期皮损可见海绵形成或表皮水疱形成;真皮层可见淋巴细胞、嗜中性粒细胞、嗜酸性粒细胞和肥大细胞混合性血管周围浸润或弥漫性浸润(图 22-13,图 22-14)。

【诊断和鉴别诊断】

PPP 的诊断通常根据临床表现确诊(局限于手掌或足底的脓疱疹伴红斑和角化过度),但需除外其他疾病。

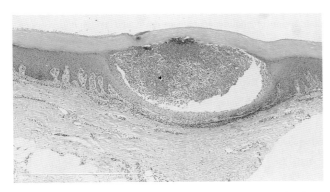

图 22-13 掌跖脓疱病。棘层内完整的水疱形成,疱液中大量嗜中性粒细胞(HE 染色,×100)

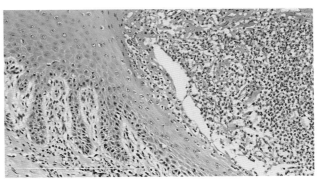

图 22-14 掌跖脓疱病。显示疱液中大量嗜中性粒细胞(HE 染色,×200)

需要鉴别的疾病有:皮肤真菌感染,给予氢氧化钾涂片或真菌培养可鉴别;掌跖急性湿疹,可为出汗不良所致,主要表现为水疱而不是脓疱;皮肤细菌感染,对于 PPP 表现不典型者可行细菌培养。此外,还需识别有无掌跖外皮损,与累及掌跖的泛发性脓疱型银屑病、SAPHO 综合征相鉴别(常规询问有关骨或关节疼痛相关问题的系统评价,以识别提示伴发关节炎或 SAPHO 综合征的症状);由于 PPP 可能与甲状腺异常和麸质敏感(腹泻、脂肪泻、肠胃气胀)有关,需注意做相应筛查与询问。

【治疗】

1. 一般治疗　加强润肤,避免刺激皮损处,鼓励戒烟;去除诱因如及时根除扁桃体炎、鼻窦炎、鼻咽腔炎症及龋齿,携带金属制品者若斑贴试验阳性应及时去除。

2. 外用药治疗

(1)糖皮质激素:PPP 治疗中最常用的方法。建议使用中强效以上糖皮质激素做密闭封包治疗。联合维 A 酸软膏、水杨酸等可提高糖皮质激素在皮肤中的渗透量,增强疗效,改善皮肤炎症肥厚及增生等症状。

(2)维 A 酸类:可联合糖皮质激素制剂或光疗。注意高浓度可引起红斑、瘙痒。

(3)维生素 D_3 类药膏:常用的主要有他卡西醇、钙泊三醇等。

3. 全身治疗

(1)维 A 酸类:常用的维 A 酸类药包括阿维 A、维胺酯、异维 A 酸和芳香维 A 酸乙酯等。首选的治疗方案是初始每日应用阿维 A 25mg,并根据耐受情况每周增加 10mg,连续用药 3 个月,有时需要为减少副作用而减少剂量,显著改善后逐渐减量。

(2)光化学疗法:PUVA 光化学疗法对 PPP 有效,支持口服 PUVA 较外用 PUVA 有效的证据更多。因此通常使用口服 PUVA,一周 3 次,在确定治疗无效前至少持续治疗 12 周。

(3)免疫抑制剂:上述方法治疗效果不佳时可考虑使用。首选短期使用最低有效剂量的环孢素 A,常为 3mg/kg,并在临床改善持续 10d 后开始逐渐减量,每周减少 25～50mg。甲氨蝶呤通常为每周肌内或皮下注射 7.5～20mg。

(4)其他疗法:口服雷公藤、秋水仙碱、四环素类抗生素、伊曲康唑,行扁桃体切除术、针对谷蛋白不耐受患者的无麸质饮食等,均有研究显示有效[9]。

【参考文献】

[1] KOSAKA M,KATO T,KAWANA S. Cutaneous small vessel vasculitis accompanied by pustulosis palmaris et plantaris. Case Rep Dermatol,2012,4(1):66-71.

[2] AKIYAMA T,SEISHIMA M,WATANABE H,et al. The relationships of onset and exacerbation of pustulosis palmaris et plantaris to smoking and focal infections. J Dermatol,1995,22(12):930-934.

[3] HAGFORSEN E. The cutaneous non-neuronal cholinergic system and smoking related dermatoses:studies of the psoriasis vari-

ant palmoplantar pustulosis. Life Sci,2007,80(24-25):2227-2234.

[4] HAGFORSEN E,EINARSSON A,ARONSSON F,et al. The distribution of choline acetyltransferase and acetylcholinesterase-like immunoreactivity in the palmar skin of patients with palmoplantar pustulosis. Br J Dermatol,2000,142(2):234-242.

[5] HAGFORSEN E,MICHAËLSSON G,STRIDSBERG M. Somatostatin receptors are strongly expressed in palmoplantar sweat glands and ducts:studies of normal and palmoplantar pustulosis skin. Clin Exp Dermatol,2011,36(5):521-527.

[6] BRUNASSO A M,LAIMER M,MASSONE C. Paradoxical reactions to targeted biological treatments:a way to treat and trigger? Acta Derm Venereol,2010,90(2):183-185.

[7] BRUNASSO A M,PUNTONI M,ABERER W,et al. Clinical and epidemiological comparison of patients affected by palmoplantar plaque psoriasis and palmoplantar pustulosis:a case series study. Br J Dermatol,2013,168(6):1243-1251.

[8] HAGFORSEN E,MICHAËLSSON K,LUNDGREN E,et al. Women with palmoplantar pustulosis have disturbed calcium homeostasis and a high prevalence of diabetes mellitus and psychiatric disorders:a case-control study. Acta Derm Venereol,2005,85(3):225-232.

[9] YOKOYAMA M,HASHIGUCCI K,YAMASAKI Y. Effect of tonsillectomy in patients with pustulosis palmaris et plantaris. Acta Otolaryngol,2004,124(9):1109-1110.

第三节 连续性肢端皮炎

连续性肢端皮炎(acrodermatitis continua,AC),又名匐行性皮炎、持久性肢端皮炎,是一种少见的慢性复发性无菌性脓疱性皮肤病。以首发于指/趾末端的慢性、无菌性脓疱和对治疗抵抗为特征。目前一些学者认为该病为一独立疾病,但另一些学者把其列为局限型脓疱型银屑病的一种[1]。

【病因及发病机制】

目前病因不明,按国际通行的分类法,将连续性肢端皮炎归为局限性脓疱型银屑病的一个亚型,而将连续性肢端皮炎出现泛发性皮损者归为泛发性脓疱型银屑病[2]。也有人认为其发病可能与外伤后真菌或细菌诱发的变态反应(有研究认为与链球菌感染有关),或炎症修复过程中异常的免疫应答有关[3]。

【临床表现】

最常见于中年妇女,初发于单个手指末节背侧皮肤,手指比足趾更常受累。多数是在局部外伤或感染后诱发,临床特点随病变的进展有所不同。急性期表现为化脓性甲沟炎,以后逐渐扩大向近端蔓延,其他指/趾相继受累,出现群集性小脓疱,脓疱数日后干燥形成黄色痂,以后逐渐脱落,遗留红色糜烂面,不久又有新脓疱发生,可相互融合,形成脓湖,反复发生(图22-15)。可扩展到整个手、前臂、足部,受累区域可呈现新发脓疱、有光泽的红斑、结痂、角化、裂隙,甚至泛发全身。

甲床及甲母质常形成脓疱,引起指/趾甲严重营养不良、变形萎缩或脱落。慢性病例中甲母质可完全破坏导致无甲,远端皮肤可变薄、萎缩,亦可有骨炎、骨溶解或指间关节受累,甚至末节手指缺如。

还可累及黏膜部位,导致舌炎、结膜炎、龟头炎。皮损局限于手足者多无全身症状,泛发者往往有发热、寒战等全身症状,常伴沟状舌或地图舌。

【组织病理】

组织学上表现为脓疱型银屑病的特征:角质层下由嗜中性粒细胞聚集、表皮细胞退化形成海绵状脓疱。甲床部位常见表皮细胞坏死、细胞内水肿,棘层肥厚、角质层下数目不等的海绵状脓疱的改变更为明显;指端部位常表现为角化过度、角化不全、颗粒层增厚;真皮内可见中等程度的淋巴细胞、组织细胞浸润或局灶性水肿、血管扩张充血,长期存在或慢性复发的皮损可见真皮乳头层萎缩、表皮萎缩;甲母质部位中度棘层肥厚、淋巴细胞与嗜中性粒细胞浸润与海绵水肿的表现更为突出(图22-16)。

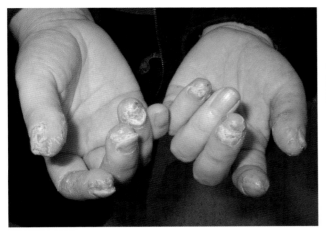

图 22-15　连续性肢端皮炎。双手指端红斑、脓疱、结痂

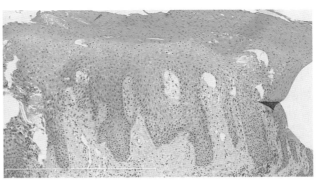

图 22-16　连续性肢端皮炎。角化不全,棘层增厚,皮突延长,棘层细胞内、细胞间水肿,真皮浅中层少量淋巴细胞浸润(HE 染色,×100)

【诊断和鉴别诊断】

根据临床表现为病程常大于 3 个月、累及甲组织的无菌性脓疱(甲组织不受累时考虑掌跖脓疱病或其他类型疾病)、既往有或无银屑病史,结合组织病理学表现可做出诊断。

局限于肢端时主要与银屑病掌跖脓疱病鉴别:本病的脓疱常初发于指/趾末端,病程长者出现骨质破坏,而后者皮损多对称发生于掌跖,在身体其他部位常可见到银屑病皮损。

另外,疾病早期阶段,鉴别诊断包括:葡萄球菌感染所致的甲沟炎或指端脓疱(行革兰氏染色和培养可鉴别)、表现为浑浊的脓疱或结痂的疱疹性瘭疽、皮肤癣菌病和皮肤假丝酵母菌病(行氢氧化钾涂片可鉴别)、寻常型天疱疮、发汗不良性湿疹或接触性皮炎继发感染、鳞状细胞癌。

晚期皮损需鉴别其他疾病:黑色素瘤、化脓性肉芽肿、Reiter 病、甲下纤维瘤或血管球瘤、甲癣等。

【治疗】

治疗较为困难,目前没有一种药物可获得持久的缓解,且可对多种治疗抵抗,暂无统一的治疗方案。单纯外用药物通常无效,需联合系统治疗[4]。外用药物主要包括糖皮质激素、氮芥、氟尿嘧啶、钙调磷酸酶抑制剂、维生素 D_3 类似物。系统治疗包括糖皮质激素、甲氨蝶呤、维 A 酸类、环孢素 A、四环素、氨苯砜、秋水仙碱,近年来越来越多的病例报道生物制剂有显著疗效,亦可联合光疗[1,5-6]。

最近有报道系统治疗中联合口服阿利维 A 酸、阿维 A 可成功治疗对部分免疫抑制剂抵抗的 AC 患者,单用阿利维 A 酸维持治疗 6 个月,随访无复发。

【参考文献】

[1] DI COSTANZO L,NAPOLITANO M,PATRUNO C,et al. Acrodermatitis continua of Hallopeau(ACH):two cases successfully treated with adalimumab. J Dermatolog Treat,2014,25(6):489-494.

[2] NAVARINI A A,BURDEN A D,CAPON F,et al. European consensus statement on phenotypes of pustular psoriasis. J Eur Acad Dermatol Venereol,2017,31(11):1792-1799.

[3] QI Y,QIU L,ZHENG S,et al. Acrodermatitis Continua of Hallopeau with Granuloma-like Vegetation,Osteolysis and IL36RN Mutation. Acta Derm Venereol,2017,97(1):122-123.

[4] SEHGAL V N,VERMA P,SHARMA S,et al. Acrodermatitis continua of Hallopeau:evolution of treatment options. Int J Dermatol,2011,50(10):1195-1211.

[5] BARON J A. Acrodermatitis of Hallopeau and erosive oral mucositis successfully treated with secukinumab. JAAD Case Rep,2017,3(3):215-218.

[6] MUGGLI D,MAUL J T,ANZENGRUBER F,et al. Secukinumab for Acrodermatitis Continua of Hallopeau. JAMA Dermatol,2017,153(4):336-337.

第四节　其他类型银屑病

·反常性银屑病·

反常性银屑病(inverse psoriasis)又称为屈侧银屑病,目前被认为是斑块型银屑病的一种特殊类型[1]。与经典的好发于伸侧部位的寻常性银屑病不同,此病累及腘窝、腹股沟、外阴、乳房下皱褶、臀间沟等深体屈侧或皱褶部位。屈侧部位皮肤较伸侧部位皮肤表皮角化较轻,有更多的汗腺,因此发病机制、治疗方式有其特殊之处。

【病因及发病机制】

反向性银屑病多见于男性,肥胖者患病率更高,有些患者自幼发病,持续数十年甚至迁延终身。寻常型银屑病是一类 T 细胞介导的慢性炎症性皮肤病,目前认为反常性银屑病与寻常型银屑病病理生理学机制基本一致,但前者皮损中 CD161[+] 表达量明显下降,与微生物定植相关[2]。链球菌感染可诱发或加重寻常型银屑病,但目前无研究表明屈侧真菌或细菌的生长与反常性银屑病存在有关联。

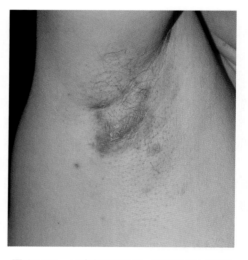

图 22-17　反常性银屑病。腋下红斑、脱屑

【临床表现】

在中国人群中,反常性银屑病发病率占银屑病的 3.2% ~ 7%,而在欧洲其发病率占银屑病的 12% ~ 36%。反常性银屑病主要发生于腹股沟(最常见)、腋窝、生殖器、脐周、耳后、臀间沟、乳房下褶皱、腘窝、肘窝(最少见)等部位(图 22-17 ~ 图 22-20)。可单独发生或与银屑病常见发病部位皮损并存,如头皮、四肢伸侧及背部等部位的鳞屑性红色丘疹或斑块。与未经治疗的斑块型银屑病皮损表现最大的不同之处是缺乏或仅有少许银白色鳞屑,皮损仅表现为界限清楚的红斑,常呈光泽或琉璃样外观。由于这些部位潮湿、温暖、毛囊、皮脂腺、汗腺丰富,摩擦后可致皮损处浸渍、糜烂,更容易出现 Koebner 现象,从而炎症更明显,但蜡滴现象、薄膜现象相对少见。

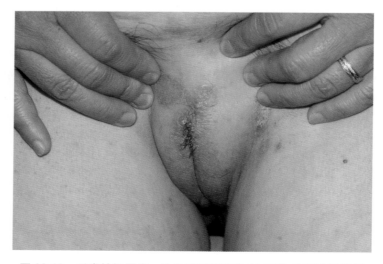

图 22-18　反常性银屑病。外生殖区淡红斑,边界清,表面少量鳞屑

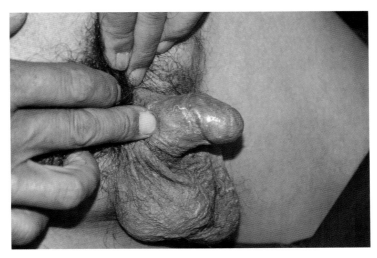

图 22-19　反常性银屑病。龟头鳞屑性红斑

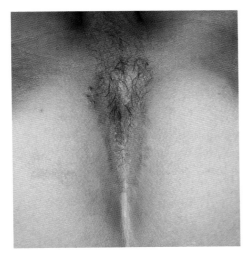

图 22-20　反常性银屑病。肛周红斑，
边界清，表面浸渍

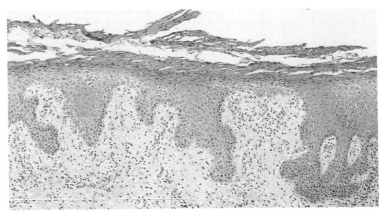

图 22-21　反常性银屑病。角化不全，棘层肥厚，皮突延长，真皮乳
头水肿，部分乳头上方棘层明显变薄，血管周围较多炎症细胞浸润
（HE 染色，×100）

　　生殖器部位皮肤与屈侧部位皮肤有些不同，是分层角化的鳞状上皮细胞，向内逐渐过渡为黏膜区域，只有在角化的皮肤表面可见鳞屑。

　　反常性银屑病患者甲受累者较无甲改变者多。成人中若突然发生屈侧部位较厚的蛎壳状鳞屑，表现严重者应考虑 HIV 感染可能，且艾滋病患者的银屑病皮损常呈多形性，更易见屈侧皮损。

　　【组织病理】

　　反常性银屑病较寻常型银屑病可见更少的角化过度与更多的海绵水肿，常见角化不全、棘层肥厚、颗粒层较少或消失、钉突较规则延伸、乳头区血管扩张迂曲、真皮浅层血管周围不等量炎症细胞浸润、角化过度不明显。表现为急性湿疹皮炎样外观的皮损病理，可见棘细胞间水肿及局灶海绵水肿形成（图 22-21）。

　　【诊断和鉴别诊断】

　　累及屈侧和皱褶部位、真菌检查阴性或抗真菌治疗无效的慢性炎症性皮肤病都应当除外反常性银屑病，尤其是有银屑病家族史者。确诊主要依靠组织病理活检。病理改变基本符合寻常型银屑病的病理改变，对不典型病例要密切结合病史和临床表现才能最终确诊。需与浅部真菌病、间擦疹、湿疹、慢性家族性良性天疱疮、脂溢性皮炎相鉴别。

【治疗】

1. 一般治疗　注意保持褶皱部位皮肤干燥、卫生,减少摩擦。

2. 局部治疗

(1) 糖皮质激素:前期选用弱效或中效糖皮质激素软膏,皮损控制时选用更低级别的糖皮质激素软膏[3]。

(2) 钙调磷酸酶抑制剂:用于治疗反常性银屑病。

(3) 维生素 D_3 类似物:对反常性银屑病疗效显著且安全性高[4]。

(4) 除上述外用药物外,还可辅以抗生素、润肤剂、水杨酸等药物及窄谱中波紫外线(NB-UVB)治疗。

3. 系统治疗　仅用于重症或合并其他类型银屑病的患者,对于轻症病例不予以系统治疗,主要系统治疗药物有甲氨蝶呤(一般予以 2.5～7.5mg/周,单次或分 3 次口服,患者耐受后可加量至 15mg/周)[5]、环孢素 A[起始剂量为 2.5～3mg/(kg·d),持续 4～6 周之后减为 0.5～3mg/(kg·d),通常用药不能超过 2 年]、维 A 酸类[起始剂量一般为 0.3～0.5mg/(kg·d),3～4 周后根据疗效和耐受性加量或减量,维持剂量 0.5～0.8mg/(kg·d)]。此外,氨苯砜及生物制剂等也可以应用于反常性银屑病的治疗[6]。

【参考文献】

[1] OMLAND S H,GNIADECKI R. Psoriasis inversa:a separate identity or a variant of psoriasis vulgaris? Clin Dermatol,2015,33(4):456-461.

[2] WILMER E N,HATCH R L. Resistant "candidal intertrigo": could inverse psoriasis be the true culprit? J Am Board Fam Med,2013,26(2):211-214.

[3] KALB R E,BAGEL J,KORMAN N J,et al. Treatment of intertriginous psoriasis:from the Medical Board of the National Psoriasis Foundation. J Am Acad Dermatol,2009,60(1):120-124.

[4] KREUTER A,SOMMER A,HYUN J,et al. 1% pimecrolimus,0.005% calcipotriol,and 0.1% betamethasone in the treatment of intertriginous psoriasis:a double-blind,randomized controlled study. Arch Dermatol,2006,142(9):1138-1143.

[5] YéLAMOS O,PUIG L. Systemic methotrexate for the treatment of psoriasis. Expert Rev Clin Immunol,2015,11(5):553-563.

[6] GUGLIELMETTI A,CONLLEDO R,BEDOYA J,et al. Inverse psoriasis involving genital skin folds:successful therapy with dapsone. Dermatol Ther (Heidelb),2012,2(1):15.

·疱疹样脓疱病·

疱疹样脓疱病(impetigo herpetiformis,IH)是一种少见的急性、危重型无菌性脓疱病,多见于妊娠期妇女,较少发生于男性和非妊娠妇女。本病常发生在妊娠期最后 3 个月,少数在产后仍可继续发病。该病可致胎盘功能下降、电解质失衡、死胎及畸胎。

【病因及发病机制】

病因及发病机制尚不清楚,可能与化脓性感染、妊娠、口服药物有关。有学者认为 IH 是不同于脓疱型银屑病的独立疾病,因 IH 孕妇通常没有银屑病史和家族史;也有人认为 IH 是银屑病形态上的一种变型,为泛发型脓疱型银屑病发生在妊娠期的特殊严重表现[1]。慢性及急性低钙血症是银屑病产生脓疱性损害的诱因,因甲状旁腺功能低下[2-4]、妊娠等所致[1,5],而 IH 可随低血钙纠正而好转。妊娠晚期孕酮水平高也可能为原因之一。另外,口服避孕药、丁溴东莨菪碱也可诱发本病。

【临床表现】

该病起病急骤,自躯干遍及全身,呈轻微向心性分布,常成批发生于全身褶皱部位和间擦部位,伴有中重度发热、血钙降低引起的手足搐搦、谵妄、腹泻、呕吐等全身症状。表现为红斑基础上对称分布的浅表、群集性针头至绿豆大小无菌性脓疱,并呈离心性扩大,排列形成环状、多环状,红斑边缘常见簇集脓疱,部分脓疱融合形成片状脓湖,伴皮肤潮红(图 22-22,图 22-23),7～10d 内可波及全身。常自觉疼痛或瘙痒,可继发感染。3～4d 后脓疱干枯,形成黄色薄痂或脱屑。新脓疱可反复出现,呈周期性成批发作,部分可留下淡棕色色素沉着。严重者可出现舌头、口腔和食管等黏膜部位的糜烂,甚至心力衰竭、肾衰竭。

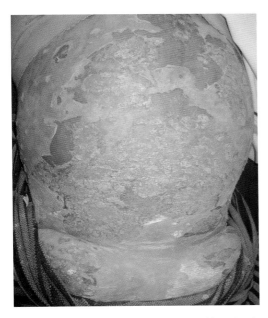

图 22-22　疱疹样脓疱病。躯干弥漫性红斑,表面皮肤松解

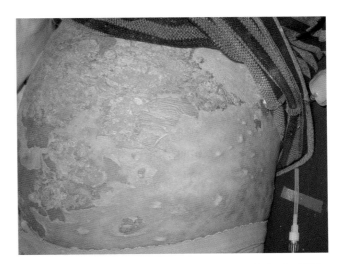

图 22-23　疱疹样脓疱病。躯干弥漫性红斑、脓疱、皮肤松解

患过该病的妇女,再次妊娠可复发,因此应尽量避免。分娩或终止妊娠后,脓疱一般自行消退缓解。妊娠早期发病,病情多严重,多需人为终止妊娠,妊娠晚期发病,对母体预后无直接影响,但可引起胎儿早产和死产,孕妇也可因全身脏器功能紊乱、心力衰竭、肾衰竭而死亡,本病死亡率高达 22.6%~71.2%[5-6]。

【病理与实验室检查】

病理表现与非妊娠患者的脓疱型银屑病的病理表现相同,表皮轻度角化不全,表皮水肿,棘层肥厚,可见大量嗜中性粒细胞浸润和核尘,棘层上部形成海绵样脓疱;随脓疱扩大,表皮细胞在脓疱内发生溶解;真皮乳头层毛细血管扩张,周围有部分嗜中性粒细胞、淋巴细胞与组织细胞浸润,偶见单核细胞。直接免疫荧光阴性。

实验室检查常显示中性粒细胞增多,红细胞沉降率增快,血液及脓疱培养阴性;若伴甲状旁腺功能减退患者,可见血清钙、磷及维生素 D 水平下降[3]。

【诊断和鉴别诊断】

根据病史、临床表现、组织病理与实验室检查综合诊断。IH 有较高的死亡率,因此与泛发型脓疱型银屑病的鉴别十分重要:前者主要发生于低血钙和低血清维生素 D 的妊娠妇女,这类患者通常无个人或家族银屑病史,以突发红斑基础上广泛脓疱为特点。而后者在脓疱出现前可有典型银屑病的皮损,在原有斑块或红皮病皮疹上出现脓疱。此外,还需与角层下脓疱性皮病、疱疹样皮炎、妊娠疱疹和脓疱疮鉴别。

【治疗】

首选系统性应用糖皮质激素,通常小剂量泼尼松龙 15~30mg/d 即有效,必要时最大量可用 60~80mg/d,数日后随症状改善缓慢减量。若糖皮质激素无效,则可选择使用低剂量环孢素 A 2~3mg/(kg·d),但有引起早产和小于胎龄儿的报道[7-8]。也可使用英夫利西单抗治疗。

对于分娩后疾病仍存在的女性患者,若不进行母乳喂养,还可全身性应用维 A 酸类药物或甲氨蝶呤。继发感染时系统性应用抗生素。其他辅助治疗包括大剂量维生素 B₆,补充钙剂与维生素 D、PUVA 治疗等。随孕期推移,病情加剧而药物控制不佳者,应终止妊娠。

【参考文献】

[1] GAO Q Q,XI M R,YAO Q. Impetigo Herpetiformis during pregnancy:a case report and literature review. Dermatology,2013,226(1):35-40.

[2] KAWAMURA A,KINOSHITA M T,SUZUKI H. Generalized pustular psoriasis with hypoparathyroidism. Eur J Dermatol,1999,

9（7）：574-576.

［3］FOUDA U M，FOUDA R M，AMMAR H M，et al. Impetigo herpetiformis during the puerperium triggered by secondary hypopar-
athyroidism：a case report. Cases J，2009，2：9338.

［4］WOLF R，TARTLER U，STEGE H，et al. Impetigo herpetiformis with hyperparathyroidism. J Eur Acad Dermatol Venereol，
2005，19（6）：743-746.

［5］PIERARD G E，PIERARD-FRANCHIMONT C，DE LA BRASSINNE M. Impetigo herpetiformis and pustular psoriasis during
pregnancy. Am J Dermatopathol，1983，5（3）：215-220.

［6］HUANG Y H，CHEN Y P，LIANG C C，et al. Impetigo herpetiformis with gestational hypertension：a case report and literature
review. Dermatology，2011，222（3）：221-224.

［7］VALDÉS E，NÚÑEZ T，PEDRAZA D，et al. Recurrent impetigo herpetiformis：successfully managed with ciclosporine. Report of
one case. Rev Med Chil，2005，133（9）：1070-1074.

［8］PATSATSI A，THEODORIDIS T D，VAVILIS D，et al. Cyclosporine in the management of impetigo herpetiformis：a case report
and review of the literature. Case Rep Dermatol，2013，5（1）：99-104.

第五节　角层下脓疱病

角层下脓疱病（subcorneal pustular dermatosis，SPD）也称为 Sneddon-Wilkinson 病，是一种罕见的慢性复发性、良性、脓疱性皮肤病，表现为皮肤最表层（角质层下）反复出现成批的无菌性脓疱。

【病因及发病机制】

其病因及发病机制尚不明，可能和感染、变态反应、精神因素、新陈代谢或者内分泌功能紊乱及自身免疫等因素有关，也有人认为是某些其他皮肤病如疱疹样脓疱病、泛发性脓疱性细菌疹或大疱性类天疱疮等的变异[1]。目前已发现表皮最上层中性粒细胞及相关细胞因子，如白细胞介素（interleukin，IL），IL-1β、IL-6、IL-8、IL-10、白三烯 B4、补体片段 C5a 和 TNF-α 呈无菌性聚集，并且培养始终为阴性[2]。

【临床表现】

多见于中年女性，病程迁延多年，呈复发-缓解交替性浅表脓疱疹，间隔数日或数周，主要累及躯干和四肢近端，好发于腋下、腹股沟、颈部和乳房下皱褶处等屈侧和间擦部位。掌跖很少受累，不侵犯头面部与黏膜部位[3]。

皮损大多表现为数小时内于正常或红斑皮肤基础上的小脓疱，或最初为小水疱，很快发展为脓疱，脓疱的直径通常只有几毫米，散在或群集，可融合成环状、漩涡状或匐行性排列（图 22-24，图 22-25）[4]。也可出现松弛性大疱，这些大疱下部含有无菌性脓液，混浊疱液常滞积于水疱下半部呈半月形，形成脓湖。然后破裂或脱落形成浅表痂皮或片状脱屑。皮损好转后大部分先遗留色素沉着斑，之后完全消退，不发生萎缩与瘢痕。皮损常无症状，亦可有轻微瘙痒或者灼热感。极少数患者在病程中伴有发热，同时有血象增高等。但完整脓疱疱液细菌培养均为阴性。

大多数情况下，SPD 单独发生并局限于皮肤，若出现全身症状，应考虑其他诊断或伴随其他皮肤病和系统性疾病，如干燥综合征、系统性红斑狼疮和嗜中性皮病（如坏疽性脓皮病、Sweet 病）[5]。也有报道称 SPD 与内科疾病有关，包括溃疡性结肠炎、克罗恩病、甲状腺功能亢进、甲状腺功能减退、类风湿关节炎、急性多关节炎、SAPHO（滑膜炎、痤疮、脓疱病、骨质增生和骨炎）综合征、无菌性淋巴结化脓和无菌性脾脓肿[6]，以及与血液系统疾病有关，如真性红细胞增多症和副蛋白血症（主要是 κ 或 λ 轻链型 IgA）和冷球蛋白血症。甚至与恶性肿瘤，如慢性淋巴细胞性白血病、肺鳞癌、多发性骨髓瘤、淋巴瘤、胸腺瘤有关[7-8]。

【组织病理】

角质层下水疱或脓疱，疱底为颗粒层和棘细胞层的最上层组成，疱内含有大量的嗜中性粒细胞，偶见嗜酸性粒细胞（图 22-26）。可能存在棘层松解，但不明显，无海绵状脓疱形成。水疱旁皮肤真皮内可见中性粒细胞、淋巴细胞和少许嗜酸性粒细胞浸润。直接和间接免疫荧光检查均为阴性。SPD 中无海绵形成或有极轻微的海绵形成，这点有助于区分 SPD 与脓疱型银屑病，后者中海绵形成更明显。

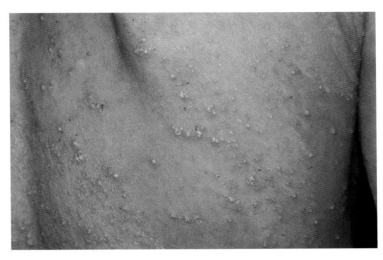

图 22-24 角层下脓疱病。背部密集丘脓疱疹

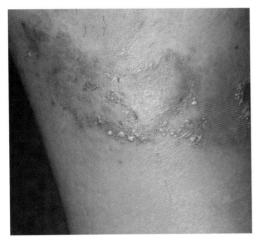

图 22-25 角层下脓疱病。红斑边缘松弛性脓疱

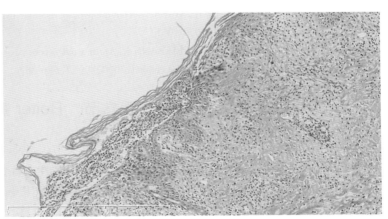

图 22-26 角层下脓疱病。角质层下方脓疱形成,疱液中大量嗜中性粒细胞(HE 染色,×40)

【诊断和鉴别诊断】

根据临床和组织病理学表现并除外其他疾病,可做出诊断。主要为以下几方面:①呈环状、漩涡状或匐行性排列的浅表脓疱,主要分布于躯干和四肢近端,好发于屈侧及间擦部位;②无提示急性泛发性发疹性脓疱病的药物暴露史;③无银屑病个人史或无家族史,无银屑病关节炎相关的甲改变或关节表现;④无黏膜受累;⑤显微镜下发现角质层下脓疱,但无感染证据也无提示其他诊断的组织学特征(如海绵形成、棘层松解)。另外,所有 SPD 患者均应考虑存在相关疾病的可能性,注意询问患者风湿性疾病、血液病及炎症性肠病相关的症状。

鉴别诊断包括泛发性脓疱型银屑病、SPD 型 IgA 天疱疮、疱疹样皮炎、落叶型天疱疮、坏死松解性游走性红斑、急性泛发性发疹性脓疱病、疱疹样脓疱病、脓疱疮、皮肤癣菌病、嗜酸性脓疱性毛囊炎等。

【治疗】

治疗药物首选氨苯砜(50~200mg/d)。替代治疗包括阿维 A(25mg/d)、雷公藤总苷、秋水仙碱、PUVA 和 NB-UVB 光照疗法、生物制剂[5]、免疫抑制剂、系统应用糖皮质激素、抗生素如阿奇霉素、四环素类[9-10]。

其中,光疗法尤其是 UVB 是近年来多用于治疗脓疱性皮肤病的物理治疗手段,因其减少了药物长期摄入的不良反应,可联合局部应用糖皮质激素、他卡西醇软膏等治疗。

【参考文献】

［1］CHENG S,EDMONDS E,BEN-GASHIR M,et al. Subcorneal pustular dermatosis：50 years on. Clin Exp Dermatol,2008,33（3）：229-233.

［2］BONIFATI C,TRENTO E,CORDIALI FEI P,et al. Early but not lasting improvement of recalcitrant subcorneal pustular dermatosis（Sneddon-Wilkinson disease）after infliximab therapy：relationships with variations in cytokine levels in suction blister fluids. Clin Exp Dermatol,2005,30（6）：662-665.

［3］REED J,WILKINSON J. Subcorneal pustular dermatosis. Clin Dermatol,2000,18（3）：301-313.

［4］O'CONNELL M,GOULDEN V. Images in clinical medicine. "Half-half" blisters. N Engl J Med,2012,366（20）：e31.

［5］NARETTO C,BALDOVINO S,ROSSI E,et al. The case of SLE associated Sneddon-Wilkinson pustular disease successfully and safely treated with infliximab. Lupus,2009,18（9）：856-857.

［6］SACCUCCI M,DI CARLO G,BOSSù M,et al. Autoimmune diseases and their manifestations on oral cavity：diagnosis and clinical management. J Immunol Res,2018,2018：6061825.

［7］RATNARATHORN M,NEWMAN J. Subcorneal pustular dermatosis（Sneddon-Wilkinson disease）occurring in association with nodal marginal zone lymphoma：a case report. Dermatol Online J,2008,14（8）：6.

［8］GARWAL A,SHIVASWAMY KN,BARANI R,et al. Subcorneal pustular dermatosis and thymoma：an association or a coincidence? Indian J Dermatol,2006,51（4）：272-274.

［9］HANDLER M Z,HAMILTON H,AIRES D. Treatment of peristomal pyoderma gangrenosum with topical crushed dapsone. J Drugs Dermatol,2011,10（9）：1059-1061.

［10］ZACHARIAE C O,ROSSEN K,WEISMANN K. An unusual severe case of subcorneal pustular dermatosis treated with cyclosporine and prednisolone. Acta Derm Venereol,2000,80（5）：386-387.

第六节　Reiter 病

Reiter 病（Reiter disease）（赖特病）又称反应性关节炎（reactive arthritis,ReA）,是一种急性的血清阴性的脊柱关节病,其临床特征表现为感染后伴发的非化脓性炎症性腰背痛、游走性少关节炎,同时还可能合并有关节外症状,如尿道炎或宫颈炎、眼部炎症、皮肤病变、胃肠道炎症等[1]。

【病因及发病机制】

好发于 20~40 岁的白色人种,儿童少见。起病常由感染诱发,沙眼衣原体感染最常见,目前认为此病发生与病原微生物感染后细菌抗原成分（革兰氏阴性需氧菌细胞内的脂多糖）在关节中沉积有关,但关节液细菌培养为阴性[2-3]。

抗原首先侵犯胃肠道或泌尿生殖道黏膜,通过各种途径到达关节,刺激 $CD4^+$、$CD8^+$T 细胞活化引起关节炎,同时 Th2 细胞因子产生增加,使机体对抗原的清除能力减弱。同时抗原与人白细胞抗原 B27（HLA-B27）存在有交叉反应,导致机体产生对病原体抗原和 HLA-B27 的免疫反应并形成免疫复合物,从而引起关节炎症。

目前的研究表明 HLA-B27 阳性可能更多与皮肤病变、体重减轻、疾病慢性化相关。另外,该病具有遗传易感性,仅 1%~15% 的感染者发展为 Reiter 病[4]。

【临床表现】

常在起病前出现前驱感染症状,可表现为腹泻、腹痛、里急后重等胃肠道表现,或排尿困难、尿频、男性前列腺炎、女性子宫输卵管炎或外阴阴道炎等泌尿生殖系统感染表现。

肌肉骨关节系统的症状主要表现为关节炎和附着点炎,常在前驱感染后 1~3 周后出现（沙眼衣原体感染后潜伏期可长达 4 周）,关节炎的典型表现以累及下肢为主的非对称性少关节炎,膝、踝和跖趾关节受累最为常见,少数情况下可累及上肢,出现轻度小关节炎。其他表现包括指/趾炎、肌腱端炎或黏液囊炎等脊柱关节病类似的表现。其中指/趾炎也称香肠指/趾,表现为整个指/趾弥漫性肿胀,可能伴有疼痛及压痛,为肌腱、腱鞘及邻近软组织受累所致。此外,约30%患者有急性炎症性腰背痛表现,并且在夜间恶化、加重,向臀部放射。

除了关节炎症状外,还常具有关节外表现,其中发热为最常见的关节外表现,多出现在关节炎早期。结膜炎或前葡萄膜炎表现发生在50%有泌尿生殖器炎症的男性患者及75%有肠道反应的关节炎患者,表现为眼睛间断性红肿、疼痛、刺激感或视物模糊等。亦可见大动脉反流、心电传导紊乱或心包炎等心脏表现,或累及肾脏、神经系统。

皮肤黏膜表现形式多样:①9%~40%患者口腔可见短暂、无痛性而不易察觉的红斑、丘疹、斑块或溃疡,或腭部糜烂、舌炎、地图舌等改变。②约50%男性患者可出现漩涡状龟头炎,是本病特征性的皮损,表现为龟头的小水疱、丘疹,水疱破溃后遗留痛性表浅糜烂面,可相互融合为界限清楚的匐行性皮损(图22-27)。③溃疡性外阴炎较漩涡状龟头炎少见,表现为外阴、会阴出现红色结痂性斑块,外阴、阴唇、前庭毛发区出现散在的、边界清楚的、糜烂较浅的丘疹,可伴阴道分泌物。④部分患者还可出现过度角化性皮损或结节性红斑,常见部位为足底或手掌,最初表现为红斑、水疱,后发展为脓疱、丘疹和鳞屑性角化过度性斑块。亦可发生于躯干、头皮、小腿伸侧、足趾背和手指等部位,临床上很难与脓疱型银屑病区分。⑤20%~30%的患者存在甲改变:与银屑病甲相似,可有甲营养不良、甲下碎片与甲周脓疱等。

【组织病理】

表皮浅层见海绵状大脓疱,表皮内见微脓肿,表皮呈乳头瘤样增生,棘层肥厚。陈旧性皮损可见角化过度和棘层肥厚(图22-28)。甲改变:角化过度和角化不全。

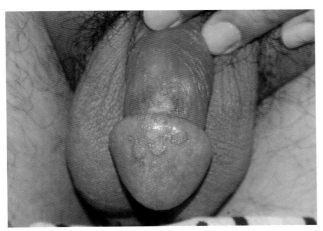

图22-27　Reiter病。龟头多发圆形红色糜烂面,边界清

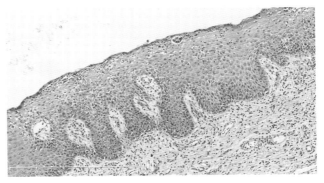

图22-28　Reiter病。棘层肥厚,棘层细胞内、细胞间水肿,海绵状脓疱形成,真皮浅层散在炎症细胞浸润(HE染色,×100)

【诊断和鉴别诊断】

目前尚缺乏诊断金标准,且患者前驱感染病原体难以确定,早期误诊率比较高。诊断主要依据临床表现与实验室检查。相关研究表明,C反应蛋白升高、泌尿生殖器症状、跖趾关节受累、HLA-B27阳性诊断Reiter病的敏感性为69%,特异性为93.5%[5]。诊断标准参照1999年第四届国际研讨会上对Reiter病提出的诊断标准:"明确诊断"需满足2个主要诊断标准和1个相关次要诊断标准。"可能诊断"需满足两个主要标准,但没有相关的次要标准或一个主要标准和一个或多个次要标准(表22-3)。另外需要区分诱发疾病的感染(表22-4)。

诊断时需除外其他血清学阴性的脊柱关节病与其他累及关节的疾病:细菌性关节炎、莱姆病、类风湿关节炎、骨关节炎、痛风性关节炎、银屑病关节炎等。皮肤表现需与脓疱型银屑病、特应性皮炎、白塞病鉴别。葡萄膜炎、龟头炎需除外梅毒可能[6]。

表 22-3   Reiter 病诊断标准

项目	标准
主要标准	1. 关节炎有以下 2 个或 3 个特征 （1）不对称 （2）单关节或少关节 （3）下肢受累 2. 先前有感染症状并具有以下 1 个或 2 个特征 （1）小肠炎（腹泻至少 1d,3d 至 6 周后关节炎发病） （2）尿道炎（排尿困难或有分泌物至少 1d,3d 至 6 周后关节炎发病）
次要标准	至少出现以下 1 种情况 1. 有感染证据 （1）尿液连接酶链反应阳性或尿道或宫颈拭子沙眼衣原体阳性 （2）与反应性关节炎相关的粪检肠道病原体阳性 2. 关节液持续存在感染证据（衣原体免疫组化或 PCR 阳性）

表 22-4   Reiter 病合并感染

类型	菌属	类型	菌属
胃肠道感染	耶尔森菌属 沙门菌属 志贺菌 空肠弯曲菌	不常见的感染	难辨梭状芽孢杆菌 红嘴鸥弯曲杆菌 鹦鹉热衣原体 肺炎支原体
泌尿生殖道感染	沙眼衣原体 淋病奈瑟菌 支原体 解脲脲原体		

　　Reiter 病的皮损临床上与脓疱型银屑病难以区分,但前者宫颈炎、HLA-B27 阳性与黏膜处皮损较后者常见;此外,大关节如膝、足跟、背部受累对 ReA 有提示意义,而小关节受累提示银屑病。儿童患者需除外川崎病,两者临床表现均可有持续发热、结膜炎、葡萄膜炎、尿道炎、淋巴结肿大、口咽表现、红细胞沉降率升高、关节炎和腹泻,但肌腱端炎、环状龟头炎常提示 Reiter 病。同时 Reiter 病在实验室检查方面存在的异常也有助于与其他疾病鉴别。

　　1. 血液学检查　　Reiter 病患者 HLA-B27 的阳性率约 80%,它是反应性关节炎及其他血清阴性脊柱关节病的遗传学特点,因此其对 Reiter 病并无诊断意义,但其阳性可能预示有更严重的疾病,具有提示预后的意义;C 反应蛋白、红细胞沉降率通常升高;还可有白细胞增多或轻度贫血;但类风湿因子及抗核抗体阴性。

　　2. 微生物学检查　　可有尿液培养阴性的脓尿,若为衣原体感染可为阳性;在肠道感染的早期,可从粪便中培养出沙门菌、志贺杆菌或耶尔森菌,儿童较成人有更高的阳性率。患者常自行从感染中恢复,此时评价感染的唯一方式是查找血清抗体;针对胃肠道微生物的 IgA 或 IgG 水平升高对由于肠道感染所致的反应性关节炎具有提示意义。生殖器感染通常无症状而难以识别,若怀疑沙眼衣原体感染,可将尿液样本行 PCR 检测或留取泌尿生殖道拭子。

　　3. 关节液检查　　白细胞数可升高,可见多形核白细胞,关节液细菌培养为阴性;滑膜活检标本可见炎性改变如血管充血、血管周围中性粒细胞浸润等。

　　4. 影像学检查　　早期 X 线见关节周围软组织肿胀,足跟处可见跟腱肿胀;慢性病变可见骨破坏与邻近骨骨质增生（常见于下肢）,椎旁骨化。

【治疗】

早期治疗可减少疾病致患者慢性残疾与发展为强直性脊柱炎的可能性。Reiter 病患者血清中较正常人有更高的 TNF-β，但目前尚无随机对照试验评估 TNF 拮抗剂对 ReA 患者确切疗效，且全球使用 TNF 拮抗剂治疗此病的经验有限[7]。Flagg 等评估依那西普治疗 16 例 ReA 患者的有效性和安全性，每周 2 次皮下注射，每次 25mg，且于治疗前后均取滑膜活检行 PCR 分析评估细菌核酸量，经治疗 6 个月后，有 10 例完成试验，6 例退出试验但之后并无加重或感染出现，10 例中 9 例起效，2 例活检组织病原体 PCR 转为阴性，且退出试验的 6 例中有 5 例在组织学上也有所改善。

【参考文献】

［1］KEAT A. Reiter's syndrome and reactive arthritis in perspective. N Engl J Med,1983,309(26):1606-1615.

［2］全瑛,张进安,任淑芳,等.反应性关节炎 80 例临床分析.陕西医学杂志,2007,36(12):1661-1663.

［3］MISRA R,GUPTA L. Epidemiology:time to revisit the concept of reactive arthritis. Nat Rev Rheumatol,2017,13(6):327-328.

［4］SCHMITT S K. Reactive arthritis. Infect Dis Clin North Am,2017,31(2):265-277.

［5］SELMI C,GERSHWIN M E. Diagnosis and classification of reactive arthritis. Autoimmun Rev,2014,13(4-5):546-549.

［6］MORRIS D,INMAN RD. Reactive Arthritis:developments and challenges in diagnosis and treatment. Curr Rheumatol Rep,2012,14(5):390-394.

［7］EDREES A. Successful use of Etanercept for the treatment of Reiter's syndrome:a case report and review of the literature. Rheumatol Int,2012,32(1):1-3.

第七节 SAPHO 综合征

SAPHO 综合征(synovitis-acne-pustulosis-hyperostosis-osteitis syndrome)是一种少见的主要累及皮肤和骨关节的慢性无菌性嗜中性疾病,是由滑膜炎(synovitis)、痤疮(acne)、脓疱病(pustulosis)、骨肥厚(hyperostosis)和骨炎(osteitis)组成的一组综合征[1]。

【病因及发病机制】

病因尚不明确,大体上其发病归结为是机体在有遗传易感性、免疫异常的基础上,由细菌、微生物感染而诱发的[2-4]。一些研究提示,持续低毒力感染痤疮丙酸杆菌,可异常激活机体体液免疫和细胞免疫反应,使细胞内壁缺陷形式持续存在从而导致发病。HLA-B27 阳性常见,且容易伴发各种非对称性外周关节炎和中轴关节炎如骶髂关节炎、强直性脊柱炎及炎症性肠病等自身免疫性疾病,因此部分学者认为本病属于血清阴性骨关节病范畴,但已有研究证实这种综合征与 HLA-B27 无一致关联。

【临床表现】

常累及儿童和 30~50 岁的女性,病程长,反复间断发作,很少自愈,但大多预后良好。患者全身症状少见,偶有发热。临床表现包括皮肤病变(发病率为 20%~60%)和骨关节病变[5-8]。

皮肤病变主要包括无菌性脓疱病(掌跖脓疱病、脓疱型银屑病等)和重度痤疮(聚合性痤疮、暴发性痤疮、化脓性汗腺炎等)、Sweet 病、头皮蜂窝织炎、白塞病、Sneddon-Wilkinson 病、坏疽性脓皮病(PG)、线状 IgA 大疱性皮肤病和莱姆病,其中以掌跖脓疱病最常见(50%~70%)[9](图 22-29~图 22-32)。同时具有骨损害的掌跖脓疱病患者为 10%~33%,皮肤改变通常优先于骨关节表现,但也可以在疾病的任何阶段。

骨关节病变包括滑膜炎、骨肥厚和骨炎,骨肥厚和无菌性骨炎是骨关节的特征性改变。起病通常隐匿,在疾病初期偶尔可见骨溶解。成人最常累及前上胸壁(65%~90%),以胸、肋、锁骨各关节多见,特别是胸锁关节(70%~90%),其次是脊柱和骶髂关节,长骨亦可受累。儿童最易累及下肢长骨干骺端,其次是前上胸壁、脊柱。临床表现为受累关节处肿胀、压痛,间断发作,其中对称性前上胸壁肿痛最多见。长期病程可导致骨肥厚、融合,压迫神经血管结构,引起上胸壁及上肢疼痛、水肿。静脉血栓是 SAPHO 综合征罕见的并发症,可能与骨质增生使静脉受压和周围软组织炎症有关[10]。

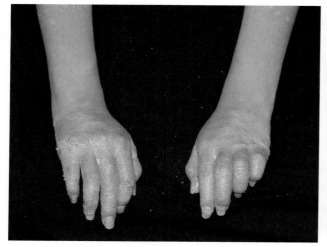

图 22-29　SAPHO 综合征。双手背红斑、肿胀、脱屑

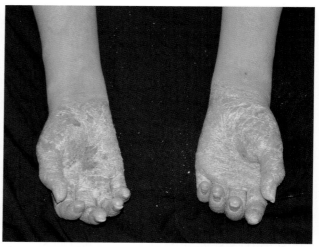

图 22-30　SAPHO 综合征。双手掌红斑、角化、脱屑

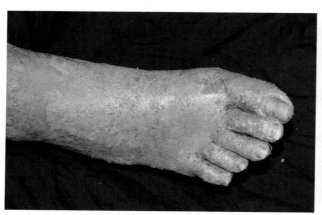

图 22-31　SAPHO 综合征。足背弥漫性红斑、脱屑

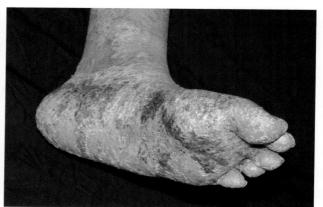

图 22-32　SAPHO 综合征。足底红斑、糜烂、结痂

【组织病理】

　　骨炎是指骨髓的炎症以及病理上显示无菌炎性浸润。病程早期以嗜中性粒细胞浸润为主;在中间阶段浸润主要以单核细胞为主;晚期骨小梁扩大和硬化,骨细胞及骨髓纤维化增多。皮损处活检显示嗜中性粒细胞性假脓肿(图 22-33)。

【诊断和鉴别诊断】

　　发病率低,临床表现多样,且皮损与骨损害时间间隔可长达 20 年,因此早期易误诊、漏诊。做出诊断最重要的依据是其拥有可见的影像学征象。目前多采用 Kahn 和 Khan 于 1994 年提出的 SAPHO 诊断标准,符合以下 4 个条件任意 1 条即可诊断:①骨和/或关节病伴有掌跖脓疱病;②骨和/或关节病伴有严重痤疮;③成人孤立的无菌的骨肥厚或骨炎(痤疮丙酸杆菌除外);④儿童慢性复发性多灶性骨髓炎。另外,实验室检查主要以炎性指标红细胞沉降率、C 反应蛋白升高为主,类风湿因子、抗核抗体多阴性,HLA-B27 阳性比例多不一致,为 10% ~ 30%。X 线片可发现胸骨、第

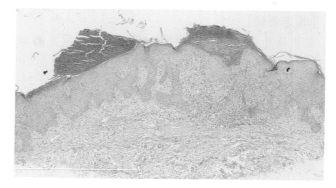

图 22-33　SAPHO 综合征。浅表结痂,棘层增厚,真皮浅层血管周围炎症细胞浸润(HE 染色,×40)

一肋骨、锁骨胸骨段、脊椎、长骨干骺端和下颌骨等部位的骨硬化和骨肥厚,此征象具有诊断特征性。硬化区域可见溶骨性病变。也可表现为肌腱端的新骨形成或韧带骨化。放射性核素骨扫描在受侵犯骨处异常浓聚,对于前胸壁病变具有高度敏感性,早期探测可显示特征性的“牛头征”。CT、MRI均可显示骨与关节受累情况[11]。

鉴别诊断方面,SAPHO综合征需要与类风湿关节炎、强直性脊柱炎、硬化性骨髓炎、弥漫性特发性骨肥厚、关节病型银屑病、Sweet病、Reiter综合征等鉴别。

【治疗】

缺乏大规模临床试验,目前SAPHO综合征治疗仍为经验治疗。一线治疗为口服非甾体抗炎药(NSAIDs)可缓解患者的关节肿痛症状,但不能阻止病程进展。口服或病变关节腔注射糖皮质激素、口服抗风湿药物(DMARDs),如甲氨蝶呤、来氟米特、柳氮磺胺吡啶等通常是二线治疗,效果较好。对于难治性SAPHO综合征患者,可选用口服双磷酸盐类,亦可选用生物制剂,TNF-α抑制剂被证实对骨、皮肤和关节表现均有效。对于脓疱性皮损,主要为外用糖皮质激素、维A酸类及PUVA治疗。

【参考文献】

[1] MAGREY M,KHAN M A. New insights into synovitis,acne,pustulosis,hyperostosis,and osteitis(SAPHO)syndrome. Curr Rheumatol Rep,2009,11(5):329-333.

[2] HURTADO-NEDELEC M,CHOLLET-MARTIN S,NICAISE-ROLAND P,et al. Characterization of the immune response in the synovitis,acne,pustulosis,hyperostosis,osteitis(SAPHO)syndrome. Rheumatology(Oxford),2008,47(8):1160-1167.

[3] GOVONI M,COLINA M,MASSARA A,et al. “SAPHO syndrome and infections”. Autoimmun Rev,2009,8(3):256-259.

[4] HURTADO-NEDELEC M,CHOLLET-MARTIN S,CHAPETON D,et al. Genetic susceptibility factors in a cohort of 38 patients with SAPHO syndrome:a study of PSTPIP2,NOD2,and LPIN2 genes. J Rheumatol,2010,37(2):401-409.

[5] ALJUHANI F,TOURNADRE A,TATAR Z,et al. The SAPHO syndrome:a single-center study of 41 adult patients. J Rheumatol,2015,42(2):329-334.

[6] HAYEM G,BOUCHAUD-CHABOT A,BENALI K,et al. SAPHO syndrome:a long-term follow-up study of 120 cases. Semin Arthritis Rheum,1999,29(3):159-171.

[7] DAVIES A M,MARINO A J,EVANS N,et al. SAPHO syndrome:20-year follow-up. Skeletal Radiol,1999,28(3):159-162.

[8] NAIK H B,COWEN E W. Autoinflammatory pustule neutrophilic diseases. Dermatol Clin,2013,31(3):405-425.

[9] ARIAS-SANTIAGO S,HUSEIN-EIAHMED H,ANEIROS-FERNÁNDEZ J,et al. Palmoplantar eruption. Cleve Clin J Med,2010,77(10):729-731.

[10] SANGES S,DUCOULOMBIER V,SIVERY B,et al. Thrombosis of the left subclavian vein complicating SAPHO syndrome:a case report. Joint Bone Spine,2014,81(5):460-461.

[11] EARWAKER J W,COTTEN A. SAPHO:syndrome or concept? Imaging findings. Skeletal Radiol,2003,32(6):311-327.

第八节　副银屑病

副银屑病(parapsoriasis)又称类银屑病,是一组不常见的红斑、丘疹、浸润、鳞屑性而缺少自觉症状慢性皮肤病,被认为是一种皮肤淋巴细胞增生性疾病。病程顽固,复发和缓解交替,不易治愈。

【病因及发病机制】

病因及发病机制尚不清楚,目前被认为是皮肤T细胞淋巴细胞增生性疾病。是否与病灶超敏反应有关,尚无有力证据。目前并未在副银屑病患者中一致地发现嗜淋巴细胞病毒感染的证据,因此不能证实本病是否由病毒引起[1]。但多项报告显示在最近发生感染时出现了急性痘疮样苔藓样糠疹(pityriasis lichenoides et varioliformis acuta,PLEVA)或慢性苔藓样糠疹(pityriasis lichenoides chronica,PLC),如由刚地弓形虫、人疱疹病毒8型、EB病毒、人类免疫缺陷病毒、水痘-带状疱疹病毒和A族链球菌[2-6]。有报道称急性痘疮样苔藓样糠疹或慢性苔藓样糠疹与用药有关。

【临床表现】

根据临床表现分为四型:斑块状副银屑病,包括小斑块副银屑病(SPP),大斑块副银屑病(LPP),急性痘疮样苔藓样糠疹,慢性苔藓样糠疹与苔藓样副银屑病。无论为哪型,最常见的情况是无症状或有轻微瘙痒。

1. 斑块状副银屑病　好发于中年男性,可持续数年或数十年,冬重夏轻。最常累及躯干和四肢近端。通常表现为界限清楚的粉红色或淡黄棕色斑片或薄斑块,直径为 2～5cm。通常为圆形或卵圆形,可相互融合,并且有程度不一的鳞屑,无点状出血现象(图 22-34,图 22-35)。少数可表现为细长如手指状斑片,伴皮肤表面萎缩呈卷烟纸样,常位于侧腰,沿皮肤纹理线分布。与小斑块副银屑病不同,大斑块副银屑病表现为面积较大且形状不规则的红色、暗红色或棕色斑片斑块,覆有细小鳞屑。皮损通常表现为表皮萎缩如"卷烟纸"样或皮肤异色,合并花斑状色素沉着、毛细血管扩张等,病久可见苔藓样肥厚。大斑块副银屑病通常累及不暴露于阳光的部位。小斑块副银屑病通常是一种慢性的良性疾病,而大斑块副银屑病则被认为是一种癌前皮肤病,进展为蕈样肉芽肿风险很大[7-9]。本型中有一种变异型称为网状副银屑病,皮疹常呈全身性广泛分布,红色至棕红色,由明显萎缩的发亮扁平脱屑性丘疹组成网状,在数年后可能发展为皮肤淋巴瘤。

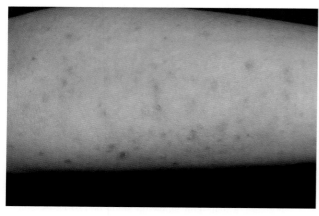

图 22-34　副银屑病。上肢屈侧淡红色斑疹、少量脱屑

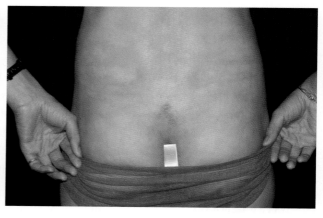

图 22-35　副银屑病。背部色素减退斑,少量脱屑

2. 急性痘疮样苔藓样糠疹　好发于年轻成人和儿童,有的患者在皮疹出现前有感染症状。躯干、四肢近端和皮肤褶皱处为最常受累部位,黏膜通常不受累。多种阶段的病损常同时存在。主要表现为急性发病,始于多处突发红斑疹,并迅速进展形成淡红色或红褐色针头到黄豆大小、圆形、蜡样、有鳞屑的炎症性丘疹、丘疱疹、脓疱,其中一些继续发展为出血性或坏死性结痂,愈后存在色素沉着减少和色素沉着过度,亦可痘疮样瘢痕。通常无全身性症状,但少数患者可出现发热或关节痛。发热性溃疡坏死性 Mucha-Habermann 病(febrile ulceronecrotic Mucha-Habermann disease,FUMHD)是急性痘疮样苔藓样糠疹的一种严重表现。受累患者出现坏死性丘疹的急性发疹,并迅速发展形成坏死性斑块和溃疡,或出血性大疱以及口腔、生殖器和结膜的黏膜溃疡。消退后常形成萎缩性瘢痕,伴持续高热和乏力。常伴系统性器官受累,严重时可致命。急性痘疮样苔藓样糠疹偶尔会向慢性苔藓样糠疹转变。

3. 慢性苔藓样糠疹　又称点滴型副银屑病,此型较常见,多见于青年男性,躯干、臀部及四肢近端是最常受累的部位。常表现为逐渐发生的大量针头至指甲大小圆型或卵圆形淡红色斑疹、斑丘疹,有轻微浸润,其上常覆有特征性的云母状鳞屑,无瘢痕形成。新旧皮损可同时存在。偶有患者以泛发性色素减退斑为该病的主要临床表现。

4. 苔藓样副银屑病　此型极少见。好发于颈部两侧、躯干、四肢及乳房处,极少见于颜面、掌跖及黏膜。皮损类似扁平苔藓样的扁平小丘疹,表面覆盖有细薄鳞屑,淡红色或暗红色损害排列成网状斑片,可有点状皮肤萎缩和异色症样改变。

【组织病理】

1. 小斑块副银屑病　组织病理不具有特异性,与表浅性皮炎湿疹类似。表皮呈现轻度海绵形成伴局部区域角化不全以及正常成熟形态的小淋巴细胞外渗。慢性皮损中,通常无海绵形成,表皮出现银屑病型棘层肥厚。真皮层表现出水肿、稀疏的血管周围淋巴细胞浸润以及乳头层血管扩张(图 22-36)。

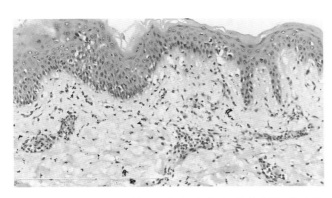

图 22-36　副银屑病。棘层局部细胞内、细胞间水肿,基底层点状液化变性,真皮浅层血管周围炎症细胞浸润(HE 染色,×100)

2. 大斑块副银屑病　表皮增生或皮肤异色区域(合并花斑状色素沉着、毛细血管扩张和表皮萎缩的区域)萎缩,基底角质形成细胞层空泡化,可有表皮-真皮交界模糊不清。毛细血管扩张,活跃的淋巴细胞浸润,呈带状分布,浸润由小淋巴细胞组成,部分细胞可能有卷曲的脑形核。LPP 有局灶性淋巴细胞亲表皮性,但通常不存在 Pautrier 微脓肿。

3. 急性痘疮样苔藓样糠疹　角化不全、海绵形成、轻至中度的表皮棘层肥厚,基底层空泡样改变,淋巴细胞和红细胞外渗进入表皮,可见从真皮乳头层延伸至真皮网状层深部的中等密度的淋巴组织细胞楔形浸润,也可出现表皮糜烂或坏死、水疱形成、内皮细胞肿胀、皮肤出血和真皮乳头水肿;血管炎罕见。FUHMD 的特征是白细胞碎裂性血管炎,血管周围炎症性浸润趋于致密,且坏死更为突出。

4. 慢性苔藓样糠疹　表皮可见角化不全,轻度海绵形成,少量淋巴细胞外排,表皮真皮交界处存在少量空泡改变及局灶性坏死的角质形成细胞,真皮浅层可见血管周围以及苔藓样(带状)淋巴组织细胞浸润,乳头层存在少量红细胞外溢。

5. 苔藓样副银屑病　除了有慢性苔藓样糠疹的改变外,在真皮上部只有带状浸润,甚至可波及表皮。

【诊断和鉴别诊断】

副银屑病确诊需要结合临床与组织学表现。不同形态的皮损需要多处活检。免疫组化常见真皮浅层主要为 CD4+T 细胞浸润,CD4/CD8 比值正常,CD7、CD1a 阳性[10]。PCR 分析发现高达 50% 的 LPP 病例有克隆性 T 细胞受体基因重排。急性痘疮样苔藓样糠疹免疫组化显示其炎症性浸润通常主要由 CD8+T 淋巴细胞构成,CD30 染色通常呈阴性。

各型副银屑病之间需与其他疾病的鉴别诊断,包括斑块状副银屑病与玫瑰糠疹、银屑病、扁平苔藓、血管萎缩性皮肤异色症、脂溢性皮炎、钱币状皮炎、接触性皮炎、蕈样肉芽肿等相鉴别。急性痘疮样苔藓样糠疹与丘疹性坏死性结核疹、淋巴瘤样丘疹病、播散性单纯疱疹、水痘、Gianotti-Crosti 综合征、朗格汉斯细胞组织细胞增生症鉴别。慢性苔藓样糠疹与玫瑰糠疹、点滴型银屑病、扁平苔藓、二期梅毒、淋巴瘤样丘疹病、色素减退性蕈样肉芽肿等鉴别。

【治疗】

小斑块副银屑病:若症状较轻通常不需要治疗,仅外涂润肤剂。若瘙痒难忍或影响美观要求治疗时,常外用糖皮质激素或联合光疗。

大斑块副银屑病因发展为蕈样肉芽肿的风险很大,需要密切的临床监测。面积局限可应用糖皮质激素,若广泛,皮肤受累,有显著皮肤萎缩或皮肤异色可采用光疗。当大斑块副银屑病无法与蕈样肉芽肿明确鉴别时,可外用氮芥或卡莫司汀。

急性痘疮样苔藓样糠疹、慢性苔藓样糠疹因具有自限性,可仅对病变广泛、有症状的患者进行治疗。初始可应用四环素类或红霉素等抗生素以及光照疗法,外用糖皮质激素。若此法失败时或 FUHMD 可应用甲氨蝶呤(7.5~20mg,每周 1 次)。应用环孢素 A、阿维 A、氨苯砜成功治疗本病均有报道。

【参考文献】

[1] ERKEK E,SAHIN S,ATAKAN N,et al. Absence of Epstein-Barr virus and human herpesvirus-6 in pityriasis lichenoides and plaque parapsoriasis. J Eur Acad Dermatol Venereol,2002,16(5):536-537.

[2] BALLANGER F,BRESSOLLETTE C,VOLTEAU C,et al. Cytomegalovirus:its potential role in the development of cutaneous T-cell lymphoma. Exp Dermatol,2009,18(6):574-576.

[3] AMITAY-LAISH I,SARID R,BEN-AMITAI D,et al. Human herpesvirus 8 is not detectable in lesions of large plaque parapsori-

asis, and in early-stage sporadic, familial, and juvenile cases of mycosis fungoides. J Am Acad Dermatol, 2012, 66(1): 46-50.

[4] QUÉREUX G, ANDRÉ-GARNIER E, KNOL A C, et al. Evaluation of the role of human herpes virus 6 and 8 in parapsoriasis. Exp Dermatol, 2009, 18(4): 357-361.

[5] KREUTER A, BISCHOFF S, SKRYGAN M, et al. High association of human herpesvirus 8 in large-plaque parapsoriasis and mycosis fungoides. Arch Dermatol, 2008, 144(8): 1011-1016.

[6] TRENTO E, CASTILLETTI C, FERRARO C, et al. Human herpesvirus 8 infection in patients with cutaneous lymphoproliferative diseases. Arch Dermatol, 2005, 141(10): 1235-1242.

[7] VÄKEVÄ L, SARNA S, VAALASTI A, et al. A retrospective study of the probability of the evolution of parapsoriasis en plaques into mycosis fungoides. Acta Derm Venereol, 2005, 85(4): 318-323.

[8] SIMON M, FLAIG M J, KIND P, et al. Large plaque parapsoriasis: clinical and genotypic correlations. J Cutan Pathol, 2000, 27(2): 57-60.

[9] KLEMKE C D, DIPPEL E, DEMBINSKI A, et al. Clonal T cell receptor gamma-chain gene rearrangement by PCR-based GeneScan analysis in the skin and blood of patients with parapsoriasis and early-stage mycosis fungoides. J Pathol, 2002, 197(3): 348-354.

[10] PIGOZZI B, BORDIGNON M, BELLONI FORTINA A, et al. Expression of the CD1a molecule in B-and T-lymphoproliferative skin conditions. Oncol Rep, 2006, 15(2): 347-351.

第九节 玫 瑰 糠 疹

玫瑰糠疹（pityriasis rosea, PR）是一种急性、自限性、发疹性皮肤疾病，特征为在躯干和四肢近端出现椭圆形、轻微发炎的鳞屑性丘疹。

【病因及发病机制】

可能由病毒感染引起。有研究表明其发病与人疱疹病毒（HHV）如 HHV-7、HHV-6、HHV-8 和甲型 H1N1 流感病毒有关[1-3]。

【临床表现】

主要发生于年龄较大的儿童及年轻成人。少数患者可在发病前出现头痛不适、咽炎等前驱症状，但除了瘙痒外，该病常无其他症状。大多数患者首先发生"前驱斑"或者"母斑"，此为直径 2~5cm 单个圆形或椭圆形、边界清楚、粉红色或鲑鱼色的皮损，位于胸部、颈部或背部。皮损很快脱屑，而且从皮损中心开始消退，伴"领圈状"鳞屑。数日或 1~2 周后，在四肢近端和躯干分批出现外观类似母斑、但更小的椭圆状皮损。这些椭圆状皮损的长轴往往与皮纹的走向一致，呈"圣诞树"样分布。在几日之内，皮疹呈离心性扩散或者从上到下扩散（图 22-37）。多数 4~6 周内消退，偶尔病情会持续数月，遗留炎症后色素沉着。

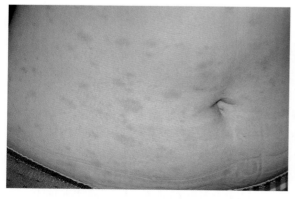

图 22-37 玫瑰糠疹。腰部多发椭圆形淡红色斑疹，少量脱屑

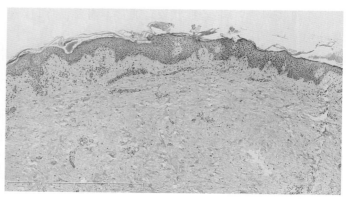

图 22-38 玫瑰糠疹。轻度角化过度伴灶性角化不全，棘层增厚，棘层局部海绵形成，基底层色素增加，真皮浅层血管周围炎症细胞浸润（HE 染色，×40）

儿童玫瑰糠疹皮损的分布常常不典型,累及头皮和颜面或四肢远端,可不累及躯干,或可能集中于耻骨、腹股沟及腋下区域。亦可表现为毛囊性丘疹、水疱、脓疱、荨麻疹或紫癜[4]。

【组织病理】

局灶性角化不全伴或不伴棘层肥厚、海绵形成,血管周围淋巴细胞、组织细胞浸润,偶尔还出现红细胞渗出(图 22-38)。

【诊断和鉴别诊断】

通常根据临床表现即可诊断。鉴别诊断包括体癣、二期梅毒、点滴型银屑病、花斑癣、钱币状湿疹、莱姆病、慢性苔藓样糠疹、药疹等。

【治疗】

通常仅需心理疏导及外用糖皮质激素控制瘙痒。症状很严重并对患者生存质量产生显著不良影响时,可尝试阿昔洛韦(400~800mg,5 次/d,持续 1 周)或紫外线照射治疗[5-10]。

【参考文献】

[1] MUBKI T F,BIN DAYEL S A,KADRY R. A case of Pityriasis rosea concurrent with the novel influenza A (H1N1) infection. Pediatr Dermatol,2011,28(3):341-342.

[2] KWON N H,KIM J E,CHO B K,et al. A novel influenza a (H1N1) virus as a possible cause of pityriasis rosea? J Eur Acad Dermatol Venereol,2011,25(3):368-369.

[3] PRANTSIDIS A,RIGOPOULOS D,Papatheodorou G,et al. Detection of human herpesvirus 8 in the skin of patients with pityriasis rosea. Acta Derm Venereol 2009,89:604-606.

[4] BROWNING J C. An update on pityriasis rosea and other similar childhood exanthems. Curr Opin Pediatr,2009,21(4):481.

[5] CHUH A,ZAWAR V,SCIALLIS G,et al. A position statement on the management of patients with pityriasis rosea. J Eur Acad Dermatol Venereol,2016,30(10):1670-1681.

[6] SINGH S,ANURAG,TIWARY N K. Acyclovir is not effective in pityriasis rosea:Results of a randomized,triple-blind,placebo-controlled trial. Indian J Dermatol Venereol Leprol,2016,82(5):505-509.

[7] RASSAI S,FEILY A,SINA N,et al. Low dose of acyclovir may be an effective treatment against pityriasis rosea:a random investigator-blind clinical trial on 64 patients. J Eur Acad Dermatol Venereol,2011,25(1):24-26.

[8] GANGULY S. A randomized,double-blind,placebo-controlled study of efficacy of oral acyclovir in the treatment of pityriasis rosea. J Clin Diagn Res,2014,8(5):YC01-4.

[9] AMATYA A,RAJOURIA E A,KARN D K. Comparative study of effectiveness of oral acyclovir with oral erythromycin in the treatment of Pityriasis rosea. Kathmandu Univ Med J,2012,10(37):57-61.

[10] DAS A,SIL A,DAS N K,et al. Acyclovir in pityriasis rosea:An observer-blind,randomized controlled trial of effectiveness,safety and tolerability. Indian Dermatol Online J,2015,6(3):181-184.

第十节　毛发红糠疹

毛发红糠疹(pityriasis rubra,PRP)是一种少见的以毛囊角化性丘疹、橘红色鳞屑性斑块和掌跖角化为特征的慢性炎症性皮肤病,可发展为脱屑性红皮病。

【病因及发病机制】

其病因尚不清楚。有研究认为本病与血清维生素 A 代谢异常、各种异常感染反应、创伤、预防接种、药物、遗传易感性、免疫功能障碍有关[1-2]。对于儿童 PRP 患者,A 组 B 型溶血性链球菌感染在发病中可能起着重要作用。近年来认为,部分 PRP 病例与 HIV 感染有关,另外 TNF-α 可能起到致病作用[3-4]。

【临床表现】

男女发病率均等。Gelmetti 根据发病年龄、病程、临床表现、治疗和预后上的某些差异,结合近年的有关进展,可分为以下几种类型[5-6]。

Ⅰ型(经典成人型)是该病最常见的亚型,50~60 岁多见。通常表现为以自上而下进展的皮疹,头面部最先出现红斑基础上伴微小糠样鳞屑的红色至橘黄色过度角化的毛囊性丘疹,质硬,直径约 1mm,丘疹顶端有尖形或锥形角质栓或呈疣状,周围有一红晕,此种丘疹具有诊断意义。然后播散至躯干、四肢伸侧,邻近丘疹可出现融合,最具特征性的丘疹位于1、2指/趾节背面(图22-39~图22-41)。掌跖常呈橙黄色具有蜡样光泽的角化过度表现,易继发皲裂,此亦具有诊断意义。PRP患者可能出现红皮病,全身大部分皮肤呈橘黄色,伴干燥性鳞屑,但其中可见散在境界清楚的正常皮岛,此具有鉴别诊断意义。患者可能出现甲板增厚伴远端剥落、甲板变为黄棕色以及甲下角化过度。另外,面部长时间受累可能导致睑外翻,广泛性皮肤受累时还可能出现淋巴结肿大。也可伴血清阴性关节炎。此型通常有良好的长期预后,多数会在3年内实现自行缓解,但少数可复发。

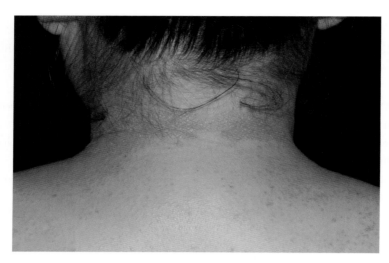

图22-39　毛发红糠疹。项部角化性红斑块

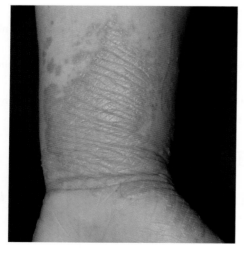

图22-40　毛发红糠疹。腕部红斑块,界清,周边散在毛囊性红丘疹

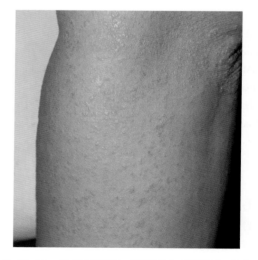

图22-41　毛发红糠疹。肘部密集毛囊性红丘疹

　　Ⅱ型(非典型成人型)约占PRP病例5%,发生于成人,可能有超过20年的迁延病程。缺乏Ⅰ型PRP中所见的自上而下的进展。皮疹不典型,部分可见鱼鳞病样皮炎,此为最突出的特征。掌跖角化过度往往是粗糙的,并伴板层状鳞屑。偶有患者头皮毛发稀疏,一般不会发展成红皮病。与Ⅰ型PRP相比,Ⅱ型PRP预后较差。

　　Ⅲ型(经典型青少年型)约占幼年PRP患儿的45%。多于5~10岁发病,约有3/4患儿继发于急性感染。临床表现同Ⅰ型PRP,以发病年龄作为鉴别因素。本型的突出特征为掌跖角化过度,也可发生红皮病。Ⅲ型PRP预后极好,大多在1年后病情消退。部分患儿皮损消退后转化为Ⅳ型PRP。

Ⅳ型(局限性青少年型)约占幼年PRP的半数。青春期前发病,年轻成人也可能受累。皮损主要表现为肘、膝、踝和手足背部边界清楚的鳞屑性红斑和毛囊性角化过度,亦可为非毛囊性的丘疹,角质栓明显。有时头皮或躯干也可发现散在的类似损害。部分病例可出现掌跖角化过度。约1/3患者在3年内实现疾病缓解,一般不会进展为泛发的经典型PRP。

Ⅴ型(非典型青少年型)约占幼年PRP的5%。大多数家族性PRP都属于此型,有家族史者一般持续终生。幼年出生或两岁后发病,常见毛囊性角化过度和全身性鱼鳞病样皮炎,红斑通常不明显。偶有患者出现掌跖角化症。本型对治疗抵抗,倾向于自然缓解。

Ⅵ型(HIV相关型)发生于HIV感染的情况下,青壮年多见,有时为HIV感染的首发表现。皮疹与典型PRP相似,会出现广泛分布的红斑样毛囊性丘疹,伴明显的角质栓和炎性斑块,常对称分布,伴瘙痒。面部、躯干出现的丝状角化是本病的一个重要特征。红皮病是常见的并发症。与Ⅰ型PRP所致的红皮病不同的是,此型毛囊性损害很少消退。可能合并其他以毛囊闭塞为特征的疾病,如聚合性痤疮、化脓性汗腺炎和小棘苔藓。

PRP患者的眼部并发症包括瘢痕性睑外翻和外周溃疡性角膜炎。口腔受累罕见,可能表现为腭、颊黏膜或舌部出现的白色丘疹或斑块。可伴有自身免疫性疾病、低丙种球蛋白血症、疖病、艾滋病[7]、恶性肿瘤[8]等疾病。

【组织病理】

表皮棘层肥厚,颗粒层完整,在垂直和水平方向可交替出现角化过度和角化不全,有时可见毛囊口周围局灶性角化不全,形成"肩"样结构,具有一定的特异性,可见毛囊角栓。真皮乳头毛细血管轻度扩张,浅层血管周围有稀疏至中等程度的淋巴细胞浸润(图22-42,图22-43)。有时可见表皮海绵形成和局灶性皮肤棘层松解性角化不良。

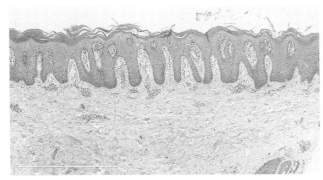

图22-42 毛发红糠疹。角化过度及角化不全交替出现,棘层肥厚,皮突延长,真皮浅层血管周围淋巴、组织细胞浸润(HE染色,×40)

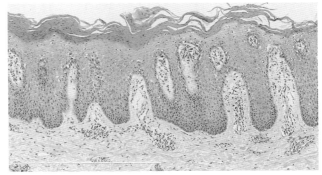

图22-43 毛发红糠疹。棘层肥厚,皮突延长,真皮乳头血管扩张,血管周围淋巴、组织细胞浸润(HE染色,×100)

【诊断和鉴别诊断】

根据临床和组织病理学特征结合做出诊断。鉴别诊断包括:Ⅰ型和Ⅲ型与寻常性银屑病鉴别,Ⅱ型和Ⅴ型与先天性或获得性鱼鳞病相鉴别。Ⅳ型小棘苔藓和毛周角化病相鉴别,若发展为红皮病,需要与红皮病性银屑病、特应性皮炎、药疹、皮肤T细胞淋巴瘤、先天性鱼鳞病等鉴别[9]。

【治疗】

建议每日使用润肤剂,局部治疗包括中强效糖皮质激素、水杨酸、卡泊三醇、局部维A酸和他扎罗汀。若皮疹较为局限,可单一使用局部疗法。多数患者需采用全身治疗联合局部治疗。对于PRP患儿和成人患者,首选口服维A酸,也可用甲氨蝶呤。若效果欠佳,可考虑生物性TNF-α抑制剂[10-11]、硫唑嘌呤、环孢素A和光疗。Ⅵ型PRP可使用齐多夫定联合维A酸治疗。

【参考文献】

[1] FUCHS-TELEM D,SARIG O,VAN STEENSEL M A,et al. Familial pityriasis rubra pilaris is caused by mutations in CARD14. Am J Hum Genet,2012,91(1):163-170.

[2] PAZ C,QUERFELD C,SHEA C R. Sorafenib-induced eruption resembling pityriasis rubra pilaris. J Am Acad Dermatol,2011, 65(2):452-453.

[3] ZHANG Y H,ZHOU Y,BALL N,et al. Type I pityriasis rubra pilaris:upregulation of tumor necrosis factor alpha and response to adalimumab therapy. J Cutan Med Surg,2010,14(4):185-188.

[4] KAWARA S,MIYAKE M,OISO N,et al. Pityriasis rubra pilaris with preceding cytomegalovirus infection. Dermatology,2009, 219(4):350-352.

[5] YANG C C,SHIH I H,LIN W L,et al. Juvenile pityriasis rubra pilaris:report of 28 cases in Taiwan. J Am Acad Dermatol, 2008,59(6):943-948.

[6] GEMMEKE A,SCHÖNLEBE J,KOCH A,et al. Pityriasis rubra pilaris—a retrospective single center analysis over eight years. J Dtsch Dermatol Ges,2010,8(6):439-444.

[7] DE D,DOGRA S,NARANG T,et al. Pityriasis rubra pilaris in a HIV-positive patient (Type 6 PRP). Skinmed,2008,7(1): 47-50.

[8] GARRETSON C B,MACHAN M L,KREJCI-MANWARING J,et al. Letter:adenocarcinoma of the lung associated with pityriasis rubra pilaris. Dermatol Online J,2011,17(11):14.

[9] KLEIN A,LANDTHALER M,KARRER S. Pityriasis rubra pilaris:a review of diagnosis and treatment. Am J Clin Dermatol, 2010,11(3):157-170.

[10] VASHER M,SMITHBERGER E,LIEN M H,et al. Familial pityriasis rubra pilaris:report of a family and therapeutic response to etanercept. J Drugs Dermatol,2010,9(7):844-850.

[11] DESSINIOTI C,VERGOU T,MOUSTOU E,et al. Long-term infliximab treatment for refractory type Ⅲ juvenile pityriasis rubra pilaris. Eur J Dermatol,2011,21(4):599-600.

第十一节 鳞状毛囊角化病

鳞状毛囊角化病(keratosis follicularis squamosa,KFS)是一种特殊的毛囊角化异常性疾病,以鳞屑性斑疹与毛孔小黑点为特征表现。

【病因及发病机制】

病因和发病机制尚不明确。有学者认为此病可能与鱼鳞病为同一类疾病,也有学者认为本病实质上为一种毛壅症。还可能与遗传、细菌感染、内分泌失调及化纤织物刺激致毛囊口损伤有关。Ma 等发现该致病基因位于 7p14. 3-7p12. 1[1-2]。

【临床表现】

好发于青壮年,男女比例1:1.6,少数患者有家族史,冬重夏轻。好发部位依次是腹部、大腿部、臀部、腰部、腋下、背部、上肢、腹股沟及小腿部,亦可见于面部。皮疹为直径约数毫米至1~2cm略呈圆形的淡褐色斑片,其上可见片状鳞屑,境界明显,鳞屑中央有一与毛囊孔相一致的小黑点(毛囊角栓),鳞屑中央紧贴在皮肤上,边缘稍游离,其周围绕一色素减退晕,可略有萎缩,常对称散在或成片分布,不侵犯黏膜(图22-44,图22-45)。鳞屑可再生,冬重夏轻。

【组织病理】

表皮角化过度,棘层灶性增厚,真皮浅层见毛囊扩张,毛囊角栓形成,可见毛囊周围、小血管或汗腺周围有少量淋巴细胞浸润(图22-46,图22-47)。

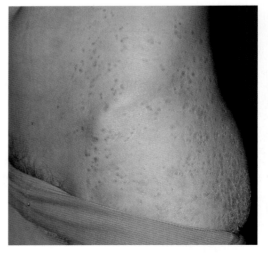

图 22-44 鳞状毛囊角化病。髋部多发淡褐色斑片,边界清,其上可见片状鳞屑

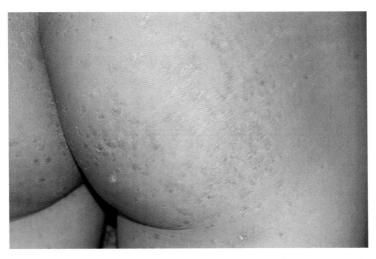

图 22-45　鳞状毛囊角化病。臀部褐色斑片,表面略萎缩,周围绕以色素减退晕

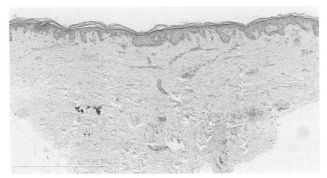

图 22-46　鳞状毛囊角化病。角化过度,基底层色素增加,真皮浅层血管周围炎症细胞浸润(HE 染色,×40)

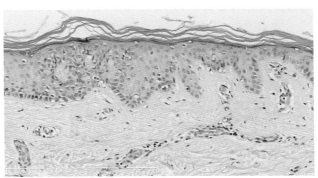

图 22-47　鳞状毛囊角化病。角化过度,基底层色素增加(HE 染色,×100)

【诊断和鉴别诊断】

根据皮损临床表现、分布特征及组织病理特点可做出诊断。根据其临床特征可与其他角化异常性疾病如小棘苔藓、毛发角化病、扁平苔藓、毛囊过度角化、毛发红糠疹、毛囊角化病、鱼鳞病、副银屑病、连圈状糠秕疹、花斑癣等相鉴别。面部 KFS 伴萎缩需与萎缩性痤疮瘢痕鉴别。

【治疗】

首先应去除各种物理摩擦刺激物。治疗上可口服维生素 A、维生素 D、维生素 E 或联合米诺环素和罗红霉素等抗生素,外用维 A 酸软膏、水杨酸及尿素乳膏等角质剥脱剂,也有病例报告外用他卡西醇[3]、他克莫司[4]治疗均有效。

【参考文献】

[1] COELHO R,VIANA I,RIJO H. Annular lesions on the forehead of a 44-year-old woman. Annular elastolytic giant cell granuloma(AEGCG). Clin Exp Dermatol,2010,35(3):e48-49.

[2] TAMIYA H,TSURUTA D,UMEDA R,et al. Keratosis follicularis squamosa(Dohi)associated with pseudoacanthosis nigricans. Br J Dermatol,2004,150(3):603-605.

[3] SADAHIRA C,YONEDA K,MORIUE T,et al. Successful treatment of keratosis follicularis squamosa with topical tacalcitol. Br J Dermatol,2006,154(5):1010-1012.

[4] RUBEGNI P,POGGIALI S,SBANO P,et al. A case of Darier's disease successfully treated with topical tacrolimus. J Eur Acad Dermatol Venereol,2006,20(1):84-87.

第十二节 连圈状秕糠疹

连圈状秕糠疹（pityriasis circinata，PC），又称正圆形秕糠疹（pityriasis rotunda）、正圆形后天性假性鱼鳞病（pseudoichthyosis acquisita en taches circulaires），是一种少见的轻度角化异常的皮肤病。

【病因及发病机制】

病因和发病机制尚不清楚。目前多数认为本病的发生与家族遗传密切相关[1-2]。此外，也可能与感染或系统性疾病有关，如真菌、细菌感染、结核、营养不良、肝癌或肝硬化、妊娠或月经紊乱，有些学者认为本病可能与营养代谢障碍有关。

【临床表现】

好发于 31~50 岁，女青年略为多见，常有寻常性鱼鳞病家族史，数年或数十年后常自然消退或终生不愈。临床上典型皮损表现为局限性圆形、椭圆形、连圈状斑片，呈淡褐色或污褐色，境界清楚，直径一般为 3~20cm，表面干燥且覆鱼鳞病样鳞屑，不易剥离，可互相融合成多圆形或花瓣形。好发于腹部和腰部，亦可累及躯干及四肢近端，臀部次之，头面颈部、阴股部及肘、膝关节屈侧、手足很少累及。皮损冬重夏轻，无明显自觉症状。1/3 以上患者伴有系统性疾病，常见的有结核、非淋巴细胞增生性肿瘤，如肝细胞癌和胃癌，此外，还有心脏病、肝硬化、前列腺癌、麻风、多发性骨髓瘤等。

分为两型，Ⅰ型见于黑色人种和黄色人种，大多数表现为色素沉着，皮损数量少于 30 个，非家族性，30% 的患者伴有内脏恶性肿瘤和系统性疾病。Ⅱ型见于白色人种，皮损表现为色素减退，数量较多，多于 30 个，常为家族性，不伴有系统性疾病。

【组织病理】

表皮轻度角化过度，颗粒层减少或消失，棘层变薄，基底色素增加，真皮血管周围可见淋巴细胞浸润。

【诊断和鉴别诊断】

主要根据临床表现诊断，必要时可行组织病理检查鉴别。通过病史、实验室检查及组织病理分析，可与体癣、玫瑰糠疹、寻常性鱼鳞病、花斑癣、斑块状副银屑及麻风、蕈样肉芽肿所致的假性鱼鳞病等相鉴别。

【治疗】

口服维生素 A 或维 A 酸类药物有效，也可局部外用维 A 酸乳膏、硫黄软膏、水杨酸软膏、尿素霜，同时配合润肤，亦可口服具有清热凉血作用的中药。也有报告采用 NB-UVB 治疗取得良效[3]。部分患者皮损可自行消退。

【参考文献】

[1] GFIMAH B，GELMETTI C，BRUSASEO A，et al. Pityfiasis rotunda：report of a familial occurrence and review of the literature. J Am Acad Dermatol，1994，31（5 Pt 2）：866-871.

[2] 曹元华，左玉辉，崔盘根，等. 连圈状秕糠疹. 临床皮肤科杂志，2007，36（8）：474-475.

[3] NANDA A，ALSHALFAN F，AL-OTAIBI M，et al. Febrile ulceronecrotic Mucha-Habermann disease（pityriasis lichenoides et varioliformis acuta fulminans）associated with parvovirus infection. Am J Dermatopathol，2013，35（4）：503-506.

（高祎濛　吕嘉琪　晋红中）

苔藓样皮肤病

CREST	calcinosis, Raynaud, esophagus, dismotality, sclerodactyly, telangiectasis	软组织钙化, 雷诺现象, 食管受累, 指端硬化症, 毛细血管扩张
PUVA	psoralen plus ultraviolet-A light	补骨脂素加长波紫外线
RANTES	regulated on activation normal T cell expressed and secreted	调节活化正常 T 细胞表达和分泌的趋化因子

第一节　扁 平 苔 藓

　　扁平苔藓(lichen planus)是一种好发于皮肤、黏膜、毛囊和甲的慢性特发性炎症性皮肤病。皮损常为紫红色多角形瘙痒性扁平丘疹,组织病理有特征性改变。全世界所有人种均可发病,发病率为 0.5% ~ 1%,好发于中年人,老年人和儿童较少见,男女性别无差异[1-2]。

　　【发病机制】

　　病因尚不清楚,可能与遗传、自身免疫、感染、精神神经功能失调、药物、慢性病灶、代谢紊乱、内分泌紊乱有关[3]。越来越多的证据表明扁平苔藓的发病机制主要是通过各种细胞因子介导的 T 细胞免疫反应。

　　1. 免疫学机制　主要以细胞介导的免疫反应为主,继发体液免疫反应。损害的最早病变中首先是朗格汉斯细胞数目增多,形态及功能发生变化。皮损真皮内有 CD4+ 和 CD8+ 两种 T 细胞浸润,表皮中是 CD8+ 细胞毒性 T 细胞浸润。表皮和淋巴细胞之间反应分为三个阶段:特异性扁平苔藓抗原识别、细胞毒性淋巴细胞活化和角质形成细胞凋亡。

　　扁平苔藓抗原的性质尚不明确。当抗原作用于角质形成细胞表面时,朗格汉斯细胞摄取并处理抗原后提呈给 T 细胞,同时激活的朗格汉斯细胞分泌白细胞介素-1 等细胞因子,使 T 细胞活化、增殖。活化 T 细胞和损伤角质形成细胞均能表达和分泌多种性质不同的细胞因子,诱发免疫连锁反应,使 T 细胞长期浸润于表真皮,最终导致基底细胞凋亡,产生扁平苔藓的临床和病理特征性变化。

　　2. 遗传因素　特发性扁平苔藓有遗传易感性。一个家族中可有数人发病,1% ~ 2% 的病例有家族史。姐妹同患病最多见。常为急性泛发性,发病较早,约 40% 初发于 20 岁之前,复发率更高,并常累及口腔黏膜。生活在一起的单卵双胞胎同时发病的报道,提示本病存在环境触发因素。扁平苔藓与 HLA 抗原相关,其中以 HLA-A3、HLA-A5 的相关性最为明显。

3. 感染因素　扁平苔藓与病毒感染相关,已证实丙型肝炎病毒与扁平苔藓相关,但具体的机制尚不清楚。电镜下观察到损害组织内有包涵体或颗粒状物质存在。

4. 药物因素　本病常由药物引起,特别是磺胺类、金或汞制剂、链霉素、青霉胺、氯磺丙脲、甲苯磺丁脲和氯噻嗪类等。口腔扁平苔藓可能是矫形修复材料,特别是汞合金填充剂有关。对汞合金或无机汞斑贴试验阳性和阴性的患者,在去除口腔金属后损害均得到改善,提示可能是金属过敏或汞合金的刺激反应。

5. 精神因素　扁平苔藓常在精神紧张、焦虑及压抑后发病或病情恶化。有报道称10%的病例发病时存在精神紧张因素,60%的患者病情因慢性精神紧张而加重。精神症状改善或消除后,损害会好转或消失。

6. 与某些疾病有关　扁平苔藓可合并发生他自身免疫性疾病,如斑秃、白癜风、天疱疮、类天疱疮、红斑狼疮、皮肌炎、硬皮病、桥本甲状腺炎和溃疡性结肠炎等。有2.6%的原发性胆汁性肝硬化患者伴发扁平苔藓。

【临床表现】

典型的扁平苔藓皮损为多角形紫红色扁平丘疹,边界清楚,有蜡样光泽,表面可有灰白色小点或呈细微的白色网状条纹(称为Wickham纹)(图23-1)。丘疹可散在或密集分布,或融合成较大斑块。可沿搔抓处出现条状或串珠样损害(同形反应)。少数病例可在几周内很快消退,多数患者皮损加剧,几个月后消退,消退后可遗留色素沉着或色素减退斑。皮损好发于腕、前臂、股内侧、踝部和股臀部,可侵及躯干和阴唇(图23-2~图23-6)。通常有阵发性剧痒,但亦有微痒或不痒者。

扁平苔藓常累及黏膜,以口腔黏膜损害最多见,仅次于皮肤。多见于臼齿对面的颊黏膜,表现为针头大小、聚集或分散、环状或网状乳白色丘疹组成的斑片。唇损害可见有糜烂和渗液,有黏着性鳞屑。

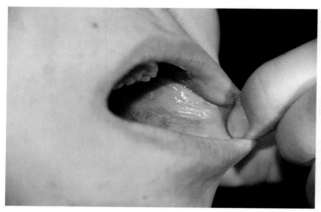

图23-1　扁平苔藓。口腔黏膜可见wickham纹

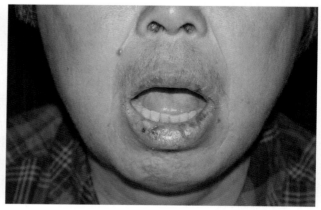

图23-2　扁平苔藓。唇部红斑、糜烂

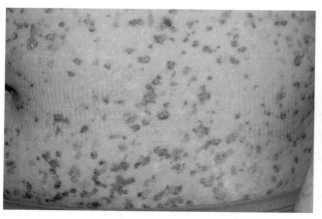

图23-3　扁平苔藓。腹部密集褐色斑丘疹

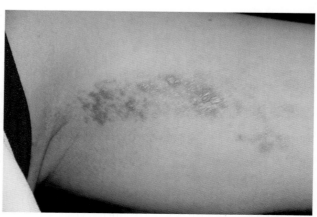

图23-4　扁平苔藓。腋窝线状分布褐色丘疹、斑片

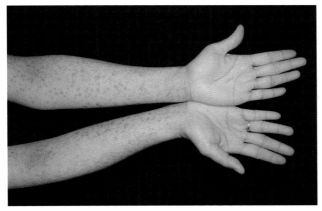
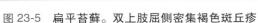

图 23-5　扁平苔藓。双上肢屈侧密集褐色斑丘疹

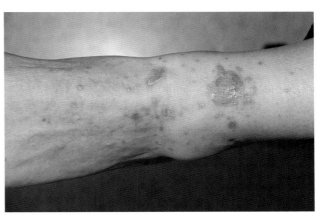

图 23-6　扁平苔藓。足背、足踝紫红色扁平丘疹及斑丘疹

生殖器也是扁平苔藓的好发部位,男性多见于龟头、包皮、阴茎及阴囊,女性多见于大阴唇内侧、小阴唇、阴蒂、前庭、阴道及子宫颈。损害与口腔黏膜病变相似,表现为表面白色细网状丘疹、严重糜烂或溃疡性损害。

可侵犯甲,常见为纵嵴和表面粗糙不平。严重时甲板变薄、分裂、匙状甲,可发生甲胬肉、甲床萎缩、甲板脱落等。

扁平苔藓的症状表现不一,根据其发病情况、损害的排列、形态、部位等特点,在临床上分为多种类型或变异型。其临床表现有扁平苔藓的共同特征,但亦存在各自的特点。

1. 口腔扁平苔藓(oral lichen planus)　口腔黏膜是扁平苔藓最常受累的黏膜部位,可单独发生,常同时伴有皮肤损害。中年女性多见。与经典的扁平苔藓一样,黏膜基底细胞发生免疫细胞介导的损伤。各种黏附分子、细胞因子,包括肿瘤坏死因子-α 和调节活化正常 T 细胞表达和分泌的趋化因子(RANTES)可能在 T 细胞、肥大细胞和嗜酸性粒细胞复杂的相互作用中发挥了重要作用。口腔扁平苔藓的潜在恶性及其与丙型肝炎病毒的关联性目前仍存在争议[4]。

临床上分为网状型、糜烂型、萎缩型和斑块型。各型可单独发生或同时存在,以网状型和糜烂型多见,其他类型少见。网状型常无症状,通常在体检时发现,双侧对称分布,略隆起的白色线样皮损或丘疹呈花边样,或红斑排列成环状;糜烂型表现为大片不规则溃疡及白色假膜,伴有严重的黏膜红斑,可在受损黏膜边缘出现萎缩或放射性白纹,多由口腔卫生用品或食物刺激引发,常出现疼痛。组织病理改变与经典的皮肤扁平苔藓类似。

鉴别诊断包括自身免疫性大疱性疾病、慢性移植物抗宿主病、红斑狼疮、黏膜念珠菌病、口腔毛状白斑,由于口腔病变临床上类似于其他包括恶性肿瘤在内的黏膜疾病,因此组织病理检查是必需的,特别是仅有黏膜损害时。直接免疫荧光能够排除口腔大疱性类天疱疮或寻常型天疱疮。

治疗因严重程度不同而异,主要是缓解症状和监控不典型增生的变化。网状皮损可自行消退,而其他类型皮损很少发生。网状病变如无红肿、溃疡或疼痛发生,则不需治疗。治疗首选糖皮质激素局部外用,也可局部外用维 A 酸治疗,糜烂型可局部糖皮质激素封包。治疗无效的皮损可能需要系统性给予糖皮质激素或其他免疫抑制剂。

2. 甲扁平苔藓(nail lichen planus)　播散性扁平苔藓常出现甲损害,约 10% 的患者发病,同时累及其他部位。甲扁平苔藓也可单独发病。好发于 60 多岁的老年人,无性别差异。手指甲较足趾甲更易受累。表现为甲纵脊、甲凹点、脆甲、远端甲分离和甲棕色变。甲表面粗糙不平和甲分离显著。甲病变如不及时治疗可进展为无甲,甲基质灶性破坏,甲皱襞的甲小皮过度向前增长,覆盖且粘连于无甲片的甲床,称为甲翼状胬肉(pterygium unguis),是甲扁平苔藓的特征之一。

组织病理见典型的扁平苔藓改变。通过皮肤镜观察甲基质、甲床和甲周表皮的改变,有助于评估疾病进展和预后。皮肤镜下早期可以见到甲凹点和甲面粗糙不平,进展期常表现为甲床炎、甲板断裂、甲剥离和裂片形出血。

鉴别诊断包括甲癣、银屑病和斑秃甲改变等。甲扁平苔藓及时做出诊断和治疗是十分重要的。传统的一线治疗方法为超强效糖皮质激素外用,常局部封包,但效果不佳。皮损内糖皮质激素注射更为有效。甲皱襞近端单一注射曲安奈德 10mg/ml,可在数月内完全康复。系统性给予口服泼尼松或肌内注射曲安奈德效果明显,但复发率较高。研究显示,甲扁平苔藓复发率约为 55%,大多数患者在疗程结束后 1 年内复发[5]。

3. 线状扁平苔藓(linear lichen planus)或带状扁平苔藓(zosteriform lichen planus)　线状扁平苔藓是一种罕见的变异型,仅不到 1%。然而,日本扁平苔藓患者中线状型可达 10%。很多线状扁平苔藓可能是由于外伤导致皮疹线状排列(Koebner 现象),其他病例可能沿皮区或 Blaschko 线分布。带状扁平苔藓可发生在带状疱疹愈后的部位。

临床表现为扁平苔藓丘疹沿线状或带状分布。皮疹常单侧,瘙痒,可累及身体的任一部位。可单独发生或同时合并其他部位的典型扁平苔藓。可出现同侧的黏膜受累。

鉴别诊断包括炎症性线样疣状表皮痣、线状苔藓、线状银屑病、线状毛囊角化病。组织病理改变与扁平苔藓完全一致,治疗也与之一致。

4. 环状扁平苔藓(annular lichen planus)　本病是扁平苔藓的一种形态学变异,占 3%~7%,有文献报道男性多见。丘疹排列成环状,相互融合形成;或丘疹中心消退,呈离心性向外扩展的环状损害,活动性边缘隆起。

临床表现为红色、紫红色的环状斑疹或斑块,边缘隆起,伴或不伴中央萎缩。皮疹单一或多发,好发于唇、龟头及阴茎,腋窝、腹股沟、四肢亦可发生。皮损活动性边缘组织病理为扁平苔藓特征性改变,皮损中央见稀疏的淋巴细胞及少量的朗格汉斯细胞浸润。

一线治疗方案类似于扁平苔藓,局部糖皮质激素外用。也可局部外用钙调神经磷酸酶抑制剂。泛发性病例系统性糖皮质激素联合羟氯喹治疗有效。

5. 萎缩性扁平苔藓(atrophic lichen planus)　一种罕见的变异型,可继发于其他变异型皮损区域,文献中少有报道。其发生萎缩的具体机制不清。在早期扁平苔藓皮损基础上,发生的浅蓝白色或棕色丘疹或斑块,边缘略微隆起而中央萎缩,常发生于环状或溃疡型皮损的消退期。常见部位为腋窝、龟头下肢和躯干。组织病理提示特征性扁平苔藓改变即可诊断。治疗与其他局限性扁平苔藓皮损类似。

6. 肥厚性扁平苔藓(hypertrophic lichen planus)　又称疣状扁平苔藓(lichen planus verrucous),占扁平苔藓的 6%~19%。表现为红色、灰黄色或红棕色丘疹和斑块,表面有黏着性鳞屑,常累及胫前和足踝部,也可发生于下肢其他部位、上肢、躯干或泛发。表面疣状或角化过度。病程慢性,常多年不愈,瘙痒剧烈。皮损可发生恶变,进展为鳞状细胞癌。皮损消退后常遗留色素沉着和瘢痕。组织病理见表皮增生明显,表皮突延长,同时伴有特征性扁平苔藓改变,有时可见到假癌样增生。

需与大疱性表皮松解症、银屑病、鳞状细胞癌等鉴别。治疗与其他类型的扁平苔藓一致,首选局部外用糖皮质激素,口服霉酚酸酯、阿维 A 及皮损内糖皮质激素注射联合冷冻治疗均有效。

7. 反向性扁平苔藓(inverse lichen planus)　一种累及间擦部位的变异型扁平苔藓,机制尚不清楚。主要发生在腋窝、腹股沟、臀裂、肢体屈侧和乳房下。皮损可不典型,表现为边界不清的红斑和苔藓样变,常无鳞屑。个别病例表现为角化性丘疹或糜烂。鉴别诊断包括反向性银屑病和间擦疹等。

8. 急性或亚急性泛发性扁平苔藓(acute and subacute widespread lichen planus)　表现为迅速发生的播散性红色扁平多角形丘疹或斑疹,常有剧烈瘙痒。多见于腹部、背部、股部和前臂,丘疹可相互融合成斑片或斑块。可类似玫瑰糠疹或湿疹样改变,但斑块周围可有典型的扁平苔藓丘疹。部分病例损害约在 3 个月内自然消退,也有皮疹渐增厚,转为慢性。

9. 大疱性扁平苔藓(bullous lichen planus)　少见,为典型的扁平苔藓皮损伴有水疱/大疱性损害。家族性发病可能与常染色体显性遗传有关且外显率各异。好发于下肢,也可累及手、足背部,表现为典型的紫罗兰色多角形扁平苔藓皮损顶部出现紧张性大疱,尼氏征阴性。组织病理为表皮下水疱,基底层液化变性,但免疫荧光检测为阴性。应与类天疱疮样扁平苔藓相鉴别。治疗与其他变异型类似。

10. 溃疡性扁平苔藓(ulcerative lichen planus) 可发生于黏膜表面,也可发生于足底。病因不清,临床上表现为慢性疼痛性溃疡,周边可有红斑、脱屑。行走困难,趾甲可缺失,瘢痕形成。组织病理为典型的扁平苔藓改变。

常见的治疗如局部和系统性糖皮质激素、口服维A酸及PUVA治疗,对溃疡性扁平苔藓常无效。文献报道,局部每日两次外用他克莫司药膏坚持4周后,可几乎完全达到皮肤再生的效果。UVA-1光疗治疗有效。

11. 色素性扁平苔藓(lichen planus pigmentosus) 一种少见的变异型。所有种族均可发病,但更多见于深色皮肤个体。常见于印度、中东和拉丁美洲国家或地区人群,30~40岁中年女性多见。色素性改变可能是大量黑色素失禁造成的。病毒感染(特别是丙型肝炎病毒)、碳水化合物代谢异常、药物、局部外用染料和日光暴晒均可诱发[6]。文献中色素性扁平苔藓多发生于静脉表面的皮肤,提示局部静脉扩张或静脉张力升高可能提高了皮肤的温度,从而增强抗原免疫反应。本病倾向于发生在温暖的间擦部位也支持上述观点。

临床表现为色素沉着性深棕色丘疹或斑丘疹。好发于面部、颈部及上背部等日光暴露部位或上肢及腋窝等屈侧。多数为弥漫性、网状、斑状、单侧线状和毛囊周围性色素斑亦可见。头皮、甲及黏膜很少受累。常无自觉症状。

鉴别诊断包括持久性色素异常性红斑和炎症后色素沉着。病程较其他扁平苔藓变异型长。局部外用糖皮质激素、他克莫司、维A酸有效。早期病变及时进行治疗,可以有效地阻止色素沉着的发生。应避免光疗以免增加色素沉着的风险。

12. 毛发扁平苔藓(lichen planopilaris) 又称毛囊性扁平苔藓(lichen planus follicularis)。本病累及毛囊,表现为原发性淋巴细胞性瘢痕性脱发。好发于白色人种和印度人。男女比例为1:1.8,多见于30~70岁的成年人。发病可能与T细胞介导的针对毛囊抗原的炎症反应有关。感染、金属过敏、精神压力等因素可导致或诱发该反应发生[7]。

临床表现为:①头皮瘢痕性脱发,约占毛囊扁平苔藓的50%,周围可见毛囊角化性丘疹和红斑,其中约50%的患者伴有或逐渐出现扁平苔藓的皮肤损害;②躯干、四肢有毛囊角化性丘疹,但未见瘢痕性脱发;③隆起性毛囊扁平苔藓(lichen planus follicularis tumidus),皮损为斑块,上可有毛囊性丘疹,常出现于耳后区域。伴有毛发脱落、瘙痒、鳞屑、烧灼感和头皮压痛。这些主观症状可能在紫外线照射、头皮刺激、出汗及精神压力时加重。皮疹单发或多发。

组织病理主要表现为苔藓样反应,角化过度,毛囊角栓,毛囊漏斗部内颗粒层增厚,毛囊上皮基底细胞液化变形,毛囊周围带状淋巴细胞浸润并混有少量巨噬细胞。毛囊上皮和周围真皮间有灶性缺失,造成明显的人工裂隙,常见胶样小体。浸润主要限于毛囊漏斗部及峡部,极少累及毛囊间的表皮。晚期,毛囊完全破坏,由硬化的胶原性瘢痕替代,皮脂腺缺失。

应与盘状红斑狼疮鉴别,两者均可导致瘢痕性脱发。后者表现为红斑覆有黏着性鳞屑,鳞屑下方见毛囊角栓形成的小棘,皮损中央渐出现萎缩、色素减退,周围色素沉着;组织病理炎症反应不仅位于毛囊,真皮血管及小汗腺周围均有淋巴细胞为主的灶性浸润;免疫荧光可见狼疮带,网状真皮可有黏蛋白沉积。还应与毛囊角化病、毛发苔藓、毛囊黏蛋白病等鉴别。

治疗主要是阻断疾病发展,阻止进一步脱发,缓解疼痛及瘙痒。首选局部外用糖皮质激素、维A酸,治疗效果不佳时可给予口服糖皮质激素、环孢素等。

13. 外阴-阴道扁平苔藓(vulvovaginal lichen planus) 一种累及外阴和阴道的少见类型。好发于围绝经期的白色人种女性,60多岁发病。外阴阴道病变可能与外阴上皮内瘤变有关。病变累及牙龈组织时,称为外阴-阴道-牙龈综合征(vulvo-vaginal-gingival syndrome)。

病程慢性,周期性不明原因加重、进展和缓解。患者出现外阴瘙痒、疼痛、烧灼感和性交疼痛。表现为外阴红斑、糜烂,边缘有花边样的白色网纹带,牙龈炎为牙龈表面弥漫性潮红、糜烂,易出血,边缘见白色网纹带,该处取活检可见典型的扁平苔藓改变,其他部位表现为非特异性炎症。

应与硬化性苔藓、自身免疫性水疱-大疱性皮肤病、浆细胞性外阴炎、白塞病和脱屑性阴道炎鉴别。

14. 光线性扁平苔藓(actinic lichen planus) 又称为亚热带扁平苔藓(subtropical lichen planus)。多见于深肤色的亚洲、中东和印度人群,白色人种少见。春季和夏季发病,冬季缓解或消退。好发于中年人,女性较男性多见。典型的皮损为环状红褐色斑块,伴或不伴有萎缩。损害主要累及日光暴露部位,包括面额、颊部、嘴唇、上胸部、前臂伸侧和手背。光线性损害常无自觉症状,可类似光线性角化。根据皮损好发部位和特征性扁平苔藓组织学改变诊断。

局部外用糖皮质激素是常见的治疗方法,能有效地改善症状,但可能因光照而复发。局部外用吡美莫司、应用环孢素、皮损内注射糖皮质激素联合防晒能有效缓解和延缓复发。为了避免皮损加重应注意防晒。

15. 扁平苔藓-红斑狼疮重叠综合征(lichen planus-lupus erythematosus overlap syndrome) 临床上,同一患者或单一患者的相同部位同时出现扁平苔藓和红斑狼疮的改变。临床上具有扁平苔藓和红斑狼疮的特点,累及四肢远端、面部、躯干。掌跖受累是其特点。表现为盘状损害,中央为萎缩性色素减退斑,边缘紫红色,伴有毛细血管扩张,表面少量鳞屑。扁平苔藓皮损常不典型,可引起甲营养不良、甲破坏和甲缺失。可伴有头皮瘢痕性脱发和口腔损害。

组织病理可见两种疾病的特征性改变同时存在或仅见一种改变,从而干扰诊断。直接免疫荧光是诊断必需的,某些皮损仅表现为其中一种疾病的特征,某些见表真皮交界处免疫球蛋白、补体和纤维蛋白原颗粒状沉积,及IgM染色的胶样小体聚集,提示综合征存在的可能。

治疗常需要系统给药,但局部强效糖皮质激素和维A酸外用能得到明显改善,局部他克莫司外用虽不能根除皮损但亦有效。

16. 类天疱疮样扁平苔藓(pemphigoid lichen planus) 是一种少见的自身免疫性表皮下水疱性皮肤病,可能是扁平苔藓的一种特殊变异,或针对基底膜带损伤后暴露的多种抗原的水疱性反应。发病可能与基底角质形成细胞凋亡或受损伤,半桥粒抗原和角质形成细胞衍生抗原暴露,发生免疫反应有关。可能是药物(如ACE抑制剂、桂利嗪或辛伐他丁)不良反应或PUVA治疗的并发症。临床、组织学和免疫病理均同时具有扁平苔藓和类天疱疮的特征。与Castleman病和各种肿瘤有关,包括腹膜后圆形细胞性脂肪肉瘤、慢性淋巴细胞性白血病和其他软组织肿瘤。

好发于50~60岁的老年人。男性较女性多见,所有种族均可发病。临床表现为紧张性大疱,发生在苔藓样皮损之前或同时发生。皮损可累及任何部位,常发生于四肢,可累及口腔黏膜。皮损处组织病理检查同时见扁平苔藓和类天疱疮的特征性改变。直接免疫荧光表真皮交界处纤维蛋白原沉积;而基底膜带IgG和C3阳性,与类天疱疮一致。

治疗扁平苔藓和类天疱疮样皮损,避免进一步的免疫刺激。局部外用糖皮质激素有效。治疗无效的皮疹,系统性给予环孢素有效。由于与副肿瘤天疱疮和恶性肿瘤相关,应进行检查以发现潜在的未知肿瘤。

【组织病理】

损害早期表皮中朗格汉斯细胞增多,表真皮交界处血管周围淋巴细胞、组织细胞浸润,轻度海绵形成,可见胶样小体(又叫Civatte小体)。胶样小体常位于表皮下部和真皮上部,直径15~20μm,HE染色为均一嗜伊红圆形变性角质形成细胞,核皱缩或无核,PAS染色阳性[8]。

进展期皮损表现为表皮角化过度、颗粒层楔形增厚、棘层不规则增厚、表皮突呈锯齿状、基底层细胞液化变性,真皮浅层淋巴细胞为主的带状浸润,是扁平苔藓的特征性改变,也是诊断扁平苔藓的重要依据(图23-7)。

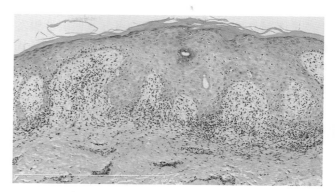

图23-7 扁平苔藓。角化过度,颗粒层增厚,基底层液化变性,真皮浅层淋巴细胞、组织细胞呈带状浸润(HE染色,×100)

慢性期陈旧损害中细胞浸润减轻,淋巴细胞减少,组织细胞和成纤维细胞相对增多。黑素颗粒因基底细胞液化变性脱落于真皮上部,称为色素失禁。真皮见较多黑素和噬色素细胞。Wickham 纹是表皮颗粒层灶状增厚和真皮浅层淋巴细胞带状浸润所致。

变异型扁平苔藓,除了上述特征性改变外,还有其各自特征。毛囊性扁平苔藓在毛囊周围及下部有致密的淋巴细胞为主的带状浸润,可见毛囊角栓。大疱性扁平苔藓有表皮下水疱。溃疡性扁平苔藓溃疡边缘组织为典型的扁平苔藓改变。肥厚性扁平苔藓同时还具有慢性苔藓样的改变,可见乳头瘤样增生。萎缩性扁平苔藓表皮显著变薄,表皮嵴完全消失。色素性扁平苔藓表皮萎缩,色素失禁明显。黏膜部位扁平苔藓与皮肤组织改变基本相同。

直接免疫荧光表真皮交界处凋亡细胞常 IgM 染色阳性,纤维蛋白原沉积。

【诊断和鉴别诊断】

根据皮损形态、颜色、发病部位及瘙痒明显,结合组织病理可诊断。但仍需与下列疾病相鉴别:

1. 扁平苔藓样角化病　皮疹常单发,无自觉症状,可自行消退,组织病理角化不全多见,常见弹性纤维变性,而扁平苔藓无相应改变。

2. 慢性苔藓样角化病　表现为散在大小不等的紫红色角化丘疹,排列成网状或线状,指甲可呈营养不良改变,病程慢性,无自愈倾向。组织病理见角化不全,表皮棘层肥厚与萎缩交替存在,胶样小体数量多且较扁平苔藓大,炎性浸润重且深在,常有浆细胞和嗜酸性粒细胞。

3. 变异型扁平苔藓还应与相应的疾病鉴别。

【治疗】

寻找潜在诱因并去除,包括减轻精神紧张、避免搔抓、停用可疑诱发药物、去除口腔汞填充材料和避光等。

糖皮质激素是首选治疗药物,对于严重病例、溃疡型、泛发型疗效好,可预防甲萎缩和甲翼状胬肉形成。一般给予相当于泼尼松 30~60mg/d,分 2~3 次口服,症状缓解或损害消退后渐减量至停药。部分病例停药后可复发。

应用 PUVA 和 UVB 治疗,效果良好(光线性扁平苔藓及色素性扁平苔藓应除外)。

【参考文献】

[1] PICKERT A. Concise review of lichen planus and lichenoid dermatoses. Cutis,2012,90(3):e1-3.

[2] WESTON G,PAYETTE M. Update on lichen planus and its clinical variants. Int J Womens Dermatol,2015,1(3):140-149.

[3] YEW Y W,LAI Y C,CHAN R. A Retrospective Cohort Study of Epidemiology and Clinical Outcome in Lichen Planus. Ann Acad Med Singapore,2016,45(11):516-519.

[4] 高岩. 从病理学角度看关于口腔扁平苔藓潜在恶性性质的争论. 中华口腔医学杂志,2015,50(10):577-580.

[5] PIRACCINI B M,SACCANI E,STARACE M,et al. Nail lichen planus:response to treatment and long term follow-up. Eur J Dermatol,2010,20(4):489-496.

[6] BHAT R M,MATHANDA T R,JAYAPRAKASH C S,et al. Clinical,Histopathological Characteristics and Immunohistochemical Findings in Lichen Planus Pigmentosus. Indian J Dermatol,2017,62(6):612-617.

[7] BAIBERGENOVA A,DONOVAN J. Lichen planopilaris:update on pathogenesis and treatment. Skinmed,2013,11(3):161-165.

[8] PARIHAR A,SHARMA S,BHATTACHARYA SN,et al. A clinicopathological study of cutaneous lichen planus. J Dermatol Dermatol Surg,2015,19(1):21-26.

第二节　扁平苔藓样角化病

扁平苔藓样角化病(lichen planus-like keratosis)是一种少见的皮肤病,最初由 Lumpkin 及 Helwing 在 1966 年首先描述,命名为单发性扁平苔藓[1]。

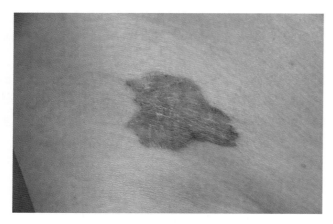

图 23-8　扁平苔藓样角化病。褐色角化性斑块,边界清

力纤维变性(图 23-9,图 23-10)。

【临床表现】

多见于中老年人,平均发病年龄约为 60 岁,多数患者为女性。皮损好发于躯干和四肢,通常表现为单发性直径 0.5~1.5cm 的暗紫褐色肥厚性略高于皮面的丘疹或斑块(图 23-8),不累及黏膜。少数患者可出现多发性损害。

【组织病理】

表皮角化过度,局灶性角化不全,颗粒层增厚,棘层肥厚,表皮突延长,基底细胞液化变形,真皮浅层带状淋巴细胞浸润,可见不同程度的浆细胞、嗜酸性粒细胞、嗜中性粒细胞浸润及弹

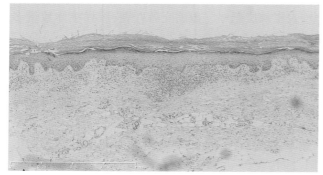

图 23-9　扁平苔藓样角化病。角化过度,基底层液化变性,真皮浅层炎症细胞呈带状浸润(HE 染色,×40)

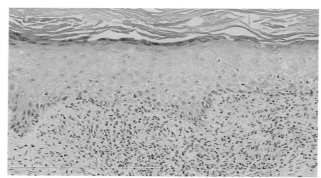

图 23-10　扁平苔藓样角化病。角化过度,基底层点状液化变性,基底层色素增加,真皮浅层淋巴细胞及组织细胞呈带状浸润(HE 染色,×100)

【诊断和鉴别诊断】

根据其临床表现和组织病理特征,可确诊为扁平苔藓样角化病。临床上主要与扁平苔藓和慢性苔藓样角化病鉴别。前者常多发,为紫红色光亮的多角形扁平丘疹,表面可见 Wickham 纹,瘙痒剧烈,常累及口腔黏膜及指/趾甲,组织病理上为正角化过度,无角化不全,颗粒层楔形增厚,一般无弹力变性;后者常见于四肢,表现为散在大小不等的紫红色角化丘疹,排列成网状或线状,指甲可呈营养不良改变,病程慢性,无自愈倾向,两者病理表现类似,主要依靠临床特征鉴别。本病尚需与脂溢性角化、日光性角化、浅表型基底细胞上皮瘤等鉴别。

【治疗】

本病主要通过避免长期暴晒防治,可外用氟尿嘧啶霜,局部糖皮质激素封包或液氮冷冻,必要时手术切除。

【参考文献】

[1] LUMPKIN L R,HELMG E B. Solitary lichen plannus. Arch Permatol,1966,93(1):54-55.

第三节　慢性苔藓样角化病

慢性苔藓样角化病(keratosis lichenoides chronica)是一种罕见的慢性角化性皮肤病,表现为平行线样或网状分布的角化性丘疹[1]。1895 年最早由 Kaposi 命名为疣状或网状红苔藓(lichen rubber verrucosus et reticularis)，直到 1972 年才由 Margolis 等命名为本病。病因尚不清楚，真皮浅层浸润细胞主要为 T 淋巴细胞，提示细胞免疫可能发病中起重要作用，有报道称与肾小球性肾炎、淋巴增生性障碍、甲状腺功能减退及慢性肝炎有关。

【临床表现】

多见于 20~50 岁成人，男性多见，约 1/4 为儿童。皮疹形态可类似于多种皮肤病，如扁平苔藓、红斑狼疮、银屑病、急性痘疮样苔藓样糠疹和蕈样肉芽肿等。典型的皮损为紫红色苔藓样角化性丘疹、斑块或结节(图 23-11)，排列呈线状或网状，主要分布于四肢(>80%)和躯干(约 60%)，约 2/3 患者面部受累，皮疹类似脂溢性皮炎或玫瑰痤疮。约 20%~30% 的患者还可以表现为掌跖角化症(palmoplantar keratoderma)，眼部、黏膜受累，齿龈口腔炎，甲营养不良。儿童更易出现斑秃，但无对照研究可查。多数无自觉症状或伴有轻度瘙痒，少数患者可有剧烈瘙痒。

【组织病理】

角化过度伴灶性角化不全，棘层肥厚与棘层萎缩相交替，局部颗粒层增厚，基底细胞液化变性，常可见数量不一的胶样小体。真皮浅层单一核细胞带状浸润，主要为淋巴细胞、组织细胞和数量不等的浆细胞和嗜酸性粒细胞，并可见噬色素细胞(图 23-12)。直接免疫荧光检查显示真皮乳头处有 IgM 沉积于胶样小体内。

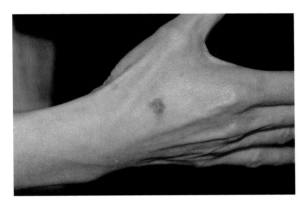

图 23-11　慢性苔藓样角化病。手背角化性红斑

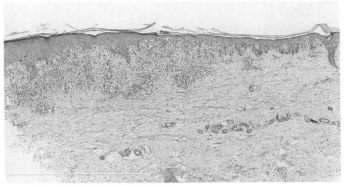

图 23-12　慢性苔藓样角化病。角化过度，基底层液化变性，基底层色素增加，真皮浅层淋巴细胞、组织细胞带状浸润(HE 染色，×40)

【诊断和鉴别诊断】

根据其临床表现和组织病理特征，可确诊为慢性苔藓样角化病。临床上，常因各种原因延迟诊断，主要与扁平苔藓和扁平苔藓样角化病相鉴别。

1. 扁平苔藓　多散在分布，常累及口腔黏膜，伴有瘙痒，对内服及外用糖皮质激素效果较好，而慢性苔藓样角化病无明显效果。组织病理后者可见角化不全，表皮棘层肥厚与萎缩交替存在，胶样小体数量多且较扁平苔藓大，炎性浸润重且深在，常有浆细胞和嗜酸性粒细胞。

2. 扁平苔藓样角化病　常单发，而本病多发，呈带状或网状分布。两者组织病理改变相似，但扁平苔藓样角化病常见弹性纤维变性。临床结合组织病理可鉴别。

【治疗】

治疗尚无标准，常用治疗银屑病和扁平苔藓有效的药物来治疗。少数病例研究或单一个案报道提示，最好的治疗方案是单一给予光疗、系统性维 A 酸或联合治疗，约半数患者治疗后皮疹完全消退。系统性糖皮质激素、抗生素或抗疟药物疗效不佳[2]。

【参考文献】

[1] BÖER A. Keratosis lichenoides chronica：proposal of a concept. Am J Dermatopathol，2006，28(3)：260-275.

[2] PISTONI F，PERONI A，COLATO C，et al. Keratosis lichenoides chronica：Case-based review of treatment options. J Dermatolog

Treat,2016,27(4):383-388.

第四节　伴浆细胞浸润的典型溃疡性扁平苔藓

伴浆细胞浸润的典型溃疡性扁平苔藓(classical and ulcerative lichen planus with plasma cell infiltrate)具有典型的扁平苔藓和溃疡性扁平苔藓的特征,但病理变化为真皮内带状浆细胞浸润[1]。1991 年由 Van Praag 等报道,因尚不清楚,病程慢性。

【临床表现】

兼有典型的扁平苔藓和溃疡性扁平苔藓的临床表现,为多角形紫色丘疹,表面有 Wickham 纹,伴瘙痒。足趾为渗出性疼痛性溃疡,颊黏膜可见白色网状丘疹。

【组织病理】

表现为表皮轻度角化过度,灶状颗粒层增厚,棘层不规则肥厚。真皮带状细胞浸润,包括浆细胞、淋巴细胞、嗜中性粒细胞、嗜酸性粒细胞和组织细胞,以浆细胞为主,占 60%~70%。

【诊断和鉴别诊断】

根据临床表现和病理变化,可以诊断。由于浸润细胞以浆细胞为主,应与某些感染性疾病、髓外性浆细胞瘤、扁平苔藓红斑狼疮重叠综合征相鉴别。

【治疗】

与典型的扁平苔藓治疗类似,溃疡处可外科切除、植皮等对症处理。

【参考文献】

[1] VAN PRAAG M C,BOOM B W,VAN HEES CL,et al. Classical and ulcerative lichen planus with plasma cell infiltrate. Arch Dermatol,1991,127(2):264-265.

第五节　黑色丘疹性皮病

黑色丘疹性皮病(dermatosis papulosa nigra)为皮脂腺毛囊痣样发育缺陷引起的面部、颈部的色素沉着性丘疹性疾病。常见于黑色人种,以 7 岁至青春期最为多见。女性发病率远高于男性,发病可能与遗传因素有关。有文献报道当疾病泛发时,可能存在潜在的恶性疾病[1-2]。

【临床表现】

皮疹为圆形扁平丘疹,黑色或棕黑色,直径 1~5mm,触之柔软,表面光滑,无鳞屑、结痂或溃疡形成。皮疹好发于额部、眼眶、颧部及颊部上方,颊部下方及下颌部偶有皮疹发生,平均每个病例有 30~50 个皮疹。女性患者在绝经期损害可增多。常无自觉症状。

【组织病理】

与脂溢性角化症组织学表现类似,表现为表皮角化过度,棘层不规则肥厚,基底层色素明显增多,多表现为棘层肥厚型,鳞状细胞为主,仅见少量基底样细胞,常可见角囊肿。偶见双层基底样细胞束形成的网状型或腺样型。

【诊断和鉴别诊断】

根据其在黑色人种中发病,结合面部黑色扁平丘疹及组织病理诊断不难。但需与下列疾病鉴别:

1. 扁平疣　损害为皮色或淡褐色的扁平丘疹,分布于面部、手背,可出现同形反应,部分患者能自愈,组织病理有助于鉴别。

2. 脂溢性角化症　多见于老年人,好发于面部和手背,表面有油腻性鳞屑。

3. 日光性角化病　见于老年人,好发于面部和手背,皮疹表面有褐色干性硬痂。组织病理有特征性改变。

【治疗】

一般不需要治疗,可液氮冷冻或 CO_2 激光治疗,患者耐受性好。电灼易形成瘢痕,故应避免。

【参考文献】

[1] ALI F R,BAKKOUR W,FERGUSON J E,et al. Carbon dioxide laser ablation of dermatosis papulosa nigra：high satisfaction and few complications in patients with pigmented skin. Lasers Med Sci,2016,31(3):593-595.

[2] SCHWARTZBERG J B,RICOTTI C A Jr,BALLARD C J,et al. Eruptive dermatosis papulosa nigra as a possible sign of internal malignancy. Int J Dermatol,2007,46(2):186-187.

第六节　硬化性萎缩性苔藓

硬化性萎缩性苔藓(sclerotic atrophic lichen)又称硬化性苔藓(lichen sclerosus),是一种病因不明的慢性炎症性皮肤疾病,特征性损害为边界清楚的瓷白色硬化性斑块和丘疹,主要侵犯女阴和阴茎包皮,晚期可形成白色萎缩斑。损害可单独或同时发生于外生殖器和生殖器外部位。硬化性苔藓曾被认为是扁平苔藓的一种类型,因其具有特殊的临床特征和病理学变化,现在大多数学者认为硬化性苔藓是一种独立的疾病。很多皮肤及系统性疾病与硬化性苔藓有关,如硬斑病、白癜风、斑秃、扁平苔藓、糖尿病、甲状腺疾病、系统性红斑狼疮和CREST综合征等。

【发病机制】

病因尚不清楚,主要存在下列几种假说。

1. 免疫学说　硬化性苔藓患者自身免疫性疾病的发病率增高,如甲状腺疾病、斑秃、白癜风、糖尿病等。Sander等应用免疫组化方法检测皮损内脂质过氧化产物含量,发现表皮基底层内脂质过氧化产物及DNA氧化损伤显著增多,同时真皮内蛋白质氧化增加,提示患者皮损处免疫防御能力削弱[1]。Oyama等[2]提出抗细胞外基质蛋白-1抗体(ECM-1)的产生可能是重要的致病机制。74%硬化性苔藓患者可见针对ECM-1的免疫反应,这些抗体的存在进一步导致了组织学改变。

2. 遗传因素　硬化性苔藓与HLA Ⅱ类抗原DQ7相关,与DQ8、DQ9也有较低相关性。Gao等[3]对187例英国女性硬化性苔藓患者和354例正常人进行的研究显示,HLA DRB112及其相关的DRB112/DQB10301/04/09/010位点阳性者对该病易感,而HLA DRB10301/04及相关的HLA DRB10301/04/DQB10201/02/03位点阳性者则不易患硬化性苔藓。有研究认为IL-1受体拮抗基因多态性与疾病严重度相关,它可能是硬化性苔藓的候选基因或加重因素。

3. 感染　发病前常先有阴道炎、包皮龟头炎的病史。文献研究在皮损内发现博氏疏螺旋体,提示硬化性苔藓可能是分枝杆菌或博氏疏螺旋体感染的不典型表现。

4. 内分泌因素　好发于女性,尤其是内源性雌激素水平降低的女性,但未发现硬化性苔藓与妊娠、子宫切除术后、应用避孕药、激素替代疗法有关,且系统性或局部应用雌激素未见疗效。

5. 局部因素　在水肿、晒伤、烫伤、放疗后可出现同形反应,经常性揉搓摩擦也是诱发因素之一。

【临床表现】

1. 肛门生殖器硬化性苔藓　好发于男女生殖器部位,且常是唯一受累部位。皮损初起为白色丘疹,渐融合成斑块,皮肤组织纤维化,缺少弹性,可有毛囊角栓。有4%~5%的会阴部硬化性萎缩性苔藓患者可继发鳞状细胞癌,故应长期随访。

(1) 女性患者常累及大小阴唇、阴蒂、会阴、肛周,对称分布,约30%同时累及肛周和会阴,形成典型的"8"字形或哑铃样改变。患者瘙痒明显,因搔抓、摩擦可出现糜烂、湿疹样变、瘢痕形成等继发改变[4](图23-13)。

(2) 男性患者好发于龟头和包皮,又称干燥性闭塞性龟头炎,很少侵犯肛周。局部呈灰白色硬化萎缩性斑块,易形成糜烂、溃疡。男性皮损常形成瘢痕、累及尿道可出现尿道口狭窄,引起排尿困难[5]。

(3) 儿童硬化性苔藓:有10%~15%的硬化性苔藓病例发生于儿童,其临床表现、组织病理改变与成人相似,可表现为外阴疼痛、阴唇硬化、融合、便秘等,男性儿童常无任何症状。女童与男童发病比例约为10:1。儿童硬化性苔藓可自行消退,位于生殖器以外的皮损常在青春期前后消失。

2. 肛门生殖器外硬化性苔藓 虽然硬化性苔藓好发于外生殖器部位,生殖器外发病率也占 15% ~ 20%,患者偶有瘙痒,常无自觉症状。表现为象牙色或瓷白色发亮圆形斑丘疹,偶尔出现大疱、出血、角化、结节性损害,伴有明显毛囊皮脂腺或汗管口浸润,常沿 Blaschko 线呈带状分布(图 23-14)。好发于躯干上部、颈肩部,可有同形反应。

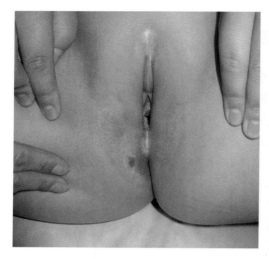
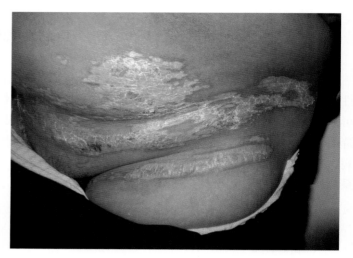

图 23-13 硬化性萎缩性苔藓。外阴色素减退斑,表面萎缩,大小阴唇消失

图 23-14 硬化性萎缩性苔藓。左下腹部白色斑片,表面硬化、萎缩、脱屑

【组织病理】

硬化性苔藓早期病理变化为界面性皮炎改变。后期表现为角化过度,毛囊角栓,表皮变薄,基底细胞液化变性,表皮下可见带状水肿,伴胶原均质化,弹性纤维稀少,毛细血管和淋巴管扩张。陈旧皮损表现为明显嗜酸性硬化,均质区下方可见单个核细胞浸润带,显示亲表皮性,可模拟蕈样肉芽肿的表现(图 23-15,图 23-16)。

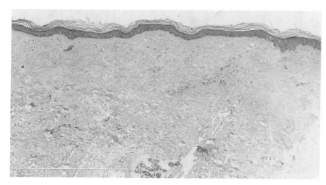
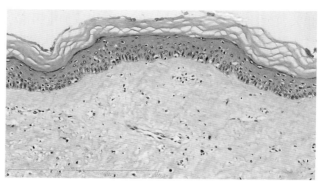

图 23-15 硬化性萎缩性苔藓。角化过度,表皮萎缩,真皮浅层轻度纯一化变性(HE 染色,×40)

图 23-16 硬化性萎缩性苔藓。显示真皮浅层纯一化变性(HE 染色,×100)

电镜显示真皮浅表胶原纤维变性、降解,移行入表皮细胞内,可观察到致密板及致密板下层出现变形,部分锚原纤维降解。

【诊断和鉴别诊断】

根据典型的瓷白色丘疹、斑块及萎缩性斑片,其上坚实的毛囊角栓,结合发病部位及组织病理等,硬化性萎缩性苔藓不难诊断。外生殖器硬化性苔藓要与瘢痕性类天疱疮、扁平苔藓等鉴别,生殖器外硬化性苔藓要与盘状红斑狼疮、硬斑病、萎缩性扁平苔藓相鉴别。

1. 瘢痕性类天疱疮 好发于老年人的一种慢性水疱性皮肤病,主要侵犯黏膜,愈后遗留萎缩性瘢痕。

组织病理为表皮下水疱,后期真皮浅层纤维化明显。直接免疫荧光基底膜带有线状 C3 和 IgG 沉积。

2. 盘状红斑狼疮　表现为覆有黏着性鳞屑的浸润性红斑,去除鳞屑可见毛囊角栓形成的小棘,慢性皮损中央萎缩形成瘢痕,伴有毛细血管扩张、色素沉着或色素减退。好发于曝光部位。组织病理及免疫病理有特征性改变。

3. 硬斑病　皮损为境界清楚的点状或斑状、红色或紫红色水肿性斑块,进展期皮损中央硬化变硬,周边呈紫色,非活动期皮损常出现色素沉着。组织病理无基底细胞液化变形及毛囊角栓,真皮浅层仍有弹性纤维,硬化可达脂肪层。硬斑病与硬化性萎缩性苔藓可重叠或共存。

4. 萎缩性扁平苔藓　初期损害为紫红色扁平丘疹,中央渐出现萎缩呈淡白色,外周可见紫红色扁平小丘疹。组织病理具有特征性改变。

【治疗】

局部外用糖皮质激素是女性患者的首选治疗方法,局部外用丙酸氯倍他索后,大部分患者在 2~3 个月内症状得到缓解,且约55%的患者不再需要进一步治疗。长期局部应用强效或超强效糖皮质激素安全有效,可以使女性患者及男性阴茎部位的病变明显得到改善。应用弱效糖皮质激素也可以改善症状,但2/3 的患者需要后续持续治疗。顽固瘙痒、皮损进展明显或局部结痂的患者局部注射糖皮质激素有效。应用糖皮质激素初始治疗后,局部外用润肤剂可以缓解症状[6]。

钙调磷酸酶抑制剂(他克莫司或匹美莫司)局部外用有效,可以作为一种安全的替代治疗方法,特别是儿童患者(尤其是女孩),但远期安全仍需进一步的研究。

一线治疗失败时,生殖器以外的皮损可以试用卡泊三醇(可局部封包治疗)。UVA1 可以作为生殖器外部位的替代治疗方案。部分患者局部进行艾拉光动力治疗有效。泛发性治疗抵抗的患者静脉给予甲强龙联合口服氨甲蝶呤治疗有效。部分患者常规治疗失败后可口服维 A 酸治疗。

手术切除、冷冻 CO_2 激光等用于治疗后遗症及恶变。

【参考文献】

[1] SANDER C S, ALI I, DEAN D, et al. Oxidative stress is implicated in the pathogenesis of lichen sclerosus. Br J Dermatol,2004, 151(3):627-635.

[2] OYAMA N, CHAN I, NEILL S M, et al. Autoantibodies to extracellular matrix protein 1 in lichen sclerosus. Lancet,2003,362 (9378):118-123.

[3] GAO X H, BARNARDO M C, WINSEY S, et al. The association between HLA DR, DQ antigens, and vulval lichen sclerosus in the UK: HLA DRB112 and its associated DRB112/DQB10301/04/09/010 haplotype confers susceptibility to vulval lichen sclerosus, and HLA DRB10301/04 and its associated DRB10301/04/DQB10201/02/03 haplotype protects from vulval lichen sclerosus. J Invest Dermatol,2005,125(5):895-899.

[4] LEE A, BRADFORD J, FISCHER G. Long-term Management of Adult Vulvar Lichen Sclerosus: A Prospective Cohort Study of 507 Women. JAMA Dermatol,2015,151(10):1061-1067.

[5] LEE A, BRADFORD J, FISCHER G. Evidence-based (S3) guideline on (anogenital) lichen sclerosus. JEADV. 2015; 29 (10):e1-e43. J Eur Acad Dermatol Venereol,2017,31(1):e57-58.

[6] CARLSON B C, HOFER M D, BALLEK N, et al. Protein markers of malignant potential in penile and vulvar lichen sclerosus. J Urol,2013,190(2):399-406.

第七节　金黄色苔藓

金黄色苔藓(lichen aureus)是一种慢性、持续性、色素性、紫癜性皮炎,表现为局部浸润的金黄色皮疹,组织病理学上为苔藓样淋巴细胞浸润。

【发病机制】

金黄色苔藓和其他紫癜性皮炎的病因尚不清楚,有报道与家族遗传、血液疾病、肝脏疾病和糖尿病相关。损害好发于下肢尤其是足背和踝部,活动后加重,提示下肢静脉回流不畅、重力和静脉压升高可能与发病有关。某些病例与过敏性接触性变应原有关,如对苯二胺、钴、过氧化苯甲酰、秘鲁香脂和玻璃纤维等。

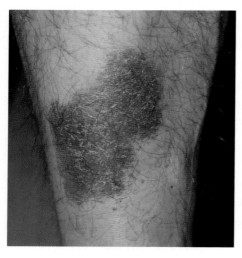

图 23-17 金黄色苔藓。胫前橘红色斑块，界清，表面脱屑

【临床表现】

皮损为突然出现的金黄色或铁锈色针尖大的斑疹或扁平丘疹，呈苔藓样外观，边界清楚，大小不一（图 23-17）。好发于下肢，但全身部位均可受累。常无自觉症状，病程慢性，常持续多年存在，部分可自行消退，某些病例缓慢进展，有个案报道部分患者最终进展为蕈样肉芽肿，因此本病应定期随访[1-2]。

【组织病理】

表皮无明显改变。真皮上部见一宽阔正常的结缔组织区，其下带状炎细胞浸润，主要为淋巴细胞和少量组织细胞，常含有较多的含铁血黄素颗粒。真皮毛细血管数目增多，血管内皮肿胀，血管周围红细胞外渗。附属器周围及神经周围可见炎性浸润[1-2]（图 23-18，图 23-19）。

【诊断和鉴别诊断】

根据典型临床表现和组织病理可诊断。组织学上，通过苔藓样组织反应的密度和明显的噬含铁血黄素巨噬细胞聚集，与色素性紫癜性苔藓样皮病的其他亚型相鉴别。某些病例中，由于致密的带状炎性细胞浸润，组织病理上几乎很难与早期的蕈样肉芽肿相鉴别。

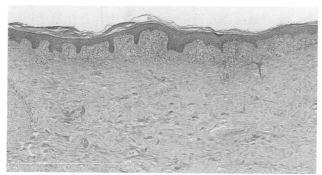

图 23-18 金黄色苔藓。轻度角化过度伴灶性角化不全，基底层液化变性，色素增加，真皮浅层炎症细胞带状浸润（HE 染色，×40）

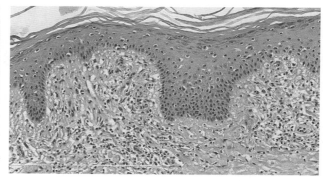

图 23-19 金黄色苔藓。真皮浅层血管增生、扩张，周围炎症细胞浸润（HE 染色，×100）

【治疗】

局部外用糖皮质激素和他克莫司、PUVA 治疗均有效。

【参考文献】

［1］ ZENG Y P，FANG K，MA D L. Lichen aureus：clinicopathological features in a Chinese series. Eur J Dermatol，2016，26（3）：290-294.

［2］ FINK-PUCHES R，WOLF P，KERL H，et al. Lichen aureus：clinicopathologic features，natural history，and relationship to mycosis fungoides. Arch Dermatol，2008，144（9）：1169-1173.

第八节 线 状 苔 藓

线状苔藓（lichen striatus）又称线状苔藓样皮病（linear lichenoid dermatosis），是一种沿 Blaschko 线分布的良性自限性皮肤病。好发于春夏季，多见于 5～15 岁的儿童，也可发生于成人。女性多于男性，约（2～3）∶1，但有学者认为线状苔藓的发病没有性别差异。

【发病机制】

尚不明确，可能与过敏、病毒感染、创伤、暴晒、遗传易感性等因素有关。免疫病理证实坏死角质形成细胞周围围绕着 CD8[+]T 细胞,提示发病与 T 细胞介导的细胞免疫有关。线状苔藓被认为是受外界刺激后导致对异常克隆胚胎的免疫耐受缺失,从而导致 T 细胞介导的炎症反应,属于 T 细胞介导的调节紊乱。

【临床表现】

线状苔藓皮疹多群集,为粉红色、红色或肤色苔藓样扁平丘疹,直径 1~3mm,表面少量细薄鳞屑,丘疹常单侧沿 Blaschko 线排列,局部可相互融合,偶有双侧受累(图 23-20)。主要发生在四肢,少见于躯干、面部和臀部,在脊柱常呈"V"字形,躯干外侧面和前侧呈"S"形排列[1]。常突然发生,可自行缓解至皮损消失。病程各异,2 个月至 10 年以上不等。多无自觉症状,偶有瘙痒[2]。

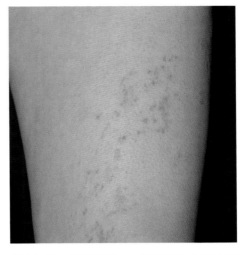

图 23-20 线状苔藓。大腿线状分布红丘疹

线状苔藓的甲损害较少见,可在皮损出现之前、之后或同时出现。表现为甲板变薄或增厚,出现条纹、纵嵴、开裂或甲缺失等。一旦出现甲损害,其皮损恢复时间将延长,甲损害完全可逆。Patrizi 等根据线状苔藓临床表现分为三型。Ⅰ型:甲线状苔藓,表现为甲营养不良、变薄、纵向皱纹状变形、分裂、磨损和甲剥离;主要发生在甲的外侧部,很少发生在内侧部。Ⅱ型:典型线状苔藓,粉红色、红色或肤色,平顶,苔藓样丘疹,有时有鳞屑。Ⅲ型:白色线状苔藓,为色素减退斑和/或丘疹,只有少数典型的淡红色苔藓样丘疹。

【组织病理】

表皮出现海绵形成和细胞内水肿,常伴有淋巴细胞外移和局灶性角化不全。棘层可见散在坏死的角质形成细胞,真皮血管、毛囊周围均有淋巴细胞和空泡改变的组织细胞浸润,偶有嗜酸性粒细胞和浆细胞浸润(图 23-21,图 23-22)。

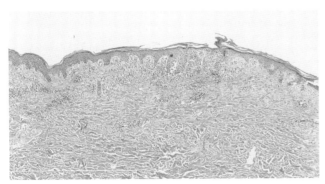

图 23-21 线状苔藓。角化过度伴角化不全,基底层液化变性,真皮浅层淋巴、组织细胞呈带状浸润,真皮中下层血管周围炎症细胞浸润(HE 染色,×40)

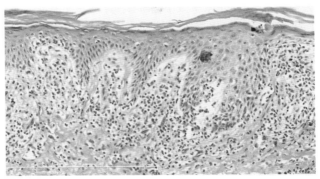

图 23-22 线状苔藓。基底层液化变性,真皮浅层淋巴、组织细胞呈带状浸润(HE 染色,×100)

甲组织病理:甲基质上皮细胞出现胞吐作用,轻微海绵变性,局灶性增生和角化不良细胞。近端甲襞、甲床和甲基质真皮带状淋巴细胞和组织细胞浸润。

【诊断和鉴别诊断】

根据病史、突然出现线状皮疹及组织病理变化进行诊断。需与下列疾病相鉴别:

1. 炎症性线状表皮痣 多在出生时已存在,不会自行消退,病情常反复加重和缓解,病理为表皮突过度增生而无炎性浸润。

2. 毛囊角化病 好发于皮脂溢出部位,常对称分布,表现为毛囊性小丘疹渐形成疣状斑块,表面油腻性结痂,组织病理显示表皮角化不良、棘层松解呈不规则绒毛改变。

3. 线状扁平苔藓 紫红色扁平丘疹,表面有 Wickham 纹,瘙痒剧烈,70%患者口腔黏膜受累,组织病理有特征性改变。

4. 带状银屑病　为表面覆有银白色鳞屑的红色斑丘疹,Auspitz 征阳性,组织病理有特征性改变而无苔藓样改变,深层血管周围没有炎性浸润。

【治疗】

线状苔藓及其甲损害均有自愈性,无明显自觉症状者,可不予治疗。局部外用糖皮质激素、他克莫司或吡美莫司可加速皮疹消退,效果较好,可明显改善患者的生活质量。有学者应用光动力来治疗糖皮质激素治疗无效的患者,治疗 8 个疗程后痊愈,且无色素减退和色素沉着[3]。

【参考文献】

[1] TAIEB A,EL YOUBI A,GROSSHANS E,et al. Lichen striatus:a Blaschko linear acquired inflammatory skin eruption. J Am Acad Dermatol,1991,25(4):637-642.

[2] PATRIZI A,NERI I,FIORENTINI C,et al. Lichen striatus:clinical and laboratory features of 115 children. Pediatr Dermatol,2004,21(3):197-204.

[3] PARK J Y,KIM Y C. Lichen striatus successfully treated with photodynamic therapy. Clin Exp Dermatol,2012,37(5):570-572.

第九节　毛发苔藓

毛发苔藓(lichen pilaris)又称毛周角化病或毛发角化病(keratosis pilaris),是一种慢性毛囊性角化性皮肤病。病因不明,可能与遗传有关。约有50%的人可发生毛发苔藓,无种族差异,青春期发病率最高,随年龄增长皮疹可逐渐好转[1-2]。

【临床表现】

皮损为针头大小、尖顶的毛囊性丘疹,肤色或淡红色,无炎性反应,外观类似"鸡皮"改变,去掉中心角质可见中央有毳毛穿出或卷曲在内(图 23-23)。皮损局限于四肢,特别是上臂和股外侧,分布对称。损害多时可累及臀部及前臂,甚至面、眉等处,可引起脱毛和局部萎缩。皮疹在冬季干燥时显著。一般无自觉症状。常合并寻常性鱼鳞病、特应性皮炎等。

【组织病理】

毛囊口扩大,内有角栓,其中可含有一根或多根扭曲的毛发,表皮角化过度。真皮可有轻度炎细胞浸润(图 23-24,图 23-25)。

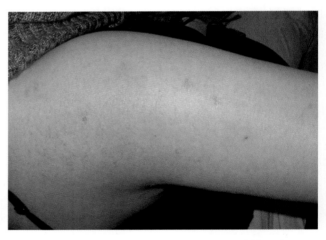

图 23-23　毛发苔藓。上臂密集红色毛囊性丘疹

【诊断和鉴别诊断】

根据上臂外侧和大腿伸侧有毛囊角化性丘疹,伴角栓,去除角栓后见蜷曲的毳毛,好发于青少年,一般可诊断。应与下列毛囊角化性疾病相鉴别。

1. 毛囊性鱼鳞病　多半幼年期发病,皮损为扁平的点状角化物,多分布于四肢伸侧。

2. 维生素 A 缺乏症　无季节变化,皮损为针头至米粒大小干燥而坚实的圆锥形或半球形毛囊性角化性丘疹,类似蟾皮,多见于四肢伸侧,合并维生素 A 缺乏的其他表现,如夜盲、角膜炎、角膜干燥等。

3. 毛发红糠疹　掌跖及头皮有较大片的鳞屑及角化过度,丘疹可融合成斑块,上覆糠秕状鳞屑。手指第一、二指节的背侧常有典型的毛囊角化性丘疹。

4. 小棘苔藓　皮损主要见于颈和臀部外侧,为针头大小的丘疹,每个丘疹顶端有一根丝状角质小棘。常密集成片,界限较清楚。

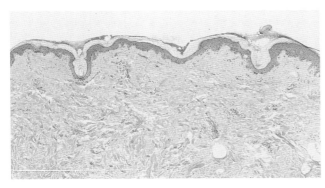

图 23-24　毛发苔藓。毛囊口扩张,角栓形成,真皮浅层血管周围少量炎症细胞浸润(HE 染色,×40)

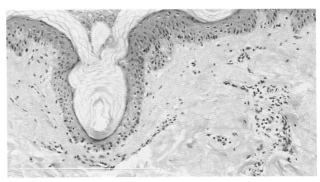

图 23-25　毛发苔藓。显示毛囊角栓(HE 染色,×100)

5. 瘰疬性苔藓　儿童多见,好发于躯干部,为皮肤结核的一种表现,皮损为粟粒大小的毛囊性丘疹,皮疹较大,对称分布,组织病理改变可见结核样结构。

【治疗】

呈慢性经过,预后良好,一般不需治疗。可外用 0.1%维 A 酸软膏、10%~20%尿素霜,皮损干燥时外涂脂性润肤剂。重者口服维生素 A、维生素 E 可减轻症状。

联合应用阿维 A(20mg/次,1 次/d)与 0.1%维 A 酸软膏治疗,疗效确切,短期内效果明显,优于单剂治疗,治疗 4 周时有效率为 64%。随着果酸在皮肤科中的应用日益广泛,局部外用果酸(20%~70%,从可耐受的最低浓度开始)或联合外用维 A 酸取得了明显的效果,但治疗中需个体化,面部治疗时需特别注意避光防晒,同时加强皮肤保湿疗效更佳[3-4]。

【参考文献】

[1] THOMAS M,KHOPKAR U S. Necrobiosis lipoidica：A clinicopathological study in the Indian scenario. Indian Dermatol Online J,2013,4(4):288-291.

[2] HWANG S,SCHWARTZ R A. Keratosis pilaris：a common follicular hyperkeratosis. Cutis,2008,82(3):177-180.

[3] 曾碧冰,杨婷,李俊杰,等. 果酸联合迪维霜治疗毛周角化病疗效观察. 中国美容医学,2014,(23):1988-1989.

[4] 冯杭娜. 羟基乙酸治疗毛周角化病疗效观察. 中国美容医学,2013,22(22):2220-2221.

第十节　小 棘 苔 藓

小棘苔藓(lichen spinulosus)又称小棘毛发性苔藓(lichen pilaris spinulosus),可能是毛发苔藓的一种亚型。病因不清,应用维生素 A 治疗后,症状可好转或痊愈,可能与维生素 A 缺乏有关。

【临床表现】

主要见于男性儿童,很少发生于成人。皮疹为针头大小毛囊性丘疹,肤色或淡红色,顶部中央有一根丝状干燥的角质小棘突起,质地坚硬。皮疹常密集成片,成直径 3~4cm 的圆形斑片,但不融合。好发于颈部、腰部、四肢伸侧,损害成批出现,并对称分布(图 23-26)。无自觉症状或有轻微痒感,身体一般情况好,可自然消退,可复发[1]。

【组织病理】

表皮角化过度;毛囊漏斗部扩大,其中为成层正角化细胞组成的角栓,呈圆锥形的毛囊角栓轻度高出皮肤表面;毛囊周围较为致密的淋

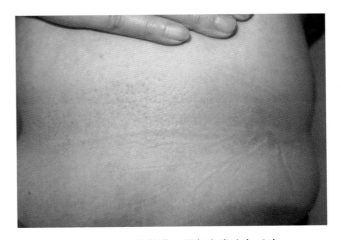

图 23-26　小棘苔藓。腰部多发皮色丘疹

巴组织细胞浸润。

【诊断和鉴别诊断】

根据皮损特点、发病年龄、好发部位进行诊断,需与下列疾病相鉴别。

1. 维生素 A 缺乏症　　无季节变化,皮损为针头至米粒大小干燥而坚实的圆锥形或半球形毛囊性角化性丘疹,类似蟾皮,多见于四肢伸侧,合并维生素 A 缺乏的其他表现,如夜盲、角膜炎、角膜干燥等。

2. 瘰疬性苔藓　　儿童多见,好发于躯干部,为皮肤结核的一种表现,皮损为粟粒大小的毛囊性丘疹,皮疹较大,对称分布,组织病理改变可见结核样结构。

【治疗】

慢性经过,预后良好,可自行消退。内服维生素 A、维生素 E,外用温和的角质溶解剂,如水杨酸软膏、维 A 酸软膏、尿素乳膏,症状可好转或痊愈。

【参考文献】

[1] TILLY J J,DROLET B A,ESTERLY NB. Lichenoid eruptions in children. J Am Acad Dermatol,2004,51(4):606-624.

第十一节　光泽苔藓

光泽苔藓(lichen nitidus)是一种少见的慢性炎症性丘疹性疾病,病因不明,可能是扁平苔藓的一种特殊类型,也可能是毛发苔藓的变型。

【临床表现】

好发于儿童和青少年,无性别和种族差异。皮损为大小一致的针尖至粟粒大小丘疹,圆形或多角形,肤色或淡红色,顶部扁平,表面有光泽,个别皮疹顶部有脐样小凹。皮疹密集成片,但相互之间不融合,也可排列成线状(Koebner 现象)。好发于阴茎、龟头、下腹部、胸部、股内侧和肩胛等处,常不对称分布(图23-27,图23-28)。累及掌跖时为多发、细小、角化过度的丘疹,可融合成弥漫性角化过度性斑块,伴有皲裂。

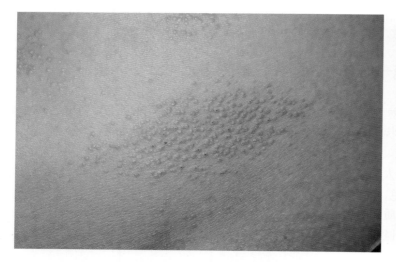

图 23-27　光泽苔藓。腰部密集粟粒大小丘疹

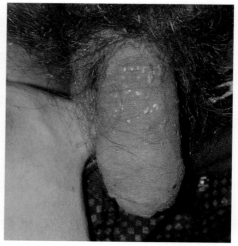

图 23-28　光泽苔藓。阴茎多发丘疹,有光泽

光泽苔藓的一种变异型,称为光化性光泽苔藓(actinic lichen nitidus),在西亚和印度次大陆的黑色人种中已有报道。皮损局限在手背、前臂和项部的光暴露区,与夏季光化性苔藓疹具有相同的临床和组织学改变。

进展缓慢,一般无自觉症状。皮疹可自然消退,也可再发。

【组织病理】

组织病理具有诊断意义。表现为真皮乳头局限性浸润灶,以淋巴细胞和组织细胞为主,两侧表皮突延伸环抱浸润灶而呈抱球状,上方表皮萎缩,角化不全,基底细胞层液化变性(图23-29)。

【诊断和鉴别诊断】

根据皮损特点、好发部位及组织病理进行诊断,但需与下列疾病相鉴别。

1. 扁平苔藓 皮疹较大,紫红色多角形扁平丘疹,可相互融合,瘙痒剧烈,组织病理有特征性改变,可鉴别。

2. 瘰疬性苔藓 多发生于儿童,好发于躯干部。皮疹为粟粒大小的毛囊性丘疹,顶部有少量鳞屑,呈正常皮色或棕红色,表面无光泽,病理组织改变可见结核样结构。

3. 阴茎珍珠状丘疹 发生在冠状沟边缘,针头大小,线状排列整齐。多见于成人。

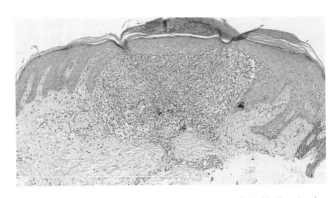

图23-29 光泽苔藓。角化不全,真皮浅层密集的淋巴细胞、组织细胞团块状浸润,两侧表皮突延伸环抱浸润灶而呈抱球状(HE染色,×100)

【治疗】

病程自限性,且无自觉症状,故多无需治疗。局部可使用强效或超强效糖皮质激素缓解瘙痒、消退皮疹。外用他克莫司、吡美莫司亦有效。皮损泛发时,可试用PUVA、UVB治疗[1-3]。

【参考文献】

[1] NAKAMIZO S,KABASHIMA K,MATSUYOSHI N,et al. Generalized lichen nitidus successfully treated with narrowband UVB phototherapy. Eur J Dermatol,2010,20(6):816-817.

[2] TILLY J J,DROLET B A,ESTERLY N B. Lichenoid eruptions in children. J Am Acad Dermatol,2004,51(4):606-624.

[3] PARK J,KIM J I,KIM D W,et al. Persistent generalized lichen nitidus successfully treated with 0. 03% tacrolimus ointment. Eur J Dermatol,2013,23(6):918-919.

(刘永鑫 晋红中)

第二十四章

红斑皮肤病

| HSV | herpes simplex virus | 单纯疱疹病毒 |
| Ig | immunoglobulin | 免疫球蛋白 |

第一节　多形红斑

多形红斑(erythema multiforme)是一种由多种因素(包括 HSV 感染、药物、恶性肿瘤、自身免疫性疾病等)导致的急性免疫介导性疾病,特征性表现为靶形皮损,可累及口腔、眼及生殖器等黏膜部位,常表现为弥漫分布的黏膜红斑、疼痛性糜烂和大疱。多形红斑主要分为两种类型:轻症多形红斑和重症多形红斑。前者是指无黏膜受累的多形红斑;后者则是指伴有黏膜受累的多形红斑。治疗多采用糖皮质激素及抗病毒治疗。

【发病机制】

目前认为多形红斑可能是易感个体在感染时发生的直接免疫反应。单纯疱疹病毒(HSV)是最常见的相关感染病原体。HSV 感染再激活过程中病毒释放入血,被朗格汉斯细胞所吞噬,并将病毒 DNA 片段转移给表皮角质形成细胞,启动炎症级联反应,促进 HSV 感染的角质形成细胞裂解和自体反应性 T 细胞的聚集,这些事件导致表皮受损和炎性细胞浸润[1-2]。

【临床表现】

该病可累及皮肤、黏膜及全身多器官。皮肤受累:靶形皮损是该病的特征性表现,上肢,尤其手背和前臂是最多见受累部位。典型的靶形皮损包括 3 个带区:暗淡的中央区域或水疱、被苍白的水肿环包绕的深红色炎症区域,以及在病变外围边界清楚的红色晕轮(图 24-1~图 24-3)。皮肤受伤部位可见到靶形皮损的同形反应(Koebner)现象。

黏膜表现:严重的黏膜受累是重型多形红斑的表现。病变可累及口腔、眼及生殖器黏膜,常表现为弥漫分布的黏膜红斑、疼痛性溃疡和大疱。其中口腔黏膜受累最常见。

系统症状:系统症状常发生于重型多形红斑患者,轻型患者少见系统症状,常见系统症状包括:发热、乏力、肌肉酸痛等,伴支原体肺炎患者可出现咳嗽等呼吸道症状。

【组织病理】

分为真皮型、表皮型和混合型。真皮型:真皮乳头显著水肿,可形成表皮下水疱,真皮上部血管扩张,血管周围可见淋巴组织细胞浸润。表皮型:多形红斑最早的病理发现是个别角质形成细胞的凋亡[3],呈深红色,核固缩或消失。基底层液化变性,真表皮分离,形成表皮下水疱。混合型:多数病例为真皮、表皮型混合存在,表皮真皮交界处有密集的淋巴细胞浸润和基底细胞液化变性,形成界面皮炎,严重时形成表皮下水疱,表皮水肿,有海绵形成(图 24-4)。

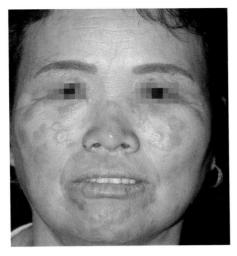

图 24-1 多形红斑。面部多发红斑,边界清

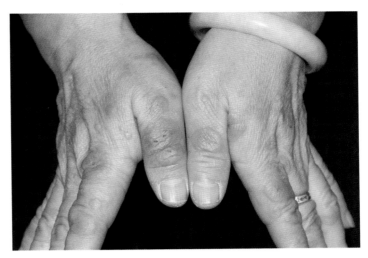

图 24-2 多形红斑。双手钱币大小靶形红斑

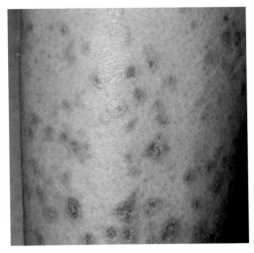

图 24-3 多形红斑。小腿多发靶形红斑

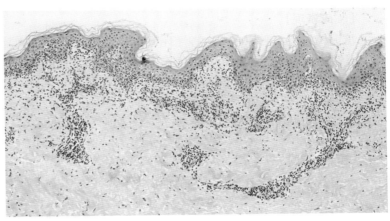

图 24-4 多形红斑。基底层液化变性,真皮浅中层血管周围淋巴细胞及组织细胞浸润,红细胞溢出(HE 染色,×40)

【诊断和鉴别诊断】

根据皮疹多形,有典型的靶形损害,好发于四肢末端,对称分布,有黏膜损害,重症者有发热等全身症状等诊断。需与荨麻疹、Stevens-Johnson 综合征、固定性药疹、亚急性皮肤型红斑狼疮、类天疱疮、副肿瘤性天疱疮、皮肤小血管炎等鉴别。

【治疗】

对于致病原因明确的多形红斑,给予针对性治疗方案,如反复发作的 HSV 相关多形红斑患者,予阿昔洛韦等抗病毒药物治疗。有明确药物所致时,及时停用致敏药物。

轻型多形红斑可口服抗组胺药物。口腔黏膜受累时可应用氟轻松软膏治疗[4]。重型多形红斑伴系统受损时,可系统性应用糖皮质激素,必要时加用免疫抑制剂(如硫唑嘌呤)[5]。难治性慢性多形红斑可尝试应用生物制剂(利妥昔单抗)治疗[6]。

【参考文献】

[1] ONO F,SHARMA B K,SMITH C C,et al. CD34+ cells in the peripheral blood transport herpes simplex virus DNA fragments to the skin of patients with erythema multiforme (HAEM). J Invest Dermatol,2005,124(6):1215-1224.

[2] AURELIAN L,ONO F,BURNETT J. Herpes simplex virus (HSV)-associated erythema multiforme (HAEM): a viral disease

with an autoimmune component. Dermatol Online J,2003,9(1):1.

[3] HOWLAND W W,GOLITZ L E,WESTON W L,et al. Erythema multiforme:clinical,histopathologic,and immunologic study. J Am Acad Dermatol,1984,10(3):438-446.

[4] SCHIFTER M,YEOH S C,COLEMAN H,et al. Oral mucosal diseases:the inflammatory dermatoses. Aust Dent J,2010,55 Suppl 1:23-38.

[5] SAMIM F,AULUCK A,ZED C,et al. Erythema multiforme:a review of epidemiology,pathogenesis,clinical features,and treatment. Dent Clin North Am,2013,57(4):583-596.

[6] HIRSCH G,INGEN-HOUSZ-ORO S,FITE C,et al. Rituximab,a new treatment for difficult-to-treat chronic erythema multiforme major? Five cases. J Eur Acad Dermatol Venereol,2016,30(7):1140-1143.

第二节　离心性环状红斑

离心性环状红斑(erythema annulare centrifugum)是一种反复发作的慢性红斑性疾病,多与感染,如真菌、病毒、细菌、寄生虫、内脏肿瘤有关。好发于成人的四肢、躯干。皮损主要表现为边缘离心性扩展的环状红斑,皮损可持续数天或数月。

【发病机制】

发病具体机制不清楚。可能与真菌、病毒、细菌等微生物代谢产物造成局限性皮肤炎症反应有关,炎症反应促使皮肤局部聚集大量促炎细胞因子和血管活性肽,导致皮肤表现为环形红斑样损害。

【临床表现】

可分为浅表型和深在型离心性环状红斑,浅表型较深在型易复发,且浅表型病程持续时间较短[1]。

浅表型皮损初起表现为粉红色丘疹,随后离心性扩展,中央逐渐消退,可在2周内扩展为6cm甚至更大直径的皮损,皮损边缘轻微隆起如堤状,伴轻微鳞屑,偶见小水泡(图24-5)。皮损消退后可复发新皮损,皮疹好发于四肢、躯干。

深在型皮损边缘常有明显隆起,触之有明显浸润感,通常不伴明显鳞屑。皮损消退后无瘢痕残留,可留有色素沉着。

【组织病理】

表皮可出现轻微棘细胞间水肿和灶性角化不全。真皮浅层血管周围可见不同程度淋巴细胞及组织细胞浸润,形成"袖口样"外观,具有相对特异性(图24-6)。

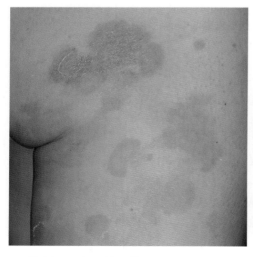

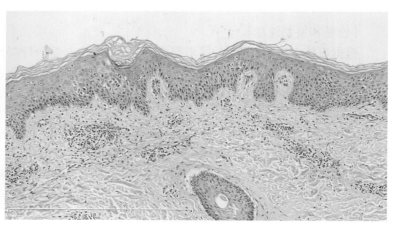

图24-5　离心性环状红斑。臀部、大腿环形红斑,中央消退遗留色素沉着

图24-6　离心性环状红斑。角化过度,棘层细胞内、细胞间水肿,真皮浅层血管周围少许慢性炎症细胞浸润(HE 染色,×100)

深在型病变主要累及真皮,表皮无明显受累,真皮中下层血管周围有单一核细胞浸润。

【诊断和鉴别诊断】

该病多是一种临床反应描述,并不能代表具体临床病理的本质反应[2]。根据临床特点和组织病理学变化,诊断不难。但需与其他反应性环状红斑病以及有环状皮疹的其他皮肤病鉴别,如体癣、银屑病、红斑狼疮、假性淋巴瘤、线状 IgA 大疱性皮病、莱姆病等鉴别。

【治疗】

针对病因,治疗伴发疾病。有时予抗感染、停用致敏药物等,皮损可消退。可给予口服抗组胺药物、维生素 C、钙剂等治疗。皮损不见好转者可用糖皮质激素。部分患者局部外用糖皮质激素或钙调磷酸酶抑制剂有效。

【参考文献】

[1] KIM D H,LEE J H,LEE J Y,et al. Erythema annulare centrifugum:analysis of associated diseases and clinical outcomes according to histopathologic classification. Ann Dermatol,2016,28(2):257-259.

[2] ZIEMER M,EISENDLE K,ZELGER B. New concepts on erythema annulare centrifugum:a clinical reaction pattern that does not represent a specific clinicopathological entity. Br J Dermatol,2009,160(1):119-126.

第三节 慢性游走性红斑

慢性游走性红斑(chronic migratory erythema),又称莱姆病,是一种由各种类型蜱叮咬之后感染伯氏疏螺旋体引起的传染性疾病,皮损表现为蜱叮咬部位出现游走性红斑。可采用抗感染治疗。

【发病机制】

伯氏疏螺旋体进入人体后,螺旋体脂蛋白可激发免疫应答系统,促使巨噬细胞分泌各种细胞因子[1],触发免疫系统中 Th1 细胞应答,淋巴细胞产生针对不同类型的伯氏疏螺旋体抗原的抗体,发生免疫反应,皮肤表现为全身多发红斑皮损。

【临床表现】

局部症状:慢性游走性红斑可分为 3 个临床阶段:局限期、播散期、慢性期。早期主要的皮损表现为蜱叮咬 1~2 周后在叮咬部位出现红斑,红斑边缘不断向外扩展,中央颜色逐渐变淡,如牛眼样外观(图 24-7)。皮损好发于躯干、腋窝、腹股沟等部位,皮损边缘偶有结痂、水疱。播散性皮损一般较小,肿胀程度不明显,通常发生在游走性红斑数天或数周后[2]。

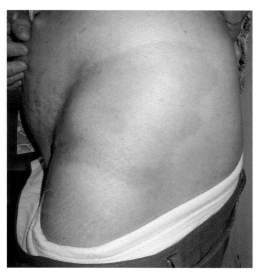

图 24-7 慢性游走性红斑。大腿红色斑片,呈环状,边界清

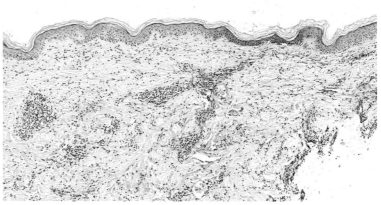

图 24-8 慢性游走性红斑。角质层呈网篮状,基底层点状液化变性,真皮全层血管周围淋巴细胞浸润,少量浆细胞(HE 染色,×40)

系统症状:初期系统症状可表现为急性流感样症状,包括头痛、乏力、发热。疾病进一步发展可累及神经、肌肉与骨骼、心血管、淋巴等系统,出现脑膜炎、面神经麻痹、关节痛、心肌炎、房室传导阻滞、淋巴结病、肝炎、结膜炎等损害。

【组织病理】

组织病理表现无特异性。表皮有多种凋亡细胞,真皮层多表现为嗜酸性粒细胞、浆细胞、巨噬细胞在血管周围浸润。应用特殊染色(银染),可在组织中检测到疏螺旋体(图24-8)。

【诊断和鉴别诊断】

临床诊断:根据蜱接触史及典型临床表现即可诊断。实验室诊断:血清抗体测定是目前诊断的主要方法,但早期皮疹可发生于抗体出现之前,因此抗体阴性不能完全排除本病诊断。从组织及体液中培养、分离病原体阳性率不高,在临床工作中较难普及。需与以下疾病鉴别:深在型离心性环状红斑、丘疹性荨麻疹、丹毒、蜂窝织炎等。

【治疗】

早期局限型及早期播散性轻型:大于8岁儿童及成人首选多西环素100mg(2mg/kg),每12h一次,口服,14~21d。小于8岁儿童可给予阿莫西林500mg,每8h一次,口服,14~28d。

早期播散性重型:出现脑膜炎、神经根病、三度房室传导阻滞等严重损害时,首选头孢曲松。

【参考文献】

[1] MÜLLEGGER R R,MCHUGH G,RUTHAZER R,et al. Differential expression of cytokine mRNA in skin specimens from patients with erythema migrans or acrodermatitis chronica atrophicans. J Invest Dermatol,2000,115(6):1115-1123.

[2] ASBRINK E,HOVMARK A. Comments on the course and classification of Lyme borreliosis. Scand J Infect Dis Suppl,1991,77:41-43.

第四节　持久性色素异常性红斑

持久性色素异常性红斑(erythema dyschromicum perstans),又称灰色皮病,好发年龄为10~30岁,皮损常为不规则缓慢扩大的红斑,后转变为灰色斑片。病理表现可有明显表皮萎缩和色素失禁。

【发病机制】

病因尚不清楚,多认为与过敏原接触或摄入有关,如硝酸铵、肠道寄生虫、杀虫剂等,鞭虫和HIV感染也可能与该病有关[1]。以上各种因素导致细胞介导的免疫反应,出现局限性色素改变。

【临床表现】

发病年龄多为10~30岁,皮疹好发于躯干、四肢和面部,两侧对称地散在分布。皮损为大小不等圆形、卵圆形或形状不规则的丘疹、斑片,直径数毫米至数厘米不等,中央呈灰黑色,周围绕以红色略隆起的边缘,面积逐渐扩展(图24-9~图24-11)。皮损长轴与皮纹线一致,可此消彼长,反复出现。多无明显临床自觉症状,少数患者偶伴轻度瘙痒。皮损可在数月后消退。

【组织病理】

活动期皮损可有明显的表皮萎缩,基底细胞层空泡变性,黑素增多及真皮噬色素细胞增多,真皮上层血管周围单核细胞浸润(图24-12)。

恢复期则皮损基底细胞层无明显水肿改变,真皮中有少量单核细胞浸润及噬色素细胞增多。

【诊断和鉴别诊断】

本病色素沉着呈淡灰色、灰蓝色,境界清楚,活动期红斑边缘隆起或色斑边缘有红晕,诊断不难。需与色素性扁平苔藓、泛发性固定性药疹、色素性荨麻疹、玫瑰糠疹、银质沉着病、梅毒等鉴别。

【治疗】

该病无特效疗法。抗炎、免疫调节对该病有一定治疗效果,口服糖皮质激素、抗生素、大剂量维生素C可能有一定疗效。少数患者应用氯法齐明、氨苯砜治疗有效。如疑与鞭虫感染有关者可行驱虫治疗。儿童患者皮损多可自行消退,且皮损恢复期间避免日晒[2]。外用氢醌类药物疗效不佳。

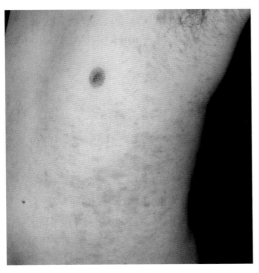

图 24-9 持久性色素异常性红斑。腋下、躯干多发褐色斑疹

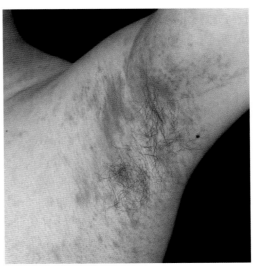

图 24-10 持久性色素异常性红斑。腋下褐色斑疹

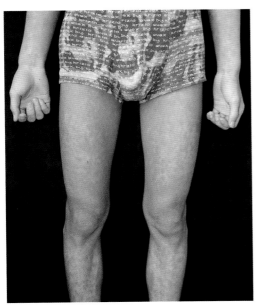

图 24-11 持久性色素异常性红斑。躯干、四肢多发褐色斑疹

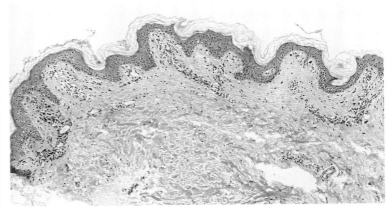

图 24-12 持久性色素异常性红斑。角质层呈网篮状,棘细胞内水肿,基底细胞灶状液化变性,真皮浅层血管周围少量淋巴、组织细胞浸润,可见噬色素细胞(HE 染色,×40)

【参考文献】

[1] SCHWARTZ R A. Erythema dyschromicum perstans: the continuing enigma of Cinderella or ashy dermatosis. Int J Dermatol, 2004,43(3):230-232.

[2] SILVERBERG N B,HERZ J,WAGNER A,et al. Erythema dyschromicum perstans in prepubertal children. Pediatr Dermatol, 2003,20(5):398-403.

第五节 色素性紫癜性皮肤病

色素性紫癜性皮肤病(pigmentary purpuric dermatosis)是一组由毛细血管炎所致以瘀点、紫癜及皮肤色素沉着为特征的慢性皮疹。皮损最常累及下肢。典型病理表现为真皮血管周围单个核细胞炎性浸润、红细胞外渗、含铁血黄素沉积。色素性紫癜性皮肤病的主要亚型包括：Schamberg 病（进行性色素性紫癜）、Majocchi 病（毛细血管扩张性环状紫癜）、Gougerot-Blum 病（色素性紫癜性苔藓样皮炎）、Doucas-Kapetanakis 病（湿疹样紫癜）、金黄色苔藓等。

【发病机制】

机制研究主要涉及血管性异常、细胞免疫、体液免疫三个方面。静脉高压、全身性疾病及药物等损伤毛细血管，使毛细血管管壁破裂，红细胞外渗。血管周围细胞介导的免疫反应也促成了毛细血管损伤和红细胞外渗。病变皮肤内存在 C3、C1q、IgM 或 IgA 血管性沉积物的荧光表现，提示免疫复合物在色素性紫癜性皮肤病发病中具有潜在作用。

【临床表现】

1. Schamberg 病（进行性色素性紫癜）　是色素性紫癜性皮肤病最常见的类型，皮损表现为离散性按压不褪色的红褐色紫癜性斑片，斑片的直径通常为几毫米至数厘米，皮损中央或边缘有"辣椒粉"样斑点。皮损好发于双下肢、大腿和臀部。偶见上肢及全身受累（图 24-13，图 24-14）。

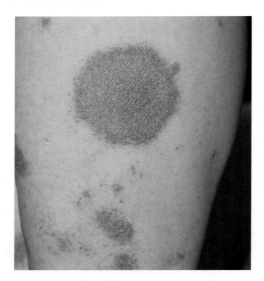

图 24-13　色素性紫癜性皮肤病。小腿红斑，边缘呈胡椒粉样

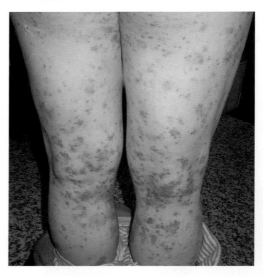

图 24-14　色素性紫癜性皮肤病。双下肢对称性红斑、紫癜

2. Majocchi 病（毛细血管扩张性环状紫癜）　该病表现为按压不褪色的对称性环状紫癜性斑片，并伴点状毛细血管扩张，边缘可见辣椒粉样瘀点。也可能出现线状或弓形斑片，在病损中央偶尔存在皮肤萎缩（图 24-15）。

3. Gougerotand-Blum 病（色素性紫癜性苔藓样皮炎）　可出现多边形或圆形的苔藓样紫癜性小丘疹，皮疹较 Schamberg 病皮疹小，小丘疹可融合成直径为数厘米的红褐色至紫罗兰色斑块。皮损多发生于双下肢，病程往往慢性，但可能出现自发性缓解。

4. Doucas-Kapetanakis 病（湿疹样紫癜）　皮疹通常以成群的、按压不褪色的、针尖大小的红斑疹和少量鳞屑，外观类似于湿疹，常隐匿出现，病程呈波动性，皮损常在数月至 2 年内自行消退。皮损常始于双下肢，可能蔓延至双上肢或躯干，长期摩擦和搔抓后可出现轻度苔藓样变。

5. 金黄色苔藓　表现为锈黄色或金色的苔藓样丘疹或局限性斑片和斑块，最常出现在单侧下肢；双侧受累不太常见。偶有皮损呈节段性、皮区性、沿浅表或深静脉路径走行的特点。

【组织病理】

病理表现包括红细胞外渗、内皮细胞肿胀，血管周围可见淋巴细胞浸润及吞噬了含铁血黄素的巨噬细胞。色素性紫癜性苔藓样皮炎及金黄色苔藓以苔藓样浸润及表皮棘层细胞水肿伴点状角化不全为特点（图 24-16）。

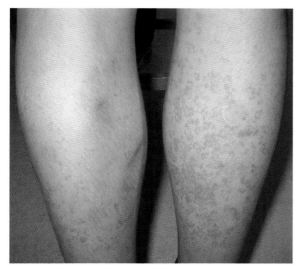

图 24-15　色素性紫癜性皮肤病。双小腿环状红斑、毛细血管扩张

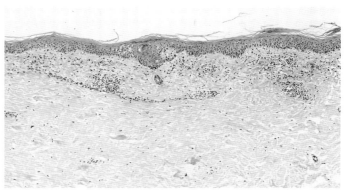

图 24-16　色素性紫癜性皮肤病。角化过度及灶状角化不全,棘细胞间水肿,真皮浅层淋巴、组织细胞浸润,可见色素颗粒(HE 染色,×40)

【诊断和鉴别诊断】

根据典型皮损表现及病理变化,诊断不难。应注意与皮肤白细胞碎裂性血管炎、湿疹、药疹、变应性接触性皮炎、卡波西肉瘤、蕈样肉芽肿等进行鉴别。

【治疗】

局部应用糖皮质激素对部分患者有效。窄谱中波紫外线和补骨脂素加长波紫外线对色素性紫癜性皮肤病有较好的治疗效果。己酮可可碱治疗 Schamberg 病可有部分疗效[1]。

【参考文献】

[1] LEE H W,LEE D K,CHANG S E,et al. Segmental lichen aureus:combination therapy with pentoxifylline and prostacyclin. J Eur Acad Dermatol Venereol,2006,20(10):1378-1380.

（韩大伟　晋红中）

红 皮 病

| CTCL | cutaneaus T-cell lymphoma | 皮肤 T 细胞淋巴病 |
| SSSS | staphylococcal scalded skin syndrome | 葡萄球菌烫伤样皮肤综合征 |

红皮病(erythroderma)又称"剥脱性皮炎"。男性多于女性,儿童至老年人均可发病,但常见于中老年。除皮肤弥漫性潮红、脱屑外,部分患者伴发热、淋巴结肿大、水电解质平衡紊乱、低蛋白血症、心功能不全甚至恶病质等系统性症状,是一种严重的皮肤疾病。儿童红皮病与成人红皮病的病因组成有所不同,本章将分节进行叙述。

第一节　成人红皮病

【发病机制】

成人红皮病(erythroderma of adult)为一种描述性诊断,指红斑累及面积大于全身皮肤面积的90%。常见引起成人红皮病的原因有[1]:①继发于原发皮肤病,常见的有银屑病、湿疹、特应性皮炎等,其他还包括大疱性皮肤病(类天疱疮、落叶型天疱疮、副肿瘤性天疱疮等)、脂溢性皮炎、毛发红糠疹、鱼鳞病、泛发性扁平苔藓、挪威疥、Ofuji 丘疹性红皮病等;②药物过敏:常见致敏药物有抗生素如青霉素、磺胺等,非甾体抗炎药(NSAIDS)类,抗癫痫药,别嘌呤醇等;③肿瘤:淋巴网状系统肿瘤如蕈样肉芽肿/Sezary 综合征、淋巴瘤、白血病等,亦可作为副肿瘤综合征见于其他实体肿瘤中;④特发性红皮病:红皮病原因不明,病程长、疗效差,部分病例可能为早期淋巴瘤或被忽略的药疹。

【临床表现】

红皮病作为一种临床综合征,除具有一些共同的临床特点外,还具有原发基础皮肤疾病的特征性表现[2]。

1. 一般皮肤表现　急性期表现为弥漫性皮肤潮红、肿胀、渗出,鳞屑呈片状结痂(图 25-1);亚急性期渗液及肿胀减轻,鳞屑增多;慢性期皮肤浸润增厚,鳞屑反复剥脱,继发于特应性皮炎的红皮病鳞屑较细小,脂溢性皮炎鳞屑呈糠麸状,药物反应呈剥脱状,落叶型天疱疮的鳞屑有痂皮;恢复期鳞屑减少,红斑变暗,皮肤呈古铜色。慢性红皮病患者常见皮肤苔藓样增厚,可有色素沉着或脱失(图 25-2)。皮肤瘙痒为最常见的主诉,尤以淋巴瘤性红皮病为重。30%的红皮病患者有掌跖角化,常是毛发红糠疹的早期体征,而疼痛及伴有皲裂的皮肤角化常见于 Sezary 综合征。此外,各种原因导致的红皮病均可发生多发性的脂溢性角化,而颜色较浅。

红皮病患者常有黏膜受累,急性期为著,表现为口腔、外阴、尿道口、肛周黏膜充血、肿胀、糜烂、溃疡及眼结合膜炎、角膜炎、睑缘炎、睑外翻等。还可见脱发、顶针样甲(银屑病)、水平脊状甲(特应性皮炎)、甲颜色异常、甲下角化过度、甲下碎片、甲脱落等。

2. 皮肤外表现

(1) 体温调节异常:皮肤血流增加而散热增加,但高体温常见于低体温,多数患者有寒战。

(2) 水肿:常见胫前及足部水肿,药物性红皮病可出现面部水肿。

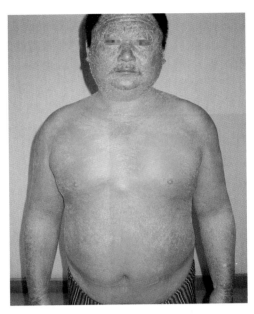

图 25-1 急性期红皮病。全身弥漫性水肿性红斑，表面渗出、结痂、脱屑

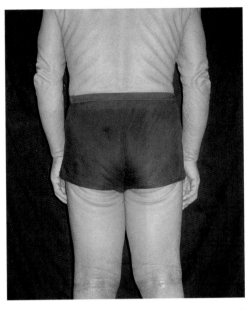

图 25-2 嗜酸性粒细胞增多综合征所致慢性红皮病。全身弥漫性暗红斑，皮肤苔藓样增厚、脱屑

（3）代谢紊乱：皮肤屏障破坏至水分大量蒸发，引起脱水、低血容量、低血钠、低血氯等；大量蛋白质经脱屑而丢失，加之肠道病变吸收减少，出现低蛋白血症；长期大量的热量丧失导致代偿性高代谢状态，最终引起恶病质。

（4）淋巴结、肝、脾大：50%的患者有淋巴结肿大，常见于浅表淋巴结，多为皮病反应性淋巴结炎，而淋巴、单核吞噬细胞系统肿瘤者可侵及胸腹腔淋巴结，出现肿瘤浸润性淋巴结肿大。肝脾大常见于药物过敏及淋巴、单核吞噬细胞系统肿瘤，药物性肝损害可引起黄疸。

（5）血液系统：可有贫血、嗜酸性粒细胞增多，晚期皮肤淋巴瘤患者外周血还可见淋巴细胞、单核细胞增多及 Sezary 细胞。

（6）肾损害：包括肾前性及肾性因素，表现为少尿、血尿、蛋白尿、血肌酐升高等，药物性肾小管坏死可发生急性肾衰竭。

（7）心功能障碍：皮肤血流量增加致心输出量增加，可出现心动过速、心力衰竭等。

（8）肠道病变：红皮病累及肠道时小肠绒毛萎缩而致消化吸收不良、菌群失调，发生脂肪痢等。

（9）内分泌紊乱：男性可有睾丸萎缩、乳房女性化，女性可有月经失调、乳房组织增生。

3. 原发疾病的特异性表现

（1）银屑病：银屑病性红皮病常因局部或系统性糖皮质激素、甲氨蝶呤等药物突然停药，外用焦油等刺激性物质，系统使用抗疟药、锂、特比萘芬等，光疗，包括 HIV 在内的感染，以及妊娠、精神压力、系统性疾病等因素诱发。红皮病发病前常有银屑病典型的红斑、斑块及鳞屑，发展为红皮病后典型皮损消失，但有时仍可见银屑病顶针样甲等典型甲损害，而治疗后又可重新出现典型的银屑病皮损（图 25-3）。

（2）特应性皮炎：经典的特应性皮炎分婴儿期、儿童期、成人期，一般中至重度患者可发展为红皮病，除湿疹样表现外，皮肤干燥及瘙痒明显，可有明显的苔藓样变及表皮剥蚀或痒疹样皮损。

（3）药物反应：药物性红皮病有明确的用药史，起病急、发展快、病程短，常以麻疹样或猩红热样疹起病，足踝等静脉压大的部位可继发紫癜（图 25-4），停药 2~6 周后恢复。

（4）皮肤 T 细胞淋巴瘤：主要为红皮病性蕈样肉芽肿及 Sezary 综合征（图 25-5）。典型的蕈样肉芽肿历经斑片期、斑块期、肿瘤期，病程可达数十年，早期可表现为非曝光部位的鳞屑性红色斑片，边缘不规则，可呈地图形、环形、马蹄形等，伴皮肤异色样改变（皮肤萎缩、毛细血管扩张、色素沉着），少数患者可有风团、紫癜或鱼鳞病样损害，皮损表现多形。斑块期皮损泛发，并浸润发展形成暗红色不规则隆起的斑块，可伴有结节状或不规则浸润,斑块表面常见毛发脱落,时有破溃。肿瘤期皮损常在陈旧性浸润损害的基础上发生,为蕈样乃至半球状肿物,破溃后可留下萎缩性瘢痕。Sezary 综合征表现为伴剧烈瘙痒的红皮病,以红皮病、外周血 Sezary 细胞、泛发性淋巴结病为特征,伴有水肿及大量脱屑、皮肤苔藓样变、疼痛性掌跖皲裂角化、弥漫性脱发、甲营养不良、狮面面容等,其诊断标准包括[3]:①Sezary 细胞绝对值≥1000/ml;②流式细胞计数 CD4/CD8≥10;③PCR 或 DNA 印迹法确定血液中有 T 细胞单克隆。

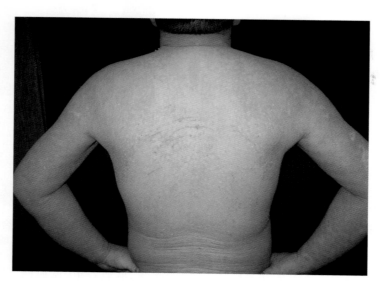

图 25-3　银屑病所致红皮病

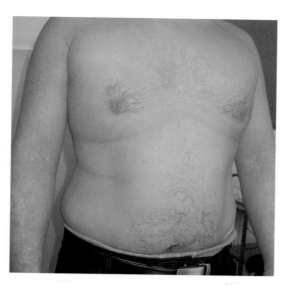

图 25-4　药物所致红皮病

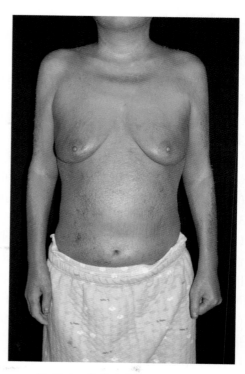

图 25-5　蕈样肉芽肿所致红皮病

（5）毛发红糠疹:初期表现为头皮脂溢性皮炎样改变,数周内迅速进展为红皮病,表现为红斑基础上的毛囊性丘疹,皮损呈橘红色,融合成片,间有边界清楚的正常皮岛,掌跖橘红色蜡样角化过度,可见甲增厚变黄及甲下碎片。

（6）大疱性皮肤病：大疱性皮肤病发展为红皮病的最常见为落叶型天疱疮，其水疱极表浅，易破溃，通常表现为红斑基础上的鳞屑性、结痂性皮肤糜烂，好发于头面、躯干上部等脂溢性部位，再泛发全身形成红皮病，黏膜少有受累。此外，少数副肿瘤性天疱疮、大疱性类天疱疮也可表现为红皮病。

（7）副肿瘤性红皮病：常见于淋巴瘤等淋巴增殖性恶性肿瘤患者中，但也见于肺癌等实体肿瘤患者中，常在病程后期出现，表现为细小鳞屑和弥漫性红斑，皮肤可呈褐色（黑红皮病），除红皮病的表现外，有恶病质及相应的原发肿瘤的表现。

（8）特发性红皮病：约 1/3 的红皮病患者找不到潜在的疾病而归为特发性，常见于老年男性，慢性病程，常有淋巴结肿大、水肿、低体温，治疗反应差，病情反复波动不定。特应性皮炎、药物反应、CTCL 是发病时原因不明的特发性红皮病的常见病因，因此此类患者应长期随访以除外 CTCL。

【组织病理】

总的来说，红皮病的组织病理急性期变现为表皮水肿，有海绵形成及角化不全，真皮水肿明显，血管充血、内皮细胞肿胀，血管周围有淋巴细胞、组织细胞及少量嗜酸性粒细胞浸润；慢性期表现为棘层肥厚，表皮突延长，真皮血管周围慢性炎细胞浸润。除上述非特异表现外，部分红皮病患者具有原发病的组织学特征。

银屑病：60% 银屑病性红皮病呈早期银屑病改变：轻度表皮增生、颗粒层减少或消失、局灶性角化不全、真皮乳头水肿、血管周围及间质中淋巴组织浸润；30% 呈典型银屑病改变：表皮增生、表皮突规则延长、融合性角化不全、颗粒层消失、真皮乳头上延、淋巴组织细胞浸润；10% 呈消退期银屑病改变：轻度表皮增生、颗粒层正常或增厚、真皮乳头纤维化。

特应性皮炎：①急性期：表皮内明显水肿，形成微水疱或大疱，真皮上部血管周围淋巴细胞浸润，并可侵入表皮；②亚急性期：表皮增生，可有角化不全，海绵水肿及淋巴细胞浸润减轻；③慢性期：海绵水肿轻微或没有，表皮规则或不规则的增生更显著，颗粒层可增厚也可变薄。多数病例可见嗜酸性粒细胞浸润。

药物反应：药物反应有多种类型的临床表现，组织学表现也多种多样，表皮可有散在分布的坏死的角质形成细胞，真皮炎症成苔藓样浸润，伴或不伴嗜酸性粒细胞浸润。

皮肤 T 细胞淋巴瘤：红皮病性 CTCL 真皮内可见脑回状单一核细胞及多种炎细胞呈带状或斑片状细胞浸润，表皮可见亲表皮现象及 Pautrier 微脓肿，基底细胞空泡化，但与局限性蕈样肉芽肿相比，其亲表皮性较低，肿瘤细胞形态也较单一[4]。

毛发红糠疹：表皮轻度银屑病样增生，灶性角化过度，过度角化及角化不全在水平和垂直方向上交替出现，真皮浅层血管周围少量淋巴细胞浸润，可见毛囊扩张及角栓。

大疱性皮肤病：落叶型天疱疮：表皮上层棘层松解，直接免疫荧光（DIF）示细胞间 IgG 沉积，间接免疫荧光（IIF）示细胞间荧光；大疱性类天疱疮：表皮下水疱，表皮内及真皮上层嗜酸性粒细胞浸润，DIF 示基底膜带 IgG 及 C3 沉积，IIF 示基底膜带荧光；副肿瘤性天疱疮：基底层上棘层松解，个别角质形成细胞坏死，基底细胞液化变性，表皮内淋巴细胞浸润，DIF 示细胞间及基底膜带 IgG 沉积，IIF 示细胞间及基底膜带荧光，鼠膀胱 IIF 阳性。

特发性红皮病：一般无特异性改变，亚急性皮损可有角化不全、棘层增厚、海绵水肿、真皮乳头水肿及浅层血管周围淋巴细胞浸润，慢性皮损可有角化过度、银屑病样棘层增生、轻度海绵水肿及真皮乳头增厚。

【诊断和鉴别诊断】

红皮病是多种疾病的临床表现，其诊断不难，但结合病史、临床表现及各种辅助检查寻找病因是关键，对原因不明者还需长期随访。

【治疗】

对病因明确者，应针对病因治疗。

银屑病引起者可使用甲氨蝶呤、阿维 A、环孢素及生物制剂，系统性糖皮质激素因停药后易反弹而不推荐使用。

特应性皮炎以外用保湿剂及糖皮质激素、钙调磷酸酶抑制剂为主，可配合光疗，必要时系统使用糖皮质激素、环孢素、甲氨蝶呤等。

药物反应引起者停用致敏药物后 2~6 周内可缓解（除药物超敏反应综合征），病情严重者需系统使用糖皮质激素或静脉注射免疫球蛋白（IVIG）。

皮肤 T 淋巴瘤主要包括皮肤局部治疗（外用糖皮质激素及细胞毒物质、光疗、放疗）、系统化疗、生物免疫调节剂治疗，早期主张局部治疗，系统化疗仅用于进展期伴淋巴结或内脏受累的患者[5]。

毛发红糠疹大多数患者可自然痊愈，口服维 A 酸类药物及外用维生素 D 衍生物有效，严重时可联合甲氨蝶呤治疗；特发性红皮病排除潜在疾患后可口服抗组胺药及外用弱效糖皮质激素，必要时系统使用糖皮质激素，但需注意减药减少复发；大疱性皮肤病以系统性糖皮质激素联合免疫抑制剂治疗为主，必要时可大剂量 IVIG、血浆置换、生物制剂；恶性肿瘤引起者可采用手术、化疗、放疗等。

红皮病是一种威胁生命的全身性疾病，除病因治疗外，营养支持、纠正水电解质失衡及低体温、治疗继发感染也是重要的治疗手段。外用药物应以保护、止痒、消炎为原则，避免使用刺激性药物。

【参考文献】

［1］CESAR A，CRUZ M，MOTA A，et al. Erythroderma. A clinical and etiological study of 103 patients. J Dermatol Case Rep，2016，10（1）：1-9.

［2］ROTHE M J，BERNSTEIN M L，GRANT-KELS J M. Life-threatening erythroderma：Diagnosing and treating the "red man". Clin Dermatol，2005，23（2）：206-217.

［3］RUSSELL-JONES R. Diagnosing erythrodermic cutaneous t-cell lymphoma. Br J Dermatol，2005，153（1）：1-5.

［4］WILLEMZE R，JAFFE E S，BURG G，et al. Who-eortc classification for cutaneous lymphomas. Blood，2005，105（10）：3768-3785.

［5］SUGAYA M，HAMADA T，KAWAI K，et al. Guidelines for the management of cutaneous lymphomas （2011）：A consensus statement by the japanese skin cancer society-lymphoma study group. J Dermatol，2013，40（1）：2-14.

第二节　儿童红皮病

【发病机制】

与成人相比，儿童红皮病（erythroderma of children）常见的病因有免疫缺陷（如 Omenn 综合征）、感染（如葡萄球菌性烫伤样皮肤综合征）、鱼鳞病、炎症性皮肤病（如特应性皮炎、银屑病、婴儿脂溢性皮炎）、药物等[1-2]。

【临床表现】

鱼鳞病：遗传性鱼鳞病可引起新生儿或婴儿的红皮病。非大疱性鱼鳞病样红皮病患者出生时常伴火胶棉膜，数天后发展为红皮病，有泛发的白色细小鳞屑；大疱性鱼鳞病样红皮病患者出生时即有泛发性红斑，其上有浅表水疱及糜烂，随年龄增长水疱及红皮症减轻，而皮肤角化过度显著，屈侧呈沿皮纹的隆起，关节伸侧呈鹅卵石样外观；Netherton 综合征患者多数出生时或出生不久后即出现泛发性红斑及脱屑，通常无火胶棉膜，常伴套叠性脆发、血清 IgE 水平升高及免疫系统失衡，重症患者可表现为持续性鱼鳞病样红皮病，但多数转变为以花环样鳞屑性皮疹为特点的迂回线状鱼鳞病（图 25-6）。

葡萄球菌烫伤样皮肤综合征（SSSS）：主要发生于 6 岁以下儿童，也可见于慢性肾功能不全及免疫抑制的成人。由金黄色葡萄球菌分泌的表皮剥脱毒素与人桥粒黏蛋白 1 结合而致病，因此 SSSS 的临床表现与落叶型天疱疮相似。原发感染灶常位于鼻部、结膜、肚脐，起病前常有发热、皮肤触痛等前驱症状，红斑常起于头部，48h 内迅速蔓延，出现角层下水疱，尼氏征阳性，随后出现表皮剥脱、结痂、上皮重生，愈合后不留瘢痕。

Omenn 综合征：是一种常染色体隐性遗传性严重联合免疫缺陷病，新生儿表现为表皮剥脱性红皮病伴弥散性脱发、肝脾淋巴结肿大、反复感染、白细胞及显著的嗜酸性粒细胞增多、克隆性 T 细胞增加而 B 细胞减少、血清 IgE 水平升高、低丙种球蛋白血症。

特应性皮炎、银屑病及婴儿脂溢性皮炎：特应性皮炎患者表现为四肢伸侧、面部及头皮结痂性湿疹性皮损，尿布区不受累，瘙痒明显；银屑病患者发病较晚，表现为面部、肘膝部境界清楚的银白色鳞屑（图 25-7），尿布区可受累，甲有凹点；脂溢性皮炎患者发病较早，表现为头皮及皮肤皱褶部位油腻性鳞屑性红斑及卫星样丘疹，尿布区受累，无明显瘙痒。

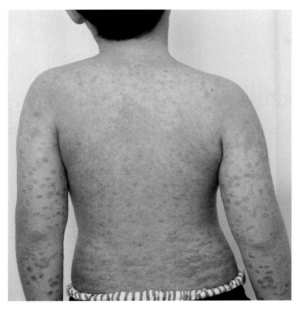

图 25-6　鱼鳞病所致红皮病

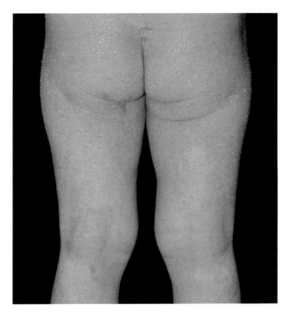

图 25-7　银屑病所致红皮病

【组织病理】

鱼鳞病及 SSSS 的组织病理如下,其余参见成人红皮病[3]。

鱼鳞病:非大疱性鱼鳞病样红皮病可见表皮银屑病样增生、局灶性海绵水肿及角化不全、真皮血管周围少量淋巴细胞浸润;先天性大疱性鱼鳞病样红皮病表现为棘层松解性角化过度、颗粒层显著增厚、基底层上及颗粒层细胞溶解出现表皮内水疱、角质形成细胞空泡化、角蛋白中间丝聚集呈簇,真皮浅层可见血管周围淋巴细胞浸润及轻度组织细胞浸润;Netherton 综合征可见明显角化过度伴角化不全、角层下裂隙、颗粒层较少或缺失、棘层水肿,真皮乳头血管周围淋巴细胞浸润密集或呈带状,毛发呈套叠样脆发。除先天性大疱性鱼鳞病样红皮病外,鱼鳞病样红皮病的组织学表现不具有诊断意义。

SSSS:典型表现为颗粒层内或其下方境界清楚的裂隙,疱内有棘层松解细胞、无或仅少量炎症细胞,真皮浅层缺乏炎症细胞浸润,活检组织革兰氏染色找不到病菌。

【诊断和鉴别诊断】

儿童红皮病的诊断需要详细的个人和家族史、体格检查和恰当的实验室检查,基因检测也有助于诊断。在大多数情况下,皮肤活检可能有助于诊断基础疾病。然而,对于大约 10% 的病例,红皮病的病因不明确。

【治疗】

红皮病儿童应收入院进行评估和治疗,初始处理包括监测水电解质平衡(警惕高渗性脱水)、监测体温、保证充足的营养、预防及治疗皮肤感染、加强皮肤护理等。确定红皮病的基础病因后,在初始处理措施基础上治疗基础疾病,如 SSSS 使用耐 β-内酰胺酶的抗生素治疗至少一周;鱼鳞病可通过定期沐浴及使用润肤剂来进行皮肤护理,严重病例可系统使用维 A 酸类药物;免疫缺陷患儿骨髓移植是目前唯一可用的治愈性方法。

【参考文献】

[1] SARKAR R,GARG V K. Erythroderma in children. Indian J Dermatol Venereol Leprol,2010,76(4):341-347.

[2] FRAITAG S,BODEMER C. Neonatal erythroderma. Curr Opin Pediatr,2010,22(4):438-444.

[3] LECLERC-MERCIER S,BODEMER C,BOURDON-LANOY E,et al. Early skin biopsy is helpful for the diagnosis and management of neonatal and infantile erythrodermas. J Cutan Pathol,2010,37(2):249-255.

(池诚　晋红中)

角化性皮肤病

CTSC	capthasin-C	组织蛋白酶 C
DPPI	dipeptidyl peptidase I	二基肽酶
DPPK	diffuse palmo plantar keratoderma	弥漫性掌跖角化症
DSAP	disseminated superficial actinic porokeratosis	播散性浅表性光线性汗孔角化症
Dsg	desmoglein	桥粒黏蛋白
DSP	disseminated superficial porokeratosis	播散性浅表性汗孔角化症
EKV	erythrokeratodermiavariablis	可变性红斑角化症
EPPK	epidermolytic palmo plantar keratoderma	表皮松解性掌跖角化症
LP	linear porokeratosis	线状汗孔角化症
NEPPK	non-epidermolytic palmo plantar keratoderma	非表皮松解性掌跖角化症
PM	porokeratosis of Mibelli	Mibelli 型汗孔角化症
PP	porokeratosis punctata	点状汗孔角化症
PPPD	Porokeratosis palmaris et plantaris disseminata	掌跖合并播散性汗孔角化症
PUVA	psoralen plus ultraviolet A light	补骨脂素加长波紫外线

第一节　汗孔角化症

　　汗孔角化症(porokeratosis)是一种少见化的慢性皮肤病。皮损特征为一个或多个离心性环状斑,中央呈轻度萎缩,边缘堤状角质围绕。汗孔角化症分类众多,命名复杂,根据其临床表现可以分为 Mibelli 型汗孔角化症,播散性浅表性汗孔角化症(DSP),线状汗孔角化症(LP),点状汗孔角化症(PP),播散性浅表性光线性汗孔角化症(DSAP),掌跖合并播散性汗孔角化症(PPPD),点状汗孔角化症,疣状斑块型、混合型汗孔角化症。根据其累及的范围可以分为局限性(包括斑块型汗孔角化症、线性汗孔角化症、点状汗孔角化症)和播散性(包括播散性浅表性汗孔角化症、播散性浅表性光线性汗孔角化症、播散性掌跖汗孔角化症）。已报道的致病基因包括 *PMVK*、*MVK*[1]、*MVD*、*SLC17A9*、*FDPS* 等。

汗孔角化症组织病理学特征包括表皮角化过度，柱状角化不全，角化不全柱下方的表皮颗粒层变薄，可见角化不良细胞，真皮浅层炎细胞浸润。

汗孔角化症的所有变异型的治疗均不理想，使用润滑剂及角质剥脱剂可以改善症状，可应用糖皮质激素软膏、5-氟尿嘧啶等进行局部治疗。系统应用维 A 酸治疗 PK 有较好的效果，但停药后皮疹常复发。

·Mibelli 型汗孔角化症·

【临床表现】

Mibelli 型汗孔角化症（porokeratosis of Mibelli，PM）（米贝利型汗孔角化症）又称经典型汗孔角化症，1893 年由 Mibelli 首次报道。多儿童期发病，皮疹初始为小的浅褐色角化性丘疹，缓慢向周围扩展形成不规则的环状斑块，边缘堤状隆起。隆起的边缘可以有类似于长城样的细微沟槽，也可以增厚呈堤状。皮损轻度色素减退或色素增加，中央轻微萎缩，缺乏毳毛（图 26-1，图 26-2）。皮疹直径大小可自几毫米至几厘米，数目不等。皮疹可以累及全身皮肤及黏膜，以四肢受累最为常见[2]。

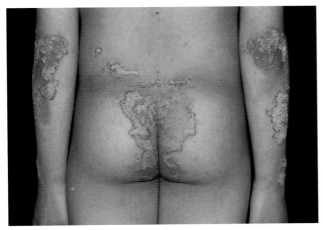

图 26-1 Mibelli 型汗孔角化症。臀部、上肢伸侧角化性红斑块，表面脱屑、结痂

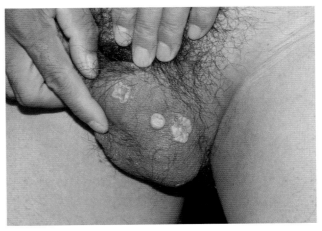

图 26-2 Mibelli 型汗孔角化症。阴囊角化性结节、斑块，边缘稍隆起

【组织病理】

组织病理学上以角化不全柱（也称鸡眼样层板）为特征。表皮角层中存在典型的角化不全柱，其下方颗粒层减少或消失。棘层细胞角化不良或核周空泡化，真皮内毛细血管周围可见慢性炎细胞浸润（图 26-3，图 26-4），免疫组织化学证实浸润的炎细胞主要是辅助 T 淋巴细胞。组织病理上的角化不全细胞柱与皮损边缘的线性环堤状嵴样隆起相对应。

【诊断和鉴别诊断】

诊断依据棕褐色斑片，边缘堤状隆起，中央皮肤正常或轻度萎缩，伴有黏膜受累及组织病理的典型表现可诊断。鉴别诊断包括扁平苔藓、光线性角化症、鲍恩病、疣状汗孔角化、疣状皮肤结核等。

【治疗】

系统用药可采用口服阿维 A 治疗，局部可外用水杨酸、维 A 酸软膏、氟尿嘧啶软膏，也可以采用 CO_2 激光、冷冻及外科磨削治疗。本病有恶变可能，需要定期随访，如怀疑有恶变可能，需及时完善皮肤活检。

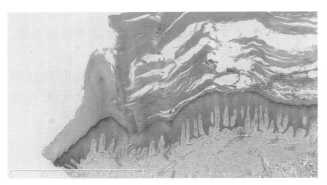 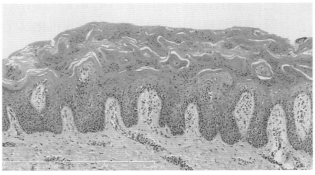

图 26-3   Mibelli 型汗孔角化症。显示角化不全柱（HE 染色,×40）

图 26-4   Mibelli 型汗孔角化症的特殊病理表现。角层内可见多个角化不全柱,与角化不全交替存在,棘层肥厚,皮突延长（HE 染色,×100）

【参考文献】

[1] ZENG K,ZHANG Q G,LI L,et al. Splicing mutation in MVK is a cause of porokeratosis of Mibelli. Arch Dermatol Res,2014,306(8):749-755.

[2] FERREIRA F R,SANTOS L D,TAGLIARINI F A,et al. Porokeratosis of Mibelli—literature review and a case report. An Bras Dermatol,2013,88(6 Suppl 1):179-182.

·播散性浅表性光线性汗孔角化症·

播散性浅表性光线性汗孔角化症(disseminated superficial actinic porokeratosis,DSAP)是 PK 最常见的一种类型,以曝光部位出现大量小的、不规则的中央轻度萎缩,边缘呈嵴状隆起的浅褐色离心性环状斑为特征,日光或紫外光照射可能诱发皮损或使之加重。

【发病机制】

DSAP 致病基因包括 *SLC17A9*、*MVK*、*FDPS*、*PMVK* 基因[1-2]。*MVK* 位于 12q24,包含 10 个编码的外显子及 1 个不编码的外显子。MVK 是戊酸激酶通路的关键酶,对胆固醇及角蛋白的合成起着重要的作用。

【临床表现】

临床上男女发病无差异,多在 20~40 岁发病,夏季重,皮损多发于曝光部位。早期损害为大小不等的圆锥性丘疹,呈褐色和红褐色,顶部常有角栓,角栓脱落后可留下一小凹陷,继而皮损向周边扩大,形成环状、多环状或不规则形边缘稍隆起的角化嵴,中央低平或有轻度萎缩,皮损数目可达 50 个以上。随年龄增长皮损数目可增多,但 50 岁后皮损可逐渐减少和消退。可继发鳞状细胞癌。

【组织病理】

表现类似于 Mibelli 型汗孔角化症,但病理表现较经典型轻微。

【诊断和鉴别诊断】

诊断依据光暴露部位大小不一的斑片,边缘堤状隆起,无黏膜受累,组织病理可见角化不全柱,下方颗粒层消失,真皮内呈慢性炎症浸润,可以诊断 DSAP。鉴别诊断包括萎缩性扁平苔藓、播散性环状肉芽肿、脂溢性角化症和发疹性汗管瘤等。

【治疗】

治疗可试用阿维 A 口服、液氮冷冻、皮损内曲安奈德封闭、外用卡泊三醇软膏和 PUVA 等[3]。

【参考文献】

[1] ZHANG Z, LI C, WU F, et al. Correction: Genomic variations of the mevalonate pathway in porokeratosis. Elife, 2016, 5:e14383.

[2] WANG J,LIU Y,LIU F,et al. Loss-of-function mutation in PMVK causes autosomal dominant disseminated superficial porokeratosis. Sci Rep,2016,6:24226.

[3] SKUPSKY H,SKUPSKY J,GOLDENBERG G. Disseminated superficial actinic porokeratosis:a treatment review. J Dermatol Treat,2012,23(1):52-56.

·播散性浅表性汗孔角化症·

1937 年 Andrews 首次描述了播散性浅表性汗孔角化症(disseminated superficial porokeratosis,DSP),有报道的致病基因为 *FDPS* 基因,DSP 最初的皮损是小的红斑疹或者色素沉着角化斑,中间萎缩,然后扩展成为表浅的环形,边缘如细线,中央有色素沉着(图 26-5)。全身均可发病,发病部位也是本病与 DSAP 的鉴别要点。DSAP 常见于曝光部位,而本病皮疹可以累及全身。

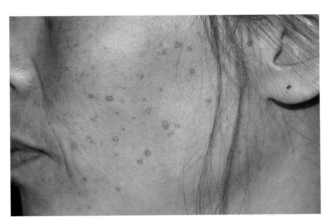

图 26-5　播散性浅表性汗孔角化症。面部多发环形褐色斑疹

第二节　掌跖角化症

掌跖角化症(palmoplantar keratoderma)可以分为遗传性及获得性两种类型,皮损表现为掌跖部位的角化过度斑块。遗传性掌趾角皮症常为常染色体显性遗传,根据皮损形态的不同可以分为弥漫(diffuse palmoplantar keratoderma,DPPK)、局限、条纹状和点状型。DPPK 中最常见,又根据病理表现分表皮松解性掌跖角化症(epidermolytic palmoplantar keratoderma,EPPK[OMIM:144200])和非表皮松解性掌跖角化症(non-epidermolytic palmoplantar keratoderma,NEPPK[OMIM:148067]),后者的发病率为 4.4/100 000。具有遗传异质性,报道过的相关致病基因包括 *KRT9*、*KRT1*、*KRT16*、*AQP5*、*SLURP1*、*KRT6C*、*SERPINB7*、*KRT10* 等。

·弥漫性掌跖角化症·

弥漫性掌跖角化症(diffuse palmoplantar keratoderma,EPPK)是掌跖角化症的一种类型,系常染色体显性遗传。

【发病机制】

弥漫性掌跖角化症致病基因定位于角蛋白(KRT)9 和 KRT1,前者引起的表型较重而后者引起的表型较轻。与 EPPK 相关的 *KRT9* 基因突变集中分布在外显子 1,*KRT9* 基因突变会破坏中间纤维的形成,从而导致 EPPK 的发生,正常角化过度掌跖角化症致病基因定位于 KRT1。当 KRT1 的基因突变位置位于蛋白中间位置时,其突变改变蛋白的稳定性,引起表皮松解性改变,而突变位于氨基末端时则影响角蛋白细丝的相互作用,引起非松解性的病理改变。除此之外,还有 Dsg1 引起弥漫性掌跖角皮症的报道[1]。

【临床表现】

患者出生后 3~12 个月起病,皮疹常对称分布,表现为掌跖部出现淡黄色、质硬、胼胝状的弥漫性角化。有时角质增厚可蔓延至掌跖皮肤侧缘或手足背,常因皮肤弹力消失发生皲裂而引起疼痛,可伴有指节垫、甲板增厚浑浊、指/趾屈曲畸形等[2](图 26-6~图 26-8)。

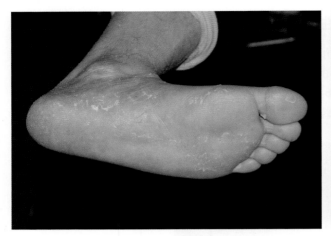

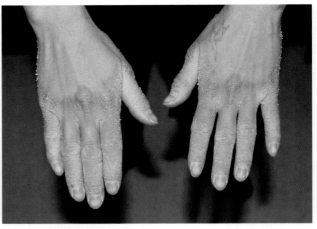

图 26-6　掌跖角化症。足跖弥漫性淡黄色角化斑　　　　图 26-7　表皮松解性掌跖角化症。双手背角化性红斑,边界清,表面脱屑

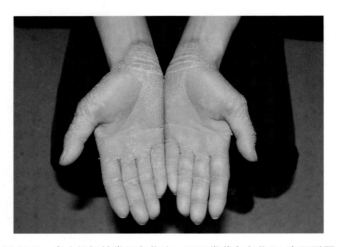

图 26-8　表皮松解性掌跖角化症。双手掌黄色角化斑,表面脱屑

【组织病理】

　　共同的组织病理学特征包括表皮显著角化过度,颗粒层增厚,棘层肥厚,真皮上部轻度炎性细胞浸润。此外,弥漫性表皮松解性掌跖角化组织病理学检查还可见表皮的颗粒层棘细胞层增厚,角质形成细胞核周边形成空泡,颗粒层和棘层上部存在颗粒变性(图 26-9,图 26-10)。

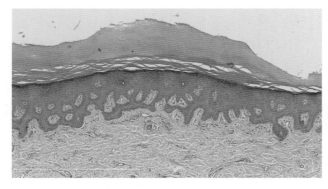

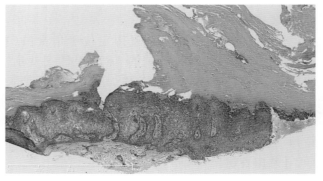

图 26-9　掌跖角化症。显著角化过度,颗粒层增厚,棘层肥厚,皮突延长,相互融合,真皮浅层血管周围少许慢性炎症细胞浸润(HE 染色,×40)

图 26-10　表皮松解性掌跖角化症。显著角化过度,颗粒层增厚,棘层肥厚,可见棘层松解细胞(HE 染色,×40)

【诊断和鉴别诊断】

根据自幼发病、家族史以及掌跖皮肤呈胼胝状等诊断。需与胼胝或胼胝性湿疹及角化型手足癣等鉴别。

【治疗】

目前无特殊治疗方法。口服维A酸类、外用糖皮质激素、维A酸软膏及其他角质剥脱剂可改善症状。

【参考文献】

[1] SAKIYAMA T,KUBO A. Hereditary palmoplantar keratoderma "clinical and genetic differential diagnosis". J Dermatol,2016,43(3):264-274.

[2] LIANG Y H,LIU Q X,HUANG L,et al. A recurrent p. M157R mutation of keratin 9 gene in a Chinese family with epidermolytic palmoplantar keratoderma and literature review. Int J Dermatol,2014,53(8):e375-379.

· 点状掌跖角化症 ·

点状掌跖角化症(punctate palmoplantar keratoderma)是一种特殊类型掌跖角化病,皮疹表现为手足掌部位的点状角化斑块。1910年,由Buschke和Fischer首次报道,1913年Brauer证实其为遗传性皮肤病,又名Buschke-Fisher-Brauer型点状掌跖角化症。目前尚缺乏该病大规模流行病学调查资料,据文献报道的发病率为(1.17~3.3)/10万。

【发病机制】

该病是由编码α-和γ-衔接蛋白-结合蛋白p34(α-and γ-adaptin binding protein p34)的 *AAGAB* 基因突变导致[1]。*AAGAB* 基因位于15q22.33-q23,全长53 708bp,由2个侧翼序列和10个外显子及相应内含子组成[1]。除 *AAGAB* 基因突变外,还有 *COL14A1* 突变导致PPPK发病的报道。

【临床表现】

通常于10~45岁发病,迟于其他类型遗传性掌跖角化病。皮损表现为双手掌和双足跖部进行性增多和增大的角化性丘疹,丘疹剥离后呈火山口样凹陷。随年龄增长,皮损数目更多,分布更广泛,足跖着力部位皮损逐渐相互融合成更大丘疹或斑块。可伴指、趾甲改变如甲缺如、甲营养不良和弯甲等。

【组织病理】

组织病理可见表皮凹陷上方出现明显的角化过度,颗粒层和棘层增生,真皮乳头向上延伸呈乳头瘤样增生,真皮内炎症细胞浸润不明显。

【治疗】

同弥漫性掌跖角化症。

【参考文献】

[1] GIEHL K A,ECKSTEIN G N,PASTERNACK S M,et al. Nonsense mutations in AAGAB cause punctate palmoplantar keratoderma type Buschke-Fischer-Brauer. Am J Hum Genet,2012,91(4):754-759.

· 条纹状掌跖角化症 ·

条纹状掌跖角化症(striate palmoplantar keratoderma)是一种少见的常染色体显性遗传病,皮疹表现为受力部位的条索状角化斑。

【发病机制】

具有遗传异质性,常为常染色体显性遗传,根据突变基因的不同可分为3型:Ⅰ型桥粒芯蛋白-1发生突变,Ⅱ型桥粒斑蛋白发生突变,Ⅲ型角蛋白-1发生突变[1]。

【临床表现】

青春期或成年早期发病,体力劳动后诱发或加重。主要表现为手掌和指掌的线状或环状角化及足跖岛屿状角化过度。皮损多分布于着力部位,有时可累及膝、肘关节的伸侧。在弥漫性掌部角化过度的基础上可出现皲裂。偶可伴有甲纵嵴、甲小皮角化过度、颊黏膜乳头瘤样损害、牙齿异常、羊毛状发和假性断指/趾等。一般不伴发系统受累。

【组织病理】

组织病理改变为非特异性,主要表现为表皮显著角化过度,棘层肥厚,轻度乳头瘤样增生,但无表皮松解性角化过度。电镜下可见角质形成细胞中有紧密堆积的张力微丝和大量的透明角质颗粒。

【诊断和鉴别诊断】

鉴别诊断包括疣状痣和斑块样汗孔角化症。

【治疗】

治疗包括外用角质剥脱剂和手术治疗。

【参考文献】

[1] KAWAI K,FUKUSHIGE T,SAKANOUE M,et al. Striate palmoplantar keratoderma. J Dermatol,2010,37(9):854-856.

·掌跖角化症伴发食管癌·

【临床表现】

掌跖角化症伴发食管癌(palmoplantar keratoderma with esophageal carcinoma)又称 Howell-Evans 综合征,致病基因定位于 17q23 的 *RHBDF2* 基因[1]。儿童至青少年发病,临床表现类似弥漫性掌跖角化症或胼胝,主要累及足底的承重区域,并可能伴有口腔白斑。掌跖角化通常在儿童期(6~15 岁)出现,掌跖部位的损害也可以是局灶性的,常在足跟受压部位出现,有时压迫部位伴有疼痛,长期卧床休息后皮损消失。除掌跖角化外,还可伴有四肢近端的毛周角化,多发性表皮囊肿和口腔黏膜白斑。患者在婴幼儿期即可出现吞咽困难,后期可以伴有食管出血,相关食管癌往往在成年期被诊断出来,可以累及食管狭窄区域、食管移行区域。患者常有食管癌家族史[2-3]。

【组织病理】

皮肤组织病理表现为角化过度,颗粒层和棘层肥厚,未见表皮松解,无海绵水肿形成。黏膜灰白色斑表现为角化不全,棘层肥厚和海绵形成。食管组织病理早期表现为复层鳞状上皮角化过度,晚期可以表现为鳞状细胞癌。

【参考文献】

[1] BLAYDON D C,ETHERIDGE S L,RISK J M,et al. RHBDF2 mutations are associated with tylosis,a familial esophageal cancer syndrome. Am J Hum Genet,2012,90(2):340-346.

[2] LEE Z E,MODIRI A. Images in clinical medicine. Palmoplantar keratoderma associated with esophageal cancer. N Engl J Med, 2012,367(24):e35.

[3] TYLDESLEY W R. Oral leukoplakia associated with tylosis and esophageal carcinoma. J Oral Pathol,1974,3(2):62-70.

·Olmsted 综合征·

Olmsted 综合征(Olmsted syndrome)是最早在 1927 年由 Olmsted 报道的一种常染色体显性遗传性皮肤病,男性患者多见,其致病基因定位于 *TRPV3* 基因,其杂合突变可以导致疾病表型的发生[1]。

【临床表现】

婴幼儿起病,皮疹早期表现为弥漫性掌跖角化增厚斑块,后出现腔口周围红斑、深在性皲裂和指/趾挛缩,后者可致残和自发性断指/趾。腔口周围(尤其是口周和肛周)可见对称性黄褐色角化过度性斑块和丘疹。身体屈侧可有群集性毛囊角化性皮损,以上肢肘窝处最为常见。其他疾病相关的皮肤损害还包括局限性或弥漫性秃发、角膜营养不良、泪囊炎、口腔黏膜白斑、牙齿异常、高频性耳聋、原发性硬化性胆管炎、关节松弛、甲营养不良及掌跖多汗等。

【组织病理】

组织病理改变无特征性。表皮明显角化过度伴有角化不全,棘层肥厚增生,皮突延长,真皮浅层血管周围有少量淋巴细胞浸润。

【诊断和鉴别诊断】

鉴别诊断包括残毁性掌跖角化病、肠病性肢端皮炎、慢性皮肤黏膜念珠菌病、进行性遗传性手足角化病(Meleda 病)、弥漫性掌跖角化病等。

【治疗】

治疗困难。可口服阿维 A、外用尿囊素及维 A 酸乳膏。也可选择对厚层角化斑进行全层手术切除并植皮,以减轻其疼痛及挛缩,并改善其功能。

【参考文献】

[1] EYTAN O,FUCHS-TELEM D,MEVORACH B,et al. Olmsted syndrome caused by a homozygous recessive mutation in TRPV3. J Invest Dermatol,2014,134(6):1752-1754.

·掌跖角化症伴发牙周病·

掌跖角化症伴发牙周病(palmoplantar keratoderma with periodontosis)又称 Papillon-Lefevre 综合征,是一种少见的常染色体隐性遗传病。有近 1/3 患者父母为近亲结婚,发病率为(1~4)/100 万,发病率与性别及种族无关。

【发病机制】

由位于 11q14.2 的组织蛋白酶 C(capthasin-C,CTSC)基因纯合突变或复合杂合突变引起。CTSC 又称二基肽酶(dipeptidyl peptidase I,DPPI),有 7 个外显子,在多形核白细胞、肺泡巨噬细胞、皮肤、肾脏、肝脏、胎盘等组织中高表达。CTSC 可激活颗粒酶,当 CTSC 功能失活时,高表达区的自然杀伤细胞及 T 淋巴细胞缺乏激活的颗粒酶 A 和 B,不能发挥其溶解细胞的功能,从而使机体易感性增加。

【临床表现】

临床表现为出生数月后掌跖部境界清楚的角化性斑块,伴有鳞屑和皲裂,逐步扩展至手足侧缘、手足背、足跟及踝部、肘部、膝部,皮疹对称分布,与正常组织分界清楚,有时有多汗、臭汗。冬季皮损加重。毛发正常或稀疏,少数有甲的改变,表现为甲肥厚、弯曲或发生横沟等。

口腔损害表现为早发性牙周组织破坏(图 26-11),表现为乳、恒牙可正常萌出,但萌出不久发生牙龈红肿、出血、溢脓、口臭、牙齿松动,有深牙周袋形成,牙槽骨吸收,于 3~4 岁出现乳、恒牙过早脱落,其发病顺序与牙齿萌出顺序大致相同。5~6 岁时乳牙相继脱落,创口愈合正常。但是恒牙萌出后,相同的临床症状再次发生,至 14~15 岁时通常出现全口牙缺失。

还可以出现反复发作的皮肤化脓性感染,骨质溶解,蜘蛛样指,特殊的放射线畸形-指锥形变,甲改变(甲萎缩、甲肥厚、弯曲或有横沟发生),沟纹舌,大脑镰和脉络膜丛钙化,生长发育迟滞等症状。

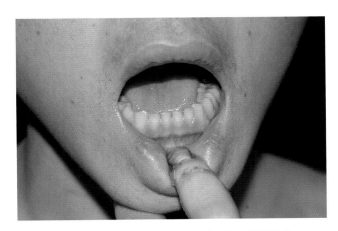

图 26-11　掌跖角化症牙龈损害,并可见甲损害

【诊断和鉴别诊断】

需与掌跖角化症其他类型、银屑病、真菌感染、肢体疼痛症、低磷酸酯酶症、中性粒细胞减少症、青少年牙周病等疾病鉴别。

【治疗】

早期遗传咨询及干预治疗,口腔治疗包括拔除无法保留的乳恒牙,定期口腔洁治,漱口水含漱,必要时联合口服抗生素治疗;皮肤角化可外用角质溶解剂对症治疗,重症者可以采取口服维 A 酸类药物治疗[1]。

【参考文献】

[1] SREERAMULU B,SHYAM N D,AJAY P,et al. Papillon-Lefèvre syndrome：clinical presentation and management options. Clin Cosmet Investig Dent,2015,7:75-81.

·副肿瘤性肢端角化症·

【发病机制】

副肿瘤性肢端角化症(acrokeratosis paraneoplastica)的发生与体内肿瘤病灶相关。可能的发病机制为皮肤与肿瘤存在某种交叉抗原,当肿瘤激活免疫系统导致皮肤发生损害。也可能因为肿瘤细胞的分泌作用,如表皮生长因子、转化生长因子-α和胰岛素样生长因子等导致皮肤过度增殖,从而引起角化过度性皮肤病变。本病是内脏恶性肿瘤特别是喉癌的重要标志,此外,还有上消化道鳞癌、皮肤、泌尿生殖道、乳腺、肝脏、肺癌、口腔恶性肿瘤的报告。

【临床表现】

多见于40岁以上的男性,皮肤症状先于内脏病变数月到数年发生。临床表现为对称性肢端角化性斑块,主要累及手、足、鼻和耳部,较少见于面颈部,少数患者可累及膝、肘、躯干。手足部皮损为境界不清的紫红或红褐色斑,覆以灰白色不易刮掉的角质性鳞屑,如剥除鳞屑有少量出血,但皮损极少有结痂或渗出。皮损一般无特殊自觉症状。面部皮损可以表现为类似脂溢性皮炎样或红斑狼疮样改变;头皮或躯干部损害可以类似银屑病样改变,偶伴有甲损害,表现为甲板增厚、凹陷、横沟、纵嵴、甲下角化过度或甲板毁坏及甲皱襞肿胀和压痛[1]。

【组织病理】

皮损病理为非特异性改变,可见表皮角化过度伴灶性角化不全,棘层轻度肥厚或呈银屑病样增生,真皮浅层血管周围有炎性细胞浸润。

【诊断和鉴别诊断】

诊断依靠典型临床表现及发现系统肿瘤的证据。鉴别诊断包括掌跖角化症、局限性神经性皮炎等。

【治疗】

根据临床表现及病理检查易于诊断,治疗关键在于发现体内肿瘤病灶并积极治疗,患者需定期进行肿瘤筛查,以便早期发现潜在的恶性肿瘤。

【参考文献】

[1] ZARZOUR J G,SINGH S,ANDEA A,et al. Acrokeratosis paraneoplastica（Bazex syndrome）：report of a case associated with small cell lung carcinoma and review of the literature. J Radiol Case Rep,2011,5(7):1-6.

第三节　持久性豆状角化过度症

持久性豆状角化过度症(hyperkeratosis lenticularis perstans,Flegel's disease),是在 1958 年由 Flegel 首先报道的一种少见的角化异常性皮肤病,又称 Flegel 病。有文献报道,可伴糖尿病及甲状腺功能亢进。少数患者有家族史,呈常染色体显性遗传模式。

【临床表现】

发病率无性别差异,30~60 岁发病。皮损好发于下肢,主要累及足背及胫前,也可发生于上肢,也有少数报道发生于大腿、躯干、面部、耳廓及黏膜部位。皮损为多发性、非对称性红棕色角化丘疹,去除鳞屑后遗留红色光泽基底[1]。

【组织病理】

典型皮损的组织病理学改变为塔尖样角化过度、角化不全,表皮萎缩,颗粒层减少或消失,皮损边缘不规则棘层肥厚,真皮乳头水肿,炎症细胞带状浸润或血管周围浸润。

【诊断和鉴别诊断】

需与灰泥角化病、Mibelli 汗孔角化症、Kyrle 病、毛囊角化病等鉴别。

【治疗】

尚无特效治疗方法。外用维 A 软膏、糖皮质激素软膏、卡泊三醇，液氮冷冻等。可联合口服阿维 A 治疗和 PUVA 照射，达到良好的治疗效果。

【参考文献】

[1] CUNHA FILHO R R, ALMEIDA JR HL. Hyperkeratosis lenticularis perstans. An Bras Dermatol, 2011, 86(4 Suppl 1): s76-77.

第四节　进行性对称性红斑角化症

进行性对称性红斑角化症(progressive symmetric erythrokeratodermia)，又称对称性进行性先天性红皮病或 Gottron 综合征。病因未明，常有家族史，可能与常染色体显性遗传有关。

【临床表现】

常在出生后不久发病，但也可延迟至成年后。皮疹表现为固定的、边界清楚的红斑性角化斑块。初期皮疹发生于掌跖部位，以后渐发展至手足背、胫前、肘、膝、臀等处，附有糠秕样鳞屑，皮疹一般较为限局（图 26-12 ~ 图 26-14）。皮疹在青春期波及范围最广，以后可逐渐消退，一般不影响患者整体的健康状况。

【组织病理】

组织病理无特异性，表现为表皮角化过度，伴有角化不全，棘层肥厚，真皮有不同程度的非特异性炎症细胞浸润[1]（图 26-15，图 26-16）。

【诊断和鉴别诊断】

鉴别诊断包括 Meleda 病、进行性掌跖角化症、可变性红斑角皮症及毛发红糠疹等。

【治疗】

无特效治疗方法。针对角化异常、角化过度等临床表现，可给予维 A 酸类药物，内服或外用治疗。对局部角化显著而其他方法治疗无效者，可试用 X 线照射治疗。

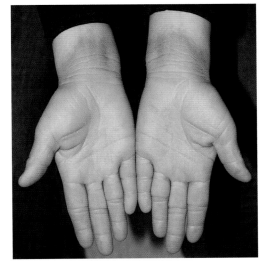

图 26-12　进行性对称性红斑角化症。双手掌角化性红斑，边界清

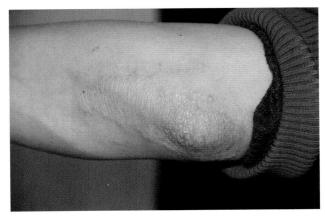

图 26-13　进行性对称性红斑角化症。肘部角化性红斑块

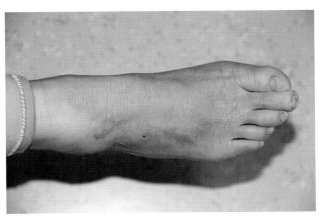

图 26-14　进行性对称性红斑角化症。右足角化性红斑，边界清

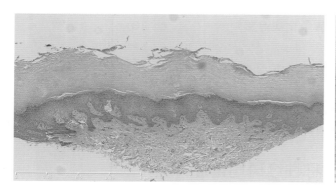

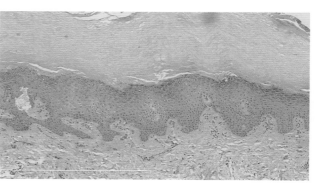

图 26-15　进行性对称性红斑角化症。显著角化过度,颗粒层增厚,棘层肥厚,真皮浅层血管周围少量淋巴、组织细胞浸润(HE 染色,×40)

图 26-16　进行性对称性红斑角化症。显著角化过度,颗粒层增厚,棘层肥厚(HE 染色,×100)

【参考文献】

[1] NIEMI K M,KANERVA L. Histological and ultrastructural study of a family with erythrokeratodermiaprogressivasymmetrica. J Cutan Pathol,1993,20(3):242-249.

第五节　可变性红斑角化症

可变性红斑角化症(erythrokeratodermia variablis,EKV)由 Mendes Da Costa 于 1925 年首次报道,又称 Mendes Da Costa 综合征,是一种罕见的遗传性皮肤病。

【发病机制】

多由分别编码连接蛋白 Cx30.3 和 Cx31 的 *GJB4* 及 *GJB3* 突变所致,部分病例可能由其他基因突变引起。遗传模式多为常染色体显性遗传,也有散发病例、常染色体隐性遗传模式。

【临床表现】

多数患者在出生时或 1 岁内发病。临床表现为可变的片状红斑和相对较固定的角化过度性斑块。片状红斑边界清楚,短时间内(数小时或数天)其形状和其大小可迅速改变。角化过度性斑块一般较固定,边缘锐利,形状不规则。皮疹可以累及四肢伸侧、臀部、腋窝、腹股沟和面部,约半数伴有掌跖角化过度(图 26-17~图 26-19)。皮损一般随年龄的增长而改善,寒冷、气温变化、机械摩擦、压力及其他内在因素均会加重皮损。可以伴有局部色素沉着及多毛症[1]。

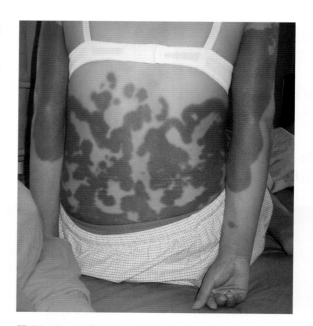

图 26-17　可变性红斑角化症。躯干、上肢红褐色斑片,边界清

【组织病理】

组织病理示表皮角化过度,伴有角化不全,棘层增厚,真皮乳头延长,真皮层有不同程度非特异性炎症细胞浸润。

【诊断和鉴别诊断】

鉴别诊断包括进行性对称性红斑角化症、毛发红糠疹、Netherton 综合征、非大疱性先天性鱼鳞病样红皮症等。

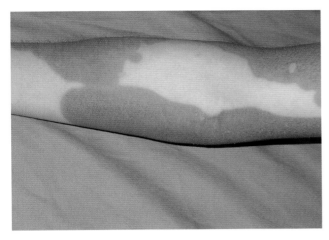

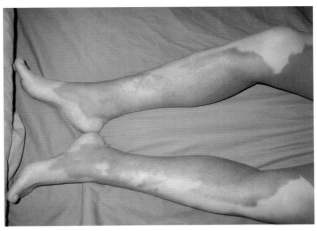

图 26-18　可变性红斑角化症。上肢角化性红斑,边界清

图 26-19　可变性红斑角化症。双下肢对称性红色斑片

【治疗】

外用润滑剂及角质溶解剂如尿素、水杨酸、乳酸、维 A 酸乳膏等,对于泛发全身的患者可口服维 A 酸类药物。

【参考文献】

[1] ISHIDA-YAMAMOTO A. Erythrokeratodermia variabiliset progressiva. J Dermatol,2016,43(3):280-285.

第六节　砷角化病

砷角化病(keratosis arsenical)是慢性砷中毒的皮肤症状之一,是由于摄入过量的砷引起的皮肤疾病,见于饮用含砷量高的水、服用含砷的药物以及职业性接触砷剂的人群。常见的砷暴露源包括使用和生产含砷的杀虫剂(三氧化二砷、亚砷酸钠、亚砷酸钙、砷酸)、灭蚁药和除草剂(二甲基砷酸)、半导体(砷化镓)、矿物燃料燃烧、冶炼/精炼、采矿、药物等。

【临床表现】

慢性砷中毒可引起恶心、呕吐和腹泻,但以贫血和体重减轻为主要症状,可出现多发性神经病变、脑病等。皮损形态多样,可以表现为掌跖角化、躯干角化及脱屑、色素沉着伴色素脱失斑、皮肤及口腔溃疡(图 26-20)。晚期皮损可继发鲍恩病及鳞状细胞癌,也可发生基底细胞癌、Merkel 细胞癌、隆突性皮肤纤维肉瘤、肺癌、肾癌、膀胱癌、肝癌等。肿瘤的发病率为 4%~8%。

砷角化症患者血、尿、发、甲、皮肤组织中的砷含量升高(血砷>7.9μg/L、尿砷>8μg/L、发砷>0.53μg/g、甲砷>1μg/g)[1-2]。

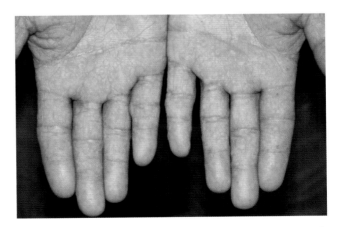

图 26-20　砷角化病。双手掌密集分布的半透明角化性丘疹

【组织病理】

砷角化在组织学上表现为角化不全、角化过度,表皮可见角化不良细胞,真皮上部可见慢性炎性细胞浸润,也可出现真皮的嗜碱性变性(图 26-21,图 26-22)。很少累及附属器上皮。

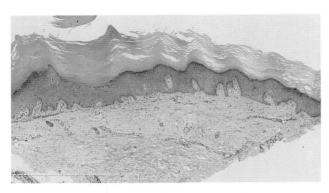

图 26-21　砷角化病。显著角化过度,颗粒层增厚,棘层肥厚,真皮浅层血管周围淋巴、组织细胞浸润(HE 染色,×40)

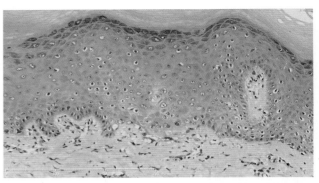

图 26-22　砷角化病。棘层下方部分细胞有异型性(HE 染色,×100)

【诊断和鉴别诊断】

鉴别诊断包括其他角化性皮损类,如寻常疣、掌跖疣、鸡眼、掌跖角化病、脂溢性角化病等;色素异常性疾病,如 Addison 病、Nelson 综合征、POEMS 综合征、泛发性色素异常症等;肿瘤类疾病,如鲍恩病、鳞状细胞癌、基底细胞癌、Merkel 细胞癌、隆突性皮肤纤维肉瘤等。

【治疗】

系统性治疗砷中毒主要为驱砷治疗,可应用二巯基丙磺酸钠、青霉胺、硫代硫酸钠等药物。维 A 酸类药物可减轻色素沉着。维生素 C 和维生素 E 可能具有拮抗砷引起的细胞氧化性应激作用;硒元素能够增强人体排泄砷的能力,也可用于辅助性治疗。慢性砷中毒需要每 6 个月完善全身皮肤检查和全身体格检查。继发鲍恩病及鳞状细胞癌者,行外科手术治疗。

【参考文献】

[1] PRATT M,WADDEN P,GULLIVER W. Arsenic keratosis in a patient from newfoundland and labrador,Canada:case report and review. J Cutan Med Surg,2016,20(1):67-71.

[2] PIMPARKAR B D,BHAVE A. Arsenicosis:review of recent advances. J Assoc Physicians India,2010,58:617-624,629.

第七节　乳头乳晕角化过度症

乳头乳晕角化过度症(hyperkeratosis of nipple and areola)病因不明,发病可能与激素水平改变有关。目前尚无有关基因和遗传方面的研究报道。女性多见,发病年龄通常为 20~30 岁。可累及单侧或双侧,有孕期皮疹加重的报道。男性患者少见,主要见于因前列腺癌使用己烯雌酚治疗的患者。

【临床表现】

临床表现为双侧乳头乳晕疣状增生,角化过度,色素沉着。皮纹加深、加宽,形成暗褐色斑块(图 26-23)。可以分为三型:①由表皮痣向乳头乳晕部位延伸导致,可发生于男性,通常为单侧发病。②伴有鱼鳞病,可为双侧对称发生。③痣样型,不伴有鱼鳞病或表皮痣,临床表现为双侧乳头乳晕对称性皮肤色素加深,乳晕范围扩大,边界清晰,局部浸润,表皮肥厚,粗糙呈疣状的暗褐色斑块,沟纹加深加宽[1]。

【组织病理】

皮损组织病理表现为角化过度,乳头瘤样增生,偶见毛囊角栓形成,表皮突延长,基底层黑素增加,黑素细胞数目正常;真皮血管周围少量淋巴细胞浸润(图 26-24)。

【诊断和鉴别诊断】

鉴别诊断包括慢性干燥性乳头湿疹、局限性乳房 Darier 病等。

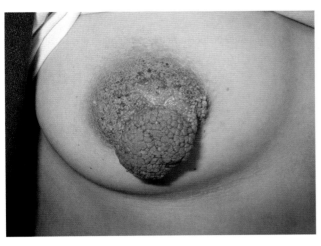

图 26-23 乳头乳晕角化过度症。右乳头乳晕疣状增生,角化过度,色素沉着

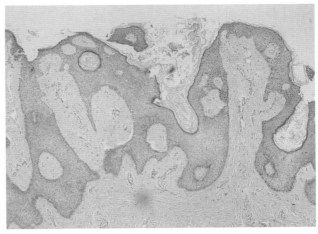

图 26-24 乳头乳晕角化过度症。角化过度,表皮乳头瘤样增生,可见毛囊角栓,皮突延长,基底层色素增加(HE 染色,×100)

【治疗】

外用维 A 酸、角质剥脱剂或卡泊三醇软膏等治疗有一定效果。也可试用二氧化碳激光、冷冻、射频、外科手术治疗。口服阿维 A 及糖皮质激素治疗效果不佳。

【参考文献】

[1] KRISHNAN R S,ANGEL T A,ROARK T R,et al. Nevoid hyperkeratosis of the nipple and/or areola:a report of two cases and a review of the literature. Int J Dermatol,2002,41(11):775-777.

第八节　遗传性半透明丘疹性肢端角化症

遗传性半透明丘疹性肢端角化症(hereditary papulatranslucent acrokeratoderma)是一种常染色体显性遗传病。1973 年 Onwnkw 首先报道,以肢端特异的黄白色、半透明角化丘疹和家族性发病为特征的一种皮肤病,被认为是遗传性点状角化症的一种特殊类型。

【临床表现】

临床表现为手足持续存在的,无症状的,多发的半透明淡黄色群集的扁平丘疹,质硬,表面光滑无鳞屑,可相互融合,以手指关节伸侧为著,指/趾甲多正常(图 26-25)。与特应性体质及家族史相关[1]。

【组织病理】

正角化过度,颗粒层和棘层肥厚,真皮大致正常,无炎症细胞浸润,无毛细血管扩张、无弹力纤维改变。

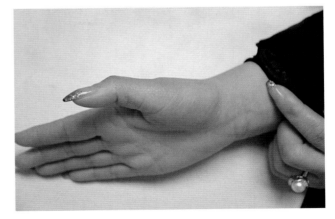

图 26-25 遗传性半透明丘疹性肢端角化症。拇指伸面群集的半透明扁平丘疹,表面光滑。左亚刚提供

【诊断和鉴别诊断】

鉴别诊断包括水源性肢端角化病、扁平疣、疣状表皮发育不良、点状掌跖角化症及疣状肢端角化症等。

【治疗】

治疗以局部治疗为主,多选用角质剥脱剂如水杨酸、维 A 酸软膏。也可以联合口服小剂量阿维 A 进行治疗。

【参考文献】

[1] SRACIC J K,KRISHNAN R S,NUNEZ-GUSSMA J K,et al. Hereditary papulotranslucent acrokeratoderma：a case report and literature review. Dermatol Online J,2005,11(3):17.

（刘佳玮　晋红中）

第二十七章

真皮穿通性皮肤病和弹性纤维疾病

第一节　穿通性疾病

·穿通性毛囊炎·

穿通性毛囊炎(perforating folliculitis)由 Mehregan 于 1968 年首先报道,近年该病报道较少。本病可能与衣物摩擦、化学刺激等相关,产生毛囊漏斗异常角化,毛干滞留在毛囊内,卷曲的毛发产生机械性刺激引起毛囊壁破裂。

【临床表现】

好发于青年人,四肢伸侧和臀部容易受累,典型皮损为毛囊性红色丘疹,约 2~8mm,中央有一可被除去的角栓,皮损不融合,无明显自觉症状。个别患者可合并 HIV 感染[1],或发生在接受 TNF-α 抑制剂治疗类风湿关节炎的患者、来那度胺(lenalidomide)治疗多发性骨髓瘤的患者[2-3]。

【组织病理】

表皮改变主要在毛囊周围,可见毛囊明显扩张,内含角质物、炎细胞碎片、变性的胶原和弹性纤维,邻近的表皮常见假乳头瘤样增生,真皮可见变性的胶原纤维和弹性纤维围绕在毛囊周围。

【诊断和鉴别诊断】

诊断要结合临床和组织病理学的改变,需与反应性穿通性胶原病、匍行性穿通性弹性纤维病、穿通性钙化性弹性纤维瘤、穿通性环状肉芽肿等鉴别(表 27-1)。

表 27-1　五种穿通性疾病的鉴别诊断

疾病	发病情况	好发人群	好发部位	特征皮损	同形反应	穿通物质	相关疾病
穿通性毛囊炎	常见	青年人	四肢、臀部	毛囊性丘疹伴角栓	无	毛发等坏死组织	无
反应性穿通性胶原病							
遗传性	罕见	儿童	手、上肢、创伤处	有脐凹的丘疹伴角栓	常见	胶原纤维	无
获得性	常见	成人					肾病、糖尿病等
匍行性穿通性弹性纤维病	少见	男性(男:女=4:1)	颈部	环状或马蹄形排列的丘疹	少见	弹性纤维	唐氏综合征等

续表

疾病	发病情况	好发人群	好发部位	特征皮损	同形反应	穿通物质	相关疾病
穿通性钙化性弹性纤维瘤	罕见	女性	脐周	角化性丘疹	无	钙化的弹性纤维	肥胖、多次分娩
穿通性环状肉芽肿	罕见	儿童、成人	手、四肢	有脐凹的丘疹伴结痂	无	变性的胶原纤维	无

【治疗】

本病无有效治疗方法,有报道称局部外用别嘌醇、维 A 酸、异维 A 酸、角质剥脱剂等可改善病情[4]。系统应用异维 A 酸、阿维 A 和补骨脂素加长波紫外线(PUVA)治疗也是有效的[1]。

【参考文献】

[1] RUBIO F A,HERRANZ P,ROBAYNA G,et al. Perforating folliculitis:report of a case in an HIV-infected man. J Am Acad Dermatol,1999,40(2 Pt 2):300-302.

[2] GILABERTE Y,COSCOJUELA C,VÁZQUEZ C,et al. Perforating folliculitis associated with tumour necrosis factor-alpha inhibitors administered for rheumatoid arthritis. Br J Dermatol,2007,156(2):368-371.

[3] KUIPER E M,KARDAUN S H. Late onset perforating folliculitis induced by lenalidomide:a case report. Br J Dermatol,2015,173(2):618-620.

[4] WAGNER G,SACHSE M M. Acquired reactive perforating dermatosis. Indian Dermatol Venereol Leprol,2013,11(8):723-729.

· 匐行性穿通性弹性纤维病 ·

本病少见,由 Lutz 于 1953 年首先报告并命名为"匐行性毛囊性角化病",后来 Damment 和 Putkonen 将其命名为匐行性穿通性弹性纤维病(elastosis perforans serpiginosa)并沿用至今。病因不清,部分患者有家族聚集的倾向,提示遗传因素可能参与疾病发生。

【临床表现】

青年人好发,男:女为4:1,典型皮损为正常肤色的角化性丘疹,呈环状或马蹄形排列,中央皮肤正常或轻度萎缩,皮损多局限,颈部最易受累,四肢和面部也可出现皮损,躯干很少累及。病程数月至数年不等,可自行消退。

约 1/3 的患者伴发相关疾病[1],最常见的为唐氏综合征[2],其他疾病包括肢端早老症、弹性纤维假黄瘤、硬皮病、埃勒斯-当洛斯(Ehlers-Danlos)综合征、马方(Marfan)综合征等,部分接受青霉胺治疗的患者或铜缺乏者也会出现本病[3-4]。

【组织病理】

表皮可见一个至数个穿通的管道,管道直行或波纹状,管道内可见变性的弹性纤维,管道两侧表皮棘层增厚,真皮乳头层弹性纤维数量增加。Verhoeff-Van Gieson 染色可将弹性纤维染成褐色或黑褐色,更利于观察弹性纤维穿通的通道,有助于诊断。

【诊断和鉴别诊断】

根据特殊的临床和组织病理学特征,典型病例诊断不难。需与穿通性毛囊炎等其他几种穿通性疾病鉴别(见表 27-1)。要注意的是,由于本病容易合并其他疾病,所以应详细询问病史和家族史,进行全身体检,以排除其他可能并发的疾病。

【治疗】

部分患者皮损可自行消失,泛发的或长久不愈的患者可应用液氮冷冻、三氯醋酸或苯酚局部腐蚀治疗,也可选用维 A 酸类药物局部外用、激光治疗或手术切除[5-6]。

【参考文献】

[1] MEHTA R K,BURROWS N P,PAYNE C M,et al. Elastosis perforans serpiginosa and associated disorders. Clin Exp Dermatol,2001,26(6):521-524.

[2] ESPINOSA P S,BAUMANN R J,VAISHNAV A G. Elastosis perforans serpiginosa,Down syndrome,and moyamoya disease. Pediatr Neurol,2008,38(4):287-288.

[3] LEWIS B K,CHERN P L,STONE M S. Penicillamine-induced elastosis of the mucosal lip. J Am Acad Dermatol,2009,60(4):700-703.

[4] ATZORI L,PINNA A L,PAU M,et al. D-penicillamine elastosis perforans serpiginosa:description of two cases and review of the literature. Dermatol Online J,2011,17(4):3.

[5] VEARRIER D,BUKA R L,ROBERTS B,et al. What is standard of care in the evaluation of elastosis perforans serpiginosa? A survey of pediatric dermatologists. Pediatr Dermatol,2006,23(3):219-224.

[6] HUMPHREY S,HEMMATI I,RANDHAWA R,et al. Elastosis perforans serpignosa:treatment with liquid nitrogen cryotherapy and review of the literature. J Cutan Med Surg,2010,14(1):38-42.

·反应性穿通性胶原病·

反应性穿通性胶原病(reactive perforating collagenosis)是一种以变性的胶原被排出体外为特征的穿通性疾病,由 Mehregan 于 1967 年首先描述,其病因不清,遗传因素、搔抓、创伤等可能与发病相关。

【临床表现】

男女发病率相当,典型皮损为孤立的丘疹,中央有凹陷,充以角质,无明显症状,好发于手部、上肢及外伤部位(图 27-1,图 27-2),同形反应为本病的特征之一,多数患者的皮损在 6~8 周内消退,但容易反复发作。

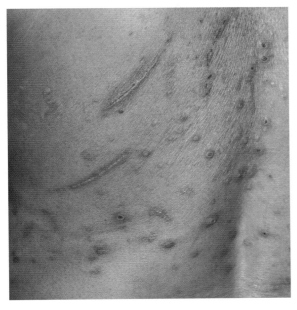

图 27-1　反应性穿通性胶原病。躯干多发红丘疹,中央脐凹,并可见特征性的同形反应

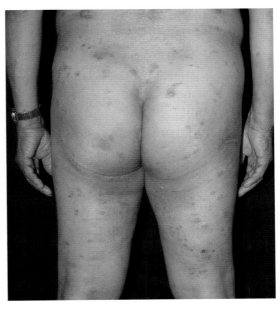

图 27-2　反应性穿通性胶原病。躯干四肢多发红丘疹、结节

分为遗传型和获得型,前者儿童多见,多为常染色体隐性遗传,后者成人多见,多合并其他系统性疾病,包括慢性肾衰竭(尤其是继发于糖尿病性血管病的慢性肾衰)、糖尿病、皮肌炎、肝病、淋巴瘤等[1-3]。

【组织病理】

皮损早期可见表皮增生肥厚,真皮乳头增宽,含有嗜碱性的胶原纤维,真皮浅层淋巴细胞和组织细胞浸润。充分发展的典型皮损可见明显的凹陷呈杯状,内含角栓,角栓由变性的胶原纤维和角化上皮组成,凹陷底部表皮变薄、萎缩,可见嗜碱性胶原束从真皮穿入表皮的管道(图 27-3,图 27-4)。

【诊断和鉴别诊断】

根据典型皮损、同形反应及组织病理学表现可诊断本病。临床上需与丘疹坏死性结核疹、结节性痒疹、多发性角化棘皮瘤鉴别,根据临床表现以及辅助检查容易区别;组织学上需要与其他几种穿通性疾病鉴别(见表 27-1)。

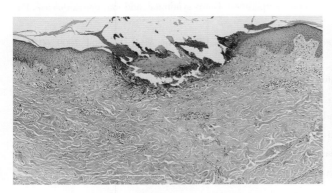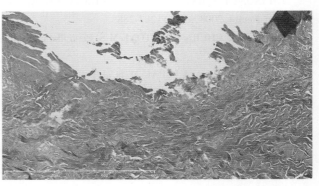

图 27-3 反应性穿通性胶原病。表皮局部坏死,坏死区域可见变性的胶原纤维及炎症细胞(HE 染色,×40)

图 27-4 反应性穿通性胶原病。VG 染色阳性(VG 染色,×100)

【治疗】

本病无有效的治疗方法,如有原发病需积极治疗,皮损瘙痒可对症治疗,针对皮损可选择系统使用或局部外用糖皮质激素、维 A 酸类药物[4-5]、四环素[4]、光疗(PUVA 和 NB-UVB)[6]以及手术[4]等治疗。

【参考文献】

[1] KARPOUZIS A,GIATROMANOLAKI A,SIVRIDIS E,et al. Acquired reactive perforating collagenosis:current status. J Dermatol,2010,37(7):585-592.

[2] CHHABRA N,SHARMA S. Acquired reactive perforating collagenosis. Skinmed,2013,11(5):318-319.

[3] AMANO H,NAGAI Y,KISHI C,et al. Acquired reactive perforating collagenosis in dermatomyositis. J Dermatol,2011,38(12):1199-1201.

[4] KANDHARI R,SHARMA V,RAMESH V,et al. Familial reactive perforating collagenosis in three siblings. Indian J Dermatol Venereol Leprol,2014,80(1):86-87.

[5] BHAT Y J,MANZOOR S,QAYOOM S,et al. Familial reactive perforating collagenosis. Indian J Dermatol,2009,54(4):334-337.

[6] MII S,YOTSU R,HAYASHI R,et al. Acquired reactive perforating collagenosis successfully treated with narrow-band ultraviolet B. Acta Derm Venereol,2009,89(5):530-531.

第二节 弹性纤维疾病

·弹性纤维瘤·

弹性纤维瘤(elastofibroma),又称背部弹性纤维瘤(elastofibroma dorsi),是一种成纤维细胞/肌纤维细胞源性软组织肿瘤,由 Jarvi 和 Saxen 于 1961 年首次报道。病因不清,可能与染色体不稳定、基因表达异常、机械摩擦、弹性纤维退行性变等因素相关,目前关于本病是一种结缔组织相关的真性肿瘤,还是一种机体反应性的假性肿瘤尚无定论[1]。

【临床表现】

本病少见,中老年女性好发,尤以体力劳动者多见,肩胛下角最易受累,少数患者髋部、上肢也可出现皮损。典型表现为皮下肿块,多大于 5cm,质硬且固定。一般无自觉症状,部分患者有疼痛,活动患肢时有"弹响",单侧发病多见,双侧相对较少。

【组织病理】

肿瘤由大量紧密的胶原纤维和粗大的弹性纤维组成,与胶原纤维平行排列的、粗大的弹性纤维形状各异,在肿瘤组织边缘有的呈锯齿状,有的呈串珠状,局部间质有玻璃样变和黏液样变,肿瘤无包膜,与周围结缔组织相连。

【诊断和鉴别诊断】

本病临床不易诊断,主要依靠组织病理检查确诊。需与脂肪瘤、血管瘤、表皮囊肿、项部纤维瘤等鉴别,病理检查在本病中可找到大量胶原束和明显退化的弹性纤维,容易与上述其他疾病区别,必要时可行弹性纤维染色等进行鉴别。如不能行病理检查,影像学检查(如 CT、MRI 或 PET)也有助于鉴别诊断[2-3]。

【治疗】

无症状患者多建议观察,有明显局部症状的、体积大的、影响上肢功能的、表现不典型的患者可行肿瘤的局部切除[4]。考虑其边界与周围组织不清,术中应行组织学检查确定切缘切除干净。手术治疗的近、远期效果良好[5-6]。

【参考文献】

[1] DI VITO A,SCALI E,FERRARO G,et al. Elastofibroma dorsi:a histochemical and immunohistochemical study. Eur J Histochem,2015,59(1):2459.

[2] MALGHEM J,BAUDREZ V,LECOUVET F,et al. Imaging study findings in elastofibroma dorsi. Joint Bone Spine,2004,71(6):536-541.

[3] FANG N,WANG Y L,ZENG L,et al. Characteristics of elastofibroma dorsi on PET/CT imaging with (18)F-FDG. Clin Imaging,2016,40(1):110-113.

[4] KARRAKCHOU B,YAIKOUBI Y,CHAIRI M S,et al. Elastofibroma dorsi:case report and review of the literature. Pan Afr Med J,2017,28:34.

[5] TAMBASCO D,SECCIA A,CIMINO A,et al. Elastofibroma:management and surgical outcome. Ann Ital Chir,2014,85(ePub).

[6] NISHIO J,ISAYAMA T,IWASAKI H,et al. Elastofibroma dorsi:diagnostic and therapeutic algorithm. J Shoulder Elbow Surg,2012,21(1):77-81.

·皮肤松弛症·

皮肤松弛症(cutis laxa),又称泛发性弹性纤维松解症,本病是一种罕见的、以皮肤和/或内脏弹性纤维受累为表现的结缔组织性疾病。

【病因及发病机制】

皮肤松弛症分为遗传性和获得性两种。遗传性皮肤松弛症分为 3 型,包括常染色体显性遗传型、常染色隐性遗传型和 X 连锁隐性遗传型。常染色体显性遗传型的病因为弹性蛋白基因突变[1];常染色体隐性遗传型与 fibulin-4、fibulin-5、ATP6V0A2、PYCR1 基因突变相关[1];X 连锁隐性遗传型的病因是 ATP7A 基因突变,该基因与铜离子的跨膜转运相关[2]。

获得性皮肤松弛症分为 3 型[3],包括局限型、泛发型和 Marshall 综合征(炎症后弹性纤维溶解和皮肤松弛)。病因不明,可能与感染(如梅毒)、炎症性皮肤病(如湿疹,多形红斑和 Sweet 病)、红斑狼疮、皮肤淀粉样变、类风湿关节炎、肾病、多发性骨髓瘤、淋巴瘤、药物(如青霉胺)、肥胖等多种因素相关[4]。获得性皮肤松弛症发病机制不详[3-4]。

【临床表现】

遗传性皮肤松弛症在出生时或婴幼儿期发病,获得性皮肤松弛症常在青春期发病,但其他任何年龄均可发病。

典型皮损表现为皮肤过度松弛,在皱褶处呈悬垂状,类似沙皮狗的皮肤改变,多数患者全身皮肤受累,面颈部皮肤受累者形成特殊面容,称为"忧愁貌"(图 27-5,图 27-6)。

内脏器官受累者可表现为多发性疝气、憩室、肺气肿、支气管扩展、肺心病、主动脉瘤、子宫脱垂、龋齿和骨质疏松等。

常染色体显性遗传型主要为皮肤受累,预后相对较好;常染色体隐性遗传型皮肤和内脏均受累,症状较重,预后差,患者多在年轻时死亡;X 连锁隐性遗传型常见的一个特征性表现是对称性枕骨成角并向尾端突起,故此型又称为枕骨角综合征。

　　获得性皮肤松弛症症状多样,轻则仅有皮肤损害,重则可导致死亡。局限型获得性皮肤松弛症发生在曾有炎症的部位;泛发型皮肤和内脏均可受累,可出现多种并发症;Marshall 综合征不仅有皮肤松弛的表现,还出现荨麻疹样皮损或环状红色丘疹样皮损。

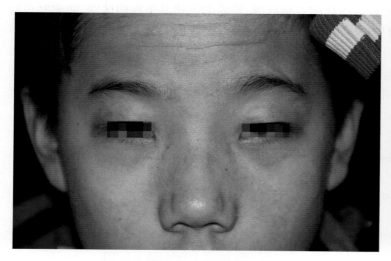

图 27-5　皮肤松弛症。眼睑皮肤松弛

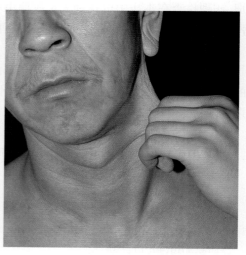

图 27-6　皮肤松弛症。颈部皮肤松弛

【组织病理】

　　典型皮损处表皮正常,真皮弹性纤维明显减少,并出现退行性变,以真皮中部最为明显,弹性纤维染色更易发现异常改变,残留的弹性纤维形态不正常,包括变短、粗细不一,染色均匀呈颗粒状(图27-7)。内脏受累者也有类似真皮弹性纤维的改变。

【诊断和鉴别诊断】

　　根据典型皮损,结合皮损病理改变可诊断本病。需与以下疾病鉴别:

　　1. Ehlers-Danlos 综合征　是一种遗传性结缔组织疾病,特征表现为皮肤弹性过度并非松弛,轻度外伤后易形成淤伤和瘢痕,皮下钙化形成结节。

　　2. 弹性纤维假黄瘤　松弛的皮肤以颈侧、皱褶处明显,有典型的特征性黄色丘疹,常伴眼

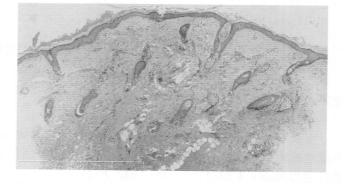

图 27-7　皮肤松弛症。角栓形成,棘层萎缩,基底层色素增加,真皮血管周围少量淋巴细胞及组织细胞浸润(HE 染色,×40)

部、心血管损害,皮损病理表现为弹性纤维变性和钙化。

　　3. 斑状萎缩　表现为松弛性斑片,表面轻度发亮、起皱,直径多小于 1cm,境界清楚,按压后呈袋状凹陷,皮损之间皮肤正常。

　　4. 肉芽肿性皮肤松弛　是一种皮肤 T 细胞淋巴瘤,可见皱褶部位浸润性斑块、皮肤萎缩松弛(图 27-8,图 27-9),组织病理可见异性淋巴细胞浸润和亲表皮现象,伴多核巨细胞,弹性纤维完全消失。

【治疗】

　　本病缺乏有效的治疗手段,也无法阻止疾病进展。手术联合射频、激光或填充技术可能有效[3,5]。氨苯砜可成功用于控制本病受累皮肤的急性肿胀。针对临床表现积极对症处理,减轻患者痛苦。

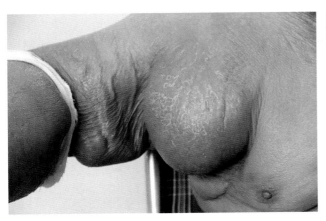

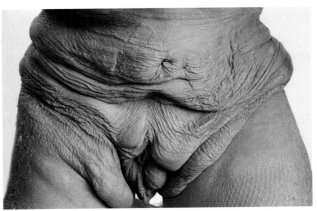

图 27-8　肉芽肿性皮肤松弛症。显示肿瘤和皮肤松弛

图 27-9　肉芽肿性皮肤松弛症。皱褶部位皮肤松弛

【参考文献】

[1] MORAVA E,GUILLARD M,LEFEBER D J,et al. Autosomal recessive cutis laxa syndrome revisited. Eur J Hum Genet,2009,17(9):1099-1110.

[2] MOHAMED M,KOUWENBERG D,GARDEITCHIK T,et al. Metabolic cutis laxa syndromes. J Inherit Metab Dis,2011,34(4):907-916.

[3] BERK D R,BENTLEY D D,BAYLISS S J,et al. Cutis laxa:a review. J Am Acad Dermatol,2012,66(5):842. e1-17.

[4] RIGOPOULOS D,LARIOS G,KATSAMBAS A. Skin signs of systemic diseases. Clin Dermatol,2011,29(5):531-540.

[5] MOHAMED M,VOET M,GARDEITCHIK T,et al. Cutis Laxa. Adv Exp Med Biol,2014,802:161-184.

·弹性纤维性假黄瘤·

弹性纤维性假黄瘤(pseudoxanthoma elasticum),又称 Gronblad-Strandberg 综合征,是一种广泛的弹性纤维变性相关的系统性疾病,由 Ferdinand-Jean Darier 于 1896 年首次报道。

【病因及发病机制】

本病分为散发型和遗传型,遗传型患者以常染色体隐性遗传多见,少数患者为常染色体显性遗传[1]。

本病发病与位于 16 号染色体短臂的 ABCC6 基因突变相关,发病机制仍不清楚,有人提出代谢假说[2],认为肝脏中 ABCC6 基因产物(即 MRP 蛋白)缺失,引起血液中的钙磷复合物沉积,弹性纤维继发受累;还有人提出细胞假说[3],认为 ABCC6 基因缺失导致矿物质沉积于成纤维细胞等组织脏器的固有细胞,影响细胞的生理功能,导致局部弹性纤维改变。另外,部分患者未出现 ABCC6 基因突变,其发病机制不清楚。

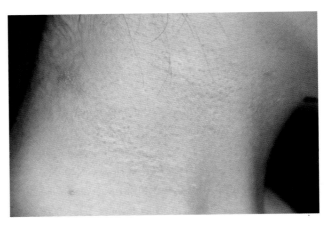

图 27-10　弹性纤维性假黄瘤。颈部多发细小、柔软的淡黄色丘疹

【临床表现】

本病少见,估计发病率为 1:50 000[4],女性容易受累,男:女为 1:2[5],临床表现包括:

1. 皮肤损害　10~20 岁发病,典型皮损是细小、柔软的淡黄色丘疹或斑块,像"拔了毛的鸡皮"样外观,皮损常位于颈侧和皱褶部位(图 27-10),其他部位如口腔、直肠、阴道内也可出现皮损。

2. 眼部损害   16～30岁发病,特征性改变为眼底乳头可见放射状血管样条纹,常双侧出现,还可出现视觉敏感度降低、斑驳状色素沉着、视网膜出血等。

3. 心血管损害   30岁左右发病,表现为心绞痛、动脉硬化、高血压、周围脉搏搏动减弱或消失、小腿痛性痉挛、间歇性跛行等,胃肠道血管受累还会出现胃出血、呕血、便血或黑便,胃部出血可导致死亡。

【组织病理】

皮损的病理改变是表皮正常,真皮中层弹性纤维肿胀、断裂,呈卷曲状或颗粒状,类似"散乱的羊毛",特征性改变是上述变性的弹性纤维出现钙化,Von Kossa染色阳性(图27-11,图27-12)。

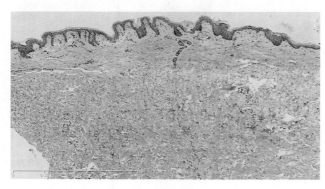

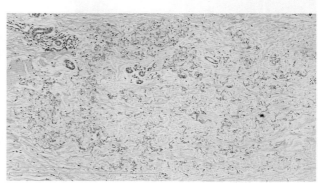

图27-11   弹性纤维性假黄瘤。表皮轻度乳头瘤样增生,真皮中层可见许多断裂的嗜碱性、羊毛状的弹力纤维,与表皮大致平行(HE染色,×40)

图27-12   弹性纤维性假黄瘤。真皮中层可见许多断裂的嗜碱性、羊毛状的弹力纤维(HE染色,×40)

【诊断和鉴别诊断】

依据典型临床表现可诊断,部分患者需要行病理检查确诊。需要与以下疾病鉴别:

弹性纤维假黄瘤样真皮乳头层弹性纤维溶解:皮损表现与本病类似,但无眼部、心血管的改变,组织学上无钙化的弹性纤维。

播散性弹性纤维瘤:皮损分布在曝光部位,表现为面颈部淡黄色斑块,不伴其他系统表现,组织学上可见真皮上1/3出现破碎的嗜碱性纤维或均质化嗜碱性物质。

日光性弹性纤维病:中老年人好发,曝光部位容易受累,表现为淡黄色丘疹、皮肤异色、黄色斑块上出现粉刺和角质囊肿,组织病理可见真皮上部嗜碱性团块,但无钙沉着。

皮肤松弛症:表现为皮肤过度松弛,呈悬垂状或袋状,特征性病理改变为弹性纤维数目减少和退行性变。

【治疗】

本病无有效治疗方法,皮损明显松弛的患者可行手术治疗。口服磷酸盐结合剂氢氧化铝片(凝胶)以阻止磷从肠道吸收,有一定效果。根据临床表现对症治疗,如眼部有症状可口服维生素E。患者的预后取决于眼、心血管、消化系统并发症的严重程度[5]。

【参考文献】

[1] LI Q,JIANG Q,PFENDNER E,et al. Pseudoxanthoma elasticum:clinical phenotypes,molecular genetics and putative patho-mechanisms. Exp Dermatol,2009,18(1):1-11.

[2] JIANG Q,LI Q,UITTO J. Aberrant mineralization of connective tissues in a mouse model of pseudoxanthoma elasticum:systemic and local regulatory factors. J Invest Dermatol,2007,127(6):1392-1402.

[3] QUAGLINO D,BORALDI F,BARBIERI D,et al. Abnormal phenotype of in vitro dermal fibroblasts from patients with Pseudoxanthoma elasticum(PXE). Biochim Biophys Acta,2000,1501(1):51-62.

[4] UITTO J. Rare heritable skin diseases:targets for regenerative medicine. J Invest Dermatol,2012,132(11):2485-2488.

[5] MARCONI B,BOBYR I,CAMPANATI A,et al. Pseudoxanthoma elasticum and skin:Clinical manifestations,histopathology,pathomechanism,perspectives of treatment. Intractable Rare Dis Res,2015,4(3):113-122.

·播散性弹性纤维瘤·

播散性弹性纤维瘤(diffuse elastoma of dubreuilh)是日光性弹性纤维变性综合征中的一种,该综合征是一组疾病,包括播散性弹性纤维瘤、结节性类弹性纤维病、柠檬样皮肤、项部菱形皮肤、耳部弹性纤维性结节、手足胶原斑。

本病与皮肤光老化相关,发病机制仍不清楚,可能与弹性纤维变性相关[1-2]。

【临床表现】

典型临床表现是黄色斑块,边界清楚,多发或单发,皮损多位于面颈部等曝光部位,好发于中老年人和长期户外工作者。

【组织病理】

表皮正常或轻度萎缩,表皮下可见狭窄的胶原带,真皮上1/3可见破碎的嗜碱性纤维样物质,弹性纤维染色阳性。

【诊断和鉴别诊断】

长期曝光的病史、曝光部位出现典型皮损容易诊断本病。主要与胶样粟丘疹鉴别,后者皮损表现为半透明、淡黄色小丘疹,可融合成斑块,针刺破后挤出胶样物质,好发于眶周和颊部,与播散性弹性纤维瘤不同。

【治疗】

首先应采取防晒、避光等预防措施[3-4],如涂防晒霜、戴帽、穿长袖衣物。局限性皮损可试用维A酸类药物治疗,如皮损广泛、严重或影响美观,可采用手术治疗[5]。

【参考文献】

[1] BILAÇ C,ŞAHIN M T,ÖZTÜRKCAN S. Chronic actinic damage of facial skin. Clin Dermatol,2014,32(6):752-762.

[2] KWON O S,YOO H G,HAN J H,et al. Photoaging-associated changes in epidermal proliferative cell fractions in vivo. Arch Dermatol Res,2008,300(1):47-52.

[3] LOWE NJ. An overview of ultraviolet radiation,sunscreens,and photo-induced dermatoses. Dermatol Clin,2006,24(1):9-17.

[4] PATTERSON W M,FOX M D,Schwartz R A. Favre-Racouchot disease. Int J Dermatol,2004,43(3):167-169.

[5] HEDELUND L,WULF H C. Favre-Racouchot disease provoked by UV-A1 and UV-B exposure. Arch Dermatol,2004,140(1):129-131.

·结节性类弹性纤维病·

结节性类弹性纤维病(nodular elastoidosis),又称Favre-Racouchot综合征,由Favre于1932年首先描述,1951年由Racouchot正式命名,本病是日光性弹性纤维变性综合征中的一种,该综合征包括6种疾病,其他疾病见播散性弹性纤维瘤一节。本病与皮肤光老化相关[1],发病机制不清楚[1-2]。

【临床表现】

典型皮损表现为结节,结节表面皮肤增厚、有沟纹且弹性差,其上有较多黑头粉刺和囊肿,皮损主要分布于眶周,尤其好发于颧部、鼻部,其他暴露部位也可受累(图27-13)。

【组织病理】

皮损组织病理改变与播散性弹性纤维瘤基本相同,但可见明显的毛囊口角栓形成。

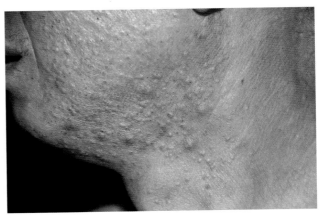

图27-13　结节性类弹性纤维病。下颌多发皮色结节,其上可见黑头粉刺。另见毛囊炎皮疹

【诊断和鉴别诊断】

根据典型皮损及分布部位容易诊断。主要应与弹性纤维性假黄瘤鉴别,后者皮损表现为淡黄色丘疹或斑块,分布于颈侧和皱褶部位,还有眼、心血管方面的损害,皮损病理可见弹性纤维出现钙化。

【治疗】

本病的预防和治疗与播散性弹性纤维瘤相同,避免皮肤长期日晒尤其重要[3-4]。

【参考文献】

[1] FISHER G J, KANG S, VARANI J, et al. Mechanisms of photoaging and chronological skin aging. Arch Dermatol, 2002, 138(11):1462-1470.

[2] KWON O S, YOO H G, HAN J H, et al. Photoaging-associated changes in epidermal proliferative cell fractions in vivo. Arch Dermatol Res, 2008, 300(1):47-52.

[3] PATTERSON W M, FOX M D, Schwartz RA. Favre-Racouchot disease. Int J Dermatol, 2004, 43(3):167-169.

[4] BURNETT M E, HU J Y, WANG S Q. Sunscreens: obtaining adequate photoprotection. Dermatol Ther, 2012, 25(3):244-251.

·手足胶原斑·

手足胶原斑(collagenous plaques of the hands and feet),又称手部退化胶原斑,是日光性弹性纤维变性综合征中的一种,该综合征包括 6 种疾病,其他疾病见播散性弹性纤维瘤一节。本病病因及发病机制不清楚,可能与长期的紫外线照射、慢性压力等因素相关[1]。

【临床表现】

好发于体力劳动者,典型表现为带状分布的半透明丘疹或疣状斑块,皮损呈皮色或淡黄色。好发于手足掌面与背面结合处,最多见于大拇指尖并顺着拇指尺侧面延伸至指根,并继续延伸至示指桡侧面。患者无自觉症状。

【组织病理】

皮损组织病理改变与播散性弹性纤维瘤基本相同。

【诊断和鉴别诊断】

根据典型的临床表现,本病容易诊断。需要与局灶性肢端角化病、遗传性半透明丘疹性肢端角化鉴别,仅依靠临床表现鉴别上述疾病困难,但上述两种疾病的病理表现中真皮胶原纤维和弹性纤维无异常。

【治疗】

本病缺乏有效治疗方法,可试用液氮冷冻,水杨酸、焦油、硝酸银等制剂局部外用。外用或口服维 A 酸类药物可能有效[2],但停药后有复发可能。

【参考文献】

[1] RONGIOLETTI F, BETTI R, CROSTI C, et al. Marginal papular acrokeratodermas: a unified nosography for focal acral hyperkeratosis, acrokeratoelastoidosis and related disorders. Dermatology, 1994, 188(1):28-31.

[2] ABULAFIA J, VIGNALE R A. Degenerative collagenous plaques of the hands and acrokeratoelastoidosis: pathogenesis and relationship with knuckle pads. Int J Dermatol, 2000, 39(6):424-432.

·耳部弹性纤维性结节·

耳部弹性纤维性结节(elastotic nodules of ear)是日光性弹性纤维变性综合征中的一种,该综合征包括 6 种疾病,其他疾病见播散性弹性纤维瘤一节。病因和发病机制不清楚,可能与光老化相关[1]。

【临床表现】

典型皮损表现为白色、群集的小结节,多位于耳轮前角,常双侧发病,好发于老年人,发病前多有长期慢性光照史。无自觉症状。

【组织病理】

表皮可见角化过度,颗粒层和棘层大致正常,基底层细胞色素增加,基底膜下可见正常的狭窄的胶原带,真皮可见大量弹性纤维聚积,夹杂着粗大变性的弹性纤维,胶原纤维排列紊乱,被弹性纤维填充,真皮血管扩张。

【诊断和鉴别诊断】

根据典型部位和皮损表现,诊断不难。需与结节性耳轮软骨皮炎鉴别,后者皮损表现为质硬的结节伴疼痛,结节周围可见炎性边缘,常单侧发病,病理可见胶原纤维均质化和纤维素样坏死,伴炎症细胞浸润。

【治疗】

预防和治疗与播散性弹性纤维瘤相同[1-2]。

【参考文献】

[1] REQUENA L,AGUILAR A,SÁNCHEZ YUS E. Elastotic nodules of the ears. Cutis,1989,44(6):452-454.

[2] CHABRA I,SINGH R. Gouty tophi on the ear:a review. Cutis,2013,92(4):190-192.

·回 状 颅 皮·

回状颅皮(cutis verticis gyrata)是一种头部皮肤过度生长的畸形外观,临床相对少见,由 Alibert 于 1837 年首次报道,1907 年 Unna 首次命名该病并沿用至今。病因及发病机制不明。

【临床表现】

男性好发,男:女约为6:1,青春期开始发病,90%患者在 30 岁前出现皮损,典型表现是头皮增厚、折叠形成迂回的沟纹,头顶最容易受累,枕部其次,头发生长正常(图 27-14)。

分为原发性和继发性。原发性患者可分为特发性和非特发性,前者无明确病因,后者与神经异常、眼部异常相关[1];继发性患者可继发于头皮局部的炎症、肿瘤、外伤、痣等,也可以是某些综合征或系统疾病的表现之一[1-2],如肢端肥大、骨膜增生厚皮症、黏液水肿、结节性硬化、Noonan 综合征、副肿瘤综合征、白血病。

【组织病理】

表皮正常或增厚,真皮可见胶原纤维数量增多,成纤维细胞数量及基质亦可增多(图 27-15)。

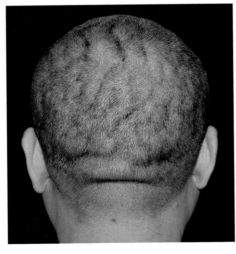

图 27-14　回状颅皮

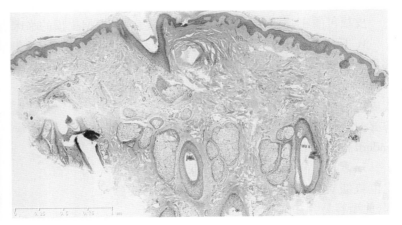

图 27-15　回状颅皮。角栓形成,皮脂腺丰富,真皮浅层血管周围少许慢性炎症细胞浸润(HE 染色,×40)

【诊断和鉴别诊断】

根据典型临床表现,本病容易诊断,必要时结合病理检查。需要与以下疾病鉴别:

1. 脑回状皮内痣　出生即有皮损,5~10 岁皮损突然增大,表现为不对称性斑块,质硬,伴脱发,病理可见痣细胞,这些特点与本病不同。

2. 皮肤松弛症　表现为皮肤松弛,面颈部形成特殊的忧愁面容,牵拉松弛的皮肤,沟纹消失,可与本病鉴别。

3. 骨膜增生厚皮症　头部皮损与回状颅皮相似,皮损累及面部皮肤,伴有手足皮肤增厚和杵状指/趾,回状颅皮不累及面部,且无其他异常表现,可鉴别。

【治疗】

本病主要影响美观,严重的患者可行手术切除并植皮[3-5]。继发于其他疾病的患者需治疗相关疾病。

【参考文献】

[1] HARISH V,CLARKE F. Isolated cutis verticis gyrata of the glabella and nasal bridge:a case report and review of the literature. J Plast Reconstr Aesthet Surg,2013,66(10):1421-1423.

[2] LARSEN F,BIRCHALL N. Cutis verticis gyrata:three cases with different aetiologies that demonstrate the classification system. Australas J Dermatol,2007,48(2):91-94.

[3] ZHAO D,LI J,WANG K,et al. Treating cutis verticis gyrata using skin expansion method. Cell Biochem Biophys,2012,62(2):373-376.

[4] SNYDER M C,JOHNSON P J,HOLLINS R R. Congenital primary cutis verticis gyrata. Plast Reconstr Surg,2002,110(3):818-821.

[5] LAMELAS A M,TAUB P J,SILVER L,et al. Congenital Primary Essential Cutis Verticis Gyrata. Eplasty,2016,16:ic13.

·结缔组织痣·

结缔组织痣(connective tissue nevus),又称胶原瘤,是一种少见的错构瘤,由真皮细胞外基质成分如胶原纤维、弹性纤维或黏多糖等构成,由 Lewandowsky 于 1921 年首先报道。

分类方法很多。通常分为先天性和获得性,先天性包括家族性皮肤胶原瘤、结节性硬化、Proteus 综合征、Buschke-Ollendorff 综合征;获得性包括发疹性胶原瘤、孤立性胶原瘤、孤立性弹性纤维瘤。根据病变的组织结构成分[1],分为胶原纤维型、弹性蛋白型和蛋白多糖型。按照是否合并其他疾病,还可分为不伴其他疾病者和伴其他疾病者。

病因和发病机制仍不清楚,部分患者可能与显性遗传、皮肤细胞缺陷、肿瘤抑制因子如 TSC-1 和 TSC-2 等改变有关[2-4]。

【临床表现】

皮损可散在、群集或线状分布,无自觉症状,根据皮损的临床表现,分为三型:

1. 丘疹型　出生时或出生不久即有,表现为皮色丘疹,簇集呈线状或带状,好发于躯干,尤其是胸背部最易受累。

2. 结节型　儿童期出现,皮损表现为黄色或皮色的结节,表面光滑,散在或融合,好发于臀部,此型容易合并脆性骨硬化或 Buschke-Ollendorff 综合征(播散性豆状皮肤纤维瘤病)。

3. 鲨鱼皮样斑块型　幼儿期出现,表现为皮色或淡黄色斑块,如鲨鱼皮样,好发于腰骶部,此型容易合并结节性硬化或其他综合征。

【组织病理】

表皮正常,真皮中下部和附属器周围胶原纤维数量增多、增粗,呈均质化,弹性纤维可正常、减少或增多,增多时弹性纤维融合呈团块状(图 27-16)。

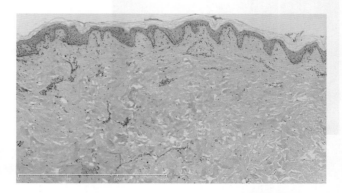

图 27-16　结缔组织痣。表皮不规则增厚,基底层色素增加,真皮胶原纤维增生(HE 染色,×40)

【诊断和鉴别诊断】

根据临床表现和病理改变可诊断本病,由于本病可单发、多发或伴发其他疾病,需注意是否合并其他疾病或作为其他疾病的表现之一。主要与以下疾病鉴别:

1. 浅表脂肪瘤样痣　临床表现与本病相似,病理改变可见真皮浅层出现成熟的脂肪组织,可与结缔组织痣区别。

2. 弹性纤维假黄瘤　皮损表现与本病相似,但好发于颈侧和皱褶部位,伴有眼、心血管损害,皮损组织学上可见弹性纤维断裂、扭曲和钙沉积,可鉴别。

3. 白色纤维性丘疹病　老年人好发,皮损易累及颈项部,尤其是颈两侧,表现为多发性白色丘疹,无融合倾向,与毛囊无关,无系统损害,与本病不同。

【治疗】

一般不需要治疗,影响功能活动或反复形成溃疡病变时可行手术切除[5]。

【参考文献】

[1] UITTO J,SANTA CRUZ D J,EISEN A Z. Connective tissue nevi of the skin. Clinical,genetic,and histopathologic classification of hamartomas of the collagen,elastin,and proteoglycan type. J Am Acad Dermatol,1980,3(5):441-461.

[2] CASTELLANOS-GONZÁLEZ M,PETITI-MARTÍN G,POSTIGO C,et al. Zosteriform connective tissue nevus:a new case report. Actas Dermosifiliogr,2012,103(7):640-642.

[3] CASTELLANOS-GONZÁLEZ M,PETITI-MARTíN G,POSTIGO C,et al. Zosteriform connective tissue nevus:a new case report. Actas Dermosifiliogr,2012,103(7):640-642.

[4] CHI C C,WANG S H,LIN P Y. Combined epidermal-connective tissue nevus of proteoglycan(a type of mucinous nevus):a case report and literature review. J Cutan Pathol,2009,36(7):808-811.

[5] XAVIER-JÚNIOR J C,BATALHA P K,ABBADE L P,et al. Linear connective tissue nevus along Blaschko's lines:literature review and case report. Int J Dermatol,2015,54(5):e166-168.

（徐浩翔　晋红中）

第二十八章

萎缩性皮肤病

| HIV | human immunodeficiency virus | 人类免疫缺陷病毒 |
| MOC | autologous mandibular outer cortex | 自体下颌骨外皮层 |

第一节　萎　缩　纹

萎缩纹(striae atrophicae)又称膨胀纹(striae distensae),发生于妊娠妇女者也称妊娠纹(striae gravidarum)。是因各种原因导致的真皮弹力纤维断裂所致。

常见引起弹性纤维断裂的原因有[1]:①青春期发育速度过快;②过度肥胖;③某些内分泌疾病导致糖皮质激素分泌过多;④大量应用糖皮质激素类药物等,此外,本病可能还有一定的遗传易患性。本病常发生于肥胖者、妊娠妇女、长期口服或大面积外用糖皮质激素等人群。

【临床表现】

女性更常见,好发于乳房、下腹部、臀部、大腿等处,也可发生于背部、股内侧等部位。皮损表现为波浪状或条状的皮肤萎缩,边界清楚,初起多为紫红色,随后逐渐变为肤色或白色,皮损处较周围皮肤略有凹陷(图 28-1)。条纹内偶见真皮血管纹理。皮损多无明显自觉症状。

【组织病理】

表皮萎缩,弹力纤维染色可更好地显示病变内弹力纤维变性、分离,早期真皮内可见淋巴细胞浸润,有时可见嗜酸性粒细胞。后期炎症浸润不明显,并可见胶原束的代偿性增多。

【诊断和鉴别诊断】

结合病史及临床表现,本病不难诊断。但对于部分少年特发性萎缩纹,有时需要与青少年虐待相鉴别[2]。

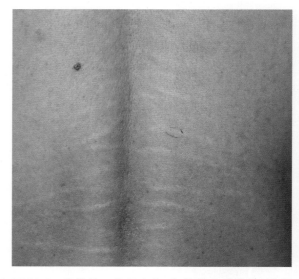

图 28-1　萎缩纹。背部皮色、条状的皮肤萎缩,边界清楚

【治疗】

膨胀纹无医学上的不良后果,但影响美观,常使患者烦恼。在皮损出现早期,外用0.1%维A酸霜能改善外观,减少萎缩纹的长度和宽度[3]。另外,585nm的脉冲染料激光可使红色条纹的红斑适度减轻,但对白纹无效。目前有文献报道308nm准分子激光能改善白纹的白斑,但需维持治疗[4]。

【参考文献】

[1] 管海宏,桑红,曹扬,等.银屑病患者外用糖皮质激素致皮肤萎缩纹1例.临床皮肤科杂志,2006,35(11):739.

[2] LEUNG A K,BARANKIN B. Physiological striae atrophicae of adolescence with involvement of the upper back. Case Rep Pediatr,2013,2013:386094.

[3] KANG S. Topical tretinoin therapy for management of early striae. J Am Acad Dermatol,1998,39(2 Pt 3):s90-92.

[4] ALEXIADES-ARMENAKAS M R,BERNSTEIN L J,FRIEDMAN P M,et al. The safety and efficacy of the 308-nm excimer laser for pigment correction of hypopigmented scars and striae alba. Arch Dermatol,2004,140(8):955-960.

第二节 面部偏侧萎缩

面部偏侧萎缩(hemiatrophia facialis)又称进行性单侧面萎缩(hemiatrophia facialis progressive)或Parry-Romberg综合征,是一种少见的进行性单侧面部皮肤、皮下组织及肌肉萎缩。

病因不明,可能与神经营养障碍、发育异常、感染、外伤、内分泌及代谢疾病、遗传或继发于其他疾病等因素有关[1],也有学者认为本病为局限性硬皮病的一个特殊类型。

【临床表现】

多在20岁左右发病[1],女性更为多见。常沿三叉神经走行区分布。初期皮损可表现为皮肤色素改变或局部疼痛等不适症状,随后逐渐出现皮肤、皮下组织及肌肉的萎缩,但肌肉收缩功能仍可存在,严重者也可累及骨及软骨组织(图28-2)。

皮损处可伴有皮脂和汗液分泌减少、毛发减少、感觉障碍、感觉过敏等不适症状。病程长者可出现口角向患侧上偏、张口露齿、眼球内陷、巩膜暴露等。本病可伴有多种眼及神经系统症状,如虹膜炎、视神经萎缩、Horner综合征、三叉神经痛、癫痫、同侧面瘫及感觉障碍等。严

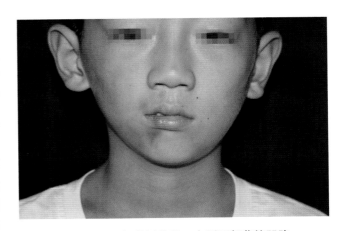

图28-2 面部偏侧萎缩。右侧面部萎缩凹陷

重者可累及舌肌、喉肌、软腭、软骨、骨、大脑,甚至发展为全身偏侧萎缩[2]。影像学检查可见不同程度的偏侧萎缩、伴有面部脂肪减少甚至消失,气道偏移,眼球后脂肪缺失可引起眼球内突,20%的患者伴有颅内受累,影像学上可出现同侧额叶皮层下钙化、同侧局灶性或半球脑萎缩等表现,且颅内受累程度可与皮肤表现及神经系统症状严重程度不符[3]。

【组织病理】

表皮萎缩,真皮内胶原束硬化,附属器萎缩减少,甚至消失,可有小血管扩张(图28-3)。皮下脂肪明显变少并被纤维组织替代。累及肌肉者也可出现肌肉萎缩、肌纤维变细。

【诊断和鉴别诊断】

当皮肤变化出现早且显著时,诊断一般不难,但应排除因幼年期在颞颌关节处接受过放射治疗或创伤后所致局部结构发育不全、半面肌小体症(hemifacial microsomia)以及Goldenhar综合征。当皮肤变化出现较迟且轻时,常常需要和生理性面部不对称、单侧下颌骨发育不全以及偏侧肥大症等疾病鉴别。此外,本

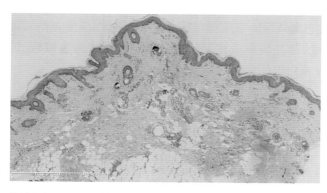

图 28-3 面部偏侧萎缩。基底层色素增加,真皮变薄,毛囊皮脂腺减少,胶原纤维轻度增加,小片皮下脂肪未见明显异常(HE 染色,×40)

病还需和额部带状硬皮病鉴别。但后者常发生于额部,皮损形态呈纵行、刀砍状,病变表浅,局部脱发明显。

【治疗】

面部偏侧萎缩治疗困难,可试用针灸、外用积雪苷霜、红外线照射等办法,但疗效均不确切。

Ortega 等[4]用微整形的方法治疗 1 例面部偏侧萎缩的患者取得良好疗效。

Qiao 等[5]在 7 例轻中度面部偏侧萎缩患者中行皮损区 CT 扫描重建计算后,使用自体下颌骨外皮层(autologous mandibular outer cortex, MOC)移植联合脂肪移植的方法获得良好效果,且该方法移植精确度较高。

Guerrerosantos 等[6]根据病变累及不同深度及严重程度将本病由轻到重分为 4 种类型,其中第 1、2 型病情轻,可仅用脂肪移植即能达到满意治疗效果,而第 3、4 型病情重,需联合骨及软骨移植等其他方法。

【参考文献】

[1] DI MEO N, STINCO G, NAN K, et al. Parry-Romberg syndrome: a case with a possible association with Lyme disease. Acta Dermatovenerol Alp Pannonica Adriat, 2015, 24(4): 77-79.

[2] PATHI J, MISHRA P, KUMAR H, et al. Parry-Romberg syndrome affecting one half of the body. J Int Soc Prev Community Dent, 2016, 6(4): 387-390.

[3] WONG M, PHILLIPS C D, HAGIWARA M, et al. Parry Romberg Syndrome: 7 Cases and Literature Review. AJNR Am J Neuroradiol, 2015, 36(7): 1355-1361.

[4] ORTEGA V G, SASTOQUE D. New and successful technique for the management of Parry-Romberg syndrome's soft tissue atrophy. J Craniofac Surg, 2015, 26(6): e507-510.

[5] QIAO J, GUI L, FU X, et al. A novel method of mild to moderate Parry-Romberg syndrome reconstruction: computer-assisted surgery with mandibular outer cortex and fat grafting. J craniofac surg, 2017, 28(2): 359-365.

[6] GUERREROSANTOS J, GUERREROSANTOS F, OROZCO J. Classification and treatment of facial tissue atrophy in Parry-Romberg disease. Aesthetic Plast Surg, 2007, 31(5): 424-434.

第三节　斑状萎缩

斑状萎缩(macular atrophy)又称皮肤松弛症(anetoderma)、斑状萎缩性皮炎(dermatitis atrophicans maculosa),引起本病最关键环节是真皮弹性纤维的破坏。

弹性纤维破坏的机制尚不清楚,可能与弹性纤维溶解酶上调、自身免疫介导的弹性纤维破坏、金属基质蛋白酶(MMP)和金属蛋白酶组织抑制因子(TIMP)平衡失调等因素有关[1]。可能与自身免疫性疾病(尤其是抗磷脂抗体综合征)或凝血异常等疾病关系密切,也有学者证明可能与博氏疏螺旋体感染有关。

临床上可分为原发性斑状萎缩和继发性斑状萎缩。原发性斑状萎缩根据萎缩发生之前有无炎症,可分为 Jadassohn-Pellizari 型皮肤松弛症、Schweninger-Buzzi 型皮肤松弛症和皮肤痘疮型斑状萎缩。继发性斑状萎缩是指在原有其他皮损的部位发生的斑状萎缩,如梅毒、结核、麻风、水痘、脓疱疮、环状肉芽肿、皮肤淋巴瘤等。

【临床表现】

好发于青年人,多在 30 岁前发病,无明显性别差异。常发生于躯干,尤其是肩部、上臂和大腿。皮损常为多发,也可单发,伴发 EB 病毒及 HIV 感染的患者皮损也可呈播散性。偶有家族性患病的报道[2]。典型皮损为圆形或椭圆形萎缩松弛的柔软疝囊样改变。皮损突出于皮面,边界清晰,有与神经纤维瘤相同的"纽扣征"(图 28-4,图 28-5)。部分患者可伴发 Graves 病、抗磷脂抗体综合征、硬皮病、干燥综合征、红斑狼疮、白癜风、斑秃、低补体血症和艾滋病等免疫性疾病。

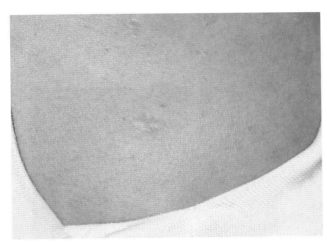

图 28-4　斑状萎缩。躯干萎缩松弛的柔软斑块

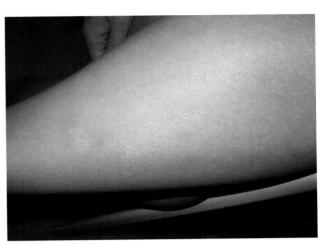

图 28-5　斑状萎缩。下肢皮色斑块

【组织病理】

表皮萎缩变薄,基底层色素增加,真皮浅层可有小血管扩张,血管周围散在少量炎性细胞浸润,淋巴细胞为主。真皮胶原纤维排列紊乱、断裂、间隙增宽,呈嗜伊红染色。弹性纤维染色可见皮损处弹性纤维明显减少、断裂(图 28-6,图 28-7)。

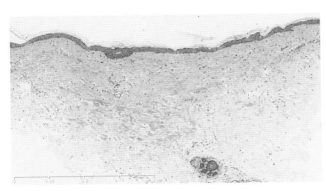

图 28-6　斑状萎缩。表皮萎缩,基底层色素增加,真皮变薄(HE 染色,×40)

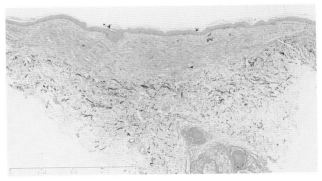

图 28-7　斑状萎缩。真皮浅层弹力纤维消失(HE 染色,×40)

【诊断和鉴别诊断】

本病需要与神经纤维瘤病、弹性纤维假黄瘤、结缔组织痣、脂肪疝等疾病鉴别。

【治疗】

本病尚无明确有效的治疗办法。皮损数目少、体积小者可选择手术切除。

Bauer 等[3]曾报道 1 例斑状萎缩患者,皮损处及血清中检测到博氏疏螺旋体感染,患者口服多西环素(doxycycline)100mg,2 次/d,治疗 1 个月后皮损消退。Wang 等[1]曾联合 595nm 脉冲染料激光和 1550nm 非剥脱性点阵激光治疗 1 例患者皮损,获得良好效果。

【参考文献】

[1] WANG K,ROSS N A,SAEDI N. Anetoderma treated with combined 595-nm pulsed-dye laser and 1550-nm non-ablative fractionated laser. J Cosmet Laser Ther,2016,18(1):38-40.

[2] PATRIZI A, NERI I, VIRDI A, et al. Familial anetoderma: a report of two families. Eur J Dermatol, 2011, 21(5): 680-685.

[3] BAUER J, LEITZ G, PALMEDO G, et al. Anetoderma: another facet of Lyme disease?. J Am Acad Dermatol, 2003, 48(5 Suppl): S86-88.

第四节　Jadassohn-Pellizari 型皮肤松弛症

【临床表现】

Jadassohn-Pellizari 型皮肤松弛症(anetoderma of Jadassohn-Pellizari),是原发性斑状萎缩的一种红斑炎症型。多在 30 岁之前发病,女性多见,皮损可单发也可多发。皮损开始表现为红色斑片或风团样损害,数周至数月后逐渐转变为萎缩性斑片,触之柔软,多无自觉症状(图28-8)。皮损可发生于任何部位,但以躯干部多见,病程较长。有文献报道呼吸道感染等情况下皮损可有复发或加重[1]。

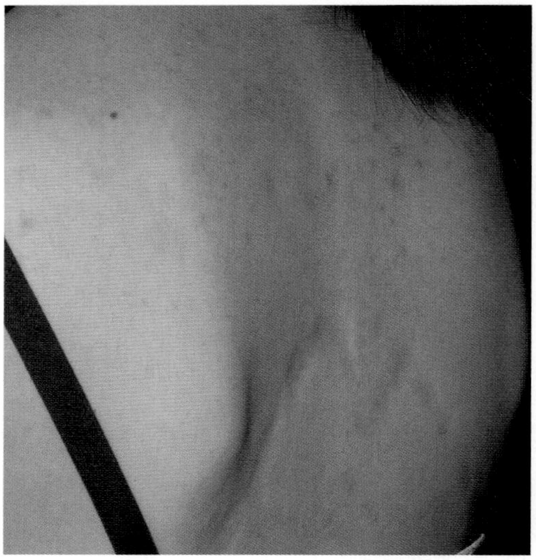

【组织病理】

表皮、真皮萎缩,真皮血管及附属器周围可见炎性细胞浸润,弹力纤维染色示真皮弹性纤维断裂、破坏或消失。部分患者免疫荧光显示真表皮交界处及血管壁 IgG 和 C1q 沉积[1]。

【诊断和鉴别诊断】

本病需要和神经纤维瘤病、脂肪疝、结缔组织痣、弹性纤维假黄瘤等疾病相鉴别[2],结合组织病理及弹力纤维染色鉴别不难。

【治疗】

疾病早期可试用青霉素治疗,但萎缩期尚无明确有效的治疗办法。

图 28-8　Jadassohn-Pellizari 型皮肤松弛症。背部萎缩性斑片,触之柔软(渠涛提供)

【参考文献】

[1] ROBERTS N M, FARRELL A, WOODROW D, et al. Anetoderma of Jadassohn-Pellizzari. J R Soc Med, 1995, 88(10): 599-600.

[2] 吴小红,王立冬,韩德奎,等. 原发性斑状萎缩 1 例. 临床皮肤科杂志, 2008, 37(9): 601-602.

第五节　Schweninger-Buzzi 型皮肤松弛症

【临床表现】

Schweninger-Buzzi 型皮肤松弛症(anetoderma of Schweninger-Buzzi)又称无红斑性皮肤松弛症,与 Jadassohn-Pellizari 型皮肤松弛症表现类似,但本病在发生发展过程中始终缺乏炎症反应。女性多见,常对称发生。皮损初起表现为躯干或四肢的肤色斑片或丘疹,随后逐渐增大并发展为柔软的疝囊样萎缩性皮损。

【组织病理】

表皮、真皮萎缩,真皮血管及附属器周围炎性细胞浸润不明显,弹力纤维染色示真皮弹性纤维减少、破坏或消失。

【治疗】

本病尚无有效治疗方法,需排除由梅毒、结核、盘状红斑狼疮等疾病所致的继发性斑状萎缩。单发皮损可手术切除,疾病早期可试用青霉素治疗。少数患者皮损有自限性,预后遗留萎缩性瘢痕[1]。

【参考文献】

[1] 翟志芳,杨希川,钟白玉,等.原发性斑状萎缩 3 例.临床皮肤科杂志,2004,33(7):429-430.

第六节　皮肤痘疮样斑状萎缩

皮肤痘疮样斑状萎缩(atrophia maculosa varioliformis cutis)为一种少见的萎缩性皮肤病,病因不明,目前认为本病可能为一种常染色体显性遗传病。

【临床表现】

多为儿童或青年发病,偶有中老年发病[1],常有家族史。皮损多先于面部出现,以双侧口角处多见,随后可累及胸部和腹部,四肢末端不发病。损害为自发性凹点状皮肤萎缩,呈圆形、卵圆形或长条形,分布不对称,皮损为浅白色、肤色或褐色(图 28-9,图 28-10)。与其他型斑状萎缩不同,皮肤痘疮样斑状萎缩皮损触诊常无疝囊样感觉,这可能与本病组织学上病变较表浅有关[2]。自觉症状多不明显。

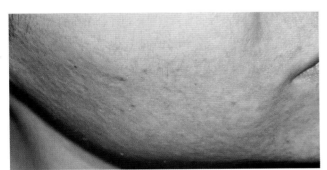

图 28-9　皮肤痘疮样斑状萎缩。面部密集凹点状皮肤萎缩(渠涛提供)

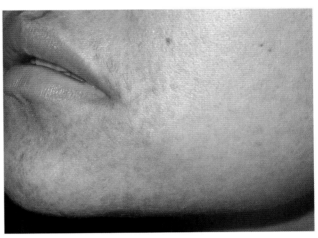

图 28-10　皮肤痘疮样斑状萎缩。面部密集淡褐色凹点状皮肤萎缩(李军提供)

【组织病理】

表皮变薄,弹力纤维染色示真皮浅层弹性纤维断裂、减少,真皮深层弹力纤维多正常,但也有患者皮损内真皮全层弹力纤维均无改变[3]。皮下脂肪一般不受累。多无明显炎症细胞浸润。

【诊断和鉴别诊断】

皮肤痘疮样斑状萎缩无统一诊断标准,且组织病理表现并不特异,诊断主要依靠临床表现。需与继发性斑状萎缩、虫蚀状皮肤萎缩、白点病、弹力纤维溶解症及痤疮瘢痕等进行鉴别诊断。

【治疗】

尚无明确治疗办法,可外用维 A 酸、尿素软膏等,但疗效尚不确切。皮损处注射填充、磨皮术或激光美容可能会有所帮助[4]。

【参考文献】

[1] 汪丽俐,杨文林.皮肤痘疮样斑状萎缩 1 例.中国皮肤性病学杂志,2013,27(4):430.

[2] 渠涛,王宝玺,方凯.皮肤痘疮样斑状萎缩一系.中华皮肤科杂志,2005,38(6):393.

[3] CRIADO P R,PEGAS J R,TEBECHERANI A,et al. Atrophia maculosa varioliformis cutis:a case with extrafacial involvement and familial facial lesions. J Eur Acad Dermatol Venereol,2005,19(6):764-766.

[4] KIM D H,LEE S M,KIM T Y,et al. A Case of Atrophia Maculosa Varioliformis Cutis. Ann Dermatol,2008,20(4):247-249.

第七节　进行性特发性皮肤萎缩

进行性特发性皮肤萎缩(progressive idiopathic atrophoderma)，又称 Pasini-Pierini 萎缩性皮病，病因不明。有学者认为其与局限性硬皮病为同一种疾病，也有学者认为本病为一种独立的疾病[1]。

【临床表现】

青年女性多见，常于 30 岁前发病，也有出生时即发病的报道[2]。好发于躯干部，可多发或单发，损害不对称。皮损表现为形状不等的萎缩斑，棕褐色或青紫色，偶有色素减退者[3]，类似雪中的脚印(footprints in the snow)或瑞士奶酪(Swiss cheese)样改变，皮损处边界清楚，类似悬崖边缘(cliff drop borders)。自觉症状不明显。因皮肤萎缩可见其下的血管纹理(图 28-11)。发展缓慢，一段时间后进入稳定期，一般无自愈倾向。

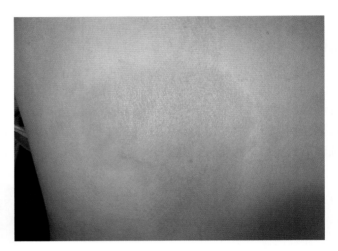

图 28-11　进行性特发性皮肤萎缩。背部淡红色萎缩斑，表面可见血管纹理

【组织病理】

表皮萎缩，真皮变薄，可伴有胶原束增粗或变性，少量炎细胞浸润。部分病例真皮内弹力纤维断裂(图 28-12，图 28-13)。病理改变不明显，常需与周围正常组织对比。

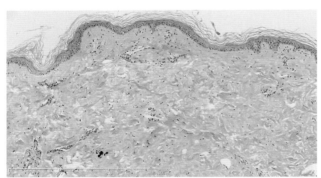

图 28-12　进行性特发性皮肤萎缩。轻度角化过度，棘层萎缩，基底层色素增加，真皮浅层血管周围少许慢性炎症细胞浸润(HE 染色，×40)

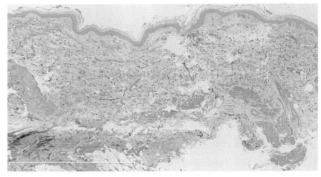

图 28-13　进行性特发性皮肤萎缩。弹力纤维染色示真皮弹力纤维断裂(HE 染色，×40)

【诊断和鉴别诊断】

应与硬斑病、斑状萎缩、Moulin 线状皮肤萎缩、血管萎缩性皮肤异色病等相鉴别。

【治疗】

无特效治疗办法。可试用氦氖激光照射，口服羟氯喹、丹参、维生素 E 等治疗，但疗效均不确切。有学者报道本病可合并螺旋体(Borrelia burgdorferi)感染，使用多西环素(doxycycline)200mg/d 治疗 6 周后，患者无新发皮损且原有皮损较前明显好转[4]。

【参考文献】

[1] AMANO H，NAGAI Y，ISHIKAWA O. Multiple morphea coexistent with atrophoderma of Pasini-Pierini (APP)：APP could be abortive morphea. J Eur Acad Dermatol Venereol，2007，21(9)：1254-1256.

[2] LIS-ŚWIĘTY A，BIERZYŃSKA-MACYSZYN G，ARASIEWICZ H，et al. Bilateral atrophoderma linearis：a relationship be-

tween atrophoderma linearis Moulin and atrophoderma Pasini-Pierini?. Int J Dermatol,2016,55(3):339-341.

[3] 李彦希,赵鹏,阎衡.进行性特发性皮肤萎缩 2 例.临床皮肤科杂志,2016,45(3):214-215.

[4] Lee Y,Oh Y,Ahn S Y,et al. A case of atrophoderma of pasini and pierini associated with borrelia burgdorferi infection successfully treated with oral doxycycline. Ann Dermatol,2011,23(3):352-356.

第八节　趾/指断症及假性趾/指断症

趾/指断症及假性趾/指断症(ainhum and pseudoainhum),又称阿洪病,是一种地方病,好发于热带地区,也是一种可致残性疾病,在我国少见。可能与外伤、感染及一些先天性因素有关。

【临床表现】

男性多见,平均发病年龄为 37 岁,但也可先天发生[1-2]。

阿洪病:先从某一指/趾(第五足趾最常见)的关节屈侧横沟开始逐渐发生线性缩窄,并向背侧面不断扩展,最终形成一缩窄环(图 28-14)。缩窄环远端肢体明显膨大,可发生缺血、坏死、破溃、感染,疼痛明显。最终缩窄环远端肢体可完全脱落。

假性阿洪病:是由遗传因素或其他病因所致,临床表现与真性阿洪病类似,可分为三类:先天性缩窄环、阿洪样缩窄环并发其他疾病、外伤引起的缩窄环。假性阿洪病皮损除可发生于肢端,还可发生于躯干、龟头、足踝等部位[3]。此外,趾/指断症及假性趾/指断症还可与硬化性萎缩性苔藓、盘状红斑狼疮、硬皮病、Vohwinkel综合征等其他疾病伴发[4-6]。

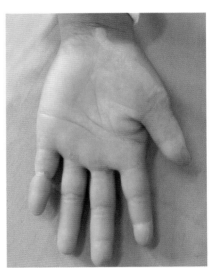

图 28-14 趾/指断症及假性趾/指断症。第 5 指形成一缩窄环(李军提供)

【治疗】

治疗目的是解除缩窄、避免进一步损伤及感染,非手术方法包括皮下注射糖皮质激素、外用维 A 酸,手术方法包括"Z"形整形手术或肢端皮瓣移植术等,必要时也可切除坏死的肢端,但手术后皮损可再次复发[2-3]。

【参考文献】

[1] JAIN K,JAIN V K,AGGARWAL K,et al. Clouston syndrome associated with severe congenital pseudo-ainhum. Pediatr Dermatol,2007,24(3):342-344.

[2] PRABHU R,KANNAN N S,VINOTH S,et al. Ainhum-A Rare Case Report. J Clin Diagn Res,2016,10(4):PD17-18.

[3] RASHID R M,COWAN E,ABBASI S A,et al. Destructive deformation of the digits with auto-amputation:a review of pseudo-ainhum. J Eur Acad Dermatol Venereol,2007,21(6):732-737.

[4] LI J,YANG Z,LI B,et al. Penile pseudo-ainhum associated with lichen sclerosus et atrophicus. Cutis,2013,92(4):e9-10.

[5] SHARMA R C,SHARMA A K,SHARMA N L. Pseudo-ainhum in discoid lupus erythematosus. J Dermatol,1998,25(4):275-276.

[6] BASSETTO F,TIENGO C,SFERRAZZA R,et al. Vohwinkel syndrome:treatment of pseudo-ainhum. Int J Dermatol,2010,49(1):79-82.

(刘薇　晋红中)

第二十九章

色素障碍性皮肤病

Nd:YAG	neodymium yttrium-aluminium garnet	钕:钇-铝石榴石
OA	ocular albinism	眼白化病
OASD	ocular albinism-sensomeural deafness	眼白化病-感觉神经性耳聋
OCA	oculocutaneous albinism	眼皮肤白化病

第一节　色素增加性皮肤病

·雀　斑·

雀斑(freckles)是一种常见于面颊、鼻背等曝光部位的褐色点状色素沉着斑,有遗传倾向[1]。本病为良性病变,无恶变倾向。

【临床表现】

雀斑多于 3~5 岁的儿童中开始发病,好发于面部,尤其是面颊和鼻背部,手背和颈肩部也可发生。主要表现为直径 1~2mm 或更大的边界清楚的点状浅褐色至深褐色色素沉着斑,无自觉症状(图 29-1)。日晒后皮疹颜色可加深。皮损的数量可逐渐增多,累及范围逐渐扩大,但随着年龄增大,部分皮损可消失[2]。

【组织病理】

皮损处表皮结构正常,表皮基底色素增加,黑色素细胞的数量正常,但黑色细胞的体积增大,树突状突起增多,多巴胺染色增强,真皮乳头内偶见噬色素细胞。

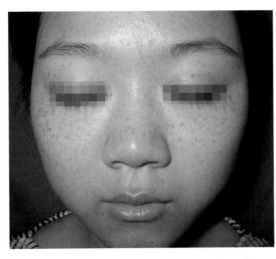

图 29-1　雀斑。面部多发对称性褐色斑疹

【诊断和鉴别诊断】

根据患者的临床表现及发病年龄较易诊断,但需要与日光性黑子相鉴别,后者由慢性紫外线照射引起,因此皮损多发生在中老年人的日晒部位,皮损大小不一,可从几毫米至几厘米,组织病理见表皮突明显延长,真皮浅层可见日光弹力纤维变性。

【治疗】

雀斑的治疗多为美容需求,传统治疗方案有冷冻、外用维 A 酸类药物等,但很难达到满意效果。随着近几年激光的发展,Q 开关激光是雀斑治疗的首选,可获得满意的临床疗效,但需注意治疗有可能导致色素沉着[3-4]。避免日晒和合理使用防晒剂对雀斑的治疗和预防复发至关重要。

【参考文献】

[1] ZHANG X J,HE P P,LIANG Y H,et al. A gene for freckles maps to chromosome 4q32-q34. J Invest Dermatol,2004,122(2):286-290.

[2] PRAETORIUS C,STURM R A,STEINGRIMSSON E. Sun-induced freckling:ephelides and solar lentigines. Pigment Cell Melanoma Res,2014,27(3):339-350.

[3] HO S G,YEUNG C K,CHAN N P,et al. A comparison of Q-switched and long-pulsed alexandrite laser for the treatment of freckles and lentigines in oriental patients. Lasers Surg Med,2011,43(2):108-113.

[4] Ho S G Y,Chan N P Y,Yeung C K,et al. A retrospective analysis of the management of freckles and lentigines using four different pigment lasers on Asian skin. J Cutan Laser Ther,2012,14(2):74-80.

·咖　啡　斑·

咖啡斑(cafe-au-lait spots)是一种常见的良性表皮色素异常性皮肤病,单发或多发,多发时常为一些系统疾病的皮肤表现,如神经纤维瘤病等。发病机制不明,可能与皮损黑素细胞产生较多的黑色素小体有关,在某些综合征中个体会存在基因突变。

【临床表现】

可在出生时或出生后不久出现,随身体增长呈比例增大,停止生长后保持稳定。咖啡斑发生于身体的任何部位,常见于躯干部,表现为浅褐色、棕褐色或深褐色的色素斑片,大小不一,边界清楚,表面光滑,可为规则的圆形、卵圆形或不规则图形,多为单发[1](图 29-2)。

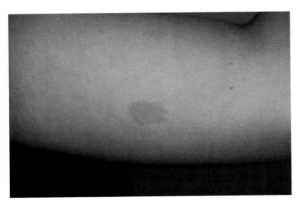

图 29-2　咖啡斑。上肢单发褐色斑疹,边界清,颜色均匀

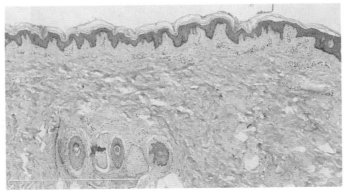

图 29-3　咖啡斑。角化过度,基底层色素增加,真皮血管周围少量淋巴、组织细胞浸润(HE 染色,×40)

多发的咖啡斑多为一些系统疾病的皮肤表现或某些综合征的表现,如神经纤维瘤病,McCune-Albright综合征等[2]。无自愈倾向,持续终生。

【组织病理】

表皮结构和厚度正常,表皮基底层黑素增加,但黑素细胞的数量无增加,真皮内噬色素现象少见(图29-3)。

【诊断和鉴别诊断】

临床及组织病理上需与雀斑相鉴别,两者从临床角度更容易鉴别,后者多发生于曝光部位,皮损为多发的直径约1~2mm的较小的点状色素斑。

【治疗】

激光是目前最常用的治疗选择。一般采用调Q激光,如调Q翠绿宝石激光[3]、调Q红宝石激光,调Q倍频Nd:YAG激光[4-5]。但不同皮损对激光治疗的反应不一。

【参考文献】

[1] NGUYEN J T,YAN A C,JAMES W D. Large solitary café au lait spots:a report of 5 cases and review of the literature. Cutis,2004,73(5):311-314,316.

[2] RICCARDI V M. Diagnostic and management considerations posed by multiple café au lait spots. Arch Dermatol,2009,145(8):929-930.

[3] WANG Y,QIAN H,LU Z. Treatment of café au lait macules in Chinese patients with a Q-switched 755-nm alexandrite laser. J Dermatolog Treat,2012,23(6):431-436.

[4] KIM H R,HA J M,PARK M S,et al. A low-fluence 1064-nm Q-switched neodymium-doped yttrium aluminium garnet laser for the treatment of café-au-lait macules. J Am Acad Dermatol,2015,73(3):477-483.

[5] WON K H,LEE Y J,RHEE DO Y,et al. Fractional 532-nm Q-switched Nd:YAG laser:One of the safest novel treatment modality to treat café-au-lait macules. J Cosmet Laser Ther,2016,18(5):268-269.

·黄　褐　斑·

黄褐斑(chloasma/melasma)是一种常见的、好发于面部的、获得性的色素沉着斑。在30~40岁的亚洲女性发病率最高。慢性紫外线照射、遗传因素及性激素水平、某些口服药物、皮肤屏障功能受损均与其发生有关。

【临床表现】

好发于30~40岁女性,皮疹位于颧骨、鼻背、前额及下颌等日光暴露部位。临床表现为淡褐色至深褐色的不规则的色素沉着斑,边界较为清楚,冬轻夏重[1](图29-4)。根据其皮疹分布部位分为面中型、颧骨型、下颌型。根据其在伍德灯检查时颜色是否更明显,分为表皮型、真皮型、混合型及不确定型,此分型与黄褐斑的组织病理学改变无关,而与黄褐斑的治疗有一定的相关性[2-3]。

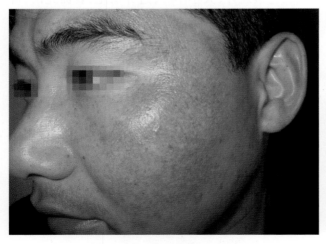

图29-4　黄褐斑。额面部褐色斑片

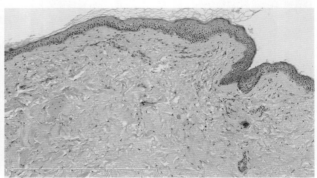

图29-5　黄褐斑。基底层色素增加,真皮水肿,胶原纤维嗜碱性变(HE染色,×40)

【组织病理】

表皮基底层及棘层黑色素增加,基底层黑色素细胞的数量正常或增多,真皮噬色素细胞的数量增加,真皮血管周围可有少许淋巴细胞浸润(图29-5),部分可见到弹力纤维变性[1,4]。

【诊断和鉴别诊断】

组织病理上应与雀斑、颧部褐青色痣相鉴别。雀斑表皮基底细胞层黑色颗粒增多,黑色素细胞无增多,真皮无异常表现。颧部褐青色痣可见真皮上部有少许黑色素细胞。

【治疗】

治疗较为困难,复发率高。避免日光照射和合理使用广谱防晒剂是黄褐斑治疗的基础。

治疗包括口服氨甲环酸、谷胱氨肽,外用2%~4%氢醌乳膏、0.1%维A酸乳膏、壬二酸、维生素C衍生物或中医中药治疗等[5]。化学剥脱及激光治疗也对治疗黄褐斑有效。

目前多采用联合治疗,包括口服与外用药物的联合,口服药物与激光治疗的联合。常用的激光治疗包括强脉冲光、大光斑低能量调Q 1064nm激光治疗,但应注意激光治疗有使黄褐斑加重甚至出现点状色素减退的风险[2]。

根据伍德灯检查,表皮型黄褐斑治疗效果较好,而真皮型或混合型黄褐斑的治疗较为困难,因此,治疗前可行伍德灯检查以便与患者进行更好的沟通。当然,化学遮盖适合于所有的黄褐斑患者。

【参考文献】

[1] KWON S H,HWANG Y J,LEE S K,et al. Heterogeneous Pathology of Melasma and Its Clinical Implications. Int J Mol Sci,2016,17(6):824.

[2] RODRIGUES M,PANDYA A G. Melasma:clinical diagnosis and management options. Australas J Dermatol,2015,56(3):151-163.

[3] HANDEL A C,MIOT L D,MIOT H A. Melasma:a clinical and epidemiological review. An Bras Dermatol,2014,89(5):771-782.

[4] LEE A Y. Recent progress in melasma pathogenesis. Pigment Cell Melanoma Res,2015,28(6):648-660.

[5] CHAI Q,FEI Y,CAO H,et al. Acupuncture for melasma in women:a systematic review of randomized controlled trials. Acupunct Med,2015,33:254-261.

· Civatte 皮肤异色病 ·

Civatte皮肤异色病(Civatte poikiloderma)(西瓦特皮肤异色病)是一种好发于面、颈部的获得性皮肤异色病。病因不清,慢性日光照射、更年期雌激素水平下降、光敏感及遗传易感性均与其发生有关。激光治疗可以获得满意的疗效,但完全根除较困难[1]。

【临床表现】

多好发于浅肤色中老年人,女性多见。颈前"V"字区和颈部两侧是最常见的受累部位,部分可累及面部两侧,颏下中央部多不受累[2]。皮疹主要表现为网状红色至红棕色斑片,伴有毛细血管扩张,轻度的萎缩及色素沉着,病程缓慢进展且不可逆,部分患者可出现瘙痒、烧灼感等[2,3](图29-6,图29-7)。

【组织病理】

角化过度、表皮萎缩,表皮突消失变平,基底层不规则色素增加,偶见基底层细胞液化变性(图29-8)。真皮浅层弹力纤维变性,毛细血管扩张,周围可见轻度淋巴细胞浸润,部分可见浆细胞,可见明显噬色素细胞[4-6]。

【诊断和鉴别诊断】

组织病理上需与Riehl黑变病鉴别,后者表皮萎缩不明显,表皮可正常。

【治疗】

治疗较为困难,激光是目前最常用的治疗方法。

强脉冲光可以同时改善毛细血管扩张及色素沉着,是治疗较好的选择[5]。文献报道脉冲染料激光可有效去除毛细血管扩张,但部分患者在治疗后的一年内,出现了较重的色素脱失[5]。剥脱性点阵激光治疗获得了满意效果,但有炎症后色素沉着等不良反应[3]。脱色剂或化学剥脱可用于治疗Civatte皮肤异色病的色素沉着。

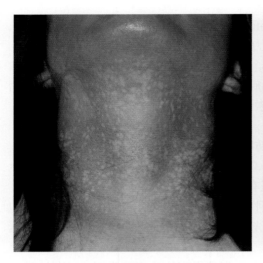 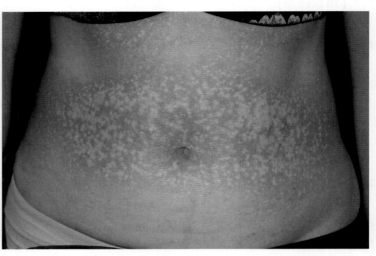

图 29-6   Civatte 皮肤异色病。颈部网状
色素沉着伴色素减退斑

图 29-7   Civatte 皮肤异色病。腰部网状色素沉着伴色素减退斑

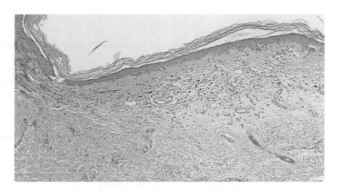

图 29-8   Civatte 皮肤异色病。角化过度,棘层萎缩,基底层
液化变性,真皮浅层血管扩张,淋巴、组织细胞浸润,另见较
多噬色素细胞(HE 染色,×40)

【参考文献】

[1] MEIJS M M,BLOK F A,DE RIE M A. Treatment of poikiloderma of Civatte with the pulsed dye laser:a series of patients with severe depigmentation. J Eur Acad Dermatol Venereol,2006,20(10):1248-1251.

[2] KATOULIS A C,STAVRIANEAS N G,GEORGALA S,et al. Poikiloderma of Civatte:a clinical and epidemiological study. J Eur Acad Dermatol Venereol,2005,19(4):444-448.

[3] TIERNEY E P,HANKE C W. Treatment of Poikiloderma of Civatte with ablative fractional laser resurfacing:prospective study and review of the literature. J Drugs Dermatol,2009,8(6):527-534.

[4] SCATTONE L,DE AVELAR ALCHORNE MM,MICHALANY N,et al. Pathologic changes induced by intense pulsed light in the treatment of poikiloderma of Civatte. Dermatol Surg,2012,38(7):1010-1016.

[5] RUSCIANI A,MOTTA A,FINO P,et al. Treatment of poikiloderma of Civatte using intense pulsed light source:7 years of experience. Dermatol Surg,2008,34(3):314-319.

[6] KATOULIS A C,STAVRIANEAS N G,PANAYIOTIDES J G,et al. Poikiloderma of Civatte:a histopathological and ultrastructural study. Dermatology,2007,214(2):177-182.

·面颈毛囊性红斑黑变病·

面颈毛囊性红斑黑变病(erythromelanosis follicularis faciei et colli)是发生于耳前面颊部的以红斑、色素沉着及毛囊性丘疹为特征的一种疾病。病因不清,常染色体显性遗传和自主神经功能障碍可能与其相关[1]。

【临床表现】

多见于青年和中年男性的耳前,包括面颊、耳下、颈侧。典型皮疹表现为红斑(伴或不伴毛细血管扩张)、毛囊角化性丘疹和色素沉着斑(图29-9)。部分患者可有糠皮状脱屑和轻度瘙痒,多合并四肢毛周角化症,最常见的为上臂毛周角化症[2-3]。病程进展缓慢,常持久不变。

【组织病理】

表皮角化过度,毛囊角栓,基底细胞色素增加,毛囊上方表皮扁平,真皮浅层毛细血管扩张,扩张的血管和附属器周围可见少量淋巴细胞浸润[2,4]。

【诊断和鉴别诊断】

临床上需要与 Civatte 皮肤异色病相鉴别,后者多见于中老年女性的颈部前外侧,颏下中央部多不受累,皮疹主要表现为网状红色至红棕色斑片,伴有毛细血管扩张,轻度皮肤萎缩及色素沉着。

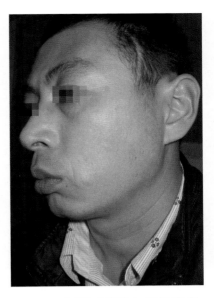

图 29-9　面颈毛囊性红斑黑变病。面部红斑及毛囊角化性丘疹

【治疗】

治疗主要为角质溶解剂,包括局部外用维 A 酸类软膏(0.05%~0.1%),尿素霜(10%~20%)或合并外用氢醌乳膏(2%~4%),化学剥脱治疗可获得暂时临床改善;严重患者口服异维 A 酸类药物疗效不一,对于基底红斑或色素沉着可尝试激光或强脉冲光等激光治疗[5-6]。

【参考文献】

[1] TüZüN Y,WOLF R,TüZüN B,et al. Familial erythromelanosis follicularis and chromosomal instability. J Eur Acad Dermatol Venereol,2001,15(2):150-152.

[2] KIM M G,HONG S J,SON S J,et al. Quantitative histopathologic findings of erythromelanosis follicularis faciei et colli. J Cutan Pathol,2001,28(3):160-164.

[3] ERMERTCAN A T,OZTURKCAN S,SAHIN M T et al. Erythromelanosis follicularis faciei et colli associated with keratosis pilaris in two brothers. Pediatric Dermatol,2006,23:31-34.

[4] SARDANA K,RELHAN V,GARG V et al. An observational analysis of erythromelanosis follicularis faciei et colli. Clin Exp Dennatol,2008,33:333-336.

[5] AUGUSTINE M,JAYASEELAN E. Erythromelanosis follicularis faciei et colli:relationship with keratosis pilaris. Indian J Dermatol Venereol Leprol,2008,74(1):47-49.

[6] LALIT G,ANUBHAV G,KUMAR K A,et al. Familial erythromelanosis follicularis faciei et colli with extensive keratosis pilaris. Int J Dermatol,2011,50(11):1400-1401.

·Riehl 黑变病·

Riehl 黑变病(Riehl melanosis)(里尔黑变病)是一种发生于面颈部的以网状色素沉着为特征的疾病,目前认为是接触性皮炎的一种形式。病因不清,接触药物、煤焦油染料、化学增白剂及其他化妆品成分日晒后导致的光接触性皮炎可能为主要病因[1-2]。

【临床表现】

多见于中年女性的面、颈、上胸、前臂等曝光部位,早期可有瘙痒,红斑、逐渐出现色素沉着,为点状或网状浅褐色至深褐色色素沉着斑,境界不清楚,对称分布(图29-10)。

【组织病理】

早期表皮有轻度的角化过度、棘层变薄,灶状基底细胞液化变性。真皮浅层毛细血管扩张,有较多色素颗粒及噬色素细胞,血管周围有轻度淋巴细胞为主的细胞浸润。后期表皮趋向正常、炎症浸润消失[3](图29-11)。

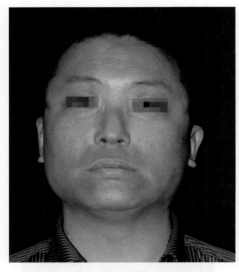

图 29-10 Riehl 黑变病。面部弥漫性灰褐色斑片

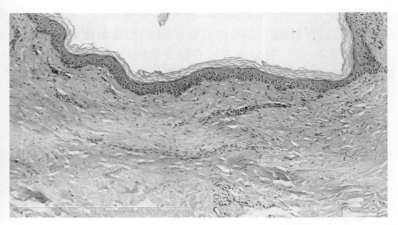

图 29-11 Riehl 黑变病。角化过度,棘层萎缩,基底层色素增加,灶状液化变性,真皮浅层散在噬色素细胞(HE 染色,×100)

【诊断和鉴别诊断】

组织病理上与色素性扁平苔藓、斑状皮肤淀粉样变相鉴别。色素性扁平苔藓除有灶状基底细胞液化变性,真皮浅层有较多噬色素细胞,真皮浅层淋巴细胞为主的带状浸润;斑状皮肤淀粉样变的组织病理学可见真皮浅层有淀粉样物质沉积[3]。

【治疗】

治疗较困难,发现并脱离可能的病因是治疗的基础。传统的治疗方案包括口服维生素 C、局部外用脱色剂及防晒治疗。

可尝试激光治疗,已有报道强脉冲光治疗 Riehl 黑变病获得了较好疗效,大光斑低能量的 Q 开关 Nd:YAG 激光"光调"作用可获得中度或明显改善,未发现明显不良反应[4-5]。

【参考文献】

[1] ON H R,HONG W J,ROH M R. Low-pulse energy Q-switched Nd:YAG laser treatment for hair-dye-induced Riehl's melanosis. J Cosmet Laser Ther,2015,17(3):135-138.

[2] CHUNG B Y,KIM J E,KO J Y,et al. A pilot study of a novel dual:pulsed 1064 nm Q-switched Nd:YAG laser to treat Riehl's melanosis. J Cosmet Laser Ther,2014,16(6):290-292.

[3] WANG L,XU A E. Four views of Riehl's melanosis:clinical appearance,dermoscopy,confocal microscopy and histopathology. J Eur Acad Dermatol Venereol,2014,28(9):1199-1206.

[4] KANG H Y. Melasma and aspects of pigmentary disorders in Asians. Annales De Dermatologie Et De Venereologie,2012,139(11):144-147.

[5] SMUCKER J E,KIRBY J S. Riehl Melanosis Treated Successfully With Q-switch Nd:YAG Laser. J Drugs Dermatol,2014,13(3):356-358.

·摩擦黑变病·

摩擦黑变病(friction melanosis)是一种由于反复摩擦导致的多发生于锁骨、肩胛、肘、膝等骨骼隆起处的色素沉着斑。发病前均有用浴巾或化纤类搓澡巾反复摩擦或其他原因反复摩擦的病史,停止反复摩擦皮疹可逐渐减退。

【临床表现】

好发于体型消瘦的女性患者,皮疹好发于锁骨、肋骨、肩胛、脊柱、肘、膝等骨隆起处,表现为淡褐色至暗褐色的带状或斑状色素沉着,弥漫分布,边界清楚,但毛囊口及皮沟处无色素加深,部分患者有轻度瘙痒[1-2](图 29-12)。

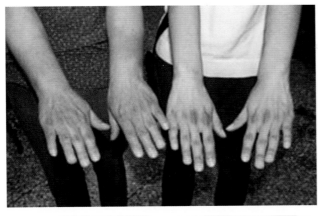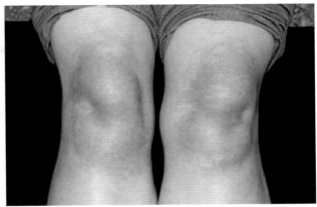
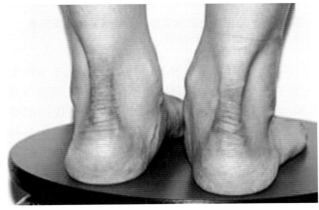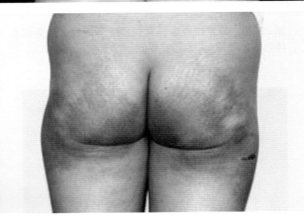

图 29-12　摩擦黑变病。四肢及摩擦部位色素沉着（左亚刚提供）

【组织病理】

角质层轻度网篮状角化过度，真皮乳头层色素颗粒增加，有淀粉样物质沉积、少量单核细胞及组织细胞浸润[1]。

【诊断和鉴别诊断】

临床上应与斑状皮肤淀粉样变鉴别，后者由点状色素性斑疹组成。

【治疗】

停止反复摩擦是治疗的关键，部分患者可逐渐减轻，但完全消退常需要数月至数年时间。局部外用2%氢醌乳膏等脱色剂数月可得到明显改善[3]。

【参考文献】

[1] AL-ABOOSI M，ABALKHAIL A，KASIM O，et al. Friction melanosis：a clinical，histologic，and ultrastructural study in Jordanian patients. Int J Dermatol，2004，43（4）：261-264.

[2] SIRAGUSA M，FERRI R，CAVALLARI V，et al. Friction melanosis，friction amyloidosis，macular amyloidosis，towel melanosis：many names for the same clinical entity. Eur J Dermatol，2001，11（6）：545-548.

[3] ZUO Y G，SONG P，LIU Z，et al. Lack of evidence for OSMR and RET gene mutations in a Chinese family with friction melanosis. Clin Exp Dermatol，2010，35（3）：282-286.

·泛发性色素异常症·

泛发性色素异常症（dyschromatosis universalis）是一种罕见的以泛发性的色素减退斑和色素沉着斑为特点的遗传性皮肤病，常合并有其他系统性异常。遗传方式不定，常染色体显性或隐性遗传[1-2]。

【临床表现】

多发生在婴儿期或幼年期，青春期停止发展，表现为数目众多的大小不一的色素沉着斑和色素减退斑

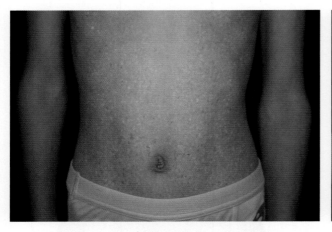

图 29-13 泛发性色素异常症。躯干泛发性色素沉着伴色素减退斑（刘佳玮提供）

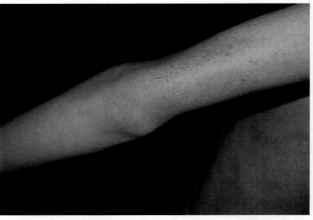

图 29-14 泛发性色素异常症。上肢泛发性色素沉着伴色素减退斑（刘佳玮提供）

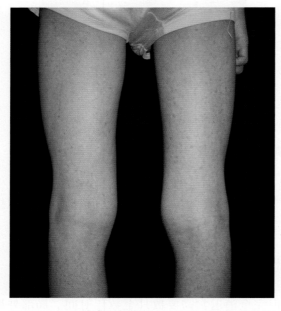

图 29-15 泛发性色素异常症。双下肢泛发性色素沉着伴色素减退斑（刘佳玮提供）

组成的网状色素异常（图 29-13~图 29-15），无季节性变化，可发生在身体的任何部位，包括手足背部，但较少累及手掌、足底及黏膜部位。50%的患者可出现面部受累。除了皮肤受累，患者可出现其他系统异常，如身材矮小、耳聋、癫痫发作、精神发育迟滞、头发和指甲的异常、眼畸形和血小板减少症等。无自愈及恶性转化倾向[3-4]。

【组织病理】

色素沉着斑或减退斑可见基底细胞局灶性色素增加或减少，但黑色素细胞的数量正常，真皮乳头层可见噬色素细胞和胶样小体。有文献报道在表皮基底层可见到巨大黑素小体，偶见于真皮浅层和表皮层[5-6]。

【诊断和鉴别诊断】

临床上需要与先天性皮肤异色症、着色干皮病等相鉴别。皮肤异色症除色素改变外，还可见到毛细血管扩张、点状萎缩。

【治疗】

暂无满意的治疗方法。色素沉着斑可用强脉冲光或化学剥脱的改善，有 Q 开关翠绿宝石成功治疗色素沉着的报道，但均需要长期随诊观察[7-8]。

【参考文献】

[1] NOGITA T,MITSUHASHI Y,TAKEO C,et al. Removal of facial and labial lentigines in dyschromatosis universalis hereditaria with a Q-switched alexandrite laser. J Am Acad Dermatol,2011,65(2):e61-63.

[2] AL HAWSAWI K,AL ABOUD K,RAMESH V,et al. Dyschromatosis universalis hereditaria:report of a case and review of the literature. Pediatr Dermatol,2002,19(6):523-526.

[3] WU C Y,HUANG W H. Two Taiwanese siblings with dyschromatosis universalis hereditaria. Clin Exp Dermatol,2009,34(8):e666-669.

[4] SORENSEN R H,WERNER K A,KOBAYASHI T T. Dyschromatosis Universalis Hereditaria with Oral Leukokeratosis:a Case of Mistaken Identity and Review of the Literature. Pediatr Dermatol,2015,32(6):e283-287.

[5] ROJHIRUNSAKOOL S,VACHIRAMON V. Dyschromatosis universalis hereditaria with renal failure. Case Rep Dermatol,2015,7(1):51-55.

[6] GUPTA A,SHARMA Y,DASH K N,et al. Ultrastructural investigations in an autosomal recessively inherited case of dyschromatosis universalis hereditaria. Acta Derm Venereol,2015,95(6):738-740.

[7] SHI Y,TAN C. Abrupt onset of dyschromatosis universalis hereditaria with macromelanosomes. J Dtsch Dermatol Ges,2015,13(10):1028-1030.

[8] SETHURAMAN G,SRINIVAS C R,D'SOUZA M,et al. Dyschromatosis universalis hereditaria. Clin Exp Dermatol,2002,27(6):477-479.

·网状色素皮病·

网状色素皮病(dermatopathia pigmentosa reticularis)是一种罕见的以网状色素沉着、非瘢痕性脱发和指甲营养不良为三联征表现的遗传性色素异常性皮肤病,可合并其他外胚层发育不良表现。常染色体显性遗传,皮疹持续终生[1]。

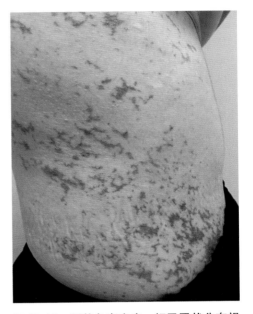

【临床表现】

婴幼儿发病,皮疹好发于躯干、颈部、肩部和大腿处。初发为色素沉着斑,逐渐融合成细网状,伴非瘢痕性脱发和指甲营养不良称为三联征(图29-16);还可出现其他皮肤表现:如少汗或多汗、掌跖角化过度、手足背部非瘢痕性水疱、口腔黏膜、球结膜的褐色斑、结节性角膜变性等,皮疹无自愈倾向,多持续终生[2-3]。

【组织病理】

表皮角化过度,轻度不规则棘层肥厚,基底层色素增加,有明显的色素失禁,真皮内可见噬色素细胞聚集,真皮浅层少量炎细胞浸润。

图29-16　网状色素皮病。躯干网状分布褐色斑疹

【诊断和鉴别诊断】

临床和组织病理上应与网状肢端色素沉着病、屈侧网状色素性皮病相鉴别。

【治疗】

目前暂无有效治疗方法。

【参考文献】

[1] BRAR B K,MEHTA V,KUBBA A. Dermatopathia pigmentosa reticularis. Pediatr Dermatol,2007,24(5):566-570.

[2] TUNCA M,KOC E,AKAR A,et al. Early-onset gastric carcinoma in a man with dermatopathia pigmentosa reticularis. Int J Dermatol,2008,47(6):641-643.

[3] GOEL R,BODH S A,SARDANA K,et al. Dermatopathia Pigmentosa Reticularis with Salzmann's nodular degeneration of cornea:A rare association. Nepal J Ophthalmol,2015,7(1):79-81.

·网状肢端色素沉着·

网状肢端色素沉着(acropigmentatio reticularis Kitamura)是一种发生在肢端的以褐色色素沉着斑为特点的常染色体显性遗传性色素异常病。*ADAM10* 目前被认为是致病基因[1-2]。

【临床表现】

多在出生后数年内出现双手背、指背、足背、趾背、踝部较多浅褐色至深褐色色素沉着斑,对称分布,境界不清,皮疹渐融合成不规则的网状外观,掌跖可见点状凹陷。无自觉症状。

少见的临床表现还包括手足背的点状凹陷,非瘢痕性脱发和骨骼异常(第二、三、四趾终端趾骨缺失)等,目前已有与皱褶部网状色素异常合并的报道[2-4]。

【组织病理】

表皮轻度角化过度,轻度萎缩,表皮突延长,基底层黑色素细胞增多,表皮下层色素增加,无色素失禁[5]。

【诊断和鉴别诊断】

临床及组织病理上应与屈侧网状色素性皮病相鉴别,后者表皮内无明显色素异常,真皮有明显的局限性色素失禁,可见噬色素细胞聚集。

【治疗】

暂无有效的治疗方法。有文献报道用20%壬二酸治疗获得较好临床改善,Q开关翠绿宝石激光及Q开关532nm Nd:YAG激光用于治疗也获得了很好的临床改善,但仍需进一步的临床观察[3-4,6-7]。

【参考文献】

[1] FAHAD A S,AL SHAHWAN H,BIN DAYEL S. Treatment of reticulated acropigmentation of Kitamura with Q-switched alexandrite laser. Int J Dermatol,2011,50(9):1150-1152.

[2] KONO M,SUGIURA K,SUGANUMA M,et al. Whole-exome sequencing identifies ADAM10 mutations as a cause of reticulate acropigmentation of Kitamura,a clinical entity distinct from Dowling-Degos disease. Hum Mol Genet,2013,22(17):3524-3533.

[3] CABRAL A R,SANTIAGO F,REIS J P. Coexistence of reticulate acropigmentation of Kitamura and Dowling-Degos disease. Dermatol Reports,2011,3(2):e33.

[4] RATHORIYA S G,SONI S S,ASATI D. Dowling-Degos disease with reticulate acropigmentation of Kitamura:extended spectrum of a single entity. Indian Dermatol Online J,2016,7(1):32-35.

[5] OKAMURA K,ABE Y,ARAKI Y,et al. Behavior of melanocytes and keratinocytes in reticulate acropigmentation of Kitamura. Pigment Cell Melanoma Res,2016,29(2):243-246.

[6] LEE J H,LEE J H,LEE J H. A case of reticulate acropigmentation of Kitamura treated with 532-nm Q-switched Nd:YAG laser:10 years of follow-up observation. Ann Dermatol,2014,26(6):783-785.

[7] DAS A,DAS D,GHOSH A. Reticulate acropigmentation of Kitamura. Indian Pediatr,2013,50(10):980-981.

· 皱褶部网状色素异常 ·

皱褶部网状色素异常(reticulate pigmented anomaly of the flexures)(Dowling-Degos disease),又称屈曲部网状色素异常,是一种少见的以发生于身体屈侧网状色素沉着斑为主要表现的常染色体显性遗传病。目前报道的可能致病基因包括 KRT5、POFUT1 和 OGLUT1[1-4]。

【临床表现】

多于20~30岁发病,常见于女性,表现为皮肤皱褶部位如腹股沟、腋窝、乳房下、肘窝等发生的不规则点状或网状褐色色素沉着斑,对称分布,表面无增生(图29-17)。部分患者还可出现颈部黑头粉刺样皮损,口周黑头粉刺或小的凹陷性瘢痕,表皮囊肿等。一般无自觉症状。皮疹无自愈倾向。目前已有与网状肢端色素沉着合并的报道[5-6]。

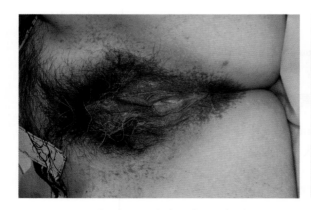

图29-17 皱褶部网状色素异常。双侧腹股沟网状褐色色素沉着斑

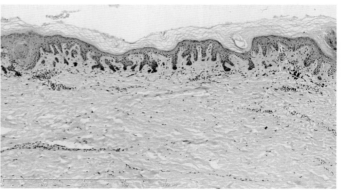

图29-18 皱褶部网状色素异常。角化过度,棘层萎缩,皮突延伸,皮突处色素明显增加,真皮浅层血管周围少量淋巴、组织细胞浸润(HE染色,×40)

【组织病理】

表皮角化过度、变薄，表皮突细长下延、呈细棒状。表皮色素颗粒增多，但黑色素细胞数量不变。真皮内可见噬色素细胞增多，毛囊漏斗部扩张，部分可见角囊肿，真皮乳头层血管周围可见数量不等的淋巴细胞浸润[4,7]（图29-18）。

【诊断和鉴别诊断】

临床上应与黑棘皮病鉴别，后者皮肤表皮轻度增厚，有天鹅绒状外观；组织学上应与腺样脂溢性角化病相鉴别[2]。

【治疗】

无确切有效的治疗方法。局部外用氢醌、维A酸、阿达帕林、糖皮质激素等，均未获得肯定的疗效。有文献报道口服异维A酸类药物无效，Er：YAG激光及Q开关翠绿宝石激光治疗可获得较满意的治疗效果[1,7]。

【参考文献】

［1］ YUN J H，KIM J H，CHOI J S，et al. Treatment of Dowling-Degos disease with fractional Er：YAG laser. J Cosmet Laser Ther，2013，15(6)：336-339.

［2］ CHEN M，LI Y，LIU H，et al. Analysis of POFUT1 gene mutation in a Chinese family with Dowling-Degos disease. PLoS One，2014，9(8)：e104496.

［3］ HORNER M E，PARKINSON K E，KAYE V et al. Dowling-Degos disease involving the vulva and back：case report and review of the literature. Dermatol Online J，2011，15，17(7)：1.

［4］ ZIMMERMANN C C，SFORZA D，MACEDO P M，et al. Dowling-Degos disease：classic clinical and histopathological presentation. An Bras Dermatol，2011，86(5)：979-982.

［5］ WENZEL J，TAPPE K，GERDSEN R. Successful treatment of Dowling-Degos disease with Er：YAG laser. Dermatol Surg，2002，28(8)：748-750.

［6］ WU Y H，LIN Y C. Generalized Dowling-Degos disease. J Am Acad Dermatol，2007，57(2)：327334.

［7］ WENZEL G，PETROW W，TAPPE K et al. Treatment of Dowling-Degos disease with Er：YAG-laser：results after 2. 5 years. Dermatol Surg，2003，29(11)：1161-1162.

·色素性玫瑰疹·

色素性玫瑰疹（roseola pigmentosa）是一种以褐色色素沉着斑为主要皮损，临床表现类似玫瑰糠疹的一种疾病，又称色素性玫瑰糠疹。病因不明，可能为玫瑰糠疹的特殊类型，病程与玫瑰糠疹类似，皮疹经过数周、数月甚至数年的时间多可自行消退[1]。

【临床表现】

临床表现与玫瑰糠疹类似，好发于青年人，皮疹多见于躯干和四肢近端，表现为圆形或椭圆形淡褐色斑疹，颜色逐渐加深，可呈青灰色或深褐色，表面多无鳞屑，其长轴也与皮肤方向一致。部分患者初期出现玫瑰糠疹样红斑，短期内变为褐色斑疹，颜色加深，色素斑可持续数月至数年不退，无自觉症状[2]（图29-19）。

【组织病理】

表皮角化过度，基底层黑素细胞增多、不同程度的灶状液化变性，表皮偶可见角化不良细胞。真皮浅层见数量不等的噬色素细胞，毛细血管周围有淋巴细胞为主的炎细胞浸润（图29-20）。

【诊断和鉴别诊断】

根据玫瑰糠疹的临床表现和色素沉着较易诊断。需与色素性荨麻疹、色素性扁平苔藓相鉴别。色素性荨麻疹色素斑摩擦后会出现红斑、风团样表现，而色素性扁平苔藓可通过组织病理来鉴别。

【治疗】

暂无有效治疗方法，多数色素斑持续数月或数年后消退，可以尝试口服维生素C、维生素E治疗，但疗效均不确定[3]。

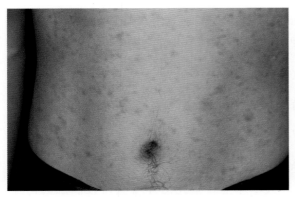

图 29-19 色素性玫瑰疹。腰部多发对称性褐色斑疹

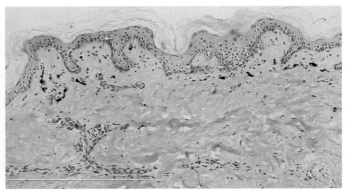

图 29-20 色素性玫瑰疹。角质层呈网篮状,基底层色素增加,灶状液化变性,真皮浅层可见噬色素细胞,血管周围少量淋巴、组织细胞浸润(HE 染色,×100)

【参考文献】

[1] EISMAN S,SINCLAIR R. Pityriasis rosea. BMJ,2015,351:h5233.

[2] DRAGO F, BROCCOLO F, AGNOLETTI A, et al. Pityriasis rosea and pityriasis rosea-like eruptions. J Am Acad Dermatol, 2014,70(1):196.

[3] DRAGO F, CICCARESE G, REBORA A, et al. Pityriasis rosea:a comprehensive classification. Dermatology, 2016, 232 (4):431.

·炎症后色素沉着·

炎症后色素沉着(postinflammatory melanosis)是在皮肤炎症后发生的一种常见的获得性色素沉着过度,此种疾病非常常见,色沉也多局限于炎症部位。多数炎症后色素沉着随着时间消退[1]。

【临床表现】

几乎可发生于任何炎症性皮肤病,也常见于皮肤创伤和美容操作,如激光术后等。多局限于炎症部位,在红斑消退后出现,可表现为褐色至黑色色素沉着斑,部分患者可能同时存在炎症性原发灶,部分患者无炎症性原发灶的证据,深肤色人种更为常见和明显[2-3]。

【组织病理】

表皮基底层细胞色素增加,真皮乳头层有数量不等的噬色素细胞,有时可见胶样小体[1,4](图 29-21)。

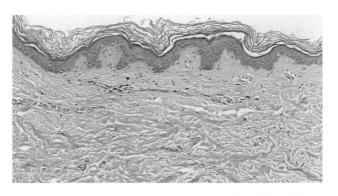

图 29-21 炎症后色素沉着。角质层呈网篮状,基底层色素增加,散在噬色素细胞(HE 染色,×100)

【诊断和鉴别诊断】

根据原发的皮肤炎症病史,诊断不难。但有些皮肤炎症损害较轻未被患者注意者,则不易诊断。不同病因导致的不同部位,不同分布的炎症后色素沉着需鉴别的疾病不同。

【治疗】

大多数患者的炎症后色素沉着随着时间好转,但可能需要数周或数月,甚至数年时间,局部外用氢醌乳膏、维 A 酸类药物治疗可以帮助色沉消退。也可选择调 Q 激光治疗,但疗效仍不肯定,可能再次诱发炎症后色素沉着。防晒对预防炎症后色素沉着及消退均有帮助[4-5]。

【参考文献】

[1] PARK J Y,PARK J H,KIM S J,et al. Two histopathological patterns of postinflammatory hyperpigmentation：epidermal and dermal. J Cutan Pathol,2016,44(2)：118-124.

[2] KUROKAWA I,OISO N,KAWADA A. Adjuvant alternative treatment with chemical peeling and subsequent iontophoresis for postinflammatory hyperpigmentation,erosion with inflamed red papules and non-inflamed atrophic scars in acne vulgaris. J Dermatol,2016,44(4)：401.

[3] SHOKEEN D. Postinflammatory hyperpigmentation in patients with skin of color. Cutis,2016,97(1)：e9.

[4] ISEDEH P,KOHLI I,AL-JAMAL M et al. An in vivo model for postinflammatory hyperpigmentation：an analysis of histological, spectroscopic,colorimetric and clinical traits. Br J Dermatol,2016,174(4)：862-868.

[5] YOUN S W. In vivo model for postinflammatory hyperpigmentation：a step forward. Br J Dermatol,2016,174(4)：721-722.

·文　身·

文身(tattoos)是为了美容、修饰、遮盖目的故意或意外导致外来色素机械性地进入真皮使皮肤上出现一种永久性的色素斑。文身常有多种色素相互混合在皮肤上产生不同形状、不同颜色的图案。首选激光治疗,但可能无法完全去除[1]。

【临床表现】

文身表现为身体某些特定部位出现不同形状、不同颜色组成的图案,无自觉症状(图29-22,图29-23),患者多可自行描述其诊断。某些患者可于文身处出现文身反应,为一种迟发型反应,表现为文身处出现红色结节或斑块,湿疹样皮疹或苔藓样皮疹,此时患者可能出现瘙痒或疼痛的感觉[2-3]。

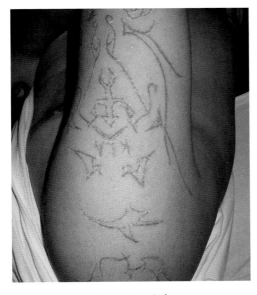

图29-22　文身

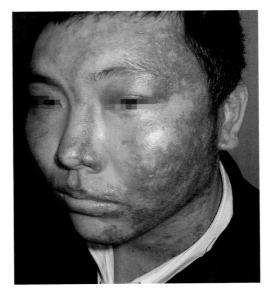

图29-23　外伤性文身

【组织病理】

单纯文身的组织病理学主要表现为真皮内不同大小、形状,多为黑色的染料颗粒,亦可见到红色或黄色颗粒,位于巨噬细胞内或外,不伴炎症反应[4]。

【诊断和鉴别诊断】

单纯文身行组织病理学检查者较少见,多在出现了文身反应后行组织病理学检查,因此需要与相应的疾病相鉴别,如结节病样异物肉芽肿等[5-6]。

【治疗】

激光是主要治疗方法,常用激光包括Q开关翠绿宝石激光、红宝石激光及Nd：YAG激光。根据文身颜色选择不同波长的激光,如红色文身用532nm波长,绿色及黑色用调Q红宝石或翠绿宝石激光。

但由于文身颜料成分越来越复杂,对调 Q 激光治疗反应可能不同,甚至可能导致无法预见的文身颜色的改变,而不能清除,因此建议先开始小面积实验性治疗;激光治疗后可能出现色素减退、色素增加,甚至瘢痕;手术治疗是一种可以完全去除文身的方法,但由于文身面积多较大,且手术可出现瘢痕故较少应用[7-8]。

【参考文献】

[1] FATUZZO G, NARCISI A, ABRUZZESE C, et al. Laser removal of tattoos. Int J Immunopathol Pharmacol, 2012, 25(2): 537-539.

[2] BIESMAN B S, O'NEIL M P, COSTNER C. Rapid, high-fluence multi-pass q-switched laser treatment of tattoos with a transparent perfluorodecalin-infused patch: A pilot study. Lasers Surg Med, 2015, 47(8): 613-618.

[3] SMIT J M, SCHEELE K, LAPID O, et al. Management of tattoos in the operative field. Ann Plast Surg, 2010, 64(1): 125-127.

[4] SIMUNOVIC C, SHINOHARA M M. Complications of decorative tattoos: recognition and management. Am J Clin Dermatol, 2014, 15(6): 525-536.

[5] ISLAM P S, CHANG C, SELMI C, et al. Medical Complications of Tattoos: A comprehensive review. Clin Rev Allergy Immunol, 2016, 50(2): 273-286.

[6] WOLLINA U, KÖSTLER E. Tattoos: surgical removal. Clin Dermatol, 2007, 25(4): 393-397.

[7] CALOGIURI G, FOTI C, BONAMONTE D, et al. Allergic reactions to henna-based temporary tattoos and their components. Immunopharmacol Immunotoxicol, 2010, 32(4): 700-704.

[8] GOLDSTEIN N. Tattoos defined. Clin Dermatol, 2007, 25(4): 417-420.

第二节 色素减少性皮肤病

·白 癜 风·

白癜风(vitiligo)是一种较常见的后天获得性皮肤黏膜疾病,主要表现为黑素细胞脱失所致的局限性或泛发型白斑。发病机制尚不明确,与遗传和非遗传因素均关联。世界范围内发病率为 0.5%~2%,可发生于任何年龄,平均发病年龄为 20 岁。

【临床表现】

皮损为境界清楚的牛奶白或粉笔白的色素脱失斑点或斑片,大小不等,形态不一,与正常皮肤之间的边界清楚,周围常有着色深的边缘,可累及毛发及黏膜(图 29-24~图 29-26)。对于肤色浅的患者,白斑难以察觉且境界不清,伍德灯可辅助诊断。

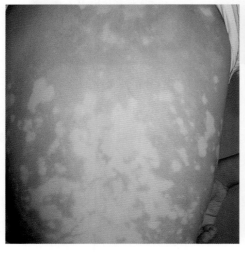

图 29-24 白癜风。背部多发色素脱失斑

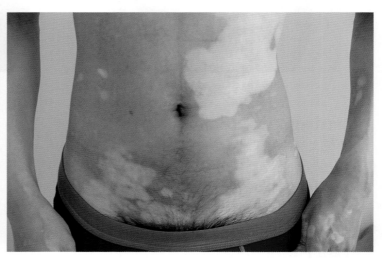

图 29-25 白癜风。躯干多发色素脱失斑

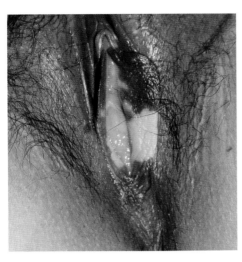

图 29-26 白癜风。小阴唇色素脱失斑

可发生于任何部位,好发于曝光、褶皱、骨隆起或经常摩擦受压的部位,如眼周、口周、肛门生殖器周围、手背、乳头、腋下、脐等。一般将白癜风分为两型、两类、两期。两型:寻常型,双侧对称分布;节段型,单侧,皮损通常不过中线。两类:根据色素脱失情况,分为完全性白斑和不完全性白斑。两期:进展期和稳定期。

【组织病理】

表皮黑素细胞及黑素颗粒明显减少甚至全部脱失,基底层完全缺乏多巴胺染色阳性的黑素细胞。在较早的炎症期对皮损边缘进行活检可观察到真皮浅层有组织细胞、淋巴细胞等浸润。

【诊断和鉴别诊断】

诊断依赖临床,可由伍德灯辅助诊断。需与贫血痣鉴别:后者为先天性淡色斑,大多出生即有,摩擦皮损时周围皮肤充血而白斑处依然如故,用玻片压迫白斑与周围正常皮肤,白斑与正常皮肤均匀白色,颜色难以区别,这是因为贫血痣有血管发育缺陷,毛细血管较正常少,但色素正常;而白癜风摩擦皮损及周围皮肤均发红充血、玻片压迫无上述现象,这是因为白癜风的血管功能正常,只有黑素脱失。另外,也需与无色素痣、获得性色素减退症、花斑癣、盘状红斑狼疮、黏膜白斑等鉴别。

【治疗】

治疗的目的是控制进展和复色白斑[1]。治疗反应相对缓慢,对不同的患者、甚至同一患者的身体不同部位,治疗反应也不尽相同。

对于皮损进展迅速的患者(即白斑在数周或数月内快速进展),应及时系统应用中小剂量糖皮质激素,可结合窄谱中波紫外线(NB-UVB)光疗,以期进入稳定期。对于皮损小于 10% 体表面积的患者,外用糖皮质激素为一线疗法[2-3],但应考虑其长期外用可能出现的皮肤萎缩、多毛、毛囊炎、毛细血管扩张等副作用,为避免不良反应可间断停药或与钙调磷酸酶抑制剂交替使用。特殊部位如面部、腋下、肛门生殖器等部位外用钙调磷酸酶抑制剂也可减少皮肤萎缩等不良反应[4]。

对外用药不敏感的皮损,可尝试 308nm 准分子激光。对于皮损占总体表面积 10%~40% 的患者,NB-UVB 光疗为一线疗法[4],可每周光疗 2~3 次,持续一年左右,或达到上百次的治疗次数,光疗间期可结合外用糖皮质激素或钙调磷酸酶抑制剂。对于皮损较广泛,到 40% 体表总面积以上的患者,可考虑对残余色素应用褪色剂(如氢醌)去除,须与患者充分沟通。局限性顽固性白癜风可考虑自体表皮移植、自体黑素细胞移植、美容遮盖等疗法。

【参考文献】

[1] OISO N,SUZUKI T,WATAYA-KANEDA M,et al. Guidelines for the diagnosis and treatment of vitiligo in Japan. J Dermatol, 2013,40(5):344-354.

[2] TAIEB A,ALOMAR A,BÖHM M,et al. Guidelines for the management of vitiligo:the European Dermatology Forum consensus. Br J Dermatol,2013,168(1):5-19.

[3] KWINTER J,PELLETIER J,KHAMBALIA A,et al. High-potency steroid use in children with vitiligo:a retrospective study. J Am Acad Dermatol,2007,56(2):236.

[4] WHITTON ME,PINART M,BATCHELOR J,et al. Interventions for vitiligo. Cochrane Database Syst Rev,2015,24(2):CD003263.

·白 化 病·

白化病(albilism)是一组以弥漫性色素减退为特点的遗传性皮肤病,主要表现为头发、皮肤、眼睛的部分或完全的色素脱失,称为眼皮肤白化病(oculocutaneous albinism,OCA),色素减退局限于眼部则称为眼白化病(ocular albinism,OA)。白化病患者皮肤黑素细胞的数量正常,但从黑色素前体(酪氨酸)到黑色素的产生过程存在缺陷,导致皮肤、毛发、眼睛里的黑色素部分或全部缺失。

【临床表现】

在白化病患者的眼发育过程中,黑素的缺乏会导致中央凹发育不良和视神经异常,其结果是所有白化病患者都有不同程度的斜视、眼球震颤、视力减退等症状。白化病患者往往更易患皮肤癌,强制性的皮肤光防护眼科防护至关重要(图 29-27)。

OCA1:是最常见的白化病类型,也是临床表型及危害最为严重的类型,OCA1 由酪氨酸酶基因(*TYR*)突变引起,又称为酪氨酸酶阴性白化病,临床上将其分为两种类型:1A 型:其特点是酪氨酸酶活性完全丧失;1B型:其特点是酪氨酸酶活性降低。OCA1 患者不能产生黑色素。严重程度较轻的类型(1B 型)是由基因突变导致酪氨酸酶活性降低引起的。受累患者通常表现为毛发雪白、肤色呈白色或粉红色、眼睛呈蓝色。患者好发多发性粉红色-红色痣、日光性角化病、鳞状细胞癌、基底细胞癌,黑色素瘤也较常见。眼部病变通常较严重,包括视力严重受损、重度眼球震颤、畏光和斜视。

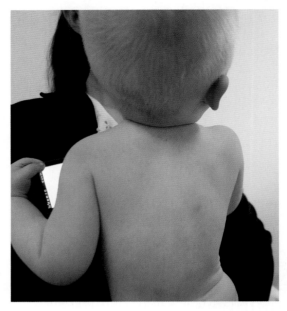

图 29-27 白化病。全身皮肤及毛发呈白色

OCA2:又称为酪氨酸酶阳性白化病,是最常见的白化病,在非洲的近赤道地区发病率很高[1]。该病特点是皮肤、毛发及眼部的黑色素含量降低,从而导致全身皮肤颜色呈粉红色至奶油色,毛发呈黄棕色,虹膜呈蓝色至黄棕色。眼睛和皮肤的表现与 OCA1 相似,但严重程度通常较 1 型更轻。

OCA3:在非洲患者和非裔美国患者中表现出红褐色(红色)或棕色 OCA 表型。患者的皮肤和毛发呈红铜色,虹膜颜色浅。对于高加索人种的患者来说,OCA3 与 OCA2 在临床上相似。

OA1:最常见的眼白化病类型,又称为 Nettleship-Falls 眼白化病,为 X 连锁隐性遗传。OA1 的临床表现多变。在男性患者中,临床表现可能包括皮肤、虹膜、视网膜色素减退、中央凹发育不良、脉络膜血管清晰可见、眼球震颤、斜视、"点头(head nodding)"、畏光、视力受损以及导致立体视觉受损的视觉神经纤维异常交叉。女性患者可能会由于 X 染色体失活而导致视网膜出现片状色素沉着。OA1 与迟发型感觉神经性耳聋有关,这种类型称为眼白化病-感觉神经性耳聋(ocular albinism-sensomeural deafness,OASD),很可能是一种包含 *OA1* 基因在内的连续基因缺陷[2-3]。另一种伴有感觉神经性耳聋的眼白化病定位于 11 号染色体,为常染色体隐性遗传,这种类型也被称为 II 型 Waardenburg 综合征[4]。

OA2:也称为 Forsius-Eriksson 型眼白化病和奥兰岛眼病,为一种罕见的 X 连锁遗传病,临床表现包括眼球震颤、近视、散光、中央凹发育不良、视力降低、视网膜色素改变及色觉改变;患者的视神经正常[5]。

【组织病理】

表皮和毛囊部黑素减少或完全缺失,黑素细胞数量正常。

【诊断和鉴别诊断】

根据病史及临床表现,诊断较易。需与泛发全身的白癜风鉴别,白化病常有皮肤色素异常之外的其他临床表现。

【治疗】

无有效治疗。因白化病患更易光致癌,特别是鳞状细胞癌为白化病患者发病及致死的主要原因,因此必须注意光防护及眼科防护(帽子、衣物、墨镜、避光、防晒霜等)。所有患者都必须在早期接受眼科检查。

【参考文献】

[1] HAMOSH A,SCOTT A F,AMBERGER J,et al. Online Mendelian Inheritance in Man(OMIM). Bioinformatics:Databases and Systems,2000:57-61.

［2］WINSHIP I，GERICKE G，BEIGHTON P. X-linked inheritance of ocular albinism with late-onset sensorineural deafness. Am J Med Genet，1984，19：797.

［3］WINSHIP I M，BABAYA M，RAMESAR R S. X-linked ocular albinism and sensorineural deafness：linkage to Xp22. 3. Genomics，1993，18：444.

［4］TAK W，KIM M，HONG C，et al. Ocular albinism with sensorineural deafness. Int J Dermatol，2010，43（4）：290-292.

［5］KING R A，HEARING V J，DREEL D J，et al. Albinism∥Metabolic and molecular bases of inherited disease. 8th ed. New York：McGraw-Hill，2001：5587.

·遗传性对称性色素异常症·

遗传性对称性色素异常症（dyschromatosis symmetrica hereditaris）又称 Dohi 网状肢端色素沉着和肢端对称性色素异常症。特征是四肢末端不规则网状色素沉着及色素减退斑。该病由编码腺苷脱氨酶的 **DSRAD** 基因突变引起，为常染色体显性遗传[1]。大多数病例报道来自东亚（日本、韩国和中国），但也见于欧洲等地区[2]。

【临床表现】

大部分患者在 6 岁前发病，出现四肢末端如手背、足背等处网状分布、小而不规则的色素沉着及色素减退斑。青春期前皮损的数量和面积常会增加，之后保持稳定并持续存在（图 29-28，图 29-29）。

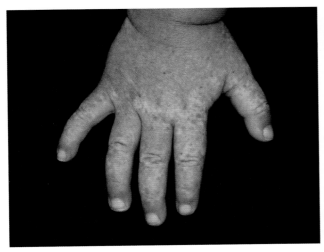

图 29-28 遗传性对称性色素异常症。手部色素沉着伴色素减退斑

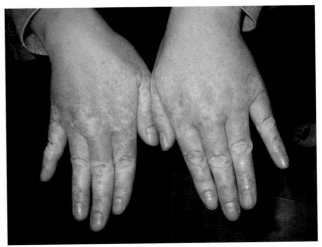

图 29-29 遗传性对称性色素异常症。双手背色素沉着伴色素减退斑

【组织病理】

色素沉着斑显示基底层黑色素增加，黑素细胞增多。色素减退斑显示 3,4-二羟基苯丙氨酸（DOPA）阳性的黑素细胞密度减少、黑素缺失。

【诊断和鉴别诊断】

诊断主要依赖临床表现，需与网状肢端色素沉着症、着色性干皮病、遗传性泛发型色素异常症等鉴别。

【治疗】

尚无有效的治疗方法。补骨脂素加长波紫外线（PUVA）或外用糖皮质激素可改善色素异常。自体皮肤移植和激光治疗也可改善美观情况[3]。

【参考文献】

［1］MIYAMURA Y，SUZUKI T，KONO M，et al. Mutations of the RNA-specific adenosine deaminase gene（DSRAD）are involved in dyschromatosis symmetrica hereditaria. Am J Hum Genet，2003，73（3）：693-699.

［2］OYAMA M，SHIMIZU H，OHATA Y，et al. Dyschromatosis symmetrica hereditaria（reticulate acropigmentation of Dohi）：report of a Japanese family with the condition and a literature review of 185 cases. Br J Dermatol,1999,140(3):491-496.

[3] KAWAKAMI T,OTAGUCHI R,KYOYA M,et al. Patient with dyschromatosis symmetrica hereditaria treated with miniature punch grafting,followed by excimer light therapy. J Dermatol,2013,40(9):771-772.

· 老年性白斑 ·

老年性白斑(senile leukoderma)是一种老年性退化现象,男女发病率大致相等,多见于 45 岁以上中老年人,并随年龄增长而发病率增加。

【临床表现】

主要表现为针头至指甲大小的圆形或椭圆形白斑,境界清楚,数个至数百个不等,白斑处皮肤稍凹陷,边缘无色素增多现象。白斑常发生在躯干、四肢,特别是大腿部,而颜面部不会发生(图 29-30)。

【组织病理】

皮肤中 DOPA 阳性黑素细胞数量减少。

【诊断和鉴别诊断】

以白斑处皮肤较周围稍凹陷为特点,结合年龄、部位等病史,易与白癜风鉴别。

【治疗】

无特殊治疗方法。

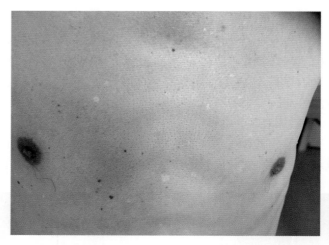

图 29-30 老年性白斑。躯干多发点状色素脱失斑

· 特发性点状色素减少症 ·

特发性点状色素减少症(idiopathic guttate hypomelanosis)是一种常见的无症状性色色素减退性皮肤病,又称为播散性豆状白皮病。

【临床表现】

主要表现为暴露部位数量不等的白色斑点,皮损直径多小于 5mm(图 29-31,图 29-32),无性别差异,无种族差异,有家族发病增高倾向。好发于前臂和下肢,但很少发生于同样作为光暴露部位的面部。多于中年以后发病,早年发病少见。无自发性色素恢复倾向。

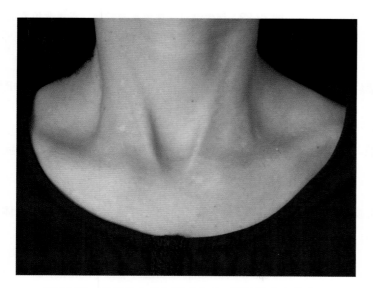

图 29-31 特发性点状色素减少症。颈部散在点状白斑

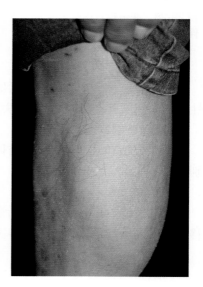

图 29-32 特发性点状色素减少症。小腿点状白斑

【组织病理】

组织学特征为基底层不同程度的黑素颗粒脱失,有时伴表皮萎缩,皮突变平,或网篮状角化过度[1-3]。Masson-Fontana 染色可见表皮的黑色素缺失,DOPA 阳性黑素细胞数量减少,但完全缺失少见。

【诊断和鉴别诊断】

诊断主要依靠临床。若从组织病理角度,白癜风中黑素细胞完全脱失,可以通过黑素细胞特异性免疫组化染色来与之鉴别,如 Melan-A。但不可用 S-100,因为其在朗格汉斯细胞上染色也为阳性。

【治疗】

目前尚无有效治疗方法。

【参考文献】

[1] ORTONNE J P,PERROT H. Idiopathic guttate hypomelanosis. Ultrastructural study. Arch Dermatol,1980,116(6):664-668.

[2] KIM S K,KIM E H,KANG H Y,et al. Comprehensive understanding of idiopathic guttate hypomelanosis:clinical and histopathological correlation. Int J Dermatol,2010,49(2):162-166.

[3] JOSHI R,TANEJA A. Grover's Disease with Acrosyringeal Acantholysis:A Rare Histological Presentation of an Uncommon Disease. Indian J Dermatol,2014,59(6):621-623.

·无 色 素 痣·

无色素痣(achromic nevus)又称为脱色素痣,是一种较常见的先天性局限性痣样异常。

【临床表现】

出生即有或在出生后一年内出现[1-2],持续终生不退,包括 3 种临床类型:①孤立型。单发、界限清楚、上有斑点的圆形痣样脱色斑,好发于躯干和四肢近端。②皮节或类皮节型。皮节分布,累及单个或多个皮节或沿 Blaschko 线分布。③旋涡状型。累及整个单侧肢体的白斑,形态不规则,类似于旋涡。并发症少见,包括弓形足、智力低下、偏身肥大、炎性线状疣状表皮痣和单侧雀斑样痣等(图 29-33)。

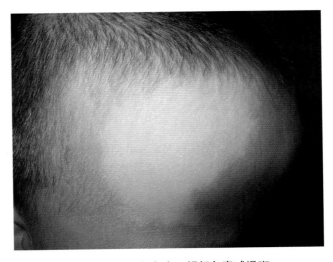

图 29-33　无色素痣。额部色素减退斑

【组织病理】

组织学可见黑素细胞数量正常或减少。

【诊断和鉴别诊断】

根据病史及临床表现,诊断较易。需与白癜风、斑驳病等鉴别。

【治疗】

目前尚无有效治疗。可试用自体表皮移植或遮盖剂等方法以达到美容需要。

【参考文献】

[1] KIM S K,KANG H Y,LEE E S,et al. Clinical and histopathologic characteristics of nevus depigmentosus. J Am Acad Dermatol,2006,55(3):423.

[2] LEE H S,CHUN Y S,HANN S K. Nevus depigmentosus:clinical features and histopathologic characteristics in 67 patients. J Am Acad Dermatol,1999,40(1):21.

·贫 血 痣·

贫血痣(nevus aneamicus)是一种先天性、局限性皮肤血管功能异常性皮肤病。

【临床表现】

主要表现为大小不同、边界不清的先天性皮肤浅色斑,好发于躯干一侧,有时发生在面部或肢端,直径通常为 3~6cm,其上可有小片正常皮肤(图 29-34)。贫血痣不是结构上的变化,而是一种先天性功能异

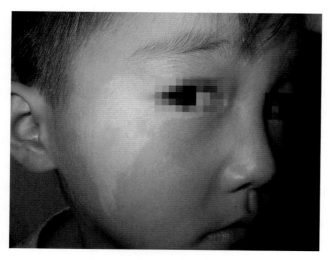

图 29-34　贫血痣。右侧面颊色素减退斑

常,由于患处血管对儿茶酚胺高敏感性,从而使流进真皮乳头内微血管的血流量减少所致[1-2],故遇热、情绪紧张、皮损周围有血管扩张时,贫血痣会更加明显。

可伴有葡萄酒色痣、斑痣、淋巴水肿和色素血管性斑痣性错构瘤。有人认为血量减少性痣是贫血痣的一种变异型。

【组织病理】

血管功能异常导致的"色素脱失",在组织学上黑色素和黑素量没有明显异常。

【诊断和鉴别诊断】

诊断依赖临床表现:出生即有,皮损处毛细血管较正常少,但色素正常,故摩擦皮损时周围皮肤充血而白斑处依然如故,用玻片压迫白斑与周围正常皮肤,白斑与正常皮肤均匀白色,颜色难以区别。

【治疗】

目前尚无有效治疗方法。

【参考文献】

[1] MOUNTCASTLE E A,DIESTELMEIER M R,LUPTON G P. Nevus anemicus. J Am Acad Dermatol,1986,14(4):628.

[2] GREAVES M W,BIRKETT D,JOHNSON C. Nevus anemicus:a unique catecholamine-dependent nevus. Arch Dermatol,1970,102(2):172.

· Marshall-White 综合征 ·

Marshall-White 综合征(Marshall-White syndrome)又称 Bier 斑,是由包括血管收缩在内的良性生理反应所致[1-2],也与怀孕和冷球蛋白血症有关。

【临床表现】

好发于年轻人上臂和大腿,也可发生在躯干,为直径 1~2cm 的圆形或椭圆形淡白斑,境界清楚,周围皮肤正常或粉红色,皮疹密集分布但不互相融合,白斑皮温较周围粉红皮肤要低(图 29-35)。可由静脉充

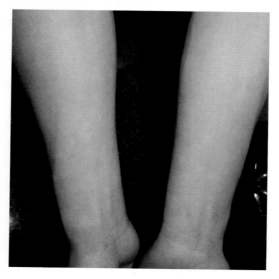

图 29-35　Marshall-White 综合征。双上肢密集色素减退斑

血所致,四肢下垂或用止血带绑住四肢一段时间,白斑和周边粉红色皮肤更为显著;抬高四肢或释放止血带,白斑变淡或消失,夏季症状相对明显。可伴有失眠、心动过速等症状,常见于青年女性。

【治疗】

一般不需治疗,可试用血管扩张剂。

【参考文献】

[1] MAHAJAN V K,KHATRI G,SINGH R,et al. Bier spots:An uncommon cause of mottled skin. Indian Dermatol Online J,2015,6(2):128-129.

[2] HE A,KWATRA S G,KIM N,et al. Bier spots:a benign vascular anomaly. BMJ Case Rep,2016,2016. pii:bcr2016214761.

（向以魁　李莉　王宏伟）

第五篇 ▌▌

皮肤肿瘤

第三十章

表皮囊肿与肿瘤

AK	actinic keratosis	日光性角化病
BCC	basal cell carcinoma	基底细胞癌
CEA	carcinoembryonic antigen	癌胚抗原
CHILD	congenital hemidysplasia with ichthyosiform nevus and limb defects	先天性偏侧发育不良伴鱼鳞病样痣及肢体缺陷
CK	cytokeratin	细胞角蛋白
DPN	dermatosis papulosa nigra	黑色丘疹性皮病
EMA	epithelial membrane antigen	上皮膜抗原
FGFR	fibroblast growth factor receptor	成纤维细胞生长因子受体
HIV	human immunodeficiency virus	人类免疫缺陷病毒
HPV	human papilloma virus	人乳头状瘤病毒
ILVEN	inflammatory linear verrucous epidermal nevus	炎性线状疣状表皮痣
KA	keratoacanthoma	角化棘皮瘤
KCM	keratoacanthoma centrifugum marginatum	边缘离心性角化棘皮瘤
MSSE	multiple self-healing squamous epithelioma	多发性自愈性鳞状上皮瘤
PDT	photodynamic therapy	光动力疗法
SCC	squamous cell carcinoma	鳞状细胞癌
YAG	yttrium-aluminium garnet	钇-铝石榴石

第一节　表皮囊肿和良性肿瘤

·表皮囊肿·

表皮囊肿(epidermal cyst)也称表皮样囊肿、表皮包涵囊肿、毛囊漏斗部囊肿,是最常见的皮肤囊肿。

许多医师将其误称为"皮脂腺囊肿",这是因为他们认为白色奶酪样的角蛋白性内容物是皮脂性的,而只有脂囊瘤才是真性皮脂腺囊肿。

【病因及发病机制】

表皮囊肿起源于毛囊漏斗部,可以为原发性,也可继发于毛囊结构破坏或外伤性上皮植入真皮内,因此也称为表皮"包涵"囊肿。在遗传性疾病 Gardner 综合征(家族性腺样息肉病)和 Gorlin 综合征(痣样基底细胞癌综合征)患者中,可出现多发性表皮囊肿。

【临床表现】

通常表现为界限清楚的肤色真皮结节,可见一中央孔,代表了该囊肿起源于毛囊,身体任何部位均可出现,头颈部、躯干部更为多见(图 30-1)。直径为数毫米至数厘米不等。微小且位置表浅的表皮囊肿即为粟丘疹。病变可能保持稳定或进行性增大。未发炎的表皮囊肿通常无伴随症状,但可挤出有异味的囊内容物。如囊肿感染或囊肿破裂引发剧烈的炎症反应,结节往往明显增大、红肿伴疼痛,甚至出现波动感,这也常常是患者就诊的原因。目前仍无法预测哪些囊肿会保持静止,哪些会出现感染症状。

【组织病理】

囊壁由来源于毛囊漏斗部的正常复层鳞状上皮构成,有时为扁平鳞状细胞,并包含颗粒层。内部包含板层样角蛋白。囊肿周围可见急性和慢性肉芽肿性炎症反应(图 30-2,图 30-3)。

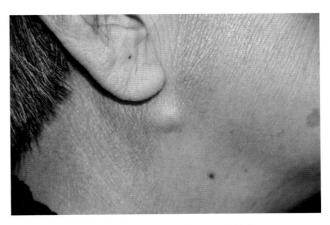

图 30-1　表皮囊肿。右耳下方结节

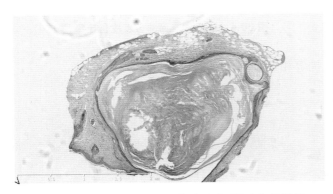

图 30-2　表皮囊肿。真皮囊肿形成,囊壁为复层鳞状上皮,内含角质物(HE 染色,×40)

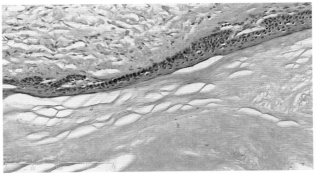

图 30-3　表皮囊肿。囊壁由复层鳞状上皮构成(HE 染色,×200)

【诊断和鉴别诊断】

表皮囊肿应与其他囊肿性皮损相鉴别,如毛根鞘囊肿、脂囊瘤、汗囊瘤、腱鞘囊肿等。根据好发部位,皮损特点及切除后病理可进行鉴别。此外,还应与皮肤附属器肿瘤如毛母质瘤、皮肤脓肿等疾病进行鉴别。

【治疗】

手术切除可以治愈囊肿,最好在病变无炎症时切除,也可以选择钻孔切口技术和微切口技术来移除囊肿[1-4]。但如未能去除完整囊壁,囊肿可复发,报道称使用微切口技术的复发率为 1%~8%。

发炎的、非感染性表皮样囊肿不治疗也可自愈,但常复发。当囊肿炎症较重时,囊壁非常脆,通常不可能完全切除,且很可能复发,建议待炎症消退后再尝试切除。波动性囊肿需要切开囊肿并引流脓性物质。如果存在严重的周围蜂窝织炎或囊肿对引流无反应,则可能需要口服抗生素,但大多数病例中病变是无菌的。

【参考文献】

[1] MEHRABI D,LEONHARDT J M,BRODELL R T. Removal of keratinous and pilar cysts with the punch incision technique:

analysis of surgical outcomes. Dermatol Surg,2002,28(8):673-677.

[2] LEE H E,YANG C H,CHEN C H,et al. Comparison of the surgical outcomes of punch incision and elliptical excision in treating epidermal inclusion cysts:a prospective,randomized study. Dermatol Surg,2006,32(4):520-525.

[3] ZUBER T J. Minimal excision technique for epidermoid (sebaceous) cysts. Am Fam Physician,2002,65(7):1409-1412,1417-1418,1420.

[4] KLIN B,ASHKENAZI H. Sebaceous cyst excision with minimal surgery. Am Fam Physician,1990,41(6):1746-1748.

·粟 丘 疹·

【临床表现】

粟丘疹(milia)是非常小的表皮样囊肿,常见。可发生于任何年龄,通常小于 3mm,为白色至黄色表皮下丘疹(图 30-4)。可为原发,亦可继发于水疱、外伤、表浅溃疡、糖皮质激素外用诱发皮肤萎缩后。粟丘疹可见于许多综合征中,包括口-面-指综合征、Rombo 综合征和 Bazex 综合征等。

【组织病理】

粟丘疹的组织学上即为小的表皮样囊肿,具有含颗粒层的复层鳞状上皮囊壁和层状的角蛋白性囊内容物(图 30-5,图 30-6)。

【诊断和鉴别诊断】

粟丘疹应与痱子相鉴别。痱子的典型分布区域是面部、头皮和间擦部位。通常见于保温箱内的婴儿、穿不透气的衣物者或发热者。临床上可能出现多种类型的皮损如白痱、红痱,脓疱痱等表现,在凉爽环境中或采取措施减少出汗后皮损通常会迅速消退。面部粟丘疹还应与汗管瘤、扁平疣等相鉴别。

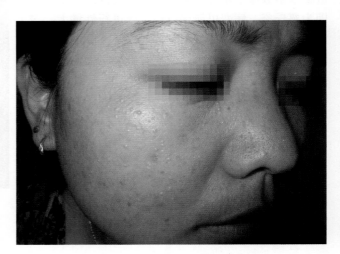

图 30-4　粟丘疹。面部多发皮色丘疹

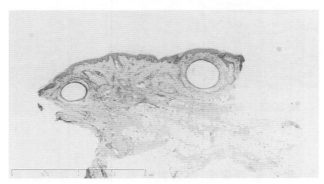

图 30-5　粟丘疹。真皮内囊腔形成(HE 染色,×40)

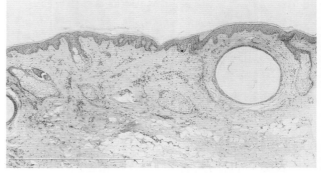

图 30-6　粟丘疹。真皮内囊腔,囊壁由鳞状上皮构成(HE 染色,×40)

【治疗】

可通过针头或手术刀挑破上方表皮挤出粟丘疹,也可借助粉刺挤压器。对于面部多发性粟丘疹,局部外用维 A 酸可减少粟丘疹的数量。

·皮 样 囊 肿·

皮样囊肿(dermoid cyst)亦称为先天性包涵体皮样囊肿,是较少见的先天性囊肿。

【病因及发病机制】

起源于外胚层,发生部位沿胚胎融合面,是由胎儿发育期间的异常所导致。

【临床表现】

皮样囊肿最常发生于眶周,但也可见于头皮和其他部位。通常在婴儿期或儿童期发病,表现为真皮或皮下结节,可固定于下方骨骼或可自由活动,质地坚硬,大小通常为 0.5~5cm,可能延伸至骨质(图 30-7)。中线皮样囊肿可能会向颅内扩展。

【组织病理】

囊肿被覆含颗粒层的鳞状上皮,囊壁内含有成熟的毛囊及皮脂腺,可见到多个毛囊开口至囊肿内,有时可见到汗腺和皮脂腺(图 30-8)。囊腔内含板层样角蛋白,常含有毛干。如囊肿破裂,则可见到异物反应。

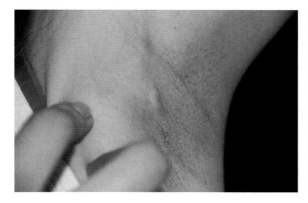

图 30-7 皮样囊肿。腋下结节,触之呈囊性

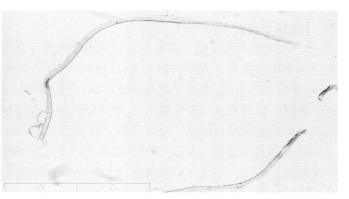

图 30-8 皮样囊肿。囊肿形成,被覆含颗粒层的鳞状上皮,囊壁可见皮脂腺样结构(HE 染色,×40)

【诊断和鉴别诊断】

需与其他囊肿性皮损相鉴别。此外,因囊内可见到毛发,需与真性畸胎瘤鉴别。可行活检根据组织病理学确诊。皮样囊肿仅有外胚层成分,而畸胎瘤的组织学成分往往超过一个胚叶。

【治疗】

外科手术切除。

·阴茎中线囊肿·

【临床表现】

阴茎中线囊肿(median raphe cyst of the penis)发生于年轻男性阴茎腹侧,是先天性男性生殖器发育异常所致。最常见于龟头,为单发性,通常直径数毫米,但如呈线状可扩展至数厘米。

【组织病理】

囊肿外衬假复层柱状上皮(1~4 层厚),不与其上表皮相连,偶尔囊壁上可见到含黏液的细胞。囊肿表现为空腔,因其内液体在活检后流空。

【诊断和鉴别诊断】

阴茎腹侧囊肿需考虑此病,可经活检确诊。

【治疗】

外科手术切除。

·表皮痣·

表皮痣(epidermal nevus)是一种出生时或幼年出现的皮肤良性错构瘤。可能由多种表皮细胞和结构组成,包括角质形成细胞、皮脂腺、毛囊、顶泌汗腺及小汗腺和平滑肌细胞。如皮损中具有较多的附属器成分(如皮脂腺、毛囊和/或顶泌汗腺)则被称为"器官样"病变;当皮损内主要为向表皮分化的成分时,则被称为"非器官样"或"角质形成细胞性"痣,又称线状表皮痣或线状疣状表皮痣,是表皮痣最常见的类型。其表现为沿着皮肤"Blaschko 线"呈线状分布或漩涡状的肤色至褐色斑块。

尽管经典的皮损称为"表皮痣",但错构病变也会累及部分真皮,尤其是真皮乳头。治疗需达真皮上部,单纯破坏表皮不能清除皮损。

【病因及发病机制】

一般认为表皮痣源于胚胎表皮基底层的多能干细胞。理论上,胚胎发育极早期发生的突变会造成更为广泛的表皮痣,并可能累及其他器官系统[1]。曾经认为基因镶嵌现象是本病的病因,但目前认为只有组织学上与表皮松解性角化过度或棘层松解性角化不良相关的痣与基因镶嵌有关。目前已经确定表皮松解型表皮痣存在 KRT1 或 KRT10 基因突变[2-3],这一型表皮痣的患者可能会有性腺镶嵌现象,并且可能将这种突变遗传给其后代[4-5]。此外,表皮痣中存在 FGFR3、PIK3CA 和 HRAS 癌基因的激活突变[6-8]。

【临床表现】

1. 线状疣状表皮痣　大部分表皮痣出生时即存在或在出生后一年内出现,偶尔于儿童期或成年期发病。男女均可发生。皮损初始为肤色或棕色的较小线状排列的斑片和/或疣状丘疹,可聚集或融合形成斑块,随着时间的推移,尤其是青春期前后,可变黑变厚。表皮痣可为单发或多发,通常分布于躯干或四肢,有少数病例报道累及口腔黏膜[9]。皮损常沿 Blaschko 线分布,通常有一条清晰的正中分界线(图 30-9)。线状表皮痣通常没有症状。瘙痒和鳞屑在炎性亚型中较为常见。

2. 系统性表皮痣　广泛双侧分布的疣状表皮痣被称为"全身性表皮痣"或豪猪状鱼鳞病,通常呈涡纹状或弧线形条纹。累及一半躯体的亚型称为"单侧痣"。通常,系统性表皮痣在躯干上呈横向分布,在四肢呈线状分布。炎性线状疣状表皮痣(inflammatory linear verrucous epidermal nevus,ILVEN)是一种罕见的表皮痣亚型。常出现于幼儿时期,表现为瘙痒的角化过度性丘疹,皮损发红,常常融合成斑块,因搔抓表面常有脱屑和结痂。其通常为单侧分布,最常分布于下半身,并沿着 Blaschko 线呈线状分布(图 30-10)。

3. 表皮痣综合征　指表皮痣合并其他发育异常,最常累及脑部、眼及肌肉骨骼系统。线状表皮痣的相关综合征包括[10]:Proteus 综合征,是一种表现为多种组织畸形和过度生长的罕见复杂疾病;Ⅱ型(节段型)Cowden 综合征,是一种以存在特异性角质形成细胞性痣为特征的多系统出生缺陷,又叫线状 Cowden

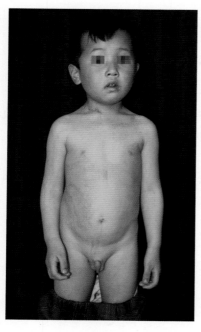

图 30-9　表皮痣。躯干、四肢褐色疣状斑片

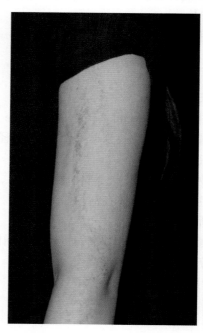

图 30-10　炎性线状疣状表皮痣。上肢红色疣状斑片,线状分布

痣;先天性偏侧发育不良伴鱼鳞病样痣及肢体缺陷(congenital hemidysplasia with ichthyosiform nevus and limb defects,CHILD)综合征,由 *NSDHL* 基因(编码参与胆固醇代谢的 3β 羟类固醇脱氢酶)突变造成的一种 X 连锁显性、男性致死表型;FGFR3 表皮痣综合征由系统性表皮痣和脑部缺陷构成,包括皮质萎缩、硬膜下水囊瘤和胼胝体发育不全等。

【组织病理】

表皮角化过度、棘层肥厚及乳头瘤样增生,伴有不同程度的角化不全(图 30-11)。有些病变可出现类似疣状肢端角化症的特征性表现的塔尖样棘层肥厚;类似脂溢性角化病的角化过度、假性角囊肿或类似寻常疣的一些特征[11]。存在 *KRT1* 或 *KRT10*(分别编码角蛋白 1 和角蛋白 10)基因突变的"表皮松解性疣状表皮痣"中,可见到基底层上方表皮细胞松解和显著角化过度。

ILVEN 是表皮痣的一种独特亚型,病理上表现为慢性炎症性真皮浸润、银屑病样表皮增生和交替出现的角化过度和角化不全带[12]。

【诊断和鉴别诊断】

在大部分病例中,通过皮损的特征性临床表现,即沿 Blaschko 线呈线状分布的疣状丘疹和斑块,即可做出临床诊断。

需与线状苔藓、线状银屑病、线状汗孔角化症等鉴别。线状苔藓通常会在数月至 4 年的时间自行消退;组织病理学检查显示有苔藓样淋巴细胞浸润伴棘层肥厚及角化不良细胞。线状银屑病与 ILVEN 无论在临床上还是组织学上都很难鉴别:线状银屑病可有银屑病家族史,发病年龄较晚,一般

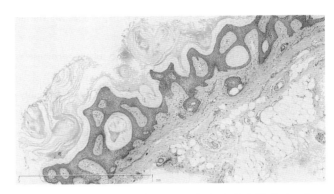

图 30-11　表皮痣。角化过度,表皮乳头瘤样增生,皮突延长,真皮浅层血管周围少量淋巴细胞浸润(HE 染色,×100)

无疣状皮损,可累及指/趾甲、头皮、手掌和足底等部位、瘙痒较轻。线状汗孔角化症通常出现于婴儿期或幼童时期,表现为四肢或躯干的单发或多发性伴边缘过度角化的斑块,组织学上可见特征性的柱状角化不全。

【治疗】

大部分的表皮痣在青春期后趋于稳定。如皮损位于间擦部位可以引起浸渍、继发感染,伴有恶臭味,可导致局部不适及心理问题。已有报道发现老年患者在表皮痣范围内出现基底细胞癌及鳞状细胞癌的罕见病例[13-18],应及时处理。

表皮痣的治疗较为困难。较小的皮损可进行全层厚度的根治性切除,但可能不适用于较大或较广泛的皮损,可形成毁容性瘢痕,甚至影响功能。多种替代性手术或破坏性治疗方法已有报道,包括削除术、冷冻治疗、深部化学剥脱及激光磨削[19-23]。此外,维 A 酸口服治疗,外用糖皮质激素、维 A 酸类药物、5-氟尿嘧啶和卡泊三醇也有成功的个案报道[24-26]。

【参考文献】

[1] HAFNER C,TOLL A,REAL F X. HRAS mutation mosaicism causing urothelial cancer and epidermal nevus. N Engl J Med, 2011,365(20):1940-1942.

[2] PALLER A S,SYDER A J,CHAN Y M,et al. Genetic and clinical mosaicism in a type of epidermal nevus. N Engl J Med, 1994,331(21):1408-1415.

[3] TSUBOTA A,AKIYAMA M,SAKAI K,et al. Keratin 1 gene mutation detected in epidermal nevus with epidermolytic hyperkeratosis. J Invest Dermatol,2007,127(6):1371-1374.

[4] AKHYANI M,KIAVASH K,KAMYAB K. Bullous ichthyosiform erythroderma in a child born to a parent with systematized linear epidermolytic hyperkeratosis. Int J Dermatol,2009,48(2):215-217.

[5] CHASSAING N,KANITAKIS J,SPORTICH S,et al. Generalized epidermolytic hyperkeratosis in two unrelated children from parents with localized linear form,and prenatal diagnosis. J Invest Dermatol,2006,126(12):2715-2717.

［6］HAFNER C,LóPEZ-KNOWLES E,LUIS N M,et al. Oncogenic PIK3CA mutations occur in epidermal nevi and seborrheic kera-toses with a characteristic mutation pattern. Proc Natl Acad Sci U S A,2007,104(33):13450-13454.

［7］HAFNER C,VAN OERS J M,VOGT T,et al. Mosaicism of activating FGFR3 mutations in human skin causes epidermal nevi. J Clin Invest,2006,116(8):2201-2207.

［8］HAFNER C,TOLL A,GANTNER S,et al. Keratinocytic epidermal nevi are associated with mosaic RAS mutations. J Med Gen-et,2012,49(4):249-253.

［9］TESI D,FICARRA G. Oral linear epidermal nevus:a review of the literature and report of two new cases. Head Neck Pathol,2010,4(2):139-143.

［10］HAPPLE R. The group of epidermal nevus syndromes Part I. Well defined phenotypes. J Am Acad Dermatol,2010,63(1):1-22;quiz 23-24.

［11］ERSOY-EVANS S,SAHIN S,MANCINI A J,et al. The acanthosis nigricans form of epidermal nevus. J Am Acad Dermatol,2006,55(4):696-698.

［12］DUPRE A,CHRISTOL B. Inflammatory linear verrucose epidermal nevus. A pathologic study. Arch Dermatol,1977,113(6):767-769.

［13］HAFNER C,KLEIN A,LANDTHALER M,et al. Clonality of basal cell carcinoma arising in an epidermal nevus. New insights provided by molecular analysis. Dermatology,2009,218(3):278-281.

［14］DE D,KANWAR A J,RADOTRA B D. Basal cell carcinoma developing in verrucous epidermal nevus. Indian J Dermatol Ve-nereol Leprol,2007,73(2):127-128.

［15］CEYLAN C,OZDEMIR F,OZTÜRK G,et al. A case of basal cell carcinoma arising in epidermal nevus. Int J Dermatol,2002,41(12):926-927.

［16］MASOOD Q,NARAYAN D. Squamous cell carcinoma in a linear epidermal nevus. J Plast Reconstr Aesthet Surg,2009,62(5):693-694.

［17］TURK B G,ERTAM I,URKMEZ A,et al. Development of squamous cell carcinoma on an inflammatory linear verrucous epi-dermal nevus in the genital area. Cutis,2012,89(6):273-275.

［18］TOYA M,ENDO Y,FUJISAWA A,et al. A metastasizing squamous cell carcinoma arising in a solitary epidermal nevus. Case Rep Dermatol Med,2012,2012:109632.

［19］PARK J H,HWANG E S,KIM S N,et al. Er:YAG laser treatment of verrucous epidermal nevi. Dermatol Surg,2004,30(3):378-381.

［20］THUAL N,CHEVALLIER J M,VUILLAMIE M,et al. CO$_2$ laser therapy of verrucous epidermal nevus. Ann Dermatol Venere-ol,2006,133(2):131-138.

［21］PARADELA S,DEL POZO J,FERNáNDEZ-JORGE B,et al. Epidermal nevi treated by carbon dioxide laser vaporization:a se-ries of 25 patients. J Dermatolog Treat,2007,18(3):169-174.

［22］TOYOZAWA S,YAMAMOTO Y,KAMINAKA C,et al. Successful treatment with trichloroacetic acid peeling for inflammatory linear verrucous epidermal nevus. J Dermatol,2010,37(4):384-386.

［23］PANAGIOTOPOULOS A,CHASAPI V,NIKOLAOU V,et al. Assessment of cryotherapy for the treatment of verrucous epider-mal naevi. Acta Derm Venereol,2009,89(3):292-294.

［24］KIM J J,CHANG M W,SHWAYDER T. Topical tretinoin and 5-fluorouracil in the treatment of linear verrucous epidermal ne-vus. J Am Acad Dermatol,2000,43(1 Pt 1):129-132.

［25］KOH M J,LEE J S,CHONG W S. Systematized epidermal nevus with epidermolytic hyperkeratosis improving with topical cal-cipotriol/betamethasone dipropionate combination ointment. Pediatr Dermatol,2013,30(3):370-373.

［26］HERMAN A R,SCOTT R A. Systematized epidermal nevus treated with isotretinoin. J Drugs Dermatol,2002,1(2):195-196.

·脂溢性角化病·

脂溢性角化病(seborrheic keratosis)是临床常见的"表皮肿瘤",由不成熟角质形成细胞良性增殖而形成。一般发生于 50 岁以后,但年轻成人也可出现。发生于有毛的皮肤,极少发生于口腔黏膜、掌跖部位。

【病因及发病机制】

其发病可能与遗传、累积紫外线辐射暴露或人乳头状瘤病毒感染相关,但确切病因尚不明。有研究发现脂溢性角化病患者存在 *FGFR3* 和 *PIK3CA* 癌基因体细胞活化突变,但其致病作用不明[1-4]。

【临床表现】

可为单发,也可多至数百个。皮损边界清楚、圆形或卵圆形,可为斑片、丘疹或斑块,皮损随时间逐渐增厚变大。通常表面黯淡,可呈疣状,典型表现包括天鹅绒状表面、"黏着性"外观和角化过度的鳞屑。部分表面可形成油脂性厚痂。借助放大镜仔细观察常可见角囊肿或深色毛囊角栓。颜色可呈黄褐色至黑色。常见于头面、躯干、上肢等曝光部位,但除掌跖、黏膜外,体表各部位均可发生。如发生于头皮不影响头发生长。在背部,可见病变沿 Blaschko 线分布,呈"圣诞树"模式。通常无症状,但长期摩擦刺激或外源性创伤可导致瘙痒、疼痛或出血(图 30-12~图 30-16)。

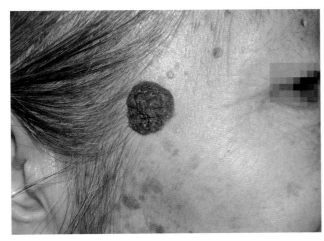

图 30-12 脂溢性角化病。颞部黑色油腻斑块,表面呈菜花状

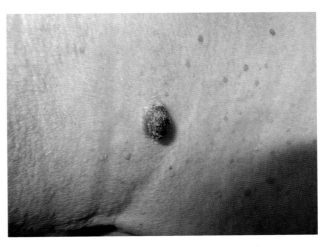

图 30-13 脂溢性角化病。颈部黑色结节,表面粗糙

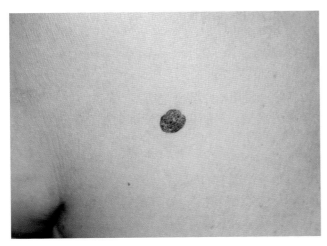

图 30-14 脂溢性角化病。背部黑色斑丘疹

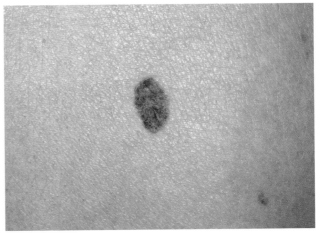

图 30-15 脂溢性角化病。背部褐色斑块

变异型包括黑色丘疹性皮病(dermatosis papulosa nigra,DPN)、灰泥角化病、大细胞棘皮瘤、克隆型脂溢性角化病以及倒置性毛囊角化病(刺激性脂溢性角化病)。

【组织病理】

组织学上,至少有六种类型:棘层肥厚型、角化过度型、网状型、刺激型、克隆型、黑色素棘皮瘤型。常混合存在。所有类型均有角化过度、棘层肥厚和乳头瘤样增生。特点是肿瘤病变的基底位于同一水平面上,与正常表皮基底平齐。反向表皮凹陷形成的假性角囊肿是高度特征性的表现。炎症或受刺激的病变经常存在真皮内淋巴细胞浸润(图 30-17,图 30-18)。

【诊断和鉴别诊断】

通常根据特征性的临床表现,包括:天鹅绒状表面、"黏着性"外观和角化过度的鳞屑即可诊断。借助放大镜还可见到角囊肿或深色角质栓。皮肤镜检查可见多个粟粒样囊肿、粉刺样开口,以及脑回状外观,有很高的特异性[5-6],可帮助明确诊断。如诊断不明或无法排除恶性病变,则需要活检。

应与其他皮肤良恶性病变相鉴别,包括软纤维瘤、寻常疣、扁平疣、色素性光线性角化病、表皮痣、黑素细胞痣、基底细胞癌、鳞状细胞癌和黑色素瘤。

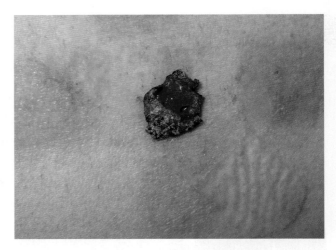

图 30-16　激惹型脂溢性角化病

对于临床特征和皮肤镜下表现不典型的病变,例如病变较大、生长速度较快、有自发性破溃等,应活检进行组织病理学检查以鉴别。

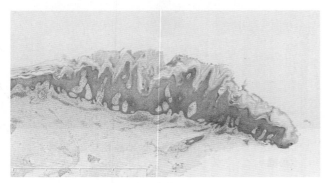

图 30-17　脂溢性角化病。角化过度,棘层增厚,突出表面,真皮浅层血管周围少量淋巴细胞、组织细胞浸润(HE 染色,×40)

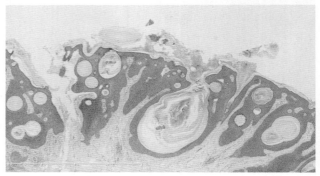

图 30-18　脂溢性角化病。显示角囊肿(HE 染色,×40)

【治疗】

通常不需要治疗。当病变有症状或影响美观时,可以移除。常用治疗手段包括:

(1) 冷冻疗法:最为常用,特别是对于较平坦的或较薄的病变。深肤色个体冷冻后易遗留炎症后色素沉着。

(2) 刮除/削除:可在 1% 利多卡因麻醉后,使用刀片刮除或削除。

(3) 电干燥术:1% 利多卡因麻醉后,应用电外科设备进行电灼或电灼后进行刮除。

(4) 激光治疗:多种激光已应用于治疗,包括 755nm 翠绿宝石激光、532nm 二极管激光、脉冲二氧化碳激光及 YAG 激光等[7-9]。通常根据病变大小和厚度、皮肤类型以及医师的临床经验进行选择。

【参考文献】

[1] DUPERRET E K,OH S J,MCNEAL A,et al. Activating FGFR3 mutations cause mild hyperplasia in human skin,but are insufficient to drive benign or malignant skin tumors. Cell Cycle,2014,13(10):1551-1559.

[2] LOGIÉ A,DUNOIS-LARDÉ C,ROSTY C,et al. Activating mutations of the tyrosine kinase receptor FGFR3 are associated with benign skin tumors in mice and humans. Hum Mol Genet,2005,14(9):1153-1160.

[3] HAFNER C,HARTMANN A,REAL F X,et al. Spectrum of FGFR3 mutations in multiple intraindividual seborrheic keratoses. J Invest Dermatol,2007,127(8):1883-1885.

[4] HAFNER C,LÓPEZ-KNOWLES E,LUIS N M,et al. Oncogenic PIK3CA mutations occur in epidermal nevi and seborrheic keratoses with a characteristic mutation pattern. Proc Natl Acad Sci U S A,2007,104(33):13450-13454.

[5] BRAUN R P,RABINOVITZ H S,KRISCHER J,et al. Dermoscopy of pigmented seborrheic keratosis:a morphological study. Arch Dermatol,2002,138(12):1556-1560.

[6] AHLGRIMM-SIESS V,CAO T,OLIVIERO M,et al. Seborrheic keratosis:reflectance confocal microscopy features and correlation with dermoscopy. J Am Acad Dermatol,2013,69(1):120-126.

[7] KIM Y K,KIM D Y,LEE S J,et al. Therapeutic efficacy of long-pulsed 755-nm alexandrite laser for seborrheic keratoses. J Eur Acad Dermatol Venereol,2014,28(8):1007-1011.

[8] POLDER K D,LANDAU J M,VERGILIS-KALNER I J,et al. Laser eradication of pigmented lesions:a review. Dermatol Surg, 2011,37(5):572-595.

[9] CULBERTSON G R. 532-nm diode laser treatment of seborrheic keratoses with color enhancement. Dermatol Surg,2008,34 (4):525-528;discussion 528.

·灰泥角化病·

灰泥角化病(stucco keratosis)又称白色角化病(keratosis alba)、疣状角化弹性纤维样病(verrucous keratoelastoidosis)。表现为分散分布、质硬不透明的丘疹或小斑块。为脂溢性角化病的变异型之一。

【病因及发病机制】

病因不明。日光暴露可能是本病的诱因之一,热和汽油制剂(如焦油)也可能为诱因。

【临床表现】

典型皮损为发生于老年人下肢的灰白色丘疹或小斑块。上肢较少见,可发生于前臂,不累及掌跖,无自觉症状。丘疹少则数个,可多达数百个,似干燥灰泥样疏松地黏着于皮肤表面,附着不牢固,易刮除,刮除后可有小的出血点,可遗留领圈样的干燥脱屑(图30-19)。

【组织病理】

表皮明显角化过度,颗粒层可略增厚,棘层肥厚(程度比脂溢性角化症轻),乳头瘤样增生,呈"塔尖样"改变(图30-20)。

【诊断和鉴别诊断】

本病易与脂溢性角化症、疣状肢端角化病或扁平疣相混淆。脂溢性角化症通常皮损更大、颜色更深、表面呈油脂感,而灰泥角化病皮损较小,表面干燥粗糙,皮损易被刮除而不出血。疣状肢端角化病是常染色显性遗传病,常发病于儿童,通常发生于手背。扁平疣多见于青壮年,头面部、上肢为好发部位。

【治疗】

可外用含尿素、乳酸、α-羟酸或维 A 酸软膏软化皮损。还可冷冻、激光、刮除术或点干燥术去除皮损。

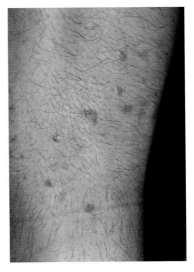

图 30-19　灰泥角化病。小腿多发淡红色斑丘疹、脱屑

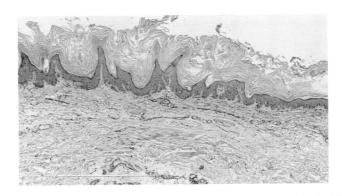

图 30-20　灰泥角化病。明显角化过度,棘层呈塔尖样增生,基底层色素增加,真皮浅层血管周围少许慢性炎症细胞浸润(HE 染色,×100)

· Leser-Trélat 征 ·

　　Leser-Trélat 征（Leser-Trélat sign）是一种罕见的内脏恶性肿瘤的皮肤表现,可能为一种副肿瘤皮肤综合征。特征性表现为突然出现且迅速增多、体积增大的脂溢性角化病皮损,可伴有瘙痒和基底部炎症[1-4],也可伴发黑棘皮病（图 30-21,图 30-22）。相关恶性肿瘤包括胃肠道腺癌、肺癌、乳腺癌和淋巴瘤。Leser-Trélat 征的发病机制不明,可能为肿瘤产生的各种细胞因子和其他生长因子导致脂溢性角化病突然出现。恶性肿瘤化疗期间,特别是使用阿糖胞苷或多西他赛时,已存在的脂溢性角化病可能发炎,称为假性 Leser-Trélat 征[5-6]。

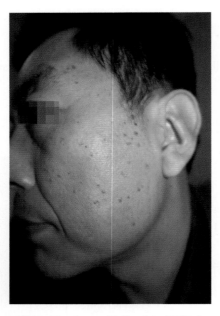

图 30-21　Leser-Trélat 征。面部多发褐色斑丘疹

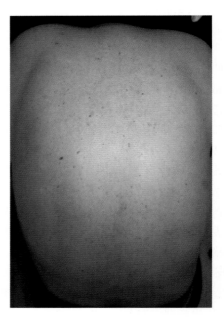

图 30-22　Leser-Trélat 征。背部多发褐色丘疹

　　本征中脂溢性角化病皮损与一般脂溢性角化病无差别,皮损治疗方式亦相同。但需寻找潜在的内脏恶性肿瘤。

【参考文献】

[1] HEAPHY M R,Jr,MILLNS J L,SCHROETER A L. The sign of Leser-Trélat in a case of adenocarcinoma of the lung. J Am Acad Dermatol,2000,43(2 Pt 2):386-390.

[2] KURZROCK R,COHEN P R. Cutaneous paraneoplastic syndromes in solid tumors. Am J Med,1995,99(6):662-671.

[3] SCHWARTZ R A. Sign of Leser-Trélat. J Am Acad Dermatol,1996,35(1):88-95.

[4] GREGORY B,HO V C. Cutaneous manifestations of gastrointestinal disorders:part Ⅱ. J Am Acad Dermatol,1992,26(3 Pt 2):371-383.

[5] CHU C Y,YANG C H,CHIU H C. Inflammation of seborrheic keratoses due to docetaxel treatment. Acta Derm Venereol,2001,81(4):316-317.

[6] PATTON T,ZIRWAS M,NIELAND-FISHER N,et al. Inflammation of seborrheic keratoses caused by cytarabine:a pseudo sign of Leser-Trelat. J Drugs Dermatol,2004,3(5):565-566.

· 皮　　角 ·

　　皮角（cutaneous horn）是一种描述性临床术语,指质地坚实、肤色至黄褐色、针状或圆锥状、角化过度性突出物。多在其他皮肤疾病的基础上发生。常见的原发疾病包括光线性角化病或早期鳞状细胞癌、角化棘皮瘤、脂溢性角化病、寻常疣、外毛根鞘瘤等。

【病因及发病机制】

皮损是由于致密的角蛋白在棘层上方垂直堆积、延长形成圆柱状的异常聚集物而引起。

【临床表现】

多发生于老年人和浅肤色人,男性多于女性,最常累及日光暴露部位,但可发生于身体任何部位。可为单发或多发,呈针状、圆锥形或圆柱形,其高度往往大于横径,至少是最大横径的一半[1]。表面光滑或粗糙,基地通常较宽且坚硬,可呈肤色、淡黄或褐色甚至颜色更深(图30-23)。通常生长缓慢,无自觉症状。即使并发于非皮肤肿瘤的皮角,仍有癌变的可能。如基底部充血有浸润感,应高度警惕恶变。

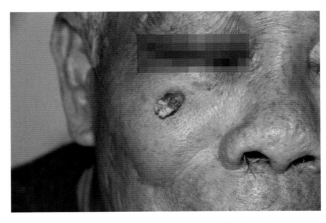

图30-23　皮角。面部褐色角化性赘生物

【组织病理】

特点为显著角化过度、角化不全伴不同程度的棘层肥厚,表皮呈山峰样隆起,基底部常可见到光线性角化病中的异型角质形成细胞(图30-24,图30-25)。可有20%的皮损发生于原位或侵袭性鳞状细胞癌基础之上[2]。

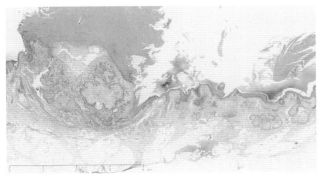

图30-24　皮角(癌变)。明显角化过度及角化不全,表皮疣状增生,棘层肥厚,真皮浅层慢性炎症细胞浸润(HE染色,×100)

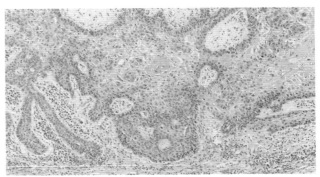

图30-25　皮角(癌变)。上图高倍镜所见,棘层内可见角珠及角化不良细胞,部分细胞具有异形性(HE染色,×100)

【诊断和鉴别诊断】

临床上根据皮损好发部位及典型形态不难鉴别,需注意的是,应切除后行病理检查,明确是否存在癌变。

【治疗】

局部手术切除,切除深度需达到真皮以下,如怀疑有恶变,应切除至脂肪层,以评估肿瘤浸润深度。如病理确定存在恶变,应按照恶性肿瘤治疗原则进行进一步处理。如患者无法耐受手术,可削除皮角后行冷冻、光动力等姑息治疗。

【参考文献】

[1] DUNCAN K O,GEISSE J K,LEFFELL D J. Epithelial precancerous lesions//WOLFF K,GOLDSMITH L A,KATZ S I,et al. Fitzpatrick's Dermatology in General Medicine. 7th ed. New York:McGraw-Hill,2008:1007-1015.

[2] RAQUENA L,REQUENA C,COCKERELLC J. Benign Epidermal Tumors and Proliferations//BOLOGNIA J L,JORIZZO J L. Bolognia Dermatology. 3rd ed. Amsterdam:Elsivier,2012:1805.

·疣状角化不良瘤·

疣状角化不良瘤(warty dyskeratoma)曾被称为孤立性毛囊角化病、假性Darier病等,目前认为其与毛囊角化病为两种独立的疾病,是一种少见的良性皮肤肿瘤。通常累及头颈部,皮损内有黑头粉刺样角质栓,组织学可见棘层松解性角化不良。

【病因及发病机制】

病因不明,有报道称是由于角质形成细胞的异常黏附性引起[1]。

【临床表现】

多见于老年男性,发病年龄 50~70 岁,白色人种更易受累。皮疹为孤立的疣状毛囊性损害,常为肤色、褐色或棕红色丘疹或结节,中央呈脐形凹陷,中央孔含角质栓。皮损生长缓慢,常局限于头面部,也可见于甲板下和口腔,尤其是硬腭和牙槽嵴。典型皮损由数毫米至 2cm 不等,多无伴随症状,部分患者可有渗出或出血,可有伴恶臭的分泌物。良性过程,无恶变报道。

【组织病理】

皮损边界清楚,常累及至少一个扩张的毛囊皮脂腺单位。表皮角化过度,皮损中央呈杯状凹陷,火山口样凹陷中央充满角质碎屑,可见由单层基底细胞构成的绒毛状乳头从凹陷增生的基底层内向上延伸至腔隙内。凹陷下方的颗粒层内常见典型的圆体细胞和谷粒细胞,凹陷中可见棘层松解性角化不良细胞,可见基底层上间隙。病变周围有结缔组织鞘包绕。

【诊断和鉴别诊断】

根据临床表现结合组织病理可以明确诊断。临床上,应与其他上皮肿瘤和增生性疾病相鉴别,如表皮囊肿、脂溢性角化病、增生性光线性角化病、鳞状细胞癌、基底细胞癌、寻常疣等。组织病理学上,应与其他出现基底上部棘层松解性角化不全的疾病相鉴别,如毛囊角化病、家族性慢性良性天疱疮、单发性棘层松解性角化病、棘层松解性光线性角化病和棘层松解性鳞状细胞癌等。

【治疗】

可行激光、电灼或手术切除。手术切除后可治愈。

【参考文献】

[1] RAQUENA L,REQUENA C,COCKERELLC J. Benign Epidermal Tumors and Proliferations//BOLOGNIA J L,JORIZZO J L. Bolognia Dermatology. 3rd ed. Amsterdam:Elsivier,2012:1805.

第二节　表皮恶性肿瘤

·鲍　恩　病·

鲍恩病(Bowen disease)为原位鳞状细胞癌,生长缓慢,可长期局限于表皮内,如不治疗可发生侵袭性生长。多发生于老年人光暴露部位皮肤,也可发生于身体其他部位。鲍恩病可为原发性,也可在日光性角化病的基础上发生。

【病因及发病机制】

确切病因不明,大部分为原发性。可能病因包括:慢性砷暴露(如饮用受污染的饮用水、职业暴露等)、HPV 感染(遗传易感性个体中可发生鲍恩病)、慢性炎症(瘢痕、烧伤、慢性溃疡、窦道或硬化萎缩性苔藓等炎症性皮肤病基础上继发)、紫外线暴露(累积日光暴露,尤其是 UVB 辐射,是导致鳞状细胞癌的重要环境因素)、免疫抑制状态、遗传性疾病(如着色性干皮病等)等因素。

【临床表现】

多见于中年以上患者中,平均发病年龄为 48 岁。常见于头面部和四肢,也可见于身体其他部位,口腔、眼、女性外阴、龟头、肛门等黏膜处均可受累。最常见的表现是边界清楚的红斑鳞屑性斑片或轻度隆起性斑块(图 30-26),也可颜色较深,表面扁平、不规则隆起或呈结节状,底部少有浸润。如皮损内出现溃疡,应警惕局部已出现浸润性鳞状细胞癌。通常皮损无症状,多为单发,也有多发者。黏膜部位皮损可表现为点状、线状或不规则形斑片,颜色呈白色、红色或棕色,表面粗糙不平,可呈息肉样增厚。

砷剂诱发的鲍恩病有明显多发倾向。病程缓慢,出现后持续存在数年至数十年,绝大部分患者终生保持其原位癌状态,但也有一定比例的患者可进展至浸润性鳞状细胞癌。

【组织病理】

表皮角化过度、角化不全或伴有浅表结痂。表皮突延长、增宽,棘层肥厚。表皮全层内细胞排列紊乱,细胞形态、大小不一致,胞核大而深染,可形成瘤巨细胞,可见较多核丝分裂象。基底细胞层完整,表皮与真皮界限清楚,真皮不受累(图30-27,图30-28)。

【诊断和鉴别诊断】

根据临床表现,结合活检发现特异性组织学改变可明确诊断。皮损早期应与银屑病、局限性

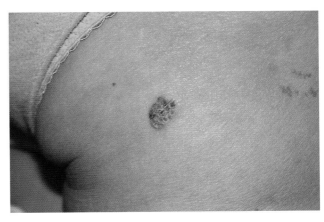

图30-26　鲍恩病。右臀部红色斑块,边界清,表面鳞屑

神经性皮炎及其他红斑鳞屑性疾病相鉴别,组织病理可以明确诊断。此外还应与光线性角化病、乳房外 Paget 病、表浅型基底细胞癌等肿瘤性疾病鉴别。光线性角化病通常皮损较小,基底层内有异型细胞。乳房外 Paget 病常出现于外阴、肛周、腋窝等部位,基底细胞往往被较大的 Paget 细胞挤压。表浅型基底细胞癌有特征性的皮肤镜下表现(枫叶样结构、轮辐样结构、蓝灰色小球等),通过病理活检可很容易地进行鉴别。

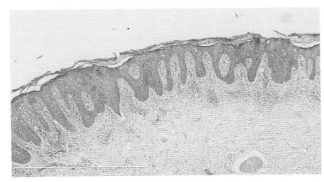

图30-27　鲍恩病。角化过度,棘层增厚,细胞排列紊乱,基底层色素增加,真皮浅层血管周围淋巴、组织细胞浸润(HE 染色,×40)

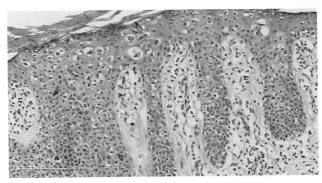

图30-28　鲍恩病。棘层增厚,细胞排列紊乱,异型性明显(HE 染色,×100)

【治疗】

因本病可进展为侵袭性鳞状细胞癌,应早期诊断、及时治疗,治疗方式包括手术切除、冷冻疗法、电外科治疗、放疗、局部治疗和光动力疗法等。

1. 手术切除　手术通常可在门诊局麻下进行,要求切缘达到肿瘤组织周围 4~5mm 的正常组织边缘,以达到95%的组织学治愈率[1]。

2. 冷冻疗法　冷冻疗法通过冻结和融化的方法破坏肿瘤细胞。通常在肿瘤及其周围一圈(通常≥3mm)看似正常的皮肤上使用液氮冷冻。然后使冷冻区域自然融解。鲍恩病患者一般 1 次冷冻-融解周期就足够了[2]。治疗区域随后脱落,残留溃疡,溃疡 4~6 周愈合。冷冻可能导致局部色素减退、永久性脱发或肥厚性瘢痕,下肢的治疗区域可能需要更长的时间愈合。有研究评估了侵袭性皮肤鳞状细胞癌冷冻治疗后的复发率,平均复发率为 0.8%[3]。

3. 电外科　电干燥术和电刮除术(electrodesiccation and curettage)是一种相对快速、耐受性好的治疗方法,在门诊局麻下即可进行,能避免损伤邻近的健康组织。医师先刮除肿瘤组织,然后电干燥底部溃疡和周围正常皮肤边缘,反复交替进行,在一些病例中治愈率可达到甚至超过95%[3-9]。

4. 外用药

（1）5%的5-氟尿嘧啶（5-FU）乳膏：涂抹于患处，2次/d，根据治疗反应使用4~8周。研究显示最高有85%的患者可达到临床治愈[10]。

（2）咪喹莫特：已被用于治疗鲍恩病[11-15]。治疗方案各有不同，大多数治疗方案要求1次/d，使用6~16周。所需疗程明显长于局部用5-FU，炎症反应也相当明显。研究显示治愈率为73%~88%[16]。

5. 光动力疗法（PDT）　有临床试验对PDT与冷冻疗法、局部用5-FU治疗鲍恩病的疗效进行对比，研究发现PDT、冷冻治疗和局部用5-FU在12个月时病变复发率相似（分别为15%、21%和17%）[17]。

6. 放疗　由于放疗存在潜在的长期副作用，这种治疗方式主要用于年龄较大或不适合手术治疗的患者。放疗的缺点包括：缺乏对肿瘤边缘的组织学控制、存在潜在的短期或长期放射相关的副作用，放疗后复发的皮肤SCC较手术后复发的皮肤SCC表现为更具侵袭性，且具有更高的局部复发率和转移率[18]。

【参考文献】

［1］ BRODLAND D G,ZITELLI J A. Surgical margins for excision of primary cutaneous squamous cell carcinoma. J Am Acad Dermatol,1992,27(2 Pt 1):241-248.

［2］ HOLT P J. Cryotherapy for skin cancer:results over a 5-year period using liquid nitrogen spray cryosurgery. Br J Dermatol,1988,119(2):231-240.

［3］ LANSBURY L,BATH-HEXTALL F,PERKINS W,et al. Interventions for non-metastatic squamous cell carcinoma of the skin:systematic review and pooled analysis of observational studies. BMJ,2013,347:f6153.

［4］ ROWE D E,CARROLL R J,DAY C L,Jr. Prognostic factors for local recurrence,metastasis,and survival rates in squamous cell carcinoma of the skin,ear,and lip. Implications for treatment modality selection. J Am Acad Dermatol,1992,26(6):976-990.

［5］ KNOX J M,FREEMAN R G,HEATON C L. Curettage and electrodesiccation in the treatment of skin cancer. South Med J,1962,55:1212-1215.

［6］ WHELAN C S,DECKERS P J. Electrocoagulation and curettage for carcinoma involving the skin of the face,nose,eyelids,and ears. Cancer,1973,31(1):159-164.

［7］ HONEYCUTT W M,JANSEN G T. Treatment of squamous cell carcinoma of the skin. Arch Dermatol,1973,108(5):670-672.

［8］ WHELAN C S,DECKERS P J. Electrocoagulation for skin cancer:an old oncologic tool revisited. Cancer,1981,47(9):2280-2287.

［9］ CHREN M M,LINOS E,TORRES J S,et al. Tumor recurrence 5 years after treatment of cutaneous basal cell carcinoma and squamous cell carcinoma. J Invest Dermatol,2013,133(5):1188-1196.

［10］ BARGMAN H,HOCHMAN J. Topical treatment of Bowen's disease with 5-Fluorouracil. J Cutan Med Surg,2003,7(2):101-105.

［11］ Mackenzie-Wood A,Kossard S,Launey J D,et al. Imiquimod 5% cream in the treatment of Bowen's disease. J Am Acad Dermatol,2001,44:462.

［12］ SHIMIZU I,CRUZ A,CHANG K H,et al. Treatment of squamous cell carcinoma in situ:a review. Dermatol Surg,2011,37(10):1394-1411.

［13］ HENGGE U R,STARK R. Topical imiquimod to treat intraepidermal carcinoma. Arch Dermatol,2001,137(6):709-711.

［14］ PATEL G K,GOODWIN R,CHAWLA M,et al. Imiquimod 5% cream monotherapy for cutaneous squamous cell carcinoma in situ (Bowen's disease):a randomized,double-blind,placebo-controlled trial. J Am Acad Dermatol,2006,54(6):1025-1032.

［15］ ROSEN T,HARTING M,GIBSON M. Treatment of Bowen's disease with topical 5% imiquimod cream:retrospective study. Dermatol Surg,2007,33(4):427-431;discussion 431-432.

［16］ LOVE W E,BERNHARD J D,BORDEAUX J S. Topical imiquimod or fluorouracil therapy for basal and squamous cell carcinoma:a systematic review. Arch Dermatol,2009,145(12):1431-1438.

［17］ MORTON C,HORN M,LEMAN J,et al. Comparison of topical methyl aminolevulinate photodynamic therapy with cryotherapy or Fluorouracil for treatment of squamous cell carcinoma in situ:results of a multicenter randomized trial. Arch Dermatol,

2006,142(6):729-735.

[18] JOHNSON T M,ROWE D E,NELSON B R,et al. Squamous cell carcinoma of the skin (excluding lip and oral mucosa). J Am Acad Dermatol,1992,26(3 Pt 2):467-484.

· Queyrat 增生性红斑 ·

Queyrat 增生性红斑(erythroplasia of Queyrat)(凯拉增生性红斑)指阴茎黏膜上皮组织(即龟头和包皮)内发生的原位鳞状细胞癌。表现为天鹅绒样的红色且边界清晰的皮损。病变通常孤立存在,偶尔发生糜烂或溃疡,可伴有疼痛、出血或瘙痒。

【临床表现】

通常发生于未行包皮环切术的中老年男性。皮损多发生于龟头、尿道口、冠状沟、包皮部位。其他部位如口腔黏膜、女性外阴和肛门黏膜亦可受累。皮损通常为单发的、边界清楚的鲜红色或淡红色天鹅绒样斑片,表面可有灰白色鳞屑(图 30-29)。病程缓慢,可多年无变化。据报道其进展为侵袭性鳞状细胞癌的概率为 10%~33%[1-2]。溃疡和/或乳头状外观的出现与疾病进展相关[2]。有报道称该病与 HPV8 和 HPV16 型相关[3]。

【组织病理】

黏膜上皮明显增生肥厚,细胞排列紊乱,核深染,细胞形态、大小不一致,可见较多核丝分裂象。黏膜下毛细血管内皮细胞增生,血管扩张,可见带状炎症细胞浸润(图 30-30)。

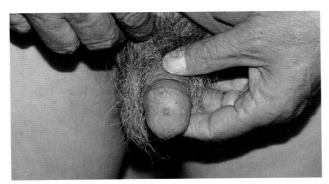

图 30-29　Queyrat 增殖性红斑。龟头浸润性红斑

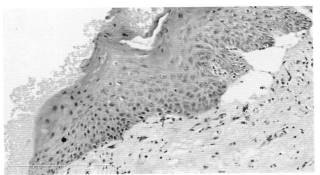

图 30-30　Queyrat 增殖性红斑。棘层增厚,棘层下方细胞排列欠整齐,有一定异型性(HE 染色,×200)

【诊断和鉴别诊断】

根据好发部位及特征性的临床表现,结合病理结果可确诊。应与鲍恩病相鉴别,鲍恩病在病理上存在角化不良及多核瘤巨细胞。此外,还应与固定性药疹、银屑病、扁平苔藓、多形红斑相鉴别,通过病理活检可以轻松进行鉴别。与浆细胞性包皮龟头炎鉴别较难,后者无异型细胞,真皮中可见浆细胞浸润。

【治疗】

应避免局部搔抓等刺激,治疗方式可选择手术切除、冷冻、光动力、外用 5-氟尿嘧啶或咪喹莫特、浅层 X 线照射放疗等。

【参考文献】

[1] MIKHAIL G R. Cancers,precancers,and pseudocancers on the male genitalia. A review of clinical appearances,histopathology, and management. J Dermatol Surg Oncol,1980,6(12):1027-1035.

[2] GRAHAM J H,HELWIG E B. Erythroplasia of Queyrat. A clinicopathologic and histochemical study. Cancer,1973,32(6): 1396-1414.

[3] WIELAND U,JURK S,WEISSENBORN S,et al. Erythroplasia of queyrat:coinfection with cutaneous carcinogenic human papillomavirus type 8 and genital papillomaviruses in a carcinoma in situ. J Invest Dermatol,2000,115(3):396-401.

·基底细胞癌·

基底细胞癌（basal cell carcinoma，BCC）是最常见的皮肤肿瘤，在白色人种及浅肤色人群中尤为多见。基底细胞癌起源于皮肤的表皮基底层及其附属器，通常情况下转移潜能较低，但少数高风险类型基底细胞癌也发生周围组织的浸润、破坏甚至转移。

【病因及发病机制】

基底细胞癌的发生主要与长期日光暴晒相关，紫外线暴露可导致 DNA 损伤和剂量相关的皮肤免疫系统抑制，DNA 损伤引起基因突变，细胞异常增生，紫外线暴露导致基底细胞癌发生的机制通常与 p53 抑癌基因突变相关[1]。

其他常见的危险因素包括患者皮肤类型、放射性接触、机体长期免疫抑制状态、砷剂接触、既往皮肤恶性肿瘤病史等。与紫外线暴露不相干的基底细胞癌的发生与 Hedgehog 信号通路异常有关。基底细胞癌来源于未成熟的毛囊多能干细胞，在正常细胞中，Hedgehog 信号编码 SHH 蛋白，SHH 蛋白与胞膜蛋白 PTCH1 结合，激活 SMO 蛋白传递信号，启动细胞增生。而在基底细胞癌发生过程中，PTCH1 突变、SMO 突变、SHH 蛋白编码基因过度表达均可引起 Hedgehog 信号通路的过度激活，最终导致了细胞异常增生。散发基底细胞癌患者中 70% 发现了 PTCH1 突变，10%~20% 有 SMO 突变[2]。

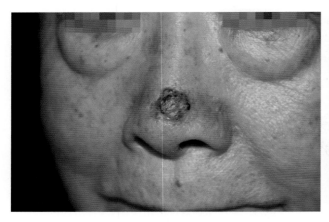

图 30-31　基底细胞癌。鼻部暗红色结节，表面颜色不均匀

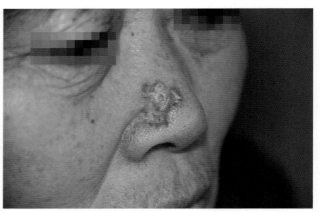

图 30-32　基底细胞癌。鼻翼淡褐色硬化性斑片

【临床表现】

临床常表现为无痛性皮肤隆起，可有破溃形成，多见于头面部。通常发展较慢，皮损逐渐增大，并形成易出血的溃疡，当皮损继续向周围扩大，可对周围组织进行侵袭和破坏。

临床可有多种形式表现，最常见的亚型为结节型、表浅型、硬斑病样型，除此之外还有囊肿型、浸润型、微结节型、色素型、侵袭性溃疡、Pinkus 纤维上皮瘤、息肉状、孔样、变异型等。组织病理和临床分型并不完全一一对应，单个皮损的组织病理也可能包含多种亚型的表现（图 30-31~图 30-33）。

结节型或经典型（nodular BCC，classic BCC）：是基底细胞癌最常见类型，约占所有病例的 60%。皮肤任何部位均可发生，大多数位于面部，鼻部最常见。临床表现为半透明小结节，中央凹陷，边缘卷状，伴蜡样光泽，陈旧皮损可有破溃、出血。

表浅型（superficial BCC）：约占 30%，好发部位为躯干、头颈部和四肢远端。临床常表现为皮肤浅表扁平生长的鳞屑样损害，边缘线样隆

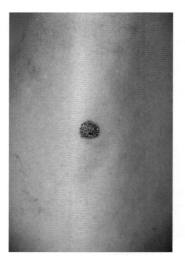

图 30-33　基底细胞癌。左小腿黑色斑块

起,少见破溃、出血,多数生长缓慢,但也可见侵袭性生长,形成巨大深溃疡。

硬斑病样型(morphea-like BCC):约占所有病例的5%~10%,绝大多数位于头颈部。临床表现为硬化的白色斑块,无溃疡、出血、卷状边缘。组织病理为特征性条索状排列的基底细胞,深入皮下组织。

基底细胞癌的转移率低,约为0.0028%~0.55%,一旦发生转移,病情迅速恶化,预后极差。根据转移风险的不同,可将基底细胞癌分为高危型和低危型。高危型基底细胞癌的临床亚型通常包括浸润型、硬化型、微结节型以及切除不充分的浅表型基底细胞癌。

【组织病理】

早期为深染的小多角形细胞增生,使表皮增厚或从表皮向下生长,细胞形态与正常表皮的基底细胞类似,而后逐渐突破进入真皮组织内。若肿瘤细胞呈规则、致密的细胞团,周围细胞则有特征性栅栏状排列;若呈条索状或形成小细胞巢,肿瘤细胞可交错成网格状并形成囊肿。构成基底细胞癌的真皮基质疏松成纤维黏液状,可有少量淋巴细胞浸润(图30-34,图30-35)。

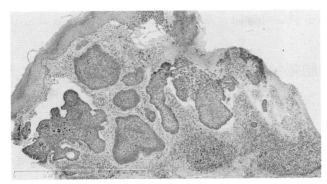

图30-34 基底细胞癌。真皮内基底细胞团块,周围裂隙(HE染色,×40)

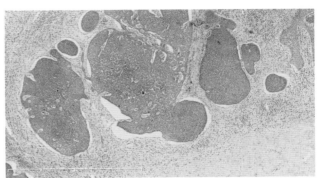

图30-35 基底细胞癌。真皮内基底细胞样细胞团块,人工裂隙明显,细胞内色素颗粒沉积(HE染色,×100)

【诊断和鉴别诊断】

依据典型皮损、组织病理、日光照射等危险因素诊断。根据肿瘤特点对基底细胞癌进行复发转移危险分型。

提示高危型的肿瘤特征包括:

(1)肿瘤所在部位及大小:位于头颈部高危区(如鼻、唇、眶周、下颌、耳旁)或手足,肿瘤直径≥6mm;或位于头颈部除高危区之外部位,肿瘤直径>10mm;或位于全身除头颈、手术外的其他部位,肿瘤直径>20mm。

(2)侵袭性临床类型:如硬斑病型、硬化型、浸润型、小结节型、角化型。

(3)基底细胞癌复发。

(4)接受放射治疗的部位发生的病变。

(5)边界不清的病变。

(6)患者长期免疫受损状态。

(7)病变浸润周围神经。

应与鳞癌进行鉴别:典型的基底细胞癌为具有蜡样光泽、边缘隆起的单个结节,典型鳞癌为隆起质硬的浸润性损害。此外,基底细胞癌表现多样的皮损也可与鲍恩病、Paget病、黑色素瘤、日光性角化病、银屑病、湿疹相混淆,例如浅表型基底细胞癌与银屑病、湿疹皮损相鉴别,色素型基底细胞癌与黑色素瘤鉴别,基底细胞癌结节特征性的隆起边缘是与其他疾病进行区分的重要线索,当从临床表现上区分困难时可通过活检病理进行鉴别。

【治疗】

由于高危型和低危型基底细胞癌的预后相差极大,需评估每个皮损的复发风险,选择相应的治疗方式,高危型需要更加谨慎的治疗。

低复发风险基底细胞癌,通常治疗为常规手术切除,对切缘进行病理检查确保肿瘤切除干净。也可通过电干燥术和刮除术局部治疗,但无法对切除物进行组织病理检查。局部化疗是浅表型基底细胞癌常用治疗方案,咪喹莫特霜或5-氟尿嘧啶对低危浅表型、结节型基底细胞癌治疗效果可,且具有长期美容效果。光动力疗法可用于局部皮损治疗。目前有研究表明术前使用伊曲康唑可提高疗效,机制与对Hedgehog信号通路的强抑制作用相关[3]。

高危组中,手术是目前基底细胞癌治疗的主要方法,首选Mohs显微手术,可对所有切除边缘进行评估。也可选择常规标准手术切除,但需要保证完整切除病灶,并对四周边缘进行病理评估。对于不适宜手术或反复多次复发的患者,可进行放疗。

【参考文献】

[1] BRASH D E,ZIEGLER A,JONASON A S,et al. Sunlight and sunburn in human skin cancer:p53,apoptosis,and tumor promotion. J Investig Dermatol Symp Proc,1996,1(2):136-142.

[2] BALE A E,YU K P. The hedgehog pathway and basal cell carcinomas. Hum Mol Genet,2001,10(7):757-762.

[3] KIM D J,KIM J,SPAUNHURST K,et al. Open-label,exploratory phase Ⅱ trial of oral itraconazole for the treatment of basal cell carcinoma. J Clin Oncol,2014,32(8):745-751.

·鳞状细胞癌·

鳞状细胞癌(squamous cell carcinoma,SCC)是第二常见的皮肤恶性肿瘤(仅次于基底细胞癌),约占非黑色素瘤皮肤的20%。

【病因及发病机制】

紫外线照射是导致鳞状细胞癌的主要病因,越接近赤道地区,皮肤鳞癌发病率越高,浅肤色人种较深肤色人种的皮肤鳞癌发病率高。其机制是由于过度紫外线辐射导致了DNA损伤,未能修复的DNA损伤引起皮肤表皮细胞恶性增殖,尤其紫外线辐射导致p53抑癌基因突变,在鳞癌中十分常见。

除此之外,皮肤鳞癌的发生有多种相关的危险因素包括电离辐射、长期免疫抑制状态(如长期糖皮质激素试验、器官移植受体、HIV感染者)、慢性炎症、砷暴露、既往皮肤恶性肿瘤病史,会增加皮肤鳞癌的发生率,HPV病毒与外生殖器、甲周的鳞癌发生有关。慢性溃疡、化脓性汗腺炎、大疱性表皮松解症、红斑狼疮盘状红斑、侵蚀性扁平苔藓是发生的危险因素。

【临床表现】

可发生于皮肤任何部位(包括黏膜),常见于长期日光照射部位,如面部、手背等。典型皮损为表浅、分散的隆起性硬结,常为暗红色,可见表面毛细血管扩张,基底圆形。在数个月内病损可迅速增大、溃疡,并向深层发展,陈旧皮损可在表层生长菜花样突出物,表面有脓性分泌物覆盖(图30-36~图30-38)。

也可生长于下唇,在反复晒伤、皲裂后角化形成光化性唇炎,后逐渐发展为下唇鳞癌。下唇鳞癌通常

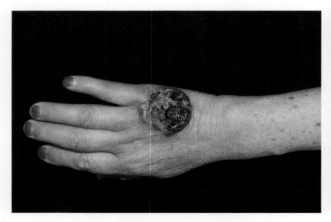

图30-36　鳞状细胞癌。手背肿物、溃疡

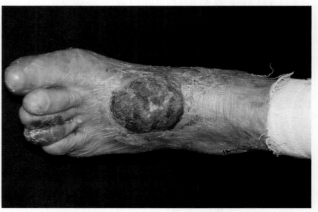

图30-37　鳞状细胞癌。足背肿物、溃疡

为局部增厚的硬结,陈旧病变可外生为巨大突出物,或浸润内部结构形成巨大溃疡。甲周鳞癌与HPV病毒感染相关,表现为甲周红肿、胀痛,可向深部侵犯骨质。

【组织病理】

组织病理表现为不规则的表皮细胞巢侵入真皮层(图 30-39,图 30-40)。高分化的鳞状细胞较大,呈多边形或不规则形,胞质丰富,部分胞质透明,有细胞间桥,胞核大小、染色深浅不一,并见巨核、多核和有丝分裂象等异型性。常见角珠和角化不良细胞。低分化的鳞状细胞较小,无细胞间桥,呈梭形,胞质很少,核深染,有较多不典型有丝分裂

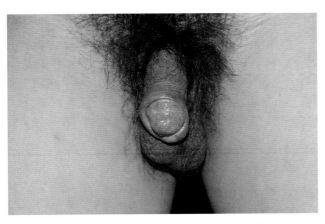

图 30-38　鳞状细胞癌。龟头肿物、溃疡

象,无角化不良细胞。目前鳞状细胞癌常采用 Borders 分级(Ⅰ级,非典型鳞状细胞低于 25%;Ⅱ级,癌组织侵犯真皮深层,非典型鳞状细胞为 25%~50%;Ⅲ级,非典型鳞状细胞为 50%~70%;Ⅳ级:几乎整个癌组织的细胞均为非典型鳞状细胞,无细胞间桥)。若镜下观察到周围血管、神经被肿瘤细胞浸润,提示高转移、复发风险。

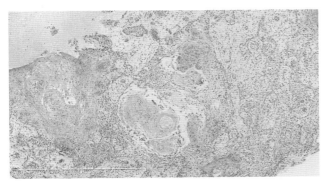

图 30-39　鳞状细胞癌。真皮内大小不一鳞状细胞团,内含角珠,细胞具有异型性(HE 染色,×40)

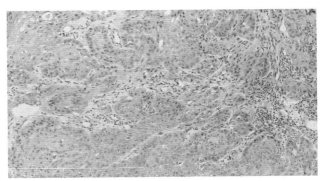

图 30-40　鳞状细胞癌。真皮内鳞状细胞团块,细胞具有异型性(HE 染色,×100)

【诊断和鉴别诊断】

转移率为 0.5%~5.2%,需要尽早识别出高转移风险的皮损。若原发肿瘤较大(位于躯干部肿瘤直径≥2cm,位于面部肿瘤直径≥1cm)、位于头颈部、边界不清、快速生长、复发病变、侵犯深层肌肉骨骼或神经血管、机体处于免疫抑制状态,提示原发肿瘤具有高转移风险[1]。借助体格检查触诊和 CT、MRI、PET/CT等影像学方法对皮损回流区淋巴结、局部病变深层受累情况进行评估,可帮助评估局部复发或转移的风险,若影像学检查仍判断困难,可考虑淋巴结活检。

皮肤鳞癌主要与角化棘皮瘤相鉴别,二者临床均表现为局部角质增厚的硬结,与未转移的鳞癌在组织病理上也十分类似,但角化棘皮瘤生长迅速、边缘呈唇样突出,低倍镜下可见表皮凹陷如火山口样,中央有角质栓,可作为鉴别依据。早期鳞癌与日光角化病的临床表现相似,需要对皮损基底部进行组织活检来进行鉴别诊断。鳞状细胞癌还应与假上皮瘤样增生鉴别。

【治疗】

手术切除是该病的首选治疗方法。极低风险鳞癌可选择刮除术或电干燥法。低转移风险鳞癌选用标准手术治疗,要求距离病灶 4~6mm 切缘阴性,确保病灶完整切除。不适宜手术的低风险鳞癌,可通过放疗、外用 5-氟尿嘧啶实现局部治疗。高风险鳞癌常用 Mohs 显微手术,保证肿瘤切缘完全阴性,也可选择标准手术切除,但需要通过延迟缝合等方式确认切缘阴性。不宜手术的晚期鳞癌患者,目前有研究支持顺铂化疗联合西妥昔单抗,部分患者得到缓解[2]。

对于高患病风险的人群(长期免疫抑制、长期接受电离辐射等),进行有效的防晒、减少日光暴露可减少鳞癌的发生,口服维A酸可作为化学预防方法。

【参考文献】

[1] REVIEWERS I. Guidelines of care for the management of cutaneous squamous cell carcinoma. J Am Acad Dermatol,2018,78 (3):560-578.

[2] SADEK H,AZLI N,WENDLING J L,et al. Treatment of advanced squamous cell carcinoma of the skin with cisplatin,5-fluorouracil,and bleomycin. Cancer,1990,66(8):1692-1696.

·疣 状 癌·

疣状癌(verrucous carcinoma)是一种特殊的高分化鳞癌,占皮肤鳞状细胞癌总比小于5%,患者常为老年男性。尽管疣状癌在临床表现和组织病理上都与疣十分相似,但目前认为,与疣不同的是,大部分疣状癌与HPV的发生无关[1]。

【临床表现】

皮损常表现为疣状外生的团块(图30-41),外生团块表现多样,可有单纯团块增生,也可见黏膜白斑、黏性分泌物等。

【组织病理】

由于疣状癌疣状外生物的组织多样,因此活检时完整切除病变、检测深部组织十分重要。组织病理可见顶端波浪形、角质呈团块状的球形突出表皮,边缘光滑。鳞状细胞分化良好,细胞异型性小,细胞质常为粉红色(图30-42~图30-44)。

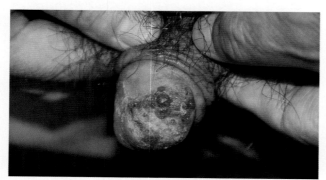

图30-41　疣状癌。龟头疣状斑块,表面糜烂

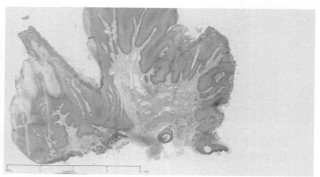

图30-42　疣状癌。角化过度,表皮疣状及乳头瘤样增生,真皮内淋巴细胞及组织细胞浸润(HE 染色,×40)

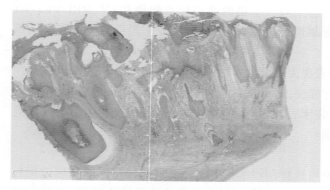

图30-43　疣状癌。角化过度,表皮疣状增生,鳞状细胞团块向真皮浸润,真皮浅层血管周围淋巴细胞、组织细胞浸润(HE 染色,×40)

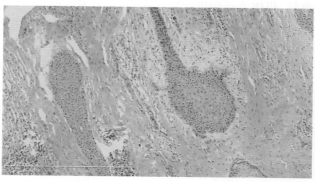

图30-44　疣状癌。真皮内鳞状上皮细胞团块,细胞具有异型性(HE 染色,×100)

【诊断和鉴别诊断】

疣状癌的表浅病变表现及组织病理多样,且易与疣混淆。目前诊断主要依靠完整切除后对深层组织的病理检查。

【治疗】

完整手术切除是疣状癌的首选治疗,由于疣状癌恶性程度低,极少发生转移,一般彻底切除后预后良好。放疗有一定概率引起细胞间变,较少用于疣状癌,目前存在争议[2]。

【参考文献】

[1] SZENTIRMAY Z,PÓLUS K,TAMÁS L,et al. Human papillomavirus in head and neck cancer:molecular biology and clinico-pathological correlations. Cancer Metastasis Rev,2005,24(1):19-34.

[2] KOCH B B,TRASK D K,HOFFMAN H T,et al. National survey of head and neck verrucous carcinoma:patterns of presentation, care,and outcome. Cancer,2001,92(1):110-120.

第三节　表皮未定类肿瘤

·日光性角化病·

日光性角化病(actinic keratosis,AK),也可称为光化性角化病,是一种与日光照射相关的皮肤表皮角质形成细胞不典型增生的皮肤病变,是最常见的上皮细胞癌前病变,有进展为侵袭性皮肤鳞癌的风险,在白色人种中常见。

【病因及发病机制】

主要危险因素是紫外线暴露,紫外线照射诱导局部表皮角质形成细胞突变,导致不典型增生,研究表明与 p53 抑癌基因突变有关[1]。长时间暴露在室外的人发生日光性角化病的风险显著升高,而有效防晒、遮光能够减少该病的发生。浅肤色人种是日光性角化病另一危险因素,白色人种较深肤色人种更易患该病。长期免疫抑制、砷剂暴露是潜在危险因素[2]。

【临床表现】

男性患病率较女性高,且随年龄而增长。皮损常发生在慢性日光照射部位,如面部、耳部、手背、前臂、脱发的头皮以及女性下肢等。典型表现为散在多发的皮肤角化过度,皮损周围皮肤可有苍白、色素沉着、毛细血管扩张或干燥等日光性损害表现,表面有附着性鳞屑,触之粗糙感,可有压痛(图30-45)。

日光性角化病是皮肤鳞癌的癌前病变,尽管大部分皮损持续存在或消退,仍具有进展或复发风险。

【组织病理】

组织病理可分为六型:肥厚型、萎缩型、鲍恩(Bowen)型、棘层肥厚型、色素沉着型、苔藓样型。常见的组织病理特征为不典型增生的角质形成细胞聚集成团,核深染,从基底层向表皮外增生,尚未

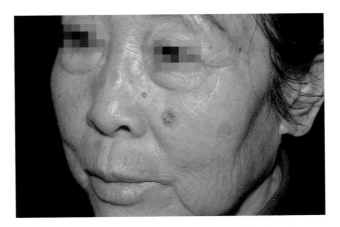

图30-45　日光性角化病。左面颊红色斑块,表面结痂

累及全层;也可见角质层角化过度和角化不全交替出现,表现为"旗帜征";真皮符合日光性弹性组织变性,可见淋巴细胞浸润。除此之外,肥厚型和萎缩型表现为表皮的肥厚或萎缩,棘皮肥厚型中可见表皮肥厚。在 Bowen 型中异型增生的角质形成细胞累及全层,也可称为原位鳞癌(图30-46)。

【诊断和鉴别诊断】

根据典型皮损、组织活检可诊断。皮肤镜对诊断也具有重要价值,镜下可见特征性草莓样模式或波浪

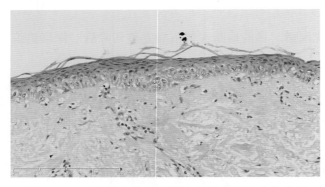

图 30-46　日光性角化病。基底层及棘层上方细胞排列紊乱,细胞异型性明显(HE 染色,×100)

状血管模式。临床需与鳞状细胞癌鉴别,鳞癌进展较快、常有溃疡形成、病变处压痛等。

【治疗】

日光性角化病为癌前病变,具有进展为恶性或反复复发的倾向,因此明确诊断后主治积极治疗、去除病损。当皮损数量少时,可选择液氮冷冻或外科治疗(如刮除、烧灼等),液氮冷冻是目前该病最常用治疗方法,而外科手术主要用于需要组织病理检查的高危病变。对播散性、大面积、数量多的皮损,推荐使用局部化疗,常用外用药物为 0.5% ~ 5% 的 5-氟尿嘧啶霜、5% 咪喹莫特霜、炔诺甲基丁酸酯等。光动力疗法也可用于治疗多发皮损。

【参考文献】

[1] LEFFELL D J. The scientific basis of skin cancer. J Am Acad Dermatol,2000,42(1 Pt 2):18-22.

[2] BAUDOUIN C,CHARVERON M,TARROUX R,et al. Environmental pollutants and skin cancer. Cell Biol Toxicol,2002,18(5):341-348.

· 角化棘皮瘤 ·

角化棘皮瘤(keratoacanthoma,KA)是一种皮肤肿瘤,常表现为伴角质栓的火山口样圆顶状结节,病程常表现为良性,大部分情况下不经治疗也能自行消退,其表现类似于鳞状细胞癌,且可能出现恶性转化。世界卫生组织将其重新分类为分化型鳞状细胞癌(角化棘皮瘤型)[1]。

【病因及发病机制】

病因与发病机制不明确。常见的诱发因素有紫外线照射、遗传、化学致癌物,其他诱因还有电离辐射、免疫抑制、创伤、药物、异物植入等[2]。而 HPV 感染是否引发本病则有不同观点[3]。

【临床表现】

KA 可分为单发型、多发型和发疹型三种亚型,其中以单发型最多见。

1. 单发型 KA　多见于 50~70 岁人群。常好发于面部、四肢等暴露部位,尤其在鼻部、面颊、眼周及唇部。临床病程发展可表现为增生、成熟、缓解三个过程,皮损通常不伴瘙痒或疼痛。疾病早期,常以圆形的肤色或红色小丘疹起病,质韧,可类似于传染性软疣或病毒疣。而后在数周内快速进展为表面光滑的红色类圆形结节,其中央有一角质栓,而形成具有特征性外观的红色火山口样结节(图 30-47,

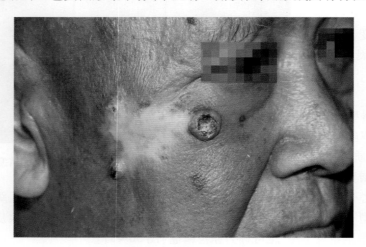

图 30-47　角化棘皮瘤。右面颊结节,边缘堤状隆起

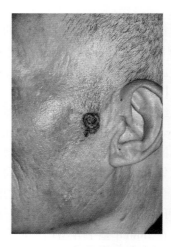

图 30-48　角化棘皮瘤。左颞部褐色肿物,边缘隆起

图 30-48）。结节直径可达 1~3cm,其基底无浸润性[4]。皮损成熟达最大限度时,常持续 2~6 周。随着病情进展,角质栓可如皮角样增生,也可软化、破碎。疾病后期角质栓逐渐消退、脱落,基底不规则、褶皱,而边缘软化、增厚。最终在数月后,皮损消退遗留萎缩性色素减退性瘢痕。总体病程常持续 4~6 个月,少数皮损持续 1 年以上完全消退。单发型 KA 可出现临床变异型,包括巨大 KA、甲下 KA、黏膜 KA 和边缘离心性 KA(KCM)等。

2. 多发型 KA　可有散发与家族性发病。家族性发病者为常染色体显性遗传,称为多发型自愈性鳞状上皮瘤(MSSE[OMIM 132800]),又称 Ferguson-Smith 病,可能由 *TGFBR1*(或称 *ALK5*)基因的功能缺失性突变引起[5]。突变可能导致 TGF-β 功能缺陷,从而引起细胞增殖和迁移失调。散发者可能与结节性痒疹及光损伤有关[6]。皮损数量各不相同,同一部位常有 3~10 处皮损。皮损表现与单发者相似,但角质栓不及单发型明显有时可伴严重瘙痒。常可自行消退,消退后遗留萎缩性瘢痕。

发疹型 KA 罕见:也被称为 Grzybowski 泛发性发疹型 KA。常发生于 40~70 岁人群。表现为躯干、四肢多发数百乃至数千个皮色半圆形毛囊性丘疹,常为 2~7mm,中央有角质核,偶伴瘙痒。面部可广泛受累甚至出现面部硬皮病样改变,眼睑受累出现睑外翻。

【组织病理】

常可见火山口样结构,同时具有内生性及外生性。轮廓相对清晰,基本对称,中央有大角质栓,伴有显著的鳞状上皮增生。病变两侧上皮部分包绕火山口,形成"口唇样"或"扶壁样"改变。而根据病变的进展,疾病早期、成熟期、消退期病变各有特点。

早期可见表皮内陷,其中有少量角蛋白填充。病变由表皮向真皮延伸,且可向周围基质浸润,使病变边界模糊。在表皮局部可见明显的角化过度,形成嗜酸性玻璃样细胞。在周围浸润部分可见核异型性及有丝分裂象,而在内陷的表皮中,一般没有细胞异型性。在真皮中常可见混合炎性细胞浸润。偶可见病变神经浸润,但这一表现在 KA 中性质不明,不一定提示病变恶性。

成熟期皮损组织可见一巨大的、形状不规则的"火山口",其内可见巨大角质栓形成。周围表皮如"口唇样"或"扶壁样"延伸至"火山口"两侧。病变角化较早期突出,仅在病变周围有 1~2 层嗜碱性、未角化的细胞。在病变中可见较多角化珠,其中心完全角化。成熟期 KA 通常形状规则、边界清晰,且深度一般不超过汗腺(图 30-49~图 30-51)。

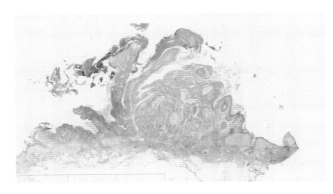

图 30-49　角化棘皮瘤。角化过度、角化不全,肿瘤团块两侧鳞状上皮向真皮延伸呈环抱状,中央肿瘤组织由大小不等的鳞状细胞团块组成(HE 染色,×40)

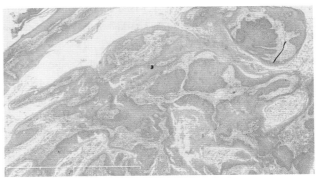

图 30-50　角化棘皮瘤。肿瘤组织由大小不等的鳞状细胞团块组成(HE 染色,×40)

消退期,角化栓逐渐从表皮排出而消退,"火山口"逐渐变平。其中靠近基质及基质内的部分嗜酸性细胞角化形成胶质及胶样小体。真皮中有慢性炎性浸润及纤维化。最终病变消失、愈合,遗留下瘢痕组织。

【诊断和鉴别诊断】

病程总体良性,大多能自愈,但仍需与侵袭性鳞状细胞癌鉴别。临床上,KA 早期生长迅速,不发生破溃,后期可自行愈合;病理上,常可见火山口样结构,病变边界相对清晰,基本对称,形成"口唇样"改变,出

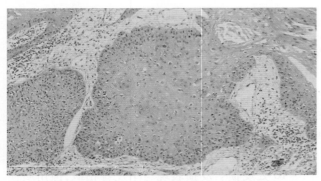

图 30-51　角化棘皮瘤。鳞状细胞团块，细胞有异型性，局部角珠形成（HE 染色，×100）

现嗜酸性玻璃样细胞。

但在许多时候，尤其是疾病早期，KA 表现可类似于鳞状细胞癌。部分 KA 中可能存在鳞癌的成分，或出现 KA 样鳞癌[7]。并不是所有情况下均可鉴别两种疾病。因此，对于可疑病例，应更多考虑鳞癌可能。此外，单发型 KA 需与结节型基底细胞癌、梅克尔（Merkel）细胞癌、深部真菌感染、卡波西肉瘤、皮肤转移瘤等疾病鉴别；多发型 KA 需与结节性痒疹、传染性软疣等鉴别。

【治疗】

由于并不能完全与鳞癌区分，而早期治疗能有效改善病变，同时也能通过控制皮损进展来改善外观，因此对于 KA 应当采取积极治疗。

治疗手段方面，对于单发型 KA 首选手术切除，一般手术能满足大多数病例，但面部皮损为减小创伤可选择 Mohs 手术。其他治疗选择包括电干燥术和刮除术、病变内注射、放疗、药物治疗及局部物理治疗。

皮损内注射可选用 5-氟尿嘧啶、甲氨蝶呤，外用则可选用 5-氟尿嘧啶、咪喹莫特。值得注意的是，曾有一例多发型自愈性鳞状上皮瘤患者在放疗后出现大量新病变[8]。

多发型、发疹型及巨大的 KA 则首选口服维 A 酸类药物治疗，但需长期维持治疗。近期有研究[9]使用口服威罗菲尼诱导后，继续口服阿维 A、外用 5-氟尿嘧啶，可能降低药物的不良反应，提高患者的依从性。

预后方面，患者不经治疗可自行消退，但一般因为担心临床病变而治疗。手术治疗后，复发率 1%～8%[2]。

【参考文献】

[1] LEBOIT P E, BURG G, WEEDON D, et al. Pathology and genetics of skin tumours. Lyon: IARC Press, 2006.

[2] KWIEK B, SCHWARTZ R A. Keratoacanthoma (KA): an update and review. J Am Acad Dermatol, 2016, 74(6): 1220-1233.

[3] GLEICH T, CHITICARIU E, HUBER M, et al. Keratoacanthoma: a distinct entity? Exp Dermatol, 2016, 25(2): 85-91.

[4] BOGNER P N, CHENEY R T, ZEITOUNI N C. Giant keratoacanthoma: case report and review of the English literature. Am J Dermatopathol, 2014, 36(3): 252-257.

[5] KANG H C, QUIGLEY D A, KIM I J, et al. Multiple self-healing squamous epithelioma (MSSE): rare variants in an adjacent region of chromosome 9q22. 3 to known TGFBR1 mutations suggest a digenic or multilocus etiology. J Invest Dermatol, 2013, 133(7): 1907-1910.

[6] WU T P, MILLER K, COHEN D E, et al. Keratoacanthomas arising in association with prurigo nodules in pruritic, actinically damaged skin. J Am Acad Dermatol, 2013, 69(3): 426-430.

[7] TAKAI T. Advances in histopathological diagnosis of keratoacanthoma. J Dermatol, 2017, 44(3): 304-314.

[8] ROBERTSON S J, BASHIR S J, PICHERT G, et al. Severe exacerbation of multiple self-healing squamous epithelioma (Ferguson-Smith disease) with radiotherapy, which was successfully treated with acitretin. Clin Exp Dermatol, 2010, 35(4): e100-102.

[9] LAPRESTO L, CRANMER L, MORRISON L, et al. A novel therapeutic combination approach for treating multiple vemurafenib-induced keratoacanthomas: systemic acitretin and intralesional fluorouracil. JAMA Dermatol, 2013, 149(3): 279-281.

（郭智玮　张舒　晋红中）

第三十一章

皮肤附属器肿瘤

CEA	carcinoembryonic antigen	癌胚抗原
CK	cytokeratin	细胞角蛋白
DCIS	ductal carcinoma in situ	导管原位癌
EMA	epithelial membrane antigen	上皮膜抗原
HMFG	human milk fat globule	人乳脂球蛋白
PAS	periodic acid-Schiff	过碘酸希夫
SMA	smooth muscle actin	平滑肌肌动蛋白
YAG	yttrium-aluminium garnet	钇-铝石榴石

第一节 以毛囊为主要起源的良恶性肿瘤

·毛 囊 痣·

毛囊痣(hair follicle nevus)(先天性毳毛错构瘤)是一种极为罕见的错构瘤性病变。

【临床表现】

常于出生时或儿童期发病,皮损好发于面部、耳前区及耳部,表现为单个丘疹,直径通常<1cm,偶尔发生于成人。偶有多发性损害[1-2]。

【组织病理】

组织学上,毛囊痣表现为成熟的毳毛毛囊增生,部分毳毛毛囊周围可见小的皮脂腺结构。多数毛囊处于同一分化阶段,位置较正常的毳毛毛囊高,位于真皮浅层。毛囊周围的纤维鞘增厚,平滑肌及骨骼肌罕见,偶尔可见钙化结节[3]。

【诊断和鉴别诊断】

需要与纤维毛囊瘤及副耳鉴别,与纤维毛囊瘤的鉴别点是病变组织中央缺乏囊样结构。出现软骨和脂肪组织则支持副耳屏的诊断[4]。

【治疗】

可行手术切除治疗。

【参考文献】

[1] CHOI E H,AHN S K,LEE S H,et al. Hair follicle nevus. Int J Dermatol,1992,31(8):578-581.

[2] LABANDEIRA J,PETEIRO C,TORIBIO J. Hair follicle nevus:case report and review. Am J Dermatopathol,1996,18(1):90-93.

[3] KIRIHARA Y,SUENAGA Y,TAKE N. Hair follicle nevus with hyperplasia of smooth and striated muscle. J Dermatol,1990,17(11):696-700.

[4] BAN M,KAMIYA H,YAMADA T,et al. Hair follicle nevi and accessory tragi:variable quantity of adipose tissue in connective tissue framework. Pediatr Dermatol,1997,14(6):433-436.

·外毛根鞘囊肿·

遗传性的毛发囊肿为 3 号染色体短臂的连锁,而非 β-连环蛋白或 *MLH1* 的连锁。

【临床表现】

外毛根鞘囊肿(trichilemmal cyst)临床上类似于表皮样囊肿。90%的外毛根鞘囊肿发生于头皮,很少发生于面部、躯干和四肢。主要发生于 60 岁以上的女性[1]。皮损比表皮样囊肿更易推动,更加坚硬(图31-1)。

【组织病理】

外毛根鞘囊肿由来源于外毛根鞘的鳞状上皮细胞组成,排列的细胞显示出外毛根鞘角化,邻近囊腔的细胞逐渐增大,并不形成颗粒细胞层就突然角化。囊内容物呈均质化,常钙化[1-2]。可见到同时具有表皮

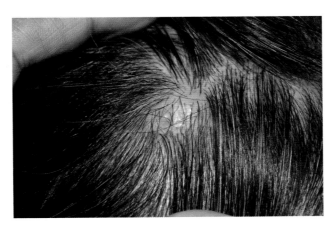

图 31-1 外毛根鞘囊肿。头皮皮色结节

样囊肿和毛发囊肿特征的杂合性囊肿。

【诊断和鉴别诊断】

囊壁突然角化,符合外毛根鞘角化特点。

【治疗】

手术切除。

【参考文献】

[1] LEPPARD B J,SANDERSON K V,WELLS R S. Hereditary trichilemmal cysts. Hereditary pilar cysts. Clin Exp Dermatol,1977,2(1):23-32.

[2] MCGAVRAN M H,BINNINGTON B. Keratinous cysts of the skin. Identification and differentiation of pilar cysts from epidermal cysts. Arch Dermatol,1966,94(4):499-508.

·毛 囊 瘤·

毛囊瘤(trichofolliculoma)是一种错构瘤,临床并不罕见。

【临床表现】

常发生于面部,偶见于头皮或颈部。皮损为单发、圆顶的丘疹,直径0.5~1.0cm,中央有开口[1]。典型临床表现是丘疹中央开口处穿出一根或多根柔软的白色毳毛。可发生于任何年龄,但儿童和婴儿很少

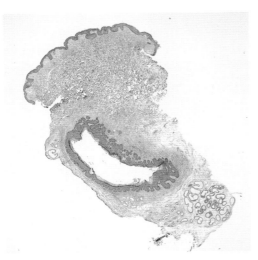

图 31-2 毛囊瘤。真皮中下层囊腔形成,囊壁由具有颗粒细胞层的复层鳞状上皮细胞构成,囊壁伸出较多次级毛囊(HE 染色,×40)

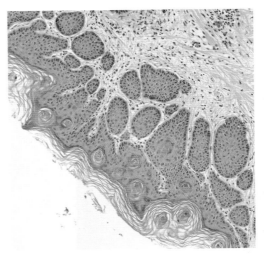

图 31-3 毛囊瘤。囊壁伸出较多次级毛囊(HE 染色,×100)

发生[2]。

【组织病理】

病变由具有颗粒层的复层鳞状上皮细胞围绕扩大的毛囊组成。囊腔内有角质碎片和毛干。自囊壁伸出许多次级毛囊,每个次级毛囊被界限清楚的结缔组织鞘所包绕,并可见发育不全的毛分化。偶尔可见原始皮脂腺小腺泡和角囊肿。毛干碎片周围基质内可见肉芽肿性炎症,偶见钙化灶[3](图31-2,图31-3)。

【诊断和鉴别诊断】

毛囊瘤的毛囊结构随毛发周期的不同阶段发生改变,在毛发生长终期,肿瘤可类似纤维毛囊瘤,是否出现毛干可有助于二者的鉴别。毛囊皮脂腺囊性错构瘤可表现为毛发生长终期的皮脂腺毛囊瘤。

【治疗】

手术切除。

【参考文献】

［1］PINKUS H,SUTTON R L JR. Trichofolliculoma. Arch Dermatol,1965,91:46-49.

［2］ISHII N,KAWAGUCHI H,TAKAHASHI K,et al. A case of congenital trichofolliculoma. J Dermatol,1992,19(3):195-196.

［3］CALONJE E,BRENN T,LAZAR A,et al. McKee's pathology of the skin with clinical correlations. Amstordam:Elsevier Saunders,2012.

·发疹性毳毛囊肿·

【临床表现】

发疹性毳毛囊肿(eruptive vellus hair cysts)为多发的直径 1~4mm 肤色或有色素的圆顶丘疹。好发于胸部的中部和上肢近端[1](图31-4)。可为先天性,但通常在 4~18 岁时发病。

【组织病理】

组织学上囊壁为复层鳞状上皮,囊肿内含板层状角蛋白及较多毳毛,囊壁可出现毛囊样内陷[2](图31-5)。

【诊断和鉴别诊断】

临床上发疹性毳毛囊肿比脂囊瘤更小,可以有中央角化过度区或脐凹,后两者在脂囊瘤中缺乏。脂囊瘤偶可见毳毛,发疹性毳毛囊肿的内衬可见皮脂腺[3]。

【治疗】

局部外用他扎罗汀已证明有效,但缺乏长期随访资料。同样,12%的乳酸及局部维 A 酸外用亦可改善

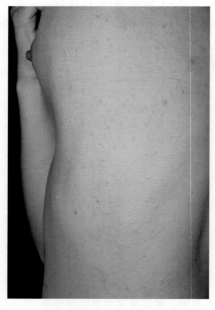

图31-4　发疹性毳毛囊肿。躯干多发皮色丘疹

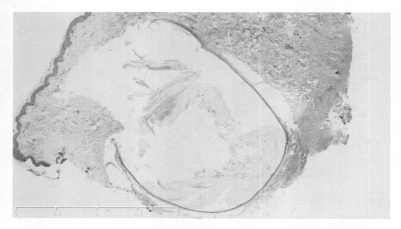

图31-5　发疹性毳毛囊肿。真皮中下层囊肿形成,囊壁未见颗粒层,囊腔内可见毳毛(HE 染色,×40)

皮损。治疗主要以外科手术为主,包括皮损切除术和二氧化碳激光。铒 YAG 激光疗效次于他扎罗汀,且易复发。

【参考文献】

[1] GRIMALT R,GELMETTI C. Eruptive vellus hair cysts:case report and review of the literature. Pediatr Dermatol,1992,9(2):98-102.

[2] LEE S,KIM J G. Eruptive vellus hair cyst. Clinical and histologic findings. Arch Dermatol,1979,115(6):744-746.

[3] KIENE P,HAUSCHILD A,CHRISTOPHERS E. Eruptive vellus hair cysts and steatocystoma multiplex. variants of one entity? Br J Dermatol,1996,134(2):365-367.

·黑头粉刺痣·

【临床表现】

黑头粉刺痣(comedo nevus)(粉刺样痣)临床少见,由毛囊皮脂腺发育异常所致。常于出生时或 20 岁之前发生。好发于面颈部及躯干上部,偶发于生殖器、手掌及腕部。皮损为簇集的黑头粉刺样丘疹,常无明显自觉症状,皮损可局部发生或呈线状排列,有时呈带状疱疹样排列,常沿皮肤 Blaschko 线分布[1]。典型皮损常发生于单侧,偶有双侧的报道[2]。有时皮损呈炎性改变,并有窦道,瘘管及明显的瘢痕形成[3](图 31-6)。

临床上呈线状分布的具有角栓的黑头粉刺样皮损。黑头粉刺痣有时可伴有其他皮肤病如鱼鳞病、毛鞘囊肿、乳头状汗腺瘤、乳头状汗腺腺瘤、皮脂囊肿(如毛囊瘤、Winer 扩张孔和毛鞘棘皮瘤)。也有文献报道该病偶致全身表现(黑头粉刺样痣综合征),包括脊柱侧凸、融合性脊椎或半脊椎畸形、隐性脊柱裂、指畸形、指/趾弯曲、多指/趾畸形和并指/趾、白内障、癫痫、心电图异常和横贯性脊髓[4]等异常。

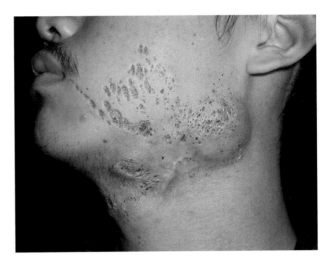

图 31-6　黑头粉刺痣

【组织病理】

组织病理学上,可见表皮角化过度、棘层不规则增厚或表皮萎缩变薄,偶见明显的表皮不规则增生至周围真皮组织内,形成大量萎缩的囊性扩张的毛囊,中央充满角蛋白碎片[5]。皮脂腺一般正常,但偶尔可出现数目减少或体积变小。

【治疗】

本病一般无需治疗,继发感染者可应用抗生素。皮疹范围小者可行冷冻或激光治疗,部分患者可行手术切除。

【参考文献】

[1] CESTARI T F,RUBIM M,VALENTINI B C. Nevus comedonicus:case report and brief review of the literature. Pediatr Dermatol,1991,8(4):300-305.

[2] WAKAHARA M,KIYOHARA T,KUMAKIRI M,et al. Bilateral nevus comedonicus:efficacy of topical tacalcitol ointment. Acta Derm Venereol,2003,83(1):51.

[3] KIRTAK N,INALOZ H S,KARAKOK M,et al. Extensive inflammatory nevus comedonicus involving half of the body. Int J Dermatol,2004,43(6):434-436.

[4] ALPSOY E,DURUSOY C,OZBILIM G,et al. Nevus comedonicus syndrome:a case associated with multiple basal cell carcinomas and a rudimentary toe. Int J Dermatol,2005,44(6):499-501.

[5] NABAI H,MEHREGAN A H. Nevus comedonicus. A review of the literature and report of twelve cases. Acta dermato-venereologica,1973,53(1):71-74.

·皮脂腺毛囊瘤·

【临床表现】

皮脂腺毛囊瘤(sebaceous trichofolliculoma)是一种少见的错构瘤,是毛囊瘤的一种变异。临床表现为直径可达1cm的凹陷性皮损,通常发生于鼻,仅少数发生于阴囊和阴茎[1]。在1个或多个瘘管开口穿出终毛、毳毛和毛状物。通常不会挤出碎屑。损害与鼻旁窦不相连,也不破坏骨。

【组织病理】

肿瘤由多个火山口样囊腔组成,腔壁为层状表皮样鳞状上皮。另外,侧面的小窦道通向中心腔,腔内含有不同粗细的毛发和角质碎屑。由囊壁伸出许多皮脂腺小叶,这些小叶与终毛、毳毛和毛状物相关[2](图31-7,图31-8)。

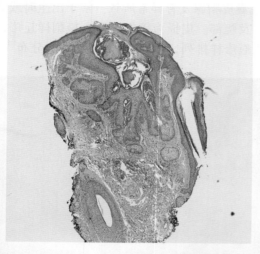

图 31-7　皮脂腺毛囊瘤。毛囊周围可见多个皮脂腺结构,毛囊口扩张通向表皮(HE 染色,×40)

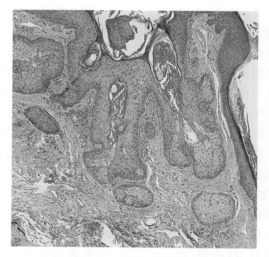

图 31-8　皮脂腺毛囊瘤。显示毛囊内多个囊腔形成(HE 染色,×40)

【诊断和鉴别诊断】

皮脂腺毛囊瘤需与皮脂腺增生、皮样囊肿、鼻中线皮样瘘管等鉴别。①皮脂腺增生表现为明显扩大的孤立性皮脂腺,而与毛囊形成无关。②皮样囊肿与表皮不相连,囊壁周围有平滑肌,有时小汗腺和顶泌汗腺明显。③鼻中线皮样瘘管是一种少见的发育异常,鼻融合与胎儿外胚层隔离有关,其增殖导致瘘管形成。患者鼻中线或鼻背有红斑性凹陷,通常有少量毛发从瘘管开口穿出。组织学上,瘘管内衬以层状角化性鳞状上皮。许多毛囊与瘘管壁相连,但无皮脂腺、顶泌汗腺和小汗腺。重要的是,鼻中线皮样瘘管可能与前脑膜脑膨出相关[3]。

【治疗】

手术切除。

【参考文献】

[1] MONTEIRO M B, MESQUITA-GUIMARAES J, RAMOS S. Sebaceous trichofolliculoma. Med Cutan Ibero Lat Am, 1987, 15 (3):205-207.

[2] PLEWIG G. Sebaceous trichofolliculoma. J Cutan Pathol, 1980, 7(6):394-403.

[3] CALONJE E, BRENN T, LAZAR A, et al. McKee's pathology of the skin with clinical correlations. Amsterdam: Elsevier Saunder, 2012.

·毛鞘棘皮瘤·

【临床表现】

毛鞘棘皮瘤(pilar sheath acanthoma)好发于上唇,皮损为单发小丘疹,皮色,直径0.5~1.0cm,中央有毛孔样开口,充以角质。一般无自觉症状,男女发病率相等[1]。

【组织病理】

来源于表皮,呈不规则分叶的多囊腔样结构,形成许多分叶状团块,伸入周围真皮内,有时可深达皮下脂肪或骨骼肌。囊壁由角化的层状鳞状上皮构成,并可见颗粒细胞层。小叶团块由毛发上皮细胞构成,由于细胞含有糖原而呈空泡状。团块周边细胞核呈特征性栅栏状排列,有时在小叶团块周边可见耐淀粉酶过碘酸希夫(PAS)染色阳性的透明带(图31-9~图31-12)。

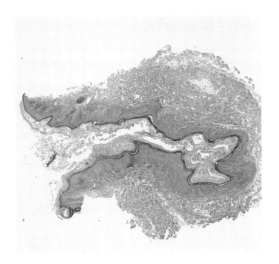

图31-9　毛鞘棘皮瘤。毛囊扩张,内含角化物,向表面开口。由外毛根鞘上皮构成的肿瘤小叶从囊腔壁伸出,进入邻近真皮内(HE 染色,×40)

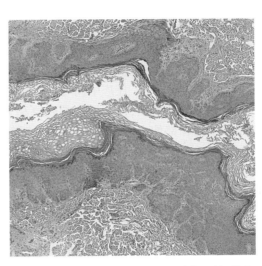

图31-10　毛鞘棘皮瘤。许多分叶状团块,伸入周围真皮内(HE 染色,×100)

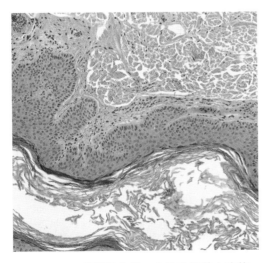

图31-11　毛鞘棘皮瘤。由外毛根鞘上皮构成的肿瘤小叶从囊腔壁伸出,进入邻近真皮内(HE 染色,×40)

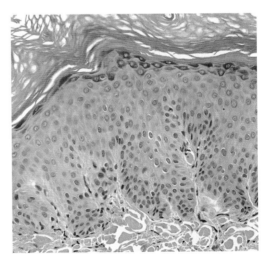

图31-12　毛鞘棘皮瘤。囊壁由角化的层状鳞状上皮构成,并可见颗粒细胞层(HE 染色,×200)

【治疗】

可采用电灼、二氧化碳激光或手术切除。

【参考文献】

[1] MEHREGAN A H,BROWNSTEIN M H. Pilar sheath acanthoma. Arch Dermatol,1978,114(10):1495-1497.

·纤维毛囊瘤·

【临床表现】

纤维毛囊瘤(tricholemmoma)常为多发性损害,很少表现为孤立的面部丘疹,说明其可能是一种独立的疾病或为常染色体显性遗传综合征[1]。例如,许多多发性纤维毛囊瘤患者有家族性甲状腺髓样癌病史。多发性纤维毛囊瘤亦与结缔组织痣相关。患者可伴发多发性毛盘瘤和软垂疣(Bin-Hogg-Dube 综合征)[2]。

纤维毛囊瘤表现为黄白色或白色圆顶状丘疹,直径 2~4mm,好发于头皮、前额、画部和颈部,也见于胸、背、肘窝和腘窝。有些丘疹有脐凹,其中有角栓或毛发[3]。21~30 岁者好发。

【组织病理】

纤维毛囊瘤是一种良性错构瘤,伴有毛囊周围纤维和外毛根鞘的增殖。其组织学特征极为明显而独特,以毛囊漏斗部为中心。丘疹中间可见明显的毛囊,常呈囊性扩张,含角质性碎屑或毛干。漏斗部周围疏松结缔组织局限性增殖,包含纤细的胶原和大量的透明质酸酶,无弹性纤维。由 2~4 层细胞构成的上皮细胞条索从漏斗部伸出,相互吻合或再与漏斗部和皮脂腺的生发层相连,形成类似脚手架样外观。

【治疗】

由于皮损多发,尚无理想疗法。可试用二氧化碳激光治疗。

【参考文献】

[1] STARINK T M, BROWNSTEIN M H. Fibrofolliculoma: solitary and multiple types. J Am Acad Dermatol, 1987, 17(3): 493-496.

[2] WEINTRAUB R, PINKUS H. Multiple fibrofolliculomas (Birt-Hogg-Dubé) associated with a large connective tissue nevus. J Cutan Pathol, 1977, 4(6): 289-299.

[3] FOUCAR K, ROSEN T, FOUCAR E, et al. Fibrofolliculoma: a clinicopathologic study. Cutis, 1981, 28(4): 429-432.

·扩 张 孔·

【临床表现】

扩张孔(dilated pore)典型的皮损常为位于面部或躯干上部的单发性、突起的开放性粉刺,好发生于老年人[1](图 31-13)。男性发病率较高(男女比例为 2:1)[2]。

【组织病理】

组织病理学上,扩张孔呈囊状扩张的毛囊,其内充满角蛋白,位置表浅,但偶可延伸至皮下脂肪组

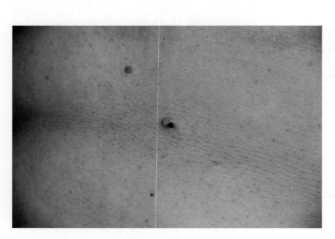

图 31-13　扩张孔。腰部结节,中央见黑头

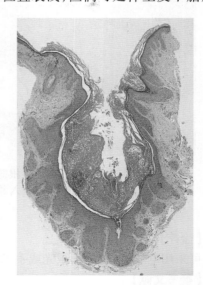

图 31-14　扩张孔。呈囊状扩张的毛囊,其内充满角蛋白,囊壁由层状鳞状上皮构成(HE 染色,×40)

织[3]。囊壁由层状鳞状上皮构成,囊壁上皮增厚,尤以囊腔深部的漏斗部上皮增生最为明显。特征性改变是增生上皮呈不规则条索状伸入邻近真皮内。有时在囊壁内可见毳毛及皮脂腺小叶结构[4](图31-14,图31-15)。

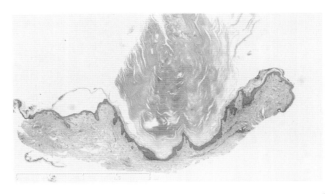

图31-15　扩张孔。表皮向真皮凹陷形成火山口状,其中充盈角质(HE 染色,×40)

【治疗】

可采用激光治疗或手术切除。

【参考文献】

[1] WINER L H. The dilated pore,a tricho-epithelioma. J Invest Dermatol,1954,23(3):181-188.

[2] MEHREGAN A H. Infundibular tumors of the skin. J Cutan Pathol,1984,11(5):387-395.

[3] KLOVEKORN G,KLOVEKORN W,PLEWIG G,et al. Giant pore and hair-shaft acanthoma. Clinical and histologic diagnosis. Der Hautarzt;Zeitschrift fur Dermatologie,Venerologie,und verwandte Gebiete,1983,34(5):209-216.

[4] CALONJE E,BRENN T,LAZAR A,et al. McKee's pathology of the skin with clinical correlations. Amsterdam:Elsevier Saunders,2012.

· 毛囊漏斗部肿瘤 ·

【临床表现】

毛囊漏斗部肿瘤(follicular infundibulum tumor)罕见,好发于头颈部。多见于中老年女性[1]。临床上表现为直径达1.5cm的单发丘疹,表面有鳞屑,无明显自觉症状,临床常易误诊为基底细胞癌[2](图31-16)。偶有多发性及发疹性皮损的报道。可在器官样痣的皮损上发生,偶与Cowden病有关。

【组织病理】

本病特征性改变是上皮样细胞团块在真皮上层呈窗格样增生,多处与表皮相连,并与周围毳毛的外毛根鞘也可相连[3]。肿瘤团块中央细胞因胞质含有糖原而淡染,周边细胞呈栅栏状排列,嗜酸性基底膜带常清晰可见(图31-17,图31-18)。

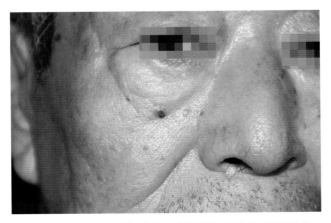

图31-16　毛囊漏斗部肿瘤。右面颊红色结节,表面结痂

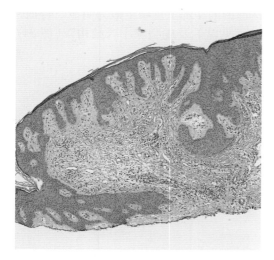

图 31-17　毛囊漏斗部肿瘤。肿瘤由嗜碱性团块组成，并在多处与上方表皮相连，肿瘤与皮面平行（HE 染色，×40）

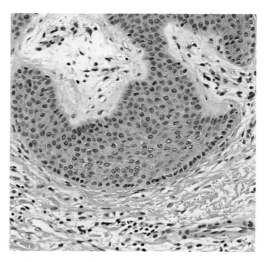

图 31-18　毛囊漏斗部肿瘤。肿瘤由嗜碱性细胞组成（HE 染色，×200）

【参考文献】

[1] MEHREGAN A H. Infundibular tumors of the skin. J Cutan Pathol,1984,11(5):387-395.

[2] MEHREGAN A H,BUTLER J D. A tumor of follicular infundibulum:report of a case. Arch Dermatol,1961,83:924-927.

[3] PAMPENA R,LAI M,PIANA S,et al. Tumor of the follicular infundibulum:Dermoscopic and confocal features. Skin Res Technol,2019.

·毛发上皮瘤·

【临床表现】

毛发上皮瘤（trichoepithelioma）是一种比毛囊瘤分化差的错构瘤，皮损可多发并呈家族性或单发性。多发性家族性毛发上皮瘤为常染色体显性遗传，男性患病少，青春期发病。患者表现为多发的皮色小丘疹，皮损分布大致对称，好发于面部，鼻唇沟、眉毛、眼睑和颊最常受累[1]（图 31-19）。其他部位包括头皮、颈、四肢、臀部和生殖器也可能受累[2]。通常无症状，初起为半透明皮色丘疹，有时表面轻度毛细血管扩张。皮损缓慢扩大，最大直径 0.5cm。极少病例在晚期发生溃疡。皮损偶尔有色素。也有线状和皮区分布的报道。

单发性毛发上皮瘤皮损一般为直径 0.5cm 的皮色结节，无症状。发生于成人面部，偶见于其他部位，包括头皮、颈、背、外阴、阴阜和四肢近端[3]。

【组织病理】

肿瘤有时与表皮相连，表皮可正常或轻度角化和变薄，表皮突消失。典型的毛发上皮瘤其特点是真皮内基底样细胞小叶中有大量的角囊肿[1]。肿瘤细胞小叶与角囊肿掺杂，肿瘤细胞核嗜碱性，胞质很少，周边细胞呈栅栏状排列，无法与基底细胞癌的肿瘤细胞相区别，但毛发上皮瘤肿瘤小叶周围的结缔组织鞘更明显，且常与邻近上皮的圆形或卵圆形成纤维细胞聚合体—乳头间质体有关。乳头间质体被认为可能是原始的乳头间质，有时其陷入肿瘤小叶内形成毛球样结构[4]。基底样细胞小叶常与上皮样细条索相连，呈叶状（图 31-20，图 31-21）。

毛发上皮瘤中常见对游离角质产生的异物巨细胞反应，偶见明显钙化灶。淀粉样物质很少。有些毛发上皮瘤几乎无角囊肿，而是由界限相当清楚的基底样细胞组成，嗜碱性小叶广泛散布于丰富的结缔组织间质

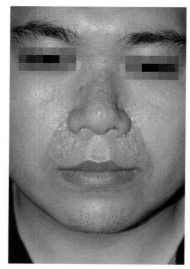

图 31-19　毛发上皮瘤。面部中央多发皮色丘疹

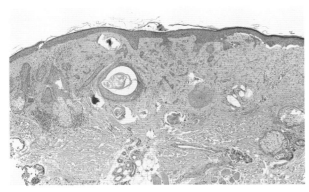

图 31-20 毛发上皮瘤。真皮内基底细胞样细胞组成的团块，周围结缔组织鞘明显（HE 染色，×40）

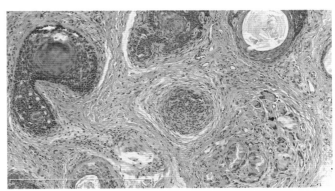

图 31-21 毛发上皮瘤。真皮内可见基底细胞样细胞组成的团块，边缘呈栅栏状，有些细胞团内形成角囊肿，周围结缔组织鞘明显（HE 染色，×100）

中。这种特殊模式很可能发生于面部以外的部位。

【诊断和鉴别诊断】

毛发上皮瘤的组织病理很难与角化型基底细胞癌相鉴别，后者常有溃疡和/或显著的收缩间隙以及黏蛋白沉积而上皮呈叶状，特别是乳头间质体伴毛球形成则更提示前者。二者均可见有丝分裂和凋亡细胞[5]。免疫组织化学对鉴别诊断意义不大。二者细胞角蛋白（CK）表达方式大致相似，仅 CK15 在多数毛发上皮瘤中表达而不在基底细胞癌中表达，具有一定价值[6]。Bcl-2 在基底细胞癌中广泛表达，但在毛发上皮瘤中主要在肿瘤周围表达[7]。另外，毛发上皮瘤间质中有 CD34[+] 干细胞，而基底细胞癌中则无。以上提到的免疫组织化学方法无一能作为鉴别诊断的可靠依据[8]。

【参考文献】

[1] HEADINGTON J T. Tumors of the hair follicle：a review. Am J Pathol，1976，85(2)：479-514.

[2] BIBI C O，FLISS D M，AVINOACH I，et al. Multiple trichoepithelioma occluding both external auditory canals. Head Neck，1990，12(3)：257-260.

[3] Cho D，Woodruff J D. Trichoepithelioma of the vulva. A report of two cases. J Reprod Med，1988，33(3)：317-319.

[4] BROOKE J D，FITZPATRICK J E，GOLITZ L E. Papillary mesenchymal bodies：a histologic finding useful in differentiating trichoepitheliomas from basal cell carcinomas. J Am Acad Dermatol，1989，21(3 Pt 1)：523-528.

[5] BETTENCOURT M S，PRIETO V G，SHEA C R. Trichoepithelioma：a 19-year clinicopathologic re-evaluation. J Cutan Pathol，1999，26(8)：398-404.

[6] KANITAKIS J，BOURCHANY D，FAURE M，et al. Expression of the hair stem cell-specific keratin 15 in pilar tumors of the skin. Eur J Dermatol，1999，9(5)：363-365.

[7] SWANSON P E，FITZPATRICK M M，RITTER J H，et al. Immunohistologic differential diagnosis of basal cell carcinoma，squamous cell carcinoma，and trichoepithelioma in small cutaneous biopsy specimens. J Cutan Pathol，1998，25(3)：153-159.

[8] CALONJE E，BRENN T，LAZAR A，et al. McKee's pathology of the skin with clinical correlations. Amsterdam：Elsevier Saunders，2012.

· 毛 发 腺 瘤 ·

【临床表现】

毛发腺瘤（trichoadenoma）罕见，男女发病率相等。常发生于成人的面部，少数发生于臂部，偶见于颈部、上臂及大腿。损害为单个、无症状的黄色或红色丘疹，质软或硬，直径 3~50mm[1-2]。

【组织病理】

根据肿瘤的形态分化特征，目前认为，该肿瘤介于毛发上皮瘤和毛囊瘤之间。肿瘤细胞向毛囊皮脂腺的毛囊漏斗部分化，由嵌于纤维血管性间质内的实性瘤细胞团和多数角囊肿组成。囊壁主要由鳞状上皮构成,有表皮样角化现象(有颗粒细胞层)。有时可见实性上皮细胞团块明显增生(图31-22,图31-23)。

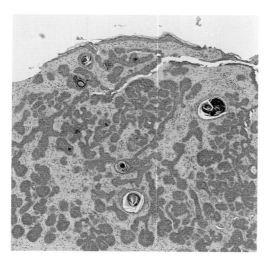

图31-22 毛发腺瘤。表皮萎缩,真皮内边界清楚的纤维上皮瘤,由嵌于纤维血管性间质内的实性瘤细胞团和多数角囊肿组成,囊壁主要由鳞状上皮构成(HE 染色,×40)

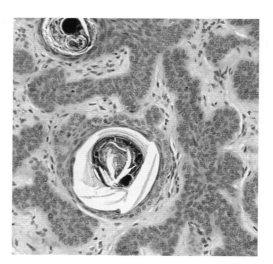

图31-23 毛发腺瘤。显示角囊肿(HE 染色,×200)

【参考文献】

[1] RAHBARI H,MEHREGAN A,PINKUS H. Trichoadenoma of Nikolowski. J Cutan Pathol,1977,4(2):90-98.

[2] YAMAGUCHI J,TAKINOC. A case of trichoadenoma arising in the buttock. J Dermatol,1992,19(8):503-506.

·结缔组织增生性毛发上皮瘤·

结缔组织增生性毛发上皮瘤(desmoplastic trichoepithelioma)最初被认为是毛发上皮瘤的管样变异型,后来被称为结缔组织增生性毛发上皮瘤或硬化型上皮错构瘤。

【临床表现】

好发于女性(女:男为4:1)。常发生于年轻人的面部或颈部,好发部位为颊、颏和前额。皮损常单发,偶有多发病例的报道[1]。肿瘤直径为3~8mm,环形,坚硬,白色或黄色,中央凹陷或萎缩,边缘隆起[2]。一般不破溃。偶尔可见粟粒疹。本病生长缓慢,无自觉症状。

【组织病理】

结缔组织增生性毛发上皮瘤与一般的毛发上皮瘤很不同,它主要由3种成分组成,分别为狭窄的瘤细胞束、角囊肿和结缔组织基质[3]。表皮可正常、萎缩或轻度增厚,偶尔中心明显凹陷。在真皮中上部,有3种成分混合在一起条状和分枝状上皮细胞条索、嵌于致密纤维中的角质囊肿和胶原基质。囊肿外周为立方形小基底细胞,核仁明显,胞质少。这些细胞可向鳞状上皮分化,形成表皮样角化。有时自囊肿壁伸出芽状上皮条索。囊肿破裂后释放角蛋白,常可引起异物巨细胞反应。亦常见钙化,偶见继发性骨化[4]。

【诊断和鉴别诊断】

结缔组织增生性毛发上皮瘤最易与硬皮病样基底细胞癌相混淆。前者对称,缺乏外周细胞栅栏状排列、坏死、人工收缩间隙和有丝分裂,鲜有溃疡发生,而后者通常无角囊肿形成。

偶尔可能会误诊为汗管瘤、微囊性附属器癌或小汗腺上皮瘤,特别是标本很小时。如有导管形成或胞质腔,并可用淀粉酶-PAS 染色或 EMA 和 CEA 免疫组织化学证实,则可排除毛囊分化性肿瘤[5-6]。

【治疗】

手术切除。

【参考文献】

[1] LAZORIK F C,WOOD M G. Multiple desmoplastic trichoepitheliomas. Arch Dermatol,1982,118(5):361-362.

[2] KOAY J L,LEDBETTER L S,PAGE R N,et al. Asymptomatic annular plaque of the chin:desmoplastic trichoepithelioma. Arch Dermatol,2002,138(8):1091-1096.

[3] BROWNSTEIN M H,SHAPIRO L. Desmoplastic trichoepithelioma. Cancer,1977,40(6):2979-2986.

[4] NIIMI Y,KAWANA S. Desmoplastic trichoepithelioma:the association with compound nevus and ossification. Eur J Dermatol,2002,12(1):90-92.

[5] WICK M R,COOPER P H,SWANSON P E,et al. Microcystic adnexal carcinoma:an immunohistochemical comparison with other cutaneous appendage tumors. Arch Dermatol,1990,126(2):189-194.

[6] CALONJE E,BRENN T,LAZAR A,et al. McKee's pathology of the skin with clinical correlations. Amsterdam:Elsevier Saunders,2012.

·毛母质瘤·

毛母质瘤(pilomatrixoma)又称 Malherbe 钙化上皮瘤,通常单发,但呈常染色体显性遗传病的部分患者可表现为多发性皮损[1]。偶尔本病也可能是系统性疾病的一种皮肤表现,如肌强直营养不良或 Gardner 综合征。也有文献报道,多发性毛母质瘤见于 Turner 综合征和 Rubinstein-Taybi 综合征[2]。

【临床表现】

该瘤生长缓慢,皮损为直径 0.5~3cm 的坚硬结节(图 31-24)。常发生于头部,依次为上肢、颈、躯干及下肢,最好发于颊部,精索及副睾丸发病少见[3]。有时出现大量粉状物质沉积,有钙化现象。直径极少超过 12cm(巨型毛母质瘤),其表面皮肤呈淡蓝色,可发生水疱、皮肤松弛或穿孔[4]。

【组织病理】

该瘤是向毛母质方向分化的肿瘤。表皮一般正常,但有时可见经表皮排出现象、皮肤松弛及水疱形成。肿瘤位于真皮内,有时可到皮下脂肪。瘤细胞常聚集成多叶状,有时可被邻近被挤压的结缔组织形成的纤维假包膜包绕。单个肿瘤小叶团块由基底样细胞和影细胞混杂构成,皮损处于发展阶段时以前者为主,成熟的皮损以后者为主[5]。基底样细胞体积小、大小形态一致,核圆、呈空泡状,核仁明显(图 31-25~图 31-27)。

早期皮损显示明显的有丝分裂活性,但无病理性核分裂,表示皮损处于快速生长阶段,而无恶变倾向。随着肿瘤的成熟,基底样细胞转化为影细胞,胞质呈强嗜酸性,核变小,染色质丰富。最后,核仁消失,有片状密集嗜酸性角蛋白碎片残留,其中影细胞轮廓模糊不清,常见巨细胞。

角化主要发生于毛发,但有时可见点状表皮角化灶。某些肿瘤存在另一特征性改变,其基底样细胞及间质内组织细胞内常见黑素颗粒。80%的皮损区域有钙盐沉积,成熟区域中更为常见。病变中常见影细

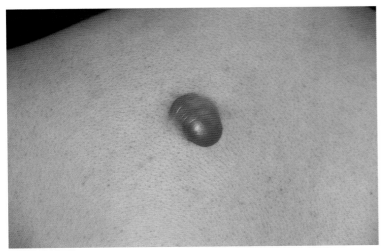

图 31-24 毛母质瘤。上背部红色肿物

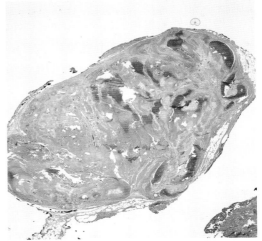

图 31-25 毛母质瘤。肿瘤由嗜碱性细胞团及影细胞构成(HE 染色,×40)

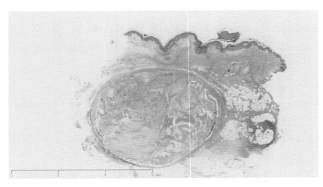

图 31-26 毛母质瘤。真皮中下层界限清楚的结节,内含少量嗜碱性小细胞团及大量影细胞(HE 染色,×40)

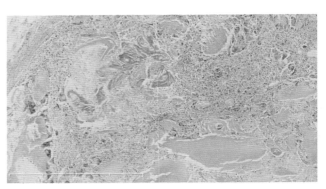

图 31-27 毛母质瘤。显示多核巨细胞、影细胞及嗜碱性团块(HE 染色,×40)

胞的嗜碱性颗粒,偶见钙化大团块,20%的患者会发生骨化现象[6-7]。

【诊断和鉴别诊断】

尽管影细胞是毛母质瘤的特征性改变,但也见于其他毛囊性肿瘤,包括漏斗部囊肿、毛发上皮瘤及结缔组织增生性毛发上皮瘤。

【治疗】

手术切除可治愈,但有 2%~3%的患者可局部复发。

【参考文献】

[1] FORBIS R J R,HELWIG E B. Pilomatrixoma (calcifying epithelioma). Arch Dermatol,1961,83:606-618.

[2] MATSUURA H,HATAMOCHI A,NAKAMURA Y,et al. Multiple pilomatricoma in trisomy 9. Dermatology,2002,204(1):82-83.

[3] MOEHLENBECK F W. Pilomatrixoma (calcifying epithelioma):a statistical study. Arch Dermatol,1973,108(4):532-534.

[4] FETIL E,SOYAL M C,MENDERES A,et al. Bullous appearance of pilomatricoma. Dermatol Surg,2003,29(10):1066-1067.

[5] KADDU S,SOYER H P,HÖDL S,et al. Morphological stages of pilomatricoma. Am J Dermatopathol,1996,18(4):333-338.

[6] KADDU S,SOYER H P,CERRONI L,et al. Clinical and histopathologic spectrum of pilomatricomas in adults. Int J Dermatol,1994,33(10):705-708.

[7] CALONJE E,BRENN T,LAZAR A,et al. McKee's pathology of the skin with clinical correlations. Amsterdam:Elsevier Saunders,2012.

·增生性外毛根鞘瘤·

增生性外毛根鞘瘤(proliferating trichilemmal tumor)少见,常为良性,起源于外毛根鞘。多数病例在原已存在的毛发囊肿囊壁上发生[1]。目前认为,该肿瘤是由于毛鞘囊肿局灶性上皮增生所致,也可能由外伤或慢性炎症引起。

【临床表现】

女性发病率高,男女发病之比为 1:6。发病部位广泛,包括躯干、鼻及外阴部,四肢极少受累,90%以上的患者发生于头皮,偶尔发生于皮脂腺痣的基础上[2]。肿瘤生长缓慢,位于真皮深层,呈单发,常为多结节状,质软,并常累及皮下脂肪组织,皮损常较大,其直径通常≥6cm(图 31-28)。

【组织病理】

肿瘤位于真皮内,由鳞状上皮细胞团块构

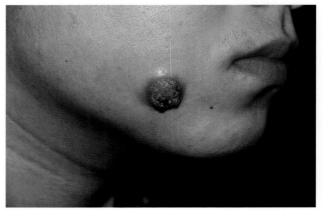

图 31-28 增生性外毛根鞘瘤。面部红色肿物

成，呈分叶状，类似鳞状细胞癌，但肿瘤团块边界清楚、无浸润性生长。肿瘤团块周边细胞常呈栅栏状排列，并被一层厚的、有折光性的基底膜带包绕。囊肿的形成并非一个明显特征，特征性改变是病变中出现广泛的毛鞘角化及坏死。一般缺乏颗粒层，偶见在角化坏死区的边缘出现少许角化不全细胞。角化碎片常与外来物质刺激巨细胞反应有关。有时由于糖原聚集，肿瘤团块内出现大量的透明细胞。肿瘤病变的某些区域可显示表皮角化或向外毛根鞘分化，个别细胞的角化和鳞状涡的形成也是该病的特征。细胞偶尔呈轻度异型性改变，核分裂一般限于基底细胞层，极少出现病理性核分裂象（图 31-29，图 31-30）。

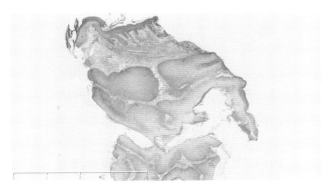

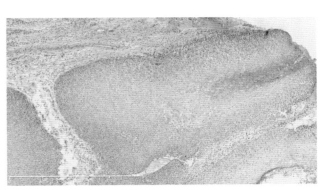

图 31-29　增生性外毛根鞘瘤。浅表结痂，角化过度伴角化不全，真皮内肿瘤细胞团块呈分叶状（HE 染色，×40）

图 31-30　增生性外毛根鞘瘤。显示肿瘤团块中央外根鞘角化（HE 染色，×40）

　　恶性增生性毛发肿瘤病理学改变多种多样，恶性程度低者表现为原位灶状细胞核及胞质异型性改变，并伴有许多不典型核分裂；恶性程度高者具有明显的侵袭行为，常伴有破坏性生长模式[3]。也有梭形细胞肉瘤样改变特征的报道[4]。

【诊断和鉴别诊断】

　　该病与鳞状细胞癌的鉴别点是前者组织学上出现被包绕的多发性肿瘤结节，有时伴有透明基底膜带，并有一个非浸润性栅栏状边界，出现毛鞘角化，而非表皮角化。

【参考文献】

[1] JONES E W. Proliferating epidermoid cysts. Arch Dermatol, 1966, 94(1):11-19.

[2] MEHREGAN A H, LEE K C. Malignant proliferating trichilemmal tumors--report of three cases. J Dermatol Surg Oncol, 1987, 13(12):1339-1342.

[3] BATMAN P A, EVANS H J. Metastasising pilar tumour of scalp. J Clin Pathol, 1986, 39(7):757-760.

[4] MORI O, HACHISUKA H, SASAI Y. Proliferating trichilemmal cyst with spindle cell carcinoma. Am J Dermatopathol, 1990, 12(5):479-484.

·毛 盘 瘤·

　　毛盘是适应性的机械性刺激感受器。毛盘瘤（trichodiscoma）是毛盘的中胚层成分增生形成的错构瘤。

【临床表现】

　　皮损常有数百个非对称性小丘疹（1～5mm），圆顶状或扁平，皮色，边界清楚，质地硬，无自觉症状，分布广泛[1]。皮损偶伴毳毛。无相关系统受累。

【组织病理】

　　毛盘瘤总是与毛囊有关，有时需连续切片才能证实。肿瘤上方表皮变平，两侧表皮呈领巾样。肿瘤无包膜，椭圆形，由胶原、网硬蛋白、纤细的弹性纤维和丰富的酸性黏多糖疏松交织构成。有时可见局灶性透明变性。

　　其特征为肿瘤内常有较多薄壁血管，其基底膜 PAS 染色阳性[2]。厚壁血管管腔狭窄常伸入毛囊邻近的肿瘤团块中。小梭形细胞和星状细胞（可能是施万细胞）内有黑色素，具有特征性。偶有多核巨细胞[3]。连续切片检查，损害内有时可见周围神经伸入（图31-31，图31-32）。

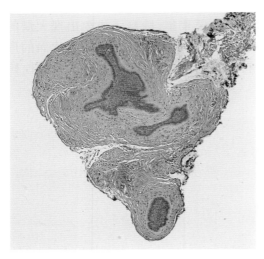

图31-31　毛盘瘤。从毛囊结构发出2~4层细胞厚的索条状上皮细胞，呈漏斗状，条索汇合、加入漏斗管（HE染色，×40）

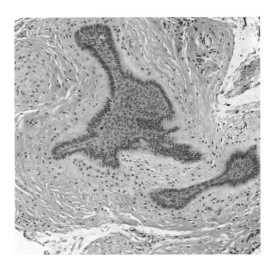

图31-32　毛盘瘤。索条状上皮细胞，呈漏斗状（HE染色，×100）

【参考文献】

[1] PINKUS H，COSKEY R，BURGESS G H. Trichodiscoma. A benign tumor related to haarscheibe（hair disk）. J Invest Dermatol，1974，63（2）：212-218.

[2] COSKEY RJ，PINKUS H. Trichodiscoma. International journal of dermatology，1976，15（8）：600-601.

[3] STARINK T M，KISCH L S，MEIJER C J. Familial multiple trichodiscomas. A clinicopathologic study. Archives of dermatology，1985，121（7）：888-891.

·毛囊周围纤维瘤·

毛囊周围纤维瘤（perifollicular fibroma）是一种少见的毛囊周围鞘的痣样损害。

【临床表现】

单发（先天或获得性）或多发（晚期出现），皮损直径1~5mm，不对称，皮色或红斑性丘疹和结节。常位于面部或颈部，偶尔累及躯干[1]。文献报道，毛囊周围纤维瘤常伴发结肠息肉，即Hornstein-Knickenberg综合征，可能是常染色体显性遗传[2]。

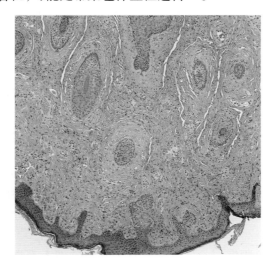

图31-33　毛囊周围纤维瘤。毛囊周围由致密的结缔组织鞘围绕，呈同心圆状排列，纤维瘤和结缔组织之间可见人工裂隙（HE染色，×100）

【组织病理】

病变由细胞性纤维组织组成,呈同心圆状排列,在正常毛囊周围形成"洋葱样外观"。纤维瘤和周围结缔组织之间有人工裂隙。肿瘤内和真皮浅层血管周围偶有慢性炎细胞浸润[3](图31-33~图31-35)。

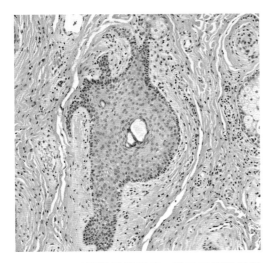

图31-34　毛囊周围纤维瘤。显示毛囊周围纤维组织(HE染色,×100)

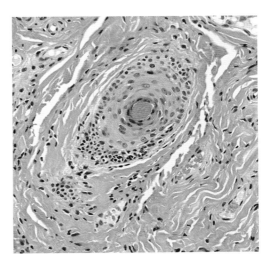

图31-35　毛囊周围纤维瘤。显示人工裂隙(HE染色,×200)

【参考文献】

[1] ZACKHEIM HS,PINKUS H. Perifollicular fibromas[J]. Archives of dermatology,1960,82:913-917.

[2] HORNSTEIN OP,KNICKENBERGM. Perifollicular fibromatosis cutis with polyps of the colon--a cutaneo-intestinal syndrome sui generis. Arch Dermatol Res,1975,253(2):161-175.

[3] CALONJE E,BRENN T,LAZARA,et al. McKee's pathology of the skin with clinical correlations. Amsterdam:Elsevier Saunders,2012.

·毛　鞘　癌·

【临床表现】

毛鞘癌(trichilemmal carcinoma)少见,主要发生于老年人曝光部位,如面部、头皮、颈及手背,偶尔累及眼睑和大腿。发病年龄广泛,但常见于61~90岁(平均发病年龄71岁)[1]。皮损表现不一,常见单个、红色或皮色、直径0.5~2.0cm的丘疹、结节或斑块,表面常发生溃疡及结痂,皮角少见[2]。很少发生多发性肿瘤,有色人种发病罕见。

【组织病理】

尽管该肿瘤可只发生于表皮内(毛鞘角化病),但常具有侵袭性行为,可向真皮深层甚至皮下脂肪组织浸润生长[3]。表皮型肿瘤细胞常围绕或部分替代毛囊皮脂腺结构,并常累及毛囊上皮。呈浸润性生长的肿瘤通常表现出表皮和毛囊改变之间的连续性,它表现为多种生长特征,包括弥漫性、叶状和小梁状的生长方式[4]。常见到受挤压(而非浸润性)的边界,呈恶性增生的表皮由淀粉酶敏感性、PAS染色阳性、胞质透亮的大细胞构成。该肿瘤有明显向毛鞘角化的倾向(即缺乏颗粒细胞层)。

核异型性程度表现不一,分化好的肿瘤核异型性轻微,分化差的肿瘤核异型性明显。有丝分裂象明显,并有病理性分裂象,大肿瘤病变内常有出血灶和/或坏死灶。肿瘤小叶周边细胞呈特征性栅栏状排列,核外有空泡形成,有时周边有明显的透明带围绕。

免疫组织化学检查示该肿瘤表达高分子量的角蛋白,CEA和EMA通常阴性,但偶有EMA表达的报道[5]。

【诊断和鉴别诊断】

该肿瘤必须与其他恶性透明细胞肿瘤相鉴别,包括透明细胞鳞癌、透明细胞汗孔癌和透明细胞汗腺癌。与毛鞘癌受挤压的边界相反,透明细胞鳞癌呈侵袭性生长,肿瘤团块周边细胞不呈栅栏状排列,且缺乏透明带,EMA 常呈阳性。根据定义,汗孔癌和汗腺癌表现为导管分化和/或胞质内有腔形成,淀粉酶消化的 PAS 染色或 EMA 或 CEA 免疫组织化学时该腔更明显可见[6]。恶性黑色素瘤偶尔可表现为透明细胞模式,Masson-Fontana 染色、S-100 蛋白或 HMB-45 免疫组织化学有助于对两者进行鉴别。

【参考文献】

[1] BOSCAINO A,TERRACCIANO L M,DONOFRIO V,et al. Tricholemmal carcinoma:a study of seven cases. J Cutan Pathol,1992,19(2):94-99.

[2] SONG M G,MIN H G,JUNG S Y,et al. Trichilemmal carcinoma with a cutaneous horn. Br J Dermatol,2000,143(3):646-647.

[3] SWANSON P E,MARROGI A J,WILLIAMS D J,et al. Tricholemmal carcinoma:clinicopathologic study of 10 cases. J Cutan Pathol,1992,19(2):100-109.

[4] WONG T Y,SUSTER S. Tricholemmal carcinoma. A clinicopathologic study of 13 cases. Am J Dermatopathol,1994,16(5):463-473.

[5] REIS J P,TELLECHEA O,CUNHA M F,et al. Trichilemmal carcinoma:review of 8 cases. J Cutan Pathol,1993,20(1):44-49.

[6] CALONJE E,BRENN T,LAZAR A,et al. McKee's pathology of the skin with clinical correlations. Amsterdam:Elsevier Saunders,2012.

·毛母质癌·

【临床表现】

毛母质癌(pilomatrix carcinoma)少见,好发于男性,男女发病之比为 4:1,多见于成人,儿童少见。皮损直径为 0.5~20cm(平均 4cm)。常发生于颈后背部、头皮及耳后,极少发生色素沉着[1]。也可累及其他部位,包括四肢、肩部、乳房、腋窝、臀部及腹股沟。该肿病可发生于多发性良性毛母质瘤的基础上,也可发生于毛母质瘤治疗后的部位[2]。该病易复发,但转移仅限于引流的淋巴结和肺转移,极少转移至其他部位(如骨)。

【组织病理】

毛母质癌可能发生恶变的特征包括肿瘤体积迅速增大(直径≥4cm)、肿瘤侵及筋膜层或骨骼肌、以基底样细胞浸润为主、核虽多形性、核仁呈明显的嗜酸性、出现病理性核分裂象、肿瘤组织发生融合性坏死、基质硬化及有血管、淋巴或外周神经的浸润(图 31-36,图 31-37)。

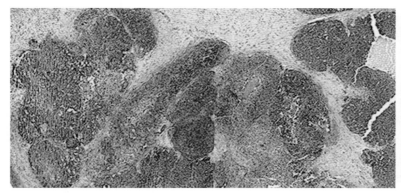

图 31-36 毛母质癌。肿瘤由嗜碱性团块、影细胞构成(HE 染色,×100)

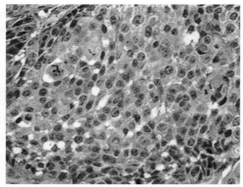

图 31-37 毛母质癌。肿瘤细胞具有异型性(HE 染色,×200)

需要注意的是,有丝分裂活跃也是早期良性皮损的一个常见特征,仅凭这一点并不提示恶性变。许多报道的毛母质癌显示,每 10 个高倍视野有 30 个或以上的核分裂象,但这也不能是诊断恶性变的唯一标准。病变中偶尔也出现色素沉着[3-5]。

【治疗】

广泛手术切除是治疗的最佳方法。

【参考文献】

[1] SAU P,LUPTON G P,GRAHAM J H. Pilomatrix carcinoma. Cancer,1993,71(8):2491-2498.

[2] MCCULLOCH T A,SINGH S,COTTON D W. Pilomatrix carcinoma and multiple pilomatrixomas. Br J Dermatol,1996,134(2): 368-371.

[3] HARDISSON D,LINARES M D,CUEVAS-SANTOS J,et al. Pilomatrix carcinoma:a clinicopathologic study of six cases and review of the literature. Am J Dermatopathol,2001,23(5):394-401.

[4] MONTEAGUDO C,FERNÁNDEZ-FIGUERAS M T,SAN JUAN J,et al. Matrical carcinoma with prominent melanocytic hyperplasia(malignant melanocytic matricoma?):a report of two cases. Am J Dermatopathol,2003,25(6):485-489.

[5] CALONJE E,BRENN T,LAZAR A,et al. McKee's pathology of the skin with clinical correlations. Amsterdam:Elsevier Saunders,2012.

第二节　以皮脂腺为主要起源的良恶性肿瘤

·皮脂腺痣·

皮脂腺痣(nevus sebaceous)是由 Jadassohn 于 1895 年首次描述的,一种表皮、真皮及表皮附属器所构成的器官样痣,但其主要成分常为皮脂腺。

【临床表现】

Jadassohn 皮脂腺痣为边界清楚、橘黄色的错构瘤,直径从数毫米至数厘米不等。常为单发的、先天性

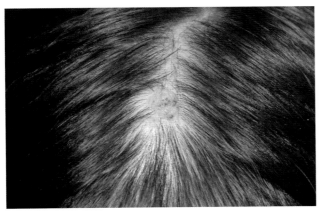

图 31-38　皮脂腺痣。头皮淡黄色斑块

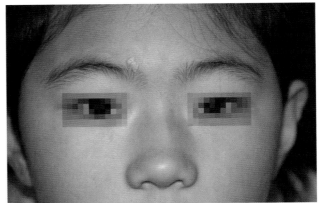

图 31-39　皮脂腺痣。右眉上方淡黄色斑块

的线性皮损,最常发生于头皮(50%),但也常发生于头颈部(45%)。躯干部皮损为 5% 或更少。皮损终身持续存在,常伴脱发[1]。儿童时皮损仅为轻度乳头状或天鹅绒状。成年时,皮脂腺过度增生,皮损较前隆起,呈脑回状[2](图 31-38 ~ 图 31-40)。

在皮脂腺痣基础上发生的最常见的肿瘤是毛母细胞瘤和乳头状汗管囊腺瘤。这两种肿瘤都表现为在皮脂腺痣基础上新发的、色素性的丘疹或结节。不到 1% 的皮脂腺痣皮损可能发生基底细胞癌。很多最初诊断为基底细胞癌的病例实际上是毛母细胞瘤[3]。

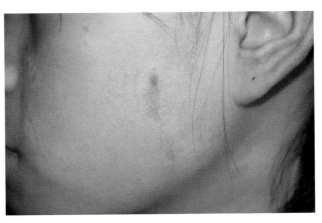

图 31-40　皮脂腺痣。左面颊淡黄色线状斑块

在青少年期及儿童期,发生于皮脂腺痣的良性肿瘤的概率小于5%,恶性肿瘤少见。随年龄增加,发生肿瘤的风险增高,但发生侵袭性恶性附属器肿瘤者罕见报道。

【组织病理】

　　组织学上,在青春期前的皮损中,上皮表现为棘层肥厚和乳头瘤样。毛囊皮脂腺结构不成熟,类似于胎儿毛发胚芽。青春期后,表皮增生性更强,有时呈乳头瘤状,可类似于脂溢性角化病或黑棘皮病,或者有表皮痣的特征。皮脂腺通常丰富,在真皮上层直接和表皮表面相连。如果存在毛囊结构,常为毳毛或部分形成毳毛。大约一半皮损中可出现顶浆分泌腺。真皮增厚,血管和纤维结缔组织增生[1]。成熟的皮损呈宽的、无毛发的、高低不平的(乳头瘤样)和起疱的(皮脂的)表现[4](图31-41~图31-43)。

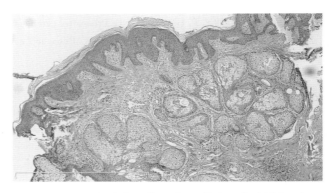

图31-41　皮脂腺痣。棘层增厚,基底层色素增加,真皮内可见较多成熟皮脂腺结构,毛囊减少(HE染色,×40)

【治疗】

　　尽管存在恶变的风险,但风险小,且几乎均在成年后发生。由于以上原因,外科切除术可延迟至成年时期,患者应在知情同意情况下进行手术切除。如果病变导致外形毁损、瘢痕形成或其他复合症状,可在任何年龄进行手术。

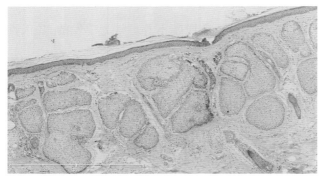

图31-42　皮脂腺痣。皮突消失,基底层色素增加,真皮内大量皮脂腺小叶,毛囊减少(HE染色,×40)

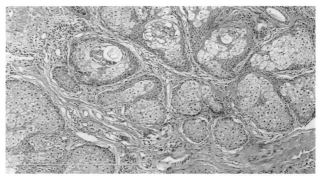

图31-43　皮脂腺痣。真皮内较多成熟皮脂腺结构(HE染色,×100)

【参考文献】

[1] MEHREGAN A H,PINKUS H. Life history of organoid nevi:special reference to nevus sebaceus of jadassohn. Arch Dermatol,1965,91:574-588.

[2] MORIOKA S. The natural history of nevus sebaceus. J Cutan Pathol,1985,12(3-4):200-213.

[3] BARANKIN B,SHUM D,GUENTHER L. Tumors arising in nevus sebaceus:a study of 596 cases. J Am Acad Dermatol,2001,45(5):792-793;author reply 794.

[4] CALONJE E,BRENN T,LAZAR A,et al. McKee's pathology of the skin with clinical correlations. Amsterdam:Elsevier Saunders,2012.

·老年性皮脂腺增生·

　　皮脂腺增生(sebaceous hyperplasia)是一种病因和发病机制不明的良性病变,以正常皮脂腺增大为特征。临床上可分为早熟性皮脂腺增生和老年性皮脂腺增生(senile sebaceous hyperplasia)。

【临床表现】

　　老年性皮脂腺增生通常发病年龄为40岁以上,患病率随年龄增加而增加。皮损好发于前额、眶下和颞部[1]。皮损为小的乳白或淡黄色脐凹状丘疹,直径为2~6mm(图31-44)。皮肤镜有助于明确诊断及识别中央火山口状凹陷、黄色小叶及毛细血管扩张[2]。其他部位也可发生,如乳晕、乳头、阴茎、颈和胸部,皮损可为单发、成簇的丘疹或呈串珠线状。15%服用环孢素(cyclosporine)的患者可发生永久性的皮脂腺增生,且可累及异位,如口腔黏膜。通常在使用环孢素很多年之后出现上述表现[3]。有研究表明雄性激素减退、紫外线辐射及免疫抑制剂的使用与老年性皮脂腺增生的发生有关[4]。临床表现与早期基底细胞癌相似。

【组织病理】

组织学上,皮脂腺增生表现为一个皮脂腺腺体的增生,周围腺体大小正常。腺体为多叶状,每一小叶可分出多个更小的小叶,形成葡萄串状[5](图31-45,图31-46)。

【治疗】

治疗仅仅出于美容目的,可采用电外科手术、激光治疗、光动力疗法或甚至浅表削切活检术。异维A酸可减少皮损,但停用后迅速复发,不推荐使用。

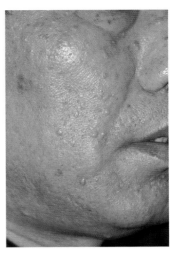

图31-44　老年性皮脂腺增生。面部多发皮色丘疹

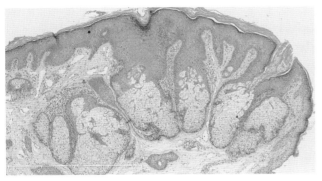

图31-45　老年性皮脂腺增生。角化过度,棘层不规则肥厚,真皮内皮脂腺增生,位置浅表,小叶数目增多(HE染色,×40)

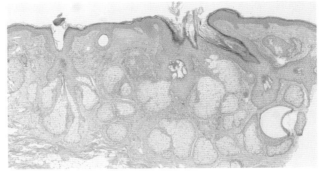

图31-46　老年性皮脂腺增生。每一皮脂腺小叶进一步分出多个小叶,形成葡萄串状(HE染色,×40)

【参考文献】

[1] PRIOLEAU P G,SANTA CRUZ D J. Sebaceous gland neoplasia. J Cutan Pathol,1984,11(5):396-414.

[2] GRAHAM-BROWN R A,MCGIBBON D H,SARKANY I. A papular plaque-like eruption of the face due to naevoid sebaceous gland hyperplasia. Clin Exp Dermatol,1983,8(4):379-382.

[3] PAKULA A,GARDEN J. Sebaceous hyperplasia and basal cell carcinoma in a renal transplant patient receiving cyclosporine. J Am Acad Dermatol,1992,26(1):139-140.

[4] DE BERKER D A,TAYLOR A E,QUINN A G,et al. Sebaceous hyperplasia in organ transplant recipients:shared aspects of hyperplastic and dysplastic processes? J Am Acad Dermatol,1996,35(5 Pt 1):696-699.

[5] CALONJE E,BRENN T,LAZAR A,et al. McKee's pathology of the skin with clinical correlations. Amsterdam:Elsevier Saunders,2012.

·早熟性皮脂腺增生·

早熟性皮脂腺增生(precocious sebaceous hyperplasia)又称为早熟的皮脂腺增生[1]。

【临床表现】

临床少见,表现为皮脂腺过度增生,在青春期发病,随年龄增长而进行性加重。早熟性皮脂腺增生大多为散发病例,也有家族集体发病的报道,为常染色体显性遗传。有学者对一个拥有13个发病者的家系进行了研究,结果表明家族集体发病可能与常染色体的不完全显性遗传有关。早熟性皮脂腺增生通常发生于12~26岁的青年男性,好发于面、颈部和上胸部,但不累及口周部位。该病病程较长,无季节性,皮损多随年龄增长逐渐加重[2]。

【组织病理】

组织病理表现具有一定特异性,显示为真皮内大量增生分化良好的皮脂腺小叶伴有扩张的皮脂腺导管,小叶外周可有一层或多层芽生细胞[3]。皮脂腺的位置较浅,常与表面萎缩的表皮相连。

需与皮脂腺痣和皮脂腺腺瘤相鉴别,皮脂腺痣通常表现为单个圆形或卵圆形斑块,最常发生于头颈部,尤其是头皮,表现为黄色、扁平或乳头状秃发斑块,中央无脐凹,随着年龄增长,皮损逐渐成疣状。组织学上皮脂腺痣可同时有表皮、毛囊、皮脂腺和汗腺的异常。其中表皮呈黑棘皮病样或乳头瘤样增生,常见到增生的发育不全的毛乳头样结构,皮脂腺中无扩大的皮脂腺导管,且下方常可见顶浆汗腺[4]。皮脂腺腺瘤常表现为粉红色、肉色或黄色的丘疹或结节,主要发生于老年人头颈部。组织学上,肿瘤由多个界限清楚的皮脂腺小叶组成。每个小叶有颜色较深的生发细胞组成的基底层,但不像正常皮脂腺那样完全发育成熟。

【治疗】

属良性病变,一般无自觉症状,通常不必做治疗。仅在必要时可选择电灼、冷冻、氦氖激光或微创性手术切除。

【参考文献】

[1] WANG Q,LIU J M,ZHANG Y Z. Premature sebaceous hyperplasia in an adolescent boy. Pediatr Dermatol,2011,28(2):198-200.

[2] OH S T,KWON H J. Premature sebaceous hyperplasia in a neonate. Pediatr Dermatol,2007,24(4):443-445.

[3] KAMINAGAKURA E,ANDRADE C R,RANGEL A L,et al. Sebaceous adenoma of oral cavity:report of case and comparative proliferation study with sebaceous gland hyperplasia and Fordyce's granules. Oral Dis,2003,9(6):323-327.

[4] CALONJE E,BRENN T,LAZAR A,et al. McKee's pathology of the skin with clinical correlations. Amsterdam:Elsevier Saunders,2012.

·多发性脂囊瘤·

目前认为,多发性脂囊瘤(steatocystoma multiplex)是由KRT17基因突变所致[1]。有研究推测本病与发疹性毳毛囊肿有关,因为两者有相似的临床表现、发病时间和重叠的组织学特征。

【临床表现】

皮损主要位于胸前、上臂、腋下和股部[2],为2~6mm直径的多发性、均匀的、浅黄色的囊性丘疹,皮损表面无点状开口(图31-47,图31-48)。囊肿多发生在真皮层,但也有多发性表皮下团块,类似于多发性脂肪瘤。通常发生于青春期或成年早期,此时皮脂腺的分泌活动达到顶峰。成年晚期也可发病。严重病例可播散性分布于除掌跖以外的全身皮肤。有时皮损局限于面部或头皮,前者被称为面部丘疹变异型。也有皮损局限于生殖器部位的病例报道。先天性和青春期发病的线状皮损罕见。脂囊瘤可以很大(可达2cm),容易破裂和化脓(化脓性多发性脂囊瘤)。如果皮损广泛,可能造成毁容。这些囊肿的内容物为糖浆样、微黄、无味的油性物质。化脓性的脂囊瘤可像化脓性汗腺炎那样,发生细菌定植,引起恶臭[3]。

【组织病理】

组织学改变为囊壁由复层鳞状上皮细胞组成,囊腔内含有成熟的皮脂腺。上皮细胞形成的囊壁和皮脂腺导管相同[4]。囊腔表面为波浪形,呈嗜酸性,且钙网蛋白可着色(可能仅见于迟发性的面部皮损)。无颗粒层,但囊肿内衬的上层中可见局灶性上皮细胞中有大的嗜碱性颗粒。某些病例的囊壁内可出现毛囊的结构,且在腔内出现毳毛[5-6](图31-49~图31-51)。

【治疗】

单个皮损的治疗方法是切除。然而,治疗数量众多的囊肿通常不采用这种方法。在美容效果上,胸部

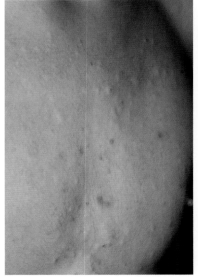

图31-47 多发性脂囊瘤。胸部多发皮色结节

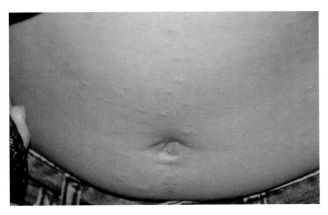

图 31-48　多发性脂囊瘤。腹部多发皮下结节

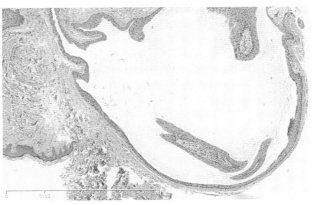

图 31-49　多发性脂囊瘤。真皮内囊肿形成(HE 染色,×40)

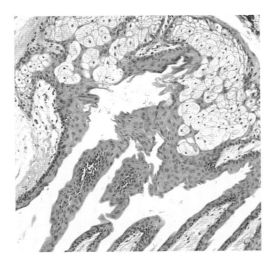

图 31-50　多发性脂囊瘤。囊腔塌陷,囊壁由复层鳞状上皮细胞组成,囊壁上可见成熟的皮脂腺(HE 染色,×100)

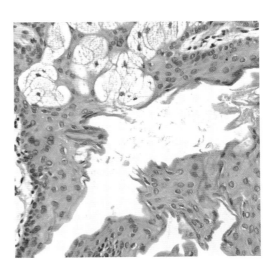

图 31-51　多发性脂囊瘤。显示囊壁内面增厚的角质层(HE 染色,×200)

皮损的瘢痕性愈合仍是一个问题。激光切开囊肿也有效。临床改善可持续几个月,但是肯定会复发。对于化脓性脂囊瘤口服异维 A 酸有效,剂量为 0.75~1mg/kg,但尚无长期随访的报道。

【参考文献】

[1] FENG Y G,XIAO S X,REN X R,et al. Keratin 17 mutation in pachyonychia congenita type 2 with early onset sebaceous cysts. Br J Dermatol,2003,148(3):452-455.

[2] NISHIMURA M,KOHDA H,URABE A. Steatocystoma multiplex. A facial papular variant. Arch Dermatol,1986,122(2):205-207.

[3] PLEWIG G,WOLFF H H,BRAUN-FALCO O. Steatocystoma multiplex:anatomic reevaluation,electron microscopy,and autoradiography. Arch Dermatol Res,1982,272(3-4):363-380.

[4] KIMURA S. An ultrastructural study of steatocystoma multiplex and the normal pilosebaceous apparatus. J Dermatol,1981,8(6):459-465.

[5] BROWNSTEIN M H. Steatocystoma simplex. A solitary steatocystoma. Arch Dermatol,1982,118(6):409-411.

[6] CALONJE E,BRENN T,LAZAR A,et al. McKee's pathology of the skin with clinical correlations. Amsterdam:Elsevier Saunders,2012.

· 皮脂腺腺瘤 ·

【临床表现】

皮脂腺腺瘤(sebaceous adenoma)增长缓慢,常表现为粉红色、肉色或黄色的丘疹或结节,主要发生于老年人(平均年龄为60岁)头颈部(70%)。尤其多见于鼻部和面颊,有时也见于耳和内眦,偶可发生在躯干和下肢[1-2]。

【组织病理】

组织学上,肿瘤由多个界限清楚的皮脂腺小叶组成。每个小叶有颜色较深的生发细胞组成的基底层,但不像正常皮脂腺那样完全发育成熟。在正常皮脂腺或增生的皮脂腺中可见多于1~2层的基底样细胞[3-4](图31-52~图31-55)。

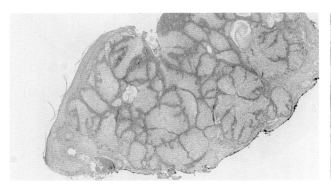

图31-52　皮脂腺腺瘤。真皮内大量不同成熟阶段的皮脂腺小叶(HE染色,×40)

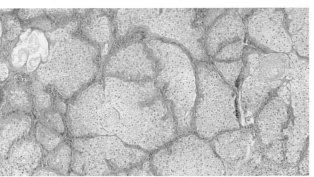

图31-53　皮脂腺腺瘤。皮脂腺肿瘤中可见多于1~2层的基底样细胞(HE染色,×100)

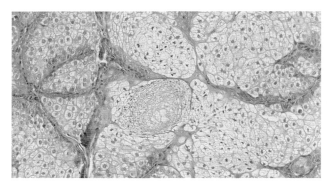

图31-54　皮脂腺腺瘤。显示不同成熟阶段的皮脂腺小叶(HE染色,×100)

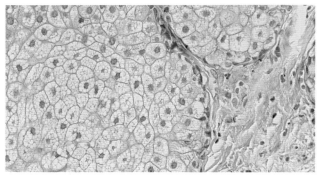

图31-55　皮脂腺腺瘤。显示脂肪细胞及基底样细胞(HE染色,×200)

【参考文献】

[1] RULON D B,HELWIG E B. Cutaneous sebaceous neoplasms. Cancer,1974,33(1):82-102.

[2] LEVER W F. Sebaceous adenoma:review of the literature and report of a case. Arch Derm Syphilol,1948,57(1):102-111.

[3] MEHREGAN A H,RAHBARI H. Benign epithelial tumors of the skin:II:benign sebaceous tumors. Cutis,1977,19(3):317-320.

[4] CALONJE E,BRENN T,LAZAR A,et al. McKee's pathology of the skin with clinical correlations. Amsterdam:Elsevier Saunders,2012.

· 皮脂腺上皮瘤 ·

【临床表现】

皮脂腺上皮瘤(sebaceous epithelioma)临床形态学特点与基底细胞癌相同,表现为黄色或橙色的丘疹、结节或斑块,好发于头皮、面和颈部[1](图31-56)。可能与Muir-Torre综合征有关[2]。

【组织病理】

组织学上,肿瘤由光滑的卵圆形细胞巢组成,这些细胞为向皮脂腺分化的不规则形状的基底样细胞。在皮脂腺上皮瘤中,基底细胞的数目应该超过分化的皮脂腺细胞。也可有内含空泡状无定形物质的囊腔[1,3-4](图31-57~图31-60)。

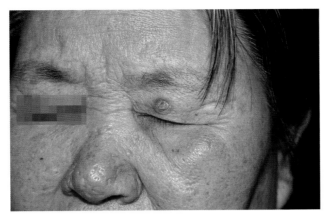

图 31-56　皮脂腺上皮瘤。
左上睑红色结节

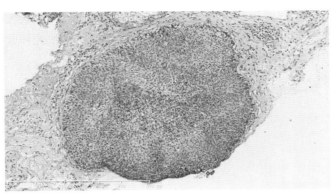

图 31-57　皮脂腺上皮瘤。边界清楚的基底样
细胞团块,中央向皮脂腺分化(HE 染色,×100)

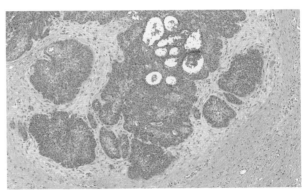

图 31-58　皮脂腺上皮瘤。真皮内多个肿瘤团
块,由基底样细胞组成,团块中央向皮脂腺结构
分化(HE 染色,×100)

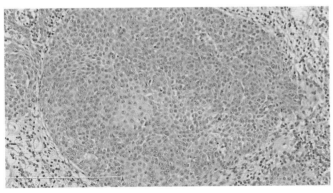

图 31-59　皮脂腺上皮瘤。显示肿瘤细胞团块
(HE 染色,×100)

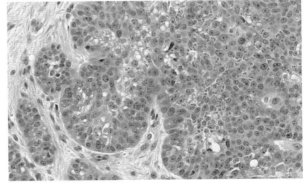

图 31-60　皮脂腺上皮瘤。显示向皮脂腺分化
(HE 染色,×200)

【参考文献】

[1] TROY J L, ACKERMAN A B. Sebaceoma. A distinctive benign neoplasm of adnexal epithelium differentiating toward sebaceous cells. Am J Dermatopathol, 1984, 6(1):7-13.

[2] UMBERT I, LÓPEZ-GIL F, TORNÉ R, et al. 'Sebaceoma' associated with centroblastic-centrocytic lymphoma. J Am Acad Dermatol, 1990, 22(3):533-534.

[3] MISAGO N, MIHARA I, ANSAI S, et al. Sebaceoma and related neoplasms with sebaceous differentiation: a clinicopathologic study of 30 cases. Am J Dermatopathol, 2002, 24(4):294-304.

[4] CALONJE E, BRENN T, LAZAR A, et al. McKee's pathology of the skin with clinical correlations. Amsterdam: Elsevier Saunders, 2012.

·皮 脂 腺 癌·

【临床表现】

皮脂腺癌(sebaceous carcinoma)是一种罕见的癌,75%的病例发生在眼睑或眼周,常来源于眼睑部睑板腺或睑缘腺。常发生于上眼睑的睑板区(75%),占眼睑恶性肿瘤的1%或更多。头皮、面部其他部位和躯干也是好发部位。

皮损表现为无痛性的皮下结节或较少见的带蒂生长方式。累及足、外生殖器和口腔黏膜的皮脂腺癌罕有报道。9%~50%的病例发生致死性转移(30%为眼睑部位的病例),该肿瘤的5年生存率为80%[1]。起源于非眼部的皮脂腺癌也可发生转移,常转移至区域淋巴结。也可见于Muir-Torre综合征。

【组织病理】

组织学上,肿瘤由小叶或片状细胞组成,深入至真皮、皮下脂肪或肌肉。肿瘤细胞呈多形性,显示不同程度的皮脂腺分化,表现为空泡而非透明的细胞质。可找到有丝分裂象的未分化细胞,大小不等,形状各异[2]。眼部肿瘤的特征性表现为Paget或Bowen样的肿瘤,可扩散至其上方的结膜或皮肤[3]。在这种原位肿瘤中皮脂腺分化很少,导致误诊为原位鳞状细胞癌[4](图31-61~图31-64)。

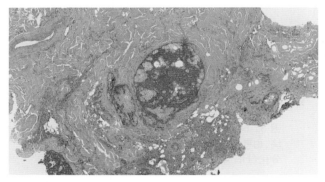

图31-61　皮脂腺癌。真皮中下层边界清楚的肿瘤细胞团块(HE染色,×100)

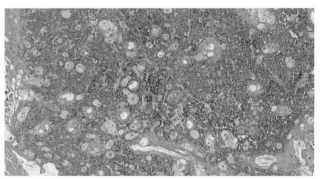

图31-62　皮脂腺癌。基底样细胞和分化的皮脂腺细胞,局部向毛囊分化。部分细胞有异型性(HE染色,×100)

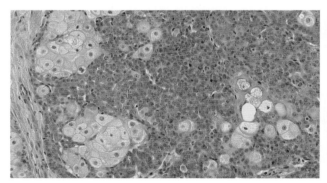

图31-63　皮脂腺癌。基底样细胞和分化的皮脂腺细胞,部分细胞有异型性(HE染色,×200)

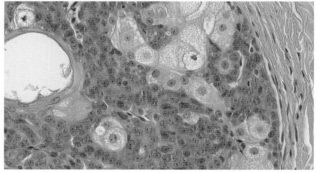

图31-64　皮脂腺癌。显示肿瘤细胞核大,呈空泡状(HE染色,×400)

【治疗】

治疗方法为外科手术,Mohs显微手术已取得成功疗效。在Mohs手术后有11%的复发率,而标准手术切除后复发率为30%。

【参考文献】

[1] MELLETTE J R,AMONETTE R A,GARDNER J H,et al. Carcinoma of sebaceous glands on the head and neck:a report of four cases. J Dermatol Surg Oncol,1981,7(5):404-407.

[2] LOEFFLER M, HORNBLASS A. Characteristics and behavior of eyelid carcinoma (basal cell, squamous cell sebaceous gland, and malignant melanoma). Ophthalmic Surg, 1990, 21(7): 513-518.

[3] GOLDBERG M, RUMMELT C, FOJA S, et al. Different genetic pathways in the development of periocular sebaceous gland carcinomas in presumptive Muir-Torre syndrome patients. Hum Mutat, 2006, 27(2): 155-162.

[4] CALONJE E, BRENN T, LAZAR A, et al. McKee's pathology of the skin with clinical correlations. Amsterdam: Elsevier Saunders, 2012.

第三节　以汗腺为主要起源的良恶性肿瘤

一、以顶泌汗腺为主要起源的良恶性肿瘤

·顶泌汗腺痣·

顶泌汗腺痣(apocrine nevus)是正常顶泌汗腺的过度增生,又称顶泌汗腺错构瘤、错构瘤性顶泌汗腺增生。

【临床表现】

该病临床罕见,症状多变,常合并有腋窝肿胀[1]。多位于颈、前胸和腹股沟部位,表现为红色或棕色结节,也有颜面斑块或前胸多发性丘疹的报道[2]。出生时或成年后起病,多汗症不常见、通常没有系统疾病。

【组织病理】

真皮网状层有大量成熟的顶泌汗腺,有时波及皮下脂肪层。

【参考文献】

[1] RABENS S F, NANESS J I, GOTTLIEB B F. Apocrine gland organic hamartoma (apocrine nevus). Arch Dermatol, 1976, 112(4): 520-522.

[2] VAKILZADEH F, HAPPLE R, PETERS P, et al. Focal dermal hypoplasia with apocrine nevi and striation of bones (author's transl). Arch Dermatol Res, 1976, 256(2): 189-195.

·顶泌汗腺汗囊瘤·

【临床表现】

顶泌汗腺汗囊瘤(apocrine hidrocystoma)是一种少见的囊肿性肿瘤,常单发。虽然来源于顶泌汗腺,但极少发生于顶泌汗腺聚集的部位[1]。多见于头颈与多见于头颈及面颊部,多发性皮损也有报道[2]。多发性顶泌汗腺汗囊瘤是外胚层发育不良和灶性真皮发育不良(Goltz综合征)的一个临床表现[3]。位于眼睑的顶泌汗腺汗囊瘤又称为Moll腺囊肿。本病罕见于胸、肩、腋、脐、包皮、外阴和指部。

男女发病率相近。多见于中年,少数见于儿童。此瘤表现为真皮内中等硬度的蓝色、淡蓝黑色或紫色囊性结节,圆形,半透明状。大小约1cm,大至7cm的巨大型顶泌汗腺汗囊瘤也有报道[4]。无家族易感性。单发损害没有季节变化,部分多发损害夏季加重,冬季减轻。

【组织病理】

顶泌汗腺汗囊瘤表现为真皮内单房或多房大囊腔,常有纤维性假包膜。囊腔衬以两层上皮细胞,外层是扁平有空泡的肌上皮细胞,内层是高柱状细胞,胞浆嗜酸性,圆形或卵圆形泡状核位于基底部[5]。电镜可见顶浆分泌,内层细胞胞浆含PAS阳性耐淀粉酶颗粒,偶见铁或黑素颗粒。在约半数损害中,可见多个乳头状突起突向囊腔。偶尔部分囊腔被乳头或腺瘤样增生所取代。Moll腺囊肿囊壁由顶泌汗腺上皮和角化的鳞状上皮共同组成[6]。肌上皮细胞免疫组织化学平滑肌肌动蛋白(SMA)阳性,S-100蛋白染色阳性率不一。

【诊断和鉴别诊断】

顶泌汗腺汗囊瘤与小汗腺汗囊瘤之间鉴别较困难,这主要是因为顶泌汗腺汗囊瘤过度分泌引起囊腔扩张,导致上皮细胞层萎缩。小汗腺汗囊瘤是汗腺导管的囊样扩张所致。这种囊肿是来源于顶泌汗腺还是小汗腺还有争议,因为顶泌汗腺、小汗腺的导管系统常是相同的。在顶浆分泌不明显的汗囊瘤病例中,S-100蛋白和α-SMA免疫组织化学染色很容易对其鉴别,因为小汗腺汗囊瘤不表达这两种蛋白。顶泌汗腺汗囊瘤腔

上皮层表达 K7、K8 和 K18 角蛋白,而小汗腺汗囊瘤腔上皮层表达 K1、K5、K10 和 K14 角蛋白[7-8]。

【参考文献】

[1] VERALDI S,GIANOTTI R,PABISCH S,et al. Pigmented apocrine hidrocystoma--a report of two cases and review of the literature. off. Clin Exp Dermatol,1991,16(1):18-21.

[2] FARIÑA M C,PIQUÉ E,OLIVARES M,et al. Multiple hidrocystoma of the face:three cases. Clin Exp Dermatol,1995,20(4):323-327.

[3] MONK B E,PIERIS S,SONI V. Schopf-Schulz-Passarge syndrome. Br J Dermatol,1992,127(1):33-35.

[4] HOLDER W R,SMITH J D,MOCEGA E E. Giant apocrine hidrocystoma. Arch Dermatol,1971,104(5):522-523.

[5] SHIBATA S,TAKAHASHI M,FUJIKAWA K. Histochemical and Ultrastructural Study of Developing Gonial Bone With Reference to Initial Ossification of the Malleus and Reduction of Meckel's Cartilage in Mice. Anat Rec(Hoboken),2019.

[6] HASHIMOTO K,ZAGULA-MALLY Z W,YOUNGBERG G,et al. Electron microscopic studies of Moll's gland cyst. J Cutan Pathol,1987,14(1):23-36.

[7] DE VIRAGH P A,SZEIMIES R M,ECKERT F. Apocrine cystadenoma,apocrine hidrocystoma,and eccrine hidrocystoma:three distinct tumors defined by expression of keratins and human milk fat globulin 1. J Cutan Pathol,1997,24(4):249-255.

[8] CALONJE E,BRENN T,LAZAR A,et al. McKee's pathology of the skin with clinical correlations. Amsterdam:Elsevier Saunders,2012.

·乳头状汗腺腺瘤·

【临床表现】

绝大多数乳头状汗腺腺瘤(hidradenoma papilliferum)发生于女性,几乎均为白色人种妇女[1]患者,常为中年。偶见于男性时,有学者认为是顶泌汗腺乳头状囊腺瘤[2]。同样,一些异位的乳头状汗腺腺瘤,如发生于眼睑、鼻部、颊部、腋窝、四肢、胸背部和外耳道的也可能是顶泌汗腺乳头状囊腺瘤。发生于眼睑和外耳道的可能分别来源于 Moll 腺和耵聍腺。

临床表现为单发、无症状的丘疹或结节,直径 1~2cm,主要发生在会阴或肛周[3]。最常见于大阴唇,也可发生在小阴唇外侧、阴蒂、会阴联合处等部位。偶有疼痛、触痛、瘙痒、烧灼感、分泌物或出血。皮损圆形,坚实或囊性,可有脐凹或溃疡形成[1]。

【组织病理】

此瘤来源于顶泌汗腺或肛门生殖器部位的乳腺样结构[4]。表皮正常、棘层肥厚或溃疡形成。损害位于真皮或固有膜内,形成一界限清楚的结节,可与表皮在多处相连。表现为覆盖着上皮的乳头状病变向囊腔突起。典型的上皮是两层结构,外层有卵圆形深染核的、小的肌上皮细胞。内层有嗜酸性胞浆的高柱状细胞,有时见顶浆分泌。炎症细胞浸润不明显,有时在异位皮损间质内可见淋巴细胞和浆细胞的聚集。

极少数病例可以发生恶变。有报道一例典型良性形态学的背景上,局部呈广泛浸润性生长,核异形和分裂象多见,并见异常的核分裂象。

免疫组织化学示腔上皮细胞表达低分子量角蛋白、EMA、CEA、HMFG 和 GCDFP-15。雌激素受体和部分区域的孕酮受体阳性。另有约 20% 的肿瘤雄激素受体表达阳性。肌上皮细胞表达 S-100 蛋白和 SMA[5-6]。

【参考文献】

[1] VIRGILI A,MARZOLA A,CORAZZA M. Vulvar hidradenoma papilliferum. A review of 10. 5 years' experience. J Reprod Med,2000,45(8):616-618.

[2] STEFANATO C M,FINN R,BHAWAN J. Extramammary Paget disease with underlying hidradenoma papilliferum:guilt by association? Am J Dermatopathol,2000,22(5):439-442.

[3] WARKEL R L. Selected apocrine neoplasms. J Cutan Pathol,1984,11(5):437-449.

[4] VAN DER PUTTE S C. Anogenital "sweat" glands. Histology and pathology of a gland that may mimic mammary glands. Am J Dermatopathol,1991,13(6):557-567.

[5] OFFIDANI A,CAMPANATI A. Papillary hidradenoma:immunohistochemical analysis of steroid receptor profile with a focus on apocrine differentiation. J Clin Pathol,1999,52(11):829-832.

[6] CALONJE E,BRENN T,LAZAR A,et al. McKee's pathology of the skin with clinical correlations. Amsterdam:Elsevier Saunders,2012.

·乳头状汗管囊腺瘤·

【临床表现】

乳头状汗管囊腺瘤(syringocystadenoma papilliferum)常单发,出生时即有或发生于幼年。好发于头皮,也可见于面、颈和躯干,罕见于下肢[1]。不常见于顶泌汗腺丰富的腋窝。偶有报道皮损发生于眼睑、乳房、上肢、大腿和阴囊。头皮损害常发生在原有皮脂腺痣的基础上,5%~19%的皮脂腺痣合并有本病[2]。

临床表现为灰色或棕黑色的乳头状或疣状增生,有时结痂,表面潮湿。偶见多发性小丘疹呈线状或节段性分布。发生于头皮的皮损因为梳头等外伤而易出血[3]。

【组织病理】

本病常归类于顶泌汗腺来源的肿瘤。组织学上,乳头状汗管囊腺瘤有特征性的、易识别的外观。低倍

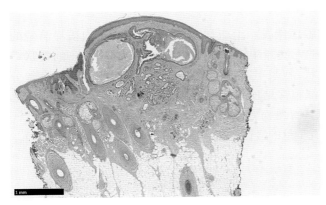

图 31-65　乳头状汗管囊腺瘤。真皮内肿瘤,有不规则的乳头状突起,肿瘤下方可见扩张的顶泌汗腺(HE 染色,×40)

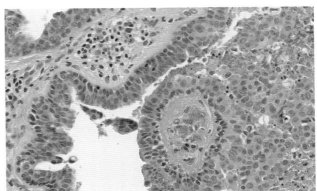

图 31-66　乳头状汗管囊腺瘤。乳头状突起表面覆盖两层上皮,内层为柱状上皮,外层为立方形或扁平上皮(HE 染色,×200)

镜下呈现表皮内陷或外生性。病变中央可见表浅的有上皮覆盖的乳头结构,和深部的导管样结构相连。表面有残留的鳞状上皮,常常增生,有角化过度和角化不全。部分乳头上覆盖复层鳞状上皮,但主要衬以两层上皮细胞,内层为胞浆稀少、核卵圆形且深染的小细胞,外层是高柱状细胞,胞浆丰富,嗜酸性,核大,空泡状。可见顶浆分泌。乳头状突起有纤维血管提供营养,有相当多的浆细胞浸润(图 31-65~图 31-67)。

乳头状汗管囊腺瘤细胞表达 AE1/AE3、CAM5.2、EMA 和 CEA。内层细胞 SMA 阳性[4]。顶泌汗腺分化标记结果不一致,有的 GCDFP-15 和HMFG-1 阴性,也有的 GCDFP-15 和/或 HMFG-2 阳性[5-6]。

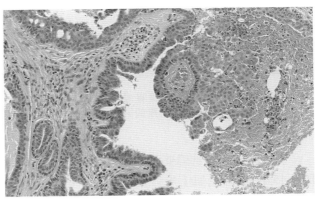

图 31-67　乳头状汗管囊腺瘤。基质含有大量的浆细胞、淋巴细胞(HE 染色,×100)

【参考文献】

[1] MAMMINO J J, VIDMAR D A. Syringocystadenoma papilliferum. Int J Dermatol, 1991, 30(11):763-766.

[2] JONES E W, HEYL T. Naevus sebaceus. A report of 140 cases with special regard to the development of secondary malignant tumours. Br J Dermatol, 1970, 82(2):99-117.

[3] RAO V A, KAMATH G G, KUMAR A. An unusual case of syringocystadenoma papilliferum of the eyelid. Indian J Ophthalmol, 1996, 44(3):168-169.

[4] GOSHIMA J, HARA H, OKADA T, et al. Syringocystadenoma papilliferum arising on the scrotum. Eur J Dermatol, 2003, 13(3):271.

［5］ ISHIDA-YAMAMOTO A，SATO K，WADA T，et al. Syringocystadenocarcinoma papilliferum：case report and immunohistochemical comparison with its benign counterpart. J Am Acad Dermatol，2001，45（5）：755-759.

［6］ CALONJE E，BRENN T，LAZAR A，et al. McKee's pathology of the skin with clinical correlations. Amsterdam：Elsevier Saunders，2012.

·管状顶泌汗腺腺瘤·

【临床表现】

管状顶泌汗腺腺瘤（tubular apocrine adenoma）为罕见的良性肿瘤，女性较男性多发（2∶1），发病年龄18~78岁。常发生于头皮，也可见于面部、腋部、腿和外生殖器等部位。头皮部位的损害常合并有皮脂腺痣，有时合并乳头状汗管囊腺瘤。肿瘤通常表现为直径1~2cm的皮肤结节或有蒂的皮损，病程长，尤其是合并有皮脂腺痣时。本病良性，切除后未见复发。

【组织病理】

管状顶泌汗腺腺瘤可与乳头状汗管囊腺瘤或皮脂腺痣伴发。组织学上，常表现为真皮内境界清楚的结节，可扩展至皮下组织，有时通过导管样结构或扩大的毛囊漏斗部与表皮相连。它由大小不一的管状结构组成，衬以两层或多层上皮细胞，细胞呈立方形或柱状，胞浆丰富，嗜酸性，核圆形至卵圆形。核有丝分裂极少见，无细胞异形。导管结构显示腺体分化，内层细胞常见顶浆分泌，外层细胞是扁平的肌上皮细胞。囊腔结构常见，并经常有乳头状突起伸入腔内，乳头常缺少纤维血管性间质。乳头状突起在合并有乳头状汗管囊腺瘤时更易见到。此瘤有完好的结缔组织，其间只有少量的慢性炎症细胞浸润[1]（图31-68~图31-70）。

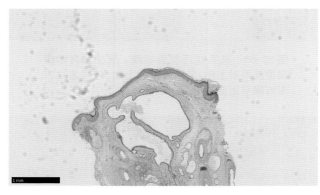

图31-68　管状顶泌汗腺腺瘤。肿瘤由真皮内分化良好的管状结构组成的肿瘤小叶构成（HE染色，×40）

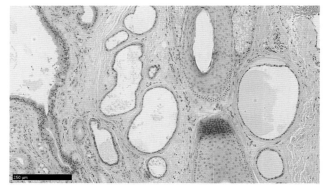

图31-69　管状顶泌汗腺腺瘤。肿瘤由管腔结构组成（HE染色，×100）

免疫组织化学示管壁上皮细胞腔面CEA、EMA呈强阳性，胞浆有时对EMA呈弱阳性，HMFG-1和GC-DFP-15有时阳性，肌上皮细胞免疫组织化学SMA、S-100蛋白阳性。电镜示管壁由立方形至柱状的上皮细胞组成，腔面有显著的网状微绒毛，有时见顶浆分泌。胞浆内含丰富的高尔基体、线粒体及脂质丰富的分泌性液泡。外层细胞显示肌上皮细胞的特征[2]。

【诊断和鉴别诊断】

管状顶泌汗腺腺瘤需和乳头状汗管囊腺瘤、乳头状小汗腺腺瘤及乳头状顶泌汗腺腺癌鉴别。某些肿瘤，特别是发生于皮脂腺痣基础上的，可合并有乳头状汗管囊腺瘤。当肿瘤完全位于真皮内时，乳头状汗管囊腺瘤的鉴别点是该瘤缺少含有纤维

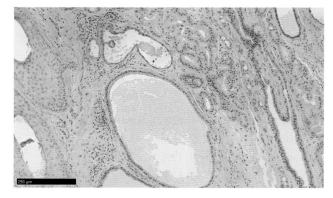

图31-70　管状顶泌汗腺腺瘤。局部可见向正常的顶泌汗腺过度（HE染色，×100）

血管间质的真性乳头结构,也缺少大量浆细胞浸润。管状顶泌汗腺腺瘤与乳头状小汗腺腺瘤的鉴别点是该瘤可见顶泌汗腺顶浆分泌,常发生于头皮,可合并有乳头状汗管囊腺瘤或皮脂腺痣。有时二者难于区分。偶尔可见肿瘤同时显示两者的特征[3]。管状顶泌汗腺腺瘤与乳头状顶泌汗腺腺癌的鉴别在于,前者不呈浸润性生长,没有细胞学异型性,有丝分裂少见,无异常核分裂[4]。

【参考文献】

[1] KAZAKOV D V,MUKENSNABL P,MICHAL M. Tubular adenoma of the skin with follicular and sebaceous differentiation:a report of two cases. Am J Dermatopathol,2006,28(2):142-146.

[2] ISHIKO A,SHIMIZU H,INAMOTO N,et al. Is tubular apocrine adenoma a distinct clinical entity? Am J Dermatopathol,1993,15(5):482-487.

[3] KAZAKOV D V,BISCEGLIA M,CALONJE E,et al. Tubular adenoma and syringocystadenoma papilliferum:a reappraisal of their relationship. An interobserver study of a series,by a panel of dermatopathologists. Am J Dermatopathol,2007,29(3):256-263.

[4] CALONJE E,BRENN T,LAZAR A,et al. McKee's pathology of the skin with clinical correlations. Amsterdam:Elsevier Saunders,2012.

·乳头糜烂性腺瘤病·

【临床表现】

乳头糜烂性腺瘤病(erosive adenomatosis of the nipple)为一种良性肿瘤,常见于中年女性,以41~50岁多见[1]。罕见于女孩或男性。患者表现为红斑、鳞屑、结痂或糜烂性损害,易误诊为湿疹样皮炎或湿疹样癌(图31-71)。主诉有瘙痒、刺激、疼痛和烧灼感等症状。有时表现为0.5~1.5cm的肿瘤结节或乳头增大[2]。患者乳头可有分泌液或出血。

【组织病理】

此瘤无包膜,由不同比例的腺瘤和乳头成分组成。通常与表面的上皮相连,此处有时可见衬以鳞状上皮和柱状上皮的囊肿。腺体腔面由高柱状嗜酸性细胞组成,见顶浆分泌。外层是肌上皮细胞。腔内乳头瘤样突起明显,有时见到巨细胞和正常的有丝分裂。乳头状突起缺少纤维血管性间质,细胞学形态正常。间质纤维化或透明变性,偶尔压迫上皮层使之发生假性浸润性生长[3]。周边的结缔组织中可见到含大量浆细胞的炎细胞浸润[4]。

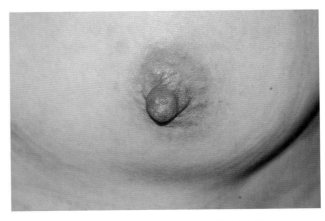

图31-71 乳头糜烂性腺瘤病。乳头表面红斑

【参考文献】

[1] BROWNSTEIN M H,PHELPS R G,MAGNIN P H. Papillary adenoma of the nipple:analysis of fifteen new cases. J Am Acad Dermatol,1985,12(4):707-715.

[2] BOURLOND J,BOURLOND-REINERT L. Erosive adenomatosis of the nipple. Dermatology,1992,185(4):319-324.

[3] ALBERS S E,BARNARD M,THORNER P,et al. Erosive adenomatosis of the nipple in an eight-year-old girl. J Am Acad Dermatol,1999,40(5 Pt 2):834-837.

[4] CALONJE E,BRENN T,LAZAR A,et al. McKee's pathology of the skin with clinical correlations. Amsterdam:Elsevier Saunders,2012.

·顶泌汗腺纤维腺瘤·

【临床表现】

顶泌汗腺纤维腺瘤(apocrine fibroadenomas)是乳腺常见的良性肿瘤,患者几乎为女性,很少发生于其他部位。有文献报道可发生于外生殖器区域。目前为止,仅报道过几例发生于身体其他部位,如前列腺、膀胱、面部及手臂[1-2]。

【组织病理】

镜下可见由腺体区域包围的分支管状导管结构构成的结节状团块,边界清楚。导管结构充满蛋白质性质的嗜酸性分泌物,腺体区域可见断头分泌现象,分泌物为嗜酸性的颗粒状物质。致密的纤维状基质中可见管状和裂隙样腺腔,由基底层及具有断头分泌的柱状细胞两层构成,提示外泌汗腺分化。基质在局部形成结节状,在整个病变中可见散在的小的薄壁血管。免疫组化显示雌激素受体和孕激素受体阳性[3]。

【治疗】

手术切除治疗。

【参考文献】

[1] LIU H N,CHANG Y T,CHEN C C,et al. Facial apocrine fibroadenoma in man:a rare finding. Am J Dermatopathol,2007,29(3):274-278.

[2] PANTANOWITZ L,LYLE S,TAHAN S R. Fibroadenoma of the eyelid. Am J Dermatopathol,2002,24(3):225-229.

[3] CALONJE E,BRENN T,LAZAR A,et al. McKee's pathology of the skin with clinical correlations. Amsterdam:Elsevier Saunders,2012.

·顶泌汗腺腺癌·

【临床表现】

顶泌汗腺腺癌(apocrine adenocarcinoma)罕见,发病年龄不定,25~91岁,平均60岁,男女发病基本一致。多见于腋窝,偶见于头皮、眼睑(Mol腺癌)、耳(耵聍腺腺癌)、肛门生殖器区域、胸部、口唇、手腕。颊部、乳头和指尖也有报道。肿瘤单个或多发,表现为缓慢增大的结节或斑块,表面皮肤红或紫色,偶可破溃。有时肿瘤在诊断时就已经存在30年[1]。本病可在皮脂腺痣基础上发生。日本曾报道过一例发生于双侧腋窝的顶泌汗腺腺癌[2]。

【组织病理】

顶泌汗腺腺癌的组织学特征是腺状、导管状、乳头状或弥漫性生长肿瘤组织集中于真皮深部,并常常累及皮下脂肪。偶尔肿瘤呈囊性,局部坏死灶明显。与顶泌汗腺腺瘤相比,本病呈浸润性生长。肿瘤有时有亲表皮性,有的肿瘤可见到乳房外Paget病的改变[3]。瘤细胞胞浆丰富,嗜酸性,有明显的顶浆分泌。核圆形或卵圆形,空泡化,有一个显著的核仁。偶尔局部可见鳞状分化,个别出现皮脂腺分化[4]。异形和核分裂象不一,在低分化肿瘤中明显。间质常透明化。肿瘤周围常有正常的顶泌汗腺组织,偶可发生在长期存在的良性顶泌汗腺皮损(包括增生、囊腺瘤、圆柱瘤、乳头状汗管囊腺瘤和管状腺瘤)的基础上,提示可能发生恶性转化。顶泌汗腺可以有肿瘤细胞浸润或表现为原位癌。偶尔可有外周神经和淋巴血管受累。少数顶泌汗腺腺癌出现印戒样细胞,类似于侵袭性小叶性乳腺癌,这种情况好发于老年男性[5]。局部表现有黏液癌样改变的顶泌汗腺癌也有报道(图31-72~图31-74)。

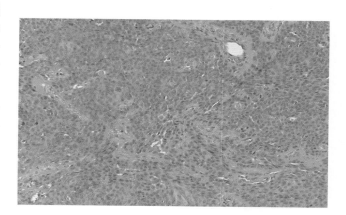

图31-72　顶泌汗腺腺癌。真皮弥漫性肿瘤细胞浸润(HE染色,×100)

免疫组织化学显示瘤细胞表达低分子量角蛋白(CAM5.2)、AE1/AE3、EMA、CEA、CK15和GCDFP-15、溶菌酶、α-抗胰蛋白酶、α-抗糜蛋白酶、部分肿瘤S-100蛋白染色阳性[5]。肿瘤通常缺乏SMA染色阳性的肌上皮细胞。如果是新鲜组织,顶泌汗腺酶包括酸性磷酸酶和非特异性酯酶的评估可以协助诊断。电镜发现瘤细胞有腔微绒毛,线粒体丰富,并见大的电子致密颗粒,支持向顶泌汗腺分化[6]。

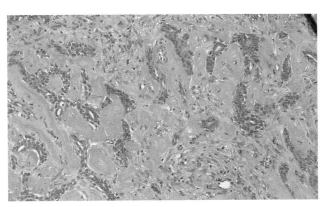

图 31-73 顶泌汗腺腺癌。真皮内大量腺状、导管状的肿瘤组织(HE 染色,×100)

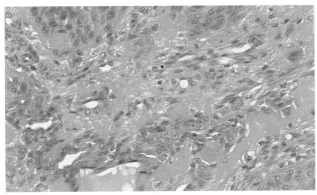

图 31-74 顶泌汗腺腺癌。肿瘤细胞胞浆丰富(HE 染色,×200)

【诊断和鉴别诊断】

原发性皮肤顶泌汗腺腺癌与转移性乳腺导管顶泌汗腺腺癌很难鉴别。除非是发生于皮脂腺痣基础上或显示与顶泌汗腺腺瘤相连的皮损。所有顶泌汗腺腺癌,尤其是位于典型部位以外的皮损,在诊断原发性皮肤顶泌汗腺腺癌前应仔细检查乳房,以排除转移性乳腺导管顶泌汗腺腺癌。

【参考文献】

[1] CHAMBERLAIN R S,HUBER K,WHITE J C,et al. Apocrine gland carcinoma of the axilla:review of the literature and recommendations for treatment. Am J Clin Oncol,1999,22(2):131-135.

[2] MIYAMOTO T,HAGARI Y,INOUE S,et al. Axillary apocrine carcinoma with benign apocrine tumours:a case report involving a pathological and immunohistochemical study and review of the literature. J Clin Pathol,2005,58(7):757-761.

[3] PATIES C,TACCAGNI G L,PAPOTTI M,et al. Apocrine carcinoma of the skin. A clinicopathologic,immunocytochemical,and ultrastructural study. Cancer,1993,71(2):375-381.

[4] HAYES M M,MATISIC J P,WEIR L. Apocrine carcinoma of the lip:a case report including immunohistochemical and ultrastructural study,discussion of differential diagnosis,and review of the literature. Oral Surg Oral Med Oral Pathol Oral Radiol Endod,1996,82(2):193-199.

[5] KUNO Y,NUMATA T,KANZAKI T. Adenocarcinoma with signet ring cells of the axilla showing apocrine features:a case report. Am J Dermatopathol,1999,21(1):37-41.

[6] CALONJE E,BRENN T,LAZAR A,et al. McKee's pathology of the skin with clinical correlations. Amsterdam:Elsevier Saunders,2012.

二、以外泌汗腺为主要起源的良恶性肿瘤

·外泌汗腺痣·

外泌汗腺痣(eccrine nevus)又称外泌汗腺错构瘤、错构瘤性外泌汗腺、小汗腺痣增生。

【临床表现】

临床少见,常在儿童或青春期发病,偶可先天发生。常单发,表现为局部单侧多汗,伴孤立的丘疹、结节、斑片或斑块。皮损常为褐色。也可发生于非多汗区[1]。

【组织病理】

小汗腺导管数目增多,体积增大。若导管周围出现大量黏蛋白沉积则为黏液性小汗腺痣[2]。

【参考文献】

[1] RABENS S F,NANESS J I,GOTTLIEB B F. Apocrine gland organic hamartoma(apocrine nevus). Arch Dermatol,1976,112(4):520-522.

[2] CALONJE E,BRENN T,LAZAR A,et al. McKee's pathology of the skin with clinical correlations. Amsterdam:Elsevier Saunders,2012.

·汗腺血管样错构瘤·

汗腺血管样错构瘤（sweat vascular hamartoma）是一种罕见的包含小汗腺和血管组分的良性错构瘤。

【临床表现】

临床表现为缓慢增大的结节、斑块和丘疹，蓝紫色，好发于四肢，特别是腿部，其次是躯干和颈部。发病年龄从2月龄到73岁，大多在儿童期发病（中位年龄是10岁）[1]。超过50%的患者是先天性发生，无性别差异[2]。汗腺血管样错构瘤临床表现为单发或多发的皮损，皮损可很小（3mm），也可较大，质地柔软。多发和对称性皮损很少见，常伴有疼痛、多汗和多毛。

【组织病理】

组织学上，病变范围相对局限，无包膜，位于真皮的中下部，由数目增多、偶尔扩张但成熟的小汗腺腺体组成，局部可见透明细胞及小汗腺导管形成，伴良性血管增生，后者包括不同程度扩张的毛细血管，呈分叶状，边界不清。继发的改变有血栓形成、再通或出血，其他不常见的改变包括脂肪瘤成分、黏液变或毛发结构。表皮的改变常不明显，偶尔也出现疣状增生[3-4]。免疫组织化学显示血管组分的内皮细胞标记阳性，小汗腺腺体S-100蛋白、CEA、EMA、细胞角蛋白和GCDFP-15阳性[5]（图31-75~图31-80）。

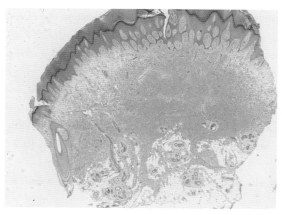

图31-75　汗腺血管样错构瘤。脂肪层可见大量汗腺汗管及增生的血管（HE染色，×40）

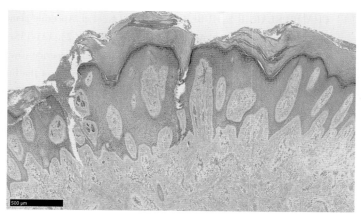

图31-76　汗腺血管样错构瘤。显示疣状增生的表皮，此种结构病理罕见（HE染色，×40）

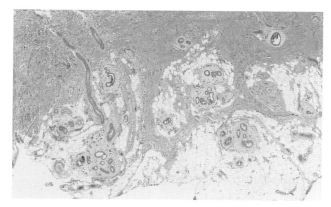

图31-77　汗腺血管样错构瘤。显示汗管和增生的血管（HE染色，×40）

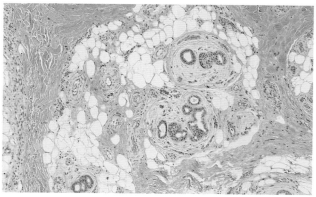

图31-78　汗腺血管样错构瘤。显示汗管（HE染色，×100）

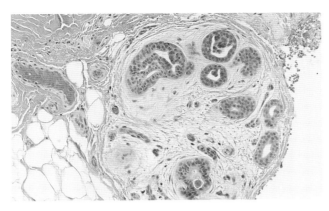

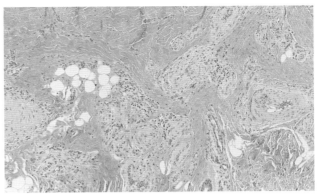

图 31-79　汗腺血管样错构瘤。显示汗管和增生的血管(HE 染色,×100)

图 31-80　汗腺血管样错构瘤。显示增生的血管,内膜增厚(HE 染色,×100)

【参考文献】

[1] PELLE M T,PRIDE H B,TYLER W B. Eccrine angiomatous hamartoma. J Am Acad Dermatol,2002,47(3):429-435.

[2] MORRELL D S,GHALI F E,STAHR B J,et al. Eccrine angiomatous hamartoma:a report of symmetric and painful lesions of the wrists. Pediatr Dermatol,2001,18(2):117-119.

[3] TSUJI T,SAWADA H. Eccrine angiomatous hamartoma with verrucous features. Br J Dermatol,1999,141(1):167-169.

[4] CEBREIRO C,SÁNCHEZ-AGUILAR D,GÓMEZ CENTENO P,et al. Eccrine angiomatous hamartoma:report of seven cases. Clin Exp Dermatol,1998,23(6):267-270.

[5] CALONJE E,BRENN T,LAZAR A,et al. McKee's pathology of the skin with clinical correlations. Amsterdam:Elsevier Saunders,2012.

·汗　管　瘤·

汗管瘤(syringoma)为常见的汗腺导管分化肿瘤。有学者认为发疹型汗管瘤是正常外分泌腺的炎症性增殖过程,类似于外伤性神经瘤的正常周围神经的增殖。

【临床表现】

表现为直径 1~3mm 的小丘疹,可呈黄色、棕色或粉红色,几乎总呈多发性,最常发生在眼睑和颊上部[1-2]。其他累及部位包括腋窝、腹部、前额、男性阴茎和女性会阴。生殖器汗管瘤可导致生殖器的瘙痒,且被误诊为生殖器疣。极少数情况下可呈单侧性或线性分布。也有对称性远端肢体受累的报道。发疹型汗管瘤在组织学上与眼睑部的汗管瘤相同,但在颈部、胸部、腋窝、上臂和脐周等处可表现为突发的大量皮疹,常见于年轻人[3](图 31-81~图 31-84)。

很多个例报道记载了少见的汗管瘤临床亚型,包括和脱发相关的局限于头皮的类型、单侧的线性或痣样分布、局限于女性会阴或男性阴茎的、仅累及四肢远端的以及扁平苔藓样和粟丘疹样类型。汗管瘤可发生钙化,易被误诊为皮下钙化结节。少见的斑块型汗管瘤可被误诊为微囊性附件癌。

【组织病理】

组织学上,显示为扩张的囊性空腔,由两层立方形细胞及相似细胞的上皮细胞条索排列而成。部分囊腔呈小的逗号样尾巴,形成类似蝌蚪或"佩斯利领带(paisley tie)"样改变独特的图像。纤维间质致密。有时,汗管瘤细胞含有代表着糖原聚集的、丰富的、透明的细胞质,被称为"透明细胞汗管瘤"[4](图 31-85,图 31-86)。

汗管瘤内细胞层 CK5、CK6、CK14、CK16、CK19 和 CK77 染色均阳性,而外细胞层中 CK5 和 CK14 阳性,和小汗腺导管的角蛋白构型一样[5]。

【诊断和鉴别诊断】

显微镜下见包埋在硬化性基质中的"佩斯利领带"型上皮细胞岛时,需与微囊性附件癌(硬化性汗腺管癌)、促结缔组织增生性毛发上皮瘤和硬斑病样基底细胞癌进行鉴别诊断。

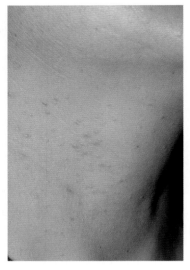

图 31-81 汗管瘤。颈部多发皮色丘疹

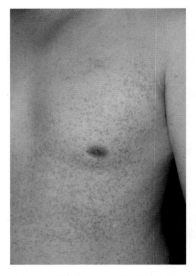

图 31-82 汗管瘤。躯干密集淡红色丘疹

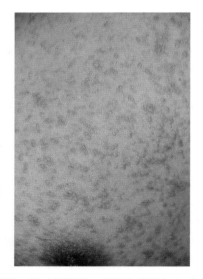

图 31-83 汗管瘤。躯干多发淡红色丘疹

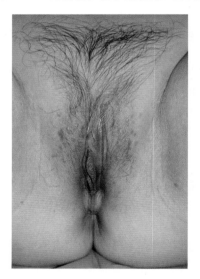

图 31-84 汗管瘤。外阴多发皮色丘疹

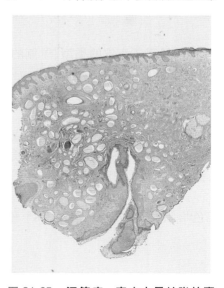

图 31-85 汗管瘤。真皮大量扩张的囊腔(HE 染色,×40)

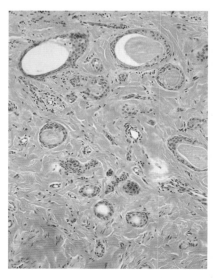

图 31-86 汗管瘤。囊腔壁由两层立方形细胞构成(HE 染色,×100)

【治疗】

治疗困难,但很多皮损对轻微的电干燥或削除法治疗有效。对于较大的皮损,可考虑外科切除。二氧化碳激光针孔法或点阵热分解法治疗报道有效。

【参考文献】

[1] YUNG C W,SOLTANI K,BERNSTEIN J E,et al. Unilateral linear nevoidal syringoma. J Am Acad Dermatol,1981,4(4):412-416.

[2] HENNER M S,SHAPIRO P E,RITTER J H,et al. Solitary syringoma. Report of five cases and clinicopathologic comparison with microcystic adnexal carcinoma of the skin. Am J Dermatopathol,1995,17(5):465-470.

[3] ISAACSON D,TURNER M L. Localized vulvar syringomas. J Am Acad Dermatol,1979,1(4):352-356.

[4] FURUE M,HORI Y,NAKABAYASHI Y. Clear-cell syringoma:association with diabetes mellitus. Am J Dermatopathol,1984,6(2):131-138.

[5] CALONJE E,BRENN T,LAZAR A,et al. McKee's pathology of the skin with clinical correlations. Amsterdam:Elsevier Saunders,2012.

·小汗腺汗孔瘤·

【临床表现】

小汗腺汗孔瘤(eccrine poroma)表现为缓慢增长,直径 2~12mm,轻度突出的、无蒂、柔软的微红色肿瘤,最常发生足底或者足侧缘[1](图 31-87)。手掌也可出现皮损,还有更加少见的皮损发生于其他任何有汗腺的部位。在有轻微的创伤时皮损会出血。一个独特的发现是肿瘤生长和突起于杯状的浅凹。汗孔瘤常倾向于单发,也可多发。个别病例可能会发生恶变。

真皮导管肿瘤表现为深在性结节,可累及身体任何部位。结节性和透明细胞汗腺腺瘤的结节较大,常累及头颈部,但任何部位都可发生。各种类型末端汗管瘤的混合存在很常见。

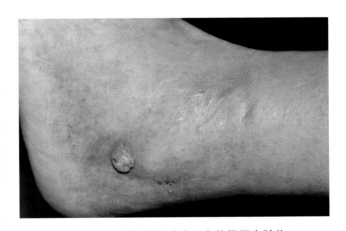

图 31-87　小汗腺汗孔瘤。左外踝下方肿物

【组织病理】

组织学上,小汗腺汗孔瘤显示均匀一致、坚硬的团块,有着丰富胞浆的立方形上皮细胞,局部导管分化。细胞较相邻表皮细胞小,呈索状和宽柱状分布,从正常的表皮向下延伸[2]。可出现透明细胞变性和囊性变性区域,其下可有真皮导管肿瘤或汗腺瘤。黑素细胞可分散于肿瘤各处,出现临床上色素沉着过度。周围间质高度血管化,伴毛细血管扩张(图 31-88,图 31-89)。

单纯性汗腺棘皮瘤代表表皮内小汗腺汗孔瘤,除了局灶性导管分化的表现,皮损类似于克隆型脂溢性角化病。

真皮导管肿瘤和其他肢端汗腺瘤一样由肢端汗腺细胞组成,这些细胞形成伴有导管分化的小的真皮岛。当细胞形成大的结节的时候,被称为结节性汗腺瘤。当透明细胞和囊变性显著的时候,被称作透明细胞汗腺瘤。后两种情况的显著特点是出现嗜酸性透明基质。

小汗腺汗孔瘤中除了陷入导管内的以外,所有细胞 CK5/14 可着色,局部 CK1/10 阳性及 CK77 一致阴性,是汗腺导管脊和顶端汗管(汗腺导管的表皮内部分)的染色类型[3]。

【诊断和鉴别诊断】

临床与汗腺癌、化脓性肉芽肿、黑色素瘤、卡波西肉瘤、基底细胞癌和脂溢性角化病等鉴别诊断。

【治疗】

完整切除治疗。损害为良性病变,但如果切除不充分,常会复发。

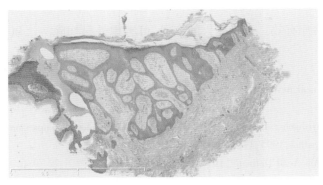

图 31-88　小汗腺汗孔瘤。棘层肥厚,皮突延长,向真皮内延伸,形成宽阔的索带,互相融合(HE 染色,×40)

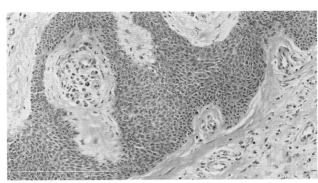

图 31-89　小汗腺汗孔瘤。肿瘤细胞较棘细胞小,真皮乳头处可见较多浆细胞(HE 染色,×100)

【参考文献】

[1] GOLDMAN P,PINKUS H,ROGIN J R. Eccrine poroma;tumors exhibiting features of the epidermal sweat duct unit. AMA Arch Derm,1956,74(5):511-521.

[2] AOKI K,BABA S,NOHARA T,et al. Eccrine poroma. The Journal of dermatology,1980,7(4):263-269.

[3] CALONJE E,BRENN T,LAZAR A,et al. McKee's pathology of the skin with clinical correlations. Elsevier Saunders,2012.

· 恶性小汗腺汗孔瘤 ·

恶性小汗腺汗孔瘤(malignant sweat poroma)(小汗腺汗孔癌)病因不明确。肿瘤偶发生于既往放疗的部位,有报道在以往存在的器官痣基础上发生。与良性小汗腺汗孔瘤共存的比率为 11%。另有报道发现 9 例小汗腺汗孔癌患者中有 8 例均高表达 p16 蛋白而不表达 RB 蛋白,但未发现 *P16* 基因突变。

【临床表现】

恶性小汗腺汗孔瘤是最常见的恶性汗腺肿瘤,女性较常见,男女发病比例为 1:1.3,好发于老年,平均发病年龄 73 岁(12～91 岁),儿童很少见[1]。临床无特殊,表现为疣状斑块或息肉状,直径 0.4～20.0cm(平均 2.0cm),常误诊为鳞状细胞癌、鲍恩病、脂溢性角化病或化脓性肉芽肿[2-3](图 31-90)。任何部位均可发病,包括外阴和甲床。好发部位依次为下肢、躯干、头和上肢。常存在很长时间至达 50 年之久,则表明是在既往良性小汗腺汗孔瘤基础上出现的恶性转化。肿瘤易发生溃疡,外伤后易出血[4]。

【组织病理】

原位汗孔癌,肿瘤可仅局限于表皮内,但大部分常有真皮内侵袭性生长[5]。原位小汗腺汗孔癌的特点是出现汗孔瘤细胞,有典型的管腔,伴有细胞学恶性特征,包括核和胞浆的多形性、核染色质浓积和有丝分裂。

侵袭性恶性小汗腺汗孔瘤不同程度地与表皮相连,并且有一宽的侵袭性边缘或一明显侵袭性生长的下界。肿瘤的典型特点是宽的、相互吻合的上皮细胞条带,向下侵袭性生长,它由小细胞组成,细胞间由间桥相连,周边细胞不呈栅栏状排列(图 31-91,图 31-92)。

肿瘤不同程度地出现导管分化或细胞间桥形成,淀粉酶消化的 PAS 染色阳性,免疫组织化学显示 EMA 或 CEA 表达。注意勿将正常内陷的汗腺导管误认为肿瘤的导管分化,前者上皮细胞无异型性。

【诊断和鉴别诊断】

恶性小汗腺汗孔瘤需与侵袭性基底细胞癌相鉴别,前者出现细胞间桥,周边细胞不呈栅栏状排列。恶性小汗腺汗孔瘤与鳞状细胞癌的鉴别是前者出现导管分化和管腔形成,细胞体积小。

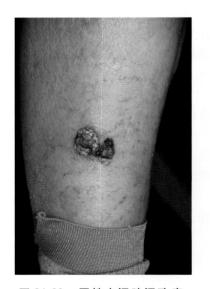

图 31-90　恶性小汗腺汗孔瘤。小腿红色肿物,表面结痂

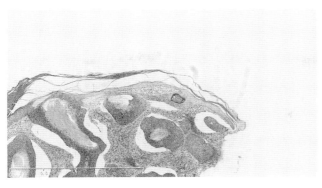

图 31-91　恶性小汗腺汗孔瘤。角化不全及角化过度,真皮肿瘤细胞团块部分与表皮相连(HE 染色,×40)

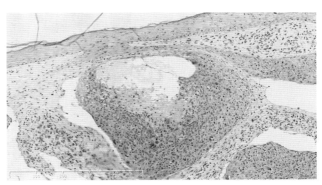

图 31-92　恶性小汗腺汗孔瘤。与表皮相连的肿瘤细胞团块,中央可见坏死,周围上皮样细胞具有明显异型性(HE 染色,×100)

【治疗】

手术切除。

【参考文献】

[1] VALVERDE K,SENGER C,NGAN B Y,et al. Eccrine porocarcinoma in a child that evolved rapidly from an eccrine poroma. Med Pediatr Oncol,2001,37(4):412-414.

[2] MEHREGAN A H,HASHIMOTO K,RAHBARI H. Eccrine adenocarcinoma:a clinicopathologic study of 35 cases. Arch Dermatol,1983,119(2):104-114.

[3] ROBSON A,GREENE J,ANSARI N,et al. Eccrine porocarcinoma (malignant eccrine poroma):a clinicopathologic study of 69 cases. Am J Surg Pathol,2001,25(6):710-720.

[4] CHEN I S,KUO H W,ENG H L. Porocarcinoma in a patient with chronic arsenism and multiple Bowen's disease:case report. Dermatol Surg,2005,31(9 Pt 1):1149-1151.

[5] ISHIKAWA K. Malignant hidroacanthoma simplex. Arch Dermatol,1971,104(5):529-532.

· 透明细胞汗腺瘤 ·

【临床表现】

透明细胞汗腺瘤(clear cell hidradenoma)临床少见,好发于中老年女性,儿童极少发病[1],病变最常见于头皮,亦可见于其他部位如外阴、足部等。多单发,偶可多发,生长缓慢,肿瘤呈单叶或多叶状结节,直径 1~2cm,呈肉色、红色或蓝色,表面光滑,质地坚实,部分表面可破溃并排出浆液性物质,常伴有出汗、出血、触痛、瘙痒及烧灼感等自觉症状。

【组织病理】

肿瘤位于真皮内,有或无包膜,境界清楚,可与表皮相连,肿瘤大部分为上皮细胞的实体团块。瘤细胞主要有两种,其比例在不同肿瘤中并不一致。一种为大的空泡化透明细胞,圆形,胞核小、深染、位于边缘,胞膜清晰;另一种为嗜碱性汗孔瘤样细胞,还能见到两种细胞的移行区(图 31-93~图 31-96)。

有时在瘤体周边见导管样腔隙,类似末端汗管,管腔衬以 PAS 阳性的护膜及呈放射状排列的瘤细胞。有时可见岛屿状鳞状细胞团块,少数呈漩涡状排列,可有角珠。瘤团内可有大的囊腔,腔面衬以立方形导管细胞或柱状分泌细胞,也可由无一定排列方向的瘤细胞包绕[2]。

【诊断和鉴别诊断】

临床上除可恶变外,无任何特征。组织学上主要应与皮脂腺腺瘤区别:皮脂腺腺瘤表现为分叶状,单个小叶类似于正常的皮脂腺结构,周围常有结缔组织假包膜包绕;小叶中央是成熟的皮脂腺细胞,小叶周围是数量不等的生发细胞。

【治疗】

治疗上外科切除是首选方法,若切除不干净可很快复发。也可采用化疗和放疗,但不敏感。

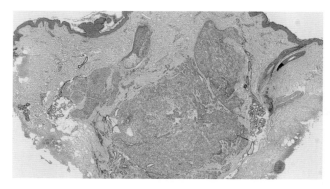

图 31-93 透明细胞汗腺瘤。肿瘤位于真皮内,
为境界清楚的实体团块(HE 染色,×40)

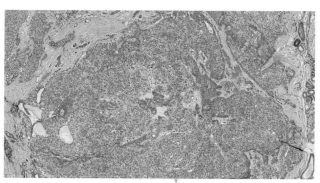

图 31-94 透明细胞汗腺瘤。肿瘤团块由透明
细胞及嗜碱性细胞构成(HE 染色,×100)

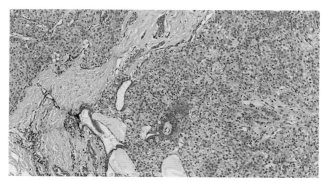

图 31-95 透明细胞汗腺瘤。瘤体边缘可见囊
腔(HE 染色,×200)

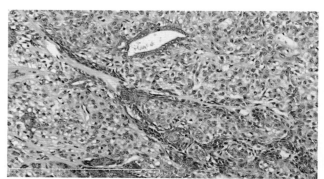

图 31-96 透明细胞汗腺瘤。肿瘤团块由透明
细胞及嗜碱性细胞构成(HE 染色,×400)

【参考文献】

[1] FAULHABER D,WÖRLE B,TRAUTNER B,et al. Clear cell hidradenoma in a young girl. J Am Acad Dermatol,2000,42(4):
693-695.

[2] CALONJE E,BRENN T,LAZAR A,et al. McKee's pathology of the skin with clinical correlations. Amsterdam:Elsevier Saun-
ders,2012.

·恶性透明细胞汗腺瘤·

【临床表现】

恶性透明细胞汗腺瘤(malignant clear cell hidradenoma),又称恶性肢端汗腺瘤、恶性结节状汗腺瘤、恶性透明细胞汗腺瘤、透明细胞汗腺癌,是一种非常罕见的肿瘤。临床表现为真皮内肿瘤结节,好发于面部和四肢[1]。该病的发病部位广泛,头皮、唇部、颈部、胸壁、乳腺、背部、腿、脚趾和外阴均可发生。发病年龄跨度大,从儿童到老年,至出生时即发病[2]。该病侵袭性强,复发率高(50%~75%)[3]。

【组织病理】

肿瘤由分叶状上皮组成,偶见弥漫性生长或形成囊腔。上皮细胞有不同程度的有丝分裂和核多形性,由于糖原丰富而出现特征性空泡样胞浆。部分区域细胞胞浆明显嗜酸性。有不同程度的坏死,或可出现粉刺样结构。特征性改变是出现胞质内导管分化。偶尔也可见分化良好的导管。若导管不明显,利用淀粉酶消化的 PAS 反应和 EMA 或 CEA 免疫组织化学能很好地显示这些结构[4](图 31-97,图 31-98)。

【诊断和鉴别诊断】

需与基底细胞癌鉴别,但该肿瘤周边细胞不呈栅栏状排列且无收缩间隙。非表皮起源且不累及表皮,这点可与小汗腺汗孔癌(特别是透明细胞型)鉴别。透明细胞汗腺瘤偶尔显示局部细胞的轻度不典型性和有丝分裂增加,但任何肿瘤若有丝分裂增加或呈侵袭性生长,须仔细检查,如疑为恶性应扩大切除。

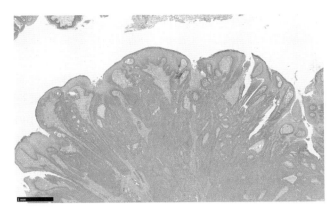

图 31-97 恶性透明细胞汗腺瘤。真皮内大量
肿瘤细胞团块,细胞致密(HE 染色,×100)

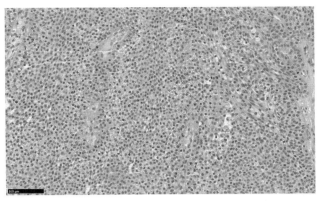

图 31-98 恶性透明细胞汗腺瘤。显示透明细
胞及部分异型细胞(HE 染色,×100)

透明细胞汗腺癌尚须与其他胞浆明显空泡化的肿瘤鉴别,包括透明细胞鳞状细胞癌,毛鞘癌,从肾、支气管、肝和女性生殖道转移的透明细胞癌,以及较少见的透明细胞黑色素瘤。诊断原发皮肤肿瘤前做详细的临床检查和免疫组织化学是必需的[5]。

【参考文献】

[1] KEASBEY L E,HADLEY G G. Clearcell hidradenoma:report of three cases with widespread metastases. Cancer,1954,7(5):934-952.

[2] KAZAKOV D V,IVAN D,KUTZNER H,et al. Cutaneous hidradenocarcinoma:a clinicopathological,immunohistochemical,and molecular biologic study of 14 cases,including Her2/neu gene expression/amplification,TP53 gene mutation analysis,and t(11;19) translocation. Am J Dermatopathol,2009,31(3):236-247.

[3] HERNÁNDEZ-PÉREZ E,CESTONI-PARDUCCI R. Nodular hidradenoma and hidradenocarcinoma:a 10-year review. J Am Acad Dermatol,1985,12(1 Pt 1):15-20.

[4] NASH J W,BARRETT T L,KIES M,et al. Metastatic hidradenocarcinoma with demonstration of Her-2/neu gene amplification by fluorescence in situ hybridization:potential treatment implications. J Cutan Pathol,2007,34(1):49-54.

[5] CALONJE E,BRENN T,LAZAR A,et al. McKee's pathology of the skin with clinical correlations. Amsterdam:Elsevier Saunders,2012.

· 汗腺螺旋腺瘤 ·

【临床表现】

汗腺螺旋腺瘤(sweat spiradenoma)临床表现较特殊,大部分病例有触痛或疼痛感。通常为单发的坚实皮损,直径 0.3~5.0cm,圆形或卵圆形,位于真皮内,境界清楚,表面的皮肤通常呈蓝色(图 31-99)。偶见巨大型肿瘤。约 80% 的肿瘤位于身体的腹侧,尤其是上半身[1]。少数位于耳和耳后、眼睑、唇和手。肿瘤可发生于任何年龄,最常见于 11~40 岁中年人,婴儿少见。皮损偶可多发,可呈线样或带状疱疹样分布。多发性小汗腺螺旋腺瘤有家族史,为常染色体显性遗传[2]。

【组织病理】

肿瘤位于真皮内,呈单叶状或多叶状分布,有时累及皮下脂肪,上方的表皮正常[3]。小叶呈强嗜碱性。肿瘤通常有包膜而且境界清楚。有时在包膜与周围组织之间可见收缩间隙,有时肿瘤小叶附近可见神经干。

肿瘤小叶由两种细胞组成,周围的细胞小,核圆形深染,中央的细胞大,有椭圆形的空泡核及一个小的嗜酸性核仁,胞浆淡染或呈嗜酸性。常可见导管分化。肿瘤一般不含有糖原。有丝分裂非常罕见。有些肿瘤有囊腔,其内充满耐淀粉酶、PAS 阳性的均匀细颗粒状嗜酸性物质。小叶由肺泡样的网状结构支撑。小叶内和周围结缔组织内可有明显的淋巴水肿。肿瘤富含血管,偶可见明显扩张的血管管腔,类似血管瘤、血管周皮细胞瘤或血管球瘤的改变。小叶中央的一个或多个血管周围可见大小不一的间隙,被栅栏状

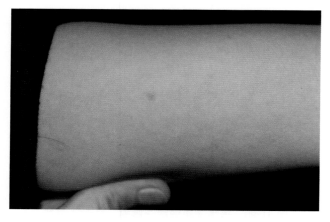

图 31-99　汗腺螺旋腺瘤。上臂淡红色丘疹

排列的肿瘤细胞和基底膜分隔。在小叶中央淡染区域内偶可见透明样小滴。偶尔局部显示圆柱瘤的特征(图 31-100,图 31-101)。

免疫组织化学显示肿瘤细胞表达 IKH-4,表明是小汗腺分化而来[4]。肿瘤细胞 CK7、CK8、CK18、EMA 及 CEA 表达也为阳性。SMA 和 S-100 蛋白阳性表达,说明其向肌上皮细胞分化。免疫组织化学结果与真皮内圆柱瘤的改变相似[5-6]。

【诊断和鉴别诊断】

诊断较易。偶尔由于有些小的皮损内导管分化不明显,肿瘤会被误认为是集合淋巴结。免疫组织化学可以明确诊断,因为肿瘤细胞表达 EMA 或

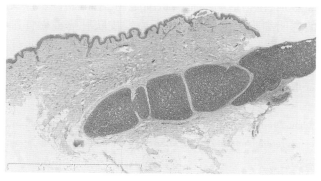

图 31-100　汗腺螺旋腺瘤。表皮萎缩,真皮内可见数个肿瘤细胞团块,界限清楚,周围有纤维包膜,与表皮不相连(HE 染色,×40)

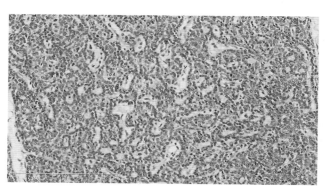

图 31-101　汗腺螺旋腺瘤。肿瘤小叶由两种细胞组成,周围的细胞小,核圆形深染,中央的细胞大,有椭圆形的空泡核及小的嗜酸性核仁,胞浆淡染或呈嗜酸性(HE 染色,×100)

CEA,说明有导管形成。

【参考文献】

[1] KERSTING D W,HELWIG E B. Eccrine spiradenoma. AMA Arch Dermatol,1956,73(3):199-227.

[2] TER POORTEN M C,BARRETT K,COOK J. Familial eccrine spiradenoma:a case report and review of the literature. Dermatol Surg,2003,29(4):411-414.

[3] MAMBO N C. Eccrine spiradenoma:clinical and pathologic study of 49 tumors. J Cutan Pathol,1983,10(5):312-320.

[4] ISHIHARA M,MEHREGAN D R,HASHIMOTO K,et al. Staining of eccrine and apocrine neoplasms and metastatic adenocarcinoma with IKH-4,a monoclonal antibody specific for the eccrine gland. J Cutan Pathol,1998,25(2):100-105.

[5] MEYBEHM M,FISCHER H P. Spiradenoma and dermal cylindroma:comparative immunohistochemical analysis and histogenetic considerations. Am J Dermatopathol,1997,19(2):154-161.

[6] CALONJE E,BRENN T,LAZAR A,et al. McKee's pathology of the skin with clinical correlations. Amsterdam:Elsevier Saunders,2012.

·乳头状小汗腺腺瘤·

【临床表现】

乳头状小汗腺腺瘤(papillary apocrine adenoma)是一种少见的肿瘤,好发于四肢,特别好发于黑色人种,女性比男性好发(4:1),发病年龄较广,儿童也可发病[1]。肿瘤表现为红斑、黄色或棕色结节,直径 0.5~4.0cm[2]。大部分肿瘤生长缓慢,无自觉症状,良性,很少复发。

【组织病理】

肿瘤常位于真皮的中下部,无包膜,但界限清楚,由扩张的分支状管腔和囊腔组成,周围有致密、均质、

环状的间质包裹[3]。

腔壁上皮由两层或更多的小的嗜酸性细胞组成,核规则,圆形或卵圆形,常见核仁[1]。乳头状突起常见,有时呈小的筛孔样结构。肿瘤细胞中含糖原,可出现局部透明细胞改变。腔中含耐淀粉酶消化的PAS和阿辛蓝阳性的物质,有丝分裂无或很少见,肿瘤周围常伴有淋巴细胞和浆细胞浸润,有时伴有淋巴滤泡形成[3]。

免疫组织化学显示上皮细胞角蛋白(CK8和CK14)、EMA和CEA阳性,S-100蛋白和SMA有时阳性,IKH-4(一种小汗腺腺体分化的标记)也为阳性[4]。组织化学标记麦蛋白磷酸化酶阳性[5]。

【诊断和鉴别诊断】

乳头状小汗腺腺瘤需与侵袭性肢端乳头状汗腺瘤(腺癌)鉴别,后者呈侵袭性生长,核和胞浆的异型性明显,有较多的有丝分裂。

【参考文献】

[1] RULON D B,HELWIG E B. Papillary eccrine adenoma. Arch Dermatol,1977,113(5):596-598.

[2] ALOI F,PICH A. Papillary eccrine adenoma. A histopathological and immunohistochemical study. Dermatologica,1991,182(1):47-51.

[3] SMITH K J,SKELTON H G,HOLLAND T T. Recent advances and controversies concerning adnexal neoplasms. Dermatol Clin,1992,10(1):117-160.

[4] ISHIHARA M,MEHREGAN D R,HASHIMOTO K,et al. Staining of eccrine and apocrine neoplasms and metastatic adenocarcinoma with IKH-4,a monoclonal antibody specific for the eccrine gland. J Cutan Pathol,1998,25(2):100-105.

[5] CALONJE E,BRENN T,LAZAR A,et al. McKee's pathology of the skin with clinical correlations. Amsterdam:Elsevier Saunders,2012.

·恶性小汗腺螺旋腺瘤·

【临床表现】

恶性小汗腺螺旋腺瘤(malignant sweat spiradenoma)(又称小汗腺螺旋腺癌)极罕见,文献报道不超过60例。临床表现无特征性,主要依靠病变部位原先存在良性小汗腺螺旋腺瘤而诊断。该病病史长,通常有几十年,个别长达70年。男女发病率相当。好发于60岁左右的老年人。

发病部位包括躯干、四肢,少见于头颈部,偶尔累及外耳道,或乳房原部位的良性肿瘤变大、颜色改变、出血、溃破时,要考虑恶变的可能。肿瘤恶性程度高,复发率约30%,转移率30%~40%,死亡率为20%。肿瘤常转移到局部淋巴结和肺,也可转移到其他内脏,包括脑、骨、肝和肾。

【组织病理】

肿瘤的恶性特征包括浸润性的边界、坏死、出血、淋巴管浸润及神经鞘周围浸润[1]。细胞学改变包括导管细胞数的减少、核多形性、核仁明显、有丝分裂活跃及核异型性。螺旋腺瘤恶变表现为两种不同的形式。

主要形式是良性螺旋腺瘤突然转变为癌样或肉瘤样结构。癌样改变可形成腺癌样结构,但也可有向鳞状上皮分化的变化。存在梭形细胞、平滑肌肉瘤、骨肉瘤、软骨肉瘤、骨软骨或成横纹肌细胞成分时,需考虑向肉瘤分化(癌肉瘤)。

恶性螺旋腺瘤的第二种形态学类型具有低度恶性肿瘤的特征,螺旋腺瘤的小叶状结构仍可见。肿瘤在低倍镜下难以辨认,但仍具有一定特征。肿瘤由单一的基底样细胞组成,高倍镜可见细胞有轻度不典型性,有丝分裂活跃。虽然这种少见的形式被称为低度恶性的螺旋腺癌。但它的预后、转移和死亡率并不比第一种类型更好。

免疫组织化学有助于显示导管分化区域,后者表达EMA和CEA。其他细胞表达EMA、S-100蛋白和CAM5.2[2]。恶性肿瘤细胞可高表达p53,也可表达雌激素受体。p53突变可见于恶性螺旋腺瘤,而良性螺旋腺瘤则缺如,提示紫外线在肿瘤的发病机制和进展中有一定作用[3-4]。

【诊断和鉴别诊断】

诊断本病需要在肿瘤内发现良性螺旋腺瘤的成分,其存在的比例可以不同。

【治疗】

治疗为扩大切除。前哨淋巴结活检和辅助化疗的意义并没有明确。雌激素受体阳性的肿瘤可以选择激素治疗,例如他莫昔芬。

【参考文献】

[1] GRANTER S R,SEEGER K,CALONJE E,et al. Malignant eccrine spiradenoma (spiradenocarcinoma): a clinicopathologic study of 12 cases. Am J Dermatopathol,2000,22(2):97-103.

[2] ARGENYI Z B,NGUYEN A V,BALOGH K,et al. Malignant eccrine spiradenoma. A clinicopathologic study. Am J Dermatopathol,1992,14(5):381-390.

[3] MIRZA I,KLOSS R,SIEBER S C. Malignant eccrine spiradenoma. Arch Pathol Lab Med,2002,126(5):591-594.

[4] CALONJE E,BRENN T,LAZAR A,et al. McKee's pathology of the skin with clinical correlations. Amsterdam:Elsevier Saunders,2012.

· 黏蛋白性汗管化生 ·

黏蛋白性汗管化生(metaplasia of sweat duct mucin)是一种化生现象,主要影响小汗腺导管上皮。其病因不明,推测与慢性创伤、压力和炎症有关[1]。

【临床表现】

黏液样小汗腺化生又称肢端黏液样小汗腺化生、黏液样化生、生黏液性上皮肿瘤,非常罕见。可发生于指/趾的掌、跖面,也可发生于其他部位,如颈、颏、胸、臀、膝和阴茎等处。皮损为 0.5~1.5cm 大小的疣状结节,临床常误诊为病毒疣。有时中央有小凹或窦道,偶有清亮液体流出[2]。男性较女性多发,发病年龄在 15~66 岁[1]。皮损持续时间不定,从数月到数十年。损害完整切除后不会复发。

【组织病理】

组织学上常以表皮内陷为特征,底部与小汗腺导管相连,管壁为未角化的鳞状上皮和含黏液的上皮。后者有时在表皮中可见到,并常可见到高脚杯状细胞。管壁无明显多形性,有丝分裂象很少或缺乏。邻近表皮角化过度,可有局灶性角化不全和明显的棘皮病样。下方真皮常见严重慢性炎症细胞浸润,较多浆细胞、常见纤维变性。含黏液的细胞对淀粉酶 PAS 染色、黏蛋白卡红、胶样铁(含或不含透明质酸酶)和 pH1.0 和 pH2.5 的阿辛蓝染色呈阳性反应[3]。

免疫组织化学显示含黏液细胞表达角蛋白、CAM5.2、CEA 和 EMA 等。但 GCDPF-15 和 S-100 蛋白阴性[2]。

【参考文献】

[1] KAPPEL T J,ABENOZA P. Mucinous syringometaplasia. A case report with review of the literature. Am Journal Dermatopathol,1993,15(6):562-567.

[2] TROTTER M J,STEVENS P J,SMITH N P. Mucinous syringometaplasia--a case report and review of the literature. Clin Exp Dermatol,1995,20(1):42-45.

[3] CALONJE E,BRENN T,LAZAR A,et al. McKee's pathology of the skin with clinical correlations. Amsterdam:Elsevier Saunders,2012.

· 侵袭性肢端乳头状腺癌 ·

侵袭性肢端乳头状腺癌(aggressive digital papillary adenocarcinoma)既往被称为侵袭性肢端乳头状腺瘤,由于本病具有局部高复发率和可变的生物学行为[1],现认为属于恶性肿瘤,故命名为癌更确切。

【临床表现】

该病很少见,大部分位于肢体远端,特别是手指、足趾和掌跖边缘皮肤,最好发的部位是指/趾尖的掌侧[2]。成年发病(平均 52 岁),皮损为孤立性结节直径约 2cm 或更大。无自觉症状,可伴疼痛。局部复发率可达 30%,但是充分切除或截肢后的复发率较低,约 5%。除局部复发外,远处转移率约为 14%,好转移至肺和淋巴结,并有致死的报道。除局部切除外还应进行区域性淋巴结活检[3]。

【组织病理】

肿瘤位于真皮深部,常累及皮下脂肪并可能侵及肌肉、肌腱或骨骼。肿瘤由多个腺样和乳头状囊性上皮结节组成,被致密的纤维胶原间质分割[3]。肿瘤偶尔与表皮相连。腺体壁由一层或两层立方形或柱状上皮组成,胞浆嗜酸性,核圆形或卵圆形,呈空泡状。乳头的成分不同,可以是单层上皮条索,也可由更多的结构组成,包括中央结缔组织,外覆一层或多层上皮。局部常见鳞状化生、透明细胞和梭形细胞,有时可见顶浆分泌[4]。另外还有广而深的浸润性生长和淋巴血管受累(图31-102,图31-103)。

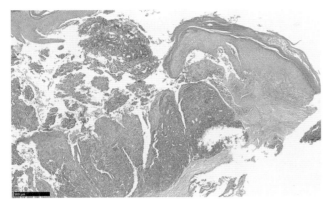

图31-102　侵袭性肢端乳头状腺癌。表皮增生,真皮内可见肿瘤细胞团块,肿瘤由腺样结构组成,深嗜碱性(HE染色,×40)

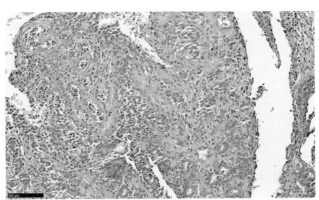

图31-103　侵袭性肢端乳头状腺癌。显示管腔及细胞异型性(HE染色,×100)

免疫组织化学显示,上皮细胞角蛋白强阳性,S-100蛋白和CEA阳性,后者沿管腔分布[5]。

【诊断和鉴别诊断】

侵袭性肢端乳头状腺癌易被误诊为乳腺、甲状腺或结肠来源的转移性乳头状腺癌,需仔细观察其组织学特点并进行必要的免疫组织化学来明确诊断。与其他肿瘤的鉴别要点是核多形性明显、染色质浓聚、有丝分裂和坏死。

【参考文献】

[1] HELWIG E B. Eccrine acrospiroma. J Cutan Pathol,1984,11(5):415-420.

[2] Ceballos PI,Penneys NS,Acosta R. Aggressive digital papillary adenocarcinoma. J Am Acad Dermatol,1990,23(2 Pt 2):331-334.

[3] KAO G F,HELWIG E B,GRAHAM J H. Aggressive digital papillary adenoma and adenocarcinoma:a clinicopathological study of 57 patients,with histochemical,immunopathological,and ultrastructural observations. J Cutan Pathol,1987,14(3):129-146.

[4] DUKE W H,SHERROD T T,LUPTON G P. Aggressive digital papillary adenocarcinoma(aggressive digital papillary adenoma and adenocarcinoma revisited). Am J Surg Pathol,2000,24(6):775-784.

[5] CALONJE E,BRENN T,LAZAR A,et al. McKee's pathology of the skin with clinical correlations. Amsterdam:Elsevier Saunders,2012.

·腺样囊性癌·

腺样囊性癌(adenoid cystic carcinoma)一种罕见的、可原发于皮肤的肿瘤。常来源于唾液腺和支气管,也可来源于乳房、食管、宫颈、前列腺、外阴、泪腺和耵聍腺[1]。

肿瘤的组织来源还不清楚,有认为来源于顶泌汗腺,因为该肿瘤可发生于耵聍腺,而有研究者根据酶的组织化学结果推测肿瘤来源于小汗腺。

【临床表现】

好发于中老年女性,男女比例为2∶3。生长缓慢,直径0.5~0.8cm,为表面结痂的斑块或结节,病程可很长[2]。肿瘤可发生于很多部位,至少40%的病例见于头皮,胸、背和腹部也易受累。

皮肤的原发性腺样囊性癌比发生于系统的肿瘤侵袭性低。虽然有57%~70%的复发率,但淋巴结和肺部转移相对少见,而来源于唾液腺的腺样囊性癌有约50%的转移率。高复发率与神经周围浸润有关。长期随诊是必要的,因为肿瘤会在多年后甚至几十年后复发。皮肤的腺样囊性癌可由原发于唾液腺的肿瘤直接蔓延而来。远处转移至皮肤的肿瘤罕见[3]。

【组织病理】

肿瘤在低倍镜下呈嗜碱性,位于真皮中下部并常累及皮下脂肪。肿瘤由大小不一的细胞团块组成,团块散布于稀疏的纤维或黏液样间质。肿瘤细胞大小一致,胞浆很少,核深染并可见一个明显的小核仁,细胞呈栅栏状排列并非该肿瘤的特征,有丝分裂少见。大量耐淀粉酶、PAS 阳性的透明嗜酸性基底膜样物质沉积在肿瘤细胞间和小叶周围是肿瘤的典型特征。这些物质偶尔在囊腔(假腔)的表面呈线状分布。囊腔中常含有阿辛蓝(pH 2.5)阳性的透明质酸和硫酸化的酸性黏蛋白,形成特殊的筛状结构,是肿瘤的一个特征。肿瘤偶尔可呈管状和弥散状分布。有时可见真性的导管分化并伴黏蛋白分泌。典型的腺样囊性癌浸润生长,并常累及神经周围(图 31-104~图 31-108)。

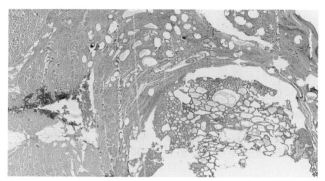

图 31-104　腺样囊性癌。真皮内肿瘤团块,呈条索状及导管样结构(HE 染色,×40)

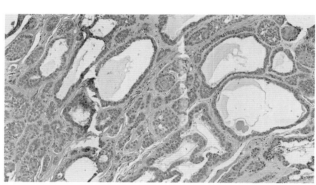

图 31-105　腺样囊性癌。显示条索及导管样结构(HE 染色,×100)

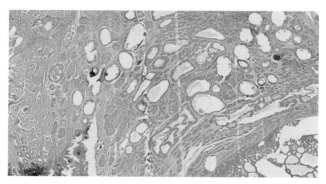

图 31-106　腺样囊性癌。显示条索及导管样结构(HE 染色,×100)

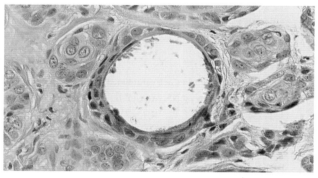

图 31-107　腺样囊性癌。显示导管样结构(HE 染色,×400)

免疫组织化学显示肿瘤细胞表达低分子量和高分子量角蛋白和 S-100 蛋白,也可不同程度表达 CEA。EMA 和 CEA 阳性说明存在导管分化。基底膜样物质由 Ⅳ 和 Ⅴ 型胶原以及层粘连蛋白混合而成[4]。

腺样囊性癌的琥珀酸脱氢酶和磷酸化酶染色阳性,酸性磷酸酶和 β-葡萄糖醛酸酶染色阴性[4-5]。

【诊断和鉴别诊断】

皮肤腺样囊性癌与腺样基底细胞癌可能混淆,因为两者都产生透明质酸。然而前者不和表皮相连,没有收缩间隙,后者 EMA、CAM5.2、S-100 蛋白和 CEA 阴性[6]。

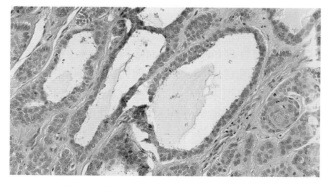

图 31-108　腺样囊性癌。显示导管样结构(HE 染色,×400)

在诊断原发于皮肤的腺样囊性癌之前必须排除肿瘤是由唾液腺扩散或由其他部位转移而来。

【参考文献】

[1] SALZMAN M J,EADES E. Primary cutaneous adenoid cystic carcinoma:a case report and review of the literature. Plast Reconstr Surg,1991,88(1):140-144.

[2] KATO N,YASUKAWA K,ONOZUKA T. Primary cutaneous adenoid cystic carcinoma with lymph node metastasis. Am J Dermatopathol,1998,20(6):571-577.

[3] NUMAJIRI T,NISHINO K,UENAKA M. Giant primary cutaneous adenoid cystic carcinoma of the perineum:histological and radiological correlations. Acta Derm Venereol,2008,88(3):316-318.

[4] FUKAI K,ISHII M,KOBAYASHI H,et al. Primary cutaneous adenoid cystic carcinoma:ultrastructural study and immunolocalization of types Ⅰ,Ⅲ,Ⅳ,Ⅴ collagens and laminin. J Cutan Pathol,1990,17(6):374-380.

[5] CALONJE E,BRENN T,LAZAR A,et al. McKee's pathology of the skin with clinical correlations. Amsterdam:Elsevier Saunders,2012.

[6] SEAB J A,GRAHAM J H. Primary cutaneous adenoid cystic carcinoma. J Am Acad Dermatol,1987,17(1):113-118.

·微囊性附属器癌·

微囊性附属器癌(microcystic adnexal carcinoma)又称硬化性汗腺导管癌、恶性汗管瘤、伴汗管瘤特征的汗腺癌、局部侵袭性附属器癌、混合性附属器肿瘤,是一种具有局部侵袭性的恶性附属器肿瘤,既向汗管又向毛囊分化。肿瘤罕见,由于医师对其不熟悉,而且环钻法和削片法取材较少,最初常常误诊,给患者带来严重的后果。

大部分病例的病因不明,少数病例继发于局部皮肤放疗。其他可能的因素包括紫外线和免疫缺陷。微囊性附属器癌的组织来源不清楚。有研究者认为它仅向小汗腺分化,但其他研究者根据角蛋白免疫组织化学和形态学特征认为其有毛囊和汗腺双向分化的特点。偶尔见到的顶浆分泌及向皮脂腺分化的现象使一些研究者推测肿瘤来源于毛囊皮脂腺-顶泌汗腺单位[1]。

【临床表现】

肿瘤生长缓慢,有些病例在诊断前已存在了几十年[2]。发病年龄范围较广(11~90岁),大多在41~60岁发病,偶见于儿童。肿瘤好发于头部,尤其是鼻唇部及眶周,也可见于头皮和颈部,偶尔累及躯干、腋窝、乳房,累及臀部、手掌、脚趾和外阴的肿瘤罕见[3]。

肿瘤为肉色、黄色或红色的坚实斑块或结节,可有角化过度。大部分直径0.5~2.0cm,偶可大至12cm,有时中央可见明显的小凹。肿瘤边界不清,偶形成溃疡。手术中常发现肿瘤已超出临床所见范围外几厘米。皮损通常没有症状,有时由于侵犯神经周围,患者会有疼痛、烧灼感或感觉异常。

微囊性附属器癌是一种侵袭性肿瘤,可造成相当大的组织破坏。切除不彻底时,复发率达30%~40%。有报道描述其复发率较低,甚至为零(尤其是采取Mohs手术的患者)。少数病例有淋巴结转移,但没有多系统侵犯。肿瘤引起死亡的病例很罕见[4]。

【组织病理】

肿瘤边界不清,向深部浸润,偶与表皮或毛囊相连。肿瘤有明显的特征,包括大量浅表的、小至中等大小的角囊肿,并可融合成小囊肿,也可见实性条索状细胞及管腔形成。有些病例可见蝌蚪状形态的团块,类似于汗管瘤的改变[5]。偶尔可见囊内容物钙化。肿瘤深部出现小的实性细胞条索,呈高度浸润的生长模式。胞浆内空腔的存在是肿瘤的特征,而且是主要的诊断线索。细胞成分周围是致密的纤维间质,在深部浸润区域硬化改变更明显。肿瘤细胞的异型性不明显,有丝分裂少见(图31-109,图31-110)。

皮下脂肪和骨骼肌常常受累,13%的患者有骨侵犯,神经周围的侵犯也常见。富含糖原透明细胞的存在表明肿瘤有向外根鞘分化的特点,偶尔可见大的基底细胞样结节,其外周细胞不同程度的呈栅栏状排列,类似毛母细胞瘤的改变。有时可见影细胞[6]。偶见肿瘤向皮脂腺和导管分化及顶泌汗腺型顶浆分泌。

免疫组织化学显示肿瘤细胞表达AE1/E3和EMA。EMA与CEA一样,对显示管腔分化或胞浆内空腔有价值。PAS淀粉酶染色也有价值。硬角蛋白(AE13和AE14)支持向毛囊分化。LeuM1也是阳性,而S-100阴性。用MIB-1组织化学染色显示微囊性附属器癌细胞增殖率低[6]。

【诊断和鉴别诊断】

微囊性附属器癌须与结缔组织增生性毛发上皮瘤、毛发腺瘤、汗管瘤、硬化性基底细胞癌和结缔组织

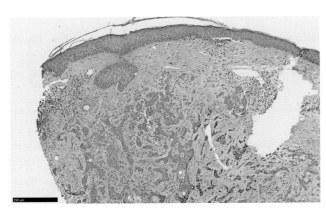

图 31-109　微囊性附属器癌。真皮内肿瘤团块，
由实性条索状细胞及管腔构成（HE 染色，×100）

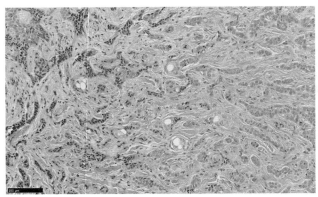

图 31-110　微囊性附属器癌。显示条索状及管
腔样结构，有一定异型性（HE 染色，×100）

增生性鳞状细胞癌相鉴别[7]。

　　与结缔组织增生性毛发上皮瘤和毛发腺瘤不同的是，微囊性附属器癌位置较深，呈浸润生长的模式，有神经周围浸润和向导管分化的特点。过于浅表的标本组织不易与汗管瘤鉴别。细胞核轻度异型、角囊肿及有丝分裂的存在可区别于汗管瘤。向导管分化的特点及胞浆内空腔的形成可与硬化性基底细胞癌和结缔组织增生性鳞状细胞癌相鉴别。虽然基底细胞癌很少会显示向导管分化，但这种变化仅见于结节型基底细胞癌，此时鉴别诊断较容易[8]。

【参考文献】

[1] NICKOLOFF B J, FLEISCHMANN H E, CARMEL J, et al. Microcystic adnexal carcinoma. Immunohistologic observations suggesting dual (pilar and eccrine) differentiation. Arch Dermatol, 1986, 122(3): 290-294.

[2] ABBATE M, ZEITOUNI N C, SEYLER M, et al. Clinical course, risk factors, and treatment of microcystic adnexal carcinoma: a short series report. Dermatol Surg, 2003, 29(10): 1035-1038.

[3] CALLAHAN E F, VIDIMOS A T, BERGFELD W F. Microcystic adnexal carcinoma (MAC) of the scalp with extensive pilar differentiation. Dermatol Surg, 2002, 28(6): 536-539.

[4] OHTA M, HIRAMOTO M, OHTSUKA H. Metastatic microcystic adnexal carcinoma: an autopsy case. Dermatol Surg, 2004, 30(6): 957-960.

[5] ONGENAE K C, VERHAEGH M E, VERMEULEN A H, et al. Microcystic adnexal carcinoma: an uncommon tumor with debatable origin. Dermatol Surg, 2001, 27(11): 979-984.

[6] LEBOIT P E, SEXTON M. Microcystic adnexal carcinoma of the skin. A reappraisal of the differentiation and differential diagnosis of an underrecognized neoplasm. J Am Acad Dermatol, 1993, 29(4): 609-618.

[7] HENNER M S, SHAPIRO P E, RITTER J H, et al. Solitary syringoma. Report of five cases and clinicopathologic comparison with microcystic adnexal carcinoma of the skin. Am J Dermatopathol, 1995, 17(5): 465-470.

[8] CALONJE E, BRENN T, LAZAR A, et al. McKee's pathology of the skin with clinical correlations. Amsterdam: Elsevier Saunders, 2012.

三、以顶泌汗腺和外泌汗腺为主要起源的良恶性肿瘤

·皮肤混合瘤·

【临床表现】

　　皮肤混合瘤（mixed tumor of the skin）是一种少见的皮肤肿瘤。男性好发，发病年龄在 25～65 岁。临床上，肿瘤通常为一坚硬的皮内或皮下结节，发于头颈部[1]。直径达 5～30mm，但有的可以大很多。通常无症状。

【组织病理】

　　组织学上真皮内立方形或多角形的上皮细胞巢构成管泡状和管样结构，有时形成角质囊肿，这些结构埋藏于由淡蓝色软骨样物质到嗜酸性透明物质变化组成的基质内。肿瘤内也可找到除了软骨样间质外的

肌上皮和脂肪瘤成分,有时也可发生骨化[2]。

也可发生于其他器官,尤其是唾液腺。只有局部腺体成分的肿瘤,或是没有上皮成分的肿瘤被称作"皮肤肌上皮瘤"。它们是由肌上皮细胞分化来的肿瘤,肌上皮围绕在汗腺周围,通过收缩把腺体物质传送到表面[3]。

【治疗】

手术治疗。

【参考文献】

[1] HIRSCH P,HELWIG E B. Chondroid syringoma. Mixed tumor of skin,salivary gland type. Arch Dermatol,1961,84:835-847.

[2] HARDISSON D,LINARES M D,NISTAL M. Giant chondroid syringoma of the axilla. J Cutan Med Surg,1998,3(2):115-117.

[3] CALONJE E,BRENN T,LAZAR A,et al. McKee's pathology of the skin with clinical correlations. Amsterdam:Elsevier Saunders,2012.

·圆　柱　瘤·

【临床表现】

圆柱瘤(cylindroma)也叫皮肤小汗腺圆柱瘤。绝大多数为发生于头皮和面部的单发性皮损,肿瘤坚实,但呈橡皮样,粉红至蓝色,数毫米至数厘米大[1]。单发性圆柱瘤是非遗传性的疾病,有时在头、颈部以外部位发病。女性患者多于男性患者。青春期后头皮迅速发生许多大小不等的圆形团块,这些损害类似一串串葡萄或小番茄[2]。有时皮损像头巾一样覆盖整个头皮。Brooke-Spiegler 综合征特征性表现为多发性附属器肿瘤,包括圆柱瘤、毛发上皮瘤、汗腺腺瘤、毛母细胞瘤、毛囊性囊肿和粟丘疹[3]。

【组织病理】

组织学上由上皮细胞组成的圆柱状团块,周围由厚的带状透明物质包绕并分隔[4](图 31-111～图 31-113)。圆柱瘤可误诊为毛发囊肿,但

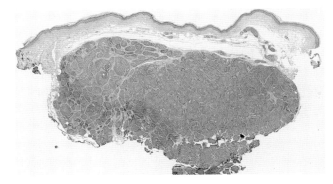

图 31-111　圆柱瘤。真皮中下层巨大肿瘤团块,不规则肿瘤小叶呈拼图样排列(HE 染色,×40)

特征性的外观和坚硬度很容易做出诊断,尤其是多发性类型时[5]。

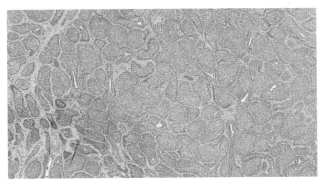

图 31-112　圆柱瘤。肿瘤小叶呈拼图样排列(HE 染色,×40)

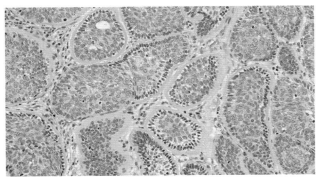

图 31-113　圆柱瘤。肿瘤小叶由厚的带状透明物质包绕并分隔(HE 染色,×100)

【治疗】

手术切除。

【参考文献】

[1] CRAIN R C,HELWIG E B. Dermal cylindroma (dermal eccrine cylindroma). Am J Clin Pathol,1961,35:504-515.

[2] NONAKA D,ROSAI J,SPAGNOLO D,et al. Cylindroma of the breast of skin adnexal type:a study of 4 cases. Am J Surg Pathol,2004,28(8):1070-1075.

[3] UEDE K,YAMAMOTO Y,FURUKAWA F. Brooke-Spiegler syndrome associated with cylindroma,trichoepithelioma,spiradenoma,and syringoma. J Dermatol,2004,31(1):32-38.

[4] WEBER L,WICK G,GEBHART W,et al. Basement membrane components outline the tumour islands in cylindroma. Br J Dermatol,1984,111(1):45-51.

[5] CALONJE E,BRENN T,LAZAR A,et al. McKee's pathology of the skin with clinical correlations. Amsterdam:Elsevier Saunders,2012.

·恶性皮肤混合瘤·

【临床表现】

恶性皮肤混合瘤(malignant mixed tumor of the skin)常累及躯干和四肢,而皮肤良性混合瘤好发于头颈部。肿瘤直径1~10cm,中位数4cm,常生长迅速,50%以上可发生转移,多为向内脏转移[1]。转移多以腺癌的形式,常见不到原发部位的软骨样基质。

【组织病理】

组织学特征与软骨样汗管瘤(良性皮肤混合瘤)有着显著的区别,包括细胞的异型性、多形性、有丝分裂活动增加和局灶性坏死[2-3](图31-114~图31-116)。

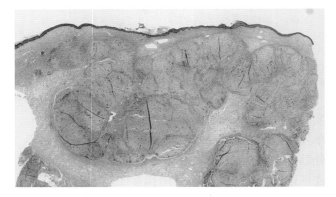

图31-114　恶性皮肤混合瘤。真皮内巨大肿瘤团块(HE 染色,×40)

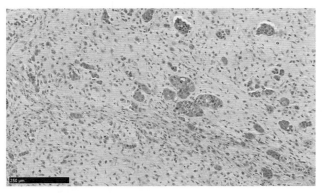

图31-115　恶性皮肤混合瘤。大小不一的肿瘤细胞团块及肿瘤细胞(HE 染色,×100)

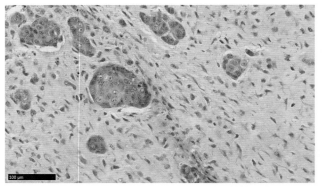

图31-116　恶性皮肤混合瘤。显示肿瘤细胞团块,细胞有异型性(HE 染色,×100)

【参考文献】

[1] TROWN K,HEENAN P J. Malignant mixed tumor of the skin (malignant chondroid syringoma). Pathology,1994,26(3):237-243.

[2] ISHIMURA E,IWAMOTO H,KOBASHI Y,et al. Malignant chondroid syringoma. Report of a case with widespread metastasis and review of pertinent literature. Cancer,1983,52(10):1966-1973.

[3] CALONJE E,BRENN T,LAZAR A,et al. McKee's pathology of the skin with clinical correlations. Amsterdam:Elsevier Saunders,2012.

·恶性圆柱瘤·

【临床表现】

恶性圆柱瘤(malignant cylindrical tumor)非常罕见,目前经组织学确诊的只有40例[1]。诊断必须依赖于确认既往存在良性肿瘤。皮损可发生于孤立的圆柱瘤基础上，或并发常染色体显性遗传的多发性肿瘤，后者更常见[2]。大部分恶性圆柱瘤发生在头皮，躯干、面部和四肢也可发生。女性好发，多于61~90岁间发病。临床出现溃疡、生长加快和出血提示其恶性转化[3]。该肿瘤恶性程度高，约36%出现复发，46%发生转移，易转移至淋巴结、肝和脊柱。

【组织病理】

肿瘤发生于既往的放疗区、呈现浸润性生长、缺乏镶嵌状排列外观、透明膜和双相细胞分布等特征提示其可能为恶性。核和胞浆多形性、核仁明显、有丝分裂增多和出现异常的有丝分裂也表明恶变。淋巴管和血管浸润或神经周围鞘浸润也是侵袭性生长的特征。大部分恶性圆柱瘤表现出不同程度分化腺癌的特点，偶尔也出现鳞状细胞或梭形细胞的特征。

免疫组织化学显示肿瘤细胞表达 CAM5.2、EMA 和 CEA，S-100 和 GCDFP-15 也有不同程度的表达[4]。

【参考文献】

[1] LIN P Y, FATTEH S M, LLOYD K M. Malignant transformation in a solitary dermal cylindroma. Arch Pathol Lab Med, 1987, 111(8):765-767.

[2] DURANI B K, KURZEN H, JAECKEL A, et al. Malignant transformation of multiple dermal cylindromas. Br J Dermatol, 2001, 145(4):653-656.

[3] GERRETSEN A L, VAN DER PUTTE S C, DEENSTRA W, et al. Cutaneous cylindroma with malignant transformation. Cancer, 1993, 72(5):1618-1623.

[4] CALONJE E, BRENN T, LAZAR A, et al. McKee's pathology of the skin with clinical correlations. Amsterdam: Elsevier Saunders, 2012.

四、其他

· 乳房 Paget 病 ·

乳房 Paget 病(mammary Paget's disease)(乳房佩吉特病)是一种少见疾病，几乎都与潜在的乳腺导管癌有关。少数病例未发现潜在的肿瘤[1]，推测其病变可能来源于 Toker 细胞[2]。Toker 细胞是一种与乳腺有关的细胞，通常见于乳头的表皮。乳腺癌可能表现为原位癌或侵袭状态，而此时在临床上则可能检查到或检查不到。

【临床表现】

乳房 Paget 病多见于41~60岁的女性患者，男性患者少见。通常是单侧发病，皮损表现为粉红色或红色斑块，渗出，常有鳞屑，易被误诊为湿疹或银屑病(图31-117，图31-118)。少数病例，尤其在男性，表现为色素性损害时，临床和组织学鉴别诊断均较困难[3]。依据乳房 Paget 病的组织学诊断，必须进一步寻找相关肿瘤所在部位。

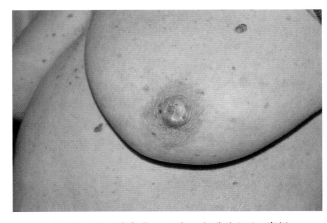

图 31-117　乳房 Paget 病。左乳头红斑、糜烂

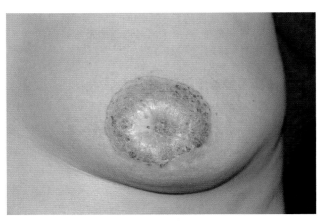

图 31-118　乳房 Paget 病。左乳房红斑块、结痂

【组织病理】

表皮表现均为角化过度或角化不全,常有棘层肥厚,其浸润肿瘤细胞数量不等,胞体较大,胞质丰富,淡染或嗜酸性,核大呈空泡状,偶见核分裂象。细胞常聚集在病灶中央和表皮下部呈小簇状分布,受累汗腺可部分或完全被 Paget 细胞取代,基底细胞有时被癌巢挤压在基底膜带和 Paget 细胞之间呈扁平带状,即所谓 Paget 样现象。病灶外周和表皮上部趋向于单个细胞散在分布,单个细胞形态主要呈印戒样细胞、组织细胞样细胞、泡状核细胞和皮脂腺样细胞等。偶见腺样分化,仅有少数 Paget 病出现显著的异形细胞,称为间变性 Paget 病。其下方的输乳管见普通型高级别乳腺导管原位癌(DCIS),与 Paget 病并存,偶尔见到小叶上皮内肿瘤。即便原位癌在深部乳腺组织中,通过连续切片几乎也总能证实受累的输乳管,病变可以为跳跃式,也可呈连续状。1/3 无明显包块的乳房 Paget 病可发生相关性浸润癌,而形成可触及包块的乳房 Paget 病 90% 的病例存在相关性浸润癌(图 31-119~图 31-122)。

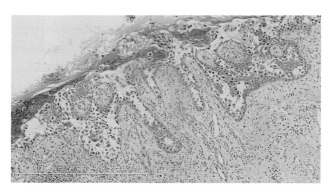

图 31-119　乳房 Paget 病。表皮内呈巢和散在的 Paget 细胞,真皮浅层可见淋巴细胞、浆细胞及组织细胞浸润(HE 染色,×100)

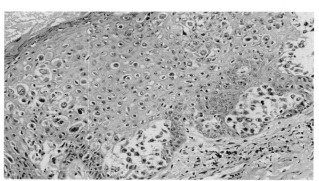

图 31-120　乳房 Paget 病。表皮内可见团状淡染异型细胞,真皮浅层淋巴细胞、组织细胞浸润(HE 染色,×100)

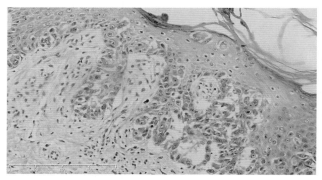

图 31-121　乳房 Paget 病。浅表结痂,表皮内可见巢状及散在的 Paget 细胞,细胞大,胞浆丰富,胞核异型性,真皮浅层淋巴细胞及组织细胞浸润(HE 染色,×100)

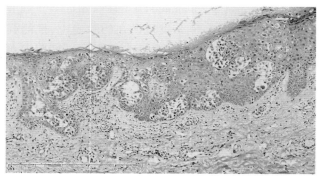

图 31-122　乳房 Paget 病。表皮内团状淡染异型细胞,真皮浅层淋巴细胞、组织细胞浸润(HE 染色,×100)

【诊断和鉴别诊断】

典型 Paget 病的临床表现及镜下特征诊断并不困难,但少数情况下,由于 Paget 样扩散和色素颗粒存在(尤其是色素沉着的皮肤 Paget 病),造成 Paget 病与表浅扩散型恶性黑色素瘤鉴别诊断问题。后者异型细胞沿表皮、真皮交界处呈显著巢团状分布,无腺泡结构及细胞内黏液,且大部分病例黑色素标志 S-100 蛋白、HMB-45、Melan-A 和 MART-1 阳性,而 CK8、MUC1 和 GCDFP-15 等则多不表达。

另外,由于 Paget 病存在非典型深染细胞增生,要与 Paget 样鲍恩病进行鉴别。后者常伴有鳞上皮的增生、角化过度及角化不全、钉突延长,棘细胞不典型增生、黏液样变,核淡染、胞质透亮或呈空泡状,但无胞质内分泌现象,缺少大的异形细胞由基底层向表层播散的现象,免疫组化 CAM5.2、GCDFP-15 和 HER-2

标记阴性。虽然 CK7 阳性对 Paget 病的确诊有帮助,但在 Paget 样鲍恩病和 Paget 样日光性角化病中也可能出现 CK7 阳性。

【治疗】

乳房 Paget 病的治疗首选外科手术切除,可根据肿瘤的分期、浸润程度与淋巴结转移情况、有无乳房肿块与肿瘤发生部位及术中冷冻结果来决定手术方式,但对于保留乳房手术的选择应特别谨慎,尤其对于乳房有可触及肿块的患者,该术式有较高的复发率[4-5]。

对于有乳腺肿块的乳房 Paget 病患者,因其合并浸润性导管癌的可能性极大,可以选择改良根治术;对于无肿块者因合并的乳腺癌大部分为导管原位癌,只有小部分为浸润性导管癌,其中仅极少数存在腋窝淋巴结转移,可选择乳房单纯切除+腋窝清除,包括清除胸肌间淋巴结,也有采用乳房单纯切除+低位腋淋巴结清除。乳房 Paget 病伴有浸润性癌者,综合治疗应按浸润癌的综合治疗原则进行[6-8]。

【参考文献】

[1] ASCENSÕ A C,MARQUES M S,CAPITaO-MOR M. Paget's disease of the nipple. Clinical and pathological review of 109 female patients. Dermatologica,1985,170(4):170-179.

[2] TOKER C. Clear cells of the nipple epidermis. Cancer,1970,25(3):601-610.

[3] NAKAMURA S,ISHIDA-YAMAMOTO A,TAKAHASHI H,et al. Pigmented Paget's disease of the male breast:report of a case. Dermatology,2001,202(2):134-137.

[4] SIPONEN E,HUKKINEN K,HEIKKILÄ P,et al. Surgical treatment in Paget's disease of the breast. Am J Surg,2010,200(2):241-246.

[5] SAKORAFAS G H,BLANCHARD K,SARR M G,et al. Paget's disease of the breast. Cancer Treat Rev,2001,27(1):9-18.

[6] KOTHARI A S,BEECHEY-NEWMAN N,HAMED H,et al. Paget disease of the nipple:a multifocal manifestation of higher-risk disease. Cancer,2002,95(1):1-7.

[7] QIAN Z,ZEITOUN N C,SHIEH S,et al. Successful treatment of extramammary Paget's disease with imiquimod. J Drugs Dermatol,2003,2(1):73-76.

[8] CALONJE E,BRENN T,LAZAR A,et al. McKee's pathology of the skin with clinical correlations. Amsterdam:Elsevier Saunders,2012.

·乳房外 Paget 病·

乳房外 Paget 病(extramammary Paget's disease)(乳房外佩吉特病)的发病机制是多方面的,大多数病例表现为原位恶性肿瘤,主要源于表皮内汗腺导管,少数与汗腺癌向表皮转移或扩散有关[1]。通常源于顶泌汗腺,偶见外分泌腺源性肿瘤。尤其要注意的是有些病变可能是来自远处恶性肿瘤向表皮转移,如直肠癌、膀胱癌、尿道癌、前列腺癌或子宫颈内膜癌。在肛周病变中有超过 1/3 的病例合并直肠腺癌[2]。乳房外 Paget 病约有 15% 合并内脏癌。外阴部 Paget 病合并潜在外阴腺癌者占4%,其上皮内原位病变转为侵袭性病变者占 12%[3]。眼睑部 Paget 病与Moll 腺癌有关,而外耳道 Paget 病与耵聍腺癌有关。因此乳房外 Paget 病的患者也可能部分存在潜在恶性肿瘤,必须进行筛查。

【临床表现】

乳房外 Paget 病见于顶泌汗腺丰富的区域。此病少见,常见于 51~80岁的女性[4]。发病部位包括外阴和肛周部位[5],少数情况下可能出现于阴茎、阴囊、腋窝、脐部、眼睑和外耳道。瘙痒常为主要症状,可发生于临床皮损出现之前[6],有时伴有疼痛。皮损表现为多中心性红斑、糜烂或湿疹样。肿瘤后期则表现为明显的结节性损害(图 31-123~图 31-125)。

少数情况下,可同时在外阴部和腋窝出现多发性皮损,常见局部复发。一组回顾性研究报道,乳房外 Paget 病外阴部病变复发率为 34%~40%,肛周病变复发率为 37%,阴茎和阴囊病变复发率为 22%[7]。此病预

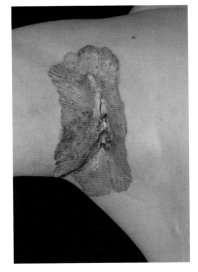

图 31-123 乳房外 Paget病。右腋窝红斑块、糜烂

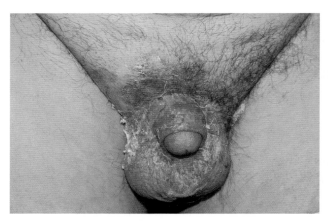

图 31-124　乳房外 Paget 病。耻骨、阴囊、阴茎红斑、糜烂

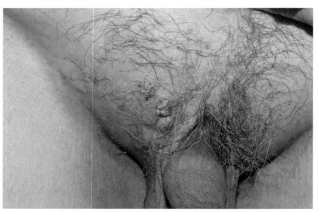

图 31-125　乳房外 Paget 病。耻骨红斑、肿物

后与肿瘤的侵袭性、潜在的皮肤腺癌有关,也与内脏癌的存在有关。而在阴蒂部的病变亦提示有较强的侵袭性[3]。外阴部的乳房外 Paget 病很少扩散至阴道、宫颈或尿道。

【组织病理】

乳房外 Paget 病表皮表现均为角化过度或角化不全,常有棘层肥厚。其浸润肿瘤细胞数量不等,胞体较大,胞质丰富,淡染或嗜酸性,胞核大呈泡状。偶见有丝分裂象。细胞呈单个或成簇状,通常散在分布于各层表皮。偶见腺样分化。仅有少数 Paget 病出现显著的异型细胞,称为间变性 Paget 病。在此情况下,如不采用特殊染色和免疫组织化学方法,要与鲍恩病鉴别可能非常困难。乳头部位鲍恩病极为罕见(图 31-126~图 31-128)。

在免疫组织化学方面,Paget 细胞阳性标记包括 c-erB-2、CK7、CAM5.2、EMA 和 GCDFP-15,阳性程度不一。在原发性乳房外 Paget 病中,GCDFP-15 阳性表达具有特异性,而继发病变则为阴性。在所有病例中 S-100 蛋白常为阴性。在不伴有内脏恶性肿瘤的乳房外 Paget 病中,雄激素受体呈不同程度的阳性表达,而雌激素和孕激素受体染色阴性。在乳

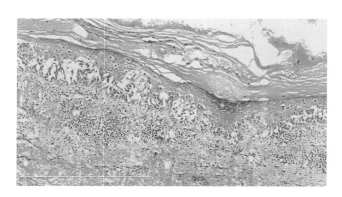

图 31-126　乳房外 Paget 病。表皮可见巢状及散在的 Paget 细胞,胞浆淡染,胞核异型性明显。真皮浅层淋巴细胞浸润(HE 染色,×100)

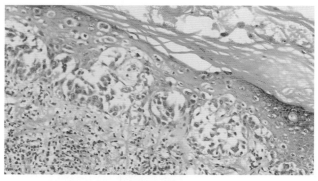

图 31-127　乳房外 Paget 病。Paget 细胞,胞浆淡染,胞核异型性明显(HE 染色,×200)

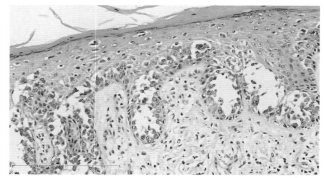

图 31-128　乳房外 Paget 病。表皮及毛囊上皮可见巢状及散在 Paget 细胞,胞浆淡染,核有异型性(HE 染色,×100)

房和乳房外 Paget 病的肿瘤细胞中，MUC1 通常阳性表达。但 MUC1 也可在 Toker 细胞中表达。MUC5AC在原发性乳房外 Paget 病的肿瘤细胞中经常阳性，而在继发性乳房外 Paget 病的肿瘤细胞中则很少阳性。当原发于表皮内的病变发展成侵袭性病变时，MUC5AC 表达减少或者消失。在原发性乳房外 Paget 病中，肿瘤细胞通常不表达 MUC2，但与直肠腺癌相关的病例则表达 MUC2。

继发性乳房外 Paget 病肿瘤细胞通常 CK7 和 CK20 均阳性，该检测有鉴别价值，因为原发性乳房外Paget 病的肿瘤细胞 CK7 常为阳性，而 CK20 阴性。但 CK20 染色并非完全特异。虽然免疫组织化学通常用于诊断乳房和乳房外 Paget 病，但不能仅根据单个免疫组织化学染色结果做出诊断，而必须结合阳性细胞的组织病理学形态。

【诊断和鉴别诊断】

大多数乳房外 Paget 病的诊断并不困难，但可能与浅表播散性黑色素瘤或鲍恩病相混淆。在 Paget 细胞中黑素细胞标记物 S-100 蛋白、HMB-45、Melan-A 和 MART-1 标记均为阴性。在鲍恩病的肿瘤细胞中，CAM5.2、GCDFP-15.c-erbB-2 标记和耐淀粉酶 PAS 染色、阿辛蓝染色和氧锆基-苏木精染色通常均为阴性。虽然 CK7 阳性表达对 Paget 病确诊有价值，但要注意，在 Paget 样鲍恩病和 Paget 样日光性角化病中也可出现 CK7 阳性表达，可能由于角质形成细胞对摩擦形成的异常增生反应所致。

【治疗】

乳房外 Paget 病的治疗应行广泛性切除，包括皮肤 2～5cm 和广泛皮下组织的整块切除。术中应多点取材，如切缘阳性者应再扩大切除[8]。手术切除后易局部复发，复发率达 31%～61%，即使切缘阴性者也有 26% 的局部复发率。Tebes 等[9]认为切缘的状态不影响自然病程。复发是常见的，关键在于长期随诊和复发后的再切除，文献报道最多切除 6 次。对淋巴结清除酌情而定。Tsutsumida 等[10]提出的淋巴结清除的指征为：肿瘤浸润至真皮的网织层或皮下组织；临床疑为淋巴结转移和活检证实淋巴结转移者。

既往认为放疗对乳房外 Paget 病不敏感，但新近观点认为对于不适于手术者，如无皮肤浸润或附件癌可行放疗[11-12]。

【参考文献】

[1] ZOLLO J D,ZEITOUNI N C. The Roswell Park Cancer Institute experience with extramammary Paget's disease. Br J Dermatol, 2000,142(1):59-65.

[2] PIERIE J P,CHOUDRY U,MUZIKANSKY A,et al. Prognosis and management of extramammary Paget's disease and the association with secondary malignancies. J Am Coll Surg,2003,196(1):45-50.

[3] PIURA B,RABINOVICH A,DGANI R. Extramammary Paget's disease of the vulva:report of five cases and review of the literature. Eur J Gynaecol Oncol,1999,20(2):98-101.

[4] ASCENSO A C,MARQUES M S,CAPITAO-MOR M. Paget's disease of the nipple. Clinical and pathological review of 109 female patients. Dermatologica,1985,170(4):170-179.

[5] LLOYD J,FLANAGAN A M. Mammary and extramammary Paget's disease. J Clin Pathol,2000,53(10):742-749.

[6] PIñERO A,ILLANA J,MARTíNEZ-BARBA E,et al. Extramammary Paget's disease of the breast:an unusual location with prognostic implications. Breast,2005,14(5):388-391.

[7] SAIDA T,IWATA M. "Ectopic" extramammary Paget's disease affecting the lower anterior aspect of the chest. J Am Acad Dermatol,1987,17(5 Pt 2):910-913.

[8] SAKORAFAS G H,BLANCHARD K,SARR M G,et al. Paget's disease of the breast. Cancer Treat Rev,2001,27(1):9-18.

[9] TEBES S,CARDOSI R,HOFFMAN M. Paget's disease of the vulva. Am J Obstet Gynecol,2002,187(2):281-283;discussion 283-284.

[10] TSUTSUMIDA A,YAMAMOTO Y,MINAKAWA H,et al. Indications for lymph node dissection in the treatment of extrammammary Paget's disease. Dermatol Surg,2003,29(1):21-24.

[11] BIJKER N,RUTGERS E J,DUCHATEAU L,et al. Breast-conserving therapy for Paget disease of the nipple:a prospective European Organization for Research and Treatment of Cancer study of 61 patients. Cancer,2001,91(3):472-477.

[12] CALONJE E,BRENN T,LAZAR A,et al. McKee's pathology of the skin with clinical correlations. Amsterdam:Elsevier Saunders,2012.

第四节　甲相关肿瘤

·甲疣状癌·

【临床表现】

甲疣状癌(verrucous carcinoma)是一种分化良好的鳞状细胞癌,以高复发率、极低转移率为特征。生长极为缓慢,表现为疣状外生或内生肿瘤,伴随恶臭的味道及角化碎片,常被误诊为寻常疣。甲下损害表现为特征性溃疡和甲板破坏,可累及骨。

【组织病理】

疣状癌由分化良好的鳞状上皮岛组成,有毛玻璃样胞质,呈球形突起生长,并在底层堆积而非侵袭。角质化极为明显,肿瘤岛常分散在包绕急性炎性角化碎片的上皮周边。无明显多形性。有丝分裂仅在基底层的少数细胞中看到[1]。

【诊断和鉴别诊断】

疣状癌与一般分化良好的鳞状细胞癌不同,有丝分裂更为活跃。另外,与其他部位的角化棘皮瘤相似,甲下角化棘皮瘤以对称性快速生长为特征,并有充满角蛋白的火山口样表现。然而,碍于指/趾骨、甲板,肿瘤对称性生长受限,且在操作不熟练时很难得到完整的角化棘皮瘤活检标本。因此,很难评估皮损的对称性,中心火山口样表现也不能证实。放射学研究有诊断意义,因为角化棘皮瘤常形成边缘清晰的骨破坏,而疣状癌的骨受累常极不规则[2]。

【参考文献】

[1] DOBSON C M,AZURDIA R M,KING C M. Squamous cell carcinoma arising in a psoriatic nail bed:case report with discussion of diagnostic difficulties and therapeutic options. Br J Dermatol,2002,147(1):144-149.

[2] CALONJE E,BRENN T,LAZAR A,et al. McKee's pathology of the skin with clinical correlations. Amsterdam:Elsevier Saunders,2012.

·甲下角化棘皮瘤·

【临床表现】

甲下角化棘皮瘤(subungual keratoacanthoma)主要发生于中年高加索人,儿童很少出现。大拇指最常受累,罕有累及脚趾。已有单发型、暴发型、多发型和家族型的报道,在色素失禁患者中会出现形态相似的皮损。年轻女性患者常表现为多发型。

临床上,源于甲床或甲母质的角化棘皮瘤最初呈现快速生长期。由于甲板可限制肿瘤,故常以早期疼痛和骨侵犯为特点,临床特征有助于与鳞状细胞癌相鉴别,后者通常生长缓慢且无症状。大拇指最常受累,在发展的早期,甲板从其下的甲床抬起。此后,甲板破坏,出现红色角化结节。有时,甲下角化棘皮瘤会表现为化脓性甲沟炎样损害[1]。未经治疗或部分切除的损害很少会自行消退。

【组织病理】

甲下角化棘皮瘤组织学上以分化良好的球状增生为特征,常为毛玻璃样鳞状上皮,后者很难与分化良好的鳞状细胞癌或疣状癌区分。理想情况下,可见中心部位充满角蛋白的火山口样结构,周围有一层领圈样上皮。在这层表皮内,可见散在分布的凋亡或有强嗜酸性胞质的角化不良细胞。异型角化细胞极少,并且很少看到有丝分裂,无浸润性生长模式[2]。肿瘤上皮可紧邻并侵犯其下方的骨质。由于存在甲板,角化棘皮瘤的结构常出现扭曲,且不常做完整的活检切除术,故难以得到确切的特征性结构特点的证明。更常见的是仅提供部分活检组织,临床与病理相结合是确诊的关键。

【诊断和鉴别诊断】

甲下角化棘皮瘤需与病毒疣、鳞状细胞癌,特别是疣状癌相鉴别。在大多数病例中,相对良性的细胞学表现和无空泡化细胞,再结合快速生长的病史,有助于诊断。其他支持角化棘皮瘤诊断的特征包括伴有嗜酸性粒细胞炎性混合浸润,无溃疡及脓疱,且患病时间短,患者年龄较轻(角化棘皮瘤40~50岁,鳞状细胞癌60~70岁)。放射学对诊断有帮助,因为角化棘皮瘤可致其下骨骼新月形溶骨性缺损。

在临床资料缺乏且仅见部分组织时,与疣状癌鉴别较为困难,因为两种肿瘤在组织学上均由呈毛玻璃样改变的分化良好的上皮细胞组成。但疣状癌一般生长缓慢,且罕累及甲。另外,疣状癌与角化棘皮瘤不同,领圈样改变并非疣状癌的特点,且其侵犯破坏下方骨组织,故与角化棘皮瘤 X 线下常见的局限性骨破坏无关[3]。

【参考文献】

[1] FLECKMAN P,OMURA E F. Histopathology of the nail. Adv Dermatol,2001,17:385-406.

[2] RICHERT B. Basic nail surgery. Dermatol Clin,2006,24(3):313-322.

[3] CALONJE E,BRENN T,LAZAR A,et al. McKee's pathology of the skin with clinical correlations. Amsterdam:Elsevier Saunders,2012.

·甲下和甲周纤维角化瘤·

目前其病名用甲周纤维角化瘤(periungual fibrokeratoma)还是甲周纤维瘤仍有争议,后者应仅在患者伴有结节性硬化症时才使用。虽然此病偶与既往外伤史有关,但其病因和发病机制仍不明确。

【临床表现】

甲下纤维角化瘤呈肉色或淡红色的无蒂球形或长息肉状角化过度损害,好发于近端甲皱襞腹侧,引起甲纵沟或甲纵嵴[1],也可在甲床生长引起甲分离。随着纤维角化瘤的充分生长,瘤体最终由甲板游离缘伸出。较大的瘤体可形成类似蒜头样改变,故又名蒜头样纤维瘤[2]。此瘤为良性肿瘤,切除后很少复发(图 31-129)。

【组织病理】

其近端甲皱襞型被认为是源于生发基质近端。纤维角化瘤鳞状上皮角化过度、棘层肥厚、颗粒细胞层明显,上覆细胞较少的纵向胶原纤维核。远端上皮缺乏颗粒细胞层,而且角化不全较明显。扩张的血管沿角质层平行分布。血管丰富型亦称甲周血管纤维瘤。弹性纤维数量减少,可见碎裂的不规则颗粒状纤维组织。无炎性损害,皮肤附属器缺如。少

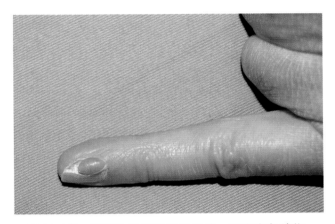

图 31-129　甲下和甲周纤维角化瘤。甲下皮色肿物,表面光滑

数情况下,肿瘤远端残留生发基质可生长出甲样结构,亦有内陷型纤维角化瘤生长出假性甲板的报道[3]。

【诊断和鉴别诊断】

鉴别诊断包括结节性硬化症的甲周和甲下纤维瘤(Koenen 瘤)和指状纤维瘤病。若无透明包涵体的存在可排除包涵体(指状)纤维瘤病。

【参考文献】

[1] SALASCHE S J,GARLAND L D. Tumors of the nail. Dermatologic clinics,1985,3(3):501-519.

[2] HASHIRO M,FUJIO Y,TANAKA M,et al. Giant acquired fibrokeratoma of the nail bed. Dermatology,1995,190(2):169-171.

[3] CALONJE E,BRENN T,LAZAR A,et al. McKee's pathology of the skin with clinical correlations. Amsterdam:Elsevier Saunders,2012.

·甲母质瘤·

甲母质瘤(onychomatricoma)是一种起源于甲母质的罕见良性肿瘤,极少数文献报道本病亦可发生于甲皱襞腹侧及甲板远端。1992 年首次报告,到目前为止,全球约有 70 例病例报道。

【临床表现】

本病男女发病率相当,手指甲及足趾甲均可受累,但文献报道中以手指甲相对较多,其中大多发生于中老年高加索人种,仅 1 例发生于黑色人种、1 例发生于黄种人及 1 例发生于儿童。其特征性临床表现为:甲板上纵行分布的黄色增厚条带;甲板近端的线状出血;甲的横向弯曲度增加;来源于甲母质的指状突起[1]。

【组织病理】

甲上皮呈乳头瘤样垂直嵌入其下方真皮中；真皮内结缔组织增生，以成纤维细胞及胶原增生为主，真皮浅层胶原纤维排列紊乱，真皮深层胶原纤维排列与上皮表面平行[2-3]。

【治疗】

治疗主要是拔甲及手术切除为主[4]。

【参考文献】

[1] PERRIN C,BARAN R. Onychomatricoma with dorsal pterygium：pathogenic mechanisms in 3 cases. J Am Acad Dermatol，2008,59(6)：990-994.

[2] PERRIN C,BARAN R,BALAGUER T,et al. Onychomatricoma：new clinical and histological features：a review of 19 tumors. Am J Dermatopathol,2010,32(1)：1-8.

[3] CALONJE E,BRENN T,LAZAR A,et al. McKee's pathology of the skin with clinical correlations. Amsterdam：Elsevier Saunders,2012.

[4] BECERRO D E,BENGOA R,GATES J R,et al. Rare toenail onychomatricoma：surgical resolution of five cases. Dermatol Surg,2011,37(5)：709-711.

·甲下外生骨疣·

甲下外生骨疣(subungual exostosis)是常伴有疼痛的良性肿瘤样反应性疾病，好发于远端指/趾骨，继发损害上面的甲单位形成甲分裂、甲下角化过度和甲分离。此肿瘤是源于指/趾骨端部的外生性生长。趾甲最易受累，大多损害均累及姆趾，手指受累较少见[1]。

有高达64%的病例在发病部位有既往外伤史。芭蕾舞演员和使用趾甲的自行车运动员发病率较高。足球相关外伤中也有报道。慢性感染和刺激(如不合适的鞋)可能也是病因之一[2]。这说明，外伤可引起纤维组织的炎症反应，导致软骨样化生、钙化，继之软骨和膜的骨化，最终形成有骨小梁的骨组织。

【临床表现】

发病年龄在1~30岁。儿童少见，好发于女性(男女性比例为1:2)[3]。在少数情况下，多发性外生骨疣综合征可发生甲下损害。此肿瘤生长缓慢，开始为可透X线的软骨性增生。皮损呈肉色或红色的质硬结节，有时有触痛，直径通常0.5~1.0cm，偶尔可发生破溃。之后，肿瘤开始钙化和骨化，影像学可见特征性骨小梁增生，末节骨膨大。其下方骨组织无损害。甲下外生骨疣是良性肿瘤，但如未切净常复发[2-4](图31-130,图31-131)。

【组织病理】

组织学上，成熟的外生骨疣可见钙化障碍的骨小梁，其远端由纤维软骨覆盖，而非透明软骨。偶见钙化斑点(图31-132)。

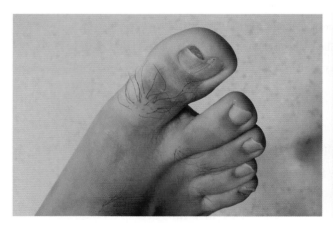

图31-130　甲下外生骨疣。姆趾甲下方皮色肿物(左亚刚提供)

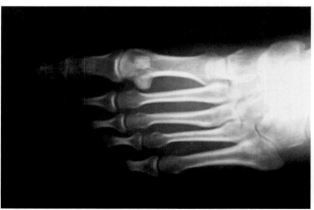

图31-131　甲下外生骨疣。X光检查结果(左亚刚提供)

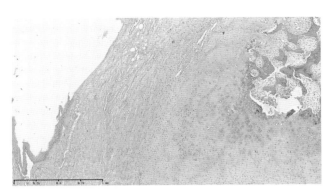

图 31-132 甲下外生骨疣。可见成熟的纤维组织及软骨帽,下方可见成熟骨组织,左侧可见甲床的部分鳞状上皮(HE 染色,×40)(王文泽、梁智勇提供)

【参考文献】

[1] ILYAS W,GESKIN L,JOSEPH A K,et al. Subungual exostosis of the third toe. J Am Acad Dermatol,2001,45(6 Suppl):s200-201.

[2] LETTS M,DAVIDSON D,NIZALIK E. Subungual exostosis:diagnosis and treatment in children. J Trauma, 1998,44(2):346-349.

[3] DAVIS D A,COHEN P R. Subungual exostosis:case report and review of the literature. Pediatric Dermatol, 1996,13(3):212-218.

[4] CALONJE E,BRENN T,LAZAR A,et al. McKee's pathology of the skin with clinical correlations. Amsterdam:Elsevier Saunders,2012.

·黏液样囊肿·

【临床表现】

黏液样囊肿(myxoid cysts),有时会被误认为是滑液囊肿,表现为手指指间关节、掌指关节和少数跖趾关节背侧的单个柔软的或波动的囊肿性结节。偶尔皮疹可多发[1]。皮肤黏液样囊肿可发生在任何年龄,女性多见。其表面光滑,有时呈疣状。囊肿含黄色、清亮黏稠的液体。自觉疼痛或有触痛。近端甲褶处的黏液样囊肿伴有甲纵沟[2](图 31-133,图 31-134)。

【组织病理】

囊肿没有囊壁,由大量黏蛋白组成,其中含有胞质明显突起的纺锤形/星形成纤维细胞。其上表皮萎缩,边缘可见角化过度和棘层肥厚。有时在早期皮损很难与皮肤局灶性黏蛋白病区分。皮损与下方关节没有关联[3](图 31-135,图 31-136)。

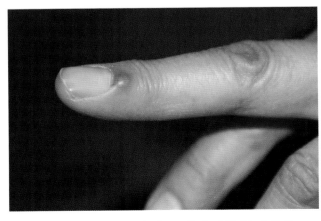

图 31-133 黏液样囊肿。手指半透明淡红色结节

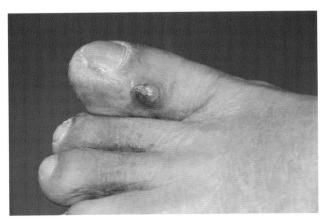

图 31-134 黏液样囊肿。踇趾半透明结节

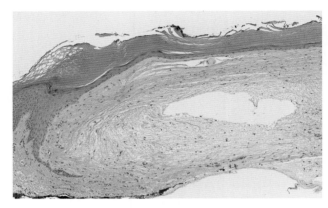

图 31-135　黏液样囊肿。角化过度,棘层萎缩,真皮浅中层囊腔形成,其内含黏液样物质(HE 染色,×40)

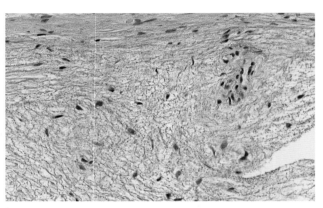

图 31-136　黏液样囊肿。显示黏液样物质(HE 染色,×100)

【参考文献】

［1］ CONNOLLY M,DE BERKER D A. Multiple myxoid cysts secondary to occupation. Clin Exp Dermatol,2006,31(3):404-406.

［2］ SMITH E B,SKIPWORTH G B,VAN DER PLOEG D E. Longitudinal grooving of nails due to synovial cysts. Arch Dermatol,1964,89:364-366.

［3］ CALONJE E,BRENN T,LAZAR A,et al. McKee's pathology of the skin with clinical correlations. Amsterdam:Elsevier Saunders,2012.

（苏飞　晋红中）

主要起源于纤维结缔组织细胞的肿瘤

AFX	atypical fibroxanthoma	非典型纤维黄瘤
CEA	carcinoembryonic antigen	癌胚抗原
CK	cytokeratin	细胞角蛋白
CT	computed tomography	计算机体层摄影
CTGF	connective tissue growth factor	结缔组织生长因子
DF	dermatofibroma	皮肤纤维瘤
DFSP	dermatofibrosarcoma protuberans	隆突性皮肤纤维肉瘤
EMA	epithelial membrane antigen	上皮膜抗原
ES	epithelioid sarcoma	上皮样肉瘤
GCTTS	giant cell tumor of tendon sheath	腱鞘巨细胞瘤
HPV	human papilloma virus	人乳头状瘤病毒
JHF	juvenile hyalin fibromatosis	幼年性透明蛋白纤维瘤病
MBP	myelin basic protein	髓鞘碱性蛋白
MFH	malignant fibrous histiocytoma	恶性纤维组织细胞瘤
MRI	magnetic resonance imaging	磁共振成像
NSE	neuron specific enolase	神经元特异性烯醇化酶
PNET	primitive nerruroect	原始神经外胚层瘤

第一节　皮肤纤维瘤

有学者认为皮肤纤维瘤(dermatofibroma,DF)是一种良性的纤维组织细胞肿瘤[1-2],多数学者认为是由于微小皮肤损伤引起的成纤维的反应性增生增殖,因而 Ackerman 等[3] 提出另一种观点,即皮肤纤维瘤不是良性肿瘤,而是一种炎症应激后的修复反应,并多因皮肤损伤所致。最常见的是由穿刺损伤、节肢动物叮咬、毛囊囊肿破裂等原因引起。

【临床表现】

较常见于女性,通常为单发,偶可见 2~5 个,泛发的病例少见。好发于肩部、四肢伸侧及张力较大部位。外观上皮损为质地坚实的隆起性结节,通常直径小于2cm,0.5~1.5cm较为多见,呈扁球形或纽扣状,且表面光滑,很少发生破溃。结节处常有皮肤色素沉着,活动度一般,可推动(图32-1,图32-2)。一般自觉症状不明显,可有轻微的痒感、压痛或无明显自觉症状。病程较长,可终生存在,偶有自然消退者,且目前尚未证实可伴发系统病变。

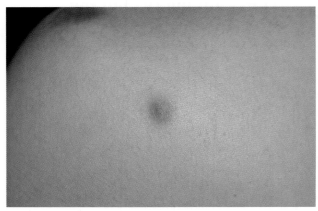

图 32-1　皮肤纤维瘤。背部褐色结节　　　　　　图 32-2　皮肤纤维瘤。上肢褐色结节

【组织病理】

病理改变主要包括3个阶段:①炎症期,主要表现为以组织细胞为主的炎细胞浸润;②肉芽肿期,成纤维细胞逐渐增生,进而出现纤维组织的明显增多;③纤维化期,纤维组织进一步增生堆积,炎症细胞及成纤维细胞明显减少,偶可见组织细胞(图32-3~图32-5)。此外,有文献报道国外皮肤纤维瘤表皮增生性改变发生率为27%~50%,且增生形式多种多样,如基底细胞癌样增生、银屑病样增生、脂溢性角化病样增生等[4-5]。

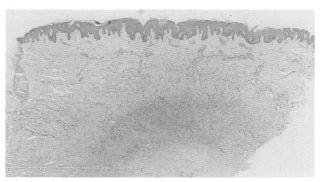 

图 32-3　皮肤纤维瘤。角化过度,棘层增厚,基底层色素增加,真皮中下层大量成纤维细胞及纤维组织增生,无包膜(HE染色,×40)　　　图 32-4　皮肤纤维瘤。显示增生的成纤维细胞及胶原纤维(HE染色,×100)

【诊断和鉴别诊断】

诊断主要依靠切除活检后行组织病理学检查,也需要结合病史及临床表现。目前微创性的针吸细胞学检查已广泛开展,逐渐成为诊断的主要检查方法,可为诊断提供依据。

皮肤纤维瘤为皮肤的隆起性结节,因而在外观上主要与隆突性皮肤纤维肉瘤和增生性肌炎等疾病进行鉴别。与隆突性皮肤纤维肉瘤的鉴别主要依靠切除活检的病理检查,后者属低度恶性肿瘤,外观上肿块生长较快,通常为淡红色,呈半球形突起,切除后有较高的复发率,甚至可发生转移;病理上细胞较丰富,由形态、大小均一的大量成纤维细胞组成,可见异型性核分裂象。目前 Kim 等[6]的研究发现,基质降解酶及 CD34 免疫组化染色对于区分皮肤纤维瘤和隆突性皮肤纤维肉瘤有较大参考

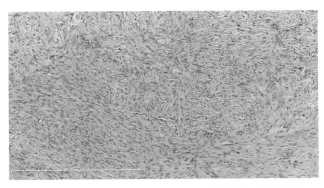

图 32-5　皮肤纤维瘤。高倍示大量成纤维细胞及胶原纤维(HE 染色,×100)

意义,从而为鉴别诊断提供了分子生物学依据。

增生性肌炎的自觉症状较重,肿块一般有疼痛,且结节位置相对较深,位于皮下或肌肉内,外观上颜色正常;病理检查可见细胞成分丰富且混杂,常见梭形细胞、组织细胞,也可见到细胞质蓝染的嗜碱性神经节细胞样细胞,较有特征性,利于鉴别。

【治疗】

有些多发性皮肤纤维瘤常与自身免疫性疾病伴发,或与自身免疫状态的改变相关[7],因此对于确诊的多发性皮肤纤维瘤,应注意筛查自身免疫性疾病相关抗体,并予以早期处理。

对于单发的皮肤纤维瘤不需要特殊治疗,体积较大者可应用物理治疗,如电凝、冷冻等方法,或手术切除后行病理学检查等。

【参考文献】

[1] BARNHILL R I,BUSAUN R J,CROWSON A N,et al. Textbook of Dermatopathology. New York:Mecraw-Hill,1998:666-668.

[2] GLUSAE F J,MCNIFF J M. Epithelioid cell histiocytoma:a simulant of vascular and melanocytic neoplasme. Ann J Dermatopathol,1999,21(1):1-7.

[3] ACKERMAN A R,CHONCHIUANT N,SANCHEZ J,et al. Histologic diagnosis of inflammatory skin disease. 2nd ed. Baltinsore:Williams & Wilkins,1997:73-74.

[4] SCHOENFELD R J. Epidermal proliferations overlying histiocytomas. Arch Dermatol,1964,90:266-270.

[5] DALZIEL K,MARKS R. Hair follicle-like change over histiocytomas. Am J Dermatopathol,1986,8(6):462-466.

[6] KIM H J,LEE J Y,KIM S H,et al. Stromelysin-3 expression in the differential diagnosis of dermatofibroma and dermatofibrosarcoma protuberans:comparison with factor XIIIa and CD34. Br J Dermatol,2007,157(2):319-324.

[7] CHAN I,ROBSON A,MELLERIO J E. Multiple dermatofibromas associated with lupus profundus. Clin Exp Dermatol,2005,30(2):128-130.

第二节　软纤维瘤

软纤维瘤(soft fibroma)又称皮赘(cutaneous tag)或软痣(achondroin),是一种目前病因尚未明确的皮肤良性肿瘤,大多学者认为是皮肤老化伴发的良性增殖,但目前有学者提出低危型人乳头状瘤病毒如HPV6 型、HPV11 型可能和软纤维瘤的发病相关[1]。

近年发现,软纤维瘤与血脂、血糖异常等代谢性疾病的发生密切相关。例如有学者提出[2],多发性的、较大的棕色软纤维瘤与血糖异常具有一定相关性;还有报道认为软纤维瘤与肢端肥大症有关[3];另外,由于肥胖的患者较容易发生多发性软纤维瘤,Ergodan 等[4]统计了皮肤软纤维瘤患者的体重指数,提出皮肤软纤维瘤可能与肥胖有关。

【临床表现】

多见于中老年人,以更年期后妇女为主,也可发生于妊娠期。皮肤软纤维瘤可分为孤立性和多发性,其中孤立性软纤维瘤多见,好发于躯干下部,一般为有蒂的息肉样突起,质软,表面光滑,偶可见色素沉着;多发性软纤维瘤好发于颈部和腋窝,皮损为小而有沟纹的丘疹(图 32-6)。还有一种类型为丝状型皮肤软纤维瘤,可单发或多发,表现为呈丝状增生的细小柔软突起,长度约为5mm,直径约为2mm。

【组织病理】

多发性皮肤软纤维瘤表皮呈乳头瘤样增生,可见丰富的毛细血管贯穿于真皮胶原纤维间,同时表皮角化增厚,棘层肥厚,偶可见角囊肿(图32-7,图32-8)。

孤立性皮肤软纤维瘤镜下主要为疏松的真皮胶原纤维,表皮扁平,一般无角化过度,胶原纤维中央包裹有成熟的脂肪细胞(图32-9)。在某些特殊的皮损中,因为瘤内包裹的脂肪细胞非常丰富,因此又称为脂肪纤维瘤。

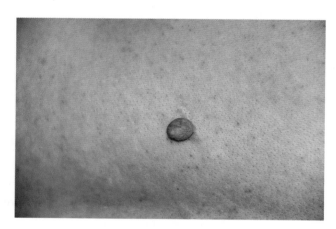

图32-6 软纤维瘤。背部皮色肿物

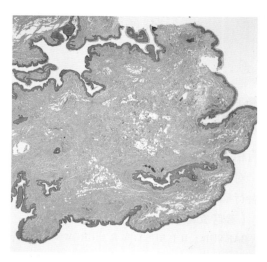

图32-7 软纤维瘤。皮肤息肉状增生,表面覆盖复层鳞状上皮,间质内可见纤维结缔组织和血管增生(HE 染色,×40)

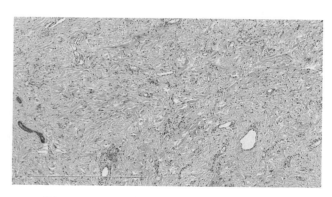

图32-8 软纤维瘤。间质内可见纤维结缔组织和血管增生(HE 染色,×40)

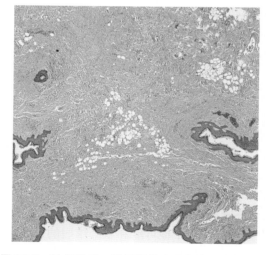

图32-9 软纤维瘤。胶原纤维中央包裹有成熟的脂肪细胞(HE 染色,×40)

【诊断和鉴别诊断】

诊断需要结合病史、临床表现,必要时依靠皮肤组织病理学检查确诊。

发生于会阴部位的软纤维瘤容易与尖锐湿疣混淆,因而需要依靠病史、醋白试验与尖锐湿疣相鉴别,必要时行病理检查。

发生于其他部位的软纤维瘤在外观上容易与多种以隆起性结节为表现的疾病相鉴别,例如侵袭性血管黏液瘤、皮肤纤维瘤、隆突性皮肤纤维肉瘤、皮脂腺囊肿和神经纤维瘤等,其中皮肤组织病理学检查是鉴别诊断的主要依据。

【治疗】

属良性皮肤肿瘤,当肿物体积较小、未引起局部压迫症状且无明显自觉不适时,可暂时观察、不采取治疗措施,若肿物增大再采取进一步治疗。

常用的治疗方法多为物理治疗,例如局部激光、电灼、冷冻、药物等方法。当肿物体积较大时,可行外科手术切除治疗,术后行组织病理学检查。

【参考文献】

[1] MARGOLIS J,MARGOLIS L S. A frequent sign of diabetes mellitus. N Engl J Med,1976,294(21):1184.

[2] NABARRO J D. Acromegaly. Clin Endocrinol,1987,26(4):481-512.

[3] CHOBANIAN S J,VAN NESS M M,WINTERS C,et al. Skin tags as a marker for adenomatous polyps of colon. Ann Intern Med,1985,103(6):892-893.

[4] ERDOGAN B S,AKTAN K S,ROTA S,et al. Skin tags and atheroselerotic risk factors. J Dermatol,2005,32(5):371-375.

第三节　指　节　垫

指节垫(knuckle pads)又称为关节胼胝,于1893年由Garrod首次发现并命名[1],是一种病因尚不清楚的关节伸侧皮肤结缔组织增厚。在流行病学上,该病呈散发性。按发病时间的早晚可分为先天性和后天性,先天性指节垫多与遗传因素有关,常有家族史,但未见种族、性别、年龄的明显差异。多具有对称性,并可合并弥漫性掌跖角化、无汗性外胚层发育不良、Dupuytren病及指端溶骨症等,可能系常染色体显性遗传。后天性指节垫多与连续性机械刺激有关,例如某些不良癖好如反复摩擦、习惯性吸吮或咀嚼[2-3]。

【临床表现】

指节垫的好发部位为肢端,以手足近端指/趾间关节的伸侧为主,累及远端关节及拇指者较少见。皮损为界限清晰的圆形隆起性硬结,呈皮色或褐色,表面粗糙不平,角化明显,可见细碎沟纹(图32-10,图32-11)。患者常无明显自觉症状,不伴有局部皮温升高、疼痛、麻木及瘙痒,硬结甚至可以长期存在乃至多年未被察觉,部分增长迅速,皮损表面颜色可进一步加深,多数难以自行消退。

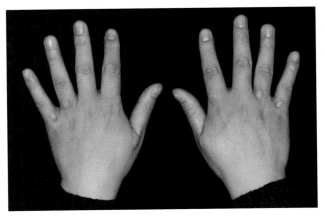

图32-10　指节垫。双手第4、5指近端指节处皮色质硬斑块

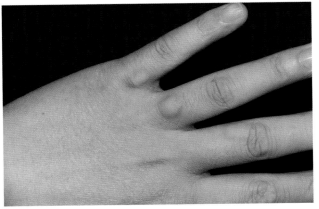

图32-11　指节垫。第4、5指近端指节处皮色质硬斑块

【组织病理】

Caroli等[4]在流行病学、光镜和电镜的观察中总结出指节垫和Dupuytren病具有一定相似性,均以纤维组织紊乱增生为主要特点,可见真皮结缔组织增生,表皮过度角化和棘层肥厚,可伴有毛细血管及胶原束的不规则增生(图32-12)。与此同时,大多数情况下,指节垫伴发Dupuytren病,还发现不同患者的指节垫和Dupuytren结节在光镜下显示细胞类型和细胞外基质相同。

【诊断和鉴别诊断】

诊断主要依靠病史、临床表现,组织病理学检查可以为排除其他疾病提供依据。本病可与其他皮肤疾病伴随发生,例如弥漫性掌跖角化病、无汗性外胚层发育不良、Dupuytren病、指端溶骨症等,因此在诊断时

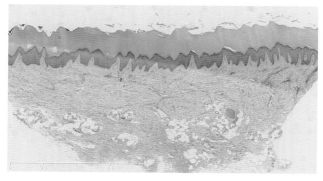

图 32-12　指节垫。显著角化过度,颗粒层增厚,棘层肥厚(HE 染色,×40)

要注意是否为单一诊断。当指节垫合并白甲和耳聋时,称为 Bart-Pumphrey 综合征,Ramer 等[5]曾报道过 1 例家族聚集性 Bart-Pumphrey 综合征:即家族 5 位成员均患有白甲病、指节垫、耳聋,同时合并有掌跖角皮病。

指节垫皮损外观呈局部隆起性硬结,易与其他以隆起性结节为表现的皮肤病相混淆,如瘢痕疙瘩、纤维瘤、环状肉芽肿、痛风结节、黄瘤等疾病。值得注意的是,有些疾病同样存在长期连续性机械刺激的病史,例如假指节垫、皮下纤维瘤、局限性角皮病等,可行病理检查鉴别。

【治疗】

当指节垫硬结体积较小、无自觉症状且不影响关节功能时无需治疗,可暂时观察。对于后天性指节垫,应积极寻找疾病的诱因,改变不良习惯及嗜好,减少皮损局部的连续机械性刺激。

目前尚无特效的治疗药物,一般采取外用糖皮质激素类药物或水杨酸软膏,还可局部注射糖皮质激素或氟尿嘧啶进行封闭治疗。糖皮质激素皮损内局部注射疗法有一定效果,但潜在的不良反应是可能出现轻度萎缩或复发[6]。对于有明显自觉症状或严重影响关节功能者,可行外科手术切除,但局部切除后可能继发瘢痕疙瘩,应注意给予预防性处理。

【参考文献】

[1] LU Y,GUO C,LIU Q,et al. A novel mutation of keratin 9 in epidermolytic palmoplantar keratoderma combined with knuckle pads. Am J Med Genet A,2003,120A(3):345-349.

[2] DICKENS R,ADAMS B B,MUTASIM D F. Sports-related pads. Int J Dermatol,2002,41(5):291-293.

[3] NENOFF P,WOITEK G. Images in clinical medicine. Knuckle pads. N Engl J Med,2011,364(25):2451.

[4] CAROLI A,ZANASI S,MARCUZZI A,et al. Epidemiological and structural findings supporting the fibromatous origin of dorsal knuckle pads. J Hand Surg Br,1991,16(3):258-262.

[5] RAMER J C,VASILY D B,LADDA R L. Familial leuconychia,knuckle pads,hearing loss,and palmoplantar hyperkeratosis:an additional family with Bart-Pumphrey syndrome. J Med Genet,1994,31(1):68-71.

[6] WEISS E,AMINI S. A novel treatment for knuckle pads with intralesional Fluorouracil. Arch Dermatol,2007,143(11):1458-1460.

第四节　多发性毛囊周围纤维瘤

多发性毛囊周围纤维瘤(multiple perifollicular fibroma)又称为毛囊纤维瘤,于 1925 年被 Burnier 和 Rejsek 首次发现,是一种较为少见的累及毛囊周围的增殖性皮肤病。

病因尚未阐明,关于发病机制众说纷纭[1],其中有的学者认为是良性肿瘤,有的认为本质上是错构瘤,有的学者认为是皮肤对局部炎症或创伤等刺激的过度防御反应,因而导致毛囊鞘纤维组织过度增生,还有研究推断是一种先天性伴常染色体显性遗传的痣样疾病。可能与家族性直肠息肉也有一定相关性[2]。

【临床表现】

特征性皮损表现为圆顶状、表面光滑的肤色细小丘疹,直径约为 1~5mm,无色素沉着或脱失。好发于面部或颈部,也可出现在躯干、四肢等区域[3]。中年人多见,男女发病率未见明显差异,也无明显自觉症状。

【组织病理】

组织病理学表现为胶原纤维呈旋涡状围绕在毛囊皮脂腺周围,胶原束间可见成纤维细胞增生,同时伴有少数淋巴细胞浸润及真皮乳头内血管扩张。Freeman 和 Chernosky 研究其超微结构示[4]：胶原纤维束均匀一致地呈同心性排列在毛囊鞘周围，并没有插入到其中破坏组织结构。

在免疫组化检查中，弹力纤维染色提示毛囊周围结缔组织中弹性纤维的含量锐减，FXⅢa 阳性的树突状细胞在毛囊周围纤维组织中稍有增多[5]，目前认为本病的免疫组织化学特征 CD34 阳性的梭形细胞与 FXⅢa 阳性的树突状细胞和机体的炎症反应状态密切相关[6]。

【诊断和鉴别诊断】

主要依靠组织病理学检查确诊，同时也需要结合病史及临床表现。

可能需要鉴别的疾病主要有：纤维毛囊瘤、毛盘瘤、皮肤纤维瘤和神经纤维瘤等疾病[6]。与毛囊周围纤维瘤相对比，纤维毛囊瘤是由扭曲的纤维组织环绕毛囊而成，并非呈同心圆样排列。

【治疗】

对于孤立性的毛囊周围纤维瘤，可行外科手术治疗，予以切除。皮损较小者，可行激光、电凝或冷冻等物理治疗。对于多发性毛囊周围纤维瘤，可行外科手术切除，但效果不理想，容易复发。

【参考文献】

[1] CHO S,HAHM J H. Perifollicular fibroma. J Eur Acad Dermatol Venereol,1999,13(1):46-49.

[2] SASAI S,TAKAHASHI K,TAGAMI H. Coexistence of multiple perifollicular fibromas and colonic polyp and cancer. Dermatology,1996,192(3):262-263.

[3] MCKENNA D B,BARRY-WALSH C,LEADER M,et al. Multiple perifollicular fibromas. J Eur Acad Dermatol Venereol,1999,12(3):234-237.

[4] FREEMAN R G,CHERNOSKY M E. Perifollicular fibroma. Arch Dermatol,1969,100(1):66-69.

[5] COLLINS G L,SOMACH S,MORGAN M B. Histomorphologic and immunophenotypic analysis of fibrofolliculomas and trichodiscomas in Birt-Hogg-Dube syndrome and sporadic disease. J Cutan Pathol,2002,29(9):529-533.

[6] OGAWA E,OKUYAMA R,TAGAMI H,et al. Perifollicular fibroma:a case successfully diagnosed with deeply cut sections. J Dermatol,2008,35(2):126-128.

第五节　肥大性瘢痕与瘢痕疙瘩

肥大性瘢痕与瘢痕疙瘩（hypertrophic scar and keloid）是一种皮肤的纤维组织肿瘤[1]，多为外伤、手术切口、昆虫咬伤等原因引起皮肤伤口愈合后瘢痕组织过度增生。与人种和家族遗传因素相关，有报道表明有色人种瘢痕疙瘩和肥厚性瘢痕的发生率明显高于白色人种，尤其是黑色人种发病率最高[2]。Marneros 等[3]的家系调查中，来自美国 14 个家族共 341 人，其中发生瘢痕疙瘩者有 96 人，从儿童到成人均有发病者，因而推测该病属于常染色体显性遗传。

【临床表现】

常见于胸骨区，在耳部、头面颈部及肩部等部位也常有发生。早期皮损表现为小而坚实的暗红色丘疹，橡皮样硬度，呈圆形或不规则形，顶端可见扩张的毛细血管，起初无明显自觉症状，后逐渐增大，可伴有不同程度的皮肤潮红及触痛，隆起于皮肤表面，甚至呈蟹足样向外扩展超过原有皮损界限，静止期皮损颜色变淡，较少有疼痛等不适症状（图 32-13，图 32-14）。然而继发于烧伤的瘢痕疙瘩要格外注意，若皮损面积较大有引起肢体功能障碍的可能性。

【组织病理】

主要表现为瘢痕组织的大量增生，其内胶原及基质成分沉积，并侵犯周围正常皮肤[4]。早期可表现为真皮内成纤维细胞的大量增殖，且排列错综复杂极不规则，呈旋涡状分布，与周围正常组织分

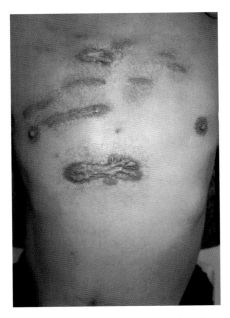

图 32-13　瘢痕疙瘩。胸部多发红色蟹足状斑块

界不清,同时可伴有不同程度的血管增生和炎症细胞浸润。后期胶原纤维和胶原束增殖,排列杂乱无章,纤维束间的血管及炎症细胞浸润逐渐减少。最终胶原纤维呈透明变性,其内含有丰富的黏液基质(图32-15~图32-17)。

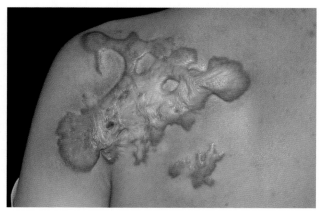

图 32-14　瘢痕疙瘩。左肩部红色斑块

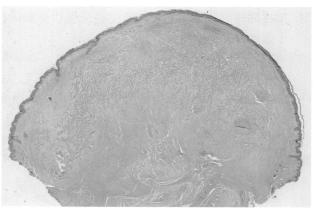

图 32-15　瘢痕疙瘩。真皮内大量增粗的胶原纤维(HE 染色,×40)

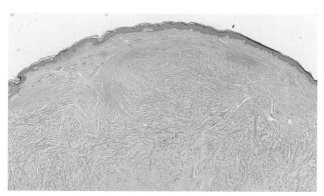

图 32-16　瘢痕疙瘩。表皮萎缩,真皮胶原纤维增粗(HE 染色,×40)

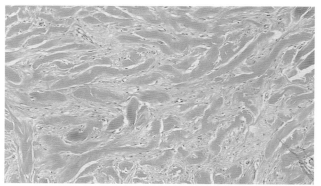

图 32-17　瘢痕疙瘩。显示胶原纤维透明变性(HE 染色,×100)

【诊断和鉴别诊断】

根据临床表现及病理学检查可以确诊。瘢痕疙瘩的诊断参照 1992 年的 Darzi 标准[5]:①病程超过 1 年;②病变超过损伤范围;③持续性生长;④高出皮肤表面、质硬韧、颜色发红的结节状、条索状或片状肿块。可伴有或无边缘皮肤浸润性生长;可有或无明显的瘙痒、疼痛及触痛等不适。

瘢痕疙瘩是皮肤损伤后继发胶原异常积聚所致的过度瘢痕化,容易与肥厚性瘢痕相混淆,且早期二者鉴别有一定困难,仅在程度上存在差异,需依靠病史、辅助检查予以鉴别。典型的瘢痕疙瘩表现为瘢痕组织过度生长,呈瘤样增生,超过原伤口界限,对邻近组织造成破坏,故有“蟹足肿”之称,常常对功能有一定影响。

【治疗】

本病是临床常见病与多发病,目前临床上治疗方法较多,但是由于本病对治疗方法有一定抵抗性和高复发率,故肥大性瘢痕与瘢痕疙瘩的治疗很有挑战性[6]。

早期的局限性皮损可应用放射性核素治疗,如 90Sr-90Y 敷贴器,利用放射性核素在衰变过程中释放出的 β 射线,使成纤维细胞受到损伤,进而胶原合成受阻,从而达到减少瘢痕形成的目的。

糖皮质激素皮内注射的封闭治疗也有一定效果,但要注意预防皮肤萎缩等并发症,目前常见的有糖皮质激素+氟尿嘧啶+透明质酸酶+2% 利多卡因混合皮内注射。

在整形外科领域,瘢痕疙瘩和肥厚性瘢痕是很常见且影响手术效果的术后不良反应,单纯外科治疗往往造成术后复发,但反复外科治疗会加剧瘢痕组织增生,因此术后必须辅助放射线照射、光疗等物理治疗[7]。

有研究表明[8],结缔组织生长因子(CTGF)在瘢痕疙瘩的发病机制中起到一个重要的介质作用,它可以高度选择地作用于成纤维细胞,因而对上皮细胞及免疫细胞的影响较为微小。因此,一些可以阻断 CTGF 的表达或者抑制其生物活性的物质,如抗 CTGF 中和抗体或 CTGF 反义分子等,可以特异性地作用于 CTGF 靶位,不良反应及对机体内环境影响较小,是目前肥厚性瘢痕及瘢痕疙瘩的前景治疗方向。

【参考文献】

[1] SIEMP A E,KIRSEHNER R E. Keloids and scars:a review of keloids and scars,their pathogenesis,risk factors,and management. Curr Opin Pediatr,2006,18(4):396-402.

[2] KOONIN A J. The aetiology of keloids:a review of the literature and a new hypothesis. S Afr Med J,1964,38:913-916.

[3] MARNEROS A G,NORRIS J E,OLSEN B R,et al. Clinical genetics of familial keloids. Arch Dermatol,2001,137(11):1429-1434.

[4] ROBLES D T,MOORE E,DRAZNIN M,et al. Keloids:pathophysiology and management. Dermatol Online J,2007,13(3):9.

[5] DARZI M A,CHOWDRI N A,KAUL S K,et al. Evaluation of various methods of treating keloids and hypertrophic scars:a 10-year follow-up study. Br J Plast Surg,1992,45(5):374-379.

[6] GAUGLITZ G G,KORTING H C,PAVICIC T,et al. Hypertrophic scarring and keloids:pathomechanisms and current and emerging treatment strategies. Mol Med,2011,17(1-2):113-125.

[7] ENHAMRE A,HAMMAR H. Treatment of keloids with excision and postoperative X-ray irradiation. Dermtologica,1983,167(2):90-93.

[8] CHIOU S,YOO J,LOH K C,et al. Identification of rat mammary tumor-1 gene (RMT-1),which is highly expressed in rat mammary tumors. Cancer Lett,2001,174(1):45-55.

第六节　面鼻部纤维性丘疹

面鼻部纤维性丘疹(fibrous papule of the nose)又称为良性孤立性纤维性丘疹(benign solitary fibrous papule),于 1965 年被 Graham 首次发现并命名[1]。关于组织学来源,很多学者曾对此有过争议,最初被认为是消退性黑素细胞痣,即一种陈旧性痣[2],但免疫组织化学检查提示 CD34 阳性、S-100 蛋白阴性否定了这种认识[3],而后逐渐发现Ⅷa 因子、CD68、CD34 阳性表达,为本病是成纤维细胞起源提供了有力论据[4],随后被证实为血管纤维瘤。

【临床表现】

临床较为少见,好发生于成年人面部,其中发生于鼻部皮肤最为常见。男女发病率未见明显差异。纤维性丘疹通常为孤立的,但也可以发生多个皮损,多发性纤维性丘疹常见于结节性硬化患者。特征性皮损主要表现为圆顶状或半球形的无蒂丘疹,质地坚实,直径 1～5mm,一般无明显色素沉着,颜色接近肤色、白色或微红色[5],多数不伴有疼痛等自觉症状(图 32-18)。

【组织病理】

界限清楚的胶原性基质中血管增多,同时伴有多种细胞浸润,例如梭形细胞及多核细胞等[5-6],其中还散在分布少量发生组织学变异的细胞,如巨

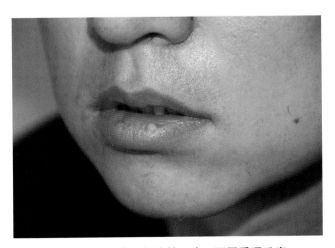

图 32-18　面鼻部纤维性丘疹。下唇质硬丘疹

细胞型、透明细胞型[7]、颗粒细胞型[8]等。和其他血管纤维瘤相似,纤维性丘疹表现为围绕血管和皮肤附属器的同心性纤维化(图 32-19,图 32-20)。

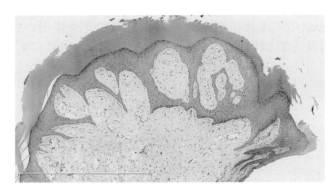

图 32-19 面鼻部纤维性丘疹。角化过度,棘层增厚,基底层色素增加,真皮浅层血管周围少量淋巴、组织细胞浸润,成纤维细胞增多(HE 染色,×40)

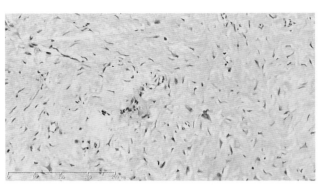

图 32-20 面鼻部纤维性丘疹。真皮胶原性基质中血管增多,大量梭形细胞及散在多核细胞(HE 染色,×100)

免疫组织化学检查,Ⅷa 因子染色阳性,分子生物学检查 CD68、CD34 阳性。

【诊断和鉴别诊断】

诊断主要依据组织病理学检查,Ⅷa 因子染色等免疫组织化学检查及 CD68、CD34 分子生物学检查可以为诊断提供进一步依据。

临床表现上易与化脓性肉芽肿、痣细胞痣、皮肤附属器肿瘤等疾病混淆,因此有必要根据本病的特征性皮损、组织病理、免疫组化检查来鉴别。毛囊周围纤维瘤病理表现为在正常毛囊周围细胞纤维组织增生,形成"洋葱样"外观,与面鼻部纤维性丘疹的鉴别有一定难度。

【治疗】

当皮损体积较小时,可以选择激光、冷冻及电离子电凝的物理治疗方法,有一定效果。

皮损体积较大者,或者鉴别诊断仍存在困难者,可采取外科手术治疗,切除活检,行病理及免疫组化染色,效果尚佳,复发罕见。

【参考文献】

[1] GRAHAM J H,SANDERS J B,JOHNSON W C,et al. Fibrous papule of the nose:a clinicopathological study. J Invest Dermatol,1965,45(3):194-203.

[2] ALTMEYER P. Fibrous papules of the nose—a clinical and histologic entity? Hautarzt,1977,28(8):416-420.

[3] SHEA C R,SALOB S,REED J A,et al. CD34-reactive fibrous papule of the nose. J Am Acad Dermatol,1996,35(2 Pt 2):342-345.

[4] CERIO R,RAO B K,SPAULL J,et al. An immunohistochemical study of fibrous papule of the nose:25 cases. J Cutan Pathol,1989,16(4):194-198.

[5] MEIGEL W N,ACKERMAN A B. Fibrous papule of the face. Am J Dermatopathol,1979,1(4):329-340.

[6] PINKUS H. Perifollicular fibromas. Am J Dermatopathol Winter,1979,1(4):341-342.

[7] ROSE C. Fibrous papule with clear fibrocytes. Am J Dermatopathol,2000,22(6):563-564.

[8] GUITART J,BERGFELD W F,TUTHILL R J. Fibrous papule of the nose with granular cells:two cases. J Cutan Pathol,1991,18(4):284-287.

第七节 腱鞘巨细胞瘤

腱鞘巨细胞瘤(giant cell tumor of tendon sheath,GCTTS)是一种起源于腱鞘和滑膜的良性肿瘤,是除腱鞘囊肿之外最常见的手部软组织肿瘤[1-2]。腱鞘巨细胞瘤的发病原因尚存在争议,有学者认为是局部滑膜的慢性炎症反应性病变,与炎症或外伤相关,但也有学者认为其属于肿瘤性疾病。

【临床表现】

通常起病隐匿,常见于 30~50 岁女性[3-5],表现为无痛性的软组织肿物,肿物生长缓慢,很多人起病 5~10 年才注意到,好发于手指腱鞘,亦可发生于腕、足、膝、踝、臀、肩等部位。外观上表现为一个分叶状质地坚实的肿物,与深层组织结构连接松弛,可以累及手掌侧、背侧的每一部分,包括伸肌腱、韧带、关节囊、神经等结构(图 32-21)。在一项回顾性研究中共调查 115 例腱鞘巨细胞瘤,其中只有约 1/5 的病例病变累及到关节囊,进而引起关节的功能障碍[6]。对于肿物压迫神经者,可引起疼痛或局部感觉障碍。

【组织病理】

典型的腱鞘巨细胞瘤呈分叶状,有包膜,组织病理学检查镜下可见大量多核巨细胞、组织细胞、增生的纤维组织及含铁血黄素沉积物[7],其中组织学特征如细胞结构和核分裂象并没有影响肿瘤的预后[8]。(图 32-22~图 32-26)

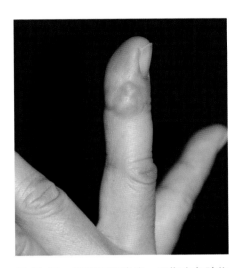

图 32-21　腱鞘巨细胞瘤。手指皮色肿物

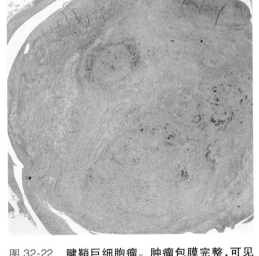

图 32-22　腱鞘巨细胞瘤。肿瘤包膜完整,可见大量多核巨细胞、组织细胞、增生的纤维组织及含铁血黄素沉积物(HE 染色,×40)

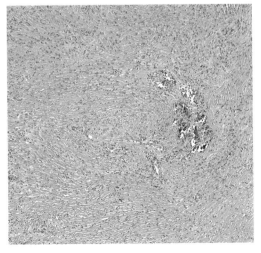

图 32-23　腱鞘巨细胞瘤。明显增生的胶原纤维及含铁血黄素(HE 染色,×100)

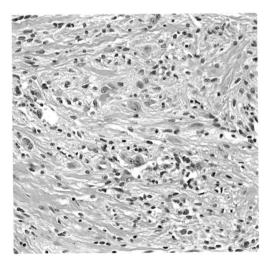

图 32-24　腱鞘巨细胞瘤。显示多核巨细胞、组织细胞、增生的纤维组织(HE 染色,×200)

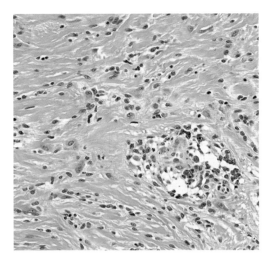

图 32-25　腱鞘巨细胞瘤。显示多核巨细胞、组织细胞、增生的纤维组织及含铁血黄素沉积物（HE 染色，×400）

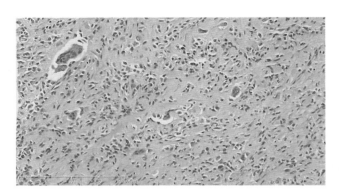

图 32-26　腱鞘巨细胞瘤。肿瘤内可见多核巨细胞（HE 染色，×200）

【诊断和鉴别诊断】

临床表现不具特征性，X 线平片、超声能够提供肿块特征的确切信息，同时对肿物进行定位，并能准确描述肿块与周围组织的关系，MRI 检查也可对腱鞘巨细胞瘤诊断提供依据。当无法确诊时，则应行肿物切除后细胞学检查。

需要与同样可发生在四肢的骨巨细胞瘤相鉴别，后者较为罕见，且更多见于四肢近端，如股骨下段、胫骨上段等位置，超声、MRI 检查可以为鉴别提供依据[8]。此外还需与常见的软组织肿瘤相鉴别，如腱鞘囊肿、腱鞘纤维瘤、表皮囊肿、皮脂腺囊肿、神经纤维瘤、痛风、滑膜肉瘤、类风湿性关节炎等，需根据病史、超声或 MRI 检查、组织病理学检查进行鉴别。

【治疗】

手术切除是腱鞘巨细胞瘤治疗的最有效方法，但术后复发是一个常见问题，目前综合已发表文献统计复发率为 7%～40%[8-9]，故术后应密切观察，长期随访。

Reilly 等[10]学者发现当发生骨关节损害后，该病的术后复发率远高于未发生骨关节损害者，因而更主张早期激进的手术治疗。还有学者提出肿物的外观或组织病理学分型可能为疾病的复发提供参考[11]。不过目前这些看法尚未被广泛认可。

放疗可作为一种针对高风险患者的辅助治疗，但效果欠佳，Jones 等[12]学者报道了 4 例接受放疗辅助治疗的病例，其中 3 例出现了术后复发。

【参考文献】

[1] DARWISH F M, HADDAD W H. Giant cell tumour of tendon sheath：experience with 52 cases. Singapore Med J, 2008, 49（11）：879-882.

[2] URIBURU I J, LEVY V D. Intraosseous growth of giant cell tumors of the tendon sheath（localized nodular tenosynovitis）of the digits：report of 15 cases. J Hand Surg Am, 1998, 23（4）：732-736.

[3] SURESH S S, ZAKI H. Giant cell tumor of tendon sheath：case series and review of literature. J Hand Microsurg, 2010, 2（2）：67-71.

[4] GARG B, KOTWAL P P. Giant cell tumour of the tendon sheath of the hand. J Orthop Surg（Honk Kong）, 2011, 19（2）：218-220.

[5] ADAMS E L, YODER E M, KASDAN M L. Giant cell tumor of the tendon sheath：experience with 65 cases. Eplasty, 2012, 12：e50.

[6] MOORE J R, WEILAND A J, CURTIS R M. Localized nodular tenosynovitis：experience with 115 cases. J Hand Surg Am, 1984, 9（3）：412-417.

[7] MESSOUDI A, FNINI S, LABSAILI N, et al. Giant cell tumors of the tendon sheath of the hand: 32 cases. Chir Main, 2007, 26 (3): 165-169.

[8] AL-QATTAN M M. Giant cell tumors of tendon sheath: classification and recurrence rate. J Hand Surg, 2001, 26 (1): 72-75.

[9] KOTWAL P P, GUPTA V, MALHOTRA R. Giant cell tumour of the tendon sheath. J Bone Joint Surg Br, 2000, 82 (4): 571-573.

[10] REILLY K E, STERN P J, DALE J A. Recurrent giant cell tumors of the tendon sheath. J Hand Surg, 1999, 24 (6): 1298-1302.

[11] PARK J W. Multiple separated giant cell tumors of the tendon sheath in a thumb. J Am Acad Dermatol, 2006, 54 (3): 540-542.

[12] JONES F E, SOULE E H, COVENTRY M B. Fibrous xanthoma of synovium (giant-cell tumor of tendon sheath, pigmented nodular synovitis): a study of one hundred and eighteen cases. J Bone Joint Surg Am, 1969, 51 (1): 76-86.

第八节　掌跖纤维瘤病

掌跖纤维瘤病(palmar and plantar fibromatosis)是一种以掌跖部腱膜纤维过度增生为主要表现的良性皮肤肿瘤[1]。病因至今尚未明确,可能与体力劳动、慢性肝病、糖尿病、癫痫等密切相关[2]。跖部纤维瘤病又称 Ledderhose 综合征,是成纤维细胞在足底腱膜及筋膜的良性增殖[3],很少引起挛缩[4],多发生于较年轻的人群。

【临床表现】

好发于 40 岁以上中年男性,掌部纤维瘤病一般早期累及无名指与小指,特别是远端掌横纹与无名指的纵轴线相交处,晚期累及中指和示指,多数情况下为双侧受累,典型皮损为直径约 1cm 的质地坚实的结节[1],无明显自觉症状。伴随局部皮肤的逐渐增厚,结节经数月或数年后可增大融合成斑块,进而引起掌指关节的功能受限,远端指间关节则由于伸肌腱的张力增加而过伸,其上皮肤常稍有凹陷(图 32-27)。跖部纤维瘤病主要发生在足底中央区域,足弓前缘跖腱膜的前 1/3 较多见,于久立和长时间行走后可出现疼痛等不适,且本病常与其他类型纤维瘤病伴发。

【组织病理】

组织病理学检查在损害的不同阶段可有不同的组织学表现,初期镜下梭形的肌成纤维细胞占大多数,其细胞核分裂象有增多,晚期镜下表现为细胞成分减少,取而代之的是较为丰富的透明胶原基质,中间过程可在不同区域见到以上两期的镜下表现[4](图 32-28 ~ 图 32-31)。

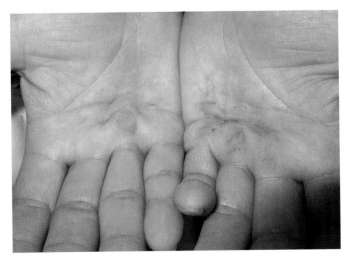

图 32-27　掌跖纤维瘤病。双手掌皮色斑块

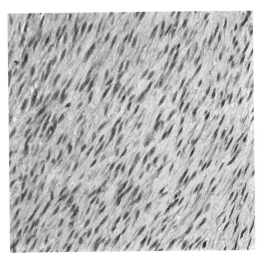

图 32-28　掌跖纤维瘤病。大量梭形的肌纤维母细胞(HE 染色, ×200)

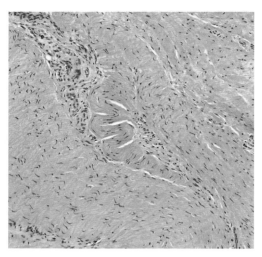

图 32-29　掌跖纤维瘤病。丰富的透明胶原基质(HE 染色,×100)

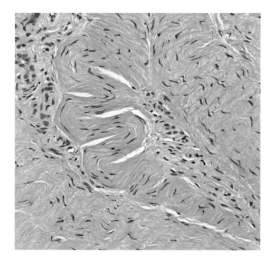

图 32-30　掌跖纤维瘤病。高倍镜下透明胶原基质(HE 染色,×200)

【诊断和鉴别诊断】

依据病史、临床表现、增强 CT 和 MRI 影像学检查等综合分析可以诊断,皮损组织病理检查可以确诊。需要结合影像学和组织病理切片来确定皮损范围,评估两者的关系。由于也可与其他类型的纤维瘤病伴发,故要予以鉴别,通常需依靠影像学检查判断病变部位、累及范围,进一步鉴别仍需依靠组织病理学检查。

【治疗】

一般主张早期手术治疗,以避免发展为挛缩畸形,对功能造成影响。针刺筋膜切断术是一种微创的治疗手段,因其损伤小、恢复快等特点,目前已成为临床常采用的治疗方法[5]。

其他手术方式包括:皮下腱膜切断术、部分腱膜切除术、节段性腱膜切除术、根治性腱膜切除术、腱膜皮肤切除和皮肤移植术以及截指等。

放疗、泼尼松龙局部封闭也有一定疗效,可以用于辅助治疗。

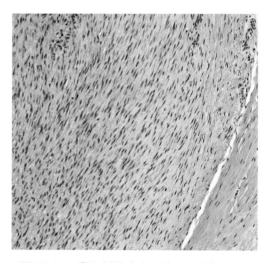

图 32-31　掌跖纤维瘤病。镜下大量梭形的肌纤维母细胞(HE 染色,×100)

【参考文献】

[1] ENGLISH C,COUGHLAN R,CAREY J,et al. Plantar and palmar fibromatosis:characteristic imaging features and role of MRI in clinical management. Rheumatology (Oxford),2012,51(6):1134-1136.

[2] HNANICEK J,CIMBUROVA M,PUTOVA I,et al. Lack of association of iron metabolism and Dupuytren's disease. J Eur Acad Dermatol Venereol,2008,22(4):476-480.

[3] DE PALMA L,SANTUCCI A,GIGANTE A,et al. Plantar fibromatosis:an immunohistochemical and ultrastructural study. Foot Ankle Int,1999,20(4):253-257.

[4] BARNHILL R L,CROWSON A N,BUSAM K J,et al. Textbook of Dermatopathology. New York:McGraw-Hill,1988:664.

[5] CHENG H S,HUNG L K,TSE W L,et al. Needle aponeurotomy for Dupuytren's contracture. J Orthop Surg(Hong Kong),2008,16(1):88-90.

第九节　婴儿指部纤维瘤病

婴儿指部纤维瘤病(infantile digital fibromatosis)又称复发性婴儿指/趾纤维瘤病、指/趾纤维性肿胀、幼年指/趾纤维瘤,是一种罕见的皮肤良性肿瘤。在 1965 年第一次被 Reye[1] 提出。目前病因尚不明确,有报道外伤因素可能为潜在病因之一[2]。本病是一种由纤维组织过度增生所引起的病变,部分学者[3]认为其组织来源是肌纤维细胞,同时因为还存在有成纤维细胞、胶原纤维等成分,故有学者称之为婴儿指/趾肌纤维瘤,但目前多数仍称之为婴儿指/趾纤维瘤。

【临床表现】

以 3 岁以下儿童多发,特别是出生时或生后数月内常见,偶可见于成年人。呈单发或多发,好发于指/趾伸侧远端及掌跖部,一般不发生于拇指或第一足趾,极少数患者发生于指/趾以外的部位,如胸部、躯干等。特征性皮损主要为质地坚实的红色或粉红色结节,表面光滑,活动度一般,直径通常小于 2cm,不伴有疼痛、瘙痒等自觉症状,严重者可造成四肢活动及功能障碍,如关节挛缩、指/趾活动受限等,从发病到出现指/趾功能障碍的时间为数月至 2 年不等。

【组织病理】

组织病理学检查病变位于真皮或皮下组织,成肌纤维细胞与胶原纤维交织成网状,核分裂象一般不具有异型性。增生的梭形成肌纤维细胞中存在特征性的核周嗜酸性包涵体,与其他类型纤维瘤不同,可由苏木精-伊红染色很好地显示出来[4],因此这种包涵体有助于本病与其他纤维瘤和纤维增生性疾病鉴别。此外 Masson 三色染色检查包涵体呈红色。

在免疫组化和电镜观察下,包涵体的成分基本确定,主要由肌动蛋白和波形蛋白组成[5]。

【诊断和鉴别诊断】

诊断主要依据组织病理学检查,并需要结合病史及临床表现。X 线检查和超声扫描通常显示正常,磁共振成像扫描可确定肿瘤浸润深度,有助于辅助判断病变累及范围及深度。

临床及组织病理上易与瘢痕疙瘩、肥厚性瘢痕、肢端纤维角皮瘤等混淆,主要根据皮损部位、发病年龄、苏木精-伊红染色胞质内可见嗜酸性包涵体,容易与其他纤维组织细胞肿瘤鉴别。

【治疗】

Mckenzie 等[6]报道本病具有一定自愈倾向,通常情况下皮损 2~3 年可以自行消退,因此早期推荐保守治疗。

对于非关节部位的结节,可先随访观察,Holmes 等[7]报告皮损内注射糖皮质激素的封闭治疗有一定效果,但是如果结节明显增大,有影响功能倾向甚至造成指/趾关节挛缩、指/趾活动障碍时,可及时手术切除,并辅以术后放疗以减少复发机会。其中位于关节附近的肿物易导致关节功能障碍或永久性畸形,因此确诊后应尽早切除以阻止病情发展,Albertini 等[8]认为采取全麻下显微外科手术切除可以减少复发,同时可避免继发的关节畸形。

【参考文献】

[1] REYE R D. Recurring digital fibrous tumors of childhood. Arch Pathol,1965,80:228-231.

[2] KAWAGUCHI M,MITSUHASHI Y,HOZUMI Y,et al. A case of infantile digital fibromatosis with spontaneous regression. J Dermatol,1998,25(8):523-526.

[3] BHAWAN J,BACCHETTA C,JORIS I,et al. A myofibroblastic tumor. Infantile digital fibroma(recurrent digital fibrous tumor of childhood). Am J Pathol,1979,94(1):19-36.

[4] IWASAKI H,KIKUCHI M,OHTSUKI I,et al. Infantile digital fibromatosis. Identification of actin filaments in cytoplasmic inclusions by heavy meromyosin binding. Cancer,1983,52(9):1653-1661.

[5] NIAMBA P,LéAUTé-LABRèZE C,BORALEVI F,et al. Further documentation of spontaneous regression of infantile digital fibromatosis. Pediatr Dermatol,2007,24(3):280-284.

[6] MCKENZIE A W,INNES F L,RACK J M,et al. Digital fibrous swellings in children. Br J Dermatol,1970,83(4):446-458.

[7] HOLMES W J,MISHRA A,MCARTHUR P. Intra-lesional steroid for the management of symptomatic infantile digital fibromatosis. J Plast Reconstr Aesthet Surg,2011,64(5):632-637.

[8] ALBERTINI J G,WELSCH M J,CONGER L A,et al. Infantile digital fibroma treated with mohs micrographic surgery. Dermatol Surg,2002,28(10):959-961.

第十节　婴儿肌纤维瘤病

婴儿肌纤维瘤病(infantile myofibromatosis)又称为先天性多发性纤维瘤病,因电镜下病变主要由肌成纤维细胞构成,故又称为肌成纤维细胞瘤病,是一种罕见的起源于成肌成纤维细胞的良性间叶性肿瘤,被认为是婴儿期最常见的纤维性肿瘤类型。病因尚不明确,多数认为具有家族性发病倾向,因而有一定遗传因素[1],也有报道进一步发现常染色体显性及隐性遗传的证据[2],还有学者提出本病可能与雌激素水平有一定关系。

【临床表现】

主要发生于婴幼儿,约60%发生在出生时或围产期,80%~88%发生在2岁以前[3]。病变可发生在任何器官,特别是皮肤、皮下组织及内脏,可单发或多发[4]。Stanford等[5]回顾了27例病例,其中约一半发生于头颈部,在单发型婴幼儿肌纤维瘤病(最多见,约占80%)中,男性与女性的发病率约为2.4:1。本病好发于头颈部、躯干、四肢的皮肤及皮下组织,病变通常表现为无痛性孤立肿块,大小不一,肿块直径0.5~15cm不等,若同时累及内脏,例如肺、心脏和胃肠道等可出现相应的器官功能受损表现症状,如疼痛、呼吸困难、呕吐、腹泻等。

也有文献报道[5]可发生于成人,临床特点与婴儿肌纤维瘤病相同,表现为肢体和头颈部皮肤缓慢生长的无痛性肿块[6],故2002年WHO软组织肿瘤分类将其界定为肌纤维母性病变。

【组织病理】

肿块的边界相对清楚,质实,切面灰白色。组织学上具有独特的双相结构,典型病变表现为:中央由圆形或小多边形的原始间叶细胞组成,呈实性片状分布或围绕血管呈血管外皮瘤样;病灶外周由呈结节状或纤维束状排列的梭形细胞包裹,胞质呈嗜酸性,形态上介于成纤维细胞和平滑肌细胞之间,常伴出血、坏死和钙化。

免疫组化标记检查显示肌成纤维细胞性成分和原始间叶细胞成分均为波形蛋白和SMA阳性,肌纤维母性成分还可表达MSA,但不表达结蛋白、S-100蛋白、EMA或CK。免疫组化染色对该病诊断并非特异,但可以为鉴别诊断提供依据。

【诊断和鉴别诊断】

确诊主要依靠病理检查,如镜下见大量梭形细胞,呈编织状或束状排列,形态介于成纤维细胞与平滑肌细胞之间,免疫组化检查呈现波形蛋白及平滑肌actin阳性,结蛋白、CD1a、S-100均为阴性即可确诊[7]。影像学检查有助于评估病变的范围、进展、消退及复发。近年来有利用超声检查进行产前辅助诊断的报道[8]。

需要与其他好发于婴幼儿的隆起性皮肤病相鉴别,例如婴儿纤维性错构瘤、平滑肌瘤、婴幼儿型或先天性纤维肉瘤、神经纤维瘤病以及具有血管外皮瘤样结构的肿瘤等疾病,主要依据组织病理学检查及免疫组化染色进行鉴别诊断。

【治疗】

本病是一种自限性的良性病变,对于早期孤立性病变,如无内脏器官受累,国外有学者主张随访观察或单纯包块切除。

对多发性病变,除非危及生命,一般不主张手术治疗,只需加强支持治疗并注意随访观察。单独应用放射治疗时疗效有限,可作为辅助治疗手段的一种。还有报道成功运用化疗,如应用长春新碱、甲氨蝶呤、2-氯脱氧腺苷等药物进行治疗[9],但目前还没有确定出标准的化疗方案。患者预后与病变的发展阶段取决于肿瘤的生物学特征[10]。

【参考文献】

[1] JENNINGS T A,DURAY P H,COLLINS F S,et al. Infantile myofibromatosis. Evidence for an autosomal-dominant disorder. An

J Surg Pathol,1984,8(7):529-538.

[2] FRANZESE C B,CARRON J. Infantile myofibromatosis:unusual diagnosis in an older child. Int J Pediatr Otorhinolaryngol, 2005,69(6):865-868.

[3] LIU X,DENG Y,ZHANG X,et al. Interdigitating dendritic cell sarcoma following adult liver transplantation:case report and literature review. Pathol Oncol Res,2011,17(2):397-402.

[4] YENIEL A O,ERGENOGLU A M,ZEYBEK B,et al. Prenatal diagnosis of infantile myofibromatosis of the lung:a case report and review of the literature. J Clin Ultrasound,2013,41 Suppl 1:38-41.

[5] STANFORD D,ROGERS M. Dermatological presentations of infantile myofibromatosis:a review of 27 cases. Australas J Dermtol,2000,41(3):156-161.

[6] PILLAY K,SOLOMON R,DAUBENTON JD,et al. Interdigitating dendritic cell sarcoma:a report of four pediatric cases and review of the literature. Histopathology,2004,44(3):283-291.

[7] LIPSCOMB M F,MASTEN B J. Dendritic cells:immune regulators in health and disease. Physiol Rev,2002,82(1):97-130.

[8] MEIZNER I,SHALEV J,MASHIACH R,et al. Prenatal ultrasound diagnosis of infantile myofibromatosis--a case report. Ultrasound Obstet Gynecol,2000,16(1):84-86.

[9] GANDHI M M,NATHAN P C,WEITZMAN S,et al. Successful treatment of life -threatening generalized infantile myofibromatosis using low-dose chemotherapy. J Pediatr Hematol Oncol,2003,25(9):750-754.

[10] LEE J C,CHRISTENSEN T,O'HARA C J. Metastatic interdigitating dendritic cell sarcoma masquerading as a skin primary tumor:a case report and review of the literature. Am J Dermatopathol,2009,31(1):88-93.

第十一节　皮肤骨外尤因肉瘤

皮肤骨外尤因肉瘤(cutaneous extraskeletal Ewing sarcoma)与原始神经外胚层瘤(primitive neuroectodermal tumor,PNET)在遗传学、形态学及临床方面有很多共同特点,支持着这两种肿瘤组织起源相关的观点,因此被广泛认为属于同一肿瘤家族的一部分[1]。临床上甚为罕见,自 1975 年由 Angervall 和 Enzinger 发现后,只有少数病例被报道[2]。具有较高的侵袭性,转移率高,预后较差。有统计结果表明 100 例尤因肉瘤中约有 10~13 例为转移性尤因肉瘤[3],并且常转移到肺部或骨骼。

【临床表现】

可发生于任何年龄,有统计表明本病更易发生于女性,初次诊断的平均年龄为 17 岁[4]。主要表现为孤立性浅表皮肤肿物,质地柔软,直径约 2~3cm,活动度良好,偶有痛感,症状出现时间一般为 5 个月。肿瘤多发生于低位肋骨(38%)、高位肋骨(26%)、头部(20%)及躯干(16%)等部位,偶有报道为多发或大面积病变病例[4]。早期症状多不明显,所以很少引起注意,导致延误诊断及治疗,晚期表现为肿物进行性增大且伴有疼痛,易发生其他部位的转移,最常转移至肺和胃,转移至淋巴结者相对少见。

【组织病理】

皮肤尤因肉瘤为一种小圆细胞性恶性肿瘤,镜下瘤细胞呈圆形或卵圆形,分化一致,偶可出现梭形瘤细胞,聚集成团块状,其中细胞核异常分裂象多见。肿瘤内可出现广泛性坏死,瘤细胞在坏死灶中出现条索状及假腺状排列。肿瘤组织浸润性生长,与周围软组织及肌肉分界不清。见图 32-32~图 32-35。

骨外尤因肉瘤与原始神经外胚层瘤同属于一个肿瘤家族,具有相同的肿瘤遗传学特征,都表达异染色质 MIC2 基因编码的细胞表面糖蛋白 CD99,骨外尤因肉瘤不同于 PNET 的主要病理学特点[5]为:①瘤细胞内存在大量糖原,PAS 染色强阳性;②缺乏致密核心颗粒-神经内分泌颗粒,细胞神经性突起及神经微管结构少见;③光镜下无菊形团(Homer-wright)结构;④肿瘤恶性程度及侵袭性略低于 PNET。

骨外软组织尤因肉瘤可以出现波形蛋白和结蛋白间叶性标记物的表达,也偶有神经标记物 NSE、CgA、S-100 蛋白、MBP 等表达[6]。

【诊断和鉴别诊断】

诊断需要依据一系列的辅助检查,例如针吸细胞学检查、组织染色、免疫组化检查、电子显微镜检查、

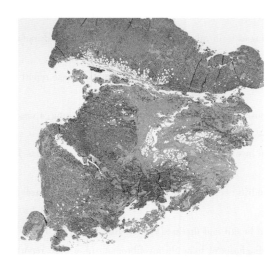

图 32-32 皮肤骨外尤因肉瘤。肿瘤组织浸润性生长,与周围软组织及肌肉分界不清,肿瘤内广泛坏死(HE 染色,×40)

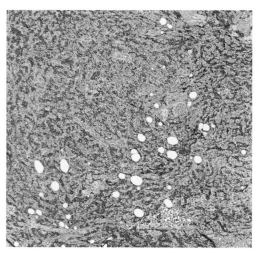

图 32-33 皮肤骨外尤因肉瘤。瘤细胞呈条索状及假腺状排列(HE 染色,×40)

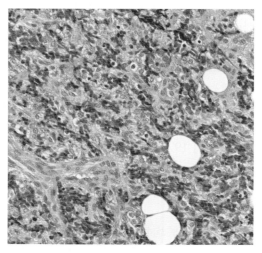

图 32-34 皮肤骨外尤因肉瘤。瘤细胞呈条索状排列(HE 染色,×200)

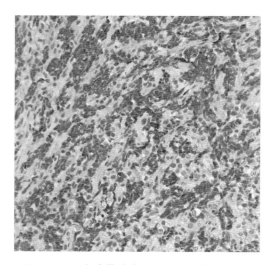

图 32-35 皮肤骨外尤因肉瘤。瘤细胞呈圆形或卵圆形,大小一致,可出现梭形瘤细胞,聚集成团块状,细胞核异常分裂象多见(HE 染色,×100)

细胞遗传学及分子生物学检测等[7]。由于肿物多位于软组织深部,且影像学表现缺乏特征性,该病的确诊有赖于手术切除肿物活检或针吸细胞学检查。组织病理学镜下的小圆形细胞、免疫组化特征性的 CD99 阳性以及涉及 *EWSR1* 基因的 22q12 染色体易位均为该病诊断的必要条件[8-9]。CT 检查及放射性核素检查有助于协助判断有无发生远处转移。诊断过程中需要考虑与横纹肌肉瘤、神经母细胞瘤、恶性淋巴瘤等疾病的鉴别。

【治疗】

由于极为罕见,目前尚无公认的最有效的治疗方法[4,8]。

治疗原则与发生在骨的尤因肉瘤基本相同,以外科手术切除为主,是否需要全身化疗或局部放疗取决于肿瘤的部位及大小,目前自体骨髓移植被成功应用于具有高风险的患者,但是数据统计结果表明发生在皮肤及皮下的尤因肉瘤的治疗程度应适当减弱[10],可选择强度相对较弱的化学治疗,目前常用的化疗方案有 IFO+Vp-16(异环磷酰胺+足叶乙苷)方案,或使用 VAC 方案(长春新碱+多柔比星+环磷酰胺)、ICE 方案(异环磷酰胺+顺铂+依托泊苷)或二者交替使用[11]。

Goldblum 等[12]发现在免疫组化及电镜检查中具有神经分化特征的骨外软组织尤因肉瘤恶性度和侵袭性更高。目前,针对融合基因 *EWS-FLI-1* 的分子靶向治疗为本病的治疗提供了良好的前景,利用一种具有特异性的载体,将药物或能够杀伤肿瘤细胞的活性物质有选择性地运送到肿瘤生长的部位,从而达到在分子水平上有效抑制肿瘤细胞生长的目的。

【参考文献】

[1] BAHK W J,CHANG E D,BAE J M,et al. Primary cutaneous Ewing's sarcoma/primitive neuroectodermal tumor manifesting numerous small and huge ulcerated masses:its complete remission by chemotherapy and magnetic resonance imaging findings. Skeletal Radiol,2010,39(6):595-600.

[2] ANGERVALL L,ENZINGER F M. Extraskeletal neoplasm resembling Ewing's sarcoma. Cancer,1975,36(1):240-251.

[3] KHOURY J D. Ewing sarcoma family of tumors. Adv Anat Pathol,2005,12(4):212-220.

[4] DELAPLACE M,LHOMMET C,DE PINIEUX G,et al. Primary cutaneous Ewing sarcoma:a systematic review focused on treatment and outcome. Br J Dermatol,2012,166(4):721-726.

[5] ED ALAVA E,GERALD W L. Molecular biology of the Ewing's sarcoma,primitive neuroectodermal tumor family. J Clin Oncol,2000,18(1):204-213.

[6] KANG M S,YOON H K,CHOI J B,et al. Extraskeletal Ewing's sarcoma of the hard palate. J Korean Med Sci,2005,20(4):687-690.

[7] GRASSETTI L,TORRESETTI M,BRANCORSINI D,et al. A peculiar case of large primary cutaneous Ewing's sarcoma of the foot:Case report and review of the literature. Int J Surg Case Rep,2015,15:89-92.

[8] JD O F,TEBET A C,OLIVEIRA A R,et al. Primary cutaneous Ewing sarcoma—case report. An Bras Dermatol,2014,89(3):501-503.

[9] SEXTON C W,WHITE W L. Primary cutaneous Ewing's family sarcoma. Report of a case with immunostaining for glycoprotein p30/32 mic2. Am J Dermatopathol,1996,18(6):601-605.

[10] CHOW E,MERCHANT T E,Pappo A,et al. Cutaneous and subcutaneous Ewing's sarcoma:an indolent disease. Int J Radiat Oncol Biol Phys,2000,46(2):433-438.

[11] MUKHOPADHYAY P,GAIROLA M,SHARMA MC,et al. Primary spinal epidural extraosseous Ewing's sarcoma:Report of five cases and literature review. Australas Radiol,2001,45(3):372-379.

[12] GOLDBLUM J R,WEISS S W. Enzinger and Weiss's soft tissue tumors,4th ed. St Louis:Mosby Inc,2001:1289-1308.

第十二节　幼年性透明蛋白纤维瘤病

幼年性透明蛋白纤维瘤病(juvenile hyalin fibromatosis,JHF)是一种非常罕见的常染色体隐性遗传病,McMurray 于 1873 年首先描述[1],后于 1972 年被 Kitano 命名为幼年性透明蛋白纤维瘤病[2],至今全世界共报道不足 70 例[3]。致病基因定位于染色体 4q21,在编码毛细血管形态发生蛋白 2 的基因中至少有 15 个位点发生突变[4-5]。

【临床表现】

幼年性透明蛋白纤维瘤病一般幼年起病,有家族史,尤其是同血缘的兄弟姐妹多见[6]。以皮肤或皮下结节、齿龈增生、溶骨性损害及关节屈曲挛缩为主要特征,根据皮肤病变分布范围及生长速度分为两种类型,即局限型和弥散型[7],局限型皮损分布局限且生长缓慢,弥散型皮损分布范围较广且生长迅速,表现为分布在头面部和四肢的结节,或粉红色融合性丘疹,多发生于鼻旁褶皱部、耳郭周围和肛周。齿龈增生是最常见的症状,严重者可影响患者进食,导致营养不良、反复感染、出牙延迟甚至死亡[8-9]。当疾病累及关节囊时,可引起肘、膝、指间和髋关节屈侧的挛缩。

【组织病理】

组织病理学检查镜下可见成纤维细胞散在分布于嗜酸性真皮基质中,同时可见细小的胞浆内嗜酸性颗粒。病理特征性表现是真皮及皮下组织大量玻璃样物质沉积,其内可见数量不等的梭形细胞[9]。在超微结构上,成纤维细胞表现为胶原合成障碍,以小纤维颗粒样物质沉积为主。

化学染色:基质 PAS 染色呈阳性,甲苯胺蓝、阿辛蓝染色可呈阳性、部分阳性或阴性,而对淀粉酶消化有抵抗。刚果红染色阴性。

【诊断和鉴别诊断】

根据家族史,婴幼儿时期出现的皮肤病变、齿龈肥大、四肢大关节屈曲挛缩、X 线检查的溶骨性改变及具有特征性的组织病理变化,即可确诊,一般家族史可作为诊断时的参考,不是诊断的必备条件。

需要与婴儿型全身性玻璃样变性相鉴别,二者表现非常相似,不同的是婴儿型全身性玻璃样变性有不同程度的内脏器官受累,并且预后较差[10]。应与总称为幼年性纤维瘤病的一组疾患相鉴别,如先天性泛发性纤维瘤病、幼年腱膜纤维瘤、钙化上皮瘤、婴儿肌纤维瘤病及 Winchester 综合征等。这些疾病的组织病理改变亦可见透明蛋白样物质的沉积,但其部位主要在真皮上层血管周围。虽然玻璃样变的部位部分可呈软骨样组织像,但并非像幼年性透明蛋白纤维瘤病那样肿瘤组织全部呈软骨样改变。

【治疗】

对于皮肤和口腔皮损,首选外科手术切除,但仍可复发,注意定期随访观察。糖皮质激素局部封闭治疗有一定效果。放射治疗效果一般,且对年轻患者来说,远期危害更为严重,故一般不采用。发生关节挛缩的病例,多数预后不佳,常采用的治疗方法如物理治疗和糖皮质激素封闭疗法仅能短期内缓解症状,最终仍会引起永久性关节挛缩和畸形[2]。通常没有内脏受累,一般多因四肢活动障碍而影响日常生活,对生命并无威胁,多数情况下预后良好。

【参考文献】

[1] RAHMAN N,DUSTAN M,TEARE M D,et al. The gene for Juvenile Hyaline Fibromatosis maps to 4q21. Am J Hum Genet,2002,71(4):975-980.

[2] KITANO Y. Juvenile hyaline fibromatosis. Arch Dermatol,1976,112(1):86-88.

[3] USLU H,BAL N,GUZELDEMIR E,et al. Three siblings with juvenile hyaline fibromatosis. J Oral Pathol Med,2007,36(2):123-125.

[4] DOWLING O,DIFEO A,RAMIREZ M C,et al. Mutations in capillary morphogenesis gene-2 result in the allelic disorders juvenile hyaline fibromatosis and infantile systemic hyalinosis. Am J Hum Genet,2003,73(4):957-966.

[5] HANKS S,ADAMS S,DOUGLAS J,et al. Mutations in the gene encoding capillary morphogenesis protein 2 cause juvenile hyaline fibromatosis and infantile systemic hyalinosis. Am J Hum Genet,2003,73(4):791-800.

[6] MANCINI G M,STOJANOV L,WILLEMSEN R,et al. Juvenile hyaline fibromatosis:clinical heterogeneity in three patients. Dermatology,1999,198(1):18-25.

[7] DE ROSA G,TORNILLO L,ORABONA P,et al. Juvenile hyaline fibromatosis. A case report of a localized form? Am J Dermatopathol,1994,16(6):624-627.

[8] KESER G,KARABULUT B,OKSEL F,et al. Two siblings with juvenile hyaline fibromatosis:case reports and review of the literature. Clin Rheumatol,1999,18(3):248-252.

[9] BRANDAO F V,SILVA C M,GONTIJO B,et al. Juvenile hyaline fibromatosis and infantile systemic hyalinosis. Case for diagnosis. An Bras Dermatol,2009,84(6):677-679.

[10] NISCHAL K C,SACHDEV D,KHARKAR V,et al. Juvenile hyaline fibromatosis. J Postgrad Med,2004,50(2):125-126.

第十三节　上皮样肉瘤

上皮样肉瘤(epithelioid sarcoma,ES)是一种罕见的软组织低度恶性肿瘤[1],由 Enzinger[2] 于 1979 年首次发现并命名。病因尚不清楚,可能与外伤因素有一定关系[3],近年来,染色体 22q11.2 上 SMARCB1 位点 INI1 基因表达的缺失,逐步被认为是上皮样肉瘤比较特异性的细胞遗传学特征[4]。目前其组织来源尚不明确,多认为起源于具有多向分化潜能的原始间叶细胞,病变缓慢,潜伏期长,但容易沿组织间隙浸润性生长,临床表现多样,且易通过淋巴和血液转移。

【临床表现】

主要表现为发生在四肢末端的皮下或真皮内肿物,好发于青少年,男性较女性多见[5]。1997 年,Guillou 等[6]发现了一种特殊类型,命名为近端型上皮样肉瘤,最常见于骨盆、会阴,中青年人均可患病,也有发

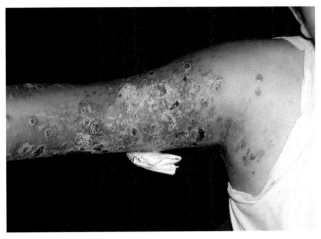

图 32-36　上皮样肉瘤。上肢红色斑块、溃疡、坏死

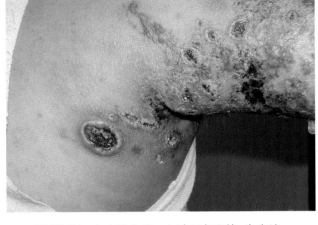

图 32-37　上皮样肉瘤。上肢红色斑块，中央溃疡，边缘堤状隆起

生于肋骨的报道[7]。皮肤肿物生长缓慢，表面光滑，活动度一般，有的与肌肉、筋膜或神经密切相连，边界不清（图 32-36～图 32-38）。

【组织病理】

经典型上皮样肉瘤镜下特征为肉芽肿样，上皮样细胞环绕，中心区域可有透明样变性及坏死，还可出现少数纤维瘤样或血管瘤样病变的区域，相对少见。瘤细胞为嗜酸性上皮样细胞和梭形细胞，核呈泡状，核仁小，少有异常分裂象，结节周围可有纤维组织增生和慢性炎细胞浸润（图 32-39，图 32-40）。

免疫组化方面，Hasegawa 等[8]研究报道其免疫组化标志为：在统计的全部病例中，绝大部分病例波形蛋白及 CK 均呈阳性，85% 的病例 EMA 呈

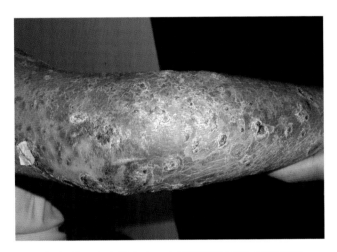

图 32-38　上皮样肉瘤。上肢浸润性红斑，表面结痂

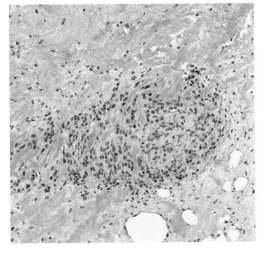

图 32-39　上皮样肉瘤。瘤细胞为上皮样细胞和梭形细胞（HE 染色，×200）

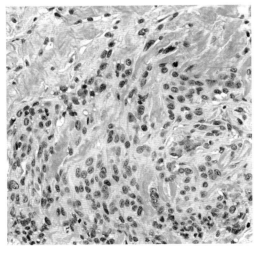

图 32-40　上皮样肉瘤。瘤细胞核呈泡状，核仁小，可见异常核分裂象（HE 染色，×400）

阳性表达,45%的病例 CD34 呈阳性表达,25%的病例 CD99 阳性,15%的病例表达结蛋白或 SMA。另有文献报道,少数病例还可表达 CK5、CK6、CK14、CK15 及 CK20 等[9]。

【诊断和鉴别诊断】

诊断需要依靠病史、临床表现、肿瘤组织病理形态、免疫组化及分子生物学检查。在利什曼病疫区,需要与有溃疡形成的利什曼病相鉴别[8]。此外,还需要与透明细胞瘤、血管肉瘤、平滑肌肉瘤、滑膜肉瘤、横纹肌肉瘤、转移癌相鉴别,主要依据组织病理学检查和免疫组化染色。

【治疗】

目前,手术切除仍是上皮样肉瘤的首选治疗方法[10],包括肿瘤的扩大切除和根治性切除[11],切除范围应大于肿瘤周围 2cm 边界,甚至截肢。

术后复发率较高,即使广泛切除,复发仍很常见,而且复发及转移并不随着时间推移而减少,有的患者甚至 20 年后复发[12]。有文献报道辅助性放疗可降低复发及死亡率,特别是对于肿瘤直径大于 5cm 或复发性肿瘤,Callister 等[13]曾报道的对 24 例上皮样肉瘤患者行保肢手术加辅助放疗的研究中,10 年生存率为 50%,无病生存率为 37%。还有学者提出使用紫杉醇化疗[14-15],但化疗的疗效不一,作用有限。

【参考文献】

[1] FLETCHER C D, UNNI K K, MERTENS F. World health organization classification of tumors, pathology and genetics of tumors of soft tissue and bone. Lyon: IARC Press, 2002: 205.

[2] ENZINGER F M. Epithelioid sarcoma. A sarcoma simulating a granuloma or a carcinoma. Cancer, 1970, 26(5): 1029-1041.

[3] WU Y, ZHENG L D, LI J W, et al. Clinical and pathological features of epithelioid sarcoma. Journal Clin Dermatol, 2005, 34(5): 273-275.

[4] HORNICK J L, DAL CIN P, FLETCHER CD. Loss of INI1 expression is characteristic of both conventional and proximal-type epithelioid sarcoma. Am J Surg Pathol, 2009, 33(4): 542-550.

[5] SANTOS L M, NOGUEIRA L, MATSUO C Y, et al. Proximal-type epithelioid sarcoma: case report. An Bras Dermatol, 2013, 88(3): 444-447.

[6] GUILLOU L, WADDEN C, COINDRE J M, et al. "Proximal-type" epithelioid sarcoma, a distinctive aggressive neoplasm showing rhabdoid features. Clinicopathologic, immunohistochemical, and ultrastructural study of a series. Am J Surg Pathol, 1997, 21(2): 130-146.

[7] LIAO Q L, CHEN X D, LAI R Q, et al. Primary epithelioid sarcoma of rib: a clinicopathologic analysis. Chin J Diagn Pathol, 2005, 12(4): 286-288.

[8] HASEGAWA T, MATSUNO Y, SHIMODA T, et al. Proximal-type epithelioid sarcoma: a clinicopathologic study of 20 cases. Mod Pathol, 2001, 14(7): 655-663.

[9] DISSEMOND J, SCHULTEWOLTER T, GOOS M, et al. Epithelioid sarcoma: a frequently misdiagnosed neoplasm. Acta Derm Venereol, 2001, 81(2): 139-140.

[10] WOLF P S, FLUM D R, TANAS M R, et al. Epithelioid sarcoma: the University of Washington experience. Am J Surg, 2008, 196(3): 407-412.

[11] DE VISSCHER S A, VAN GINKEL R J, WOBBES T, et al. Epithelioid sarcoma: still an only surgically curable disease. Cancer, 2006, 107(3): 606-612.

[12] BARATTI D, PENNACCHIOLI E, CASALI P G, et al. Epithelioid sarcoma: prognostic factors and survival in a series of patients treated at a single institution. Ann Surg Oncol, 2007, 14(12): 3542-3551.

[13] CALLISTER M D, BALLO M T, PISTERS P W, et al. Epithelioid sarcoma: results of conservative surgery and radiotherapy. Int J Radiat Oncol Biol Phys, 2001, 51(2): 384-391.

[14] FISHER C. Epithelioid sarcoma of Enzinger. Adv Anat Pathol, 2006, 13(3): 114-121.

[15] ARDELEANU C, COMĂNESCU M, COMĂNESCU V, et al. Uncommon pattern in soft tissues epithelioid sarcoma. Rom J Morphol Embryol, 2005, 46(3): 229-233.

第十四节　隆突性皮肤纤维肉瘤

隆突性皮肤纤维肉瘤(dermatofibrosarcoma protuberans, DFSP)是一种罕见的发生于皮肤的恶性软组织肿瘤,常局部复发,少有转移,1925 年由 Hoffmann 首次提出并命名[1]。

据统计,DFSP 的发病率约为(0.8~5)/1 000 000,且黑色人种较白色人种更易患病[1-2]。DFSP 临床少见,发生率约占所有恶性肿瘤的 0.1%,占所有软组织肉瘤的 1%[2]。无明显性别差异,但有研究推断更易发生于男性[1]。有研究表明[3],DFSP 发生的关键是染色体 17 和 22 重排,形成超数环状染色体 r(17;22)或转位染色体 t(17;22),从而导致 PDGFB 和 Col1A1 基因融合,引起 PDGFB 基因转录上调,功能性的 PDGFB 异常表达并激活其受体,引起细胞恶性转化,导致肿瘤发生。

【临床表现】

DFSP 的皮肤病变多局限在真皮和皮下组织,但可局部侵袭至肌肉、筋膜、骨,少数情况可发生血行转移。通常起病隐匿,出现增长缓慢的无痛性肤色结节[4],皮损集中于胸、肩、腰背、腹等处,位于四肢末端者少见[2,5]。最初表现为无症状的萎缩性、硬化的紫色、红色或褐色斑片或斑块,随着病情进展,在斑片或斑块基础上出现大小不一的多发质硬结节,直径 2~5cm(图 32-41)。

【组织病理】

组织病理学上,DFSP 为纤维组织细胞构成的肿瘤,并以一种特殊方式侵入皮下组织,肿瘤细胞呈车辐样排列,可浸润包裹小团状的脂肪组织[6-7]。偶见黄瘤细胞。成纤维细胞中可见锥形的细胞核,包裹于丰富的胶原组织中。当细胞数目增多且 10 个高倍镜视野中有 8 个高倍镜视野出现核分裂象,需要考虑与肿瘤转移相关[7](图 32-42,图 32-43)。

免疫组化染色有助于诊断。绝大部分 DFSP 肿瘤细胞都对波形蛋白、CD34 分子呈弥漫性强阳性表达,阳性率约为 72%~92%,SMA 表达阳性率为 50%~95%,但不稳定且呈局灶性[8]。

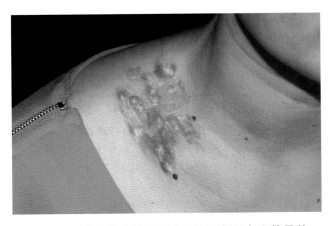

图 32-41　隆突性皮肤纤维肉瘤。颈部红色斑块及结节,表面光滑

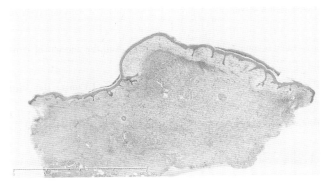

图 32-42　隆突性皮肤纤维肉瘤。表皮萎缩,基底层色素增加,真皮内由增生的梭形细胞构成的肿瘤(HE 染色,×40)

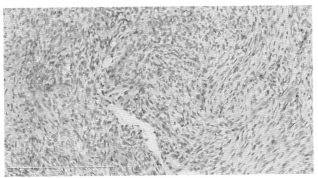

图 32-43　隆突性皮肤纤维肉瘤。真皮内大量增生的梭形细胞,呈束状排列(HE 染色,×100)

【诊断和鉴别诊断】

DFSP 的诊断需结合病史、临床表现、组织病理学形态和免疫组化。本病需与纤维肉瘤、黏液样脂肪肉瘤、神经纤维瘤、皮肤纤维组织细胞瘤、结节性筋膜炎、恶性纤维组织细胞瘤及恶性外周神经鞘瘤等疾病鉴别。最佳的活检标本应包括足够的脂肪组织,根据组织病理学和免疫组化染色做出最终诊断。

【治疗】

DFSP 的外科治疗主要包括局部大面积切除术和 Mohs 显微外科手术[9],局部大面积切除一般切缘要达到 2~3cm[10]。Mohs 显微外科手术具有治愈率高和手术创面较小两大优势[11],过去一般首选局部大面积切除术,近些年 Mohs 显微外科手术也逐渐成为一个新的选择[1]。Mohs 显微外科手术可尽量多地保留正常组织,肿瘤术后复发率较低,为 0~8.3%[12]。

DFSP 对放疗相对敏感,对于手术切除范围不够、显微镜下有残留且再次手术有困难的患者,或显微镜下无残留但皮损面积过大的患者推荐进行放疗[13]。

传统化疗对于不可切除的 DFSP 无明显疗效,仅可在其他治疗方法效果不佳或发生转移时作为姑息疗法。

靶向药物治疗方面,酪氨酸激酶抑制剂伊马替尼可达到特异性阻滞 PDGF 受体的目的,从而抑制肿瘤的生长[14]。

【参考文献】

[1] BOGUCKI B,NEUHAUS I,HURST E A. Dermatofibrosarcoma protuberans:a review of the literature. Dermatol Surg,2012,38(4):537-551.

[2] LLOMBART B,SERRA-GUILLÉN C,MONTEAGUDO C,et al. Dermatofibrosarcoma protuberans:a comprehensive review and update on diagnosis and management. Semin Diagn Pathol,2013,30(1):13-28.

[3] RUTKOWSKI P,DEBIEC-RYCHTER M,NOWECKi Z,et al. Treatment of advanced dermatofibrosarcoma protuberans with imatinib mesylate with or without surgical resection. J Eur Acad Dermatol Venereol,2011,25(3):264-270.

[4] MALHOTRA B,SCHUETZE S M. Dermatofibrosarcoma protruberans treatment with platelet-derived growth factor receptor inhibitor:a review of clinical trial results. Curr Opin Oncol,2012,24(4):419-424.

[5] PARADISI A,ABENI D,RUSCIANI A,et al. Dermatofibrosarcoma protuberans:wide local excision vs. Mohs micrographic surgery. Cancer Treat Rev,2008,34(8):728-736.

[6] WEEDON D. Weedon's skin pathology. 3rd ed. London,United Kingdom:Churchill Livingstone Elsevier Ltd.,2010:833-835.

[7] MCKEE P H,BRENN T,CALONJE J E,et al. Pathology of the skin:with clinical correlations. 3rd ed. Philadelpia:Elsevier Mosby,2010:1729-1734.

[8] ZORLU F,YILDIZ F,ERTOY D,et al. Dermatofibrosarcoma protuberans metastasizing to cavernous sinuses and lungs:a case report. Jpn J Clin Oncol,2001,31(11):557-561.

[9] MILLER S J,ALAM M,ANDERSEN J S,et al. Dermatofibrosarcoma protuberans. J Natl Compr Canc Netw,2012,10(3):312-318.

[10] KIMMEL Z,RATNER D,KIM J Y,et al. Peripheral excision margins for dermatofibrosarcoma protuberans:a meta-analysis of spatial data. Ann Surg Oncol,2007,14(7):2113-2120.

[11] KALLINI J R,KHACHEMOUNE A. Dermatofibrosarcoma protuberans:is mohs surgery truly superior? And the success of tyrosine kinase inhibitors. J Drugs Dermatol,2014,13(12):1474-1477.

[12] LEMM D,MüGGE L O,MENTZEL T,et al. Current treatment options in dermatofibrosarcoma protuberans. J Cancer Res Clin Oncol,2009,135(5):653-665.

[13] MENDENHALL W M,ZLOTECKI R A,SCARBOROUGH M T. Dermatofibrosarcoma protuberans. Cancer,2004,101(11):2503-2508.

[14] MALHOTRA B,SCHUETZE S M. Dermatofibrosarcoma protruberans treatment with platelet-derived growth factor receptor inhibitor:a review of clinical trial results. Curr Opin Oncol,2012,24(4):419-424.

第十五节 恶性纤维组织细胞瘤

恶性纤维组织细胞瘤(malignant fibrous histiocytoma,MFH)很少作为原发肿瘤发生在皮肤[1],由 O'Berien 和 Stout 于 1964 年首先发现并描述,当时称之为恶性纤维黄色瘤,随后 Stout 和 Latters 将这一类肿瘤命名为 MFH[2]。病因尚不明确,常发生于头颈部接受过放射线暴露的患者[3]。可发生于真皮及皮下组织,也可发生于深部软组织,多呈浸润性生长且术后复发率和转移率极高、预后不良。

【临床表现】

一种常见的软组织肿瘤,身体各部位均可出现,好发于四肢末端、躯干、后腹腔等部位。可累及软组织浅层、内脏和骨骼,有时发生在放射性皮炎和慢性溃疡处。多见于 50~70 岁人群[1]。肿瘤向下可透过肌层侵犯骨骼,引起骨膜反应或骨皮质缺损,向上可扩展至真皮,侵及表皮并形成溃疡。

【组织病理】

肿瘤呈结节状或分叶状,质软如鱼肉样,可有假包膜,切面呈灰白、灰红、灰黄或棕褐色[4]。镜下可见出血及囊性变,边界较清,由特征性的多核梭形细胞与圆形细胞组成,包括原始间充质细胞、纤维细胞、组织细胞、多核巨细胞等[5],其中细胞核深染,有丝分裂象多见,呈多形性[6]。

MFH 的组织学来源目前尚未明确,对于其组织细胞免疫标记物的表达情况尚存在争议,综合文献报道[7],免疫组化呈阳性表达的标记包括:波形蛋白、溶菌酶、α-1 抗糜蛋白酶、α-1 抗胰蛋白酶、肌特异性肌动蛋白、平滑肌肌动蛋白、肌调节蛋白。表达阴性的包括 HHF35、CK、NSE、S-100、上皮膜抗原、癌胚抗原、肌动蛋白、结蛋白等分子。CD68 是近年来常用和特异性的组织细胞标志物,对 MFH 的诊断有特殊意义。

【诊断和鉴别诊断】

诊断主要依据组织病理学和免疫组化检查,CT 和 MRI 等辅助检查也有一定的参考意义。MRI 可为鉴别良、恶性提供可靠依据[8],即 MRI 上表现为线样低信号的是假包膜影,其中以 T_2 加权像上表现最为明显,此征象提示与肿瘤的恶性程度有关,生长迅速的 MFH 可形成瘤周水肿,T_2WI 示高信号,提示恶性程度高。

需与非典型纤维黄瘤(AFX)相鉴别,AFX 较少发生内脏转移,若肿瘤直径大于 2cm,广泛累及皮下组织、穿透筋膜与肌肉,或表现出坏死及血管侵袭者,应诊断为 MFH[9]。

【治疗】

外科手术切除是 MFH 的主要治疗手段,但切除的范围尚存在争议[10]。Alessandra 等[11]提出应在最大限度保留功能的同时进行根治性切除,并且切缘阴性是较合适的切除范围,但在临床上切缘阴性较难界定,通常切除瘤体边缘未受累组织 2cm 为相对安全的做法。若因邻近神经、血管等结构而无法实现切除未受累组织 2cm 要求的,可考虑行辅助放射治疗。美国国家癌症研究所报道[12]:术前和术后采取静脉灌注化疗方法能有效地提高肿瘤的坏死率,再联用 DNA 修复抑制剂,增强化疗效果,进一步消灭肿瘤细胞,能有效的降低转移率和局部复发率。目前常用的化疗药物是多柔比星和异环磷酰胺,多用于已有转移的MFH 患者。

目前本病尚缺乏特效的、靶向的治疗方法,微 RNA(microRNA)在基因调控中的研究及蛋白质组学在寻找疾病分子标志中的应用,将为 MFH 的组织学来源、发病机制及靶向治疗提供新的思路。

【参考文献】

[1] WEISS S W,ENZINGER F M. Malignant fibrous histiocytoma:an analysis of 200 cases. Cancer,1978,41(6):2250-2266.

[2] O'BRIEN J E,STOUT A P. Malignant fibrous xanthomas. Cancer,1964,17:1445-1455.

[3] SIMONS A,SCHEPENS M,JEUKEN J,et al. Frequent loss of 9p21 p16^{INK4A} and other genomic imbalances in human malignant fibrous histiocytoma. Cancer Genet Cytogenet,2000,118(2):89-98.

[4] FLETCHER C D. Pleomorphic malignant fibrous histiocytoma:fact or fiction? A critical reappraisal based on 159 tumors diagnosed as pleomorphic sarcoma. Am J Surg Pathol,1992,16(3):213-228.

[5] ROMEO S,BOVÉE J V,KROON H M,et al. Malignant fibrous histiocytoma and fibrosarcoma of bone:a reassessment in the light of currently employed morphological,immunohistochemical and molecular approaches. Irchows Arch,2012,461(5):561-570.

[6] SUZUKI S,WATANABE S,KATO H,et al. A case of cutaneous malignant fibrous histiocytoma with multiple organ metastases. Kaohsiung J Med Sci,2013,29(2):111-115.

[7] CHOI B H,YOON S H,LEE S,et al. Primary Malignant Fibrous Histiocytoma in Mediastinum:Imaging with(18)F-FDG PET/CT. Nucl Med Mol Imaging,2012,46(4):304-307.

[8] YAO D,DAI C. Clinical characteristics of the primary hepatic malignant fibrous histiocytoma in China:case report and review of the literature. World J Surg Oncol,2012,10:2.

[9] WEISS S W,GOLDBLUM J R. Malignant fibrous histiocytoma(pleomorphic undifferentiated sarcoma). Soft tissue tumors. 5th ed. Missouri:Mosby-Year Book Inc.,St. Louis,2008:403-427.

[10] WUNDER J S,NIELSEN T O,MAKI R G,et al. Opportunities for improving the therapeutic ratio for patients with sarcoma. Lancet Oncol,2007,8(6):513-524.

[11] NASCIMENTO A F,RAUT C P. Diagnosis and management of pleomorphic sarcomas(so-called "MFH") in adults. J Surg Oncol,2008,97(4):330-339.

[12] HUGATE R R,WILKINS R M,KELLY C M,et al. Intraarterial chemotherapy for extremity osteosarcoma and MFH in adults. Clin Orthop Relat Res,2008,466(6):1292-1301.

第十六节　纤维肉瘤

纤维肉瘤(fibrosarcoma)由 WHO 定义为一种由成纤维细胞和数量不等的胶原纤维构成的恶性肿瘤,在组织学上有特征性的"鲱鱼骨"样结构,是一种罕见的软组织疾病[1],占软组织肉瘤的 1%~3%[2]。依据发病年龄分类,可分为成人型和婴儿型。成人型纤维肉瘤恶性程度高,易早期发生转移,预后差;婴儿型纤维肉瘤是一种特殊类型,虽然在组织病理学上与发生在成人者相近,但该型预后相对较好,较少发生转移[3]。

【临床表现】

成人型纤维肉瘤最常见于中老年人,平均发病年龄约 50 岁。目前有报道认为该病更易发生于男性[4]。好发于四肢、躯干及头颈部的深部软组织,还可能发生在陈旧性瘢痕处、放疗部位和植入异物处[5]。纤维肉瘤增长缓慢,直径 1~10cm 不等,起病初期为孤立性结节或局部肿块[6]。成人型纤维肉瘤可早期发生血行转移,肝、肺、骨骼均为常见的转移部位,淋巴结转移相对少见,5 年生存率较低,39%~54%[6]。

【组织病理】

纤维肉瘤的组织病理学表现主要由形态相对一致的梭形细胞组成,交叉排列呈"鲱鱼骨"状结构,细胞之间有细小的胶原纤维束,细胞胞浆少,细胞核深染,有丝分裂常见,同时可有灶性黏蛋白沉积[3]。当纤维肉瘤累及真皮和皮下组织,通常表现为纤维肉瘤从深部软组织向上扩展(图 32-44~图 32-46)。

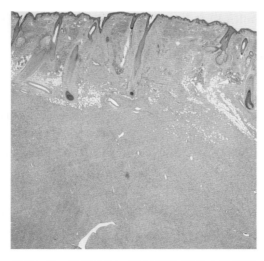

图 32-44　纤维肉瘤。表皮萎缩,真皮内肿瘤细胞弥漫性增生(HE 染色,×40)

图 32-45　纤维肉瘤。梭形细胞交叉排列呈"鲱鱼骨"状(HE 染色,×100)

免疫组化方面,由于是一种排除性的诊断,来源于上皮、肌肉、神经组织的免疫标志物均为阴性,CD34、CD99、Bcl-2 等也不表达[7]。

【诊断和鉴别诊断】

本病为排除性诊断,主要依赖于组织病理学检查、免疫组化染色及影像学检查等。针吸细胞学检查逐步成为软组织肿瘤诊断和鉴别诊断的重要手段[8]。

纤维肉瘤有时可表现为发生在颈部的皮下结节,需要与甲状腺结节、淋巴结反应性增生、腮腺瘤、甲状舌管囊肿等颈部结节相鉴别[9-10],影像学检查如超声、MRI 可显示结节部位及与周围组织的关系,从而为鉴别提供依据。

此外还需要与组织病理学表现为以梭形细胞为主的其他软组织肿瘤相鉴别,如恶性纤维组织细胞瘤、平滑肌肉瘤、恶性神经鞘瘤、横纹肌肉瘤、韧带状纤维瘤等疾病,必要时可应用特殊染色、免疫组化等方法予以鉴别。

【治疗】

一经确诊应采取外科手术广泛切除。外科手术前行针吸细胞学检查提前明确病理类型可以为手术方式、切除范围的确定提供依据。如果病变不能完全切除,可以选择术后辅助放射治疗。目前有研究表明[11-12],三氧化二砷可通过抑制核转位、抑制蛋白(IκB 蛋白)激酶介导的磷酸化过程和降低 NF-κB 的活性来提高肿瘤细胞的放射敏感性。对于高度恶性的纤维肉瘤,可辅助系统性化疗。

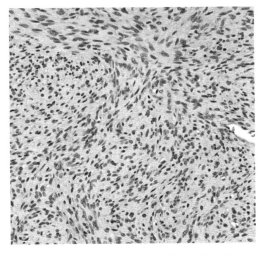

图 32-46 纤维肉瘤。显示梭形细胞,部分细胞异型(HE 染色,×200)

【参考文献】

[1] FLETCHER C D,BRIDGE J A,HOGENDOORN P C,et al. WHO classification of tumours of soft tissue and bone. 4th ed. Lyon:IARC Press,2013.

[2] BAHRAMI A,FOLPE A L. Adult-type fibrosarcoma:A reevaluation of 163 putative cases diagnosed at a single institution over a 48-year period. Am J Surg Pathol,2010,34(10):1504-1513.

[3] FOLPE A L. Fibrosarcoma:a review and update. Histopathology,2014,64(1):12-25.

[4] BAHRAMI A,FOLPE A L. Adult-type fibrosarcoma:A reevaluation of 163 putative cases diagnosed at a single institution over a 48-year period. Am J Surg Pathol,2010,34(10):1504-1513.

[5] WIKLUND T A,BLOMQVIST C P,RÄTY J,et al. Postirradiation sarcoma. Analysis of a nationwide cancer registry material. Cancer,1991,68(3):524-531.

[6] SCOTT S M,REIMAN H M,PRITCHARD D J,et al. Soft tissue fibrosarcoma:a clinicopathologic study of 132 cases. Cancer,1989,64(4):925-931.

[7] DE BREE R,VAN DER WAAL I,DE BREE E,et al. Management of adult soft tissue sarcomas of the head and neck. Oral Oncol,2010,46(11):786-790.

[8] DEY P,MALLIK M K,GUPTA S K,et al. Role of fine needle aspiration cytology in the diagnosis of soft tissue tumours and tumour-like lesions. Cytopathology,2004,15(1):32-37.

[9] COOPER D S,DOHERTY G M,HAUGEN B R,et al. Revised American Thyroid Association management guidelines for patients with thyroid nodules and differentiated thyroid cancer. Thyroid,2009,19(11):1167-1214.

[10] SOSCIA A,GUERRA G,CINELLI M P,et al. Parapharyngeal ectopic thyroid:the possible persistence of the lateral thyroid anlage. Clinical case report. Surg Radiol Anat,2004,26(4):338-343.

[11] KAPAHI P,TAKAHASHI T,NATOLI G,et al. Inhibition of NF-kappa B activation by arsenite through reaction with a critical cysteine in the activation loop of Ikappa B kinase. J Biol Chem,2000,275(46):36062-36066.

[12] HAYASHI T,HIDESHIMA T,AKIYAMA M,et al. Arsenic trioxide inhibits growth of human multiple myeloma cells in the bone marrow microenvironment. Mol Cancer Ther,2002,1(10):851-860.

(高祎濛　吴超　Christine G. Lian)

第三十三章

主要起源于血管或淋巴管的
肿瘤或血管畸形

AIDS	acquired immunodeficiency syndrome	获得性免疫缺陷综合征
EMA	epithelial membrane antigen	上皮膜抗原
Nd：YAG	neodymium：yttrium-aluminum gamet	钕：钇-铝石榴石
UNT	unilateral nevoid telangiectasia	单侧痣样毛细血管扩张症
NF1	neurofibromatosis type 1	1 型神经纤维瘤病

第一节　鲜　红　斑　痣

　　鲜红斑痣(nevus flammeus)是一种先天性毛细血管畸形,又名葡萄酒样痣(port-wine stain),常发生于出生时或出生后不久,极少自然消退,新生儿发病率约为 0.1%~2%[1]。但也有获得性鲜红斑痣,创伤为常见原因,口服药物(异维 A 酸、避孕药、辛伐他丁、二甲双胍等)、冻伤、带状疱疹感染、脑动静脉畸形、脊神经根受压、脑实体瘤、反复日晒伤等引起的获得性鲜红斑痣也有报道。

　　其发病机制不清,目前认为由两部分组成:先天性(基因突变,*RASA* 基因失活性突变,*GNAQ* 基因单个碱基突变等)及后天性(血流动力学及血管新生)[2]。鲜红斑痣可单独发生,也可以是神经皮肤综合征的组成部分。如 Sturge-Weber 综合征表现为面部三叉神经分布区域的鲜红斑痣伴同侧眼与软脊膜畸形。Klippel-Trenaunay 综合征表现为毛细血管畸形(鲜红斑痣)、软组织和骨骼肥大增生而产生的肢体粗大及静脉畸形。

　　【临床表现】

　　好发于头、面、颈部,占 75%~80%,也可发生于全身任何部位(包括黏膜),常单侧发生。在出生时呈现不规则粉红色斑片,起初柔软,随年龄增长呈进行性扩张,临床表现为淡红色、暗红色或紫红色斑片或斑块,皮疹颜色加深、增厚,并可出现结节样损害,导致患部增大变形等,严重影响患者心理健康和生活质量。皮疹直径可以在几毫米至遍布整个肢体,部分患者伴有骨骼增生和软组织增厚,使面部不对称畸形,躯干与四肢的鲜红斑痣很少发生皮肤增生性改变。

临床分型目前尚无统一标准,常分为 3 型:粉红型,病变区平坦,呈浅粉红至红色,指压完全褪色;紫红型,病变区平坦,呈浅紫红至深紫红,指压褪色至不完全褪色;增厚型,病变增厚或有结节增生,指压不完全褪色至不褪色[3](图 33-1)。

【组织病理】

真皮乳头层及网状层中部群集分布的毛细血管和毛细血管后静脉扩张畸形,扩张的血管直径大多在 10~150μm,扩张的血管随年龄增长而延及真皮深层和皮下组织,但管壁仍为单层内皮细胞构成,表皮层及其周围组织正常(图 33-2,图 33-3)。

【诊断和鉴别诊断】

6 个月内患儿需与婴儿血管瘤鉴别。后者常出生 1~2 周后发生,有明确的增生过程,表现为亮红色草莓样胎记,出生数月后增长,数年后缓慢消退,病理表现为毛细血管内皮细胞呈小灶状增殖,而鲜红斑痣出生时即有,在幼儿期呈平坦的红斑,病灶随身体比例增大。

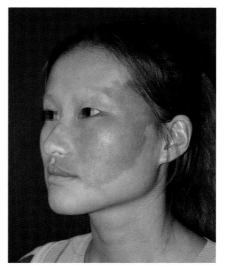

图 33-1 鲜红斑痣。左面部红色斑片

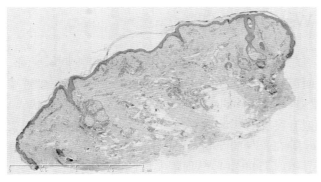

图 33-2 鲜红斑痣。角化过度,棘层萎缩,基底层色素增加,真皮浅层血管增生,内膜增厚,周围少量淋巴、组织细胞浸润(HE 染色,×40)

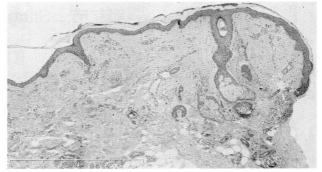

图 33-3 鲜红斑痣。真皮浅中层可见增生扩张的血管(HE 染色,×40)

发生在面部沿三叉神经分布的红斑,需排除伴有 Sturge-Weber 综合征。此综合征因病变侵犯软脑膜,常有癫痫、对侧偏瘫、青光眼和智力低下等表现。头颅增强 CT、磁共振及全脑血管造影有典型钙化、软脑膜强化及异常静脉血管表现等,对临床确诊 Sturge-Weber 综合征具有重要诊断价值。此外,还需检查眼压、眼底检查青光眼及脉络膜血管畸形等。

发生在肢体的鲜红斑痣还需与 Klippel-Trenaunay 综合征鉴别。后者除患肢大面积鲜红斑痣外,尚有下肢静脉曲张及患肢增粗、增长等表现,彩超、CT、磁共振和静脉顺行造影是诊断 Klippel-Trenaunay 综合征的常用方法,彩超可以排除伴有动静脉瘘的 Parks-Weber 综合征,CT 和磁共振可以明确异常静脉及软组织的范围,静脉造影可了解异常静脉的形态和功能,从而有助于明确诊断。

【治疗】

鲜红斑痣的治疗主张尽早治疗减少皮疹发展为肥厚型或结节型的可能。传统治疗方法包括冷冻、放射性核素、电烧灼、化学剥脱、浅层 X 线照射、手术切除植皮等,但因明显瘢痕、色素沉着等并发症现在很少使用。

脉冲染料激光是国内外治疗鲜红斑痣的金标准,其他激光治疗还有脉冲倍频 Nd:YAG 激光,长脉冲 Nd:YAG 激光,长脉冲翠绿宝石激光等,但仅有 10%~20% 的患者红斑能完全褪色,尚有 20% 患者对该方法抵抗而无效[4-5]。

光动力疗法是继激光治疗之后另一靶向性强、疗效好、安全性佳,且无热损伤的治疗新技术,目前我国进行的海姆泊芬光动力治疗鲜红斑痣的大规模多中心Ⅱ~Ⅲ期临床研究表明该治疗方案疗效明确,安全性好,具有良好的应用前景[6]。

【参考文献】

[1] KANADA K N,MERIN M R,MUNDEN A,et al. A prospective study of cutaneous findings in newborns in the United States: correlation with race,ethnicity,and gestational status using updated classification and nomenclature. J Pediatr,2012,161(2): 240-245.

[2] FRIGERIO A,WRIGHT K,WOODERCHAK-DONAHUE W,et al. Genetic Variants Associated with Port-Wine Stains. PLoS One,2015,10(7):e0133158.

[3] 中华医学会整形外科分会血管瘤和脉管畸形学组. 血管瘤和脉管畸形诊断和治疗指南(2016版). 组织工程与重建外科杂志,2016,12(2):63-93,97.

[4] GRIFFIN T D Jr,FOSHEE J P,FINNEY R,et al. Port wine stain treated with a combination of pulsed dye laser and topical rapamycin ointment. Lasers Surg Med,2016,48(2):193-196.

[5] FISKERSTRAND E J,SVAASAND L O,KOPSTAD G,et al. Laser treatment of port wine stains:therapeutic outcome in relation to morphological parameters. Br J Dermatol,1996,134(6):1039-1043.

[6] ZHAO Y,TU P,ZHOU G,et al. Hemoporfin Photodynamic Therapy for Port-Wine Stain:A Randomized Controlled Trial. PLoS One,2016,11(5):e0156219.

第二节   Sturge-Weber 综合征

Sturge-Weber 综合征(Sturge-Weber syndrome)(斯德奇-韦伯综合征)是一种罕见的神经皮肤综合征,发病率在1/50 000~1/20 000,无性别及种族差异,以面部鲜红斑痣、软脑膜血管畸形及眼脉络膜血管畸形为特征,常伴癫痫、卒中样症状、精神障碍、智力减退、偏头痛、同向偏盲、先天性青光眼等症状[1]。Sturge-Weber 综合征发病机制不明,有假说认为体细胞嵌合突变可影响血管发育,疾病的严重程度和病变范围取决于突变发生时的发育时间点,而2013年 Shirley 等在88%的 Sturge-Weber 综合征患者和92%的鲜红斑痣患者受累组织中发现 GNAQ 非同义单核苷酸变异体(c.548G>A)从而证实该假说[2-3]。

【临床表现】

Sturge-Weber 综合征分为3型。Ⅰ型:即经典型,面部、软脑膜血管畸形,患者至少存在癫痫、偏瘫、一侧大脑萎缩、智力发育障碍或先天性青光眼等表现中的两种;Ⅱ型:不全型,仅有面部鲜红斑痣,缺乏颅内疾病,可能有青光眼;Ⅲ型:非经典型,仅有软脑膜血管畸形,无面部鲜红斑痣,可能有青光眼[4]。

面部鲜红斑痣出生时即有,呈鲜红或紫红色,边界清楚,多单侧分布,常沿三叉神经第1支分布,也可波及2、3支。起初柔软,随年龄增长呈进行性扩张,颜色变为成年时的深紫色,受累皮肤进行性增厚或发展为结节。三叉神经1区(视神经区)完全受累的鲜红斑痣有78%的风险合并神经或眼损害,而部分受累的鲜红斑痣有26%的风险会发生神经或眼损害。约5%~15%患者发生双侧面部鲜红斑痣。约75%~100%的 Sturge-Weber 综合征患者会发生癫痫,75%发生于1岁前,85%发生于2岁后,而5岁时为95%,其中约50%为难治性癫痫,癫痫出现越早,患儿智能和肢体功能障碍受影响越大。约30%~45%的 Sturge-Weber 综合征患者出现头痛和偏头痛。约30%~60%的 Sturge-Weber 综合征患者会发生青光眼,40%发生于1岁前,23%发生于5~9岁,20%发生于20岁以后[4]。

【组织病理】

Sturge-Weber 综合征皮损组织病理与鲜红斑痣无区别,表现为真皮乳头层及网状层中部群集分布的毛细血管和毛细血管后静脉扩张畸形,扩张的血管随年龄增长而延及真皮深层和皮下组织,但管壁仍为单层内皮细胞构成,表皮层及其周围组织正常。

【诊断和鉴别诊断】

目前 Sturge-Weber 综合征尚无统一的诊断标准,典型表现者根据面部鲜红斑痣同时伴癫痫、偏瘫或青光眼即可诊断。头颅 CT 和 MRI 是最有价值的检查方法,CT 表现颅内脑回样钙化或头颅 MRI 显示颅内软脑膜血管畸形,而软脑膜血管畸形是诊断该病的必要条件。

需与结节性硬化相鉴别,后者临床有皮脂腺腺瘤、癫痫发作、智力低下,颅脑 CT 显示双侧脑室旁特征性结节状钙化。

【治疗】

本病尚无特殊根治方法,主要以对症治疗为主,防止病变发展及产生继发性损害。目前主张口服阿司匹林以预防静脉血栓形成。

面部鲜红斑痣可应用脉冲染料激光治疗及光动力治疗。青光眼在药物治疗失败后可行外科手术治疗,但有时眼压降低太快会引起视网膜出血甚至突发视力丧失。

癫痫治疗以药物为主,卡马西平和丙戊酸盐都是一线药物,药物难以控制的难治性癫痫需用手术治疗(半球切除术等)。早发癫痫更易发展为难治性癫痫,建议早期进行手术治疗(<1 岁),以尽早阻止对大脑发育的进一步损害。但部分学者认为早期手术应慎重,手术本身会引起脑部损伤及发育问题[5]。

针对 CNAQ 体细胞嵌合突变的生物制剂,MEK 和 ERK 抑制剂以及 HIPPO-YAP 通路抑制剂等药物正在研发中,希望这些靶向治疗药物安全有效且能早日临床应用[5-6]。

【参考文献】

[1] SUJANSKY E,CONRADI S. Outcome of Sturge-Weber syndrome in 52 adults. Am J Med Genet,1995,57(1):35-45.

[2] SUDARSANAM A,ARDERN-HOLMES S L. Sturge-Weber syndrome:from the past to the present. Eur J Paediatr Neurol,2014, 18(3):257-266.

[3] SHIRLEY M D,TANG H,GALLIONE C J,et al. Sturge-Weber syndrome and port-wine stains caused by somatic mutation in GNAQ. N Engl J Med,2013,368(21):1971-1979.

[4] PIRAM M,LORETTE G,SIRINELLI D,et al. Sturge-Weber syndrome in patients with facial port-wine stain. Pediatr Dermatol, 2012,29(1):32-37.

[5] COMI A. Current Therapeutic Options in Sturge-Weber Syndrome. Semin Pediatr Neurol,2015,22(4):295-301.

[6] COMI A. Sturge-Weber syndrome. Handb Clin Neurol,2015,132:157-168.

第三节　婴幼儿血管瘤

婴幼儿血管瘤(infantile hemangiomas)是最常见的婴幼儿先天性血管良性肿瘤,发生率为 4%~10%,好发于白色人种、女婴及早产儿。一般于婴儿出生后 1~2 周出现,男女发生率为 1:3[1]。婴幼儿血管瘤存在增殖期、消退期、消退完成期,在 1 岁以内快速增殖生长,消退期可能开始于出生后第 1 年并持续多年,在 5~10 岁后完全消退或不完全消退,约 30% 婴幼儿血管瘤在患儿 3 岁内消退,50% 在 5 岁内消退,70% 在 7 岁内消退,90% 在 9 岁内消退[1]。部分不完全消退血管瘤遗留瘢痕、纤维脂肪斑、表皮萎缩凹陷、皮肤松弛、毛细血管扩张或色素性改变。约 24% 的婴幼儿血管瘤需要婴儿期即进行干预,因为可能影响器官功能或引起组织变形或残毁等,引起溃疡、出血、感染、视力障碍、传导性耳聋、呼吸道梗阻、心力衰竭等症状,严重时危及患儿生命。

目前尚无一种假说能够完全阐述疾病的发生发展,某些临床病理研究认为缺氧是诱发及维持因素,缺氧诱导因子-1α(HIF-1α)及其下游靶基因如葡萄糖转运蛋白-1(GLUT-1)与血管内皮生长因子(VEGF)等参与婴幼儿血管瘤的发生[2]。还有学者认为婴幼儿血管瘤与"血管新生"和"血管生成"密切相关,且后者起主要作用[3]。

【临床表现】

约 60% 的婴幼儿血管瘤发生于头颈部,其次为躯干(25%)和四肢(15%)。根据形态不同可分为单发型、多发型、节段型。节段型是血管瘤分布于一个解剖区域,常为斑块状、线状或地图状[4-5]。约 80% 血管瘤为单发型,偶可见多发型常预示着系统性血管瘤病[4-5]。

根据血管瘤浸润深度不同分为浅表型(位于真皮乳头层和网状层),深在型(位于皮下组织)和混合型(两者并存)[4-7]。

【组织病理】

病理表现为真皮深层和皮下组织内,大量增生扩张的血管形成,非分叶状,界限不清。大部分静脉窦中高度扩张充血,有时可见血栓形成、梗死、钙化甚至骨化,腔内壁衬以正常单层扁平内皮细胞,内皮细胞下为一单层基底膜。血窦的管腔壁平滑肌稀少,外围由厚薄不一的纤维组织包绕。肌动蛋白染色阳性。

【诊断和鉴别诊断】

由病史及详细的体格检查可以确诊大部分海绵状血管瘤,对于分布不明确的病灶,或为了下一步治疗提供依据,可进行以下检查。超声能准确提示血管瘤侵及范围及主要供应血管来源,但需动态进行,在准确显示病变范围并成像时,有其局限性。造影后CT可确定血管性基本的空间关系和骨骼结构的改变,但CT不能显示血液流变学的特点。MRI可以显示病变范围,又能表现血流动力学特点,是海绵状血管瘤重要的检查手段。需与深在型婴幼儿血管瘤相鉴别,后者多在出生后数周至数月发生,有迅速增生后稳定消退的过程,多为较致密团块,质地硬,加压不缩小或缩小不明显,有时表面可伴草莓状血管瘤,组织病理显示内皮细胞及毛细血管大量增生,内皮细胞不成熟,口服泼尼松部分病例可提前消退。此外,尚需与先天性纤维肉瘤、神经母细胞瘤、横纹肌肉瘤、婴幼儿肌纤维瘤、软组织血肿等相鉴别,病史、MRI等有助于鉴别诊断,必要时可行组织病理检查相鉴别。

【治疗】

治疗海绵状静脉瘤的主要方法是血管内硬化治疗,还有手术、冷冻、栓塞、硬化剂注射治疗、微波热凝、各种激光照射、铜针治疗等。由于病变多样性、所在部位涉及表面器官和深层组织结构的特殊性、病变组织结构的差异性、对机体结构及功能影响程度不同等,每个病例需要个性化的治疗方案[3-4]。

【参考文献】

[1] WASSEF M,BLEI F,ADAMS D,et al. Vascular anomalies classification:recommendations from the international society for the study of vascular anomalies. Pediatrics,2015,136(1):e203-214.

[2] GROSS B A,DU R. Cerebral cavernous malformations:natural history and clinical management. Expert Rev Neurother,2015,15(7):771-777.

[3] 中华医学会整形外科分会血管瘤和脉管畸形学组. 血管瘤和脉管畸形诊断和治疗指南(2016版). 组织工程与重建外科杂志,2016,12(2):63-93,97.

[4] JEHI L E,PALMINI A,ARYAL U,et al. Cerebral cavernous malformations in the setting of focal epilepsies:pathological findings,clinical characteristics,and surgical treatment principles. Acta Neuropathol,2014,128(1):55-65.

第五节　毛细血管扩张症

毛细血管扩张症(telangiectasia)是指由皮肤或黏膜表面的小血管持久性扩张所形成的损害。发生机制是血管扩张而不是血管增生。毛细血管扩张症可分为原发性和继发性两类,前者原因不明,部分健康人也会无任何诱因出现毛细血管扩张(特发性毛细血管扩张),后者继发于一些皮肤病和全身性疾病,亦可由物理、地理因素造成[1]。

原发性毛细血管扩张症见于泛发性特发性毛细血管扩张、单侧痣样毛细血管扩张、先天性毛细血管扩张性大理石样皮肤、遗传性出血性毛细血管扩张症、共济失调性毛细血管扩张症、匐行性血管瘤、蜘蛛痣、遗传性良性毛细血管扩张等[2]。

继发性毛细血管扩张可见于皮肤病如酒渣鼻、红斑狼疮、皮肌炎、硬皮病、蕈样肉芽肿、着色性干皮病、皮肤异色症、毛细血管扩张性环状紫癜、先天性角化不良、基底细胞上皮瘤、瘢痕疙瘩、皮肤胶原血管病等,也可见于全身性疾病或激素异常,如肝脏疾病、内分泌疾病(甲亢、卵巢和脑垂体疾患、Cushing综合征)、类癌综合征、肥大细胞增生症、干燥综合征、淋巴瘤、移植物抗宿主反应、雷诺病、结节病、血管狼疮样肉瘤、HIV感染、妊娠、口服避孕药等,也可见于物理因素如长期日光照射、X线照射、创伤、冷冻术后、激光或电外科治疗后或静脉高压等,也可见于地理因素如高原地区引起的面部毛细血管扩张,可见于药物因素引起的激素性皮炎等[3-4]。

【临床表现】

可发生于身体任何部位,任何年龄均可发病,表现为浅红色到深紫色的斑状、点状、线状、细丝状或网状损害,压之可褪色,可呈局限、广泛、单侧或对称分布,可单独出现,也可伴皮肤萎缩(图 33-7)。

【组织病理】

真皮浅中层毛细血管和/或小静脉扩张、充血,管壁仅由内皮细胞组成,无内皮细胞增生和新生血管生长(图 33-8,图 33-9)。

【诊断和鉴别诊断】

根据临床表现、发病部位、详细的病史和体格

图 33-7　毛细血管扩张症。上臂毛细血管扩张

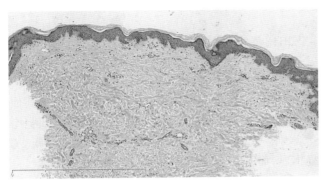

图 33-8　毛细血管扩张症。真皮浅层可见扩张的血管(HE 染色,×40)

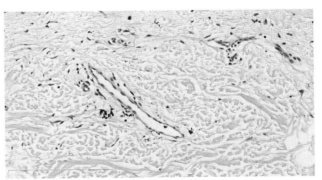

图 33-9　毛细血管扩张症。显示一个扩张的血管(HE 染色,×200)

检查、有无伴发皮肤萎缩或其他症状、实验室检查、必要时皮肤病理活检有助于进一步明确病因及诊断。

如泛发性特发性毛细血管扩张症临床上与皮肤胶原血管病无区别,但组织病理上前者仅有真皮上层毛细血管扩张,后者伴有特征性的毛细血管壁增厚及玻璃样变,以此相鉴别。持久性泛发性斑状毛细血管扩张症临床上与泛发性特发性毛细血管扩张症、遗传性出血性毛细血管扩张症及单侧痣样毛细血管扩张症都类似,但前者病理上除毛细血管扩张外可见到肥大细胞浸润,而后三者病理上都无肥大细胞浸润[5]。

【治疗】

毛细血管扩张症比较表浅,很少出血,一般不需要治疗。除治疗原发病外,可采用 585nm、595nm、532nm 激光或强脉冲光进行治疗[3]。

【参考文献】

[1] GUPTA R,GAUTAM R K,BHARDWAJ M,et al. A clinical approach to diagnose patients with localized telangiectasia. Int J Dermatol,2015,54(8):e294-301.

[2] ABRAHAMIAN L M,ROTHE M J,GRANT-KELS J M. Primary telangiectasia of childhood. Int J Dermatol,1992,31(5):307-313.

[3] SIERRE S,TEPLISKY D,LIPSICH J. Vascular malformations:an update on imaging and management. Arch Argent Pediatr,2016,114(2):167-176.

[4] FRIEDMAN S J,SU W P,DOYLE J A. Telangiectasia. Arch Dermatol,1985,121(12):1484.

[5] SALAMA S S. Cutaneous collagenous vasculopathy:a new case series with clinicopathologic and ultrastructural correlation,literature review,and insight into the pathogenesis. Am J Dermatopathol,2015,37(5):368-375.

第六节　泛发性特发性毛细血管扩张症

泛发性特发性毛细血管扩张症(generalized essential telangiectasia,GET)是一种罕见的疾病,以毛细血管扩张进行性发展为特征,通常不伴发其他皮肤表现及系统病变,然而有一例患者四肢对称发生 GET 病史 10 余年的患者在右腹陈旧性瘢痕表面发生了毛细血管扩张,后者的发生与原有皮疹的增多同时进行,其原因尚不清楚[1]。

常发生于 40~50 岁白人女性,儿童期也可发生。患者健康通常不受影响,常规实验室检查结果正常。发病机制不明,有学者推测其发病与结肠炎造成的维生素 C 缺乏从而导致胶原合成减少有关[2]。

【临床表现】

常发生于下肢逐渐蔓延至躯干、上肢或面部皮肤,可伴轻度瘙痒,麻木,刺痛或烧灼感,黏膜常不受累,但有少数患者累及结膜或口腔[3]。常表现点状、线状、细丝状或网状毛细血管扩张,亦可见小血管瘤,压之可褪色,可呈单侧、广泛或局限性分布。皮疹不出血,表面无色素改变、紫癜或皮肤萎缩,如果出现这些表现则应考虑其他诊断。

【组织病理】

真皮浅中层毛细血管和/或小静脉扩张、充血,管壁仅由内皮细胞组成,无内皮细胞增生和新生血管生长。

【诊断和鉴别诊断】

GET 是排除性诊断,需要排除引起毛细血管扩张的因素后才能诊断。通过病史、临床特点、不伴其他皮肤表现及系统受累,实验室检查正常及病理表现等很容易与皮肤炎、红斑狼疮、皮肤异色症、肥大细胞增生症、淋巴瘤、移植物抗宿主反应、雷诺病、放射性皮炎等鉴别。遗传性出血性毛细血管扩张症有家族史,是常染色体显性遗传病,皮肤、黏膜、内脏常受累,常反复出血,而 GET 缺乏这些特征。

【治疗】

因分布广泛、毛细血管扩张易反复且进行性发展的特点而治疗困难。有用四环素、米诺环素、多西环素成功治疗的报道[4],但也有用四环素应用 12 周治疗无效的报道。也有用阿昔洛韦及酮康唑治疗成功的报道,但不具有可重复性[5]。激光治疗最为有效,1 例患者成功应用 532nm Nd:YAG 激光治疗6次后皮疹基本消退,亦有用 585nm 染料激光或强脉冲光治疗成功的报道[6]。

【参考文献】

[1] THIEU K P,HAYNES H A. Generalized essential telangiectasia with predilection for surgical scar. J Am Acad Dermatol,2009,60(4):710-711.

[2] KAREN J K,MENGDEN S J,KAMINO H,et al. Generalized essential telangiectasia. Dermatol Online J,2008,14(5):9.

[3] ALI M M,TEIMORY M,SARHAN M. Generalized essential telangiectasia with conjunctival involvement. Clin Exp Dermatol,2006,31(6):781-782.

[4] SHELLEY W B. Essential progressive telangiectasia. Successful treatment with tetracycline. JAMA,1971,216(8):1343-1344.

[5] SHELLEY W B,SHELLEY E D. Essential progressive telangiectasia in an autoimmune setting:successful treatment with acyclovir. J Am Acad Dermatol,1989,21(5 Pt 2):1094-1096.

[6] GAMBICHLER T,AVERMAETE A,WILMERT M,et al. Generalized essential telangiectasia successfully treated with high-energy,long-pulse,frequency-doubled Nd:YAG laser. Dermatol Surg,2001,27(4):355-357.

第七节　单侧痣样毛细血管扩张

单侧痣样毛细血管扩张症(unilateral nevoid telangiectasia,UNT)是一种少见的血管性皮肤病,表现为大量线状毛细血管扩张沿单侧皮区分布。UNT 发病机制不清,约15%的 UNT 为先天性,多见于男性患者,与其在母体内激素水平升高有关[1]。获得性 UNT 多与雌激素水平升高有关,如怀孕、女性青春期、口服避孕药、男性肾上腺功能初现等,女性与男性发病比例约为 2:1[2]。此外,获得性 UNT 还可见于肝病相关患者如肝硬化、酗酒、良性肿瘤肝转移、乙型肝炎或丙型肝炎等。获得性 UNT 还见于某些皮肤病如化脓性肉芽肿、多形性日光疹等，以及甲亢、门脉高压及化疗术后患者等，但也可见于健康人群[3]。其他可能的发病机制包括血流动力学障碍、神经系统的改变、结缔组织中血管生长因子的变化等[4]。UNT 通常无症状，不需要治疗。

【临床表现】

UNT 常发生于三叉神经区、第 3、4 颈神经分布区及面、颈、上肢和胸部皮肤，下肢和腰、骶部皮区也可受累，有时沿 Blaschko 线分布，多为单侧分布，有时也可双侧分布[5]（图 33-10）。毛细血管扩张大部分呈点状、星状或线状，病变尚可累及口腔与胃黏膜。通常情况下，皮疹持续存在，但少数获得性的皮疹（尤其是妊娠引起的）可自行消退。

【组织病理】

真皮上、中部，部分可达真皮深部，可见许多扩张毛细血管，管壁仅由内皮细胞组成，无内皮细胞增生和新生血管生长。

【诊断和鉴别诊断】

通过发病年龄、是否伴发系统症状、单侧分布或沿皮区或 Blaschko 线分布的毛细血管扩张、病理可见真皮全层的毛细血管扩张不伴内皮细胞及血管增生等特点容易确诊。

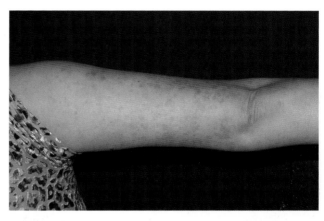

图 33-10　单侧痣样毛细血管扩张。右上肢多发暗红斑

临床表现上需与持久性泛发性斑状毛细血管扩张症、匍行性血管瘤等鉴别。持久性泛发性斑状毛细血管扩张症：皮疹好发于躯干，表现为单侧或对称分布的暗红色斑疹伴毛细血管扩张，Darier 征阳性或阴性，组织病理除真皮浅层毛细血管扩张外尚见单一核细胞浸润，Gimsa 染色或甲苯胺蓝染色可见肥大细胞，而 UNT 病理无肥大细胞浸润可鉴别。匍行性血管瘤为红色呈线状排列的点状血管损害，中央消退，边缘进展从而形成环状或匍行性外观，多发生于四肢，组织病理可见簇集管壁较厚、扩张的毛细血管，而 UNT 无中央消退、边缘进展的发病过程而且病理上扩张的毛细血管无管壁增厚。

【治疗】

治疗上首先要查找原因和治疗原发病，因临床上无症状一般不需要治疗，必要时 585nm 或 595nm 脉冲染料激光可取得较好疗效[6-8]。

【参考文献】

［1］KARAKAS M，DURDU M，SONMEZOGLU S，et al. Unilateral nevoid telangiectasia. J Dermatol，2004，31（2）：109-112.

［2］JORDÃO J M，HAENDCHEN L C，BERESTINAS T C，et al. Acquired unilateral nevoid telangiectasia in a healthy men. An Bras Dermatol，2010，85（6）：912-914.

［3］WENSON S F，JAN F，SEPEHR A. Unilateral nevoid telangiectasia syndrome：a case report and review of the literature. Dermatol Online J，2011，17（5）：2.

［4］AKMAN-KARAKAŞ A，KANDEMIR H，SENOL U，et al. Unilateral nevoid telangiectasia accompanied by neurological disorders. J Eur Acad Dermatol Venereol，2011，25（11）：1356-1359.

［5］TANGLERTSAMPAN C，CHANTHOTHAI J，PHICHAWONG T. Unilateral nevoid telangiectasia：case report and proposal for new classification system. Int J Dermatol，2013，52（5）：608-610.

［6］胡瑾，马东来. 脉冲染料激光（585nm）治疗单侧痣样毛细血管扩张症 18 例疗效观察. 中国美容医学，2013，22（21）：2126-2128.

［7］王思宇，杨超，谢军，等. 595nm 脉冲染料激光治疗单侧痣样毛细血管扩张的疗效观察. 中国激光医学杂志，2015，（6）：312-315，345.

［8］SHARMA V K，KHANDPUR S. Unilateral nevoid telangiectasia--response to pulsed dye laser. Int J Dermatol，2006，45（8）：960-964.

第八节 静 脉 湖

静脉湖(venous lake)是一种良性的血管畸形,常发生于老年人,95%为男性,表现为曝光部位的深蓝色略隆起的柔软皮疹。一般无自觉症状,轻度创伤可发生明显出血,也可发生溃疡[1]。病因尚不清楚,可能与日光照射、风吹、寒冷、吸烟等有关,也有学者认为其发生是血管外膜及真皮结缔组织退化的结果[1]。

【临床表现】

好发于耳、面、颈、唇部等曝光部位。临床表现为深蓝色或紫色略隆起的结节或丘疹,界限清楚,表面光滑,呈圆顶形,直径0.2~1cm,病变可以单发或多发(图33-11,图33-12)。其病变质软,因其内充满血液,常常通过指压而变平或凹陷,10~20s后病变部位再次膨胀,再次呈现蓝紫色的外观。除了肩部以上,其他部位很少见。

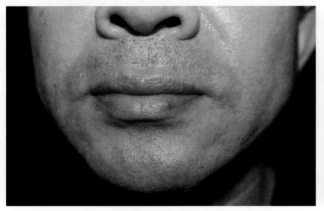

图33-11 静脉湖。男性患者,下唇紫蓝色丘疹

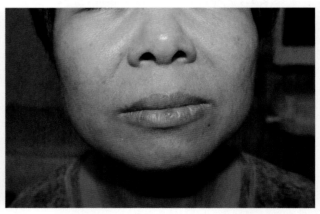

图33-12 静脉湖。女性患者,下唇紫蓝色丘疹

【组织病理】

本病不是真性血管瘤,而是扩张的静脉。真皮浅层或中层可见高度扩张的静脉或小静脉(内有红细胞、单层平整的内皮细胞和薄的纤维组织壁)构成,有时扩张的静脉壁薄,内皮平整,缺乏纤维组织,部分纤维组织可由不连续的平滑肌纤维代替,但未见到增生的血管成分,有时管腔内可见到血栓,周围真皮常显示老年性弹性纤维变化(图33-13,图33-14)。

【诊断和鉴别诊断】

临床表现具有特征性,通常不需要活检来明确诊断。需与卡波西肉瘤进行鉴别,后者早期表现为生长缓慢的蓝红色到紫色的斑疹或斑片,可发生于身体任何部位,为多灶性,病变呈实性,压迫时不消失,早期病理特征为真皮浅层小而成角的血管增生。还需与结节性恶性黑色素瘤鉴别,后者常发生于躯干、头颈

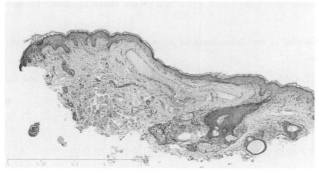

图33-13 静脉湖。真皮浅层可见扩张的血管(HE染色,×20)

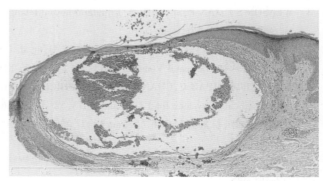

图33-14 静脉湖。真皮内可见一完整的血管腔,内含大量红细胞(HE染色,×40)

部,表现为单发蓝色至黑色,有时为粉色至红色的结节,数月内进展迅速,可发生溃疡或出血,压迫时不消失,皮肤病理可见到由异型性的黑色素细胞及黑素细胞巢。静脉湖尚需与蓝痣相鉴别,后者表现为蓝色、蓝灰色或蓝黑色半球形丘疹,病变呈实性,压之不消失,病理上可见含大量色素颗粒的梭形黑素细胞或缺乏黑色素颗粒的肥大梭形黑色素细胞。

【治疗】

静脉湖是一种良性血管畸形,一般无症状,由于美容原因或反复出血则需要治疗。

手术切除、冷冻、硬化治疗、电干燥治疗等都可以治疗静脉湖,但常留色素改变或瘢痕形成而影响美观。

目前脉冲染料激光是治疗血管病变最经典的方法,其中 Nd:YAG 激光治疗静脉湖有效率可达 100%,并且不出血、创伤小、愈合快,患者易于接受,但影响参数多,技术要求高,操作不当易造成非治疗区域热损伤等缺点限制了其应用[2]。

【参考文献】

[1] MLACKER S,SHAH V V,ALDAHAN A S,et al. Laser and light-based treatments of venous lakes:a literature review. Lasers Med Sci,2016,31(7):1511-1519.

[2] 孔亚群,赵继志,李倩等. 脉冲 Nd:YAG 激光治疗口腔静脉湖 20 例疗效观察. 中国激光医学杂志,2015,24(5):282-283.

第九节　血管角化瘤

血管角化瘤(angiokeratoma)是一组以真皮浅部血管扩张伴继发表皮角化过度、棘层肥厚的良性血管病变,也称血管角皮瘤,临床分为 5 型:肢端型、丘疹型、局限型、阴囊型和弥漫性体部血管角化瘤(Fabry病)[1-6]。后者为一种类脂质病。另外四型中,只有局限型属于血管畸形(毛细血管-淋巴管畸形),其他三型都是由真皮乳头层内血管扩张引起[2]。

患病率在 20 岁前为 0.6% 而 70 岁时增至 16.6%,男性多于女性,好发于白色人种和日本人[1]。除 Fabry 病是 X 连锁遗传的 α-半乳糖苷酶缺乏性病,其余四型发病机制尚不明确[1-7]。

【临床表现】

临床表现为单发、多发、成群或线状分布的 1~8mm 不等的红色至紫色丘疹,表面粗糙或呈疣状,具体临床表现随临床分型而异。

【组织病理】

肢端型、丘疹型、阴囊型的病理表现基本相同,表现为角化过度,棘层肥厚,真皮乳头层毛细血管扩张,表皮突延长可部分或完全包绕真皮血管,皮损边缘组织可呈领圈样。

局限型血管角化瘤组织病理表现为表皮乳头瘤样增生,真皮乳头层毛细血管增生呈囊性扩张,内衬一层内皮细胞,管腔内含有红细胞,可见血栓形成,真皮深层和皮下组织也可见血管扩张、充血、内皮细胞增生,有时伴发毛细血管瘤或海绵状血管瘤,有时可见充满淋巴液和血液的管腔混杂。

Fabry 病表现为角化过度,棘层肥厚,真皮乳头毛细血管扩张,在毛细血管小动脉、小静脉或中等大血管的血管壁内均可见到空泡化细胞,冰冻切片苏丹染色或猩红染色示在血管内膜、中膜和空泡化细胞中糖脂贮积,偏振光下呈双折光性,成纤维细胞、组织细胞和内皮细胞的胞质或吞噬体内可见特征性的 Faber 小体。

【诊断和鉴别诊断】

根据典型红色至紫红色丘疹,表面粗糙,结合病理特点诊断。Fabry 病根据阳性家族史、临床表现和病理发现 Faber 小体等诊断。血管角皮瘤应与血管瘤、化脓性肉芽肿、疣状血管瘤等血管病变鉴别,伴血栓形成或黑色病灶者甚至要与黑色素瘤相鉴别。

【治疗】

除 Fabry 病外,其余四型可根据皮疹大小、部位、对美观影响程度等选用液氮冷冻、CO_2 激光、脉冲染料激光、外科手术等方法去除病变[7-9]。

【参考文献】

[1] BUEHLER S,ITIN P. Angiokeratomas scroti associated with angiokeratomas of the eyelids：coincidence or one entity? A Case Report and Review of the Literature. Dermatology,2015,231(3)：213-216.

[2] THOMAS A S,HUGHES D A. Fabry disease. Pediatr Endocrinol Rev,2014,12 Suppl 1：88-101.

[3] LESSA P P,JORGE J C,FERREIRA F R,et al. Acral pseudolymphomatous angiokeratoma：case report and literature review. An Bras Dermatol,2013,88(6 Suppl 1)：39-43.

[4] YASUIKE R,NAKAI N,KOMORI S,et al. Angiokeratoma corporis diffusum in the absence of metabolic disorders：a case report and mini-review of the published work. J Dermatol,2013,40(8)：668-669.

[5] MITTAL R,AGGARWAL A,SRIVASTAVA G. Angiokeratoma circumscriptum：a case report and review of the literature. Int J Dermatol,2005,44(12)：1031-1034.

[6] SADANA D,SHARMA Y K,DASH K,et al. Angiokeratoma circumscriptum in a young male. Indian J Dermatol,2014,59(1)：85-87.

[7] 王绥,王再兴. 血管角皮瘤的研究进展. 医学信息,2013,(9)：603-604.

[8] CAFFREY J A,WRIGHT E J,MILNER S M. An Extreme Case of Fordyce Angiokeratoma. Urology,2015,85(6)：e47-48.

[9] KOUFAKIS T,GABRANIS I. Fordyce angiokeratoma. Pan Afr Med J,2014,12(19)：376.

·肢端血管角化瘤·

肢端血管角化瘤(angiokeratoma acroasphyticum),又称冻疮样痣、疣状毛细血管扩张,是一种罕见的常染色体显性遗传特征的血管性损害。1862 年由 Bazin 首次报道,1889 年 Mibelli 进一步对其描述,故也称 Mibelli 型。常见于儿童及青少年,女性多于男性,可伴有肢端发绀症,发病之前常伴有冻伤或冻疮史,常有家族冻疮史。好发于手指和足趾背侧及外侧,也可发生于手足背,罕见病例可以发生指尖溃疡。

【临床表现】

皮损常多发,数个或数十个,对称分布于指、趾背侧,伸侧较少,偶见于耳、掌跖、踝关节等处,损害常表现为两种形态:针尖至粟粒大小的暗紫色斑丘疹,表面粗糙,部分压之褪色;直径 2~8mm 的紫红色或灰色结节,表面角化粗糙或呈疣状,中央可见毛细血管扩张或血痂,外伤后易出血,无明显自觉症状(图 33-15~图 33-17)。

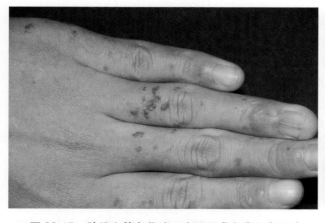

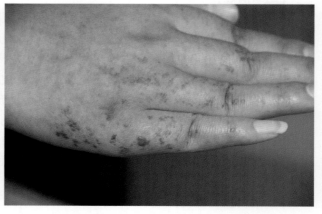

图 33-15　肢端血管角化瘤。左手手背多发红色丘疹　　　图 33-16　肢端血管角化瘤。右手手背多发红色丘疹

【组织病理】

表现为角化过度,棘层肥厚,真皮乳头层毛细血管扩张,内衬单层扁平内皮细胞,管腔内可见红细胞,表皮突延长可部分或完全包绕真皮血管,皮损边缘组织可呈领圈样(图 33-18)。

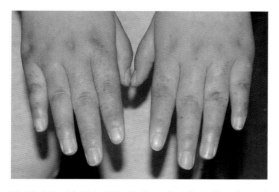

图 33-17　肢端血管角化瘤。双手背多发红色丘疹

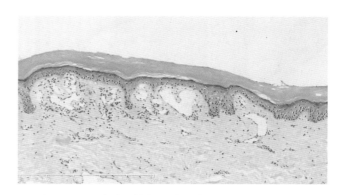

图 33-18　肢端血管角化瘤。真皮乳头内毛细血管增生扩张，由单层内皮细胞构成（HE 染色，×100）

【诊断和鉴别诊断】

儿童手背的肢端血管角化瘤需与儿童肢端假性淋巴瘤性血管角化瘤（APACHE）相鉴别，后者是单侧散发，不伴冻疮史，组织病理上可见密集团块状淋巴组织细胞浸润，偶可见浆细胞、嗜酸性粒细胞和多核巨细胞浸润，是假性淋巴瘤的变异型，而不是原发性血管损害[1]。肢端发绀症及冻疮样皮损需与雷诺病相鉴别，后者有手指（足趾）皮肤苍白、变紫、变红的过程，伴局部发冷、感觉异常和疼痛等症状，严重时可发生溃疡、坏死。

【治疗】

既往多采用液氮冷冻、CO_2 激光、电解等方法治疗，易残留瘢痕、永久性色素脱失等。近来 585nm、595nm 染料脉冲激光及可调宽倍频 ND：YAG 532nm 激光等治疗血管角化瘤安全有效[2]。

【参考文献】

[1] LESSA P P，JORGE J C，FERREIRA F R，et al. Acral pseudolymphomatous angiokeratoma：case report and literature review. An Bras Dermatol，2013，88（6 Suppl 1）：39-43.

[2] SU Q，LIN T，WU Q，et al. Efficacy of 595nm pulsed dye laser therapy for Mibelli angiokeratoma. J Cosmet Laser Ther，2015，17（4）：209-212.

·阴囊血管角化瘤·

阴囊血管角化瘤（angiokeratoma of the scrotum）又称 Fordyce 血管角化瘤，1986 年由 Fordyce 首次描述，1931 年 Traub 将其与 Mibelli 型区分。主要发生于 40～60 岁中老年男性阴囊，偶见于 30～50 岁女性阴唇，随年龄增大而增多，与血栓性静脉炎，精索静脉曲张，阴囊弹性纤维缺陷，腹股沟疝，女性外阴静脉曲张，痔疮，妊娠期间静脉压力增加等因素有关[1-3]。

【临床表现】

皮疹为红色至黑色圆顶形丘疹，可单发或多发，直径 1～4mm，早期损害呈鲜红色，质软，压之可缩小，晚期暗红或紫红色，质硬，有轻度疣状增生，常沿浅表静脉或阴囊皮纹排列成线状，皮损表面光滑，压之可褪色（图 33-19，图 33-20）。偶发生于阴茎或龟头。一般无自觉症状，偶有瘙痒。

【组织病理】

角化过度，棘层肥厚，真皮乳头层毛细血管扩张，表皮突延长可部分或完全包绕真皮血管，皮损

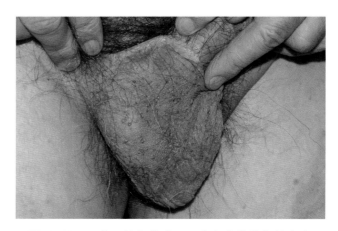

图 33-19　阴囊血管角化瘤。阴囊多发紫蓝色针尖大小丘疹

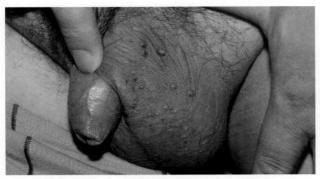

图 33-20 阴囊血管角化瘤。阴囊多发紫蓝色丘疹、结节

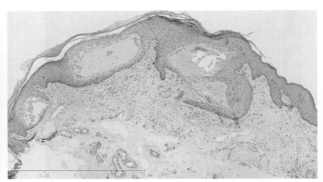

图 33-21 阴囊血管角化瘤。角化过度,棘层不规则肥厚,真皮乳头可见明显扩张的血管(HE 染色,×100)

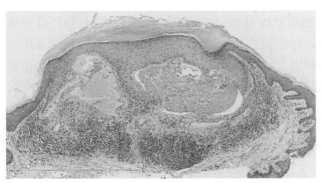

图 33-22 阴囊血管角化瘤。角化过度,基底层色素增加,真皮浅层血管明显扩张,周围大量淋巴、组织细胞浸润(HE 染色,×100)

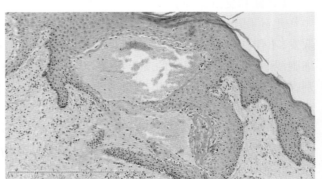

图 33-23 阴囊血管角化瘤。真皮乳头可见明显扩张的血管,内皮细胞无增生(HE 染色,×200)

边缘组织可呈领圈样(图 33-21~图 33-23)。

【诊断和鉴别诊断】

阴囊血管角化瘤应与外阴尖锐湿疣、樱桃状血管瘤、黑色素瘤等鉴别,通过皮肤镜检查及组织病理容易鉴别。

【治疗】

既往多采用液氮冷冻、CO_2 激光、电解等方法治疗,易残留瘢痕、永久性色素脱失等。近来 585nm、595nm 染料脉冲激光及可调宽倍频 Nd:YAG 532nm 激光等治疗血管角化瘤安全有效[2,4]。

【参考文献】

[1] BUEHLER S,ITIN P. Angiokeratomas scroti associated with angiokeratomas of the eyelids:coincidence or one entity:a case report and review of the literature. Dermatology,2015,231(3):213-216.

[2] 王绥,王再兴. 血管角皮瘤的研究进展. 医学信息,2013(9):603-604.

[3] CAFFREY J A,WRIGHT E J,MILNER S M. An Extreme Case of Fordyce Angiokeratoma. Urology,2015,85(6):e47-48.

[4] KOUFAKIS T,GABRANIS I. Fordyce angiokeratoma. Pan Afr Med J,2014,19:376.

·局限型血管角化瘤·

局限型血管角化瘤(angiokecratoma circumscriptum)又称单侧疣状血管瘤、角化性血管瘤、疣状血管畸形等,1915 年由 Fabry 首次报道。发病机制为真皮和皮下毛细血管及静脉的畸形与增生,与血管角化瘤不同,后者为血管异常扩张所致。

出生即有或发生于幼儿期、儿童期或青年期,好发于小腿和足部,偶见于手背和前臂,皮疹随年龄增长而增大。可并发先天性静脉畸形骨肥大综合征、阴囊型血管角化瘤、海绵状血管瘤、鲜红斑痣等[1-3]。

【临床表现】

表现为大小不等的深红色或蓝黑色丘疹、结节,分散或融合为疣状丘疹或结节,常呈线状单侧分布,广泛分布者罕见。皮损随年龄增长而增大、增多,少数可以很大(图33-24)。

【组织病理】

局限型血管角化瘤组织病理表现为表皮乳头瘤样增生,真皮乳头层毛细血管增生呈囊性扩张,内衬一层内皮细胞,管腔内含有红细胞,可见血栓形成,有时真皮深部可见伴发的毛细血管瘤或海绵状血管瘤,有时可见充满淋巴液和血液的管腔混杂。

【诊断和鉴别诊断】

临床上局限性血管角皮瘤和局限性淋巴管瘤常很相似,后者好发于颈部、胸部、肢体近端,组织病理上在真皮浅层见多个囊样扩张的淋巴管从而相鉴别。病理上易与疣状血管瘤相混淆,后者病理上真皮浅层、深层及皮下组织内有血管增生,见毛细血管瘤或海绵状血管瘤改变,血管造影显示浅静脉畸形。

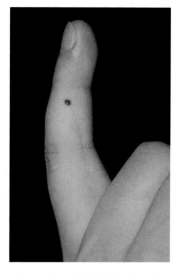

图33-24　局限型血管角化瘤。手指紫蓝色丘疹

【治疗】

治疗困难,采用液氮冷冻、CO_2激光、电灼等方法治疗,易残留瘢痕、永久性色素脱失且易复发,常需采用手术切除[3-4]。

【参考文献】

[1] MITTAL R,AGGARWAL A,SRIVASTAVA G. Angiokeratoma circumscriptum:a case report and review of the literature. Int J Dermatol,2005,44(12):1031-1034.

[2] SADANA D,SHARMA Y K,DASH K,et al. Angiokeratoma circumscriptum in a young male. Indian J Dermatol,2014,59(1):85-87.

[3] 王绥,王再兴. 血管角皮瘤的研究进展. 医学信息,2013,(9):603-604.

[4] 王欢,廖文俊. 限界性角化血管瘤. 临床皮肤科杂志,2007,36(7):443-444.

·丘疹型血管角化瘤·

丘疹型血管角化瘤(papular angiokeratoma)1967年由Jmperial和Helwig首次描述。病变可能由损伤、创伤或真皮乳头静脉壁的慢性刺激引起。

【临床表现】

较为常见,多发于青年人,无明显性别差异。皮损多单发,多见于下肢,也可出现在身体其他任何部位。早期呈鲜红色柔软丘疹,逐渐变为蓝黑色,表面角化、质硬,直径为2～10mm。一般无自觉症状,偶可为多个丘疹或结节(图33-25)。

【组织病理】

角化过度,棘层肥厚,真皮乳头层毛细血管扩张,表皮突延长可部分或完全包绕真皮血管,皮损边缘组织可呈领圈样。

【诊断和鉴别诊断】

该病皮损多为蓝黑色,需与黑色素瘤、色素性基底细胞癌等鉴别,通过皮肤镜检查及组织病理容易鉴别。

【治疗】

既往多采用液氮冷冻、CO_2激光、电解等方法治疗,易残

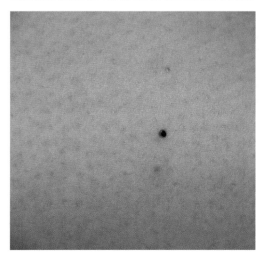

图33-25　丘疹型血管角化瘤。大腿黑色丘疹

留瘢痕、永久性色素脱失等。近来 585nm、595nm 染料脉冲激光及可调宽倍频 ND：YAG 532nm 激光等治疗血管角化瘤安全有效[1-2]。

【参考文献】

[1] KUTLUBAY Z,GÖKLER G,KÜÇÜKTAŞ M,et al. A case of solitary angiokeratoma successfully treated with a 1064-nm long-pulsed Nd：YAG laser. J Cosmet Laser Ther,2015,17（2）：93-95.

[2] 王绥,王再兴. 血管角皮瘤的研究进展. 医学信息,2013（9）：603-604.

·弥漫性体部血管角化瘤·

弥漫性体部血管角化瘤（angiokeratoma corporis diffusum）又称 Fabry 病,是由于溶酶体 α-半乳糖苷酶 A（GLA）基因缺陷导致 GLA 缺乏或不足引起细胞内神经酰胺糖苷贮积在皮肤、肾脏、神经系统、心脏、角膜的各种细胞而引起的各系统器官功能损害,是一种 X 连锁隐性遗传病。1898 年由德国的 Fabry 和英国的 Anderson 首次报道,男性活产儿发病率为 1/40 000~1/11 000,致病基因位于 Xq22.33-22,目前已有 600 多种基因突变报道[1-3]。

常见症状和体征有手足烧灼样疼痛,排汗功能下降,血管角皮瘤,腹部痉挛疼痛、腹泻,角膜混浊,肾脏、心脏、脑等脏器功能受损等[4]。根据临床表现,通常将 Fabry 病分为两型。经典型:患者 GLA 活性明显下降甚至完全缺失,常发生于男性半杂合子患者和一些杂合子女性患者,出现临床症状较早,通常在童年期可出现症状,脑、肾脏、心脏、周围等多系统受累,寿命明显缩短。迟发型:通常发生在女性杂合子患者,患者酶活性部分下降,往往限于心脏或肾脏受累,女性杂合子患者心脏、肾脏、脑血管等症状出现时间一般比男性半杂合子晚且严重程度低于男性半杂合子[1,4]。

【临床表现】

皮肤表现为本病特征性改变,为多发簇集分布的略高起皮面的紫红色丘疹,即血管角皮瘤,对称分布于臀部、腹股沟、脐周、大腿上段皮肤,部分患者也可出现于黏膜表面如口腔黏膜（图 33-26）,通常在童年后期或青春期开始出现,皮损范围可随病程进展而扩大。疼痛发生于 60%~80% 的经典型患者,是 Fabry 病最早期症状之一[4]。疼痛可为阵发性疼痛,表现为肢体末端的灼烧样疼痛并向躯干及全身放射;或为慢性疼痛,表现为灼烧样及针刺样感觉异常,可因发热、运动、疲劳、应激及快速的温度变化而诱发。

眼部损害常累及角膜及晶状体,引起角膜晶状体浑浊及视网膜血管迂曲。耳部损害可引起耳鸣及听力损害。

胃肠道受累也常见,表现为饭后腹痛、恶心及呕吐,厌食等。无汗或少汗可导致皮肤散热不良而发热。

肾损伤始于 20~30 岁,表现为微量白蛋白尿及蛋白尿,逐渐加重,肾功能下降及氮质血症通常在 30~50 岁时出现,此时肾脏病变以纤维化、硬化及萎缩为主,男性患者于 40~50 岁时进入终末期肾脏病,是未经治疗男性患者死亡的首要原因[1,3-4]。

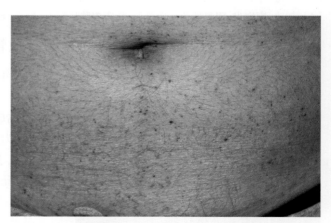

图 33-26　弥漫性体部血管角化瘤（Fabry 病）。躯干弥漫性紫红色丘疹

早期心脑血管异常可引起 PR 间期缩短、心律不齐及轻度瓣膜功能不全。心脏受累出现于 40%~60% 的 Fabry 病患者,包括左室肥厚、心律失常、心绞痛及呼吸困难等,随着疾病进展心肌纤维化形成,末期患者进展为透壁性心肌纤维化,心功能受损,充血性心力衰竭等。脑血管受累可引起头痛、眩晕、短暂性脑缺血发作、缺血性脑卒中及罕见的血管性痴呆等。呼吸系统受累表现为运动后呼吸困难、慢性咳嗽及喘息等[1,3-4]。

此外,Fabry 病患者还有骨量减少、抑郁、贫血、精子减少、甲状腺功能减退等表现。

【组织病理】

Fabry 病表现为角化过度,棘层肥厚,真皮乳头毛细血管扩张,在毛细血管小动脉、小静脉或中等大血管的血管壁内均可见到空泡化细胞,冰冻切片苏丹染色或猩红染色示在血管内膜、中膜和空泡化细胞中糖脂贮积,偏振光下呈双折光性。

【诊断和鉴别诊断】

血白细胞、血浆或体外培养成纤维细胞的 α-半乳糖苷酶水平及活性测定是简便而敏感的生化诊断手段。患者 α-半乳糖苷酶活性显著降低甚至不能检测到,对于男性半合子具有很高的敏感性和特异性,但在女性杂合子约 1/3 患者酶活性检测可在正常范围内。受累组织病理见特征性的 Faber 小体有诊断意义。基因检测可作为诊断 Fabry 病的初步手段,可提取外周血 DNA 或 RNA,或提取头发毛囊 DNA 进行 GLA 基因筛查。

【治疗】

需要进行综合治疗。对发作性的疼痛或感觉异常采用阿司匹林、卡马西平、苯妥英钠或加巴喷丁是治疗。

激光治疗皮肤血管角皮瘤未显示良好的治疗效果且不能阻止新发损害的形成。

高血压病的治疗一般采用血管紧张素转换酶抑制剂,肾功能不全予以保肾、纠正酸碱失衡、电解质紊乱等对症处理,终末期肾功能不全行血液透析或腹膜透析。针对 Fabry 病患者卒中方面的治疗与其他卒中患者类似。

酶替代治疗,目前治疗 Fabry 病的人工重组酶主要有两种:α-半乳糖苷酶(replagal)和 β-半乳糖苷酶(fabrazymel)。分子伴侣治疗,部分患者体内 α-GAL 仍有一定活性,通过分子伴侣如半乳糖等的作用可增强酶活性,达到治疗作用[1,3-4]。

基因治疗:通过移植外源性基因导入患者体内,使其产生具有功能活性的 α-GAL 是基因治疗的原理,目前在动物试验方面已取得一定进展,应用于临床仍有距离[1,3-4]。

【参考文献】

[1] THOMAS A S,HUGHES D A. Fabry disease. Pediatr Endocrinol Rev,2014,12 Suppl 1:88-101.

[2] YASUIKE R,NAKAI N,KOMORI S,et al. Angiokeratoma corporis diffusum in the absence of metabolic disorders:a case report and mini-review of the published work. J Dermatol,2013,40(8):668-669.

[3] MUZAFFAR M W,IMRAN K,RIYAZ A B,et al. Fabry's disease:case series and review of literature. Ann Med Health Sci Res,2016,6(3):193-197.

[4] POLITEI J M,BOUHASSIRA D,GERMAIN D P,et al. Pain in Fabry disease:practical recommendations for diagnosis and treatment. CNS Neurosci Ther,2016,22(7):568-576.

第十节　疣状血管瘤

疣状血管瘤(verrucous hemangioma)由 Halter 于 1937 年首次报道,1967 年由 Imperial 和 Heluig 正式命名为疣状血管瘤,是一种由真皮和皮下毛细血管静脉畸形增生形成的真性血管瘤。通常于出生时或出生后不久发生,好发于下肢,皮疹随身体发育增生、增大,易发生出血和感染,皮损周围可出现卫星样病灶。本病可呈泛发性疣状血管瘤合并智力低下,或合并 Klippel-Trenaunay 综合征、Cobb 综合征及小汗腺血管性错构瘤等综合征[1]。

【临床表现】

好发于下肢,足部或臀部,偶见于阴茎及腹部,多为单发。皮疹初为质软的紫红色丘疹或结节,随年龄增长而增大增多,表面形成紫褐色或黑褐色疣状斑块或结节,周围可出现卫星状血管结节,沿肢体呈带状分布,少数患者在不同部位出现多发性损害,轻微外伤后易出血或继发感染[1](图 33-27)。

【组织病理】

组织病理表现为真皮乳头层大量扩张的毛细血管,并延及真皮深层和皮下组织,偶见海绵状血管腔,

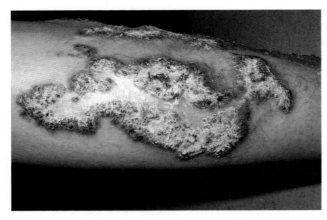

图 33-27 疣状血管瘤。下肢红色疣状斑块，周围可见星状血管结节（李军提供）

其上表皮出现显著的角化过度、棘层肥厚和乳头瘤样增生。血管造影显示浅静脉畸形。

【诊断和鉴别诊断】

根据患者自幼发病，特征性的临床表现和组织病理表现，诊断不难。需与局限性血管角化瘤相鉴别，虽然两病均有角化过度、棘层肥厚、乳头瘤样增生，真皮可见扩张的血管腔，但后者仅累及真皮中层，而疣状血管瘤增生的毛细血管累及真皮全层和皮下组织。

【治疗】

治疗以手术作为首选。冷冻、激光等难以去除皮下病灶而易复发。对于体积巨大的疣状血管瘤手术前可行血管造影、超声或 MRI 检查了解皮下血管畸形情况，根据皮损大小和血管分布范围设计手术方式，必要时可手术联合激光治疗，应用 CO_2 激光去除手术残留的皮疹或复发的疣状斑块，伤口愈合后再应用脉冲染料激光处理浅层的红色斑块[1-2]。

【参考文献】

[1] CLAIRWOOD M Q,BRUCKNER A L,DADRAS S S. Verrucous hemangioma：a report of two cases and review of the literature. J Cutan Pathol,2011,38(9)：740-746.

[2] NAGARAJAN K,BANUSHREE C S. Usefulness of MRI in delineation of dermal and subcutaneous verrucous hemangioma. Indian J Dermatol,2015,60(5)：525.

第十一节 化脓性肉芽肿

化脓性肉芽肿（pyogenic granuloma）又称分叶状毛细血管瘤，表现为皮肤或黏膜部位生长迅速的良性血管肿瘤。1897 年由法国外科医师 Poncet 和 Dor 首次描述，1904 年由 Hartzell 提出。病因尚不明确，创伤、感染、女性激素水平增加、病毒癌基因、显微动静脉吻合、生长因子等可能有关[1]。有学者提出机体血管生成的促进剂和抑制剂失衡而引起的血管增生可能发病原因，也有研究发现血管内皮生长因子、转录因子和信号转导通路（MAPK）在患者皮损中过度表达，部分原有鲜红斑痣基础上发生的患者体内发现 BRAF c.1799T>A，c.1391G>A，NRAS c.182A>G，GNAQ c.548G>A，KRAS c.37G>C 等突变[2-3]。创伤可能为诱因之一，约 7%~23% 患者病变部位之前存在创伤，甲周或甲下 PG 患者约 58% 存在局部创伤。药物也可引起，约 30% 甲周或甲下病变与药物相关，如系统性或局部应用维 A 酸类药物，系统应用表皮生长因子受体和酪氨酸激酶抑制剂如西妥昔单抗、伊马替尼、阿法替尼等，抗肿瘤药物卡培他滨、依托泊苷、5-氟尿嘧啶、环孢素、多西他赛等，粒细胞集落刺激因子、艾滋病病毒蛋白酶抑制剂等。

可发生于任何年龄，发病高峰为 10~29 岁，约 2%~5% 妊娠女性在妊娠前 5 个月内会发生于口腔，可能与促血管生成，激素的影响和积极的口腔护理引起的创伤（约 30%）有关[4-6]。二度烧伤后 1~4 周烧伤创面可发生多发的皮损，发生于土耳其、伊朗、印度等国家，我国也有 1 例报道，可能与创伤、感染有关，16 例患者中经过抗感染、创面处理等保守治疗后 6 例自行消退未复发[6-7]。

【临床表现】

皮损一般单发，开始为小的红色丘疹，数周至数月内迅速增长，形成有蒂或无蒂结节或肿物，表面光滑或糜烂，呈草莓红或暗红色，直径不超过 1cm，碰破后易出血，也可见坏死、溃疡、结痂，不会自行消失。多见于易损伤的暴露部位，如面、颈、前臂、手、踝，新生儿易发生在脐部（图 33-28）。

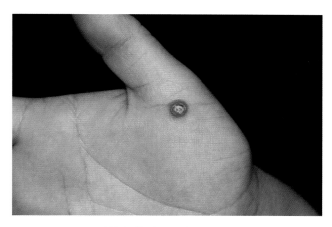

图 33-28 化脓性肉芽肿。手掌红色结节,表面结痂

【组织病理】

充分发展的皮损可见增生的毛细血管从真皮突出,形成息肉状外观,两侧表皮呈衣领状;病变组织由致密的纤维间隔分割成小叶状,故又称分叶毛细血管瘤;大量内皮细胞增生(图 33-29,图 33-30)。早期损害类似肉芽组织,表现为真皮浅层大量毛细血管和小静脉,间质水肿,可见成纤维细胞、肥大细胞、淋巴细胞、浆细胞、多形核白细胞等混合细胞浸润。GLUT-1 染色有助于与婴幼儿血管瘤鉴别,后者常染色阳性。皮肤镜下可见带白色领圈状结构的均匀红色丘疹,及代表血管纤维间隔的白色轨道征。

【诊断和鉴别诊断】

根据发生于皮肤或黏膜部位易出血、常为单发、红色丘疹或息肉、数周内迅速发展的临床特征,诊断不难。需与婴幼儿血管瘤相鉴别,后者在婴儿早期出现,生长迅速,出血少见,可自行消退,GLUT-1 染色阳性。尚需与无色素性黑色素瘤、血管球瘤、Spitz 痣、卡波西肉瘤及发生于免疫功能受损患者的杆菌性血管瘤病等鉴别,组织病理学检查可明确诊断。

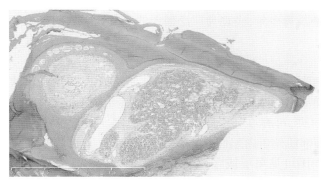

图 33-29 化脓性肉芽肿。真皮乳头内毛细血管增生,簇集成团(HE 染色,×40)

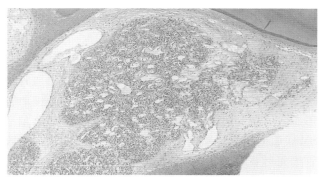

图 33-30 化脓性肉芽肿。真皮内毛细血管增生,血管扩张(HE 染色,×100)

【治疗】

治疗方案没有达成共识,具体方案取决于皮损的数目、部位、形态、大小,患者年龄,复发及瘢痕形成的风险。手术治疗包括全层切除、加或不加基底电烙术或激光凝固术的剔除术和刮除术,带蒂者建议剔除或刮除术后基底部烧灼,无蒂者建议手术切除后一期缝合。儿童美容区域建议脉冲染料激光或 CO_2 激光治疗,对剔除术或非手术治疗后复发者建议手术切除[4-6]。播散患者可取少量病变进行组织活检明确诊断后对剩余病变进行观察,充分去除诱因后部分皮损能自发性消退[7]。

【参考文献】

[1] MILLS S E,COOPER P H,FECHNER R E. Lobular capillary hemangioma:the underlying lesion of pyogenic granuloma:a study of 73 cases from the oral and nasal mucous membranes. Am J Surg Pathol,1980,4(5):470-479.

[2] CHEN S Y,TAKEUCHI S,URABE K,et al. Overexpression of phosphorylated-ATF2 and STAT3 in cutaneous angiosarcoma and pyogenic granuloma. J Cutan Pathol,2008,35(8):722-730.

[3] GROESSER L,PETERHOF E,EVERT M,et al. BRAF and RAS mutations in sporadic and secondary pyogenic granuloma. J Invest Dermatol,2016,136(2):481-486.

[4] HARRIS M N,DESAI R,CHUANG T Y,et al. Lobular capillary hemangiomas:an epidemiologic report,with emphasis on cutaneous lesions. J Am Acad Dermatol,2000,42(6):1012-1016.

[5] GIBLIN A V,CLOVER A J,ATHANASSOPOULOS A,et al. Pyogenic granuloma-the quest for optimum treatment:audit of treat-

ment of 408 cases. J Plast Reconstr Aesthet Surg,2007,60(9):1030-1035.

[6] GORDÓN-NÚÑEZ M A,DE VASCONCELOS CARVALHO M,BENEVENUTO T G,et al. Oral pyogenic granuloma:a retrospective analysis of 293 cases in a Brazilian population. J Oral Maxillofac Surg,2010,68(9):2185-2188.

[7] ZHAO H,HUANG S,FU X. Should pyogenic granulomas following burns be excised? Burns,2015,41(3):431-436.

第十二节   血管球瘤

血管球瘤(glomus tumor)是真皮网状层小动静脉吻合处血管球细胞形成的良性间叶性肿瘤,属于血管周细胞肿瘤。血管球细胞几乎位于全身各处,是一种变异的平滑肌细胞。可发生于任何部位,但好发于富含血管球细胞的部位如四肢末端尤其甲下部位,或手掌、腕、前臂、足部的真皮深层,其他部位罕见,如支气管、肾、胃、面部、肺、小肠、纵隔等均有报道[1]。手指和足趾血管球瘤见于约5%的1型神经纤维瘤病(neurofibromatosis type 1,NF1)患者,被认为是NF1相关性肿瘤[2]。肿瘤常单发,直径小于1cm,呈蓝红色结节,少数血管球瘤可多发也称为血管球性血管瘤,常见于儿童,呈常染色体显性遗传。家族性球血管瘤与染色体1p21-22 *glomulin* 基因截断突变有关[3]。

【临床表现】

患者症状与发病部位相关,发生于皮肤或表浅软组织时常表现为皮下红蓝色小结节,伴长期自发性、间歇性烧灼感或针刺样疼痛,数分钟后自行缓解,受压或遇冷后疼痛加剧。发生于甲下者疼痛显著,常伴甲营养不良或蓝红色充血(图33-31)。发生于内脏及身体深部组织者无任何症状或有受累器官的非特异性症状(图33-32,图33-33)。多发性皮损常发生于儿童及青少年,表现为广泛融合的多发性柔软的红色至蓝色结节或斑块。

【组织病理】

血管球瘤是一种边界清楚的真皮结节,由血管球细胞、血管系统和平滑肌细胞组成图片。实性血管球瘤是最常见的亚型,肿瘤由多量大小不等的毛细血管样小血管和周围围绕的血管球细胞组成,血管球细胞形态较一致,圆形,边界清楚,胞质淡染,核圆形位于中央,可存在核分裂象但形态正常。血管球瘤细胞SMA,肌肉特异性肌动蛋白,肌球蛋白均呈阳性,少数局部肌丝蛋白阳性,CD34也可阳性[4-5]。血管球性血管瘤管腔扩张成海绵状,与静脉畸形类似,但血管腔周围可见单层或多层立方形均匀一致的血管球细胞(图33-34~图33-38)。

【诊断和鉴别诊断】

孤立性血管球瘤需与外泌汗腺腺瘤、小汗腺螺旋瘤、平滑肌瘤等鉴别。

【治疗】

治疗方法为手术切除。术前应用彩色多普勒超声和MRI检查可了解肿瘤的精确位置及大小、形态、是否造成骨质侵袭,是甲下血管球瘤必要的术前检查[6]。无症状者可暂不处理。

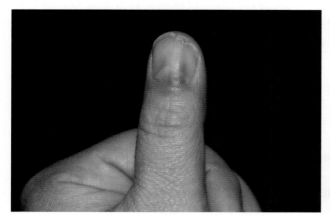

图33-31   血管球瘤。甲根部红斑

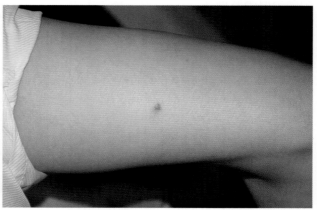

图33-32   血管球瘤。上臂紫蓝色结节

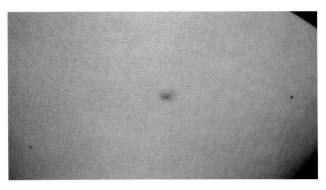

图 33-33　血管球瘤。大腿紫蓝色结节

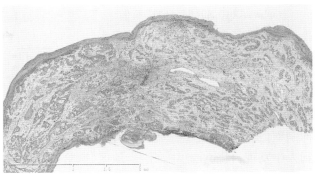

图 33-34　血管球瘤。角化不全，棘层萎缩，真皮内大量增生的血管（HE 染色，×40）

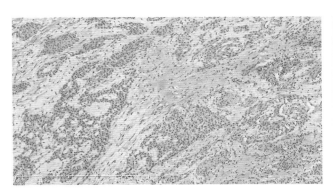

图 33-35　血管球瘤。真皮内大量的增生的血管，血管壁增厚，由多层细胞构成（HE 染色，×100）

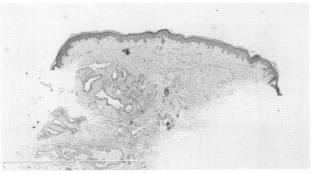

图 33-36　血管球瘤。真皮内散在分布大小不一扩张的血管，管壁增厚（HE 染色，×40）

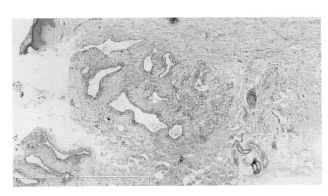

图 33-37　血管球瘤。真皮内散在分布大小不一扩张的血管，管壁增厚（HE 染色，×40）

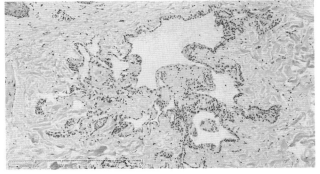

图 33-38　血管球瘤。真皮浅中层扩张血管腔（HE 染色，×100）

【参考文献】

[1] MOREY V M，GARG B，KOTWAL P P. Glomus tumours of the hand：Review of literature. J Clin Orthop Trauma，2016，7（4）：286-291.

[2] BREMS H，PARK C，MAERTENS O，et al. Glomus tumors in neurofibromatosis type 1：genetic，functional，and clinical evidence of a novel association. Cancer Res，2009，69（18）：7393-7401.

[3] BOON L M，BROUILLARD P，IRRTHUM A，et al. A gene for inherited cutaneous venous anomalies（"glomangiomas"）localizes to chromosome 1p21-22. Am J Hum Genet，1999，65（1）：125-133.

[4] PULITZER D R，MARTIN P C，REED R J. Epithelioid glomus tumor. Hum Pathol，1995，26（9）：1022-1027.

[5] MENTZEL T，HÜGEL H，KUTZNER H. CD34-positive glomus tumor：clinicopathologic and immunohistochemical analysis of six cases with myxoid stromal changes. J Cutan Pathol，2002，29（7）：421-425.

[6] BAEK H J, LEE S J, CHO K H, et al. Subungual tumors: clinicopathologic correlation with US and MR imaging findings. Radiographics, 2010, 30(6): 1621-1636.

第十三节 卡波西肉瘤

卡波西(Kaposi)肉瘤(Kaposi sarcoma, KS)又称多发性色素性皮肤肉瘤, 由 Moritz Kaposi 于 1872 年首次报告, 是一种低度恶性血管或淋巴血管肿瘤。临床上分为四型: 慢性或经典型, 非洲地方型, 医源性免疫抑制型, 艾滋病相关型[1-4]。其恶性程度不高, 有明显的地域性和性别年龄特异性。最早在犹太人和意大利人中发现, 目前在地中海沿岸地区, 撒哈拉以南的非洲也很常见, 我国发生率较低, 主要集中在新疆维吾尔族、哈萨克族, 以男性为主[5]。

发病机制尚没有定论, 与病毒感染有关, 所有类型 KS 中均发现 HHV-8 DNA 序列支持这一观点[1], 此外, 巨细胞病毒、乙型肝炎病毒、人类免疫缺陷病毒、EB 病毒、HHV-6 均可能相关。免疫缺陷在发生中也起重要作用。

【临床表现】

经典型 KS 多发生于老年男性, 表现为双下肢末端缓慢生长的蓝红色到紫色斑片, 常多发, 逐渐增大发展成结节或息肉状肿瘤样, 病变常呈稳定静止的过程, 仅极少数致死, 内脏及黏膜损害少见, 播散性损害极为罕见, 但网状淋巴系统肿瘤的发生率较高, 尤其是非霍奇金淋巴瘤(图 33-39~图 33-42)。

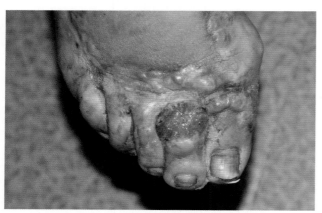

图 33-39 Kaposi 肉瘤。足部红斑、肿块、溃疡

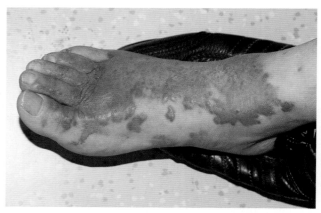

图 33-40 Kaposi 肉瘤。足部深红色斑块

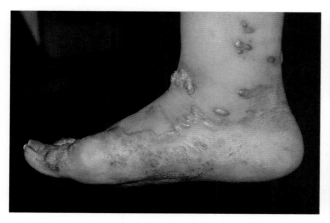

图 33-41 Kaposi 肉瘤。足部红色斑块、多发肿物

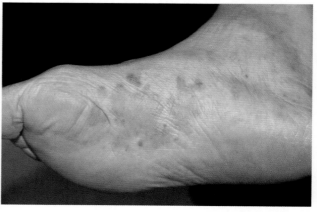

图 33-42 Kaposi 肉瘤。足底红色斑块

非洲型 KS 占恶性肿瘤 10%,多发生于青年男性,类似经典 KS 的皮肤表面结节为特征,皮损广泛并可累及淋巴结、肝、肺、胃肠等,进展缓慢,临床可分为结节性、鲜红色型、浸润型和淋巴结病型,淋巴结病型好发于儿童,常伴广泛淋巴结和皮肤病变,好发于口面和腹股沟、生殖器部位,通常致死。

艾滋病相关型 KS 常发生于青年人,特别是男性,多为同性恋或吸毒者,女性和儿童少见,肿瘤进展迅速,广泛分布,且可致死,皮损初发为红色或紫红色斑疹或丘疹,周围有苍白晕,逐渐增大为结节或斑块,常多发,躯干、四肢和黏膜常广泛累及。

免疫抑制型 KS 临床与经典型相似,常发生于接受免疫抑制治疗特别是肾移植后的患者,进展缓慢。在免疫抑制治疗停止或减量时,损害有时能完全消退。

【组织病理】

病理特点有血管生成、炎症和增生,常出现两种主要异常:梭形细胞呈漩涡状排列伴白细胞浸润;新血管形成伴小血管异常增生。随着疾病进展,皮损从斑片进展为斑块、结节。早期斑片期特征是真皮内血管数量轻度增多,内皮细胞不典型性明显,周围有混合淋巴细胞和浆细胞浸润,伴有含铁血黄素沉积和红细胞外溢。斑块期可见更为广泛明显的真皮血管增生,管腔大小不等,真皮内血管周围见嗜酸性的梭形细胞是该期特点。结节期的特征性表现为真皮内相对境界清楚的嗜酸性梭形细胞团块,其中散在大量不规则、裂隙样血管腔,缺乏内皮细胞衬托,核分裂象最为明显。梭形细胞 CD34 弥漫阳性,局部 CD31 和肌动蛋白阳性(图 33-43～图 33-47)。

合并 HIV/AIDS 的 KS 患者,一处活检组织可表现不止一种的病理学表现。目前有针对 HHV-8 潜在核抗原-1 的单克隆抗体,可用于石蜡包埋组织的检测,而其他脉管肿瘤罕见 HHV-8 阳性。

【诊断和鉴别诊断】

需要和多种疾病鉴别,包括肢端淤积性皮炎,进行性淋巴管瘤,丛状血管瘤,靶样含铁血黄素血管瘤,

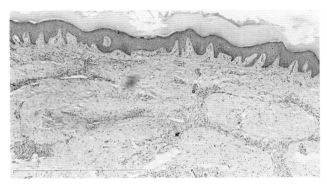

图 33-43　Kaposi 肉瘤早期。明显角化过度,棘层轻度肥厚,真皮内许多裂隙性血管腔,其周围有淋巴细胞、组织细胞浸润,并可见较多噬色素细胞(HE 染色,×100)

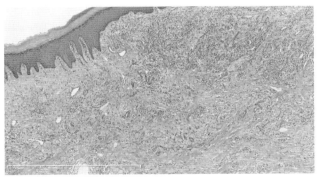

图 33-44　Kaposi 肉瘤。角化过度,棘层增厚,基底层色素增加,真皮血管增生,内膜增厚,含铁血黄素明显(HE 染色,×100)

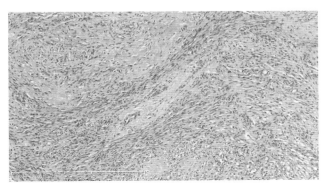

图 33-45　Kaposi 肉瘤。真皮内许多梭形细胞、裂隙性血管和大量含铁血黄素沉积(HE 染色,×100)

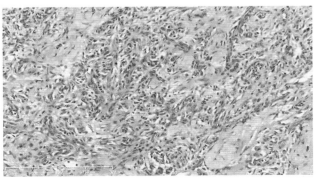

图 33-46　Kaposi 肉瘤。真皮血管增生,内膜增厚,含铁血黄素明显(HE 染色,×200)

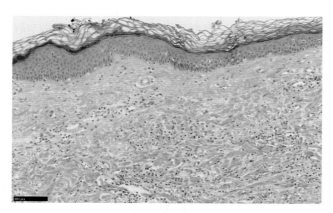

图33-47　Kaposi肉瘤。红细胞溢出(HE染色,×100)

梭形细胞血管瘤,Kaposi样血管内皮瘤和血管肉瘤,动脉瘤良性纤维组织细胞瘤,皮肤转移癌,静脉或淋巴管畸形等,通过组织病理检查加以鉴别。

【治疗】

现有治疗只能在一定程度上缓解症状,无法预防复发,不能达到完全治愈的目标[4]。局限性结节可外科切除,局限于皮肤或黏膜的斑片期皮损可脉冲染料激光或CO$_2$激光治疗。局限于皮肤或黏膜的典型KS可局部放疗。播散性KS可化疗,如系统应用长春新碱4~6mg静脉注射,每周1次,皮损内注射0.1mg/次。进展期经典KS可长春新碱与博莱霉素联用。艾滋病相关KS可小剂量口服依托泊苷,高效抗逆转录病毒治疗(HAART)也有效。此外,新型药物靶点相关研究显示,阻止血管生成、阻止HHV-8病毒复制等靶点药物可能对KS有效。

【参考文献】

[1] RADY P L,HODAK E,YEN A,et al. Detection of human herpesvirus-8 DNA in Kaposi's sarcomas from iatrogenically immunosuppressed patients. J Am Acad Dermatol,1998,38(3):429-437.

[2] NASSAR D,SCHARTZ N E,BOUCHé C,et al. Kaposi's sarcoma after long-acting steroids:time until remission and drug washout. Dermatology,2010,220(2):159-163.

[3] PIETRAS T A,BAUM C L,SWICK B L. Coexistent Kaposi sarcoma,cryptococcosis,and Mycobacterium avium intracellulare in a solitary cutaneous nodule in a patient with AIDS:report of a case and literature review. J Am Acad Dermatol,2010,62(4):676-680.

[4] SCHNEIDER J W,DITTMER D P. Diagnosis and Treatment of Kaposi Sarcoma. Am J Clin Dermatol,2017,18(4):529-539.

[5] 万学峰,鲁晓擘,买买提艾力,等.新疆地区Kaposi肉瘤59例临床分析.中国皮肤性病学杂志,2017,31(10):1088-1090.

第十四节　血管肉瘤

血管肉瘤(angiosarcoma)是一种罕见的起源于血管或淋巴管内皮细胞的高度恶性的软组织肿瘤。在所有肉瘤中所占比例不到1%,每年每100万人中仅有2~3例新发病例,其预后较差,中位生存时间为30~50个月,5年生存率为10%~50%[1-2]。

皮肤血管肉瘤主要分为头颈部血管肉瘤、淋巴水肿相关性血管肉瘤和放疗后血管肉瘤。大多数血管肉瘤自发形成,但数个危险因素已经证实,如接触有毒物质如氯乙烯,二氧化钍,砷,合成类固醇和外来异物等,接触放射线史,手术或放疗后出现的慢性淋巴水肿(Stewart-Treves综合征),及一些遗传综合征,如*NF-1*(神经纤维瘤)、*BRCA1*、*BRCA2*、*IDH1*(Maffucci综合征)、*PIK3CA*(Klippel-Trenaunay综合征)等基因突变有关。此外,10%血管肉瘤患者中检测到*KDR*基因突变,25%放射后血管肉瘤患者中检测到频繁*MYC*基因扩增及*FLT4*基因扩增[3]。血管肉瘤预后很差,反复复发,迅速播散,淋巴结和肺部转移最常见。

【临床表现】

可发生于皮肤任何部位,但60%发生于皮肤及表浅软组织,其余发生于深部间质组织或内脏。最常见部位为头颈部、乳房、内脏和四肢。头颈部血管肉瘤常发生于老年人,好发于额、顶、颞部,颊部和眶周,年龄大于70岁,肿瘤大于5cm预后不良,常表现为单发或多发的红色或紫红色斑块、结节,恶性程度高的皮损易发生破溃和出血(图33-48)。

淋巴水肿相关性血管肉瘤由Stewart和Treves在1949年报道,后来命名为Stewart-Treves综合征,其特点是患者有乳腺癌切除伴腋窝淋巴结清扫病史,患侧上肢发生直接性乳腺癌术后水肿,乳腺和腋窝区进行了放疗,水肿开始于上肢并蔓延至前臂,最后扩展至手背及手指。该肿瘤出现时间多在乳腺癌根治术后

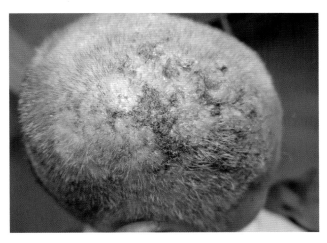

图 33-48　血管肉瘤。头皮红斑块、肿物、结痂

10 年左右,肺是最常见转移部位,典型临床表现为广泛分布的多发紫红色结节、水疱或在非凹陷水肿基础上出现的硬斑块。

放射后血管肉瘤由 Laskin 在 1998 年提出诊断标准:放射前在临床和病理上无肉瘤改变,继发性肿瘤必须在放射区域内,放射后与临床出现继发性肿瘤有 3 ~ 25 年潜伏期,病理上支持血管肉瘤诊断。放射后血管肉瘤临床表现为放射部位或附近出现的浸润性斑块或结节,呈侵袭性、浸润性、多中心性生长,局部复发和向局部淋巴结及肺内转移很常见[4]。

【组织病理】

肿瘤位于真皮内,境界不清,由大小不等、交织吻合的血管组成,呈浸润性生长。分化良好区域可见筛状血管网,不含血细胞,血管壁内衬轻度至中度核异型的单层内皮细胞。分化不好区域,内皮细胞核异型性更明显,可见大量核分裂象,可存在出血和含血液的血管腔(图 33-49,图 33-50)。少数病例淋巴管标记如 D2-40,prox-1 和 VEGFR-3 阳性表达。分化差的肿瘤需要同时标记多个内皮标记物,包括 von willebrand 因子(Ⅷ因子相关抗原)、CD31、CD34 和 FL1-1,其中 CD31 是最敏感、特异的,缺乏上皮样形态的肿瘤通常角蛋白和 EMA 阴性。血管肉瘤通常 HHV-8 阴性,在 AIDS 患者中 HHV-8 阳性。

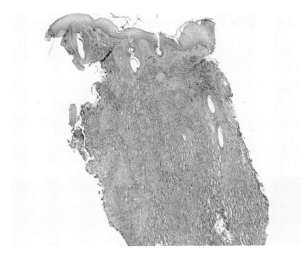

图 33-49　血管肉瘤。真皮内可见血管内皮细胞构成的肿瘤团块,细胞异形性明显(HE 染色,×40)

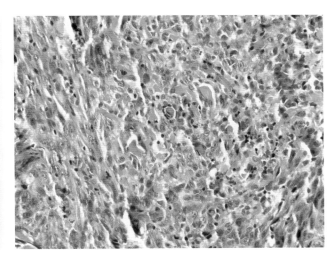

图 33-50　血管肉瘤。真皮内可见血管内皮细胞构成的肿瘤团块,细胞异形性明显(HE 染色,×400)

【诊断和鉴别诊断】

早期诊断血管肉瘤对患者预后很关键。须与血管肿瘤如网状血管内皮瘤、卡波西肉瘤、上皮样血管内皮瘤、丛状血管瘤等及梭形细胞黑色素瘤、低分化转移性腺癌等鉴别,可通过组织病理及相应免疫组化标记加以鉴别。

【治疗】

对于早期患者,手术切除联合放疗比较有效,然而约 50% 局限性患者疾病术后会发生转移。晚期患者缺乏有效的治疗方式,蒽环类、异环磷酰胺及紫杉烷类药物的化疗方案并不能延长生存期[5]。

【参考文献】

[1] BERNSTEIN J M,IRISH J C,BROWN D H,et al. Survival outcomes for cutaneous angiosarcoma of the scalp versus face. Head

Neck,2017,39(6):1205-1211.

[2] OGAWA K,TAKAHASHI K,ASATO Y,et al. Treatment and prognosis of angiosarcoma of the scalp and face:a retrospective analysis of 48 patients. Br J Radiol,2012,85(1019):e1127-1133.

[3] GUO T,ZHANG L,CHANG N E,et al. Consistent MYC and FLT4 gene amplification in radiation-induced angiosarcoma but not in other radiation-associated atypical vascular lesions. Genes Chromosomes Cancer,2011,50(1):25-33.

[4] LASKIN W B,SILVERMAN T A,ENZINGER F M. Postradiation soft tissue sarcomas. An analysis of 53 cases. Cancer,1988,62(11):2330-40.

[5] 徐红雁.乳腺根治术继发淋巴水肿后上臂皮肤血管肉瘤1例及文献复习.中国医药科学,2012,2(8):77-79.

第十五节　淋巴管畸形

淋巴管畸形(lymphatic malformations,LMs)既往称为淋巴管瘤(lymphangioma),1877年由Wegnener提出,认为是血管瘤的一种。1982年Mulliken和Glowacki等提出,将具有血管内皮增殖和消退行为的病变归为血管瘤,而不具增殖和消退倾向的病变归为脉管畸形,其中包括毛细血管畸形、静脉畸形、淋巴管畸形、动静脉畸形。1996年国际脉管性疾病研究协会(ISSVA)采用Mulliken等生物学分类方法,2014年ISSVA更新了该分类[1]。因此之前的淋巴管瘤已被淋巴管畸形(LMs)取代。淋巴管畸形发病机制尚不清楚,与淋巴系统发育异常有关,淋巴系统发育过程中不明原因导致淋巴管非恶性异常生长和扩张。生长因子异常调节可能是发生发展的机制之一,也有报道发现PIK3CA基因突变有关[2-3]。

淋巴管畸形在所有人种和两个性别间发病率相同,约为1/4000~1/2000[4]。约50%患者出生时即被发现,约90%发生于2岁内,少数可到成年后才发病[4]。病灶可出现于全身任何部位,但75%发生于头颈部。根据病灶的囊泡直径大小,分为微囊型(直径<2cm),巨囊型(直径>2cm)和混合型[4]。一般无症状,但累及头颈部重要结构可引起严重并发症,严重影响生活质量甚至危及生命。

【临床表现】

淋巴管畸形临床表现多样化,与病变部位、累及深度及器官有关。微囊型多发生于易致敏组织中,如眼睑、嘴唇、面颊、舌,皮肤黏膜表面出现多发2~5mm小囊泡,即淋巴滤泡,其内充满无色或淡黄色的淋巴液,有时可含血液,类似于带状疱疹表现或青蛙卵(图33-51~图33-53)。

混合型表现为局部弥漫性增厚,有时会造成骨骼畸形,牙齿咬合不正,淋巴细胞减少症,出血,感染,气道梗阻甚至呼吸困难,视力遮挡导致视力障碍,眼眶内病灶可引起突眼甚至失明,还可发生于眼眶骨骼,临床上出现反复发作的脑膜炎和脑脊液耳漏。

巨囊型常发生在颈部、腋下及纵隔,表现为皮下较大半透明柔软包块,内容物清晰呈淡黄色,直径常为10cm或更大。淋巴管畸形是巨唇症、巨耳症、巨舌症最常见的病理原因。

【组织病理】

微囊型表现为不规则扩张的淋巴管内布满真皮乳头并向表皮突起,大体病理切面呈海绵状。巨

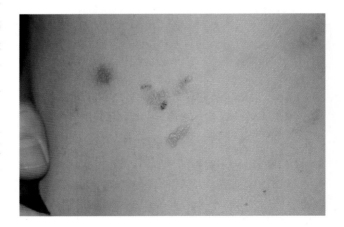

图33-51　淋巴管畸形。背部多发半透明丘疹

囊型表现为单纯的淋巴管扩张形成较大的多个囊肿,囊壁内有多量淋巴细胞,囊腔内为清亮液体。混合型以淋巴管成分为主,可含少量血管或脂肪组织(图33-54,图33-55)。

【诊断和鉴别诊断】

临床上常需要进行彩色多普勒超声和MRI检查进一步明确病变范围和深度,结合临床表现很容易

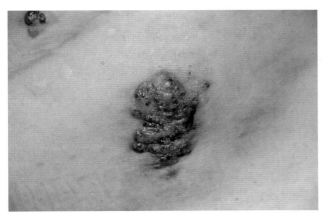

图33-52　淋巴管畸形。腹部多发紫红色半透明丘疹、结节,融合成斑块

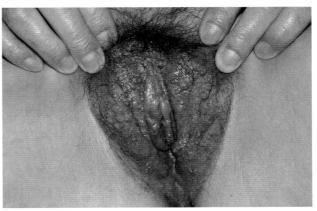

图33-53　淋巴管畸形。外阴多发皮色结节

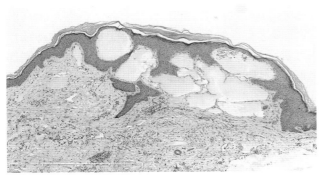

图33-54　淋巴管畸形。真皮乳头及真皮浅层内增生、扩张的淋巴管,管腔内可见淋巴液(HE 染色,×40)

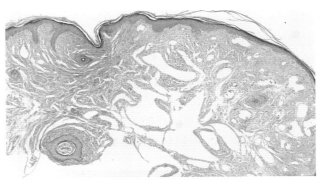

图33-55　淋巴管畸形。真皮增生、扩张的淋巴管(HE 染色,×40)

诊断。

【治疗】

目前主张多学科治疗,包括脉管外科、整形外科、儿外科、内科、康复科、介入放射科、心理科等多学科联合门诊,根据每个患者情况制订个体化治疗方案。较大皮损手术为主,较小皮损可硬化剂治疗,如无水酒精、博莱霉素、多西环素、泡沫硬化剂等对巨囊型和混合型疗效较满意,表浅皮损可激光治疗[5-6]。

【参考文献】

[1] DASGUPTA R,FISHMAN S J. ISSVA classification. Seminars in Pediatric Surgery,2014,23(4):158-161.

[2] ITAKURA E,YAMAMOTO H,ODA Y,et al. VEGF-C and VEGFR-3 in a series of lymphangiomas:is superficial lymphangioma a true lymphangioma? Virchows Arch,2009,454(3):317-325.

[3] KHAN Z A,MELERO-MARTIN J M,WU X,et al. Endothelial progenitor cells from infantile hemangioma and umbilical cord blood display unique cellular responses to endostatin. Blood,2006,108(3):915-921.

[4] PERKINS J A. New frontiers in our understanding of lymphatic malformations of the head and neck:natural history and basic research. Otolaryngol Clin North Am,2018,51(1):147-158.

[5] GEORGE R,SHAH R,BULAS D,et al. The delivered promise of prenatal imaging and a challenge to the utility of sildenafil for severe lymphatic malformations. Int J Pediatr Otorhinolaryngol,2015,79(2):89-93.

[6] YESIL S,BOZKURT C,TANYILDIZ H G,et al. Successful treatment of macroglossia due to lymphatic malformation with sirolimus. Ann Otol Rhinol Laryngol,2015,124(10):820-823.

第十六节 淋 巴 水 肿

淋巴水肿(lymphedema)是损伤、感染或先天性淋巴系统异常致淋巴液在间质组织中的异常蓄积[1]。淋巴液生成和运输的失衡可能是由于先天性淋巴系统畸形,淋巴管或淋巴结损伤导致淋巴管数量减少或淋巴管道阻塞[1-3]。淋巴液持续蓄积可促使脂肪细胞增殖以及胶原纤维在细胞外基质及毛细淋巴管和集合淋巴管周围沉积。原发性淋巴水肿通常是由于先天性或遗传性疾病导致淋巴管病理性发育,如淋巴管曲张或发育不全,淋巴系统成分缺失,淋巴结数目减少或发育不良,或淋巴结纤维化等[3]。原发性淋巴水肿往往出现于儿童期。继发性淋巴水肿常见病因有外科手术和/或放射治疗导致的淋巴管中断、恶性梗阻及感染。在发达国家,淋巴水肿最常见的原因是针对乳腺癌或黑色素瘤而进行的淋巴结清扫和/或放疗,乳腺癌根术后淋巴水肿发生率约24%~49%,而在世界范围内丝虫病是导致淋巴水肿的最常见病因[2]。

【临床表现】

淋巴水肿一般隐匿起病。原发性淋巴水肿好发于下肢、臂、生殖器和面部,初期为凹陷性水肿,抬高患肢可减轻或消退,进行性加重,硬化,最终凹陷消失,表面色素沉着甚至疣状增生,可继发淋巴管炎和蜂窝织炎(图33-56,图33-57)。对于曾接受过淋巴结清扫术和/或放疗的患者,淋巴水肿的典型特点是腋窝淋巴结清扫后同侧上肢或腹股沟淋巴结清扫后同侧下肢的缓慢进行性肿胀,最初表现为受累肢体的持续性钝痛,沉重、紧绷和不适感常伴随于肿胀。Stemmer征阳性提示淋巴水肿,其特点是第二足趾或食指基底部皮肤褶皱增厚[1]。相比于对侧肢体,检查者无法捏起患肢的皮肤即为阳性体征。它也被描述为难以捏起患肢手指或足趾的背侧皮肤。Stemmer征阳性可见于任何阶段的淋巴水肿。肢体体积测量可辅助诊断淋巴水肿,还可用于监测治疗期间的变化。在肢体放松的情况下,可分别对患侧和对侧肢体取4个点进行简化的肢体测量[4]。患侧和对侧上肢周长相差大于2cm则认为有临床意义[4]。

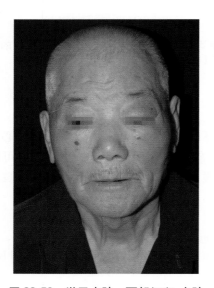

图33-56 淋巴水肿。面部红斑、水肿

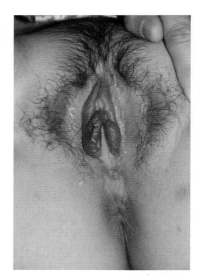

图33-57 淋巴水肿。双侧小阴唇水肿

【组织病理】

组织病理表现真皮深层和皮下组织组织间隙较多淋巴液积聚,血管周围淋巴细胞浸润,晚期可见淋巴管扩张、表皮疣状增生、组织纤维化(图33-58)。

【诊断和鉴别诊断】

根据病史、体格检查、肢体测量可明确诊断。若无法明确可进行双侧肢体超声检查,排除慢性静脉功能不全、急性深静脉血栓形成等病因,必要时可行CT、淋巴显像检查,甚至淋巴管造影等。

需与慢性静脉功能不全鉴别,淋巴水肿没有典型的静脉曲张,没有内踝处皮肤变暗变厚,以及肢体抬

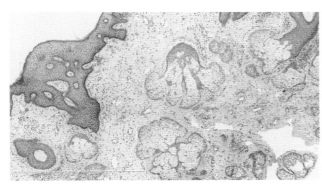

图 33-58　淋巴水肿。棘层增厚，基底层色素增加，真皮浅中层可见扩张的血管和淋巴管（HE 染色，×100）

高时不会出现症状缓解和肿胀减轻。急性深静脉血栓形成的典型症状如单条肢体出现急性肿胀、疼痛及发红，可以很容易区分。黏液性水肿通过组织病理容易鉴别。

【治疗】

可采用非手术治疗和手术治疗。在淋巴水肿治疗的初期，反复采用绷带来对患肢施加外部压力，以减少超滤现象。选择合适的具有双向伸缩性的弹力加压衣物（淋巴水肿加压袖套和长手套或弹力袜）能够在远端产生比近端更大的压力，从而促进水肿液的回流。应该每 3~6 个月或当加压衣物失去弹性时进行更换[2]。缓慢进展性举重练习对患有乳腺癌相关淋巴水肿的女性患者可能有益。单纯地抬高淋巴水肿患肢并非是一种有效的长期治疗方案。目前还没有针对淋巴水肿患者相关的长期药物治疗推荐。

利尿剂极少获益，并可能促发容量不足。对于蜂窝织炎感染，应立即予充分覆盖革兰氏阳性球菌的抗生素。严重的蜂窝织炎、淋巴管炎或菌血症需要静脉用抗生素。慢性感染患者或每年发生超过 3 次蜂窝织炎的患者可能应继续使用口服抗生素来延长治疗时间。

治疗淋巴水肿的主要外科手段包括[4-5]：移除皮下脂肪和纤维组织（切除性手术或抽脂术）伴或不伴肌肉内建立真皮皮瓣以促进浅表向深部的淋巴管吻合。然而许多患者在术后 3~4 年会恢复到术前的周径。

【参考文献】

［1］ GREENLEE H，DUPONT-REYES M J，BALNEAVES L G，et al. Clinical practice guidelines on the evidence-based use of integrative therapies during and after breast cancer treatment. CA Cancer J Clin，2017，67（3）：194-232.

［2］ GUPTA A，MOORE J A. Lymphedema. JAMA Oncol，2018，4（5）：755.

［3］ HANSON C S，NEWSOM J，SINGH-GREWAL D，et al. Children and adolescents' experiences of primary lymphoedema：semi-structured interview study. Arch Dis Child，2018，103（7）：675-682.

［4］ MORGAN P A，MOFFAT C J. International consensus on managing lymphoedema. Nurs Times，2006，102（44）：42，44.

［5］ ROCKSON S G. Diagnosis and management of lymphatic vascular disease. J Am Coll Cardiol，2008，52（10）：799-806.

（舒丹　王涛）

第三十四章

脂肪、肌肉和骨组织肿瘤

第一节　浅表脂肪瘤样痣

浅表脂肪瘤样痣(nevus lipomatosus superficialis)为一种少见的结缔组织痣,主要是真皮内脂肪组织的沉积。

【临床表现】

本病经典的表现为多发性丘疹样、息肉状或斑块样损害,直径可达2cm,非对称性发生于臀部、大腿上部或下背部[1]。丘疹或斑块性皮损常常基底宽,呈肤色或黄色,可有表浅的粉刺形成(图34-1)。泛发性或弥漫性浅表脂肪瘤样痣表现为显著的皮肤皱褶,被称作Michelin轮胎样外观。

男女发病相等,皮损常于幼年或青春期出现。孤立性皮损常见于成人,好发部位与上述相似,也发生于其他部位,有学者认为很可能是纤维上皮性息肉或皮赘的变异型,称之为有蒂的纤维脂肪瘤[2]。

【组织病理】

可见到真皮内所有结缔组织成分发生改变,但脂肪组织的异常变化为其显著特征,表现为真皮浅层多

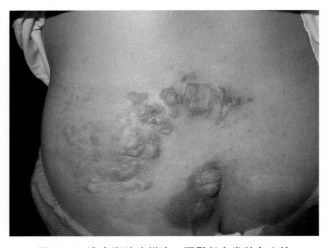

图 34-1　浅表脂肪瘤样痣。腰臀部多发肤色斑块

少不等的分叶状成熟脂肪沉积,常分布于小血管周围,小血管数量亦有所增加[3]。在疏松的纤维组织中,弹力纤维和皮肤附属器减少也是特点之一。在组织学上与灶性真皮发育不良的皮肤结节无法区别[4]。(图 34-2,图 34-3)

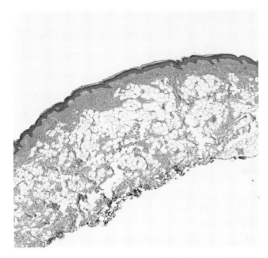

图 34-2 浅表脂肪瘤样痣。真皮中下层大量脂肪小叶(HE 染色,×40)

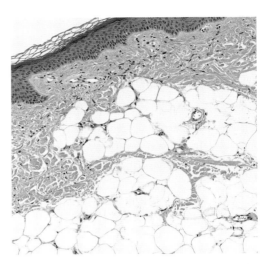

图 34-3 浅表脂肪瘤样痣。真皮内脂肪小叶,其间可见血管(HE 染色,×100)

【参考文献】

[1] FINLEY A G,MUSSO L A. Naevus lipomatosus cutaneus superficialis(Hoffman-Zurhelle). Br J Dermatol,1972,87(6):557-564.

[2] NOGITA T,WONG T Y,HIDANO A,et al. Pedunculated lipofibroma. A clinicopathologic study of thirty-two cases supporting a simplified nomenclature. J Am Acad Dermatol,1994,31(2 Pt 1):235-240.

[3] JONES E W,MARKS R,PONGSEHIRUN D. Naevus superficialis lipomatosus:a clinicopathological report of twenty cases. Br J Dermatol,1975,93(2):121-133.

[4] CALONJE E,BRENN T,LAZAR A,et al. McKee's pathology of the skin with clinical correlations. Amsterdam:Elsevier Saunders,2012.

第二节 脂 肪 瘤

脂肪瘤(lipoma)是最常见的结缔组织肿瘤,肥胖者好发。常在中年以后出现,小儿罕见。女性常见,也有可能是女性患者因美容原因就诊较多之故。多达 75% 脂肪瘤病例有克隆性的染色体异常,最常见的重排发生在 12 号染色体长臂的 13~15 区,少部分脂肪瘤发生其他染色体的重排[1]。

【临床表现】

好发于躯干、腹部或颈部,其次是四肢近端,面部、头皮和手足罕见。典型的脂肪瘤起源于皮下,生长缓慢,无痛,可移动,有时多发(图 34-4)。皮肤型在临床常容易和皮赘(纤维上皮息肉)混淆。

肿瘤常有明显的界限,但少见的深在型常常边界不清,类似侵袭生长;深在型可能起源于肌肉或与腱膜或神经相连。

【组织病理】

脂肪瘤常有包膜,呈分叶状,主要由单一的空泡状成熟脂肪细胞组成,胞核和胞质因挤压偏向一侧。瘤体由纤细的纤维间隔分隔成分叶状,间隔内

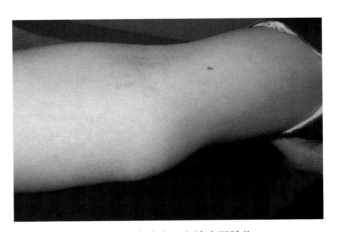

图 34-4 脂肪瘤。上肢皮下肿物

有薄壁血管。纤维化、局部脂肪坏死或黏液样变等退行性改变并不少见,尤其在生长时间长或经常受到外力损伤的患者中常见[2](图34-5,图34-6)。

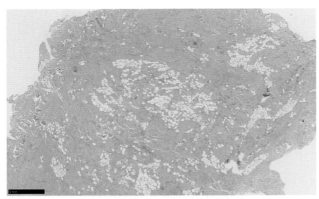 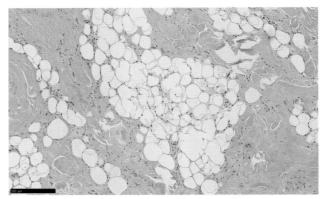

图34-5 脂肪瘤。瘤体由纤细的纤维间隔分隔成分叶状,间隔内有薄壁血管(HE染色,×40)

图34-6 脂肪瘤。瘤体由单一的空泡状成熟脂肪细胞组成,胞核和胞浆因挤压偏向一侧(HE染色,×100)

脂肪瘤内偶尔会含有骨质。脂肪瘤内出现汗腺成分时,并不是脂肪腺瘤,而是正常的汗腺被瘤体包裹形成。含有平滑肌的脂肪瘤少见,称为肌脂肪瘤,常深在固着[3]。局灶性脂肪坏死伴泡沫状组织细胞比较常见。某些肿瘤会出现膜状脂肪坏死[4]。

真皮型脂肪瘤的边界不如皮下型那样清晰,由胶原束之间散在的成熟脂肪细胞团组成。

【诊断和鉴别诊断】

脂肪瘤通常容易诊断。不典型脂肪瘤会出现形状和大小各不相同的脂肪细胞,有深染的胞核。真皮型脂肪瘤容易和皮肤假性脂肪瘤病混淆,后者是一种人工现象,表现为类似于脂肪细胞的圆形空白区,但没有细胞核,而且多大小不一[5]。

【治疗】

脂肪瘤是良性肿瘤,局部切除可完全治愈,复发少见,一般不会进展为脂肪肉瘤。

【参考文献】

[1] MANDAHL N,HEIM S,ARHEDEN K,et al. Three major cytogenetic subgroups can be identified among chromosomally abnormal solitary lipomas. Hum Genet,1988,79(3):203-208.

[2] LEE H W,LEE D K,LEE M W,et al. Two cases of angiomyxolipoma (vascular myxolipoma) of subcutaneous tissue. J Cutan Pathol,2005,32(5):379-382.

[3] StatPearls eBooks. Treasure Island (FL):StatPearls Publishing,2019.

[4] RAMDIAL P K,MADAREE A,SINGH B. Membranous fat necrosis in lipomas. Am J Surg Pathol,1997,21(7):841-846.

[5] CALONJE E,BRENN T,LAZAR A,et al. McKee's pathology of the skin with clinical correlations. Amsterdam:Elsevier Saunders,2012.

第三节 血管脂肪瘤

细胞遗传学研究显示血管脂肪瘤(angiolipoma)的细胞核型完全正常,而其他良性脂肪性肿瘤(包括普通的脂肪瘤)都有特征性的细胞遗传学异常,提示血管脂肪瘤的发病机制可能与其他脂肪瘤不同[1]。

【临床表现】

血管脂肪瘤为一种良性肿瘤,与单纯性脂肪瘤不同,它最常见于青壮年上肢,尤其是前臂的皮下,躯干部不常见,家族史罕见。典型皮损有自觉痛或触痛,直径小于2cm,表面皮肤呈红色或浅蓝色[2](图34-7)。多发的血管脂肪瘤与糖尿病相关,也可能是获得性免疫缺陷综合征(AIDS)抗逆转录病毒治疗的并发症。有报道血管脂肪瘤内可发生转移性黑色素瘤[3]。

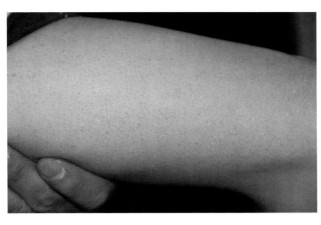

图 34-7　血管脂肪瘤。右上臂蓝色皮下结节

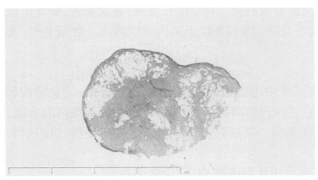

图 34-8　血管脂肪瘤。手术切除的完整肿瘤（HE 染色,×40）

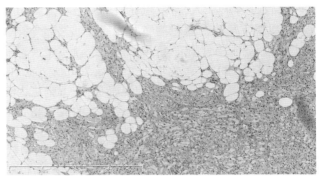

图 34-9　血管脂肪瘤。显示脂肪小叶及间隔,间隔内大量增生的血管（HE 染色,×100）

【组织病理】

血管脂肪瘤由成熟的脂肪细胞组成,常有包膜,瘤体内不规则的网状小血管可多可少,但内皮细胞无异型。管腔内透明血栓常见[4],但无明显的炎症反应。见图 34-8,图 34-9。

【参考文献】

[1] HUNT S J,SANTA CRUZ D J,BARR R J. Cellular angiolipoma. Am J Surg Pathol,1990,14(1):75-81.

[2] HOWARD W R,HELWIG E B. Angiolipoma. Arch Dermatol,1960,82(6):924-931.

[3] ALONSO S,RODRIGUEZ-PERALTO J L,PEREZ-ESPEJO G. Metastasis of cutaneous malignant melanoma to angiolipoma:the tumor-to-tumor metastasis phenomenon. J Cutan Pathol,2003,30(5):323-325.

[4] CALONJE E,BRENN T,LAZAR A,et al. McKee's pathology of the skin with clinical correlations. Amsterdam:Elsevier Saunders,2012.

第四节　脂肪瘤病

脂肪瘤病(lipomatosis)罕见,有多种临床形式,其中有两型发生于浅表皮下组织[1]。多发性对称性脂肪瘤病最常见,呈弥漫性或局限性。

【临床表现】

弥漫性通常对称分布,累及躯干和肢体近端,最常见于幼儿(尤其男性)[2]。部分病例为常染色体显性遗传,而其他病例与糖尿病相关。局限性常发于中年女性的宫颈部,又称 Madelung 病,腋窝和腹股沟也可累及。局限性对称性脂肪瘤病也可局限于手或足部。部分病例与嗜酒或肝病有关。非对称性脂肪瘤病,可发生于任何部位,常常与其他疾病无关。

只有根治性外科手术可以预防本病的局部复发,但必须权衡治疗可能导致的功能损伤[3]。

【组织病理】

组织学上,所有类型的脂肪瘤病均表现为无包膜的成熟脂肪组织过度增生。

【参考文献】

[1] ENZI G,INELMEN E M,BARITUSSIO A,et al. Multiple symmetric lipomatosis:a defect in adrenergic-stimulated lipolysis. J Clin Invest,1977,60(6):1221-1229.

[2] MOHAR N. Familial multiple lipomatosis. Acta Derm Venereol,1980,60(6):509-513.

[3] CALONJE E,BRENN T,LAZAR A,et al. McKee's pathology of the skin with clinical correlations. Elsevier Saunders,2012.

第五节 冬 眠 瘤

冬眠瘤(hiberoma)是一种少见的良性肿瘤,类似正常的棕色脂肪。细胞遗传学研究显示冬眠瘤有11号染色体异常[1]。

【临床表现】

多见于年轻成人,常发生在肩胛间区和大腿,其次为腋窝或胸壁。肿瘤生长缓慢,富含血管,瘤体可以很大,以镜下呈现棕褐色的脂肪为特征。大部分肿瘤位于皮下,约10%位于肌肉组织内[2]。肿瘤良性,无局部复发倾向。

【组织病理】

冬眠瘤的特点是三种细胞混合存在:①胞质内含有多个空泡的大的脂肪细胞,胞核居中;②有颗粒状嗜酸性胞质的大细胞;③单一的含空泡的成熟脂肪细胞。肿瘤常有包膜,分叶状,有纤细的纤维间隔分隔,间隔内含有较多小毛细血管。某些肿瘤可有灶状黏液性基质。文献报道有梭形细胞型冬眠瘤,组织学表现类似梭形细胞脂肪瘤[3]。

肿瘤细胞对S-100染色表现不一,但梭形细胞型冬眠瘤中梭形细胞CD34染色阳性[2,4]。

【诊断和鉴别诊断】

与颗粒细胞瘤的鉴别比较容易,后者肿瘤细胞胞质中不含空泡,没有成熟脂肪细胞。

【参考文献】

[1] FLETCHER C D,AKERMAN M,DAL CIN P,et al. Correlation between clinicopathological features and karyotype in lipomatous tumors. A report of 178 cases from the Chromosomes and Morphology(CHAMP)Collaborative Study Group. Am J Pathol, 1996,148(2):623-630.

[2] FURLONG M A,FANBURG-SMITH J C,MIETTINEN M. The morphologic spectrum of hibernoma:a clinicopathologic study of 170 cases. Am J Surg Pathol,2001,25(6):809-814.

[3] MORETTI V M,BROOKS J S,LACKMAN R D. Spindle-cell hibernoma:a clinicopathologic comparison of this new variant. Orthopedics,2010,33(1):52-55.

[4] CALONJE E,BRENN T,LAZAR A,et al McKee's pathology of the skin with clinical correlations. Amsterdam:Elsevier Saunders,2012.

第六节 脂 肪 肉 瘤

脂肪肉瘤(liposarcoma)是最常见的软组织肉瘤,但原发于皮下组织者并不多见,有少数可原发于真皮[1]。

【临床表现】

脂肪肉瘤可分为不典型脂肪瘤样瘤、黏液样脂肪肉瘤和多形性脂肪肉瘤三个亚型,只有前两种亚型组织学表现为皮下肿瘤。

1. 不典型脂肪瘤样瘤(atypical lipomatous tumor) 此瘤常深在,可发生在皮下组织、骨骼肌内、腹膜后腔、纵隔和精索内。发生在内脏的罕见。发生在皮下的肿瘤常见于腿部(特别是大腿)和躯干[2-3]。男性更多见,常发生于51~70岁,表现为缓慢生长的无痛性肿瘤,数厘米大小。发生于深部组织的肿瘤,特别是发生在腹膜后腔的肿瘤,常常在发现时瘤体已经很大。

不典型脂肪瘤样瘤的预后和发生部位密切相关。发生在外周部位的肿瘤要比腹膜后的肿瘤预后好。

肿瘤越小,预后越好。发生于皮下的肿瘤常常由于切除不完全而局部复发,但此型肿瘤的生物学行为不呈侵袭性,一般不发生转移,除非肿瘤出现去分化。去分化是指肿瘤呈二相性,既包括不典型脂肪瘤样瘤成分,也出现肉瘤性未分化成分。去分化现象常常容易发生于深在部位的不典型脂肪瘤样瘤(尤其是长在腹膜后腔的肿瘤),皮下组织型比较少见[4-5]。

2. 黏液样脂肪肉瘤(myxoid liposarcoma) 见于成人,31~50 岁是发病高峰期[6]。大多数肿瘤发生在深部软组织,发生于皮下者少见。下肢,尤其大腿好发。所有肿瘤都容易局部复发,大约有 1/3 会发生转移,这取决于圆形细胞所占的比例[7]。出现圆形细胞、坏死和 p53 高表达提示预后不佳[8]。

3. 多形性脂肪肉瘤(pleomorphic liposarcoma) 此型最少见。多见于老年人,肿瘤深在,主要发生于四肢。只有极少数肿瘤发生于真皮或皮下。肿瘤生长迅速,容易局部复发和远处转移[9-10]。

【组织病理】

不典型脂肪瘤样瘤可表现为 3 种形式:脂肪细胞型,硬化型和梭形细胞型(图 34-10)。

黏液样脂肪肉瘤由形态一致的星形或梭形细胞组成,胞质内有小空泡,细胞位于由酸性黏多糖组成的黏液样间质之中。

多形性脂肪肉瘤由高度多形性的梭形细胞、脂肪母细胞和大量多核多空泡的巨细胞组成。辨认脂肪母细胞是它与其他多形性肉瘤鉴别的关键。

脂肪细胞、部分脂肪母细胞、黏液样脂肪肉瘤中的圆形细胞对 S-100 染色阳性。梭形细胞对 S-100 染色呈灶状阳性,但 CD34 染色阳性。

【诊断和鉴别诊断】

不典型脂肪瘤样瘤中脂肪细胞大小不一,细胞核染色深,据此可和脂肪瘤鉴别。与病态肥胖症相关的巨大局限性淋巴水肿可类似不典型脂肪瘤样瘤,但前者不出现不典型脂肪细胞,由大分叶状的成熟脂肪细胞组成,伴有水肿、间隔增厚和间隔内血管增生。

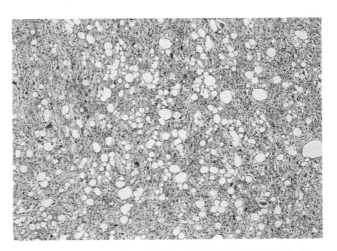

图 34-10 脂肪肉瘤。肿瘤细胞异型性明显,可见大小不等的脂肪空泡及脂母细胞(HE 染色,×100)(王文泽、梁智勇提供)

黏液样脂肪肉瘤应和黏液纤维肉瘤鉴别,后者没有脂肪母细胞,细胞多形性更明显,这些有助于鉴别。本病很难与脂肪母细胞瘤鉴别,但脂肪肉瘤在小儿罕见,在鉴别困难的情况下,细胞遗传学可能会有所帮助[11]。

多形性脂肪肉瘤的诊断,需要在多形性肉瘤的背景中找到脂肪母细胞。

【参考文献】

[1] DEI TOS A P,MENTZEL T,FLETCHER C D. Primary liposarcoma of the skin:a rare neoplasm with unusual high grade features. Am J Dermatopathol,1998,20(4):332-338.

[2] ENZINGER F M,WINSLOW D J. Liposarcoma:a study of 103 cases. Virchows Arch Pathol Anat Physiol Klin Med,1962,335(4):367-388.

[3] ALLEN P W,STRUNGS I,MACCORMAC L B. Atypical subcutaneous fatty tumors:a review of 37 referred cases. Pathology,1998,30(2):123-135.

[4] HENRICKS W H,CHU Y C,GOLDBLUM J R,et al. Dedifferentiated liposarcoma:a clinicopathological analysis of 155 cases with a proposal for an expanded definition of dedifferentiation. Am J Surg Pathol,1997,21(3):271-281.

[5] MCCORMICK D,MENTZEL T,BEHAM A,et al. Dedifferentiated liposarcoma. Clinicopathologic analysis of 32 cases suggesting a better prognostic subgroup among pleomorphic sarcomas. Am J Surg Pathol,1994,18(12):1213-1223.

[6] ALAGGIO R,COFFIN C M,WEISS S W,et al. Liposarcomas in young patients:a study of 82 cases occurring in patients younger than 22 years of age. Am J Surg Pathol,2009,33(5):645-658.

[7] KILPATRICK S E,DOYON J,CHOONG P F,et al. The clinicopathologic spectrum of myxoid and round cell liposarcoma:a

study of 95 cases. Cancer,1996,77(8):1450-1458.

[8] ANTONESCU C R,TSCHERNYAVSKY S J,DECUSEARA R,et al. Prognostic impact of P53 status,TLS-CHOP fusion transcript structure,and histological grade in myxoid liposarcoma:a molecular and clinicopathologic study of 82 cases. Clin Cancer Res,2001,7(12):3977-3987.

[9] GEBHARD S,COINDRE J M,MICHELS J J,et al. Pleomorphic liposarcoma:clinicopathologic,immunohistochemical,and follow-up analysis of 63 cases:a study from the French Federation of Cancer Centers Sarcoma Group. Am J Surg Pathol,2002,26(5):601-616.

[10] DOWNES K A,GOLDBLUM J R,MONTGOMERY E A,et al. Pleomorphic liposarcoma:a clinicopathologic analysis of 19 cases. Mod Pathol,2001,14(3):179-184.

[11] CALONJE E,BRENN T,LAZAR A,et al. McKee's pathology of the skin with clinical correlations. Amsterdam:Elsevier Saunders,2012.

第七节 平滑肌错构瘤

【临床表现】

平滑肌错构瘤(smooth muscle hamartoma)罕见。皮损发生于婴儿期,表现为硬结性斑片或斑块,常有色素沉着,伴有毛囊周围丘疹或粗毛。男性略多见,发病率约为每2600个活产儿中有1个发生[1]。皮损最常见于腰骶部,四肢近端也常发生。假Darier征常阳性。

其他少见表现包括线状萎缩性斑块、皮肤显著皱褶、Michelin轮胎综合征样表现及弥漫的胎毛性多毛症。其他罕见发病部位包括结合膜穹窿。少数患者皮损多发,皮肤广泛受累。家族性发病也有报道[2]。后天发病罕见。外生殖器部位的后天性平滑肌错构瘤可能是由于慢性阴囊淋巴水肿引起的平滑肌增生。有文献报道鲜红斑痣局部出现类似平滑肌错构瘤的改变[3]。

【组织病理】

真皮内可见大量不同走向的成熟平滑肌束。毛囊数目正常,有时有轻度角化过度、棘层肥厚和基底细胞层色素增加(图34-11,图34-12)。免疫组织化学显示SMA、肌丝蛋白和H-钙调结合蛋白染色弥漫阳性[4]。

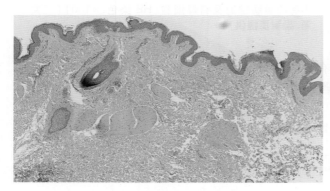

图34-11 平滑肌错构瘤。真皮内可见大量不同走向的成熟平滑肌束(HE染色,×40)

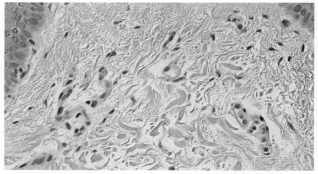

图34-12 平滑肌错构瘤。真皮内不同走向的成熟平滑肌束(HE染色,×400)

【诊断和鉴别诊断】

与Becker痣鉴别,但后者为后天性皮损,发病较晚,表现为多毛、色素沉着以及仅轻度平滑肌数量增加。

【参考文献】

[1] ZVULUNOV A,ROTEM A,MERLOB P,et al. Congenital smooth muscle hamartoma. Prevalence,clinical findings,and follow-up in 15 patients. Am J Dis Child,1990,144(7):782-784.

[2] GUALANDRI L,CAMBIAGHI S,ERMACORA E,et al. Multiple familial smooth muscle hamartomas. Pediatr Dermatol,2001,18(1):17-20.

[3] SANCHEZ-CARPINTERO I,MIHM MC,MIZERACKI A,et al. Epithelial and mesenchymal hamartomatous changes in a mature

port-wine stain:Morphologic evidence for a multiple germ layer field defect. J Am Acad Dermatol,2004,50(4):608-612.

[4] CALONJE E,BRENN T,LAZAR A,et al. McKee's pathology of the skin with clinical correlations. Amsterdam:Elsevier Saunders,2012.

第八节 平滑肌瘤

·毛发平滑肌瘤·

毛发平滑肌瘤(pilar leiomyoma),少数多发性皮损病例有家族史,为常染色体显性遗传。也有双胞胎病例的报道。家族性发病的病例中可见节段性分布。最近有研究发现与乳头状或集合管性肾细胞癌有关联。这个综合征的基因已定位于染色体 lq42.3-q43,并发现基因突变引起了延胡索酸水合酶的缺陷[1]。延胡索酸水合酶参与了二羧酸循环,是一种肿瘤抑制基因。散发病例很少发现类似的突变。

【临床表现】

多见于青年人,好发于四肢或躯干。皮损为多发性(至多达数百个)、生长缓慢的丘疹,较小,直径通常小于1cm,有疼痛或触痛,特别是当受压或暴露于冷的环境中时更明显(图34-13~图34-15)。四肢皮损多位于伸侧。有的患者表现为斑块样或带状疱疹样分布的肿物[2]。有报道多发性平滑肌瘤与 HIV 感染、慢性淋巴细胞性白血病以及红细胞增多症伴发[3]。单发的毛发平滑肌瘤相对少见,一般较大,男性略多,四肢多见。皮损切除后少有复发,但新的皮损可以不断发生,持续数年。

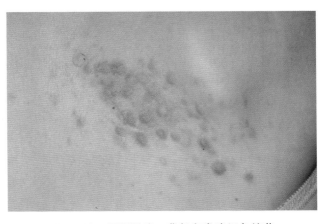

图 34-13 平滑肌瘤。背部多发淡红色结节

【组织病理】

偶尔皮损可呈结节状。表皮不受累。肿瘤位于真皮内,境界不清,常与周围的结缔组织相融合。肿瘤细胞细长,胞质呈明亮的嗜酸性,胞核两端钝圆或呈雪茄样,肿瘤细胞不规则聚集或交织成束,均匀分布。有丝分裂像罕见[4]。局部细胞有不典型性。个别病例可见到核排列成栅栏状,类似于 Verocay 小体或出现颗粒细胞改变(图34-16~图34-19)。

通常肿瘤细胞 SMA、钙结合蛋白、肌丝蛋白和 H-钙调结合蛋白染色均阳性。

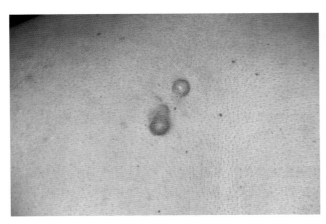

图 34-14 平滑肌瘤。背部红色肿物

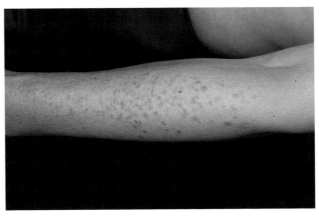

图 34-15 平滑肌瘤。前臂多发淡红色结节

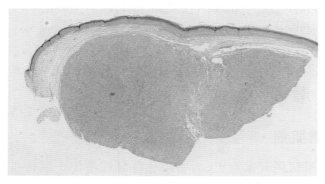

图 34-16　平滑肌瘤。真皮内境界清楚的肿瘤团块,由平滑肌束组成(HE 染色,×40)

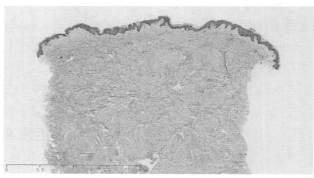

图 34-17　平滑肌瘤。肿瘤位于真皮内,由平滑肌束组成(HE 染色,×40)

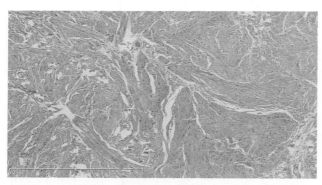

图 34-18　平滑肌瘤。大量平滑肌束构成的肿瘤团块(HE 染色,×100)

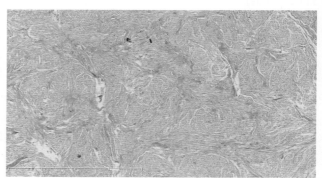

图 34-19　平滑肌瘤。VG 染色显示平滑肌束呈黄色(HE 染色,×100)

【诊断和鉴别诊断】

通过临床就可以明确诊断,尤其当患者有多发性皮损时。与皮肤纤维瘤的鉴别点在于平滑肌瘤细胞形态大小一致,肌丝蛋白和 SMA 阳性。细胞型神经纤维瘤的肿瘤细胞 S-100 阳性,不具有平滑肌瘤细胞的嗜酸性胞质、肌原纤维和两端钝圆的胞核。与皮肤平滑肌肉瘤的鉴别在于后者有丝分裂,核多形性更常见[5]。

【参考文献】

［1］ YOGEV O,YOGEV O,SINGER E,et al. Fumarase:a mitochondrial metabolic enzyme and a cytosolic/nuclear component of the DNA damage response. PLoS Biol,2010,8(3):e1000328.

［2］ SAHOO B,RADOTRA B D,KAUR I,et al. Zosteriform pilar leiomyoma. The Journal of dermatology,2001,28(12):759-761.

［3］ KANITAKIS J,CARBONNEL E,CHOUVET B,et al. Cutaneous leiomyomas (piloleiomyomas) in adult patients with human immunodeficiency virus infection. Br J Dermatol,2000,143(6):1338-1340.

［4］ RAJ S,CALONJE E,KRAUS M,et al. Cutaneous pilar leiomyoma:clinicopathologic analysis of 53 lesions in 45 patients. Am J Dermatopathol,1997,19(1):2-9.

［5］ CALONJE E,BRENN T,LAZAR A,et al. McKee's pathology of the skin with clinical correlations. Amsterdam:Elsevier Saunders,2012.

·生殖器平滑肌瘤·

【临床表现】

生殖器平滑肌瘤(genital leiomyoma)起源于阴囊、女阴或乳头的浅表平滑肌[1]。传统上认为是毛发平滑肌瘤的特殊类型。这适用于乳头平滑肌瘤,但阴囊和女阴的平滑肌瘤则有不同的病理特征。生殖器平滑肌瘤少见,皮损常较大,境界更清楚,好发于中年人。

【组织病理】

乳头平滑肌瘤的组织学特点与皮肤其他部位发生的平滑肌瘤相同。阴囊平滑肌瘤起源于阴囊肉膜平滑肌,肿瘤更富于细胞,常有局灶性单核炎症细胞浸润。女阴平滑肌瘤发生于大阴唇,常有黏液样改变或透明样变[2]。上皮细胞样改变也可为本病的特征[3-4]。

【参考文献】

[1] NEWMAN P L,FLETCHER C D. Smooth muscle tumours of the external genitalia:clinicopathological analysis of a series. Histopathology,1991,18(6):523-529.

[2] NIELSEN G P,ROSENBERG A E,KOERNER F C,et al. Smooth-muscle tumors of the vulva:a clinicopathological study of 25 cases and review of the literature. Am J Surg Pathol,1996,20(7):779-793.

[3] SUAREZ-PENARANDA J M,VIEITES B,EVGENYEVA E,et al. Male genital leiomyomas showing androgen receptor expression. J Cutan Pathol,2007,34(12):946-949.

[4] CALONJE E,BRENN T,LAZAR A,et al. McKee's pathology of the skin with clinical correlations. Amsterdam:Elsevier Saunders,2012.

·血管平滑肌瘤·

细胞遗传学研究揭示血管平滑肌瘤(angioleiomyoma)存在染色体不平衡,最常见的缺失位于 22 号染色体上。

【临床表现】

本病常见,位于真皮深部或皮下,为起源于血管平滑肌的良性肿瘤。常见于 30~60 岁,四肢多见,尤其好发于小腿,也有文献报道过罕见的指血管平滑肌瘤。女性发病率为男性的 2 倍,但若发生在头颈部则正好相反。皮损多为单发,生长缓慢,直径小于 2cm,可有疼痛或触压痛。手术切除后很少复发,未见证据确凿的恶变的报道[1]。曾有报道本病与多发性毛发平滑肌瘤,但极为罕见。

【组织病理】

组织学表现为圆形有包膜的皮损。肿瘤内形态大小一致的平滑肌细胞相互交织成束,分布在大量的小血管周围,血管壁厚度不一。常可见透明样变或黏液样变性、血栓形成及营养不良性钙化[2]。有些皮损中含有群集的成熟脂肪细胞。少数患者的血管腔可显扩张。偶尔可见散在的核大深染的细胞,与有丝分裂活性增加无关,可能是变性的结果。

血管平滑肌瘤罕见的表现包括上皮样细胞改变和显著的栅栏样排列,类似 Verocay 小体样结构。曾报道过一例发生于血管腔内的血管平滑肌瘤,可能是一种肌周细胞瘤[3]。有人认为肌周细胞瘤是血管平滑肌瘤病谱中的一部分,但肌周细胞瘤细胞肌动蛋白阳性而肌丝蛋白阴性[4]。

免疫组织化学结果与毛发平滑肌瘤相同,肿瘤细胞 SMA、Calponin、肌丝蛋白和 H-钙调结合蛋白染色弥漫阳性[5]。

【参考文献】

[1] RIKIHISA W,KIRYU H,FURUE M. Multiple piloleiomyomas associated with solitary angioleiomyoma. Eur J Dermatol,1999,9(4):309-310.

[2] GóMEZ-BERNAL S,RODRíGUEZ-PAZOS L,CONCHEIRO J,et al. Calcified acral angioleiomyoma. J Cutan Pathol,2010,37(6):710-711.

[3] SAJBEN F P,BARNETTE D J,BARRETT T L. Intravascular angioleiomyoma. J Cutan Pathol,1999,26(3):165-167.

[4] MATSUYAMA A,HISAOKA M,HASHIMOTO H. Angioleiomyoma:a clinicopathologic and immunohistochemical reappraisal with special reference to the correlation with myopericytoma. Hum Pathol,2007,38(4):645-651.

[5] CALONJE E,BRENN T,LAZAR A,et al. McKee's pathology of the skin with clinical correlations. Amsterdam:Elsevier Saunders,2012.

第九节　平滑肌肉瘤

平滑肌肉瘤(leiomyosarcoma)常见于腹部或腹膜后腔[1]。发生于皮肤的平滑肌肉瘤有两种临床类型:皮肤平滑肌肉瘤包括乳头平滑肌肉瘤,皮下平滑肌肉瘤包括女阴和阴囊平滑肌肉瘤[2]。

【临床表现】

皮肤平滑肌肉瘤来自立毛肌,常见于青年人,男性好发。常累及四肢,尤其是小腿,肿瘤可有疼痛感。局部复发常见,但未见转移[3]。

皮下平滑肌肉瘤常与下方的软组织平滑肌肉瘤密切相关。好发年龄为41~70岁,通常累及四肢,大腿尤为多见。偶尔肿瘤来源于静脉血管壁。局部复发常见,长期随访约50%的肿瘤发生转移,死亡率约为30%~50%。肿瘤直径大于5cm者预后较差。与发生在其他部位的平滑肌肉瘤相比,女阴和阴囊平滑肌肉瘤预后较好。个别报道平滑肌肉瘤可发生在放射性皮炎部位或与慢性静脉曲张性溃疡并发[2]。儿童发生皮肤平滑肌肉瘤很罕见[4]。

【组织病理】

皮肤平滑肌肉瘤境界不清,较为弥散,而皮下型平滑肌肉瘤则界限清楚,呈结节状。两者均呈浸润性生长,平滑肌细胞交织排列成束,细胞胞质嗜酸性,胞核两端钝圆,雪茄样,常呈空泡状。常可见到核呈栅栏样或串联排列。细胞具多形性,皮下型较皮肤型更显著。真皮内肿瘤见到显著的多形性改变是转移的特征(图34-20~图34-22)。

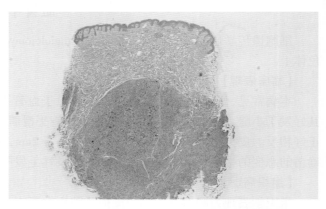

图34-20　平滑肌肉瘤。真皮深层境界清楚的肿瘤团块,由大量平滑肌细胞构成,细胞有异型性

罕有皮肤或皮下平滑肌肉瘤表现为显著的上皮样细胞或颗粒细胞改变。还有文献报道少数病例可见显著的结缔组织增生。此外,皮下型平滑肌肉瘤有时发生黏液样变和透明样变,同时还存在一些破骨巨细胞和炎症细胞浸润[5]。平滑肌肉瘤有时与良性平滑肌瘤很相似,但前者常有不同程度的多形性和有丝分裂像。坏死和出血常提示恶性,在皮下型平滑肌肉瘤中更为普遍。

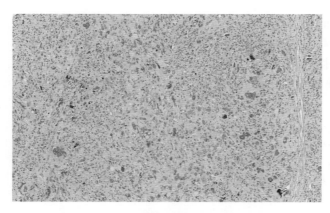

图34-21　平滑肌肉瘤。显示瘤巨细胞

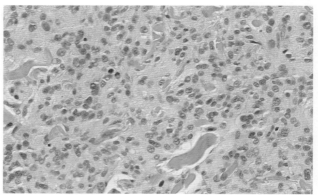

图34-22　平滑肌肉瘤。肿瘤团块由大量平滑肌细胞构成,细胞有异型性

大多数患者肿瘤细胞SMA、肌丝蛋白和h-钙调结合蛋白弥漫阳性[6]。也有文献报道角蛋白可呈非常局灶的阳性。过碘酸希夫(PAS)染色显示核周糖原,空泡状。

【诊断和鉴别诊断】

鉴别诊断通常不难。梭形细胞黑色素瘤有时与平滑肌肉瘤表现非常相似,尤其当皮损位于肢端时,但前者的生长模式更具浸润性,多形性更显著,S-100阳性而肌肉标记阴性。同样,通过免疫组织化学也可以将上皮样平滑肌肉瘤与恶性黑色素瘤及其他癌区别开来[7]。

【参考文献】

[1] STOUT A P,HILL W T. Leiomyosarcoma of the superficial soft tissues. Cancer,1958,11(4):844-854.

[2] NEWMAN P L,FLETCHER C D. Smooth muscle tumours of the external genitalia:clinicopathological analysis of a series. Histopathol,1991,18(6):523-529.

[3] WASCHER R A,LEE M Y. Recurrent cutaneous leiomyosarcoma. Cancer,1992,70(2):490-492.

[4] YANGUAS I,GODAY J,GONZALEZ-GUEMES M,et al. Cutaneous leiomyosarcoma in a child. Pediatr Dermatol,1997,14(4):281-283.

[5] SARMA D P,SANTOS E E,WANG B. Leiomyosarcoma of the skin with osteoclast-like giant cells:a case report. J Med Case Rep,2007,1:180.

[6] OLIVER G F,REIMAN H M,GONCHOROFF N J,et al. Cutaneous and subcutaneous leiomyosarcoma:a clinicopathological review of 14 cases with reference to antidesmin staining and nuclear DNA patterns studied by flow cytometry. Br J Dermatol,1991,124(3):252-257.

[7] CALONJE E,BRENN T,LAZAR A,et al. McKee's pathology of the skin with clinical correlations. Amsterdam:Elsevier Saunders,2012.

第十节 软组织软骨瘤

【临床表现】

软组织软骨瘤(soft tissue chondroma)少见,多发生于中年人,常累及手足[1]。面、颈部的皮损罕见,也有家族性发病的个别报道[2]。肿瘤生长缓慢,直径一般不大于3cm,放射学检查有时可发现钙化灶。切除后近10%的病例可局部复发,但未见恶变的报道。

【组织病理】

肿瘤位于真皮内或皮下,由境界清楚的分叶状生长的成熟透明软骨团块组成。常可见到营养不良或变性的特征,如黏液样变、出血、钙化或骨化,尤其在肿瘤小叶的周边明显,这些变化可引起组织细胞和破骨细胞反应。

典型特征是病变内软骨中可见富于细胞,常有不典型性双核和局灶性核。骨肿瘤中出现上述特征是恶变的迹象。一些病例肿瘤由位于黏液基质中小而圆的更原始的成软骨细胞组成。如果能排除原发性骨肿瘤的可能性,即使见到上述提示恶性的改变也可确立良性软骨瘤的诊断。本病与良性附属器来源混合瘤的鉴别简单,因为后者常有上皮成分[3]。

【参考文献】

[1] DAHLIN D C,SALVADOR A H. Cartilaginous tumors of the soft tissues of the hands and feet. Mayo Clin Proc,1974,49(10):721-726.

[2] HUMPHREYS T R,HERZBERG A J,ELENITSAS R,et al. Familial occurrence of multiple cutaneous chondromas. Am J Dermatopathol,1994,16(1):56-59.

[3] CALONJE E,BRENN T,LAZAR A,et al. McKee's pathology of the skin with clinical correlations. Amsterdam:Elsevier Saunders,2012.

第十一节 皮肤骨瘤

【临床表现】

皮肤骨瘤(osteoma cutis)为一种极其罕见的真皮内良性肿瘤,各年龄段均可发生,男女均可发病。肿瘤偶为多发,有时可为遗传性或与骨干性续连症(diaphyseal aclasis)伴发[1]。

【组织病理】

表现为真皮内境界清楚的结节,由成熟的板层骨组成,常含有骨髓腔隙。

【诊断和鉴别诊断】

皮肤骨瘤应与良性软骨性外生骨疣鉴别。后者又称骨软骨瘤,常见于甲下,为单个坚硬的肿瘤,常有疼痛感。组织学上它由成熟软骨组成,覆于一层板层骨上。骨软骨瘤起源于其下的指/趾骨。

【参考文献】

[1] ROTH S I,STOWELL R E,HELWIGEB. Cutaneous ossification:report of 120 cases and review of the literature. Arch Pathol,1963,76:44-54.

第十二节　内生软骨瘤

【临床表现】

典型的内生软骨瘤(subungual enchondroma)(软骨瘤)好发于手和足的短骨髓腔内[1]。甲下内生软骨瘤罕见,瘤体生长快,常伴有疼痛,临床上很难发现。然而,影像学检查指/趾骨中可见半透明损害,有时可见点状钙化,瘤体生长可使周围骨组织膨大,压迫甲单位。

【组织病理】

组织学上,内生软骨瘤主要由含少量软骨细胞的软骨组织形成,可见少量钙化灶,无明显的多形性和有丝分裂像[2]。肿瘤本身不产生骨组织[3]。

【参考文献】

[1] AYALA F,LEMBO G,MONTESANO M. A rare tumor:subungual chondroma. Report of a case. Dermatologica,1983,167(6):339-340.

[2] OSTROWSKI M L,SPJUT H J. Lesions of the bones of the hands and feet. Am J Surg Pathol,1997,21(6):676-690.

[3] CALONJE E,BRENN T,LAZAR A,et al. McKee's pathology of the skin with clinical correlations. Amsterdam:Elsevier Saunders,2012.

第十三节　皮肤子宫内膜异位

【临床表现】

皮肤子宫内膜异位(cutaneous endometriosis)好发于中年妇女脐部或妇科手术后下腹部瘢痕处。通常表现为直径为几毫米到60mm(平均直径为5mm)的单发性肿瘤,呈淡褐色丘疹(图34-23)。这种触痛性或疼痛性损害在许多患者身上因发生周期性出血而呈蓝黑色[1]。可采用外科手术切除进行治疗,术前使用达那唑可使瘤体缩小。

【组织病理】

组织病理学上可见腺状结构,蜕膜化基质中含有渗出的红细胞和含铁血黄素。

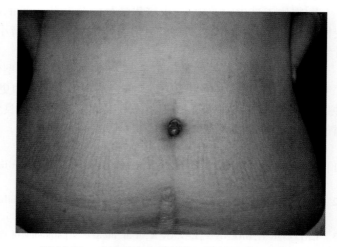

图34-23　皮肤子宫内膜异位。脐部见暗红色肿物

【参考文献】

[1] DECLERCK B K,POST M D,WISELL J A. Cutaneous decidualized endometriosis in a nonpregnant female:a potential pseudomalignancy. Am J Dermatopathol,2012,34(5):541-543.

第十四节　脐 部 息 肉

先天性脐部息肉(umbilical polyp)是卵黄管最远端的残留。卵黄管是胚胎早期小肠与卵黄囊的连接,通常在妊娠第七周左右消失。如卵黄管仍残留,最常表现为Meckel憩室,最严重的后果是小肠脐瘘[1]。皮肤表现包括息肉、窦道和囊肿[2]。偶尔脐部息肉可发生于残留的脐尿管。

【临床表现】

通常在出生时即被发现,但窦道和囊肿则可在几天或几年后发生,有时会至晚年才出现[3]。男性多发,男女之比为6:1。表现为直径约1~4cm的亮红色的脐部化脓性肉芽肿样息肉,常有非常黏稠或黏液样分泌物,其中所含的酸或酶可导致周围皮肤受损[2]。脐部肉芽肿常在婴儿脐带脱落后很快出现,为肉芽组织性息肉,可能与局部感染有关。

【组织病理】

息肉损害可见从复层鳞状上皮突然转变为胃、小肠或结肠型腺上皮[4]。有时可见肠壁的平滑肌成分,甚至胰腺组织[3]。脐尿管损害由移行上皮构成。肉芽肿损害则由炎性血管肉芽组织构成[5]。

【参考文献】

[1] LARRALDE DE LUNA M,CICIONI V,HERRERA A,et al. Umbilical polyps. Pediatric Dermatol,1987,4(4):341-343.

[2] KURBAN RS,BHAWAN J. Cutaneous cysts lined by nonsquamous epithelium. Am J Dermatopathol,1991,13(5):509-517.

[3] OĞUZKURT P,KOTILOĞLU E,TANYEL F C,et al. Umbilical polyp originating from urachal remnants. Turk J Pediatr,1996,38(3):371-374.

[4] KONDOH S,TANIKI T,UMEMOTO A,et al. A case of umbilical polyp with aberrant pancreas and small intestinal mucosa: analysis of cases of umbilical polyp reported in Japan. Nihon Geka Gakkai Zasshi,1994,95(10):786-789.

[5] CALONJE E,BRENN T,LAZAR A,et al. McKee's pathology of the skin with clinical correlations. Amsterdam:Elsevier Saunders,2012.

(苏飞　Christine G. Lian)

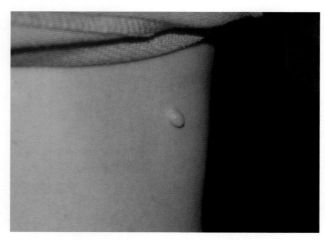

第三十五章

神经组织肿瘤

第一节 神 经 瘤

【临床表现】

神经瘤（neuroma）临床表现为丘疹或结节，由所有外周神经的固有组分，包括轴突和施万细胞所组成。较常见，常有疼痛。本病包括创伤性神经瘤、栅栏状有包膜神经瘤（孤立性局限性神经瘤）、多发性黏膜神经瘤综合征、Morton 神经瘤和神经束膜瘤等多个临床变异型（图 35-1）[1]。

【组织病理】

低倍镜下表现为真皮内境界清楚的结节，包膜不完整。肿瘤细胞常被人工裂隙分隔为短束状，核深染呈波浪状，胞质嗜酸性淡染，可以见到轴突结构，间质常纤维化（图 35-2，图 35-3）。

【诊断和鉴别诊断】

临床表现上无特异性，主要根据组织病理上真皮内境界清楚的结节，由交织成束的梭形细胞构成来诊断。

需要鉴别的疾病包括：神经纤维瘤：临床上结节质软，神经纤维细胞分布较疏松。神经鞘瘤：结节较大、更深在，栅栏状排列更明显，较多 Verocay 小体，无轴突。

图 35-1 神经瘤。右背部质软皮色丘疹

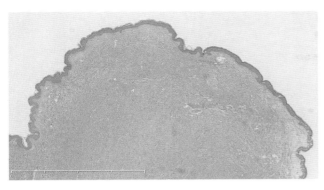

图 35-2　神经瘤。真皮内由大量神经纤维组成的肿瘤,由表皮所包裹(HE 染色,×40)

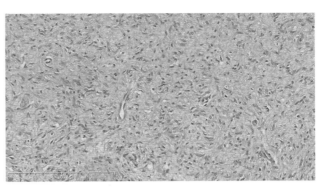

图 35-3　神经瘤。真皮内大量神经纤维组成的肿瘤(HE 染色,×200)

【治疗】

若无症状可不需治疗,必要时可单纯手术切除。

【参考文献】

[1] RODRIGUEZ-PERALTO J L, RIVEIRO-FALKENBACH E, CARRILLO R. Benign cutaneous neural tumors. Semin Diagn Pathol,2013,30(1):45-57.

第二节　丛状神经瘤

【临床表现】

丛状神经瘤(plexiform neuroma)最常见于多发性黏膜神经瘤中,这些神经瘤多初发于幼儿(2 岁左右),表现为多发性带蒂的粉色丘疹或结节,好发于唇部、舌部、口腔黏膜和结膜[1]。丛状神经瘤也可见于栅栏状有包膜神经瘤。

【组织病理】

肿瘤位于神经内,呈丛状分布。神经纤维迂曲,连接疏松,神经束膜 EMA 染色阳性(图 35-4)。

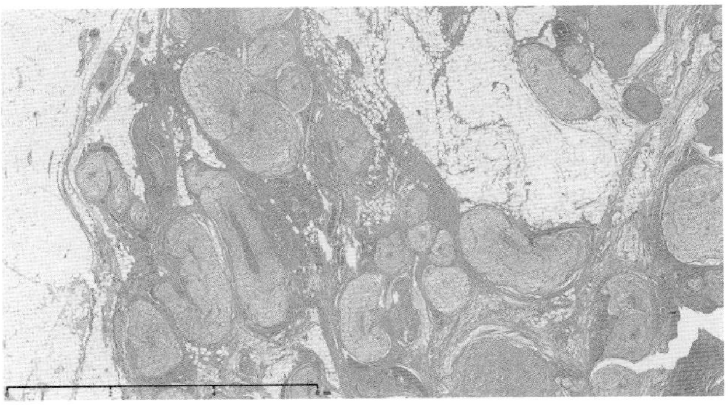

【诊断和鉴别诊断】

诊断主要根据疾病的好发年龄、部位及皮损形态,结合组织病理上肿瘤呈丛状分布来诊断。需要鉴别的疾病主要为丛状神经纤维瘤,本病组织病理上间质苍白,呈黏液样,神经束膜 EMA 染色阴性。

【治疗】

若无症状可不需治疗,必要时可单纯手术切除。

图 35-4　丛状神经瘤。神经瘤细胞团呈丛状分布在皮下脂肪组织内(HE 染色,×100)(王文泽、梁智勇提供)

【参考文献】

[1] ABBAS O,BHAWAN J. Cutaneous plexiform lesions. J Cutan Pathol,2010,37(6):613-623.

第三节　神经鞘瘤

神经鞘瘤(neurolemmoma)又称为施万细胞瘤,系施万细胞增生所致的神经鞘肿瘤。

【临床表现】

皮肤神经鞘瘤主要见于成人,好发于女性。多数皮损为单发,也可多发。皮损表现为黄色或粉色至肤色的真皮或皮下丘疹或结节,好发于四肢屈侧,其次为头颈部(图 35-5,图 35-6)[1]。多数无症状,偶尔可出现疼痛和触痛。本病可能伴发神经纤维瘤病,特别是 2 型神经纤维瘤病。

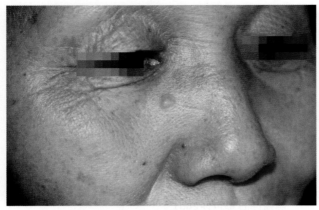

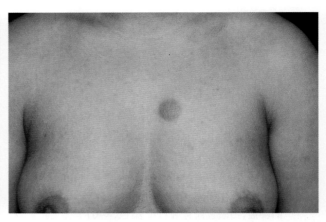

图 35-5　神经鞘瘤。面部皮色丘疹

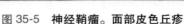

图 35-6　神经鞘瘤。躯干褐色结节

【组织病理】

组织病理示有包膜的皮下肿瘤,肿瘤由梭形细胞组成,不含轴突。肿瘤由两种结构构成:Antoni A 区和 Antoni B 区。Antoni A 区富含细胞,梭形细胞排为两列,由缺乏细胞核的区域分隔,有特征性的 Verocay 小体。Antoni B 区缺乏细胞,表现为水肿性黏液性样改变(图 35-7,图 35-8)。

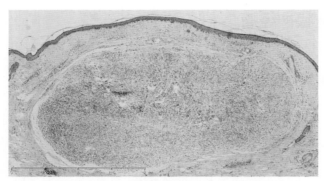

图 35-7　神经鞘瘤。真皮内边界清楚的细胞团块,由神经鞘细胞组成(HE 染色,×40)

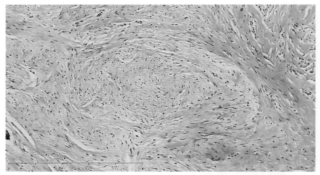

图 35-8　神经鞘瘤。真皮内由神经纤维样细胞组成的肿瘤团块(HE 染色,×100)

【诊断和鉴别诊断】

本病临床表现上无特异性,诊断依靠组织病理,组织病理显示肿瘤由特征性的多细胞区(Antoni A 区)和少细胞区(Antoni B 区)构成。临床上要与神经纤维瘤、脂肪瘤、血管脂肪瘤和螺旋腺瘤等鉴别[2]。

【治疗】

可单纯手术切除。

【参考文献】

[1] RODRIGUEZ-PERALTO J L, RIVEIRO-FALKENBACH E, CARRILLO R. Benign cutaneous neural tumors. Semin Diagn Pathol,2013,30(1):45-57.

[2] RODRIGUEZ F J,FOLPE A L,GIANNINI C,et al. Pathology of peripheral nerve sheath tumors:diagnostic overview and update on selected diagnostic problems. Acta Neuropathol,2012,123(3):295-319.

第四节　施万细胞瘤病

施万细胞瘤病(schwannomatosis)是第三种主要的神经纤维瘤病,特征为多发性施万细胞瘤,不伴双侧前庭施万细胞瘤,不侵犯皮肤,在临床和遗传学上与 1 型神经纤维瘤病和 2 型神经纤维瘤病截然不同。

【临床表现】

临床上以出现多发性施万细胞瘤为标志,常表现为脑神经、周围神经或脊神经根的孤立性、包裹性肿块。疾病出现的中位年龄为 30 岁(范围 8~59 岁),确诊的中位年龄为 40 岁(范围 16~70 岁)。疼痛为最常见的主诉症状,据报道有 57% 患者以疼痛为主诉症状[1-2]。

【组织病理】

为有包膜的皮下肿瘤,肿瘤由梭形细胞组成,不含轴突。肿瘤由两种组织构成:Antoni A 区和 Antoni B 区。Antoni A 区富含细胞,梭形细胞排为两列,由缺乏细胞核的区域分隔,有特征性的 Verocay 小体。Antoni B 区缺乏细胞,表现为水肿性黏液性样改变(图 35-9)。

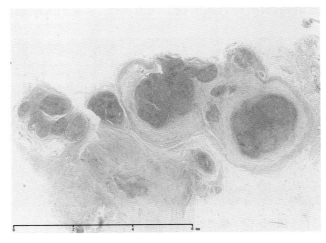

图 35-9　施万细胞瘤病。肿瘤细胞团位于皮下组织,呈多个大小不等的结节(HE 染色,×40)(王文泽、梁智勇提供)

【诊断和鉴别诊断】

结合临床上出现多发性肿块,组织病理上出现典型神经鞘瘤的多细胞区和少细胞区的特点进行诊断。本病需要与 1 型神经纤维瘤病和 2 型神经纤维瘤病进行鉴别,主要通过临床和遗传学特征进行鉴别。

【治疗】

对于有症状的施万细胞瘤应进行手术切除。

【参考文献】

[1] BLAKELEY J O, PLOTKIN S R. Therapeutic advances for the tumors associated with neurofibromatosis type 1, type 2, and schwannomatosis. Neuro Oncol, 2016, 18(5): 624-638.

[2] KRESAK J L, WALSH M. Neurofibromatosis: a Review of NF1, NF2, and Schwannomatosis. J Pediatr Genet, 2016, 5(2): 98-104.

第五节　单发性神经纤维瘤

【临床表现】

单发性神经纤维瘤(solitary neurofibroma)常表现为柔软的、肤色或紫色丘疹或结节,呈悬垂状或位于皮下(图 35-10)[1]。

【组织病理】

低倍镜下表现为真皮内或皮下脂肪境界略清楚的结节,不具有包膜。结节由具有波浪状核的梭形细

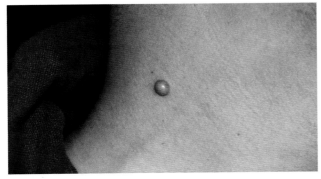

图 35-10　单发性神经纤维瘤。右颈部红色半球形丘疹,表面光滑

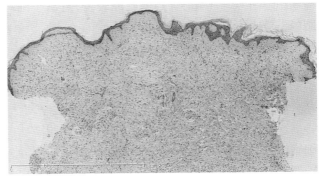

图 35-11　单发性神经纤维瘤。真皮弥漫性肿瘤细胞浸润,由神经纤维细胞组成(HE 染色,×40)

胞组成,有时排列成束状。间质疏松,常见肥大细胞(图 35-11~图 35-13)[2]。

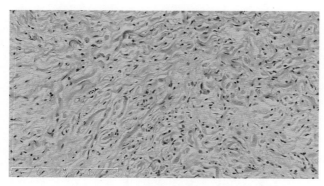

图 35-12　单发性神经纤维瘤。神经纤维细胞
(HE 染色,×200)

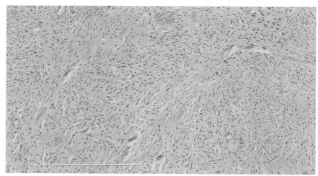

图 35-13　单发性神经纤维瘤。真皮漩涡状排
列的神经纤维细胞(HE 染色,×100)

【诊断和鉴别诊断】

本病主要通过临床上单发的柔软的丘疹或结节,组织病理上表现为具有波浪状核梭形细胞组成的结节来诊断。组织病理上需要与皮肤纤维瘤、平滑肌瘤、神经鞘瘤、神经瘤等梭形细胞肿瘤进行鉴别。

【治疗】

可不予治疗,有症状或影响美观时可手术切除。

【参考文献】

[1] RODRÍGUEZ-PERALTO J L, RIVEIRO-FALKENBACH E, CARRILLO R. Benign cutaneous neural tumors. Semin Diagn Pathol,2013,30(1):45-57.

[2] RODRIGUEZ F J,FOLPE A L,GIANNINI C,et al. Pathology of peripheral nerve sheath tumors:diagnostic overview and update on selected diagnostic problems. Acta Neuropathol,2012,123(3):295-319.

第六节　皮肤脑膜瘤

【临床表现】

皮肤脑膜瘤(cutaneous meningioma)皮损表现为皮下坚实的结节,常位于头皮部位,有先天性和获得性两种类型。目前临床分型包括Ⅰ型、Ⅱ型和Ⅲ型[1]。

【组织病理】

Ⅰ型皮肤脑膜瘤通常具有典型的脑膜上皮细胞,肿瘤细胞常呈巢分布,伴"砂粒体",以及结构类似砂粒体但无钙化的"胶原体"。脑膜上皮细胞呈上皮样或梭形,泡状核,胞质丰富呈粉红色,细胞边界模糊,常位于透明样变的间质中。Ⅱ型和Ⅲ型皮肤脑膜瘤组织学特点与Ⅰ型类似,但胶原较少,更富于细胞(图 35-14)。

【诊断和鉴别诊断】

诊断主要通过临床上位于头皮的皮下结节,组织病理上见到典型脑膜上皮细胞来进行。鉴别诊断方面,临床上需要与皮脂腺痣、囊肿、纤维瘤、血管瘤、脂肪瘤等疾病鉴别。组织病理上需要与鳞状细胞癌、血管瘤、巨细胞成纤维细胞瘤和脊索瘤等肿瘤进行鉴别[2]。

【治疗】

首选完整手术切除。对于无法切除者,可以选

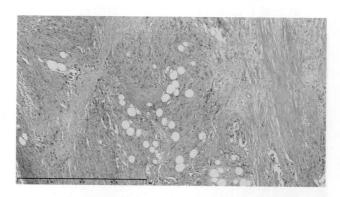

图 35-14　皮肤脑膜瘤。肿瘤细胞呈双相性,以梭形细胞为主,形态温和,细胞异型性不明显,核分裂罕见(HE 染色,×100)(王文泽、梁智勇提供)

用血管内皮生长因子和血小板生长因子抑制剂,但这些药物的临床疗效尚有待观察。

【参考文献】

[1] MIEDEMA J R,ZEDEK D. Cutaneous meningioma. Arch Pathol Lab Med,2012,136(2):208-211.

[2] RAGOOWANSI R,THOMAS V,POWELl BW. Cutaneous meningioma of the scalp:a case report and review of literature. Br J Plast Surg,1998,51(5):402-404.

第七节　颗粒细胞瘤

【临床表现】

颗粒细胞瘤(granular cell tumor)可发生于全身各部位,以口腔特别是舌部最为常见,其次为皮肤及皮下组织,也可侵犯肌肉、乳腺、呼吸道及消化道等部位。临床上多表现为单发性的淡红色、黄色小结节,质地较硬,一般无自觉症状[1]。病因不明,但也有多发性及家族易感性的报道。常见于40~60岁的女性,黑人较白人发病率高3倍。

【组织病理】

组织病理上表现为表皮增生,有时呈假性上皮瘤样增生。病变主要位于真皮、皮下或黏膜下组织,肿瘤细胞多呈条片状或巢状生长。瘤细胞体积大,呈多边形或椭圆形,胞质丰富,胞质淡染,充满粗大嗜酸性颗粒(图35-15)[2]。瘤细胞核呈圆形或卵圆形,小而居中。免疫组化:S-100蛋白(+),NSE(+),CD68(+),CK(-),SMA(-)和GFAP(-)。

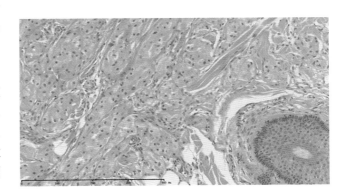

图35-15　颗粒细胞瘤。胞浆丰富的肿瘤细胞呈巢团状分布于皮下组织中(HE染色,×200)(王文泽、梁智勇提供)

【诊断和鉴别诊断】

结合临床上表现为好发于口腔的小结节,组织病理上见到条片状或巢状排列的颗粒细胞来诊断。组织病理上需要与多种具有颗粒细胞表现的肿瘤相鉴别,如颗粒型横纹肌瘤、鳞状细胞癌、皮肤纤维瘤及平滑肌瘤等。

【治疗】

治疗目前以手术切除为主,且手术边缘无肿瘤细胞的残留可保证其预后良好。

【参考文献】

[1] NAGARAJ P B,ONGOLE R,BHUJANGA-RAO B R. Granular cell tumor of the tongue in a 6-year-old girl—a case report. Med Oral Patol Oral Cir Bucal,2006,11(2):e162-164.

[2] SANFORD L J,GORDON S,TRAVERS J B. Familial granular cell tumors:a case report and review of the literature. Pediatr Dermatol,2013,30(3):e8-11.

第八节　恶性神经鞘瘤

恶性神经鞘瘤(malignant neurilemmoma)曾称神经纤维肉瘤,通常是已存在的丛状神经纤维瘤或结节型神经纤维瘤发生恶变。

【临床表现】

好发于30~50岁,男女发病率无明显差异。其好发部位为躯干、腹膜后、下肢、上肢和头颈部等。肿瘤与神经关系密切,呈纺锤形单发结节,通常在皮下或深部组织。肿瘤生长迅速,位置固定、不能移动,可伴有局部压痛、功能障碍,如肢体麻痹、放射痛、肌肉萎缩等[1]。

【组织病理】

肿瘤细胞包含施万细胞、神经束衣细胞、成纤维细胞及原始细胞。这些细胞在光镜下无法区别。大多数肿瘤呈弥漫性生长,致密区与疏松区交替存在,局部可有神经纤维瘤样漩涡状结构,瘤细胞可呈长梭形、短梭形或卵圆形,核逗点状、波浪状,呈栅栏状排列,核分裂象多见(图 35-16)[1-2]。

【诊断和鉴别诊断】

诊断上主要依靠组织病理,组织病理上表现为弥漫性生长模式,肿瘤细胞呈长梭形、短梭形或卵圆形。组织病理上需要与婴幼儿纤维肉瘤、平滑肌肉瘤、原始神经外胚叶瘤和巨细胞性成纤维细胞瘤等多种肿瘤鉴别。

【治疗】

治疗包括手术切除、术后放射治疗和化疗。靶向药物如 HDAC 抑制剂、EGFR 酪氨酸激酶抑制剂(如西妥珠单抗)已逐渐应用于临床[2]。

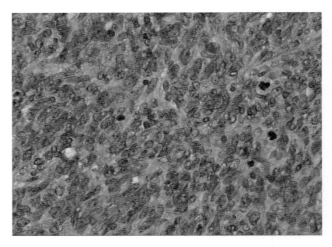

图 35-16　恶性神经鞘瘤。深染的肿瘤细胞密集成片,异型性明显,核分裂象易见(HE 染色,×400)(王文泽、梁智勇提供)

【参考文献】

[1] DURBIN A D,KI D H,HE S,et al. Malignant Peripheral Nerve Sheath Tumors. Adv Exp Med Biol,2016,916:495-530.
[2] JAMES A W,SHURELL E,SINGH A,et al. Malignant Peripheral Nerve Sheath Tumor. Surg Oncol Clin N Am,2016,25(4):789-802.

第九节　恶性颗粒细胞瘤

恶性颗粒细胞瘤(malignant granular cell tumor)临床上极为罕见,在颗粒细胞瘤中所占的比例不到 2%,是软组织肉瘤中的少见类型。

【临床表现】

多发生于 30~70 岁的成年人,平均年龄为 50 岁,范围为 3~82 岁。女性多见,女:男为2:1。多数患者表现为皮下或深部软组织内无痛性的肿胀、孤立性结节或肿块。部分病例有肿块于近期内生长迅速的病史。发生于周围神经的肿瘤常伴有周围神经症状,如患侧肢体麻木、感觉过敏或受累神经麻痹的症状。发生于气管、胃肠道、腹腔或膀胱者可相应的有咳嗽、腹胀、腹痛、便血或血尿等症状[1]。

【组织病理】

瘤细胞排列成巢状、带状或索状,可见纤维结缔组织形成薄的间隔。部分区域瘤细胞胞质丰富,嗜酸性颗粒状(PAS 染色阳性、耐淀粉酶消化),细胞呈圆形、卵圆形或多边形;细胞核小而规则,圆形或卵圆形,深染,居于细胞中央,与良性颗粒细胞瘤极为相似。部分区域瘤细胞呈梭形,胞质内颗粒减少。部分瘤细胞核增大呈空泡状并可见明显核仁。出现多形性瘤细胞,核浆比增大,可见核分裂象[2]。

【诊断和鉴别诊断】

主要依靠临床上表现为皮下或深部软组织内无痛性结节或肿块,组织病理上见到巢状、带状或索状排列的颗粒细胞,伴细胞异型性和病理性核分裂象来诊断。

组织病理上除了需要与良性颗粒细胞瘤鉴别外,尚需与其他含有颗粒样变性的肿瘤相鉴别,包括颗粒细胞基底细胞癌、颗粒细胞平滑肌瘤和平滑肌肉瘤、恶性纤维组织细胞瘤、横纹肌肉瘤、腺泡状软组织肉瘤、卡波西肉瘤及恶性黑色素瘤等。大多数病例从光镜形态上即可区分,部分病例需加做免疫组化标记和/或电镜检查即可鉴别。

【治疗】

明确诊断后尽早广泛切除原发病灶及相应引流区域的淋巴结。

【参考文献】

[1] LIU T T,HAN Y,ZHENG S,et al. Primary cutaneous malignant granular cell tumor:a case report in China and review of the literature. Diagn Pathol,2015,10:113.

[2] MACHADO I,CRUZ J,LAVERNIA J,et al. Solitary,multiple,benign,atypical,or malignant:the "Granular Cell Tumor" puzzle. Virchows Arch,2016,468(5):527-538.

第十节　梅克尔细胞癌

梅克尔细胞癌(Merkel cell carcinoma)又称为皮肤神经内分泌癌,是一种罕见的好发于日光损伤部位的高度侵袭性肿瘤[1-2]。Merkel 细胞多瘤病毒在发病中起重要作用[3]。

【临床表现】

好发于中老年人及免疫抑制的人群,90%以上在 50 岁之后发病。好发于面部、颈部及四肢等日光照射部位,因其临床特征不明显,肿瘤常表现为粉红、红褐或蓝色的结节,生长迅速,直径 1.5 ~ 8.0cm,平均 2.5cm(图 35-17)[2]。

【组织病理】

组织病理分为 3 种类型:梁状型、中间型和小细胞型[2]。肿瘤细胞排列呈岛状、团巢状、小梁状或散在分布。肿瘤细胞大小较一致,呈圆形、椭圆形或不规则形,体积较小,比淋巴细胞稍大,胞质稀少,嗜酸染色。核圆形或椭圆形,深染,核膜清楚,少数核膜呈锯齿状,胞核大,部分呈空泡状。核仁较小,嗜碱性,核分裂象易见,染色质呈细颗粒状、粉尘状(图 35-18,图 35-19)。

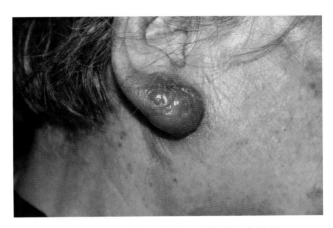

图 35-17　梅克尔细胞癌。右耳垂红色肿物

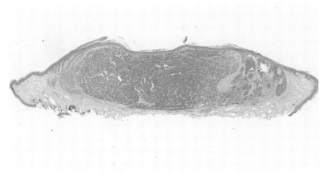

图 35-18　梅克尔细胞癌。真皮内边界清楚的肿瘤细胞团块(HE 染色,×40)

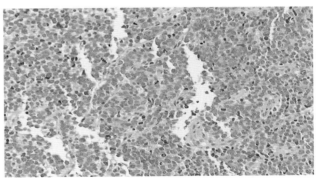

图 35-19　梅克尔细胞癌。肿瘤细胞大小较一致,呈圆形、椭圆形或不规则形,体积较小,胞质稀少(HE 染色,×400)

【诊断和鉴别诊断】

结合临床上表现为光暴露部位生长迅速的结节,组织病理上表现为圆形或椭圆形嗜酸性细胞构成的肿瘤做出诊断。应注意与皮肤 B、T 细胞淋巴瘤、皮肤转移性肺小细胞癌、无色素性恶性黑色素瘤、尤因肉瘤、皮肤附属器肿瘤、粒细胞性白血病的皮肤损害和髓外浆细胞瘤等鉴别。

【治疗】

目前尚无有效治疗方法。一旦确诊,应广泛切除加引流区淋巴结清扫[1]。

【参考文献】

[1] CASSLER N M, MERRILL D, BICHAKJIAN C K, et al. Merkel cell carcinoma therapeutic update. Curr Treat Options Oncol, 2016,17(7):36.

[2] SCHADENDORF D, LEBBÉ C, ZUR HAUSEN A, et al. Merkel cell carcinoma: Epidemiology, prognosis, therapy and unmet medical needs. Eur J Cancer, 2017, 71:53-69.

[3] LIU W, MACDONALD M, YOU J. Merkel cell polyomavirus infection and Merkel cell carcinoma. Curr Opin Virol, 2016, 20:20-27.

（曾跃平　晋红中）

第三十六章

黑素细胞性疾病与肿瘤

第一节　黑素细胞及黑素增多性疾病

·黑　　子·

【临床表现】

黑子(black mole)临床表现为较小的均一褐色至黑色斑疹,与周围皮肤境界清楚,可发生于任何部位。皮损常在儿童期发生,个别情况下可泛发(图 36-1,图 36-2)[1]。

【组织病理】

组织病理上表现为表皮基底层局灶性黑素细胞增多,表皮突延长,无交界活动现象。真表皮交界处噬色素细胞增多(图 36-3)。

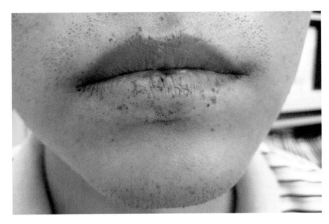

图 36-1　黑子。唇部多发黑色斑疹

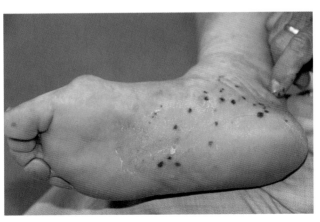

图 36-2　黑子。足部多发黑色斑疹

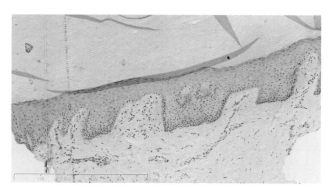

图 36-3　黑子。棘层增厚,基底层色素增加,真皮浅层血管
周围少量淋巴、组织细胞浸润(HE 染色,×100)

【诊断和鉴别诊断】

结合临床上表现为小的褐色至黑色斑疹,组织病理上基底细胞层黑素细胞局灶性增多来做出诊断。
需与雀斑和日光性雀斑样痣鉴别。

【治疗】

可不予治疗,影响美观时可考虑皮肤激光治疗。

【参考文献】

[1]　BAUER A J,STRATAKIS CA. The lentiginoses:cutaneous markers of systemic disease and a window to new aspects of tumouri-
genesis. J Med Genet,2005,42(11):801-810.

· 色素沉着-息肉综合征 ·

色素沉着-息肉综合征(Peutz-Jeghers syndrome)是一种以胃肠道(小肠为主)错构瘤性息肉及皮肤黏膜
色素沉着为特征的常染色体显性遗传性疾病,本病最常见的致病基因为 *STK11*(*LKB1*)基因。

【临床表现】

色素在口唇及其周围皮肤、鼻孔及颊黏膜沉着,手指、足底、手掌、肛门黏膜和肠黏膜也可见色素沉着,
极少恶变(图 36-4~图 36-7)。色素斑常发生于婴儿期,最早可见于出生时,也有在成年后,随年龄增长,部
分色素斑可褪去,但口腔黏膜的色素沉着一般持续存在,具有诊断意义。出血、肠梗阻及肠套叠为常见并

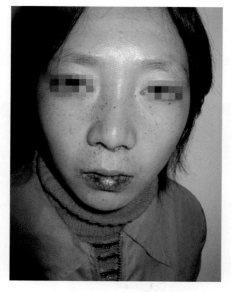

图 36-4　色素沉着-息肉综合征。唇
部黑色斑疹

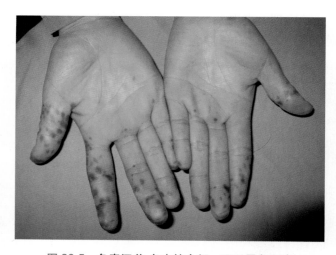

图 36-5　色素沉着-息肉综合征。双手黑色斑疹

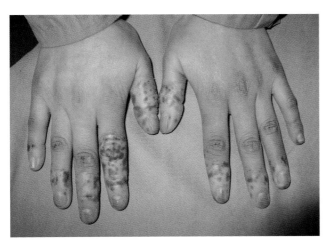

图 36-6　色素沉着-息肉综合征。双手背部黑色斑疹

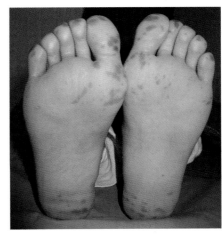

图 36-7　色素沉着-息肉综合征。双足黑色斑疹

发症。患者罹患癌症的风险(胃肠、胰腺、肺、乳腺、子宫、卵巢和睾丸肿瘤)增加[1]。

【组织病理】

皮损处黑素细胞数目正常,但可见色素沉着和色素失禁。

【诊断和鉴别诊断】

本病主要通过特征性的腔口周围和肢端皮肤色素沉着以及发现胃肠道(小肠为主)错构瘤性息肉进行诊断,此外还可筛查致病基因 STK11(LKB1)进行基因诊断[1]。

需鉴别的疾病包括:

1. 家族性腺病伴多发性息肉症　该病有家族性。息肉主要在结肠和直肠。胃及小肠少见。肠道以外的脏器和组织无异常。

2. Carder 综合征　有家族史,结肠和直肠有多发息肉,息肉恶变率高,同时伴有骨骼特别是颜面部骨良性肿瘤。

3. Tureot 综合征　结肠息肉并发中枢神经系统肿瘤。

4. Cronrhite-Canada 综合征　有家族史,胃肠道有多发息肉,发病年龄在 50 岁左右。全身症状显著。广泛而均匀的皮肤变黑,广泛的秃发和甲萎缩。

5. Laugier-Hunziker 综合征　本病不伴胃肠道息肉。

【治疗】

对于具有家族史或已经确诊的患者,还应该进行严密的跟踪监测,以做到早期诊断、早期治疗。对确诊病例,应根据病情急缓、息肉大小及部位全面分析,恰当处理。并发肠套叠需急诊手术,癌变或梗阻者应手术治疗,息肉>2cm(易堵塞肠腔,易恶变)应手术治疗。对 10~20 岁的患者,每两年行全消化道造影检查;20~25 岁患者,每两年进行胃肠镜检查;>25 岁者,每年接受腹部及盆腔的全面体检;女性患者还应行乳腺检查、宫颈涂片和盆腔超声检查;男性患者从 10 岁开始应检查睾丸,警惕发生睾丸癌的可能。对于色素沉着皮损可行皮肤激光治疗。

【参考文献】

[1] MESERVE E E, NUCCI M R. Peutz-Jeghers syndrome: pathobiology, pathologic manifestations, and suggestions for recommending genetic testing in pathology reports. Surg Pathol Clin, 2016, 9(2): 243-268.

· Laugier-Hunziker 综合征 ·

Laugier-Hunziker 综合征(Laugier-Hunziker syndrome)男女发病率相近,多为散发病例,仅有 1 个家族发病的报道。

【临床表现】

一般在 30~50 岁才出现皮损。好发于唇部(尤其是下唇)、口腔(尤其是颊黏膜)、硬腭和指/趾甲,但偶可累及口周、牙龈、舌、喉、软腭、腭舌弓、口腔底部、食管、颈部、胸部、腹部、手指、足趾、掌跖、结膜、阴茎和肛周等部位。皮损为圆形、卵圆形或不规则形的色素沉着斑,可单发、群集或融合成片,偶可呈线状,表面光滑,呈灰色、褐色或蓝黑色,皮损边界清楚或模糊,一般无自觉症状。60%患者有甲的色素沉着(图36-8,图36-9)[1]。

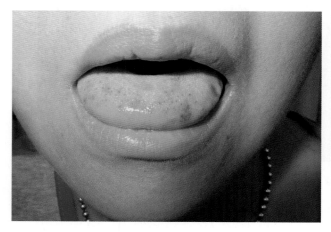

图 36-8　Laugier-Hunziker 综合征。口唇及舌部黑色斑疹

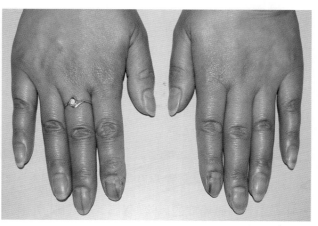

图 36-9　Laugier-Hunziker 综合征。指甲纵行黑线

【组织病理】

组织病理改变缺乏特异性,主要表现为表皮基底细胞内黑素增多,但黑素细胞的数量和形态正常,基底膜完整。真皮浅层色素失禁,可见数量不等的噬色素细胞(图36-10,图36-11)。

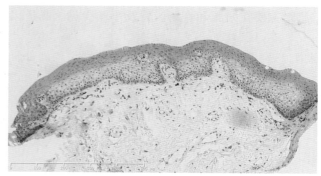

图 36-10　Laugier-Hunziker 综合征。角化不全,基底层色素增加,未见痣细胞巢,真皮浅层可见较多噬色素细胞(HE 染色,×100)

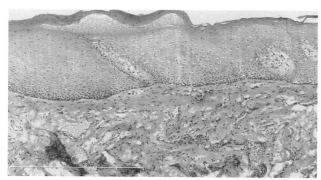

图 36-11　Laugier-Hunziker 综合征。角化不全,棘层肥厚,基底层色素增加,真皮浅层血管周围少许慢性炎症细胞浸润(HE 染色,×100)

【诊断和鉴别诊断】

本病主要通过临床上好发于唇部和口腔等部位的圆形、卵圆形或不规则形的色素沉着斑进行诊断,组织病理不具有特异性。

临床上主要应与 Peutz-Jeghers 综合征鉴别,两者均可有黏膜、皮肤和指/趾甲的色素沉着,但是 Peutz-Jeghers 综合征为常染色体显性遗传,约 60%患者有家族史,皮损出现的时间比较早,一般在出生时或出生后不久发生。

此外,还需与原发性肾上腺功能不全(Addison 病)、Albright 综合征、获得性纵向黑甲、生理性黑斑、营养不良、放射治疗、药物(包括米诺环素、抗疟药、化疗药等)、吸烟、扁平苔藓、神经纤维瘤病、获得性免疫缺陷综合征、豹斑综合征(Leopard 综合征)以及黏液瘤、色素沉着与内分泌亢进三联症等多种可引起皮肤黏膜和指、趾甲色素斑的疾病鉴别。

【治疗】

一般不需治疗。影响美观者可采用 Q 开关翠绿宝石激光治疗。

【参考文献】

[1] NIKITAKIS N G,KOUMAKI D. Laugier-Hunziker syndrome:case report and review of the literature. Oral Surg Oral Med Oral Pathol Oral Radiol,2013,116(1):e52-58.

·神经皮肤黑变病·

【临床表现】

神经皮肤黑变病(neurocutaneous melanosis,NCM)好发于儿童及青年,皮损表现为位于背部中轴的巨大型先天性黑素细胞痣,伴有卫星痣,可似帽状覆盖整个头部,或似肩垫、衣袖、袜套状覆盖肩部、四肢,也称"兽皮痣"(图36-12~图36-15)。根据有无中枢神经系统临床症状可将其分为症状型或无症状型NCM。中枢神经系统症状可表现为颅内高压、癫痫发作、智力障碍、神经症状、瘫痪等[1]。

【组织病理】

表皮基底层及真皮浅层痣细胞呈巢状分布,痣细胞胞质丰富,含黑素颗粒。真皮浅层单一核细胞片状浸润,并有噬色素细胞,部分痣细胞巢可延及真皮深层,围绕附属器分布。

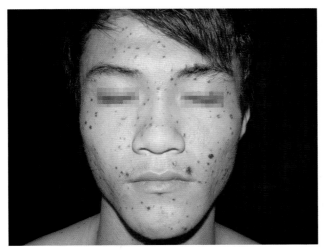

图36-12　神经皮肤黑变病。面部多发黑色丘疹

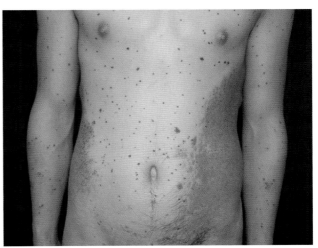

图36-13　神经皮肤黑变病。躯干蓝灰色斑片及泛发性黑色斑疹、丘疹

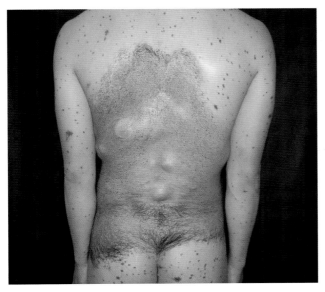

图36-14　神经皮肤黑变病。躯干大片蓝灰色斑片,表面毛发增多,局部可见肿物

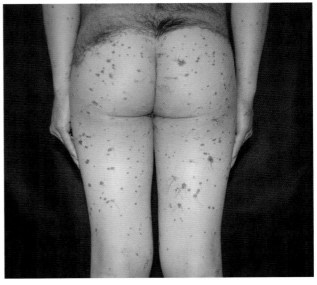

图36-15　神经皮肤黑变病。躯干、四肢泛发蓝灰色斑疹,表面毛发增多

【诊断和鉴别诊断】

结合临床上巨大型先天性黑素细胞痣和中枢神经系统受累的影像学证据确诊。鉴别诊断包括太田痣及颅内继发性黑色素瘤等。

【治疗】

目前 NCM 无有效治疗，对于有危险因素的患者应早发现、早诊断、早治疗，根据病情选择相应治疗方案。对于中枢累及较局限者，可考虑手术切除。

【参考文献】

[1] GOCMEN R, GULER E, ARSLAN E A. A case of neurocutaneous melanosis and neuroimaging findings. J Radiol Case Rep, 2015, 9(3):1-6.

·蒙古斑·

【临床表现】

蒙古斑(Mongolian spot)是最常见的先天性色素沉着性皮肤病，一般多见于黄种人和黑种人儿童，而白色人种儿童较少见。皮损呈黑青色、青灰色、浅灰蓝色、浅灰色、暗蓝色或偶尔为褐色的斑片，边缘逐渐移行为正常皮肤色。形状呈圆形、椭圆形、方形或不规则形，边界不清，直径从数毫米至数厘米，可达 10cm 不等，多为单发，偶见多发。皮损处皮肤与正常皮肤一样柔软(图 36-16)。蒙古斑发生于新生儿腰骶部及臀部，也见于背部或其他部位，随着婴幼儿的生长发育，蒙古斑颜色逐渐变浅，大多数婴幼儿在 5 岁左右自然消退，不留痕迹，少数患者可终生存在[1]。

【组织病理】

组织病理上以真皮内色素含量不等的树突状黑素细胞散在浸润为特征，细胞常与皮面平行，主要位于深部真皮网状层，上部表皮正常(图 36-17)。

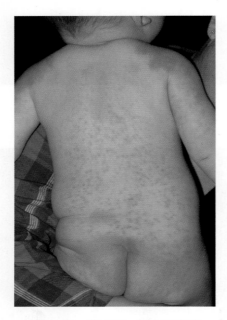

图 36-16　蒙古斑。躯干泛发蓝灰色斑片

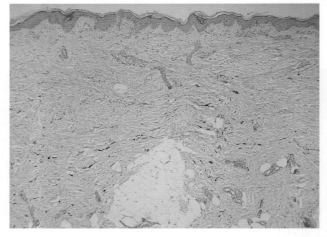

图 36-17　蒙古斑。真皮中下层散在黑素细胞，与皮面平行(HE 染色，×40)

【诊断和鉴别诊断】

主要通过皮损特征性的发生部位和颜色进行诊断。需要与其他真皮黑素细胞增多型疾病鉴别，包括太田痣、伊藤痣和颧部褐青色痣。

【治疗】

一般可自行消退，不需治疗。

【参考文献】

[1] GUPTA D,THAPPA D M. Mongolian spots. Indian J Dermatol Venereol Leprol,2013,79(4):469-478.

·太 田 痣·

太田痣(nevus of Ota)又称为眼真皮黑素细胞增多症、眼上颚部褐青色痣,是真皮黑素细胞增多症的一种,优先累及三叉神经第一支和第二支神经支配的区域。

【临床表现】

最常见于亚洲人和黑人。女性与男性患者的比例约为4:1。超过一半的病例在出生时或出生后一年内出现皮损,其余则在青春期前后出现皮损。临床表现为单侧分布的斑点状或斑驳的灰棕色至蓝黑色斑片,累及受累皮区的皮肤、结膜、巩膜、鼓膜和/或口腔和鼻黏膜(图36-18)[1-2]。约10%的患者为双侧受累。有家族受累的报道。太田痣偶可伴发青光眼或同侧感觉神经听觉减退。极少数患者可发生恶性黑色素瘤。针对太田痣的临床分型目前有多种标准,最近北京协和医院皮肤科 Huang 等[3]提出了 PUMCH 分型。

【组织病理】

病理上可见伸长的树突状真皮黑素细胞散在分布于真皮的上部(图36-19~图36-21)。

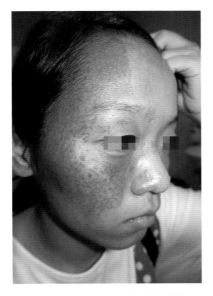

图 36-18 太田痣。右侧面额部灰褐色斑片

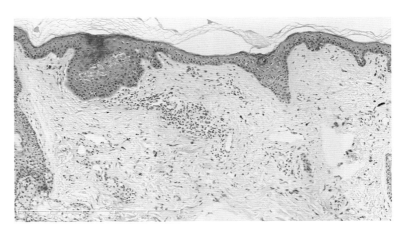

图 36-19 太田痣。角化过度,棘层萎缩,基底层色素增加,真皮浅中层大量黑素细胞(HE 染色,×100)

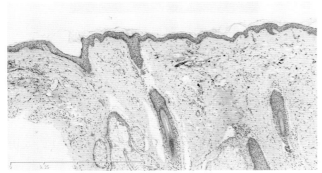

图 36-20 太田痣。轻度角化过度,棘层萎缩,基底层色素增加,真皮浅中层散在分布较多梭形细胞,与表皮平行排列(HE 染色,×40)

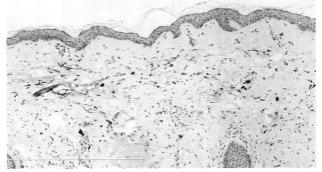

图 36-21 太田痣。真皮浅中层散在分布较多梭形细胞,胞浆内可见色素颗粒(HE 染色,×40)

【诊断和鉴别诊断】

本病主要通过临床上特征性的皮损部位和颜色进行诊断,应与蒙古斑、颧部褐青色痣和伊藤痣进行鉴别。

【治疗】

太田痣的皮损可采用 Q 开关红宝石激光、Q 开关翠绿宝石激光或 Q 开关 Nd:YAG 激光进行治疗,通常需进行数次治疗,治疗效果才较好[2]。

【参考文献】

[1] FRANCESCHINI D,DINULOS J G. Dermal melanocytosis and associated disorders. Curr Opin Pediatr,2015,27(4):480-485.

[2] SHAH V V,BRAY F N,ALDAHAN A S,et al. Lasers and nevus of Ota:a comprehensive review. Lasers Med Sci,2016,31(1):179-185.

[3] HUANG W H,WANG H W,SUN Q N,et al. A new classification of nevus of Ota. Chin Med J(Engl),2013,126(20):3910-3914.

· 颧部褐青色痣 ·

颧部褐青色痣(nevus fuscocaeruleus zygomaticus)又称为 Hori 痣、获得性太田痣样斑,是一种获得性色素性疾病。

【临床表现】

好发于中青年女性,特点为双颧部和/或额颞部出现对称性深褐色或浅褐色多角形斑疹,边界清楚(图36-22,图 36-23)。疾病的诱因包括日晒和妊娠,有 42% 的患者有家族史[1-2]。

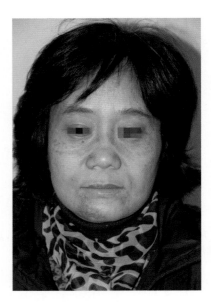

图 36-22　颧部褐青色痣。双侧颧部褐色斑疹

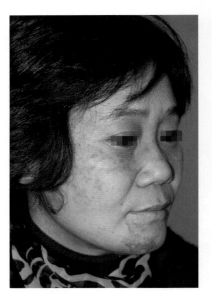

图 36-23　颧部褐青色痣。颧部褐色斑疹

【组织病理】

组织病理示真皮浅层见散在、数量较少的梭形黑素细胞(图 36-24,图 36-25)。

【诊断和鉴别诊断】

主要通过临床上位于双颧部和/或额颞部的深褐色或浅褐色斑疹做出诊断。临床上应与黄褐斑、太田痣和咖啡斑等相鉴别。

【治疗】

治疗方法类似于太田痣,可采用 Q 开关红宝石激光、Q 开关翠绿宝石激光或 Q 开关 Nd:YAG 激光进行治疗,通常需进行数次治疗,治疗效果通常较好[1]。

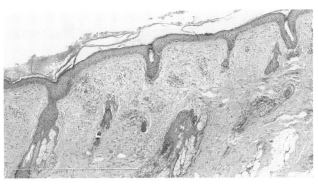

图36-24　颧部褐青色痣。轻度角化过度，棘层萎缩，棘层细胞内、细胞间水肿，基底层完整，真皮浅层血管周围少许慢性炎症细胞浸润，散在梭形的黑素细胞（HE染色，×40）

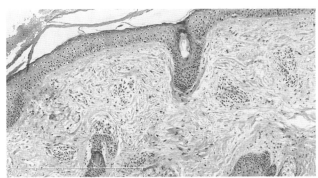

图36-25　颧部褐青色痣。真皮浅层血管周围少许慢性炎症细胞浸润，散在梭形的黑素细胞（HE染色，×100）

【参考文献】

［1］LEE W J，HAN S S，CHANG S E，et al. Q-switched Nd：YAG laser therapy of acquired bilateral nevus of Ota-like macules. Ann Dermatol，2009，21（3）：255-260.

［2］SUN C C，Lü Y C，LEE E F，et al. Naevus fusco-caeruleus zygomaticus. Br J Dermatol，1987，117（5）：545-553.

·伊　藤　痣·

【临床表现】

伊藤痣（nevus of Ito）又称肩峰三角肌蓝褐痣，是先天性真皮黑素细胞增多症的一种类型，累及锁骨上神经后支和臂外侧皮神经支配的皮肤区域。皮损表现为淡青色、蓝灰色、青褐色至蓝黑色的斑片或斑疹，偶尔在色素斑的部分区域出现粟粒大的丘疹或隆起的结节（图36-26）[1]。皮损可为颜色均一的斑片，也可在斑片中散在斑点。皮损的颜色可因日晒加重，在青春期时皮损颜色可加深。

【组织病理】

病理表现为真皮网状层胶原纤维之间出现树突状或星形黑素细胞，少数病变中可见噬色素细胞（图36-27）。

【诊断和鉴别诊断】

主要通过临床上特征性的皮损部位和颜色进行诊断，应与太田痣、蒙古斑和色素性毛表皮痣进行鉴别。

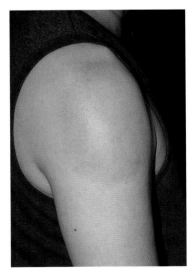

图36-26　伊藤痣。右肩部淡褐色斑片

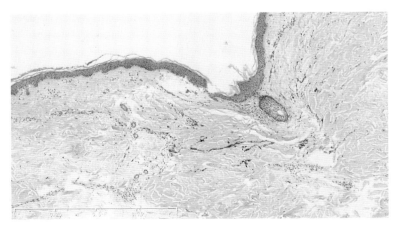

图36-27　伊藤痣。真皮中层可见树突状黑素细胞（HE染色，×40）

【治疗】

伊藤痣的皮损可采用 Q 开关红宝石激光、Q 开关翠绿宝石激光或 Q 开关 Nd：YAG 激光进行治疗，通常需进行数次治疗，治疗效果通常较好。

【参考文献】

[1] FRANCESCHINI D，DINULOS J G. Dermal melanocytosis and associated disorders. Curr Opin Pediatr，2015，27（4）：480-485.

·色素性毛表皮痣·

【临床表现】

色素性毛表皮痣（pigmented hairy epidermal nevus）又称为 Becker 痣，可在出生时出现，但大多数都在青春期前后被首次发现。典型表现为分布于一侧肩部和躯干上部，为棕褐色至棕色斑片或轻度高起斑块（图 36-28，图 36-29）[1]。较少情况下，皮损出现于躯干下部、大腿、臀部或其他部位。色素性毛表皮痣的平均直径大于 10cm。约一半的病例皮损处伴多毛症，还可能伴有平滑肌错构瘤。

【组织病理】

病理表现为表皮呈不同程度的乳头瘤样增生，角化过度，棘层肥厚，并可见颗粒层增厚和灶性角化不全，基底层黑素增多，但无黑素细胞增生（图 36-30，图 36-31）。

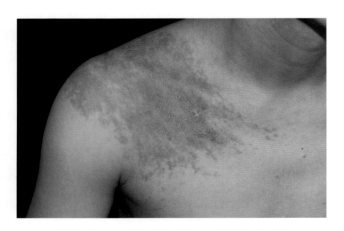

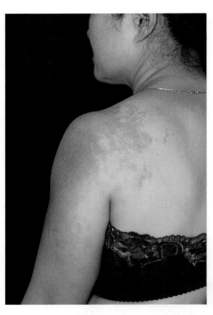

图 36-28　色素性毛表皮痣。右肩部褐色斑片

图 36-29　色素性毛表皮痣。左肩部及上臂淡褐色斑片

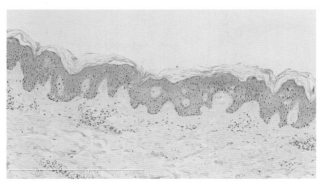

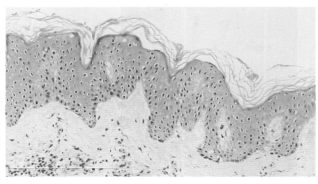

图 36-30　色素性毛表皮痣。角化过度，棘层增厚，基底层色素增加，真皮血管周围淋巴、组织细胞浸润，尚见噬色素细胞（HE 染色，×100）

图 36-31　色素性毛表皮痣。角化过度，棘层增厚，基底层色素增加（HE 染色，×200）

【诊断和鉴别诊断】

依据特征性的临床表现,即分布于一侧肩部和躯干上部的褐色斑片或斑块伴局部多毛进行诊断。应与咖啡斑、先天性黑素细胞痣、丛状神经纤维瘤、平滑肌错构瘤等疾病相鉴别。

【治疗】

对色素性毛表皮痣的色素沉着可采用 Q 开关红宝石激光和 Q 开关 Nd:YAG 激光进行治疗,对伴随的多毛症可采用激光辅助脱毛。

【参考文献】

[1] PATEL P,MALIK K,KHACHEMOUNE A. Sebaceus and Becker's nevus:overview of their presentation,pathogenesis,associations,and treatment. Am J Clin Dermatol,2015,6(3):197-204.

第二节　色素痣相关性疾病

·黑素细胞痣·

【临床表现】

黑素细胞痣(melanocytic nevus)很常见,几乎见于所有个体的皮肤。有些人仅有几个皮损,有些人有上百个皮损。黑素细胞痣可分为先天性和获得性两型。先天性黑素细胞痣数毫米,可数毫米、数厘米或覆盖身体的大部分;临床上根据大小分为大、中、小三种,其直径分别为<1cm,1~3cm,>3cm。多在出生时就出现色素斑,也可在出生后数年发生,随年龄增长皮损逐渐增大。皮损为浅棕色或棕色,黑褐色,颜色均匀,界限清楚,可呈斑块状,表面可隆起、粗糙、有毛,有时表面形成结节[1-2]。

获得性黑素细胞痣皮损一般较小,直径小于1cm。颜色均匀,可呈棕色、褐色和黑色,或肤色、淡红色。皮损扁平或隆起,甚至乳头瘤状、结节状或有蒂等。单个、数个或数十个,有些中心有毛发贯穿。根据痣细胞在皮肤内的位置不同,分为交界痣、混合痣和皮内痣三种。

1. 交界痣　出生时即有或出生不久发生,表面光滑或稍隆起皮面,无毛,呈淡棕、深褐或黑色(图 36-32,图 36-33)。可发生于身体的任何部位,发生于掌、跖和生殖器等部位者有恶变的可能。无性别差异。

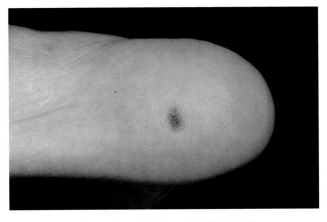

图 36-32　交界痣。足底褐色斑疹

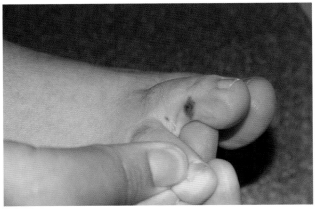

图 36-33　交界痣。足趾褐色斑疹

2. 混合痣　表面光滑或稍隆起皮面,可高出皮面,无毛。颜色比交界痣更浅,呈浅棕色或淡棕色(图 36-34)。

3. 皮内痣　多见于成年人,常发生在头颈部,不发生于生殖器部位。皮疹颜色深浅不一,也可呈肤色。呈半球形隆起或呈乳头瘤状,可有蒂及毛发,直径多小于1cm(图 36-35)。

【组织病理】

1. 交界痣的痣细胞巢位于表皮下部接近真皮处,可同时累及外毛根鞘等,痣细胞排列规则,细胞内含

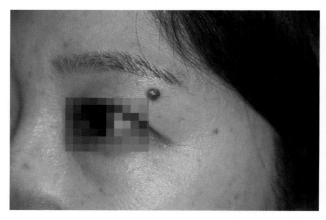

图 36-34　混合痣。左上睑褐色丘疹

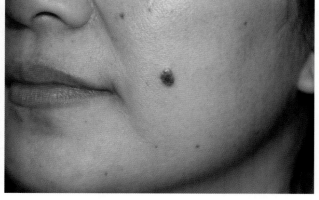

图 36-35　皮内痣。面颊褐色丘疹

有大量色素。黑素细胞呈多角形和上皮样外观,胞质透明至浅染色或弱嗜酸性,核圆形或椭圆形,核仁明显。胞质内含均匀分布、细小的黑素颗粒(图 36-36~图 36-38)。

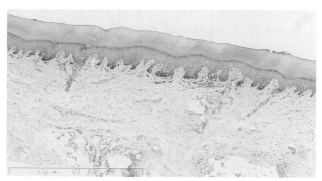

图 36-36　交界痣。明显角化过度,棘层增厚,皮突可见大量痣细胞及黑素颗粒,真皮浅层血管周围散在淋巴细胞、组织细胞及噬色素细胞(HE 染色,×40)

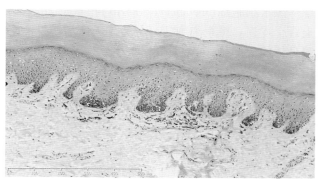

图 36-37　交界痣。角化过度,棘层增厚,皮突可见大量痣细胞及黑素颗粒(HE 染色,×100)

2. 混合痣的痣细胞巢位于表皮下部和巢状或带状分布于真皮乳头层或浅部网状层,界限清晰,有对称性,真皮浅层痣细胞与交界痣的细胞学特征相似,而深部痣细胞形态变小、胞质少,胞核深染,似淋巴细胞,偶见核丝分裂象。深部痣细胞不含或少含色素(图 36-39,图 36-40)。

3. 皮内痣的痣细胞巢位于真皮内,真皮上部痣细胞巢内含中等量色素,真皮下部痣细胞无色素,即所

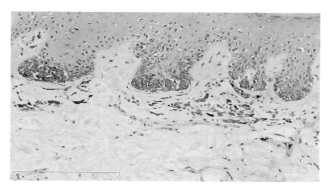

图 36-38　交界痣。皮突可见大量痣细胞及黑素颗粒(HE 染色,×400)

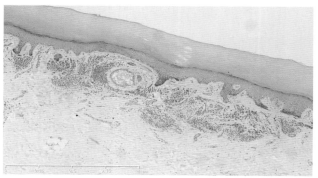

图 36-39　混合痣。角化过度,基底层色素增加。表皮局部可见痣细胞巢,真皮可见多个痣细胞巢(HE 染色,×40)

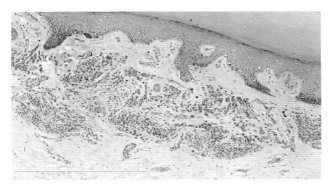

图 36-40 混合痣。表皮和真皮可见痣细胞巢(HE 染色,×100)

谓的痣细胞成熟现象。皮内痣中黑素细胞常呈梭形,形似 Schwann 细胞,呈纤维状,胞质浅嗜酸性,胞核波浪状(图 36-41~图 36-44)。

4. 先天性黑素细胞痣与获得性黑素细胞痣的组织病理类似,也包括交界、混合和皮内型。多数先天性黑素细胞痣细胞广泛分布于真皮胶原束间的间质中,巨大先天性黑素细胞痣的痣细胞分布于皮下脂肪间隔中,可同时合并神经痣和蓝痣。痣细胞仅局限于真皮网状层者称为浅表先天性黑素细胞痣,这些皮损常小于 2cm。痣细胞可见于毛囊上部、小汗腺等部位。

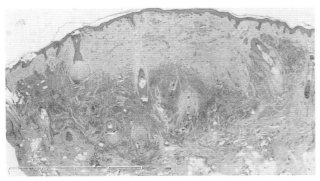

图 36-41 皮内痣。角化过度,棘层萎缩,基底层色素增加。真皮内见大量的痣细胞及痣细胞巢(HE 染色,×40)

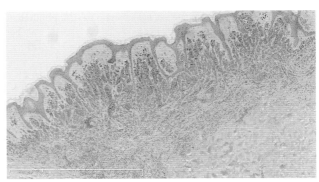

图 36-42 皮内痣。角化过度,表皮乳头瘤样增生,基底层色素增加,真皮内大量痣细胞及痣细胞巢(HE 染色,×40)

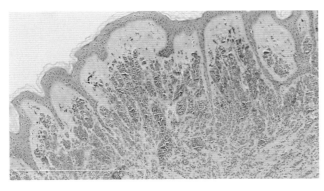

图 36-43 皮内痣。真皮内大量痣细胞及痣细胞巢(HE 染色,×100)

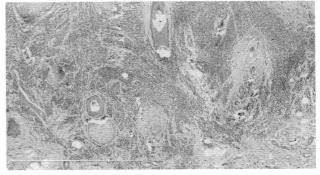

图 36-44 皮内痣。真皮内大量的痣细胞及痣细胞巢(HE 染色,×100)

【诊断和鉴别诊断】

本病主要通过临床上单发或多发的颜色不一的斑疹或丘疹,组织病理上表现为巢状分布的痣细胞做出诊断。

需要鉴别的疾病包括:

1. 雀斑 好发于面部、手背、颈及肩部暴露部位,皮损为针头至米粒大淡褐色或黄褐色斑疹,呈对称分布,自幼发病,女性多于男性。组织病理可见表皮基底层色素增多,但黑素细胞数目并不增加,表皮下部无痣细胞巢,可与黑素细胞痣鉴别。

2. 单纯性雀斑样痣 散在分布的棕色至黑色的针尖至粟粒大小的斑疹,不限于曝光部位,组织病理示基底层内色素细胞增多,基底细胞内黑素增加,无痣细胞巢,据此可与黑素细胞痣鉴别。

3. 恶性雀斑痣样黑色素瘤　为色素性斑片，颜色不均匀，直径大于 6mm，随时间发展，逐渐增大，可边扩大边消退，边缘不规则，不对称；组织病理示表皮基底层异型性瘤细胞，含较多的色素颗粒，瘤细胞可突破基底层侵入真皮，常呈团状分布。免疫组织化学染色瘤细胞 S-100 蛋白，HMB45 及 Melan A 阳性。恶性雀斑痣样黑色素瘤往往需要专业的皮肤病理医师诊断，当怀疑恶性雀斑痣样黑色素瘤时，应尽量切除干净将所有标本送皮肤病理医师做诊断。

【治疗】

多数获得性黑素细胞痣可终生保持良性，除纵向观察外，无需其他治疗。然而，存在大量获得性痣可增加黑色素瘤的风险，对于可疑病变应进行手术切除。先天性黑素细胞痣恶变风险较获得性黑素细胞痣高，但目前是否行预防性手术切除尚存在争议。

【参考文献】

［1］FERNANDEZ-FLORES A，CASSARINO D S. Unusual histopathological patterns in melanocytic nevi with some previously unde-scribed patterns. Am J Dermatopathol，2016，38(3)：167-185.

［2］SCHAFFER J V. Update on melanocytic nevi in children. Clin Dermatol，2015，33(3)：368-386.

·甲　母　痣·

【临床表现】

甲母痣(naevi of the nail matrix)临床表现为甲板下褐色纵行条带，边界规则，清楚，颜色均一(图 36-45)。多发生于指甲，其中拇指甲受累约占一半。皮损可出生时即存在，也可后天发生[1]。

【组织病理】

病理上甲母痣与其他部位的黑素细胞痣相同，可见到黑素细胞巢，有时巢较大且深染。甲母痣皮损侧缘缺乏 Paget 样扩散，并且在痣内出现成熟真皮黑素细胞，缺乏有丝分裂表现。

【诊断和鉴别诊断】

结合临床上甲板下褐色纵行条带，组织病理上见到成熟的黑素细胞巢做出诊断。

应与甲黑色素瘤包括甲下黑色素瘤和甲母质黑色素瘤进行鉴别，甲黑色素瘤在任何年龄段均可发病，50～80 岁多见。大部分(90%)病变累及拇指和大足趾，表现为甲缺损、不愈合的溃疡、肿瘤结节或扩展至甲皱襞色素沉着，约一半患者有外伤

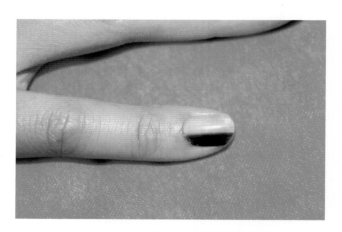

图 36-45　甲母痣。指甲纵向黑色斑疹

史。约有 2/3 的甲黑色素瘤是以甲出现棕黑色色素沉着为首要表现。当色素不能随指甲的生长而扩展，或色素不规则沉着，或色素宽度超过 3mm 时，应警惕甲黑色素瘤可能。

【治疗】

一般不需要治疗，对于可疑恶变的病变应尽早活检并手术切除[2]。

【参考文献】

［1］HAENSSLE H A，BLUM A，HOFMANN-WELLENHOF R，et al. When all you have is a dermatoscope- start looking at the nails. Dermatol Pract Concept，2014，4(4)：11-20.

［2］TOSTI A，PIRACCINI B M，DE FARIAS D C. Dealing with melanonychia. Semin Cutan Med Surg，2009，28(1)：49-54.

·气球细胞痣·

【临床表现】

气球细胞痣(balloon cell nevus)十分罕见，多发生在 30 岁以前，也可见于中、老年人。临床上常见为头颈、躯干以及四肢的浅棕色丘疹或结节，常为单发，皮损直径很少超过 5mm。

【组织病理】

气球状痣细胞较普通痣细胞大,直径为 $20\sim40\mu m$,胞质丰富,呈空泡状或细颗粒状,对脂质、糖原或黏多糖染色均呈阴性反应。气球状细胞痣中的痣细胞一般位于病变周边,也可见其与气球状细胞混杂在一起,并可见两种细胞成分之间的过渡形[1]。

【诊断和鉴别诊断】

临床表现无特征性,确诊依赖组织病理学特点,组织病理表现为具有空泡状或细颗粒状细胞质的痣细胞增生。组织病理上应与气球状细胞恶性黑色素瘤、退化皮内痣、透明细胞汗腺瘤、黄色瘤和颗粒细胞瘤进行鉴别。

【治疗】

可行手术切除。

【参考文献】

[1] DHAILLE F,COURVILLE P,JOLY P,et al. Balloon cell nevus:histologic and dermoscopic features. J Am Acad Dermatol, 2015,72(2):e55-56.

·蓝 痣·

【临床表现】

蓝痣(blue nevus)临床表现为单发藏蓝色或蓝黑色斑疹或丘疹,具有清晰的界限(图36-46)。其灰蓝色外观主要是由于真皮黑素覆盖表皮产生的视觉作用,可见光的长波穿过深部真皮被色素细胞吸收,而短波(蓝色)不能被吸收,进而反射至视者眼中呈蓝色。临床分型包括Ⅰ型、Ⅱ型和Ⅲ型蓝痣[1]。

【组织病理】

组织病理上表现为大量树枝状黑色素细胞群集成不规则束状位于真皮网织层内,细胞呈长梭形,尖端有长而带波的树枝状突,排列成束或弥漫分布,其长轴大都与表皮平行。胞质内充满细小的黑色素颗粒,多巴反应阳性,胞质内存在浓密的黑色素颗粒掩盖细胞核。周围可见大量噬黑素细胞。细胞型蓝痣由大量排列致密的上皮样细胞组成,可伴有梭形细胞(图36-47~图36-49)。

【诊断和鉴别诊断】

结合临床上单发藏蓝色或蓝黑色斑疹或丘疹,组织病理上真皮内大量长梭形黑色素细胞增生来诊断。

鉴别诊断包括:

皮肤纤维瘤:无黑素细胞,多巴反应阴性;蓝痣恶变:除黑素细胞不典型外,常见坏死灶,并见残留的黑素细胞;恶性黑色素瘤:来自表皮基底层黑色素细胞,与表皮有交界活动,组织结构多样,排列较松散,也可形成结节,常伴有质浸润及坏死,细胞主要为2型,梭形及上皮样,细胞明显异型,瘤细胞增生活跃,易见病理性核分裂,并出现明显的、大的嗜酸性核仁。

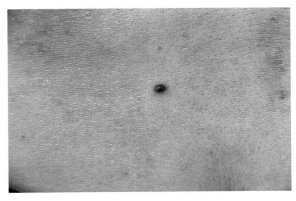

图36-46 蓝痣。上胸部蓝黑色丘疹

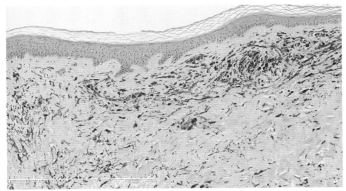

图36-47 蓝痣。网篮状角化过度,真皮浅中层大量梭形细胞,其长轴与表皮平行,细胞内含大量色素颗粒(HE染色,×100)

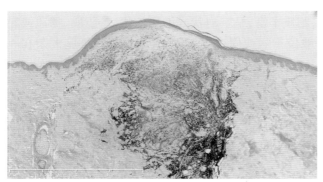

图 36-48   蓝痣。角化过度伴角化不全,棘层萎缩,基底层色素增加,真皮内大量,黑素细胞及色素颗粒聚集成团(HE 染色,×40)

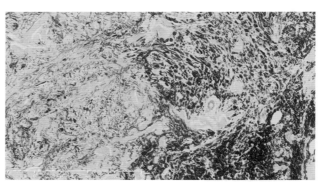

图 36-49   蓝痣。高倍镜示大量梭形细胞,内含黑素颗粒(HE 染色,×200)

【治疗】

可单纯手术切除。

【参考文献】

[1]   ZEMBOWICZ A,PHADKE P A. Blue nevi and variants:an update. Arch Pathol Lab Med,2011,135(3):327-336.

·发育不良痣·

【临床表现】

发育不良痣(dysplastic nevus)常首发于青春期,整个一生都可能发生。最常见于躯干及四肢,但是也可出现于身体的任何部位,包括头皮、乳房、臀部及外生殖器。发育不良痣的临床特征包括(图 36-50):某一方向的直径大于 5mm;突出的斑点组成部分,有时具有丘疹样中心;乳头状突起的(鹅卵石)表面;不对称(皮损的一半与另一半在形状和颜色上不一致);边缘有切迹、不规则的或界限不清,向外逐渐过渡到正常皮肤;粉色、棕褐色、棕色或深棕色区域形成了斑驳的颜色[1]。

【组织病理】

本病组织病理表现为表皮突向下延伸,单个痣细胞沿基底层分布(呈黑子样增生),痣细胞常向两侧延伸,超过真皮痣细胞成分的侧缘至少 3 个皮突范围("肩带现象")。痣细胞具有异型性,表现为核大、深染、形态多样,核仁明显。真皮内还可呈现宿主反应特征,包括真皮内淋巴细胞浸润、同心性或层状纤维增生及新血管形成(图 36-51,图 36-52)。

【诊断和鉴别诊断】

主要通过临床上皮损不对称、边缘不规则、颜色不均一的特点,以及组织病理上特征性的表皮突延长,肩带现象和细胞轻度异型性进行诊断。本病

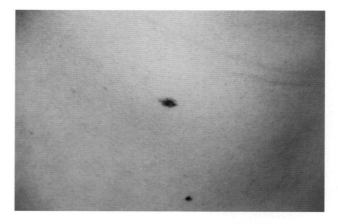

图 36-50   发育不良痣。躯干褐色斑疹

应与黑素细胞痣、恶性黑色素瘤、色素性基底细胞癌和脂溢性角化症等疾病鉴别。

【治疗】

不推荐预防性切除发育不良痣,因为单个发育不良痣发展为黑色素瘤的风险极低,大多数黑色素瘤是新发的。然而,新发的、发生改变的,或有症状且在临床上和/或皮肤镜检查下怀疑为黑色素瘤的皮损应该被切除,并送组织学检查[1]。

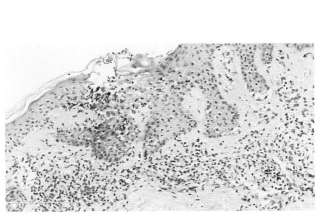

图 36-51　发育不良痣。表皮突向下延伸,单个痣细胞沿基底层分布,真皮浅层局部较多慢性炎症细胞浸润(HE 染色,×200)

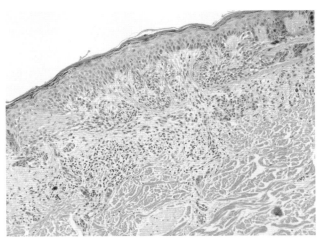

图 36-52　发育不良痣。基底层色素增加(HE 染色,×100)

【参考文献】

[1] ROSENDAHL C O,GRANT-KELS J M,QUE S K. Dysplastic nevus:fact and fiction. J Am Acad Dermatol,2015,73(3): 507-512.

· Spitz 痣 ·

【临床表现】

Spitz 痣(Spitz nevus)(斯皮茨痣)典型表现为均匀的粉色、黄褐色、红色或红棕色的圆顶状丘疹或结节,常在儿童期出现,最常位于面部和下肢。通常对称、边界清楚、直径小于 1cm(图 36-53)。表面可能光滑或呈疣状,易误诊为化脓性肉芽肿或寻常疣[1]。

【组织病理】

组织病理上主要由梭形细胞、上皮样细胞或两者混合构成。梭形细胞核大而核仁明显,上皮样细胞胞质淡染。约 50% 患者可出现核分裂象,但病理核分裂象罕见。通常细胞内色素较少,但新发患者可有明显色素沉着,60%~80% 的患者真表皮交界处可见由坏死的黑素细胞所形成的 Kamino 小体[2]。

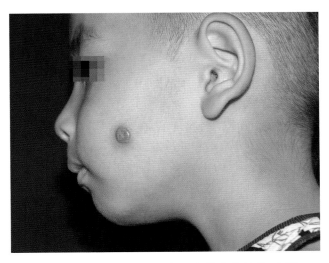

图 36-53　Spitz 痣。左面部红色圆顶状结节,表面光滑

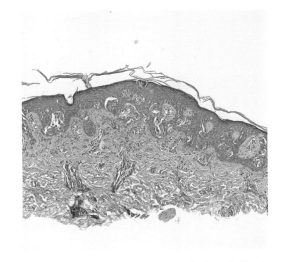

图 36-54　Spitz 痣。表皮内多个痣细胞巢,主要由上皮样细胞构成,真皮内可见痣细胞(HE 染色,×100)

【诊断和鉴别诊断】

结合临床上单发的圆顶状丘疹或结节,组织病理上由成巢分布的梭形细胞和上皮样细胞构成的肿瘤做出诊断。临床上应与幼年黄色肉芽肿、化脓性肉芽肿、传染性软疣、皮肤纤维瘤和孤立性肥大细胞瘤鉴别。病理上应与混合痣或皮内痣以及无色素性黑色素瘤进行鉴别(图36-54~图36-56)。

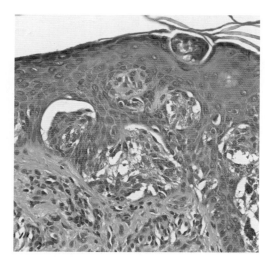

图36-55 Spitz痣。表皮内痣细胞巢,主要由上皮样细胞构成(HE染色,×400)

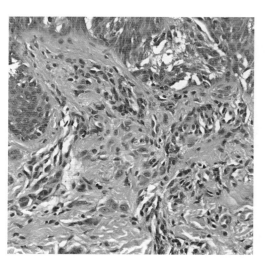

图36-56 Spitz痣。真皮浅层可见梭形痣细胞(HE染色,×400)

【治疗】

在儿童中,对于较小且稳定的典型Spitz痣,可选择进行临床监测。对于具有不典型临床特征(如直径>1cm、不对称或出现溃疡),应进行活检,目的是完全且保守地移除病变。

【参考文献】

[1] DIKA E,NERI I,FANTI P A,et al. Spitz nevi:diverse clinical,dermatoscopic and histopathological features in childhood. J Dtsch Dermatol Ges,2017,15(1):70-75.

[2] DIKA E,RAVAIOLI G M,FANTI P A,et al. Spitz nevi and other spitzoid neoplasms in children:overview of incidence data and diagnostic criteria. Pediatr Dermatol,2017,34(1):25-32.

第三节 恶性黑色素瘤及相关疾病

·恶性黑色素瘤·

恶性黑色素瘤(malignant melanoma)简称"恶黑",是高度恶性的黑素细胞肿瘤。黑素细胞主要位于皮肤,但是眼、耳、消化道、软脑膜及口腔和生殖道黏膜中也有黑素细胞。

原发性皮肤恶性黑色素瘤起源于表皮基底层的黑素细胞,60%以上起自正常皮肤,其他起自先天性色素痣的基础上,如巨大先天性色素痣,发育不良痣等。外伤和日光是本病的诱发因素。

恶性黑色素瘤的病因是多方面的,包括遗传和种族等多种因素,但大多数恶性黑色素瘤有过度UVB照射,中波紫外线(UVB)被视为黑色素瘤的危险因素,部分病例中长波紫外线(UVA)也与黑色素瘤有关。表皮黑素细胞由于受外部因素破坏,比如慢性紫外线照射,或内部的因素,比如调节细胞增殖或凋亡的关键基因的自发突变,表皮内异常的黑素细胞开始增殖,表现为原位黑色素瘤[1-2]。

【临床表现】

好发于中老年人,尤其是白色人种的曝光部位。男女发病率之比是3:2。新出现的或突然增大的痣是最常见的恶性黑色素瘤危险体征。黑色斑疹,逐渐扩大,颜色、大小、高度改变、边界不对称;症状包括出血、瘙痒、溃疡;最后形成结节、肉芽组织或肿块,周边有卫星状损害。好发于面及四肢、指/趾端(图36-

57~图 36-60）。早期黑色素瘤可用 ABCDE 来描述：A-不对称，B-边界不规则，C-颜色不一致，D-直径大于6mm，E-进展或变化。这是简要的指南，并不意味着用于诊断黑色素瘤。晚期皮肤恶黑可向远端、内脏转移，包括淋巴结、骨、肺、肝等。原发皮肤黑色素瘤的主要临床病理亚型包括：最常见的是浅表扩散型，其次是结节型，再次为恶性雀斑样痣型黑色素瘤和肢端雀斑型黑色素瘤。汉族人最常见的是肢端恶性黑色素瘤[2]。

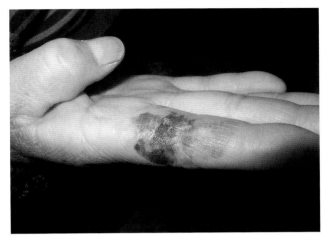

图 36-57　恶性黑色素瘤。手部黑色斑片

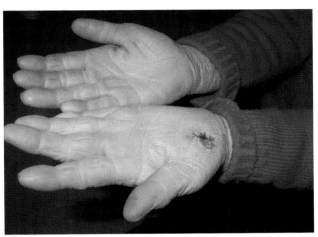

图 36-58　恶性黑色素瘤。手部褐、黑色斑块，表面结痂

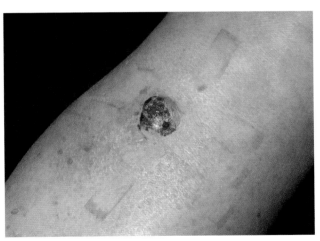

图 36-59　恶性黑色素瘤。下肢黑色结节，表面破溃

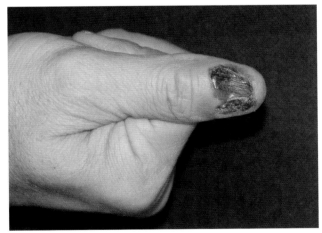

图 36-60　恶性黑色素瘤。拇指指甲黑斑，表面破溃

【组织病理】

典型的黑色素瘤均有明显的真-表皮交界活性，真-表皮交界的基底层内见大小、形态不一的异型性黑色素瘤细胞巢和单个黑色素瘤细胞，可向表皮各层生长，或穿越基底膜达真皮、皮下，瘤细胞具有非典型性，有核丝分裂象。大部分肿瘤细胞胞质中含有色素颗粒。黑色素瘤中可同时存在多种细胞类型，通常分为上皮样细胞和梭形细胞两大类：上皮样细胞多见于浅表扩散性黑色素瘤和结节性黑色素瘤，梭形细胞多见于肢端黑色素瘤和恶性雀斑样黑色素瘤。免疫组织化学染色肿瘤细胞 S-100 蛋白阳性，HMB45 和 Melan A 阳性（图 36-61~图 36-64）[1]。

【诊断和鉴别诊断】

结合临床上不对称、边界不规则、颜色不一致、直径大于 6mm 以及出现进展或变化的黑色丘疹、结节或斑块，组织病理上异型性明显的黑色素细胞巢以及免疫组织化学染色肿瘤细胞 S-100 蛋白阳性，HMB45

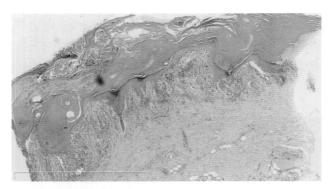

图 36-61　恶性黑色素瘤。角化过度及角化不全,皮突延长,基底细胞层及真皮乳头内异型细胞团,基底膜破坏(HE 染色,×40)

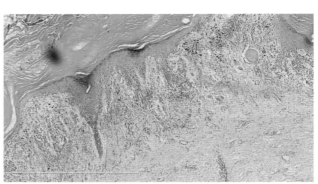

图 36-62　恶性黑色素瘤。基底细胞层及真皮乳头内异型细胞团,基底膜破坏,周围噬色素细胞及明显炎细胞反应(HE 染色,×100)

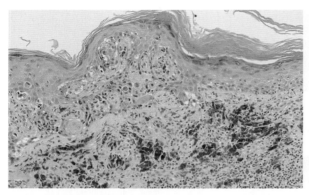

图 36-63　恶性黑色素瘤。大小、形态不一的异形性黑色素瘤细胞巢和单个黑色素瘤细胞,瘤细胞具有非典型性,有核丝分裂象(HE 染色,×400)

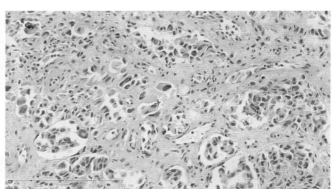

图 36-64　恶性黑色素瘤。真皮大量的肿瘤细胞(HE 染色,×400)

和 Melan A 阳性来进行诊断。

需要鉴别的疾病包括:

(1) 交界痣:组织病理示真皮表皮交界的基底层内见黑素细胞巢,细胞大小、形态一致,无非典型性。

(2) Spitz 痣:本病好发于儿童,组织病理示痣细胞痣,痣细胞多排列成巢状,细胞大,有多形性,常为梭形痣细胞或上皮样痣细胞,胞质中常无色素颗粒,无不典型性核丝分裂象,表皮内可见嗜酸性小体,真皮内有炎症细胞浸润。

【治疗】

在确定性治疗前,通过实验室检查和影像学检查对癌症患者进行准确分期非常必要。原发性皮肤黑色素瘤的根治性外科治疗是深达深筋膜的局部扩大切除术,分期后使用干扰素进行辅助免疫治疗。根据对于激活 MAPK 途径所发挥效应的认识,目前已识别出一些药物的作用靶点,对晚期黑色素瘤各亚组患者的重要治疗方法也据此取得了进展。相关疗法包括对 BRAF、MEK、NRAS 和 Kit 的抑制[2]。

【参考文献】

[1] FERNANDEZ-FLORES A,CASSARINO D S. Histopathological diagnosis of acral lentiginous melanoma in early stages. Ann Diagn Pathol,2017,26:64-69.

[2] WICK M R. Cutaneous melanoma:a current overview. Semin Diagn Pathol,2016,33(4):225-241.

·转移性黑色素瘤导致的全身黑变病·

【临床表现】

转移性黑色素瘤导致的全身黑变病(generalized melanosis in metastatic melanoma)是转移性黑色素瘤的罕见并发症。全身黑变病可累及全身皮肤、黏膜和内脏器官,呈蓝灰色外观。可伴黑尿症[1-2]。

【组织病理】

组织病理上表现为真皮黑色素沉积,伴组织细胞、成纤维细胞和内皮细胞增生(图 36-65)[1-2]。

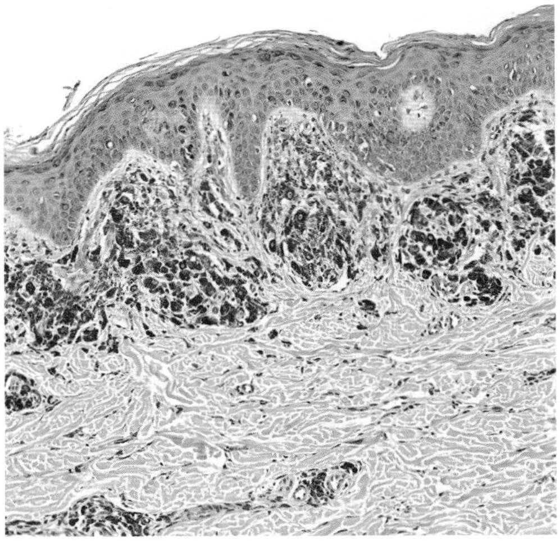

【诊断和鉴别诊断】

本病主要依靠全身皮肤黏膜黑变,组织病理上真皮黑色素沉积以及既往有黑色素瘤病史来确诊。临床上应与灰皮病鉴别。

【治疗】

本病无特殊治疗法,往往提示黑色素瘤全身广泛转移,患者预后差。

图 36-65　转移性黑色素瘤导致的全身黑变病。真皮黑色素沉积,伴组织细胞、成纤维细胞和内皮细胞增生(HE 染色,×400)

【参考文献】

[1] PEREZ A,TURAJLIC S,SZYSZKO T,et al. Generalized melanosis and melanuria in a patient with metastatic melanoma. Clin Exp Dermatol,2010,35(3):e37-39.

[2] ALEXANDER A,HARRIS R M,GROSSMAN D,et al. Vulvar melanoma:diffuse melanosis and metastasis to the placenta. J Am Acad Dermatol,2004,50(2):293-298.

·恶 性 蓝 痣·

【临床表现】

恶性蓝痣(malignant blue nevus)是指起源于蓝痣,常为细胞性蓝痣的黑色素瘤。也被用来指类似于细胞蓝痣的复发黑色素瘤。好发部位与普通蓝痣一样,包括面部、头皮和臀部。恶性蓝痣患者年龄较大,略好发于男性。临床表现为蓝黑色结节或斑块,可出现溃疡[1]。

【组织病理】

蓝痣大多由梭形细胞组成,少数为树突状和/或上皮样细胞组成。恶性蓝痣则可见坏死带,细胞呈多

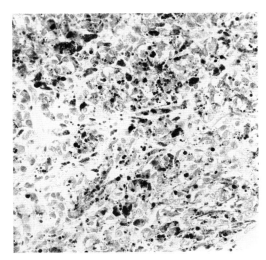

图 36-66　恶性蓝痣。细胞呈多形性,可见核分裂象(HE 染色,×400)

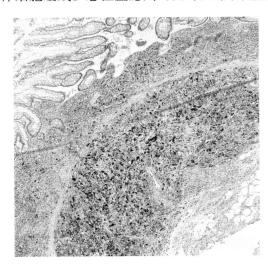

图 36-67　恶性蓝痣。可见坏死带(HE 染色,×200)

形性及可见核分裂象(图 36-66,图 36-67)[1]。

【诊断和鉴别诊断】

结合临床上表现为蓝黑色结节或斑块,可出现溃疡,组织病理上多形性梭形细胞广泛增生做出诊断。主要应与普通型蓝痣进行鉴别。

【治疗】

恶性蓝痣的治疗方法与恶性黑色素瘤相同。也有干扰素 β 肿瘤内注射治疗的报道。

【参考文献】

[1] ZEMBOWICZ A,PHADKE P A. Blue nevi and variants:an update. Arch Pathol Lab Med,2011,135(3):327-336.

(曾跃平　晋红中)

皮肤淋巴网状组织肿瘤

ATL	adult T cell leukemia/lymphoma	成人 T 细胞白血病/淋巴瘤
BNKL	blastic NK-cell lymphoma	母细胞性 NK 细胞淋巴瘤
BPDCN	blastic plasmacytoid dendritic cell neoplasm	母细胞性浆细胞样树突细胞肿瘤
CHOP	cyclophosphamide,hydroxyldaunorubicin,oncovin, prednisone	环磷酰胺,阿霉素,长春新碱,泼尼松
EBER	EBV encoded small nuclear RNA	EBV 编码小核 RNA
EBV	Epstein-Barr virus	EB 病毒
ECP	extracorporeal photopheresis	体外光分离置换疗法
HDAC	histone deacetylase	组蛋白去乙酰化酶
HL	hodgkin lymphoma	霍奇金淋巴瘤
HLH	hemophagocytic lymphohistiocytosis	噬血细胞综合征
HTLV- I	human T-lymphotropic virus type I	人嗜 T 淋巴细胞病毒 I 型
LyP	lymphomatoid papulosis	淋巴瘤样丘疹病
MALT	mucosa-associated lymphoid tissue	与黏膜相关淋巴组织淋巴瘤
MF	mycosis fungoides	蕈样肉芽肿
NHL	non-Hodgkin lymphoma	非霍奇金淋巴瘤
PC-ALCL	primary cutaneous anaplastic large cell lymphoma	原发性皮肤间变性大细胞淋巴瘤
PCBCL	primary cutaneous B-cell lymphoma	皮肤 B 细胞淋巴瘤
PCTL	primary cutaneous t cell lymphoma	原发性皮肤 T 细胞淋巴瘤
PLEVA	pityriasis lichenoides et varioliformis acuta	急性痘疮样苔藓样糠疹

SDT	skin-directed therapy	皮肤靶向治疗
SPTCL	subcutaneous panniculitis-like T cell lymphoma	皮下脂膜炎样 T 细胞淋巴瘤
TSEBT	total skin electron beam therapy	全皮肤电子束治疗

本章着重介绍发生于皮肤的淋巴网状组织肿瘤与白血病,其中原发性皮肤淋巴瘤(primary cutaneous lymphoma,PCL)是指诊断时和诊断 6 个月后不存在皮肤以外部位受累的淋巴瘤。目前的皮肤淋巴瘤分类基于 2005 年世界卫生组织-欧洲癌症研究和治疗组织(WHO-EORTC)皮肤淋巴瘤分类[1],2008 年及 2016 年 WHO 对皮肤淋巴瘤分类进行了修订[2-3]。主要类型见表 37-1。

表 37-1　原发性皮肤淋巴瘤分类

类型	名　　称	类型	名　　称
皮肤 T 和 NK 细胞淋巴瘤	蕈样肉芽肿	皮肤 B 细胞淋巴瘤	原发性皮肤 CD4+ 小/中 T 细胞淋巴增生性疾病
	Sézary 综合征		种痘水疱病样淋巴增生性疾病
	原发性皮肤 CD30+ T 细胞淋巴增生性疾病		原发性皮肤边缘区 B 细胞淋巴瘤
	原发性皮肤间变性大细胞淋巴瘤		原发性皮肤滤泡中心淋巴瘤
	淋巴瘤样丘疹病		原发性皮肤弥漫大 B 细胞淋巴瘤,腿型
	皮下脂膜炎样 T 细胞淋巴瘤		
	结外 NK/T 细胞淋巴瘤,鼻型		原发性皮肤弥漫大 B 细胞淋巴瘤(非特指型)
	成人 T 细胞白血病/淋巴瘤		
	外周 T 细胞淋巴瘤(非特指型)		血管内大 B 细胞淋巴瘤
	原发性皮肤 CD8+ 侵袭性嗜表皮细胞毒 T 细胞淋巴瘤		淋巴瘤样肉芽肿
		前驱血源性肿瘤	CD4+/CD56+ 血缘皮肤肿瘤(母细胞性浆样树突细胞肿瘤)
	原发性皮肤肢端 CD8+ T 细胞淋巴瘤		
	原发性皮肤 γ/δ 细胞淋巴瘤		B 淋巴母细胞淋巴瘤

【参考文献】

[1] WILLEMZE R,CERRONI L,KEMPF W,et al. The 2018 update of the WHO-EORTC classification for primary cutaneous lymphomas. Blood,2019,133(16):1703-1714.

[2] SWERDLOW S H,CAMPO E,HARRIS N L,et al. World Health Organization classification of tumours of haematopoietic and lymphoid Tissues. Ann Oncol,2002,13(3):490-491.

[3] SWERDLOW S H,CAMPO E,PILERI S A,et al. The 2016 revision of the World Health Organization(WHO)classification of lymphoid neoplasms. Blood,2016,127(20):2391-2405.

第一节　原发性皮肤 T 细胞淋巴瘤

原发性皮肤 T 细胞淋巴瘤(primary cutaneous T cell lymphoma,PCTL)是原发性皮肤淋巴瘤中较常见的类型,来源于 T 淋巴细胞的克隆性增殖。

·蕈样肉芽肿·

蕈样肉芽肿(mycosis fungoides,MF)是 PCTL 最常见的亚型[1]。MF 是原发于皮肤成熟 T 细胞的非霍奇金淋巴瘤,典型皮损表现为局限性或泛发性的斑片、斑块,晚期可以形成肿瘤或红皮病,也可能累及淋巴结、血液和内脏[2]。

【发病机制】

病因尚不完全清楚。虽然某些化学制剂的暴露已被提及与 MF 发病相关,但现有的病例对照研究结果并不支持这一假说。感染因素在本病发病中的作用尚未得到证实,有报道称在一些 MF 患者的外周血或皮损中发现了人嗜 T 淋巴细胞病毒 Ⅰ 型(human T-lymphotropic virus type 1,HTLV- Ⅰ),然而也有数量相当的研究不支持 HTLV- Ⅰ 与 MF 发病相关。目前有关本病发病机制的假说包括遗传学异常和表观遗传学异常。

【临床表现】

在欧洲和美国,MF 每年的发病率约为 6/100 万,占所有非霍奇金淋巴瘤病例的 4%[3],且近年来发病率不断增长,这一现象的原因尚不清楚,也许可归因于检测水平的提高、疾病分类的改变或潜在致病物质的增加。诊断高峰年龄在 55~60 岁之后,男女比例为 2:1[3],更常见于黑色人种。尽管 MF 是一种主要见于较年长患者的疾病,但它也可见于 35 岁以下、具有类似临床表现和进程的患者[4]。

通常表现为持续性,缓慢进展的,大小不一,形状各异的皮损。皮损可能为局限或泛发的,斑片、斑块、肿瘤和红皮病。多伴有皮肤瘙痒,且患者的生活质量可严重下降。系统表现包括机会性感染、脱发及其他器官受累。

经典型 MF 具有典型的三期表现:斑片期、斑块期和肿瘤期,可以发展为红皮病,瘙痒显著。临床病程可达数年至数十年。以往发病初期就表现为斑块和肿瘤,具有侵袭性病程且预后差的病例被认为是突发肿瘤型(即所谓的肿瘤 d'Emblee 型),随着免疫表型分型的进展,这些病例中大多数在目前会被归为其他类型皮肤 T 细胞淋巴瘤或皮肤 B 细胞淋巴瘤。

斑片期(图 37-1,图 37-2):表现为大小不一的红斑,无明显浸润,表面少量细碎鳞屑,任何部位都可能受累,好发于"游泳裤"区和其他非曝光部位。弹力纤维的缺失和表皮萎缩可以使皮损具有典型的皱褶样外观,也被称为"羊皮纸样"或"香烟纸样"。

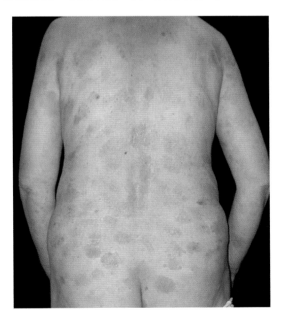

图 37-1　斑片期蕈样肉芽肿。躯干、四肢泛发黄红色斑片,边界清,覆少量细碎鳞屑

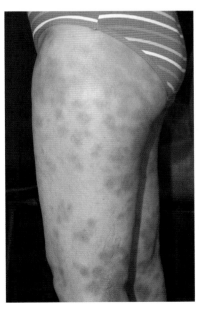

图 37-2　斑片期蕈样肉芽肿。双下肢泛发黄红色斑片

斑块期(图 37-3,图 37-4):随着病情进展,斑片可能发展为分布更为广泛的浸润性斑块,伴有不同程度的鳞屑,多为红棕色,边界清楚,形状不规则,同时伴有典型的斑片期损害。

肿瘤期(图 37-5):常可以看到斑片、斑块和肿瘤同时存在,肿瘤可以单发,但较为常见的是局限性或泛发性肿瘤。常见溃疡,往往伴有剧烈疼痛。肿瘤可以累及黏膜部位、掌跖,可有显著的甲营养不良。本病呈惰性病程,大部分病例并不发展至肿瘤期。

MF 可累及外周血和内脏,内脏侵犯的发生与皮肤受累的程度有关,局限性斑片或斑块患者几乎不会出现内脏受累,泛发性斑块的患者中相对少见,而在具有肿瘤或泛发性红皮病的患者中最可能发生。皮肤

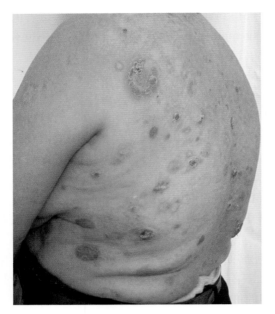

图 37-3　斑块期蕈样肉芽肿。躯干泛发红色斑块,表面渗出结痂,部分斑块中央消退,呈马蹄形

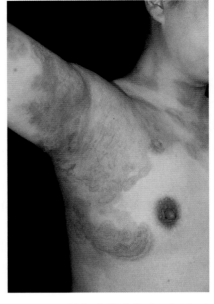

图 37-4　斑块期蕈样肉芽肿。躯干、上肢红色斑片及斑块

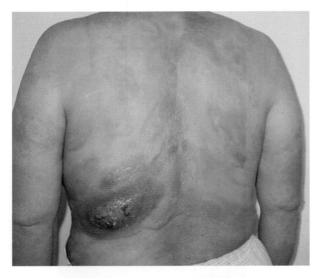

图 37-5　肿瘤期蕈样肉芽肿。背部红斑块表面半球状肿物,表面糜烂、结痂

外表现包括区域性淋巴结、肺、脾、肝和胃肠道受累。骨髓受累罕见。尸检和大型病例系列研究已表明,该疾病晚期可发生任何器官的受累(包括中枢神经系统)。

由于细胞免疫和体液免疫功能障碍,患者发生感染的风险增加。另外,继发性淋巴瘤发病率增加。

【组织病理】

组织病理显示小至中等大小的非典型单一核细胞(呈脑回状核)侵犯真皮浅层和表皮,称为亲表皮性,或在表皮内形成聚集灶,即 Pautrier 微脓疡,Pautrier 微脓疡具有诊断特异性[5](图 37-6~图 37-8)。一般不伴有海绵形成。

具有诊断价值的组织病理表现包括:

- 带有透明晕的淋巴细胞
- Pautrier 微脓疡(见于 38% 的 MF 病例)
- 亲表皮性
- 表皮内淋巴细胞较真皮内淋巴细胞大
- 脑回状核的表皮内淋巴细胞
- 淋巴细胞在基底层内呈线性排列

亲毛囊性 MF 是一种特殊的 MF,其预后比其他类型的 MF 差。该型常缺乏亲表皮性,其特征是非典型性的 CD4+T 淋巴细胞环绕或侵犯毛囊,即亲毛囊性,伴或不伴毛囊黏蛋白病。

亲汗管性 MF 表现为致密淋巴样浸润主要围绕在增生的小汗腺周围,常伴汗管化生,有观点认为这一类型代表有显著皮肤附件结构受累的蕈样肉芽肿,有些病例中伴有真皮乳头层带状浸润,另一些病例可见毛囊受累,表现与亲毛囊性 MF 难以分辨,临床表现为斑片状秃发,证实了毛囊破坏,曾用"汗管淋巴样增生伴秃发"这一名称来形容这样的病例。

伴有广泛皮肤受累的 MF 患者可能伴淋巴结增大,组织病理呈现皮病性淋巴结炎,表现为窦组织细胞

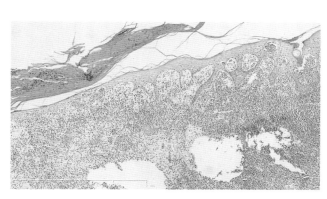

图 37-6　蕈样肉芽肿。浅表结痂，角化不全，棘层萎缩，可见 Pautrier 微脓疡。真皮弥漫性淋巴、组织细胞浸润，部分细胞具有异形性（HE 染色，×40）

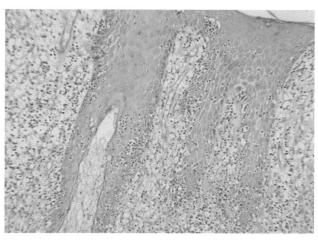

图 37-7　蕈样肉芽肿。可见嗜表皮性现象及 Pautrier 微脓疡形成，真表皮交界不清，真皮大量肿瘤细胞浸润（HE 染色，×200）

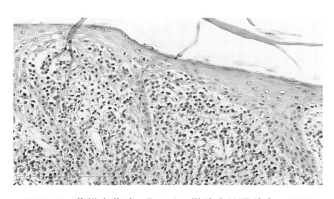

图 37-8　蕈样肉芽肿。Pautrier 微脓疡（HE 染色，×200）

增生、大量充满色素的巨噬细胞，以及少量的非典型淋巴细胞。运用 Southern blot 或 PCR 分析可帮助检测淋巴结中的异常克隆。即使组织病理显示为皮病性淋巴结炎的病例中，也可能存在潜在的肿瘤侵犯伴克隆性 T 细胞受体（T cell receptor，TCR）重排。然而，仅在分子水平上可检测到淋巴结受累的临床意义尚不清楚，通常不如常规 HE 染色发现受累时对预后的影响大。Sézary 细胞是具有脑回状核的单一核细胞，在健康个体内可以观察到少量 Sézary 细胞，在 MF 患者的外周血中可能观察到 Sézary 细胞的数量增多。

MF 肿瘤细胞免疫表型可能出现成熟 T 细胞标记物 CD2、CD3、CD5 和 CD7 中 1 种或多种表达缺失，表明为不成熟的 T 细胞，提示为淋巴瘤。也可能出现以上标记物在表皮和真皮的表达不一致，局限于表皮的淋巴细胞抗原表达缺失，但真皮层内的淋巴细胞抗原表达正常。40%～50% 发生大细胞转化的 MF 中出现 CD30 表达。真皮层内 CD30 阳性细胞的比例随着疾病分期的增加而增加，并且是预后不佳的独立预测因素。临床表现高度提示 MF，而组织学和免疫表型分型结果不明确时，T 细胞受体基因重排检测有助于诊断。TCR 基因重排检查对红皮病患者诊断尤其重要。

【临床变异类型和亚型】

MF 被称为"皮肤病中的模仿大师"，具有多种变异类型，给早期诊断带来困难。但变异类型患者往往同时具有经典型 MF 的临床表现。以下简要介绍临床常见的几种 MF 变异类型和亚型：

亲毛囊性 MF（图 37-9）：表现为毛囊性丘疹和斑块，毛囊破坏可致秃发（黏蛋白性秃发），局限或广泛分布，伴有剧烈瘙痒。组织病理可见淋巴细胞侵犯毛囊，毛囊之间的表皮可以正常或被累及，毛囊内有或无黏蛋白沉积，毛囊周围淋巴细胞浸润，因肿瘤细胞浸润位置较深，治疗需参照肿瘤期 MF。

局限性 Paget 样网状细胞增生症：表现为局限的鳞屑性红斑或斑块，常发生于四肢，组织病理可见表皮显著增生和 T 淋巴细胞嗜表皮性浸润。一般预后良好，无脏器受累，少数病例可发展为经典型 MF。

肉芽肿性皮肤松弛症（图 37-10）：发病年龄较小，特征表现为好发于皱褶部位的大片皮肤松弛、脱垂，是 MF 的罕见变异类型。通常预后优于经典型 MF，但也可能累及内脏，造成患者死亡，易合并其他类型淋巴瘤。组织病理嗜表皮性浸润不如经典型 MF 明显，浸润累及真皮及深层组织，可见含有数十个细胞核的

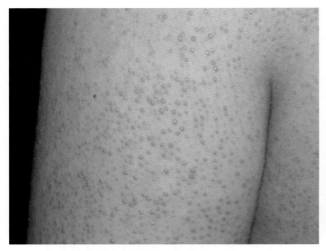

图 37-9　亲毛囊性蕈样肉芽肿。丘疹与毛囊相符,粟粒大小,轻微角化脱屑

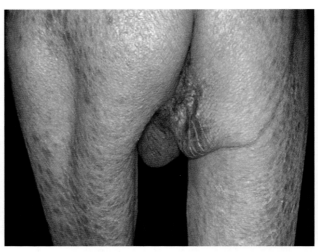

图 37-10　肉芽肿性皮肤松弛症。皱褶部位肿物,皮肤松弛、脱垂

多核巨细胞,弹力纤维广泛破坏,多核巨细胞内可见吞噬的弹力纤维片段。

红皮病型 MF(图 37-11):发病初期表现为典型的 MF,随着病情发展形成红皮病,偶有淋巴结肿大和外周血肿瘤细胞,组织病理表现和免疫表型同经典型 MF,治疗缓解后还可以出现斑片、斑块和肿瘤期损害。

皮肤异色病样 MF(图 37-12):好发于乳房和臀部等易受摩擦部位,表现为红褐色斑片,伴有色素沉着及色素减退,干燥,轻度萎缩及毛细血管扩张。组织病理表现为表皮萎缩,皮突消失,基底层空泡化变性,真皮浅中层带状淋巴细胞浸润,较多噬色素细胞。

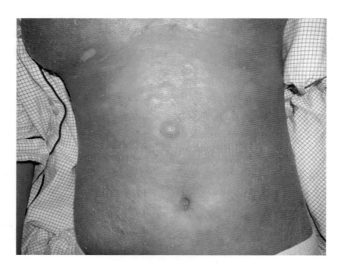

图 37-11　红皮病型蕈样肉芽肿。全身弥漫红斑,多发肿物

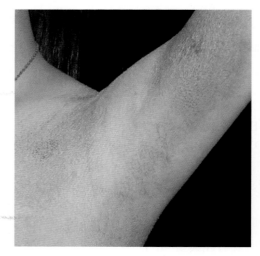

图 37-12　皮肤异色病样蕈样肉芽肿。腋窝色素沉着及色素减退斑,皮肤干燥、萎缩,毛细血管扩张

色素减退性 MF(图 37-13):表现为边界不清的色素减退性斑片或斑块,多数病例同时伴有红斑、斑块及肿瘤期损害,是儿童最常见的变异类型,临床易被误诊,组织病理表现、病程及预后类似斑片期 MF。

色素增加性 MF(图 37-14):表现为色素增加性损害,伴有经典型皮损,组织病理可见明显的嗜表皮性浸润,真表皮交界结构破坏,可见大量胶样小体和噬色素细胞。

色素性紫癜样 MF:表现为紫癜样损害,组织病理可见红细胞溢出,组织病理与苔藓样紫癜和金黄色苔藓鉴别困难,需要结合临床病程及表现明确诊断。

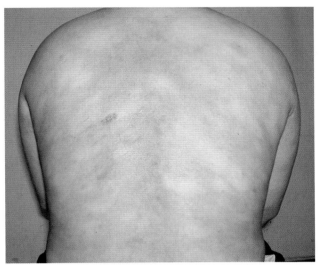

图 37-13　色素减退性蕈样肉芽肿。背部泛发边界不清的色素减退斑伴淡红斑

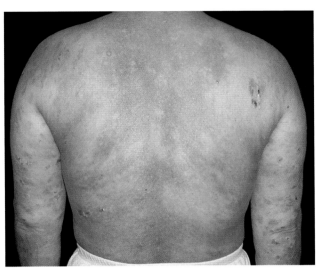

图 37-14　色素增加性蕈样肉芽肿。背部、双上肢泛发灰黑色色素沉着，多发红斑，斑块，部分呈环状

大疱性 MF：患者出现水疱、大疱性损害，后期出现大而浅表的糜烂，邻近部位可见典型的 MF 损害，组织病理可见真表皮交界处分离或表皮内水疱融合。

【诊断】

国际皮肤淋巴瘤学会以及欧洲癌症研究治疗组织的皮肤淋巴瘤小组提出基于临床、组织病理、分子和免疫病理学的早期 MF 诊断方法，当总分大于或等于 4 分时，即可做出 MF 的诊断[2]（表 37-2）。

表 37-2　早期蕈样肉芽肿诊断

项目		标准	评分
临床	主要	持续性和/或进行性红斑/斑块	2 分：主要+2 次要
	次要	非曝光部位	1 分：主要+1 次要
		形状/大小不一	
		皮肤异色	
病理	主要	浅表淋巴细胞浸润	2 分：主要+2 次要
	次要	嗜表皮现象，无海绵样变	1 分：主要+1 次要
		淋巴细胞异型性	
分子生物		TCR 克隆重排	1 分
免疫病理		<50%CD2$^+$,CD3$^+$ 和/或 CD5$^+$Tc	1 分
		<10%CD7$^+$Tc	
		表皮/真皮 CD2,CD3,CD5,CD7 不同	

【分期】

TNMB 系统是 MF 的标准分期，该系统基于对皮肤（T）、淋巴结（N）、内脏（M）和血液受累（B）的评估[2]（表 37-3，表 37-4）。标准的分期评估包括：对皮肤进行检查并进行皮肤活检、全血细胞计数与 Sézary 细胞分析、包括乳酸脱氢酶检测在内的生化筛查，以及胸部 X 线检查。对于有更晚期临床疾病的患者，需要进行 CT 或 PET 检查。因为淋巴结受累会影响分期和预后，如果出现淋巴结肿大，要进行淋巴结活检。骨髓活检可能对证实内脏病变有帮助。

表 37-3 皮肤 T 细胞淋巴瘤 TNMB 分期

部位	分期	特征
皮肤（T）	T_1	局限斑片，丘疹，和/或斑块累及<10%体表面积，可以进一步分为 T_{1a}（仅有斑片）及 T_{1b}（斑块+/−斑片）
	T_2	斑片，丘疹，和/或斑块累及≥10%体表面积，可以进一步分为 T_{1a}（仅有斑片）及 T_{1b}（斑块 +/−斑片）
	T_3	一个或一个以上肿瘤（直径≥1cm）
	T_4	红斑融合，覆盖≥80%体表面积
淋巴结（N）	N_0	无临床异常的淋巴结，无需活检
	N_1	临床异常淋巴结，组织病理 Dutch 分级 1 或 NCL LN_{0-2}
	N_{1a}	克隆阴性
	N_{1b}	克隆阳性
	N_2	临床异常淋巴结，组织病理 Dutch 分级 2 或 NCL LN_3
	N_{2a}	克隆阴性
	N_{2b}	克隆阳性
	N_3	临床异常淋巴结，组织病理 Dutch 分级 3~4 或 NCL LN_4，克隆阴性或阳性
	N_x	临床异常淋巴结，无组织病理证据
内脏（M）	M_0	无内脏受累
	M_1	内脏受累（必须是组织病理确诊，并且器官受累必须是特异性的）
血液（B）	B_0	无明显血液受累：≤5%的 Sézary 细胞，作为临床试验，B_0 可以定义为<250 个/ml Sézary 细胞；流式细胞检测 $CD4^+CD26^-$ 或 $CD4^+CD7^-$ 或 $CD4^+CD26^-$ 和 $CD4^+CD7^-$ 细胞<15%
	B_{0a}	克隆阴性
	B_{0b}	克隆阳性
	B_1	低度血肿瘤负荷，不够 B_0 或 B_2 的标准
	B_{1a}	克隆阴性
	B_{1b}	克隆阳性
	B_2	高度血肿瘤负荷。阳性克隆及以下一项：≥1000 个/ml Sézary 细胞；$CD4/CD8 \geq 10$；$CD4^+CD7^-$ 细胞≥40% 或 $CD4^+CD26^-$ 细胞≥30%。作为临床试验，B_2 可能被定义为>1000 个/ml $CD4^+CD26^-$ 或 $CD4^+CD7^-$ 细胞

表 37-4 蕈样肉芽肿临床分期系统

临床分期	TNMB 分期			
ⅠA	T_1	N_0	M_0	B_0 或 B_1
ⅠB	T_2	N_0	M_0	B_0 或 B_1
ⅡA	T_1 或 T_2	N_1 或 N_2	M_0	B_0 或 B_1
ⅡB	T_3	N_0 至 N_2	M_0	B_0 或 B_1
ⅢA	T_4	N_0 至 N_2	M_0	B_0
ⅢB	T_4	N_0 至 N_2	M_0	B_1
ⅣA1	T_1 至 T_4	N_0 至 N_2	M_0	B_2
ⅣA2	T_1 至 T_4	N_3	M_0	B_0 或 B_1
ⅣB	T_1 至 T_4	N_0 至 N_3	M_1	B_0 或 B_1

【鉴别诊断】

早期需要与湿疹、银屑病、副银屑病、玫瑰糠疹或药物反应鉴别。鉴别诊断结合疾病病程，皮损特点，组织病理，免疫表型及分子生物学检查结果。MF 患者的肿瘤期和红皮病期需要与具有类似表现的多种疾病鉴别。

1. Sézary 综合征（Sézary syndrome，SS）　MF 患者的外周血中可能存在有脑回状核的非典型淋巴细胞（即 Sézary 细胞）。当外周血中这类循环细胞数量显著升高，并且超过 80% 的体表面积出现红皮病时，可诊断为 Sézary 综合征。

2. 其他病因所致红皮病　最常见于泛发性特应性皮炎、接触性皮炎、药疹或红皮病型银屑病患者，红皮病也可见于特发性高嗜酸性粒细胞综合征患者，部分该综合征患者有异常的 T 细胞克隆。MF 患者发生红皮病并不常见，早期有典型的斑片、斑块及肿瘤期演变过程，结合组织病理，免疫表型及分子生物学检查结果可以确诊。

3. 成人 T 细胞白血病/淋巴瘤　是一种与 HTLV-Ⅰ 感染有关的外周 T 细胞淋巴瘤。大约 50% 的 ATL 患者在诊断时有类似于 MF 的皮损表现。但 ATL 患者更可能发生播散性皮肤外累及，表现为淋巴结、肝脏、骨和中枢神经系统的淋巴瘤。另外，ATL 的肿瘤细胞中存在 HTLV-Ⅰ，可以通过检测血液中的抗体来明确。

4. 皮肤 B 细胞淋巴瘤　某些 B 细胞淋巴瘤的皮损与 MF 在临床上无法区别，但 MF 表达 T 细胞标记（如 CD2、CD3 和 CD5），存在 TCR 基因克隆性重排。

【治疗】

MF 治疗原则需根据疾病分期，决定治疗方案。

1. ⅠA 期治疗　ⅠA 期包括斑片、斑块累及 <10% 的体表面积，且无淋巴结或内脏受累的患者。首选皮肤靶向治疗（skin-directed therapy，SDT），包括：外用糖皮质激素、局部化疗（氮芥或卡莫司汀）、外用维 A 酸、局部放疗及光疗（中波紫外线或 PUVA）等。全皮肤电子束治疗（total skin electron beam therapy，TSEBT）应仅用于有进行性和广泛性皮损的患者。

2. ⅠB/ⅡA 期治疗　ⅠB 期包括斑片、斑块或丘疹累及 ≥10% 体表面积，且不伴淋巴结或内脏受累的患者；ⅡA 期指有任何大小的斑片、斑块或丘疹病变，并且组织学上有反应性的可触及的淋巴结（N_1）或淋巴结中存在孤立的和散在的肿瘤细胞（N_2）（淋巴结结构尚完整），且不伴内脏受累。ⅠB/ⅡA 期患者主要治疗为 SDT，可单独采取这种治疗方法或联合其他皮肤定向疗法。广泛性 SDT 的选择包括：局部化疗（氮芥或卡莫司汀）、外用糖皮质激素、TSEBT 或光疗，治疗反应不佳的皮损可以使用局部放疗。如果 SDT 无效，或皮肤症状广泛，或患者存在不良预后危险因素（例如，亲毛囊性 MF、大细胞转化或早期血液受累），则需考虑全身治疗，例如维 A 酸、干扰素、组蛋白去乙酰化酶抑制剂或低剂量甲氨蝶呤。

3. ⅡB 期及更晚期治疗　治疗目的是长期控制病情，迅速缓解症状和延长生存期。针对局限性肿瘤给予局部放疗加 SDT；泛发肿瘤给予 TSEBT 及系统治疗。红皮病不伴有血液受累给予 SDT 和维 A 酸（贝沙罗汀），伴有血液受累的给予系统治疗。伴有淋巴结和内脏受累时使用罗米地辛，系统化疗加局部放疗。对于侵袭性病例使用单剂化疗（甲氨蝶呤、聚乙二醇化阿霉素脂质体、吉西他滨），联合化疗（CHOP、CVP、CAVE、COMP 等方案），组蛋白脱乙酰酶抑制剂（罗米地辛、伏立诺他），阿伦单抗（抗 CD52 单克隆抗体），同种异体造血细胞移植[6]。

4. 严重瘙痒可以使用盐酸多塞平片（多虑平），加巴喷丁和米氮平等。

【预后】

MF 的预后因疾病的分期不同而异。具有局限性斑片/斑块疾病的患者预后极佳，总体寿命与年龄、性别和种族匹配的对照人群相近。具有广泛性皮肤斑片/斑块疾病的患者预后也相对较好，中位生存期为 10 年以上。有皮肤肿瘤或广泛性红皮病的患者，中位生存期降至大约 4 年左右。对于就诊时累及淋巴结或内脏的患者，中位生存期为 13 个月。对于肿瘤显示有 CD30+ 大细胞转化的患者及亲毛囊性 MF 患者，其预后明显较其他 MF 患者更差。因此，对于亲毛囊性 MF 或有大细胞转化的患者，通常推荐采取积极的治疗方法。

【参考文献】

［1］WILLEMZE R，CERRONI L，KEMPF W，et al. The 2018 update of the WHO-EORTC classification for primary cutaneous lymphomas. Blood，2019，133（16）：1703-1714.

［2］OLSEN E，VONDERHEID E，PIMPINELLI N，et al. Revisions to the staging and classification of mycosis fungoides and Sezary syndrome：a proposal of the International Society for Cutaneous Lymphomas（ISCL）and the cutaneous lymphoma task force of the European Organization of Research and Treatment of Cancer（EORTC）. Blood，2007，110（6）：1713-1722.

［3］SANT M，ALLEMANI C，TEREANU C，et al. Incidence of hematologic malignancies in Europe by morphologic subtype：results of the HAEMACARE project. Blood，2010，116（19）：3724-3734.

［4］LIU J，YU X，LIU Y，et al. Relative frequency and survival of primary cutaneous lymphomas：a retrospective analysis of 98 patients. Chin Med J（Engl），2014，127（4）：645-650.

［5］JAFFE E S，HARRIS N L，STEIN H，et al. World Health Organization classification of tumours，pathology and ienetics of tumours of haematopoietic and lymphoid tissues. Ann Oncol，2002，13（3）：490-491.

［6］DUARTE R F，SCHMITZ N，SERVITJE O，et al. Haematopoietic stem cell transplantation for patients with primary cutaneous T-cell lymphoma. Bone Marrow Transplant，2008，41（7）：597-604.

· Sézary 综合征 ·

Sézary 综合征（Sézary syndrome，SS）（塞扎里综合征）是一种红皮病型皮肤 T 细胞淋巴瘤，伴恶性 T 细胞白血病样改变，血液中恶性 T 细胞克隆与皮肤恶性 T 细胞克隆相匹配。SS 通常表现为红皮病和全身淋巴结病，病情进展较快，充分发展仅需数周至数月，多伴有明显瘙痒，一般情况差。其他临床表现包括机会感染，脱发等。

【发病机制】

虽然少数 SS 病例与 HTLV1/2 相关，这部分患者来自于日本南部，加勒比海和中东地区，具有地方流行性特征，而大多数 SS 的病因不明[1]。肿瘤细胞来源于皮肤 CD4+T 细胞或中心记忆 T 细胞，通常表达 CLA 和高水平趋化因子 CCR4 和 CCR7[2]，能够通过趋化因子应答出入皮肤。SS 患者具有免疫缺陷，部分由于恶性克隆产生的 Th2 细胞因子所致。表现为 T 细胞对抗原和有丝分裂原反应降低，细胞介导免疫受损，血清 IgE 水平增加和外周血嗜酸性粒细胞增加。确切发病率并不清楚，美国约为每年 0.8/100 万，男女比例为 2.11[3]。

【临床表现】

皮损表现为泛发红斑，细碎鳞屑，皮肤粗厚，通常没有斑片和斑块期，发病即为弥漫性损害（图 37-15～图 37-17）。常常出现毛囊角化性损害，脱发，眼睑外翻，皮肤角化，苔藓样变，糜烂，继发感染，和甲板肥厚。淋巴结肿大常见。少数患者出现脾大和骨髓受累。其他脏器，如肝、肺、胃肠道在诊断时一般都无累及，但是在疾病末期，多种治疗无效时出现脏器受累。

患者多伴有显著瘙痒，抗组胺药治疗无效。由于 SS 具有免疫功能紊乱和泛发皮损，患者病毒及细菌等继发感染概率增加。另外，继发其他恶性肿瘤的概率增加，特别是淋巴瘤，包括霍奇金淋巴瘤，非霍奇金淋巴瘤，恶性黑色素瘤，泌尿系肿瘤等[4]。

【组织病理】

皮损组织病理表现与 MF 很难区分（图 37-18）。通常真皮内稀疏异形淋巴细胞浸润，可以伴有嗜表皮现象，伴或不伴 Pautrier 微脓疡形成。真表皮明显水肿和非特异性炎症 T 细胞浸润，给诊断带来困难。SS 肿瘤细胞典型的免疫表型为 CD3+、CD4+、CD7-、CD26-、CD8-。如皮损聚合酶链反应（PCR）检测存在 T 细胞受体克隆性重排，

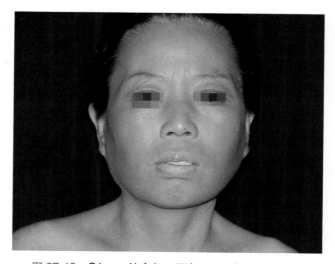

图 37-15　Sézary 综合征。面部红斑，表面干燥脱屑

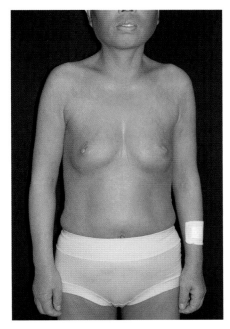

图 37-16　Sézary 综合征。全身红斑，干燥脱屑

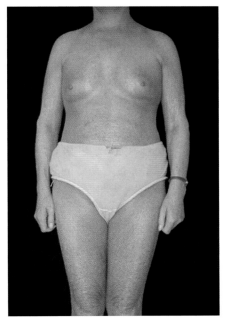

图 37-17　Sézary 综合征。全身泛发红斑、鳞屑，皮肤粗厚

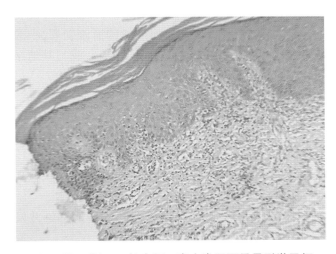

图 37-18　Sézary 综合征。真皮浅层可见异形淋巴细胞浸润，少量移入表皮（HE 染色，×200）

且与血液一致，则更支持 SS 的诊断，但不是诊断依据。

　　SS 患者常常伴有外周淋巴结肿大，直径大于1.5cm，因 SS 淋巴病变分级与淋巴结结构改变相关，活检时需要切取完整淋巴结，而不是针吸。异常淋巴细胞的数量和大小，以及淋巴结结构破坏的程度与分期相关。PCR 检查可能发现淋巴结内TCR 克隆性重排，并与皮肤和血液一致。

　　外周血可见大量异形单一核细胞，具有中、重度沟槽（脑回状）核，称为 Sézary 细胞。

　　【诊断】

　　任何红皮病患者都要考虑 SS 可能，诊断需要结合皮肤活检组织病理、免疫表型、浸润细胞克隆性增殖的结果。如果皮肤活检支持皮肤 T 细胞淋巴瘤，需要进行外周血的检查如血涂片、流式细胞技术，和 TCR 克隆性检测来明确诊断。SS 明确的诊断分级能够帮助确定恰当的治疗方案，具体诊断标准如下：

　　（1）红皮病定义为红斑累及 80% 以上体表面积。

　　（2）PCR 或 Southern blot 检测到血液中克隆性 TCR 重排。

　　（3）血液绝对 Sézary 细胞计数≥1000 个/ml，或以下两项中的一项：

　　1）$CD3^+CD4^+$ 与 $CD3^+CD8^+$ 细胞比值≥10；

　　2）异常表型的 $CD4^+$ 细胞数量增加（如 $CD4^+CD7^-$≥40% 或 $CD4^+CD26^-$≥30%）。

　　近年更新的共识中定义流式细胞计数肿瘤细胞绝对数量>1000 个/ml，指 $CD4^+CD7^-$ 或 $CD4^+CD26^-$ 淋巴细胞[5]。

　　SS 相当于 MF 的 TNMB 分类系统中 T_4 伴有 B_2 表现。为明确潜在的系统受累及分期，需要进行 CT 或 PET/CT 检查。根据淋巴结和内脏受累的程度，SS 患者进一步被分为ⅣA1、ⅣA2 或ⅣB 期疾病。

（1）ⅣA1 期：主要累及外周血（B_2 病情），局限淋巴结受累，无内脏受累。

（2）ⅣA2 期：B_2 病情加部分淋巴结结构被异常细胞破坏（N_3 期），无内脏受累。

（3）ⅣB 期：B_2 病情加内脏受累，伴或不伴淋巴结受累。

【鉴别诊断】

1. 红皮病型蕈样肉芽肿 由经典型 MF 发展而来，早期有斑片、斑块等表现，外周血 Sézary 细胞<1000 个/ml。

2. 红皮病型银屑病 具有银屑病的典型表现和病程进展，银屑病甲具有顶针状凹陷或油污斑表现，面部较少受累，可见散在脓疱，斑块好发于关节伸侧或外伤部位，但要注意 SS 可以发生于原有银屑病的患者。组织病理银屑病除可见典型的表皮银屑病样增生外，可以表皮上部嗜中性粒细胞聚集，不出现 CD7 和 CD5 T 细胞抗原缺失，无嗜毛囊性浸润。

3. 毛发红糠疹 表现为泛发的红斑、鳞屑，累及头皮，但可见正常皮岛，毛囊角化丘疹多见于手，肘膝伸侧，组织病理可见水平和垂直的交替角化不全及角化过度，毛囊角栓，毛囊开口肩部角化不全。但如果免疫表型支持 MF，或血液学检查符合 SS，则要考虑毛发红糠疹样 MF/SS。

4. 成人 T 细胞白血病/淋巴瘤（ATL） 临床表现及免疫表型与 SS 相似，但可见 CD25 呈强阳性，常伴有淋巴结，肝脏，骨和中枢神经系统淋巴瘤，本病肿瘤细胞中可检测到 HTLV-Ⅰ病毒。

5. T 细胞造血干细胞白血病 可以同时累及皮肤和血液，可见 Sézary 细胞样细胞，但免疫表型肿瘤细胞 CD52 强阳性，通常表达 CD2、CD3 和 CD7。

【治疗】

SS 的治疗与进展期 MF 相似，但也有不同之处，特别是使用体外光分离置换疗法（extracorporeal photopheresis，ECP）和低剂量阿仑单抗，以及控制瘙痒的辅助治疗。鉴于 SS 会出现白血病样的血液受累，一般需要进行系统治疗。系统治疗可以单独给予、联合皮肤靶向治疗（skin-directed therapy，SDT），或与其他系统治疗联合使用。

1. 对于大多数 SS 患者，推荐使用一种系统治疗加或不加 SDT。SDT 是重要的辅助治疗，当与系统治疗联用时能够提高临床疗效。国外推荐 ECP 治疗，并且可以与其他全身疗法（如 IFN、维 A 酸）和 SDT 联合应用。

2. 对于内脏受累的ⅣB 期患者，建议应用罗米地辛或系统化疗。联合化疗可能会获得更快的治疗反应，但在进展期疾病的治疗中，早期积极的联合治疗与保守的序贯疗法相比没有优势。局部放疗可联合某些系统治疗使用，用于局部控制皮肤肿瘤。

3. 低剂量阿仑单抗在 SS 患者中的疗效比蕈样肉芽肿患者中更好，并且低剂量阿仑单抗的感染并发症比传统方案少。

4. 对于多种全身治疗方法失败的 SS 患者，可以进行同种异体造血干细胞移植。

【参考文献】

［1］OLSEN E A，ROOK A H，ZIC J，et al. Sézary syndrome：immunopathogenesis，literature review of therapeutic options，and recommendations for therapy by the United States Cutaneous Lymphoma Consortium（USCLC）. J Am Acad Dermatol，2011，64（2）：352-404.

［2］CAMPBELL J J，CLARK R A，WATANABE R，et al. Sezary syndrome and mycosis fungoides arise from distinct T-cell subsets：a biologic rationale for their distinct clinical behaviors. Blood，2010，116（5）：767-771.

［3］BRADFORD P T，DEVESA S S，ANDERSON W F，et al. Cutaneous lymphoma incidence patterns in the United States：a population-based study of 3884 cases. Blood，2009，113（21）：5064-5073.

［4］HUANG K P，WEINSTOCK M A，CLARKE C A，et al. Second lymphomas and other malignant neoplasms in patients with mycosis fungoides and Sezary syndrome：evidence from population-based and clinical cohorts. Arch Dermatol，2007，143（1）：45-50.

［5］OLSEN E A，WHITTAKER S，KIM Y H，et al. Clinical end points and response criteria in mycosis fungoides and Sézary syndrome：a consensus statement of the International Society for Cutaneous Lymphomas，the United States Cutaneous Lymphoma Consortium，and the Cutaneous Lymphoma Task Force of the European Organisation for Research and Treatment of Cancer. J Clin Oncol，2011，29（18）：2598-2607.

· 原发性皮肤 CD30⁺T 细胞淋巴增生性疾病 ·

原发性皮肤 CD30⁺T 细胞淋巴增生性疾病(primary cutaneous CD30⁺ T cell lymphoproliferative disorders)是原发性皮肤 T 细胞淋巴瘤(primary cutaneous T cell Lymphoma,PCTL)中第二常见的疾病[1-2]。这一病谱包括两端的淋巴瘤样丘疹病和原发性皮肤间变性大细胞淋巴瘤,以及一些介于两者之间的交界性病例。

· 原发性皮肤间变性大细胞淋巴瘤 ·

【临床表现】

原发性皮肤间变性大细胞淋巴瘤(primary cutaneous anaplastic large cell lymphoma,PC-ALCL)比较少见,中位诊断年龄为 61 岁[3],儿童也可发病,无明显性别倾向。多数患者表现为孤立或群集的结节(图 37-19),经数周至数月生长,达到几厘米直径,常常形成溃疡。50%病例能部分消退,但很少完全消失[4]。诊断时多发病灶较少见,复发时 13%出现皮肤外转移[5]。

【组织病理】

特征为真皮致密浸润,表皮受累少见,浸润由成片大 CD30⁺肿瘤细胞组成,细胞圆形或多形性,胞质丰富,嗜酸性,马蹄形胞核,核仁明显。肿瘤周围可见反应性淋巴细胞,组织细胞,嗜酸性粒细胞和嗜中性粒细胞,溃疡性损害可见表皮增生(图 37-20,图 37-21)。

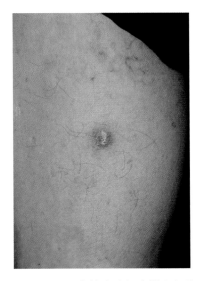

图 37-19 原发性皮肤间变性大细胞淋巴瘤。下肢孤立红色结节

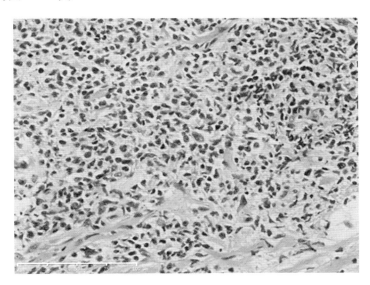

图 37-20 原发性皮肤间变性大细胞淋巴瘤。真皮致密成片相互粘连的大细胞结节性浸润(HE 染色,×200)

组织化学染色可见 75%肿瘤细胞表达 CD30[1](图 37-22)。多数病例表达 CD4,伴有部分 CD2、CD3 和 CD5 抗原表达缺失,多数病例表达皮肤淋巴瘤抗原(CLA,HECA-452),不表达表皮膜抗原(EMA)和间变性淋巴瘤激酶(ALK)。多数病例可见 T 细胞受体克隆性重排。

【诊断和鉴别诊断】

诊断需结合临床表现、组织病理和免疫表型。明确诊断后需要进行临床分期,了解有无系统累及。系统检查包括体格检查,血液及放射线检查。建议使用 PET/CT 或胸腹盆 CT,骨髓涂片及活检。

本病需与以下疾病鉴别:

1. 淋巴瘤样丘疹病 为复发性,自愈性疾病,表现为皮肤发疹性丘疹、结节,组织病理可见 CD30⁺异形 T 细胞增生。皮损一般小于 2cm,经数周至数月消退,留有瘢痕及色沉。两者之间有一定重叠,若皮损 8 周内不能消退,则要考虑 PC-ALCL 可能。

2. 大细胞转化性蕈样肉芽肿 本病半数病例表达 CD30⁺,但本病早期多数具有斑片,斑块或红皮病

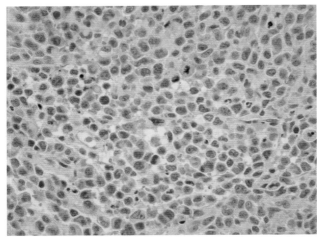

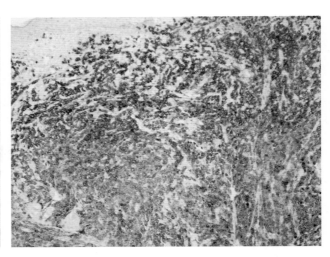

图 37-21　原发性皮肤间变性大细胞淋巴瘤。肿瘤细胞圆形或多形性,胞浆丰富,嗜酸性,马蹄形胞核,核仁明显(HE 染色,×400)

图 37-22　原发性皮肤间变性大细胞淋巴瘤。CD30 染色真皮弥漫阳性(×200)

表现。

3. 系统性间变性大细胞淋巴瘤　当肿瘤表达 ALK 时,高度提示系统性 ALCL 累及皮肤。

4. 反应性淋巴细胞增生症　由虫咬、寄生虫、病毒感染等所致,CD30 阳性率低,无 T 细胞受体克隆重排。

【治疗】

进展缓慢,注意避免过度治疗。

1. 单发损害　可以进行手术切除或放疗,多数病例可以获得完全缓解,部分病例会复发,需要进一步治疗。

2. 复发病例　根据病情来选择治疗手段。多发局限的复发病例可以进行再次手术,或放疗。由于部分皮损有自发缓解倾向,也可以在不影响患者生活的情况下定期随访观察。

3. 多次复发、皮损泛发的病例　可以选择系统治疗。首选单一口服甲氨蝶呤,初始剂量 15mg/周,最大剂量一般不超过 25mg/周,皮损得到有效控制后可以减量,维持治疗不超过 3 年,病情再次复发时可以再次使用甲氨蝶呤。

4. 另外,可以使用维 A 酸类药物(如贝沙罗丁)或干扰素。

5. 对于以上治疗无效的患者,可以采用生物制剂(如 Brentuximab vedotin)序贯化疗、联合化疗或同种异体造血细胞移植。

多数患者预后良好,10 年生存率可达 90%。复发病例常见,50% 病例在 5 年内复发。

【参考文献】

[1] SWERDLOW S H,CAMPO E,HARRIS N L,et al. World Health Organization classification of tumours of haematopoietic and lymphoid tissues,Ann Oncol,2002,13(3):490-491.

[2] SWERDLOW S H,CAMPO E,PILERI S A,et al. The 2016 revision of the World Health Organization (WHO) classification of lymphoid neoplasms. Blood,2016,127(20):2375-2390.

[3] YU J B,BLITZBLAU R C,DECKER R H,et al. Analysis of primary CD30+ cutaneous lymphoproliferative disease and survival from the surveillance,epidemiology,and end results database. J Clin Oncol,2008,26(9):1483-1488.

[4] WEAVER J,MAHINDRA A K,POHLMAN B,et al. Non-mycosis fungoides cutaneous T-cell lymphoma:reclassification according to the WHO-EORTC classification. J Cutan Pathol,2010,37(5):516-524.

[5] LIU H L,HOPPE R T,KOHLER S,et al. CD30+ cutaneous lymphoproliferative disorders:the Stanford experience in lymphomatoid papulosis and primary cutaneous anaplastic large cell lymphoma. J Am Acad Dermatol,2003,49(6):1049-1058.

·淋巴瘤样丘疹病·

淋巴瘤样丘疹病(lymphomatoid papulosis,LyP)是一种复发性,自愈性,以群集或散在,丘疹、结节为主要表现的疾病,病程慢性,持续数年或数十年,具有 CD30⁺恶性 T 细胞淋巴瘤的组织学特征。LyP 是一种罕见疾病,病因尚不清楚。患者预后极好,但发生另一种皮肤或淋巴结内淋巴瘤的风险增高,通常为 MF、皮肤或全身性间变性大细胞淋巴瘤或霍奇金淋巴瘤(Hodgkin lymphoma,HL)[1]。

【临床表现】

在所有种族中都可发生,发病年龄多见于 40～49 岁,儿童或其他年龄也可能发生[1]。临床表现为丘疹和结节,呈慢性复发性,可自发消退。皮损群集或散在分布,可见不同时期的病损共存。早期皮损表现为红色小丘疹,其后演变为较大的丘疹或结节,可能发生中央出血、坏死和结痂,随后在 3～8 周消失(图 37-23)。皮损直径一般小于 2cm,偶见较大皮损,在临床上无法与原发性或继发性 ALCL 的皮损相区别,可能需要数月才能愈合。皮损消失后留有色素沉着、色素减退,或凹陷性痤疮样瘢痕。皮损通常发生于四肢,可累及双手、面部和生殖器,黏膜极少受累。少数报道有局部或区域性皮损[2]。也有毛囊和脓疱性变异型的报道[3-4]。一般没有全身症状,部分患者出现瘙痒。若出现发热、体重减轻等症状,应怀疑合并系统性淋巴瘤,需行进一步检查。病程差异较大,成批皮损可能会反复发生和消退,持续数月、数年或甚至数十年。

已有 E 变异型的报道,其临床和组织学表现均类似于高度侵袭性的血管中心性和血管破坏性 T 细胞淋巴瘤[5]。患者表现为多发丘疹结节性皮损,并迅速演变为出血、坏死及大面积溃疡。

【组织病理】

早期 LyP 淋巴细胞在血管周围局限性聚集,伴少量炎症细胞和大的非典型细胞。随着皮损进展,真皮层出现淋巴细胞的累积,混合免疫母细胞样的大非典型细胞,包括双核和多核的肿瘤细胞,类

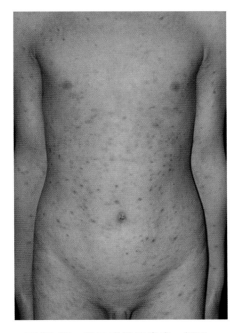

图 37-23　淋巴瘤样丘疹病。躯干、四肢泛发红色丘疹、结节

似于霍奇金淋巴瘤的霍奇金(Reed-Sternberg)细胞。还可见炎症细胞浸润,多为嗜中性粒细胞和嗜酸性粒细胞,嗜中性粒细胞通常见于小的真皮毛细血管管腔内。充分进展病损通常表现为楔形结构。常见表皮一定程度的嗜中性粒细胞浸润,尤其是在病变进展期(图 37-24)。

LyP 病损有 6 种主要的组织学类型:

1. A 型最为常见,约占所有病例的 75%,其特征为散在的或成簇的大非典型 CD30⁺细胞的楔形浸润,混合炎症细胞浸润,可见小淋巴细胞、嗜中性粒细胞、嗜酸性粒细胞和组织细胞。A 型与 HL 的多形性浸润类似。常见有丝分裂,且可能不典型。

2. B 型病损主要表现为具有脑回状细胞核的较小非典型 CD30⁺或 CD30⁻细胞的亲表皮性浸润,组织学上类似于 MF。

3. C 型病变为大非典型 CD30⁺细胞在真皮较大成簇或成片分布,而炎症细胞相对较少。这些病变类似于皮肤 ALCL 的病灶,与 ALCL 的区分主要是基于临床表现。

4. D 型病变,也被称为 CD8⁺细胞毒性 T 细胞淋巴瘤样型,特征是亲表皮性小至中等大小非典型 CD8⁺和 CD30⁺淋巴样细胞的 Paget 样浸润,类似于原发性皮肤侵袭性亲表皮性 CD8⁺细胞毒性 T 细胞淋巴瘤,但临床表现类似于 LyP。

5. E 型病变存在小、中至大的多形性细胞的血管中心性浸润,这些细胞表达 CD30 和局灶 CD8⁺,可浸润小至中等大小真皮血管的血管壁,有些病例还可浸润皮下血管。出现血管壁纤维蛋白沉积,血管栓塞发生于半数的病例中,可见红细胞大量外渗。

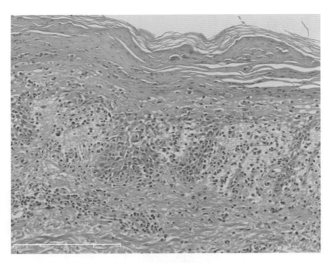

图37-24   淋巴瘤样丘疹病。具有脑回状细胞核的小非典型淋巴细胞亲表皮性浸润(HE染色,×200)

6. 6p23.5重排的LyP,这一变种具有独特的双相组织学特点,表现为小至中等大小的亲表皮性脑回状核淋巴细胞和大多形性真皮淋巴细胞呈弥漫状至结节状分布,仅少数大细胞表现出间变的特点,浸润毛囊和小汗腺结构[6]。

毛囊性LyP是另一种罕见的组织病理学变异型,其特征为CD30+中至大型非典型淋巴样细胞的毛囊周围浸润,伴有不同程度的亲毛囊性、毛囊性黏蛋白病和毛囊漏斗部出现嗜中性粒细胞[4]。

LyP的大非典型免疫母细胞样细胞具有活化T细胞表型,表达HL相关抗原。在A型和C型LyP中,这些细胞具有异常的T细胞表型,缺失一种或多种T细胞抗原(CD3、CD2、CD5或CD7),通常为CD4+,较少为CD8+。细胞表达CD30、CD25、HLA-DR和CD71,偶尔表达CD15或CD56。在B型LyP中,具有脑回状核的非典型细胞具有CD3+、CD4+和CD8-的表型,而CD30的表达存在差异。在大多数病例中,D型和E型的大细胞为CD30+和CD8+。在具有6p23.5重排的LyP中,大细胞通常CD4和CD8均为阴性,但CD3和TCRβf1为阳性。真皮细胞和较小的亲表皮性细胞中CD30均为阳性[6]。在约50%的病例中,可在细胞质中发现细胞毒性颗粒(颗粒酶B、穿孔素、TIA-1)。

在40%~100%的LyP病例中可观察到TCR基因的克隆性重排。

【诊断】

临床表现为反复自发出现及消退的丘疹、结节,处于不同时期的群集或散在的丘疹、结节,部分伴有中心溃疡或结痂皮损,无系统症状。需进行皮肤活检组织病理、免疫组织化学和分子遗传学检测,才能确诊。组织学特征为大非典型CD30+细胞楔形炎性浸润。40%~100%的病例存在TCR克隆性重排。并需排除继发的恶性淋巴瘤。

【鉴别诊断】

鉴别诊断包括其他表达CD30的LPD,以及数种含有CD30+细胞且在临床上和组织学上类似于LyP的炎性疾病和反应性疾病。

1. 原发性皮肤间变性大细胞淋巴瘤   常表现为孤立的坚实大结节,有时表现为溃疡性结节。约20%的患者为多灶性病变。至少75%的大非典型T细胞表达CD30,而在90%的病例中发现有TCR和ALK基因克隆性重排。

2. 急性痘疮样苔藓样糠疹(pityriasis lichenoides et varioliformis acuta,PLEVA)   临床特征为成批发生的丘疹,演变为坏死性皮损并最终消退留下痘疮样瘢痕。LyP和PLEVA可能具有重叠的临床、组织病理学和分子学特征。除少数情况外,PLEVA中的淋巴细胞浸润主要为CD8+细胞,伴少数大的非典型CD30+细胞。

3. 节肢动物叮咬的反应/结节性痒疮   对昆虫叮咬的慢性反应和结节性痒疮可能在临床上和组织学上类似于LyP。真皮层有密集的淋巴样细胞和组织细胞的炎性浸润,还混有嗜酸性粒细胞、浆细胞和核深染的非典型单一核细胞。暴露史和剧烈瘙痒的出现可能有助于区分节肢动物叮咬和LyP。

4. 淋巴瘤样药疹   是一种罕见的药物反应,临床特征为硬化的丘疹或斑块。患者在使用抗生素、抗癫痫药或生物制剂之后,组织学检查出现大的非典型CD30+T细胞。用药后出现皮疹以及停药后皮疹消失的时间性特征可明确诊断。

5. 病毒感染   如羊口疮、挤奶工结节病毒、单纯疱疹、水痘-带状疱疹、传染性软疣,可在组织学检查中呈现大非典型CD30+细胞。与LyP不同的是,病毒感染皮损多为一过性,在分子遗传学检查TCR基因重排阴性。

【治疗】

1. 对于具有少量无症状性皮损,可以观察随访。

2. 对广泛性病变的患者,可以采用低剂量 MTX 和 PUVA。

3. 对于继发其他淋巴瘤的患者,采用化疗,但不改变 LyP 的临床病程。

4. 儿童患者可以不给予治疗,或局部外用糖皮质激素、口服抗生素(大环内酯类或四环素类)、UVB 或自然光照治疗的报道。以上治疗无效时,可选用低剂量甲氨蝶呤和补骨脂素药浴后 UVA 光照疗法。

LyP 的预后好,然而,LyP 患者发生皮肤或淋巴结恶性淋巴瘤的风险会升高,因此 LyP 患者需要长期随访。

【参考文献】

[1] BEKKENK M W,GEELEN F A,VAN VOORST V,et al. Primary and secondary cutaneous CD30+ lymphoproliferative disorders:a report from the Dutch Cutaneous Lymphoma Group on the long-term follow-up data of 219 patients and guidelines for diagnosis and treatment. Blood,2000,95(12):3653-3661.

[2] HSU Y J,SU L H,HSU Y L,et al. Localized lymphomatoid papulosis. J Am Acad Dermatol,2010,62(2):353-356.

[3] KATO N,MATSUE K. Follicular lymphomatoid papulosis. Am J Dermatopathol,1997,19(2):189-196.

[4] KEMPF W,KAZAKOV D V,BAUMGARTNER H P,et al. Follicular lymphomatoid papulosis revisited:a study of 11 cases,with new histopathological findings. J Am Acad Dermatol,2013,68(5):809-816.

[5] KEMPF W,KAZAKOV D V,SCHÄRERL,et al. Angioinvasive lymphomatoid papulosis:a new variant simulating aggressive lymphomas. Am J Surg Pathol,2013,37(1):1-13.

[6] KARAI L J,KADIN M E,HSI E D,et al. Chromosomal rearrangements of 6p25.3 define a new subtype of lymphomatoid papulosis. Am J Surg Pathol,2013,37(8):1173-1181.

· 皮下脂膜炎样 T 细胞淋巴瘤 ·

皮下脂膜炎样 T 细胞淋巴瘤(subcutaneous panniculitis-like T cell lymphoma,SPTCL)是成熟细胞毒性 T 细胞来源的肿瘤,临床表现类似于脂膜炎[1]。患者表现为皮下结节或斑块,在病理学评估中显示皮下脂肪内存在细胞浸润,通常并不累及表皮和真皮。目前 SPTCL 被限定为表达 α/β T 细胞受体的原发性皮肤 T 细胞淋巴瘤[2]。

【临床表现】

发病的中位年龄为 36 岁,约 20%患者发病时年龄小于 20 岁[3]。该病似乎好发于女性,男女患者之比为 0.5。高达 20%的患者在就诊时伴有自身免疫性疾病,如系统性红斑狼疮、幼年特发性关节炎、干燥综合征或 1 型糖尿病。

典型表现是出现一个或多个无痛的皮下结节或界限不清的硬化斑块(图 37-25),可累及腿部、手臂、躯干或面部[3-4]。结节直径 0.5cm 至大于 20cm 不等。可能出现坏死,溃疡不常见。单个病灶罕见,80%的患者存在多个结节、斑块。

发病早期常常被误诊为脂膜炎,皮损消退区域出现脂肪萎缩。累及皮下组织以外的情况极为少见。出现发热、盗汗和体重减轻等全身 B 症状以及骨髓异常的患者分别约有 60%和 20%~30%[3]。淋巴瘤侵犯骨髓非常少见,最常见的骨髓异常是噬血细胞综合征(hemophagocytic lymphohistiocytosis,HLH)。

噬血细胞综合征是一种经常致命的并发症,可能表现为高热、斑丘疹、一般情况差、中枢神经系统症状、肝脾肿大、淋巴结肿大、血细胞减少、凝血病、肝功能检查异常,或血清铁蛋白明显升高。

【组织病理】

不典型淋巴细胞浸润皮下脂肪小叶,但脂肪小叶间隔、上方真皮和表皮通常不受累。肿瘤细胞经常环绕单个脂肪细胞,呈"花环状"排列,

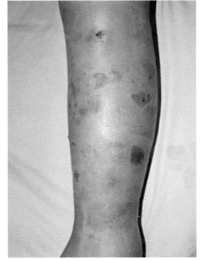

图 37-25 皮下脂膜炎样 T 细胞淋巴瘤。下肢皮下硬化斑块,表面坏死、结痂

也可能侵犯真皮深层,包绕汗腺和毛囊,常见脂肪坏死和核碎裂。在某些病例中可见肿瘤侵犯血管,由小、中或大的不典型细胞组成。虽然在不同患者中浸润细胞的大小存在异质性,但在同一患者中细胞大小通常相对一致[2]。细胞核不规则、深染,周围为淡染的细胞质。可见多数反应性淋巴细胞,和空泡状、吞噬核碎片或脂质的组织细胞,脂质主要来源于坏死的脂肪细胞。通常无浆细胞、嗜中性粒细胞和嗜酸性粒细胞。可能存在含多核巨细胞的非坏死性肉芽肿(图 37-26)。

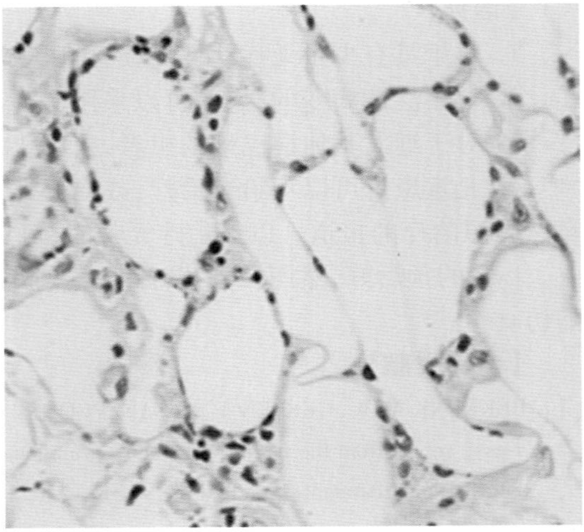

肿瘤细胞表达 CD3、CD8 和 α/βTCR,但 CD4 和 CD56 阴性。细胞毒性颗粒蛋白,颗粒酶 B、TIA-1 和穿孔素强阳性[2]。CD2、CD5 和 CD7 的表达部分丢失[3]。TCR β 染色阳性,TCR γ 染色阴性。可见散在的 CD20+ 细胞[5]。存在克隆性 T 细胞受体基因重排[3,6]。EB 病毒原位杂交阴性。

图 37-26　皮下脂膜炎样 T 细胞淋巴瘤。肿瘤细胞围绕脂肪细胞形成"花环状"外观(HE 染色,×200)

【诊断】

组织学特征是有深染细胞核的不典型淋巴细胞环绕单个脂肪细胞,且免疫组织化学显示细胞毒性 T 细胞的免疫表型,通常显示肿瘤细胞表达 CD3、CD8、TCRβ 以及细胞毒性颗粒蛋白。*PCR* 检测存在克隆性 *TCR* 基因重排有助于确诊。

【鉴别诊断】

1. 原发性皮肤 γ/δ T 细胞淋巴瘤　有时存在脂膜炎样表现,但常累及真皮和表皮,导致表皮溃疡[2]。其免疫表型与 SPTCL 相似,二者均表达 CD3 和细胞毒性颗粒蛋白,并缺乏 CD4 的表达。不同的是,原发性皮肤 γ/δ TCL 表达 CD56 和 TCRγ。

2. 深部狼疮性脂膜炎　通常表现为实性的结节病灶。与 SPTCL 不同,结节经常伴有疼痛,浸润可出现于中层真皮层、深部真皮层或皮下组织层。组织学显示血管周围存在单一核细胞浸润和脂膜炎,表现为玻璃样变的脂肪坏死伴单一核细胞浸润和淋巴细胞性血管炎。无克隆性 T 细胞受体基因重排。

3. 结外 NK/T 细胞淋巴瘤　是一种来源于自然杀伤细胞系或 T 细胞系的外周 T 细胞淋巴瘤,与 EB 病毒感染有关,通常表现为面中部肿块,可累及皮肤,但不局限于皮下组织。虽然 SPTCL 和结外 NK/T 细胞淋巴瘤均表达 CD3 和细胞毒性颗粒蛋白,且均缺乏 CD4 的表达,但结外 NK/T 细胞淋巴瘤不表达 CD8,而表达 CD56,且伴 EB 病毒感染。另外,在结外 NK/T 细胞淋巴瘤中,T 细胞受体基因通常呈胚系构型。

4. 母细胞性浆细胞样树突细胞肿瘤(blastic plasmacytoid dendritic cell neoplasm,BPDCN)　又被称为 2 型树突细胞急性白血病、急性浆细胞样树突细胞白血病或 CD4+CD56+血液皮肤肿瘤,是一种罕见的皮肤肿瘤,来源于浆细胞样树突状细胞的一个前体,通常表现为皮肤结节或肿瘤。通过免疫表型和分子学检查可将其与 SPTCL 进行鉴别。与 SPTCL 不同于的是,其 T 细胞受体基因呈生殖系表达,肿瘤细胞表达 CD4 和 CD56,不表达 CD3、CD8 和细胞毒性颗粒蛋白。

【治疗】

大部分患者的病程缓慢,5 年总体生存率约为 82%(在不存在 HPS 的患者中为 91%)[7],偶尔可自发缓解。播散至淋巴结和其他器官罕见。预后不良的主要预测指标是存在 HLH 的表现;在一项病例系列研究中,HLH 出现于 17% 的患者中[3]。存在 HLH 的患者中,其 5 年生存率显著降低(46%)。

1. 皮肤靶向治疗　局部外用糖皮质激素、局部化疗、外用维 A 酸、局部放疗、UVB 或 PUVA 等。

2. 全皮肤电子束治疗。

3. 系统疗法:维 A 酸、干扰素、组蛋白去乙酰化酶(histone deacetylase,HDAC)抑制剂或低剂量的甲氨蝶呤。

【参考文献】

[1] GONZALEZ C L,MEDEIROS L J,BRAZIEL R M,et al. T-cell lymphoma involving subcutaneous tissue:a clinicopathologic en-

tity commonly associated with hemophagocytic syndrome. Am J Surg Pathol,1991,15(1):17-27.

[2] SWERDLOW S H,CAMPO E,HARRIS N L,et al. World Health Organization classification of tumours of haematopoietic and lymphoid tissues. Ann Oncol,2002,13(3):490-491.

[3] WILLEMZE R,JANSEN P M,CERRONI L,et al. Subcutaneous panniculitis-like T-cell lymphoma:definition,classification,and prognostic factors:an EORTC Cutaneous Lymphoma Group Study of 83 cases. Blood,2008,111(2):838-845.

[4] GALLARDO F,PUJOL R M. Subcutaneous pannicultic-like T-cell lymphoma and other primary cutaneous lymphomas with prominent subcutaneous tissue involvement. Dermatol Clin,2008,26(4):529-540

[5] PARVEEN Z,THOMPSON K. Subcutaneous panniculitis-like T-cell lymphoma:redefinition of diagnostic criteria in the recent World Health Organization-European Organization for research and treatment of cancer classification for cutaneous lymphomas. Arch Pathol Lab Med,2009,133(2):303-308.

[6] SALHANY K E,MACON W R,CHOI J K,et al. Subcutaneous panniculitis-like T-cell lymphoma:clinicopathologic,immunophenotypic,and genotypic analysis of alpha/beta and gamma/delta subtypes. Am J Surg Pathol,1998,22(7):881-93.

[7] GUENOVA E,SCHANZ S,HOETZENECKER W,et al. Systemic corticosteroids for subcutaneous panniculitis-like T-cell lymphoma. Br J Dermatol,2014,171(4):891-894.

· 结外 NK/T 细胞淋巴瘤,鼻型 ·

结外 NK/T 细胞淋巴瘤,鼻型(extranodal NK-/T-cell lymphoma,nasal type)是一种具有 NK 细胞表型和 EB 病毒(Epstein-Barr virus,EBV)阳性的结外淋巴瘤,其形态学表现多样,常出现坏死,并有血管侵袭。该病用 NK/T 命名反映其细胞来源的不确定性。基因重排研究支持大多数病例为 NK 细胞起源,但少数病例具有克隆性 T 细胞受体重排,似乎源于细胞毒性 T 细胞。

【发病机制】

发病机制尚不清楚,但与肿瘤细胞感染 EBV 相关,几乎所有病例都含有游离的单克隆 EBV DNA 及可检测的 EBV 编码小核 RNA(EB virus encoded small nuclear RNA,EBER),分析发现 EBV 潜伏膜蛋白-1 表达。大多数肿瘤细胞过表达 p53 抑癌蛋白。

【临床表现】

结外 NK/T 细胞淋巴瘤,鼻型最常见于亚洲和中南美洲,占非霍奇金淋巴瘤病例总数的 5%~10%[1-2],罕见于美国、欧洲、南亚、中东和非洲。患者发病时的中位年龄为 52 岁[3];但也有儿童期发病的罕见病例报道。该病男性多见,男女比例约为 2:1[3]。

绝大多数患者表现为局限性病变,通常位于面中部,导致鼻塞、鼻出血,鼻、鼻窦或上颚的坏死性肿块(图 37-27)。可能累及结外部位包括上呼吸道、Waldeyer 环、胃肠道、皮肤、睾丸、肺部、眼部或软组织。淋巴结可能继发性受累,仅极少为原发部位。骨髓受累和 B 症状分别见于约 10% 和 35% 患者。约 3% 结外 NK/T 细胞淋巴瘤会伴发 HLH[3]。

某些侵袭性 NK 细胞白血病/淋巴瘤变异型病例可与结外 NK/T 细胞淋巴瘤,鼻型相关,或见于结外 NK/T 细胞淋巴瘤,鼻型[4]。

【组织病理】

组织表现为广泛皮肤溃疡和弥漫性淋巴瘤细胞浸润,且常伴有显著的肿瘤细胞及正常组织凝固性坏死[1]。特征性的血管中心性分布,破坏血管。血管腔可能被淋巴样细胞堵塞,有时伴有血栓形成。多形性浸润由外观正常的小淋巴细胞和大小不等的非典型淋巴样细胞的混合组成,可见核分裂象,同时存在浆细胞,偶尔有嗜酸性粒细胞和组织细胞。肿瘤细胞最常见的是中等大小细胞或由小细胞和大细胞混合组成,中等量淡染透明的细胞

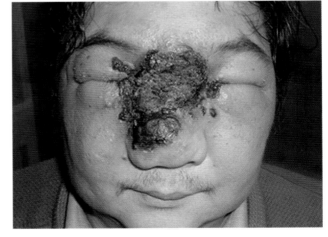

图 37-27　结外 NK/T 细胞淋巴瘤,鼻型。面中部浸润斑块、肿物,表面坏死、结痂

质,细胞核折叠不规则,特征性地含有颗粒状染色质及不明显或小的核仁,Giemsa 染色可见嗜天青颗粒(图 37-28)。

结外 NK/T 细胞淋巴瘤,鼻型的免疫表型与 NK 细胞的免疫表型相似,大多数病例中的非典型细胞表达 CD2、CD56 和胞质 CD3,但不表达表面 CD3。多数病例表达细胞毒颗粒蛋白,不表达表面 T 细胞受体,少数病例可表达 CD4、CD8 或 CD7。

TCR 和免疫球蛋白基因通常呈种系构型,但是少部分病例有 *TCR* 基因的克隆性重排,提示来源于细胞毒性 T 淋巴细胞。几乎 100% 存在克隆性 *EBV* 基因组,原位杂交 EBER 阳性。

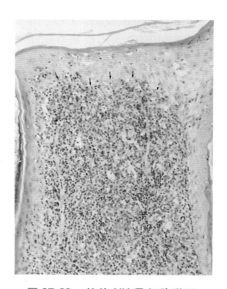

图 37-28　结外 NK/T 细胞淋巴瘤,鼻型。大小不等的非典型淋巴样细胞混合浸润(HE 染色,× 100)

【诊断】

结外 NK/T 细胞淋巴瘤,鼻型的诊断基于受累部位活检,由于肿瘤细胞的形态学变化多样,出现血管侵犯和坏死。证实存在 NK/T 细胞标记抗原和 EBV 是诊断的关键。尽管结外 NK/T 细胞淋巴瘤,鼻型通常会表达 CD56,但如果细胞毒性分子和 EBV 均为阳性,则即使不表达 CD56 的肿瘤仍可能被归类为该病[4]。

【鉴别诊断】

1. 淋巴瘤样肉芽肿病　是 EBV 阳性肿瘤,病变位于结外部位,其组织学与结外 NK/T 细胞淋巴瘤,鼻型相似。肺部"淋巴瘤样肉芽肿病"病例曾在一段时间内被认为是结外 NK/T 细胞淋巴瘤疾病谱的一部分。然而,淋巴瘤样肉芽肿病中 EBV 阳性肿瘤细胞起源于 B 细胞,因而表达泛 B 细胞标志物 CD20,而结外 NK/T 细胞淋巴瘤中 EBV 阳性肿瘤细胞起源于 NK 细胞或 T 细胞。

2. 外周 T 细胞淋巴瘤,非特指型:不能被归类为某种特定亚型的 T 细胞淋巴瘤被称为 PTCL-NOS。表达 CD3,但不表达 CD56,且 EBV 及细胞毒性分子阴性的肿瘤应被诊断为 PTCL-NOS,而不是鼻型结外 NK/T 细胞淋巴瘤。

3. 鳞状细胞癌　有些鼻型结外 NK/T 细胞淋巴瘤病例可引起上覆黏膜上皮显著的假上皮瘤样增生,这类似于鳞状细胞癌的表现。虽然上皮增生旺盛,但缺乏异型性,而其下方的淋巴样细胞浸润通常呈明显恶性,并可检测到 EBV。

【治疗】

治疗方案主要取决于病变的程度,局限性病变包括肿瘤局限于原发部位伴周围组织侵犯(Ⅰ期)或伴隔上淋巴结受累(Ⅱ期)。

1. 对于局限性(Ⅰ或Ⅱ期)结外 NK/T 细胞淋巴瘤,鼻型患者,采用联合放疗和化疗。首选放疗与化疗同时给予,但如果患者一般情况差,不能耐受,放疗应先于化疗进行。不常规进行中枢神经系统预防治疗。

2. 对于弥漫性(Ⅲ或Ⅳ期)结外 NK/T 细胞淋巴瘤,鼻型患者,采用包含有左旋门冬酰胺酶的联合化疗方案,不是 CHOP。可加用中枢神经系统预防性化疗。

3. 对于诱导治疗后获得部分缓解的大部分患者,建议采用高剂量化疗和自体造血干细胞移植作为巩固治疗。

结外 NK/T 细胞淋巴瘤,鼻型是一种侵袭性淋巴瘤,患者的预后主要与诊断时病变部位和分期有关,患者总体预后较差[5]。60% 以上 Ⅰ 期病变患者经过放疗、联合或不联合化疗后可维持长期缓解,而 Ⅱ～Ⅳ 期病变患者预后较差,常常在其他部位复发。鼻外病变患者中位总体生存期(4 个月)明显短于鼻部病变患者(36 个月)[3]。

【参考文献】

[1] SWERDLOW S H,CAMPO E,HARRIS N L,et al. World Health Organization classification of tumours of haematopoietic and lymphoid tissues. Ann Oncol,2002,13(3):490-491.

［2］ABOUYABIS A N,SHENOY P J,LECHOWICZ M J,et al. Incidence and outcomes of the peripheral T-cell lymphoma subtypes in the United States. Leuk Lymphoma,2008,49(11):2099-2107.

［3］VOSE J,ARMITAGE J,WEISENBURGER D,et al. International peripheral T-cell and natural killer/T-cell lymphoma study:pathology findings and clinical outcomes. J Clin Oncol,2008,26(25):4124-4130.

［4］WEISENBURGER D D,SAVAGE K J,HARRIS N L,et al. Peripheral T-cell lymphoma,not otherwise specified:a report of 340 cases from the International Peripheral T-cell Lymphoma Project. Blood,2011,117(12):3402-3408.

［5］RAHEMTULLAH A,LONGTINE J A,HARRIS N L,et al. CD20+ T-cell lymphoma:clinicopathologic analysis of 9 cases and a review of the literature. Am J Surg Pathol,2008,32(11):1593-1607.

·成人 T 细胞白血病/淋巴瘤·

成人 T 细胞白血病/淋巴瘤(adult T cell leukemia/lymphoma,ATL)为一种与人嗜 T 细胞病毒 I 型(human T-lymphotropic virus,type I,HTLV-I)感染相关的外周 T 细胞肿瘤[1]。尽管被认为是具有高度侵袭性的 T 细胞非霍奇金淋巴瘤(non-Hodgkin lymphoma,NHL)的变异型之一,但该病的病程差异很大,有时呈惰性。

【流行病学】

ATL 是一种少见的淋巴组织肿瘤,发生于 HTLV-I 感染者中。不同人群的 ATL 发病率因 HTLV-I 的感染率而不同[2]。HTLV-I 感染流行于日本南部的数个岛屿、加勒比海盆地、非洲西部、秘鲁、伊朗东北和美国东南部;大多数感染者均生活在或来自于这些地区[3]。该病被诊断时的中位年龄为 50~59 岁[2]。

【发病机制】

ATL 的所有病例均与导致克隆性肿瘤细胞增生的 HTLV-I 感染相关。这种感染被认为在 ATL 的发病机制中起着重要作用。在同一个受累患者的所有恶性肿瘤细胞中,HTLV-I 前病毒基因组均被整合在细胞基因组的相同位点。这表明前病毒基因组先被整合进原始恶性肿瘤细胞中,之后才发生细胞的克隆扩增,继而发展为肿瘤。目前还不清楚特殊的插入位点是否会影响细胞表型。HTLV-I 感染者中 ATL 的发病率相对较低,以及从 HTLV-I 感染到进展为 ATL 之间的临床潜伏期较长,均提示单纯 HTLV-1 感染不足以造成癌变[4]。还有其他致病因素有待发现。ATL 常伴有高钙血症,是副肿瘤性的表现,源自恶性肿瘤细胞释放的细胞因子。

【临床特征】

ATL 的临床特征包括泛发性淋巴结肿大、肝脾肿大、免疫抑制、高钙血症、溶骨性病变和皮肤病变。上述情况在不同患者人群中的发生率不同,这也是确定不同临床变异型的基础。ATL 具有 4 种临床变异型:急性型、淋巴瘤型、慢性型、焖燃型。这些变异型的基因改变和临床过程似乎不同。最终有多达 25% 的病例会从慢性型和焖燃型进展到类似于急性型的侵袭性疾病,这种进展可能与基因表达谱的特异性改变有关。

ATL 患者的皮肤病变通常类似于蕈样肉芽肿的皮肤病变,皮损可以是斑片(7%)、斑块(27%)、丘疹(19%)、肿块(39%)、红皮病性皮损(4%)和紫癜性皮损(4%)[5]。不同皮损类型的预后可能不同,斑片或斑块性皮损的患者预后较好,红皮病性或紫癜性皮损的患者预后最差。

【组织病理】

ATL 可表现出类似于蕈样肉芽肿的皮肤浸润,具有亲表皮性和 Pautrier 微脓肿;这类病例更可能为惰性病程。不同病例间肿瘤细胞的形态学差异很大,受累的器官可不相同,但可包括外周血、骨髓,及淋巴结。

ATL 最典型的形态学特征见于外周血中。这些病例可见中等大小的淋巴细胞伴染色质凝聚和高度分叶的异形核("苜蓿叶形"或"花细胞"),通常类似于蕈样肉芽肿的 Sézary 细胞。此外,通常还有小部分原始细胞样细胞,细胞质嗜碱深染。约 35% 的病例可见骨髓受累。骨髓浸润通常不均一,从稀疏到中等程度不等。

ATL 肿瘤细胞为感染了 HTLV-I 的成熟 T 淋巴细胞。肿瘤细胞表达转录因子 FoxP3,这是调节性 T

细胞(Tregs)的标志物[6]。肿瘤细胞表达 T 细胞相关抗原 CD2、CD4 和 CD5,通常缺乏 CD7,可能有 CD3 的弱表达。大多数病例为 CD4$^+$且 CD8$^-$,极少数病例为 CD4$^-$/CD8$^+$或 CD4$^+$/CD8$^+$。大多数病例表达 CD25 以及 CD52。间变性大细胞变异型表达 CD30,但 ALK 蛋白为阴性。

除在所有恶性肿瘤细胞中均可观察到 HTLV-1 克隆性整合之外,T 细胞受体基因克隆性重排。

【诊断】

ATL 的诊断根据典型临床特征、恶性肿瘤细胞的形态学和免疫表型变化,以及确认存在 HTLV-Ⅰ 感染。对于急性型、慢性型或焖燃型 ATL 患者,通过细胞学检查及免疫表型发现外周血中至少有 5% 的肿瘤细胞,并确认有 HTLV-Ⅰ 感染,通常足以做出诊断。对于淋巴瘤型病变患者,应对受累淋巴结进行切除活检,以行组织病理学检查以及分子学分析是否存在 HTLV-1 前病毒整合。

【治疗】

1. 联合化疗 在现有的化疗方案中 VCAP-AMP-VECP(包括长春新碱,环磷酰胺,阿霉素,泼尼松,雷莫司汀,去乙酰长春新碱,依托泊苷,卡铂)获得了较长的中位缓解时间。对于不能耐受这一方案的患者,可以使用 CHOP 方案。

2. 对于淋巴瘤性和急性型等侵袭性病例,使用鞘内化疗预防中枢神经系统累及。

3. 使用人抗 CCR 抗体 mogamulizumab,建议与化疗联合使用。

4. 同种异体造血细胞移植(HCT)。

【参考文献】

[1] HARRIS N L,JAFFE E S,DIEBOLD J,et al. World Health Organization classification of neoplastic diseases of the hematopoietic and lymphoid tissues:report of the Clinical Advisory Committee meeting-Airlie House,Virginia,November 1997. J Clin Oncol,1999,17(12):3835-3849.

[2] VOSE J,ARMITAGE J,WEISENBURGER D,et al. International peripheral T-cell and natural killer/T-cell lymphoma study:pathology findings and clinical outcomes. J Clin Oncol,2008,26(25):4124-4130.

[3] JAFFE E S,BLATTNER W A,BLAYNEY D W,et al. The pathologic spectrum of adult T-cell leukemia/lymphoma in the United States. Human T-cell leukemia/lymphoma virus-associated lymphoid malignancies. Am J Surg Pathol,1984,8(4):263-275.

[4] SMITH M R,GREENE W C. Molecular biology of the type I human T-cell leukemia virus (HTLV-Ⅰ) and adult T-cell leukemia. J Clin Invest,1991,87(3):761-766.

[5] SAWADA Y,HINO R,HAMA K,et al. Type of skin eruption is an independent prognostic indicator for adult T-cell leukemia/lymphoma. Blood,2011,117(15):3961-3967.

[6] RONCADOR G,GARCIA J F,GARCIA J F,et al. FOXP3,a selective marker for a subset of adult T-cell leukaemia/lymphoma. Leukemia,2005,19(12):2247-2253.

· 外周 T 细胞淋巴瘤(非特指型)·

外周 T 细胞淋巴瘤(非特指型)(peripheral T cell lymphoma,not otherwise specified,PTCL-NOS)是一组异质性的 T 细胞淋巴瘤,可起源于多种成熟 T 细胞,且不符合的其他有具体定义的 PTCL 亚型的标准。尽管 PTCL-NOS 在 PTCL 患者中占最多数,很大一部分的 PTCL 在免疫表型、遗传和临床方面尚无一致的特征,这类肿瘤很可能是一组混合了多种尚未明确的 PTCL 亚型的肿瘤。

PTCL-NOS 是西方国家最常见的 PTCL 亚型,大约占 PTCL 的 30%,总体上占 NHL 的 6%[1]。在美国,PTCL-NOS 的发病率从 1992 年的约 0.1/100 000 上升到 2006 年的 0.4/100 000[2],这种上升反映了人们对该病认识水平的提高,以及诊断方法的改进。亚洲的发病率更高,PTCL 占所有 NHL 的 15%~20%,而 20%~25% 的 PTCL 被归为 PTCL-NOS[3]。

【临床特征】

大多数患者为成人,确诊时的中位年龄为 60 岁[4]。男性多见,男女比例约为 2:1[4]。皮肤和胃肠道是结外最常受累的部位[1],皮损表现为单发、局限性或泛发性红色至紫褐色斑块和肿瘤,常伴有破溃。

大多数 PTCL-NOS 患者表现为全身淋巴结肿大伴或不伴结外病变[3-4]。约 38% 的患者仅有淋巴结病变,49%的患者同时具有淋巴结和结外病变,13%患者有结外病变而无淋巴结受累证据[4]。肝、脾肿大分别见于17%和24%的患者,20%的病例有骨髓受累。虽然循环中可见淋巴瘤细胞,但呈白血病表现者少见[1]。有些病例表现出嗜酸性粒细胞增多、瘙痒或噬血细胞现象,可见血小板减少和贫血[4]。

较少受累的部位包括肺、唾液腺和中枢神经系统。约35%的患者有全身性B症状[4]。半数患者伴有乳酸脱氢酶水平升高,14%的患者有高丙种球蛋白血症。

【组织病理】

皮肤受累者常表现为真皮全层和皮下组织内结节性或浸润性浸润的形式,浸润细胞以中等及大的多形性细胞和免疫母细胞为主,可能伴中央区溃疡。

脾受累的表现多样,轻者为单个结节,重者为白髓或红髓弥漫性受累。

淋巴结通常表现为正常结构消失,代之以层状排列的异型淋系细胞,分布于副皮质区或是弥漫分布[1]。肿瘤细胞无典型形态学特征,通常由大、中、小的异型细胞以各种形式混合组成。肿瘤细胞的细胞核呈多形性、不规则、空泡状或深染,核仁明显,通常呈高核分裂率[1]。有时肿瘤细胞的胞质透明,这一形态学特征提示T细胞表型。

PTCL-NOS没有特征性的免疫表型,而是差异性表达T细胞相关抗原CD3$^{+/-}$、CD2$^{+/-}$、CD5$^{+/-}$、CD7$^{-/+}$。一般不表达B细胞相关抗原,但少数肿瘤可表达CD20[5],有时导致诊断混淆。

在大多数情况下,肿瘤细胞会缺失1种或多种"成熟"T细胞抗原,例如CD5或CD7。CD4和CD8的表达情况各不相同。大多数肿瘤仅表达CD4,但有些肿瘤可能为CD4$^-$/CD8$^-$、CD4$^-$/CD8$^+$,或是CD4$^+$/CD8$^+$。大多数病例表达α/β型T细胞受体,少数表达γ/δ型T细胞受体。

克隆性的T细胞受体基因重排通常可检测到,但不一定。

【诊断】

PTCL-NOS的诊断依据包括组织活检时表现出T细胞淋巴瘤的证据,且不符合其他T细胞淋巴瘤亚型的诊断标准。由于PTCL-NOS是一类异质性肿瘤,且基本上是排除性诊断,所以不同的血液病理学专家的诊断一致率仅约75%[4]。与其他T细胞淋巴瘤一样,了解疾病相关的临床和实验室表现可提高诊断的准确率。

【治疗】

1. 对于大部分新诊断的患者,建议使用CHOP为基础的联合化疗。

2. 对于中高危或高危的患者,在首次完全缓解时使用自体造血干细胞移植,而非观察或异基因造血干细胞移植。

【参考文献】

[1] SWERDLOW S H,CAMPO E,HARRIS N L,et al. World Health Organization classification of tumours of haematopoietic and lymphoid tissues. Ann Oncol,2002,13(3):490-491.

[2] ABOUYABIS A N,SHENOY P J,LECHOWICZ M J,et al. Incidence and outcomes of the peripheral T-cell lymphoma subtypes in the United States. Leuk Lymphoma,2008,49(11):2099-2107.

[3] VOSE J,ARMITAGE J,WEISENBURGER D,et al. International peripheral T-cell and natural killer/T-cell lymphoma study:pathology findings and clinical outcomes. J Clin Oncol,2008,26(25):4124-4130.

[4] WEISENBURGER D D,SAVAGE K J,HARRIS N L,et al. Peripheral T-cell lymphoma,not otherwise specified:a report of 340 cases from the International Peripheral T-cell Lymphoma Project. Blood,2011,117(12):3402-3408.

[5] RAHEMTULLAH A,LONGTINE J A,HARRIS N L,et al. CD20$^+$ T-cell lymphoma:clinicopathologic analysis of 9 cases and a review of the literature. Am J Surg Pathol,2008,32(11):1593-1607.

·原发性皮肤T细胞淋巴瘤(罕见类型)·

另有一些原发性皮肤T细胞淋巴瘤发病率低,包括原发性皮肤CD8$^+$侵袭性嗜表皮细胞毒T细胞淋巴瘤,原发性皮肤肢端CD8$^+$T细胞淋巴瘤,原发性皮肤γ/δ细胞淋巴瘤,原发性皮肤CD4$^+$小/中T细胞淋巴增生性疾病,及种痘水疱病样淋巴增生性疾病等,本书不逐一叙述。

第二节　皮肤 B 细胞淋巴瘤

皮肤 B 细胞淋巴瘤(primary cutaneous B-cell lymphoma,PCBCL)是一组原发于皮肤、以 B 淋巴细胞增生为主要特征的淋巴瘤。多数皮肤 B 细胞淋巴瘤恶性程度相较于结内 B 细胞淋巴瘤低[1]。

·原发性皮肤滤泡中心淋巴瘤·

原发性皮肤滤泡中心淋巴瘤(primary cutaneous follicle centre lymphoma)是原发性皮肤 B 细胞淋巴瘤常见的一种类型,是由滤泡中心细胞瘤性增生形成的淋巴瘤。

【临床表现】

好发于成人,多位于头皮、颈部和躯干,常表现为单发或群集的丘疹、斑块、结节和肿瘤,常无明显自觉症状。较少累及内脏器官和淋巴结,预后良好[1]。以往称位于背部的肿瘤为 Crosti 淋巴瘤或背部的网状组织细胞瘤[2],位于躯干的肿瘤周围有红斑、结节围绕。

【组织病理】

表皮基本正常,真皮甚至皮下可见弥漫或结节状浸润的肿瘤细胞,浸润细胞以体积较大、核仁明显、无核裂的中心母细胞和有核裂的中心细胞为主,也可见到免疫母细胞、淋巴细胞和组织细胞,偶见嗜酸性粒细胞和浆细胞(图 37-29,图 37-30)。

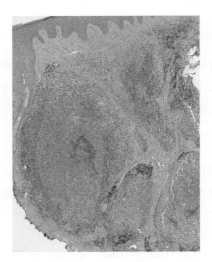

图 37-29　原发性皮肤滤泡中心淋巴瘤。真皮及皮下弥漫性或结节状浸润的肿瘤细胞(HE 染色,×100)

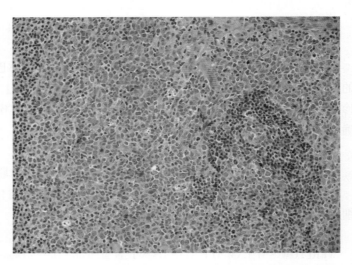

图 37-30　原发性皮肤滤泡中心淋巴瘤。浸润细胞以体积较大、核仁明显、无核裂的中心母细胞和有核裂的中心细胞为主,也可见到免疫母细胞、淋巴细胞和组织细胞,偶见嗜酸性粒细胞和浆细胞(HE 染色,×400)

肿瘤细胞表达 CD20(+)、CD79α(+)、Bcl-6(+)、CD5(-)、CD43(-)(图 37-31～图 37-33)。有滤泡形成的肿瘤中 CD10(+),而在弥漫浸润模式的肿瘤中常常表达 CD10(-)。肿瘤性滤泡 MIB-1 表达较低,而反应性滤泡中 MIB-1 则高表达。MUM-1/IRF-4 表达阴性。

【诊断和鉴别诊断】

诊断需结合临床表现、组织病理和免疫表型。需与原发性皮肤边缘区淋巴瘤和伴有明显生发中心的 B 细胞假性淋巴瘤鉴别。原发性皮肤边缘区淋巴瘤不表达 CD10 和 Bcl-6,且存在肿瘤性单克隆浆细胞。

B 细胞假性淋巴瘤滤泡样结构为反应性滤泡增生,生发中心内有较多巨噬细胞,存在明区和暗区,可有较高增值率,但无明显套区。

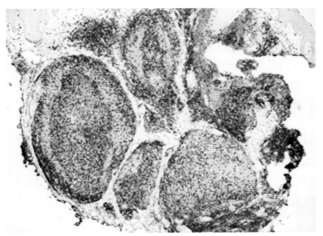

图 37-31 原发性皮肤滤泡中心淋巴瘤。免疫组化染色 CD3 阳性(×100)

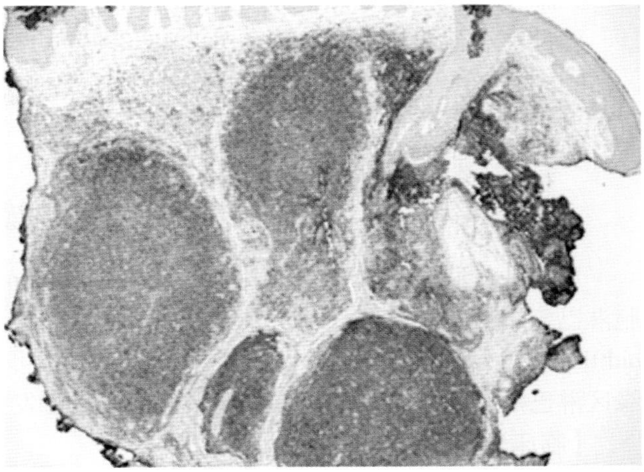

图 37-32 原发性皮肤滤泡中心淋巴瘤。免疫组化染色 CD20 阳性(×100)

【治疗】

皮损单发或较为局限的患者,首选放疗,也可选择手术切除或切除后放疗。欧洲癌症研究和治疗组织/国际化疗学会(EORTC/ISC)推荐的放疗剂量最低为 30Gy(放疗范围:肿瘤周围 1~1.5cm),但 40Gy 是最常用的剂量[3-4]。对于单发的皮损,选择手术切除的方法同样有效且可避免放疗的副作用[5]。美国国立综合癌症网络(NCCN)治疗指南推荐使用局部治疗(如糖皮质激素,氮芥,贝扎罗丁等)和皮内注射糖皮质激素[6],使用 10~20mg/ml 的曲安奈德皮内注射有效[7]。对于复发的皮损,可使用利妥昔单抗、皮内注射干扰素和咪喹莫特。有研究报道皮内注射利妥昔单抗(375mg/m²)对原发性皮肤滤泡中心淋巴瘤患者有

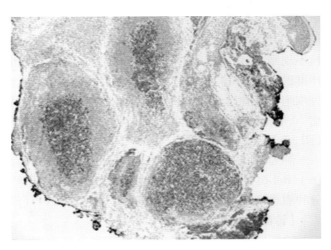

图 37-33 原发性皮肤滤泡中心淋巴瘤。免疫组化染色 Bcl-6 阳性(HE 染色,×100)

较高的有效率[8-9]。少数皮损泛发的弥漫性原发性皮肤滤泡中心淋巴瘤患者可考虑使用系统化疗,常用的化疗方案为 CHOP 方案(环磷酰胺,多柔比星、长春新碱和泼尼松),可联合利妥昔单抗[3,10]。

【参考文献】

[1] WILLEMZE R,CERRONI L,KEMPF W,et al. The 2018 update of the WHO-EORTC classification for primary cutaneous lymphomas. Blood,2019,133(16):1703-1714.

[2] BERTI E,ALESSI E,CAPUTO R,et al. Reticulohistiocytoma of the dorsum. J Am Acad Dermatol,1988,19(2 Pt 1):259-272.

[3] SENFF N J,NOORDIJK E M,KIM Y H,et al. European Organization for Research and Treatment of Cancer and International Society for Cutaneous Lymphoma consensus recommendations for the management of cutaneous B-cell lymphomas. Blood,2008,112(5):1600-1609.

[4] SENFF N J,HOEFNAGEL J J,NEELIS K J,et al. Results of radiotherapy in 153 primary cutaneous B-Cell lymphomas classified according to the WHO-EORTC classification. Arch Dermatol,2007,143(12):1520-1526.

[5] PARBHAKAR S,CIN A D. Primary cutaneous B-cell lymphoma:role of surgery. Can J Plast Surg,2011,19(2):e12-14.

[6] ZELENETZ A D,ABRAMSON J S,ADVANI R H,et al. Non-Hodgkin's lymphomas. J Natl Compr Canc Netw,2011,9(5):484-560.

[7] PERRY A,VINCENT B J,PARKER S R. Intralesional corticosteroid therapy for primary cutaneous B-cell lymphoma. Br J Dermatol,2010,163(1):223-225.

[8] MORALES A V,ADVANI R,HORWITZ S M,et al. Indolent primary cutaneous B-cell lymphoma:experience using systemic rit-

uximab. J Am Acad Dermatol,2008,59(6):953-957.

[9] VALENCAK J,WEIHSENGRUBER F,RAPPERSBERGER K,et al. Rituximab monotherapy for primary cutaneous B-cell lymphoma:response and follow-up in 16 patients. Ann Oncol,2009,20(2):326-330.

[10] SOKOL L,NAGHASHPOUR M,GLASS L F. Primary cutaneous B-cell lymphomas:recent advances in diagnosis and management. Cancer Control,2012,19(3):236-244.

·原发性皮肤边缘区 B 细胞淋巴瘤·

原发性皮肤边缘区 B 细胞淋巴瘤(primary cutaneous marginal zone B cell lymphoma)是原发性皮肤 B 细胞淋巴瘤中最常见的一种,属于低度恶性的淋巴瘤,与黏膜相关淋巴组织淋巴瘤(mucosa-associated lymphoid tissue,MALT)关系密切,预后良好,5 年生存率可达 99%[1-2]。既往的皮肤免疫母细胞瘤,现在认为是边缘区淋巴瘤中富含浆细胞的特殊亚型。部分患者发病可能与螺旋体感染有关。

【临床表现】

好发于四肢和躯干,常表现为局限的、反复发作的、无症状的红色至紫色的丘疹、斑块和结节。少数患者皮损泛发,较少形成溃疡。

【组织病理】

表皮大致正常,真皮及皮下脂肪内肿瘤细胞片状、结节状或弥漫性浸润。肿瘤细胞为边缘区细胞,小到中等大小的、淡染的边缘区细胞,核不规则,染色质致密,核仁不明显,胞质丰富。此外,还可见到浆细胞样淋巴细胞、小淋巴细胞、嗜酸性粒细胞及浆细胞,少量中心母或免疫母细胞。当肿瘤细胞主要为浆细胞样淋巴细胞时,称为皮肤免疫细胞瘤[3],肿瘤细胞核内可见 PAS 染色阳性的包涵体,称为 Dutcher 小体。(图 37-34~图 37-36)

肿瘤细胞表达 CD20(+)、CD79α(+)、Bcl-2(+)、但 CD5(-)、CD10(-)、Bcl-6(-)(图 37-37)。多数病例中存在 IgH 单克隆基因重排。部分肿瘤患者中存在(14:18)(q32;q21)及 t(3;14)(p14.1;q32)易位。

【诊断和鉴别诊断】

诊断需结合临床表现、组织病理和免疫表型。需与弥漫型皮肤滤泡中心淋巴瘤鉴别,可通过结构模式及细胞形态判断:后者主要由中心

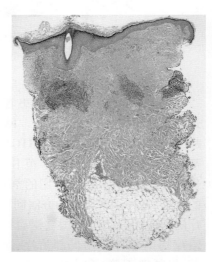

图 37-34　原发性皮肤边缘区 B 细胞淋巴瘤。表皮大致正常,真皮及皮下脂肪内肿瘤细胞片状、结节状或弥漫性浸润(HE 染色,×100)

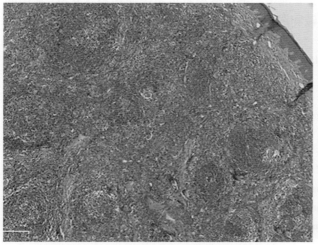

图 37-35　原发性皮肤边缘区 B 细胞淋巴瘤。真皮结节状浸润,生发中心形成(HE 染色,×40)

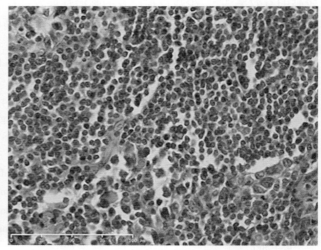

图 37-36　原发性皮肤边缘区 B 细胞淋巴瘤。小淋巴细胞片状、结节状或弥漫性浸润,伴或不伴生发中心形成(HE 染色,×400)

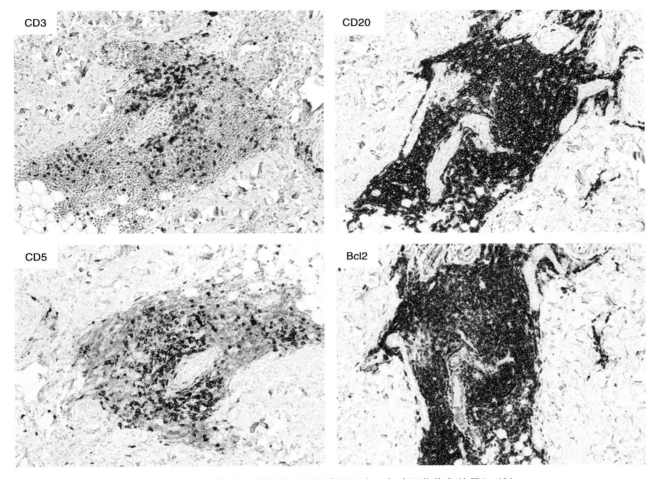

图 37-37　原发性皮肤边缘区 B 细胞淋巴瘤。免疫组化染色结果(×40)

细胞及中心母细胞弥漫浸润形成,且肿瘤细胞表达 Bcl-6。有明显生发中心的皮肤边缘区淋巴瘤需与滤泡型皮肤滤泡中心淋巴瘤鉴别,前者存在肿瘤性单克隆浆细胞,具有反应性的生发中心,CD10、Bcl-6 表达为阴性,而后者的滤泡结构则表现出各种非典型性。

还需与 B 细胞慢性淋巴细胞白血病累及皮肤的患者鉴别,后者表达 CD20 和 CD43,部分表达 CD5。

伴有明显浆细胞分化的患者需与反应性浆细胞增生和炎性假瘤相鉴别。炎症反应时,浆细胞通常没有异型性,表达多克隆免疫球蛋白轻链。

【治疗】

皮损单发或较少的患者可以手术切除或放疗,都是有效的治疗方法。相比放疗,手术切除后患者的复发率较低[4]。放疗治疗边缘区淋巴瘤的剂量同滤泡中心细胞淋巴瘤相同,放疗后,边缘区淋巴瘤比滤泡中心细胞淋巴瘤的复发率高[5-6]。局部外用糖皮质激素,或联合系统治疗也是治疗的常用方法,治疗效果较好[7-8]。局部外用氮芥、冷冻及皮内注射糖皮质激素也被报道有效[9]。皮内注射干扰素也可用于治疗本病,但其长期有效率仍需进一步讨论[10]。若发病和博氏螺旋体感染有关,早期系统使用抗生素治疗是有效的[11]。有研究报道,泛发性边缘区淋巴瘤患者使用利妥昔单抗治疗有效[12]。苯丁酸氮芥可用于边缘区淋巴瘤播散患者的治疗,极少数边缘区淋巴瘤播散性患者使用 CHOP 方案治疗[13]。

【参考文献】

[1] WILLEMZE R,CERRONI L,KEMPF W,et al. The 2018 update of the WHO-EORTC classification for primary cutaneous lymphomas. Blood,2019,133(16):1703-1714.

[2] SOKOL L,NAGHASHPOUR M,GLASS L F. Primary cutaneous B-cell lymphomas:recent advances in diagnosis and management. Cancer Control,2012,19(3):236-244.

[3] MAGRO C M,PORCU P,AHMAD N,et al. Cutaneous immunocytoma:a clinical,histologic,and phenotypic study of 11 cases. Appl Immunohistochem Mol Morphol,2004,12(3):216-224.

[4] ZINZANI P L,QUAGLINO P,PIMPINELLI N,et al. Prognostic factors in primary cutaneous B-cell lymphoma:the Italian study group for cutaneous lymphomas. J Clin Oncol,2006,24(9):1376-1382.

[5] SENFF N J,NOORDIJK E M,KIM Y H,et al. European Organization for Research and Treatment of Cancer and International Society for Cutaneous Lymphoma consensus recommendations for the management of cutaneous B-cell lymphomas. Blood,2008, 112(5):1600-1609.

[6] ZELENETZ A D,ABRAMSON J S,ADVANI R H,et al. Non-Hodgkin's lymphomas. J Natl Compr Canc Netw,2011,9(5): 484-560.

[7] HOEFNAGEL J J,VERMEER M H,JANSEN P M,et al. Primary cutaneous marginal zone B-cell lymphoma:clinical and thera-peutic features in 50 cases. Arch Dermatol,2005,141(9):1139-1145.

[8] SHARON V,MECCA P S,STEINHERZ P G,et al. Two pediatric cases of primary cutaneous B-cell lymphoma and review of the literature. Pediatr Dermatol,2009,26(1):34-39.

[9] KENNEDY-CRISPIN M,MYSKOWSKI P L. Cryotherapy for primary cutaneous B-cell lymphoma. J Am Acad Dermatol,2012, 67(6):e292-294.

[10] COZZIO A,KEMPF W,SCHMID-MEYER R,et al. Intra-lesional low-dose interferon alpha2a therapy for primary cutaneous marginal zone B-cell lymphoma. Leuk Lymphoma,2006,47(5):865-869.

[11] ROGGERO E,ZUCCA E,MAINETTI C,et al. Eradication of Borrelia burgdorferi infection in primary marginal zone B-cell lymphoma of the skin. Hum Pathol,2000,31(2):263-268.

[12] MORALES A V,ADVANI R,HORWITZ S M,et al. Indolent primary cutaneous B-cell lymphoma:experience using systemic rituximab. J Am Acad Dermatol,2008,59(6):953-957.

[13] GULIA A,SAGGINI A,WIESNER T,et al. Clinicopathologic features of early lesions of primary cutaneous follicle center lym-phoma,diffuse type:implications for early diagnosis and treatment. J Am Acad Dermatol,2011,65(5):991-1000.

·浆细胞瘤·

浆细胞瘤(plasmacytoma)是原发皮肤B细胞淋巴瘤的一种罕见类型,以浆细胞克隆性增殖为特征,仅累及皮肤,无骨髓受累[1]。也被认为是髓外浆细胞瘤累及皮肤的一种特殊类型或可能是边缘带淋巴瘤出现显著的浆细胞分化。其预后明显好于多发性骨髓瘤累及皮肤的患者[2]。

【临床表现】

好发于老年男性,皮损多位于头部和躯干,常表现为无痛性孤立或聚集的红斑、红棕色或紫红色的斑块和肿物,表面少有破溃[3](图37-38)。多数病例血清免疫球蛋白不增加,尿中无本周蛋白。

【组织病理】

表皮基本正常,真皮及皮下组织内异型浆细胞结节状或片状浸润。偶见多核浆细胞及非典型有丝分裂象,细胞可由不同程度的异型性,反应性淋巴细胞较为少见。可见到Russell小体和Dutcher小体[4]。

肿瘤细胞可表达CD79α(+)、CD38(+)、CD138(+)及单克隆的免疫球蛋白轻链,淋巴细胞共同抗原CD45和大多数B细胞相关的免疫标志物常阴性,T淋巴细胞表面标志阴性。此外,本病可表达单克隆的免疫球蛋白轻链。

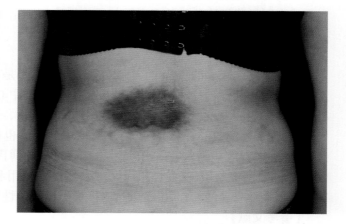

图37-38 浆细胞瘤。腰部红色斑块

【诊断和鉴别诊断】

诊断需结合临床表现、组织病理和免疫表型。

临床上需与其他皮肤淋巴瘤、皮肤转移癌、结节病、隆突性皮肤纤维肉瘤等鉴别,因其组织病理有特异性表现,与上述疾病很容易鉴别。

组织病理学上,需与多发性骨髓瘤继发的皮肤浆细胞瘤鉴别,两者的皮肤病理表现类似,但多发性骨髓瘤患者骨髓活检浆细胞增生>10%,出现溶骨现象,血浆和尿中可检测到 M 蛋白。

此外,还应与其他原发性 B 细胞淋巴瘤及梅毒等引起显著浆细胞浸润的疾病鉴别。

【治疗】

局部病变可用放疗或外科手术切除,也可选择皮损内注射糖皮质激素[5-6]、光化学疗法或局部使用免疫调节剂[7]。若有系统损害,则以联合化疗为主。

【参考文献】

[1] WILLEMZE R,JAFFE E S,BURG G,et al. WHO-EORTC classification for cutaneous lymphomas. Blood,2005,105(10):3768-85.

[2] FINSINGER P,GRAMMATICO S,CHISINI M,et al. Clinical features and prognostic factors in solitary plasmacytoma. Br J Haematol,2016,172(4):554-560.

[3] MUSCARDIN L M,PULSONI A,CERRONI L. Primary cutaneous plasmacytoma:report of a case with review of the literature. J Am Acad Dermatol,2000,43(5 Pt 2):962-965.

[4] COMFERE N I,GONZALEZ SANTIAGO T M,PETERS M S,et al. Cutaneous extramedullary plasmacytoma:clinical,prognostic,and interphase cytogenetic analysis. Am J Dermatopathol,2013,35(3):357-363.

[5] WUU A,BANGERT S D,WEBER D M,et al. Primary cutaneous plasmacytoma. Cutis,2014,93(6):19-21.

[6] TESSARI G,FABBIAN F,COLATO C,et al. Primary cutaneous plasmacytoma after rejection of a transplanted kidney:case report and review of the literature. Int J Hematol,2004,80(4):361-364.

[7] MIURA H,ITAMI S,YOSHIKAWA K. Treatment of facial lesion of cutaneous plasmacytosis with tacrolimus ointment. J Am Acad Dermatol,2003,49(6):1195-1196.

·原发性皮肤弥漫大 B 细胞淋巴瘤,腿型·

原发性皮肤弥漫大 B 细胞淋巴瘤,腿型(primary cutaneous diffuse large B-cell lymphoma,leg type)是原发皮肤 B 细胞淋巴瘤少见的一种类型,来源于生发中心或生发中心后细胞。本病是一种较恶性的肿瘤,预后较其他类型的原发皮肤 B 细胞淋巴瘤差[1]。

【临床表现】

好发于老年女性下肢,皮损单发或呈成串的红至红棕色的红斑、结节,也可出现溃疡[2](图 37-39)。部分患者皮损累及双侧下肢,少数病例也可发生在其他部位。

【组织病理】

肿瘤细胞在真皮及皮下脂肪呈密集性浸润,多数病例境界带明显。少数病例可见表皮内异型大细胞,类似皮肤 T 细胞淋巴瘤样改变(B 细胞的亲表皮性)。肿瘤细胞主要为中心母细胞样和免疫母细胞样细胞,中心母细胞样细胞胞质少,细胞核呈圆形或卵圆形、泡状,偶见多叶核;免疫母细胞体积较大,胞质丰富,核仁明显,有较多的有丝分裂像;反应性小淋巴细胞少见[3](图 37-40,图 37-41)。

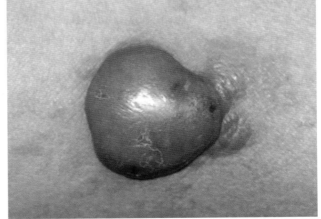

图 37-39　原发性皮肤弥漫大 B 细胞淋巴瘤,腿型。小腿孤立肿物,边缘可见红斑、结节

肿瘤细胞表达 CD19、CD20、CD22、CD79α。Bcl-2 强阳性,大多数病例 MUM-1 表达强阳性,FOX-P1 阳性,Bcl-6、CD5 和 CD10 表达阴性。偶见 CD30 表达阳性,对预后无影响。存在免疫球蛋白基因的高突变。

【诊断和鉴别诊断】

诊断需结合临床表现、组织病理和免疫表型。需与有较多的中心母细胞的滤泡中心淋巴瘤相鉴别,前者主要分布于腿部,肿瘤细胞多为圆核细胞,成片分布,Bcl-2 强阳性表达,MUM-1 强阳性表达;后者主要

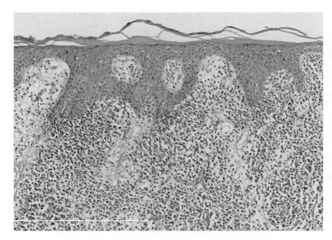

图 37-40 原发性皮肤弥漫大 B 细胞淋巴瘤,腿型。肿瘤细胞在真皮呈密集性浸润,可见表皮内异型大细胞,形成 B 细胞的亲表皮性(HE 染色,×100)

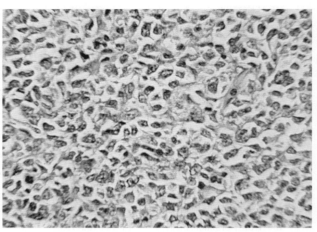

图 37-41 原发性皮肤弥漫大 B 细胞淋巴瘤,腿型。圆形核的大细胞密集弥漫性浸润(HE 染色,×400)

分布于头部及躯干,肿瘤细胞多为分裂核细胞,Bcl-2 表达弱,且无 MUM-1 表达。

偶见 CD30 表达阳性,易被误诊为皮肤 CD30 阳性间变大细胞淋巴瘤,预后与是否表达 CD30 无关。

此外,还需与系统大 B 细胞淋巴瘤累及皮肤、急性髓性白血病及非淋巴网状系统的肿瘤等鉴别。结合临床、组织病理、免疫表型及分子生物学特点可区分以上疾病。

【治疗】

单发或局限的皮损可选择放疗或放疗联合利妥昔单抗治疗。对于皮损泛发或有系统受累以及复发的患者,标准治疗方案为 R-CHOP 方案,可联合局部放疗[4-5],但长期疗效还需要进一步观察。有报道联合使用卡铂、利妥昔单抗,环磷酰胺,依托泊苷,托西莫单抗,并结合自体免疫细胞移植对患者进行治疗,但治疗后 6 个月复发[6]。

【参考文献】

[1] WILLEMZE R,CERRONI L,KEMPF W,et al. The 2018 update of the WHO-EORTC classification for primary cutaneous lymphomas. Blood,2019,133(16):1703-1714.

[2] GRANGE F,BEYLOT-BARRY M,COURVILLE P,et al. Primary cutaneous diffuse large B-cell lymphoma,leg type:clinicopathologic features and prognosis analysis in 60 cases. Arch Dermatol,2007,143(9):1144-1150.

[3] KODAMA K,MASSONE C,CHOTT A,et al. Primary cutaneous large B-cell lymphomas:clinicopathologic features,classification,and prognostic factors in a large series of patients. Blood,2005,106(7):2491-2497.

[4] SENFF N J,NOORDIJK E M,KIM Y H,et al. European Organization for Research and Treatment of Cancer and International Society for Cutaneous Lymphoma consensus recommendations for the management of cutaneous B-cell lymphomas. Blood,2008,112(5):1600-1609.

[5] SAVINI P,LANZI A,FOSCHI F G,et al. Lenalidomide monotherapy in relapsed primary cutaneous diffuse large B cell lymphoma-leg type. Ann Hematol,2014,93(2):333-334.

[6] GUPTA E,ACCURSO J,SLUZEVICH J,et al. Excellent outcome of mmunomodulation or Bruton's tyrosine kinase inhibition in highly refractory primary cutaneous diffuse large B-cell lymphoma,leg type. Rare Tumors,2015,7(4):6067.

· B 淋巴母细胞瘤 ·

B 淋巴母细胞瘤(B-lymphoblastic lymphoma)由前 B 淋巴细胞恶性增生形成,原发于皮肤的 B 淋巴母细胞瘤较为罕见。

【临床表现】

好发于儿童和青年,临床常表现为头面部单发的、快速生长的红色肿瘤,皮损也可位于四肢,早期无症状[1]。原发皮肤 B 淋巴母细胞淋巴瘤与继发性 B 淋巴母细胞淋巴瘤累及皮肤在临床和病理上较难区分,需要进行完整的系统检查[2]。继发性病例中,皮肤表现常伴随系统症状,如体重下降、发热、乏力等。血清中乳酸脱氢酶(LDH)水平常升高,反映肿瘤具有进行性发展及容易累及内脏器官的性质。进展较快,预后较差。

【组织病理】

肿瘤表现为单一的、中等大小的细胞增生,细胞质少,胞核卷曲,染色质均匀。可见较多核分裂象及坏死细胞。由于吞噬细胞碎片的巨噬细胞存在,在低倍镜下,常常可以看见"星空现象"。肿瘤细胞排列呈马赛克样是另一特点。值得注意的是,形态学并不能与 T 细胞淋巴母细胞淋巴瘤区分。

肿瘤细胞表达 TdT(末端脱氧核苷酸转移酶,由 T 和 B 的前体细胞表达)以及 CD10 和免疫球蛋白胞质型 μ 链,大部分病例表达 CD20、CD79α 和 CD99,部分表达 CD43。研究发现肿瘤有 IGH 基因的单克隆重排,但 TCR 基因是多克隆的。但有缺乏 IGH 基因的单克隆重排以及同时存在 IGH 和 TCR 基因单克隆重排的报道。

【诊断和鉴别诊断】

诊断需结合临床表现、组织病理和免疫表型。需与继发性 B 淋巴母细胞淋巴瘤累及皮肤鉴别,可通过完善系统检查进行鉴别[2]。此外,还需与其他皮肤淋巴瘤和非淋巴网状系统肿瘤相鉴别,后者例如尤因肉瘤和小细胞肺癌。可通过免疫组化及基因分析得出结论。TdT 阳性是诊断本病最重要的组化特点。肿瘤细胞单独或同时表达 TdT、CD99 和 CD34 是诊断淋巴母细胞淋巴瘤或白血病的重要依据。

【治疗】

需按照系统型进行治疗[3],可按照急性淋巴瘤细胞白血病 ALL 治疗方案或使用 CHOP 方案[4-5]。仅局部治疗,疾病易复发且发生系统受累[6]。近期研究显示一名 78 岁老年男性患者进行 4 次 CHOP 方案化疗后联合 4 周局部放疗,疾病可完全缓解,随访 21 个月未复发[7]。

【参考文献】

[1] CHIMENTI S,FINK-PUCHES R,PERIS K,et al. Cutaneous involvement in lymphoblastic lymphoma. J Cutan Pathol,1999,26(8):376-385.

[2] BILLON R,DAINESE L,CONSTANTINESCU G,et al. Primary cutaneous B-cell lymphoblastic lymphoma in children. Report of two cases. Pediatr Dermatol,2015,32(1):e36-38.

[3] RASHIDGHAMAT E,ROBSON A. Primary cutaneous precursor B cell lymphoblastic lymphoma in a child,complicated by fatal disseminated varicella zoster virus. Clin Exp Dermatol,2015,40(8):839-843.

[4] ROWE J M,BUCK G,BURNETT A K,et al. Induction therapy for adults with acute lymphoblastic leukemia:results of more than 1500 patients from the international ALL trial:MRC UKALL XII/ECOG E2993. Blood,2005,106(12):3760-3767.

[5] SHAFER D,WU H,AL-SALEEM T,et al. Cutaneous precursor B-cell lymphoblastic lymphoma in 2 adult patients:clinicopathologic and molecular cytogenetic studies with a review of the literature. Arch Dermatol,2008,144(9):1155-1162.

[6] LIN P,JONES D,DORFMAN D M,et al. Precursor B-cell lymphoblastic lymphoma:a predominantly extranodal tumor with low propensity for leukemic involvement. Am J Surg Pathol,2000,24(11):1480-1490.

[7] CHO S Y,LEE S S,BACK D H,et al. Primary cutaneous B-cell lymphoma in an elderly man. Korean J Hematol,2011,46(4):283-286.

·慢性 B 淋巴细胞性白血病·

慢性 B 淋巴细胞性白血病(chronic B-cell lymphocytic leukaemia)是皮肤白血病的一种,以 B 淋巴细胞克隆性增殖为主要特征。白血病的皮肤表现称为皮肤白血病,偶或发生于白血病的血象和骨髓象改变出现之前。在西方国家,慢性 B 淋巴细胞性白血病是最常见的成人白血病,男性好发,发病原因尚不清楚。

【临床表现】

约有 25% 的慢性 B 淋巴细胞性白血病患者出现皮肤受累[1],累及皮肤后,皮疹可表现为单发、聚集或泛发的丘疹、斑块、结节或较大的肿瘤[2]。部分慢性淋巴细胞白血病患者可出现继发性皮肤恶性肿瘤,如鳞状细胞癌等,其他继发性皮损表现多形,常见者为紫癜、皮肤瘙痒、荨麻疹、红皮病、皮肤血管炎等[3-4]。向弥漫性大 B 细胞淋巴瘤转化的慢性 B 淋巴细胞性白血病被称为 Ritcher 综合征,预后较差[2]。

【组织病理】

慢性 B 淋巴细胞性白血病皮肤浸润的特异性病理模式主要有三种:①真皮及脂肪层密集的肿瘤细胞在血管及附属器周围片状浸润;②真皮及皮下组织内肿瘤细胞结节性或弥漫性浸润;③真皮浅中层密集的肿瘤细胞浸润,呈带状分布。真皮及脂肪层血管周围可见小淋巴细胞浸润。同一患者不同病期的皮损病理表现可呈现不同模式[5]。肿瘤细胞主要为小淋巴细胞,胞质稀少,染色质聚集。偶见幼淋巴细胞[6]。部分病例中,嗜酸性粒细胞和淋巴细胞在血管及皮脂腺周围浸润,或在胶原束间散在浸润。偶见上皮样细胞、巨细胞、嗜中性粒细胞及浆细胞。肿瘤细胞表达 CD5、CD19、CD23 和 CD20 阳性[7]。

【诊断和鉴别诊断】

诊断需结合临床表现、组织病理和免疫表型。需要与套细胞淋巴瘤、滤泡性淋巴瘤和边缘区淋巴瘤鉴别,可通过临床表现、组织病理形态及免疫组织化学染色进行区分[8]。慢性 B 淋巴细胞性白血病也可表现为仅累及面部的类似肉芽肿性玫瑰痤疮的皮疹。

【治疗】

同白血病治疗相同。特异性皮损可用 X 线和局部化疗治疗,非特异性皮损可对症治疗。有报道,烷化剂类药物如苯丁酸氮芥用于治疗本病,约 50% 的患者皮损得到缓解[5]。近期报道新型核苷类似物,氟达拉滨(fludarabine,FA)和克拉屈滨(cladribine,2-CdA)对于部分患者有效[9]。另有报道,使用 Toll 样受体拮抗剂咪喹莫特后,患者皮损可消退[10]。对于较为局限的皮损,可使用 UVB 或局部放疗[11],也可病灶内注射甲氨蝶呤或干扰素 α 治疗,对常规治疗抵抗的患者可使用干扰素 α 治疗[12]。

【参考文献】

[1] CHIORAZZI N,RAI K R,FERRARINI M. Chronic lymphocytic leukemia. N Engl J Med,2005,352(8):804-815.

[2] ROBAK E,ROBAK T. Skin lesions in chronic lymphocytic leukemia. Leuk Lymphoma,2007,48(5):855-865.

[3] DOS SANTOS H T,BENEVENUTO B A,FILHO E R,et al. Synchronous metastatic cutaneous squamous cell carcinoma and chronic lymphocytic leukaemia/small lymphocytic lymphoma in a cervical lymph node:Case report of an unusual event. J Clin Exp Dent,2015,7(5):e660-664.

[4] AGNEW K L,RUCHLEMER R,CATOVSKY D,et al. Cutaneous findings in chronic lymphocytic leukaemia. Br J Dermatol,2004,150(6):1129-1135.

[5] CERRONI L,ZENAHLIK P,HÖFLER G,et al. Specific cutaneous infiltrates of B-cell chronic lymphocytic leukemia:a clinico-pathologic and prognostic study of 42 patients. Am J Surg Pathol,1996,20(8):1000-1010.

[6] BUECHNER S A,LI C Y,SU W P. Leukemia cutis. A histopathologic study of 42 cases. Am J Dermatopathol,1985,7(2):109-119.

[7] MATUTES E,OWUSU-ANKOMAH K,MORILLA R,et al. The immunological profile of B-cell disorders and proposal of a scoring system for the diagnosis of CLL. Leukemia,1994,8(10):1640-1645.

[8] CHANG C C,ROWE J J,HAWKINS P,et al. Mantle cell lymphoma of the hard palate:a case report and review of the differential diagnosis based on the histomorphology and immunophenotyping pattern. Oral Surg Oral Med Oral Pathol Oral Radiol Endod,2003,96(3):316-320.

[9] Robak E,Robak T,Biernat W,et al. Successful treatment of leukaemia cutis with cladribinein a patient with B-cell chronic lymphocytic leukemia. Br J Dermatol,2002,147(4):775-780.

[10] SPANER D E,MILLER R L,MENA J,et al. Regression of lymphomatous skin deposits in a chronic lymphocytic leukemia patient treated with the Toll-like receptor-7/8 agonist,imiquimod. Leuk Lymphoma,2005,46(6):935-939.

[11] PORTER W M,SIDWELL R U,CATOVSKY D,et al. Cutaneous presentation of chronic lymphatic leukaemia and response to ultraviolet B phototherapy. Br J Dermatol,2001,144(5):1092-1094.

[12] VÁRKONYI J,ZALATNAI A,TIMÁR J,et al. Secondary cutaneous infiltration in B cell chronic lymphocytic leukemia. Acta Haematol,2000,103(2):116-121.

第三节　母细胞性 NK 细胞淋巴瘤

母细胞性 NK 细胞淋巴瘤（blastic NK-cell lymphoma, BNKL），又称为 CD4$^+$/CD56$^+$血源性恶性肿瘤，是一种罕见的淋巴瘤，起源于 NK 细胞前体细胞具有侵袭性的恶性肿瘤，近期研究表明 CD123 阳性，提示肿瘤细胞也可能来源于浆细胞样树突状细胞的前体细胞[1]。因此，在 2008 年 WHO 分类中，BNKL 被归入到"急性髓系白血病及其相关前体细胞肿瘤"中，命名为母细胞性浆细胞样树突状细胞肿瘤。

【临床表现】

临床表现多样，皮肤病变最常见，无症状性皮损可见于所有患者。皮损形态多样，发病初期常局限性损害皮损，可有结节、丘疹、溃疡等改变。随病情进展，皮损逐渐多发，严重时病变可侵犯淋巴结、肝、脾及骨髓等。部分患者可伴有骨髓增生异常综合征及急性白血病等疾病。

【组织病理】

在低倍镜下，病灶中有中等大小单一核细胞浸润，胞核不规则，染色质疏松，有 1 个以上核仁，胞质少见，胞质内无颗粒。在斑点或淤斑样皮损中，浸润灶不太密集，在血管周围聚集或分散成结节灶。在结节性皮损中，浸润到真皮层和真皮下层的肿瘤细胞比较密集、病灶较大、细胞形态单一。随病情进展，皮肤附属器也常受累。

免疫表型特征是 CD4（+）、CD56（+），也可表达 CD43，CD45RA 及浆细胞样树突状细胞的免疫标志（CD123、BDCA-2、CLA）。

【诊断和鉴别诊断】

根据 BNKL 的临床表现及组织病理，完善免疫表型或细胞遗传学检查后，在无 T 细胞或髓系来源证据时才可确定该诊断。皮肤损害合并全身临床表现时，需与皮肤 T 细胞淋巴瘤、皮肤 NK 细胞淋巴瘤及髓系增生性疾病的皮肤损害等鉴别。

【治疗】

治疗效果欠佳，中位生存时间 14 个月，且年龄越大，生存时间越短。局限性皮损可手术切除。放疗和/或化疗首次应用可以达到完全临床缓解，但短期内易复发，再次放疗、化疗疗效不明显。骨髓转移时，给予冲击性的化疗联合放疗对部分患者有效[2]。

【参考文献】

[1] PETRELLA T, BAGOT M, WILLEMZE R, et al. Blastic NK-cell lymphomas（agranular CD4$^+$ CD56$^+$ hematodermic neoplasms）：a review. Am J Clin Pathol, 2005, 123（5）：662-675.

[2] REIMER P, RüDIGER T, KRAEMER D, et al. What is CD4$^+$ CD56$^+$ malignancy and how should it be treated? Bone Marrow Transplant, 2003, 32（7）：637-646.

第四节　皮肤霍奇金淋巴瘤

霍奇金淋巴瘤（Hodgkin's lymphoma, HL）可能与病毒感染（EB 病毒）、T 细胞免疫缺陷有关。病变多原发于淋巴结，晚期转移累及皮肤，R-S 细胞是该病组织学特征性细胞。

【发病机制】

皮肤受累有三种机制[1]：①邻近病变淋巴结逆行淋巴细胞扩散；②病变淋巴结直接侵及皮肤；③肿瘤细胞血行转移。

【临床表现】

病变多原发于淋巴结，常有多部位受累，其中淋巴结、扁桃体、脾脏、骨髓最易受累。淋巴结受累部位多见于锁骨上淋巴结、腋窝淋巴结、腹股沟淋巴结，表现为无痛性进行性肿大或局部肿块，部分患者饮酒后淋巴结疼痛是霍奇金淋巴瘤所特有，可有全身症状如发热、盗汗、瘙痒及消瘦等。

皮肤表现作为霍奇金淋巴瘤的第一临床表现较为少见,且皮肤表现多种多样,不易做出诊断。少部分病例原发于淋巴结以外的部位,如实质脏器、皮肤,疾病首先表现为皮肤非特异性损害,被认为是 HL 的副肿瘤综合征,可表现为瘙痒、爱迪生样皮肤色素沉着、红斑、苔藓样变、红皮病等[2]。

霍奇金淋巴瘤特异性皮损较为罕见,最常见于躯干、下肢、头皮等部位,表现为粉色或红褐色的无痛性丘疹、结节或斑块,也可出现溃疡病变[3]。

【组织病理】

组织学特点是在以淋巴细胞为主的多种炎症细胞混合浸润的基础上,出现不等量的肿瘤细胞,即里-施细胞(R-S 细胞,Reed-Sternbery cell)及变异细胞散在分布。R-S 细胞是该病组织学特征性细胞,R-S 细胞表现为大小不一,直径与红细胞相当,形态极不规则,胞质嗜双色性,核外形不规则,可呈"镜影"状,也可表现为多叶或多核,核仁大而明显。R-S 细胞免疫表型一般表达 CD15 和 CD30。除了典型的 R-S 细胞外,具有上述形态特征的单核型瘤细胞成为霍奇金细胞,这类细胞的出现提示霍奇金淋巴瘤的可能。R-S 细胞常见变异型细胞常见于霍奇金淋巴瘤的不同亚型中,如陷窝细胞、L&H 细胞、多核瘤巨细胞等(图 37-42)。

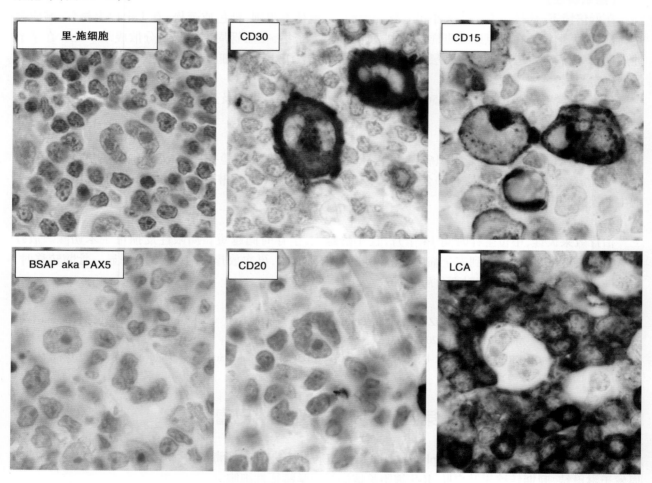

图 37-42　皮肤霍奇金淋巴瘤(×400)

根据病变组织中肿瘤细胞和淋巴细胞的数量和比例,以及组织构象特征等,又将经典霍奇金淋巴瘤分为四种亚型,即结节硬化型、混合细胞型、淋巴细胞为主型、淋巴细胞减少型。

皮肤损害中可见淋巴细胞、组织细胞及嗜酸性粒细胞炎症浸润,可见大的细胞团块、常达皮下组织,皮肤病变中很少见典型 R-S 细胞。

【诊断和鉴别诊断】

根据皮损临床表现(特异性及非特异性皮损)及组织病理(小淋巴细胞及多种炎症细胞浸润基础上有

R-S 细胞)进行诊断。需与淋巴瘤样丘疹病、CD30⁺间变性大细胞淋巴瘤、淋巴结良性结节硬化及恶性组织细胞增生症等鉴别。

【治疗】

皮肤霍奇金淋巴瘤通常预示疾病处于晚期阶段,预后差。对皮肤损害可采用局部对症处理,包括 X 线放疗、补骨脂素加长波紫外线(PUVA)及中波紫外线(UVB)等。有特异性皮损的霍奇金淋巴瘤患者可根据潜在疾病采用血液病学相关方案治疗。受累淋巴结区域及可能侵及的淋巴结和组织进行放疗,根据不同的临床分期采取放疗联合化疗,部分病例可达到完全缓解。

【参考文献】

[1] INTROCASO C E, KANTOR J, PORTER D L, et al. Cutaneous Hodgkin's disease. J Am Acad Dermatol, 2008, 58(2): 295-298.

[2] PERIFANIS V, SFIKAS G, TZIOMALOS K, et al. Skin involvement in Hodgkin's disease. Cancer Invest, 2006, 24(4): 401-403.

[3] CYRUS C H, KANG H J, KAMILIA S R. Hodgkin lymphoma with cutaneous involvement. Dermatol Online, 2009, 15(5): 5.

第五节　其他皮肤淋巴瘤/白血病

·皮肤髓细胞性白血病·

皮肤髓细胞性白血病(cutaneous myelogenous leukaemia),又称皮肤急性粒细胞白血病,是指异常增生的白细胞及其前体细胞累及皮肤。常见于急性单核细胞型白血病和急性粒-单核细胞白血病。

【临床表现】

皮肤髓细胞性白血病皮肤表现一般可分为两类:特异性皮损、非特异性皮损。

特异性皮损:为白血病细胞浸润所致,头颈、躯干部位最常受累,皮损表现为弥漫性坚实丘疹、结节,易出血,此类皮损与病情变化密切相关,预示着有外周血或骨髓白血病细胞的广泛浸润,病情加重恶化(图37-43~图37-45)。粒细胞白血病时,部分患者可出现真皮结节,称为绿色瘤。部分病例以皮肤表现为首发,应尽早行皮肤病理检查。

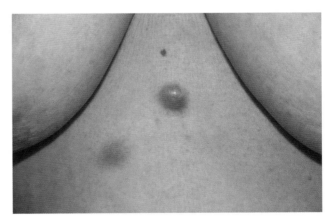

图 37-43　皮肤髓细胞性白血病。胸部红色坚实结节

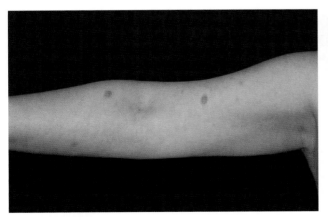

图 37-44　皮肤髓细胞性白血病。上肢多发红色结节

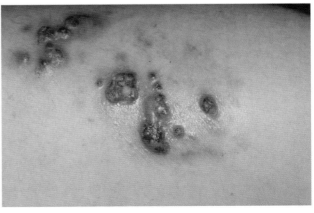

图 37-45　皮肤髓细胞性白血病。大腿多发红色结节、肿物,表面破溃

非特异性皮损：皮损缺乏特异性，为多形性损害，包括斑疹、丘疹、水疱、风团、结节、溃疡等表现，也可表现为弥漫性红皮病、出血性皮损、Sweet 综合征及坏疽性脓皮病[1]。皮损瘙痒明显。

【组织病理】

组织病理典型表现为真皮全层及皮下组织血管周围有白血病细胞（未成熟骨髓来源细胞）浸润，也可表现为单个肿瘤细胞穿插于胶原纤维束间，弥漫广泛浸润形成肿瘤结节。未被浸润的表皮多形成无细胞浸润带（图 37-46~图 37-50）。

【诊断和鉴别诊断】

根据患者临床表现（特异性及非特异性皮损）及组织病理学检查（真皮内白血病细胞浸润）进行诊断。需与皮肤淋巴瘤、血管炎、药疹及髓外造血等鉴别。

【治疗】

尚无特效疗法。特异性皮损采用局部放疗和/或化疗，非特异性皮损多采取对症治疗。白血病得到有效治疗后，皮损多可消退[2]。

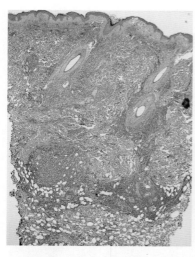

图 37-46   皮肤髓细胞性白血病。真皮全层及皮下组织血管周围白细胞弥漫广泛浸润形成肿瘤结节（HE 染色，×40）

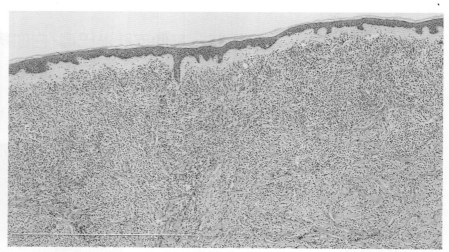

图 37-47   皮肤髓细胞性白血病。真皮至皮下脂肪组织密集肿瘤细胞浸润，与未被浸润的表皮间形成无细胞浸润带（HE 染色，×40）

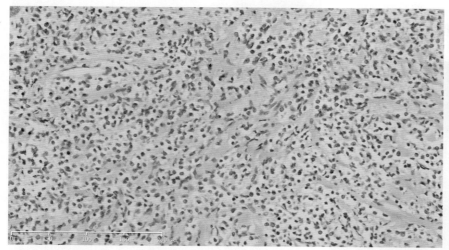

图 37-48   皮肤髓细胞性白血病。真皮至皮下脂肪组织密集肿瘤细胞浸润，细胞异形性明显（HE 染色，×200）

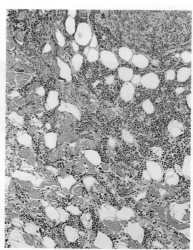

图 37-49   皮肤髓细胞性白血病。真皮及皮下组织肿瘤细胞浸润（HE 染色，×200）

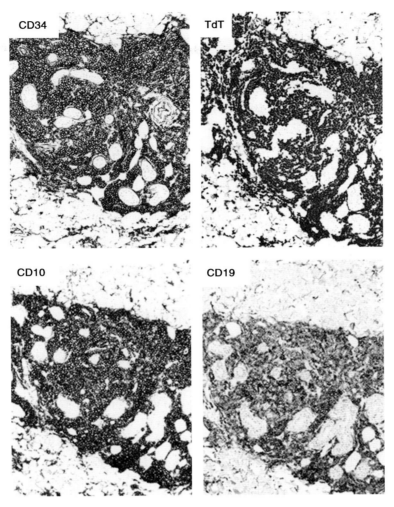

图 37-50　皮肤髓细胞性白血病。免疫组化染色(×100)

【参考文献】

[1] SCHNEIDER D T,SCHUPPE H C,SCHWAMBORN D,et al. Acute febrile neutrophilic dermatosis (Sweet syndrome) as initial presentation in a child with acute myelogenous leukemia. Med Pediatr Oncol,1998,31(3):178-181.

[2] GIMÉNEZ GARCÍA R M,TORTOSA CAVERO J,CARNERO M,et al. Ampullar gangrenous pyoderma and leukemia. Rev Clin Esp,1988,182(9):506-507.

·人类免疫缺陷病毒感染的不典型皮肤淋巴增生性疾病·

人类免疫缺陷病毒(HIV)感染的不典型皮肤淋巴增生性疾病(atypical cutaneous lymphoproliferative disorder of HIV infection)是一种由 HIV 感染所引起的慢性反应性良性增生性疾病。据报道,部分患者可发展为皮肤 T 细胞淋巴瘤[1]。临床多表现为泛发性瘙痒性丘疹、斑块伴色素异常改变。

【临床表现】

临床表现多样,可表现为蕈样肉芽肿等皮肤淋巴瘤样皮损[2]。皮损为泛发瘙痒性红斑、丘疹、斑块,可有苔藓样、伴色素异常改变。患者通常处于艾滋病晚期,有明显的免疫缺陷,多有全身症状,包括发热、乏力、盗汗及腹泻等表现,部分患者出现淋巴结病等表现。

【组织病理】

组织病理多无特征性,HIV 感染后期可表现为真皮浅深层血管及毛囊周围反应性炎症细胞浸润,包括淋巴细胞、嗜酸性粒细胞、浆细胞和少量嗜中性粒细胞。其中部分淋巴细胞具有轻度异型性,偶可见亲表皮现象类似蕈样肉芽肿或 Sezary 综合征,浸润的淋巴细胞多克隆 CD8⁺T 细胞,无 CD20⁺B 细胞。

【诊断和鉴别诊断】

根据临床表现、血常规、血清学检测(T 淋巴细胞亚群)、HIV 抗体检测及皮肤组织病理学检查诊断。需与皮肤 T 细胞淋巴瘤、嗜酸性脓疱性毛囊炎、疥疮等鉴别。

【治疗】

系统或局部应用抗病毒药物治疗对于缓解皮损症状及减缓疾病发展进程多无明显效果[1]。麦考酚酯等免疫抑制剂对于皮损有较好的治疗效果[2]。

【参考文献】

[1] FRIEDLER S,PARISI M T,WALDO E,et al. Atypical cutaneous lymphoproliferative disorder in patients with HIV infection. Int J Dermatol,1999,38(2):111-118.

[2] NGUYEN V,DORER,ABOULAFIA D M. Atypical Cutaneous Lymphoproliferative Disorder:A Fatal Mimic of Cutaneous T-Cell Lymphoma in a Patient with HIV Infection. W J AIDS,2013,3(1):10-15.

第六节　皮肤淋巴样增生

皮肤淋巴样增生(cutaneous lymphoid hyperplasia),曾称皮肤假性淋巴瘤,是指临床和/或组织病理类似于皮肤真性淋巴瘤的一组良性皮肤淋巴细胞浸润性疾病。皮损多表现为紫红色结节或斑块,组织病理特征为真皮浅层和深层结节状或弥漫性淋巴细胞浸润,多采用保守治疗方案。

【病因及发病机制】

多由外在刺激(药物、异物植入、感染、节肢动物叮咬、文身等)诱发局部免疫反应,引起淋巴细胞、巨噬细胞及树突状细胞局限性增生和聚集,局部皮肤出现斑块、结节样损害,部分病例有演变为淋巴瘤的潜在趋势[1]。

【临床表现】

中年女性多见,皮损好发于头、颈、面部,多表现为坚实的红色或紫红色丘疹、斑块或结节,结节表面光亮,偶可见簇集性丘疹(图 37-51~图 37-53)。感染(螺旋体)诱发的皮损多表现为感染部位多发结节伴局部淋巴结肿大。

【组织病理】

组织病理特征为真皮内结节状或弥漫性成熟淋巴细胞浸润,多伴有组织细胞、巨噬细胞、浆细胞等浸润。真皮深层及皮下组织淋巴细胞浸润较少,偶可见界限清楚的生发中心,中央为巨噬细胞及大淋巴细

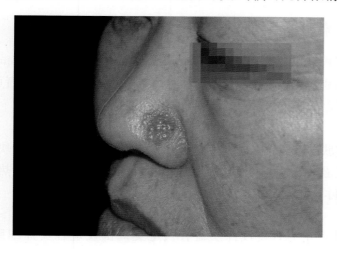

图 37-51　皮肤淋巴样增生。鼻翼红色斑块,表面簇集性丘疹

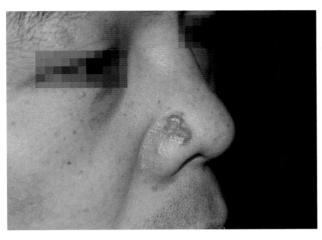

图 37-52　皮肤淋巴样增生。鼻翼红色斑块

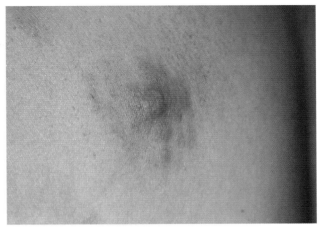

图 37-53　皮肤淋巴样增生。背部红色斑块

胞,周围衣袖状淋巴细胞,免疫组化显示 CD3、CD4、CD20 均阳性,表明淋巴细胞增生呈多克隆性。见图37-54~图 37-57。

【诊断和鉴别诊断】

根据临床表现、组织病理及免疫组化,必要时结合基因重排诊断。需与皮肤淋巴瘤、Jessner 淋巴细胞浸润症等鉴别。

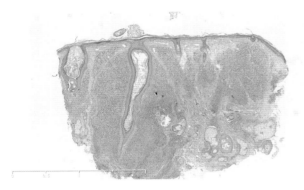

图 37-54　皮肤淋巴样增生。轻度角化过度,毛囊角栓形成,棘层萎缩,真皮全层大量淋巴细胞和组织细胞浸润(HE 染色,×40)

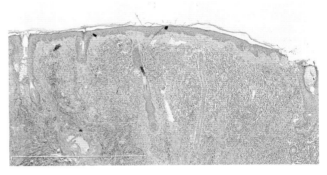

图 37-55　皮肤淋巴样增生。轻度角化过度,棘层萎缩变薄,表皮与真皮交界处可见无浸润带,其下方真皮大量淋巴细胞和组织细胞浸润(HE 染色,×40)

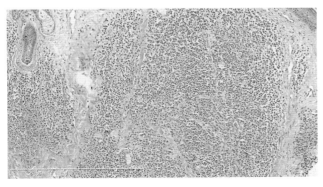

图 37-56　皮肤淋巴样增生。真皮全层大量淋巴细胞和组织细胞浸润(HE 染色,×100)

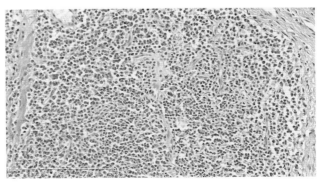

图 37-57　皮肤淋巴样增生。真皮全层大量淋巴细胞和组织细胞浸润(HE 染色,×200)

【治疗】

为良性疾病,多采用保守治疗,皮损可自行消退。可外用或皮损内注射糖皮质激素,也可口服雷公藤或泰尔丝治疗,冷冻、肌注干扰素、局部放疗和手术切除均有成功的报道[2]。

【参考文献】

[1] KULOW B F,CUALING H,STEELE P. Progression of cutaneous B-cell psudolymphoma to cutaneous B-cell lymphoma. J cutan Med Surg,2002,6(6):519-528.

[2] DIONYSSOPOULOS A,MANDEKOU-LEFAKI I,DELLI F S,et al. T- and B-cutaneous pseudolymphomas treated by surgical excision and immediate reconstruction. Dermatol Surg,2006,32(12):1526-1529.

（罗毅鑫　韩大伟　刘洁）

第三十八章

非朗格汉斯和朗格汉斯细胞组织细胞性疾病

BCH	benign cephalic histiocytosis	良性头部组织细胞增生症
CSHRH	congenital self-healing reticulohistiocytosis	先天性自愈性网状组织细胞增生症
ECH	epithelioid histiocytoma	上皮样细胞组织细胞瘤
LCH	langerhans cell histiocytosis	朗格汉斯细胞组织细胞增生症
MRH	multi-center reticulohistiocytosis	多中心网状组织细胞增生症
PNH	progressive nodular histiocytoma	进行性结节性组织细胞瘤
SHML	sinus histiocytosis with massive lymphadenopathy	窦性组织细胞增生伴巨大淋巴结病
XD	xanthoma disseminatum	播散性黄瘤

第一节　黄　瘤　病

黄瘤病(xanthomatosis)是一种常见的代谢性疾病,由于脂质代谢异常,引起皮肤或肌腱出现黄色或橙色的斑疹、结节或斑块。患者多伴有高脂血症,也是高脂血症的一种常见皮肤表现和皮肤诊断线索。临床上分为结节性黄瘤、腱黄瘤、睑黄瘤、发疹性黄瘤等。病理表现为真皮中出现大量泡沫细胞、Touton 多核巨细胞和胆固醇裂隙。应根据临床类型进行个体化治疗。

【发病机制】

在正常脂质代谢过程中,饮食中的脂肪经肠细胞吸收,转变为乳糜微粒,进入血液。乳糜微粒中含有甘油三酯、胆固醇酯和磷脂等。正常情况下这些成分与血浆蛋白结合形成血浆脂蛋白而转运全身,当血脂浓度高于正常值上限时称为高脂血症,当血浆脂蛋白浓度高于正常值上限时称为高脂蛋白血症。当脂蛋白代谢出现障碍,或其含量或结构发生改变,可导致脂蛋白在组织或血浆中沉积,出现黄瘤病的临床表现。

【临床表现】

黄瘤病根据临床表现、发病部位等不同,分为以下几个类型[1]。

1. 结节性黄瘤(tuberous xanthoma)　皮损表现为扁平或隆起的圆形结节,黄色或橘黄色,质地坚硬,无痛。早期皮损呈淡黄色,晚期皮疹可呈皮肤颜色,可发生于任何年龄,多见于关节伸侧,如肘、膝、踝等关节,可以单独出现,也可以多发,直径数毫米至 2.5cm,可融合成斑块。常见于家族性高脂蛋白血症Ⅲ型和家族性高胆固醇血症。

2. 腱黄瘤（tendon xanthoma）　常发生于跟腱和伸指/趾肌腱上，与皮肤不粘连，也见于踝、胫骨粗隆和肘的骨膜上。其上皮肤正常。常见于家族性高胆固醇血症，可伴发动脉粥样硬化。偶见于血脂正常者。

3. 睑黄瘤（xanthelasma）　是最常见的类型。好发于上眼睑内眦侧，多对称分布，少数可单侧发生，中年女性多见。临床表现为双上眼睑内眦侧片状黄色或橘黄色斑块，大小不等，2～30mm，50%的睑黄瘤患者患有高脂血症（高胆固醇血症或Ⅲ型高脂蛋白血症），严重的高脂血症患者，皮损可围绕眼周出现（图38-1）。

4. 发疹性黄瘤（eruptive xanthoma）　好发于手、臀、膝和上肢的伸侧，也见于肘前、腘窝、唇、眼睑和耳，甚至全身。皮损为针头大小或更大的黄色或橘黄色丘疹，分批出现或突然发生，急性期皮损周围有红晕，有瘙痒或压痛（图38-2～图38-4）。数周后皮损可自行消停，消退后留有色素性瘢痕。常见于原发性高甘油三酯血症和高乳糜微粒血症者，也可发生于继发性高脂蛋白血症及糖尿病患者。

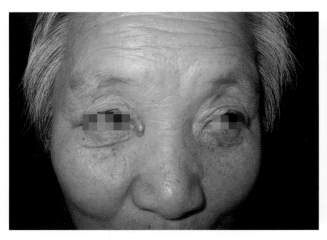

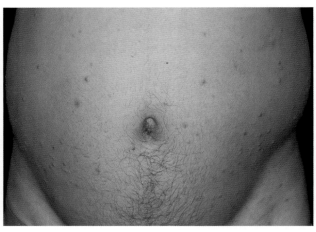

图38-1　睑黄瘤。双上睑及内眦黄色斑块　　　　　图38-2　发疹性黄瘤。腹部多发黄色结节

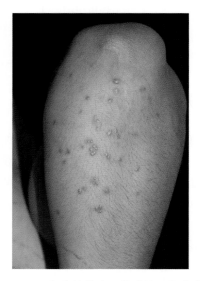

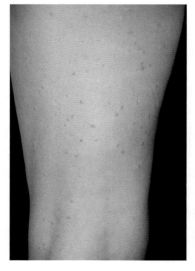

图38-3　发疹性黄瘤。前臂伸侧多发黄　　　　　图38-4　发疹性黄瘤。大腿屈侧多发黄
色结节，表面光滑　　　　　　　　　　　　　　色结节

5. 扁平黄瘤（plane xanthoma）　临床表现多样，可分为如下亚型。

（1）间擦性黄瘤：多见于间擦部位，尤其是指蹼更具特征性，表现为鹅卵石样黄色斑块。

（2）掌纹黄瘤：多见于掌跖，多呈线状分布，表现为黄色至橙色不规则斑块。是Ⅲ型或家族性异常β脂蛋白血症的特征性皮疹。

（3）胆汁郁积性扁平黄瘤：多见于手足部，表现为灰棕色至橙色斑块，境界清楚。

（4）弥漫性扁平黄瘤：多见于躯干和颈两侧，表现为橙黄色或棕黄色斑片或斑块，此型较少见。常伴发单克隆γ病、巨球蛋白血症、骨髓瘤、淋巴瘤等。

【组织病理】

各型黄瘤病理表现相似。表皮一般无明显变化，主要特点为真皮中可见泡沫细胞或黄瘤细胞群集分布，可见胆固醇裂隙（图38-5，图38-6）。苏丹Ⅳ染色可在泡沫细胞内发现脂滴。

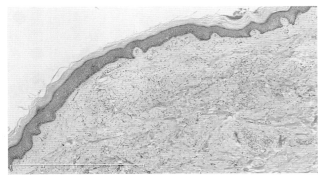
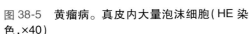

图38-5　黄瘤病。真皮内大量泡沫细胞（HE 染色，×40）

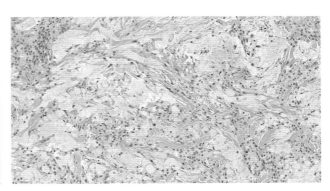

图38-6　黄瘤病。显示泡沫细胞（HE 染色，×200）

【诊断和鉴别诊断】

根据典型皮损结合组织病理检查，可做出明确诊断，同时需进一步进行血脂检查以确定可能存在的系统性脂质代谢紊乱。本病应与朗格汉斯细胞增生症、幼年黄色肉芽肿、进行性结节性组织细胞瘤等进行鉴别。

【治疗】

皮损的治疗：对数目少且较小的损害，可用冷冻疗法、电离子手术、激光等物理治疗。较大的损害需手术切除[2]。

对合并高脂蛋白血症者，可给予低脂、低糖、低胆固醇饮食。饮食控制是治疗本病的基础。此外，可给予降脂药如氯贝丁酯（安妥明）2g/d，主要降低甘油三酯，辛伐他汀片 20mg/d，主要降低胆固醇。

【参考文献】

［1］ FREW J W, MURRELL D F, HABER R M. Fifty shades of yellow：a review of the xanthodermatoses. Int J Dermatol, 2015, 54（10）：1109-1123.

［2］ CHISOLM S S, SCHULMAN J M, FOX L P. Adult xanthogranuloma, reticulohistiocytosis, and Rosai-Dorfman disease. Dermatol Clin, 2015, 33（3）：465-472；discussion 473.

第二节　疣状黄瘤

疣状黄瘤（verrucous xanthoma）是一种较罕见的皮肤黏膜良性病变，由 Shafer 于 1971 年首次报道。至今为止，报告病例中多数发病部位为口腔黏膜，部分位于外阴、龟头和肛周等部位。

【发病机制】

本病的病因和发病机制未明，目前认为吸烟、外伤、病毒感染和炎症等局部刺激可能为发病因素。真皮乳头上部可见轻度的炎症细胞浸润，故有学者推测泡沫细胞的形成是在炎症作用下，表皮基底层的角质形成细胞变性破坏被真皮乳头内增生的巨噬细胞吞噬而形成。Zegarelli 等[1]提出上皮细胞受到某种刺激因素而发生病变，继而出现退行性变和间质细胞泡沫样反应，与该病亦有一定关系。

【临床表现】

本病临床表现多样，皮损可呈疣状、息肉样、乳头瘤样和斑块状，常无明显自觉症状。呈正常肤色、红色、淡红色和棕黄色等,表面呈疣状,直径 10~50mm。多数单发。口腔黏膜最常见,多发生于牙龈黏膜,少见于舌侧缘、颊黏膜。个别患者皮损可累及肛门、大小阴唇、阴茎、阴囊等部位,也可发生于肢体、鼻和呼吸、消化道等部位。临床上很像疣状癌和其他良性肿瘤,如乳头状瘤、寻常疣和黏膜纤维瘤。无明显性别和年龄差异。病程长短不一,数月至数十年[2-5]。

【组织病理】

本病的病变上皮有 3 种形态:①疣状-丘疹型;②火山口-囊状型;③平坦型。其组织病理特点是表皮增生伴角化不全,亦可出现过度角化,角质层和棘层上部有嗜中性粒细胞浸润,表皮突伸长,真皮乳头大量的泡沫细胞伴少量淋巴细胞、嗜中性粒细胞浸润,泡沫细胞浸润深度未超过钉突水平,乳头层上方颗粒层缺失,无 Touton 巨细胞。免疫组化染色泡沫细胞 CD68 阳性,显示为单核巨噬细胞来源,S-100 阴性(图 38-7~图 38-9)[5-6]。

【诊断和鉴别诊断】

根据临床上出现疣状、息肉样、乳头瘤样和斑块状皮损,结合组织病理检查,可做出明确诊断,临床上需要与以下疾病鉴别。

阴囊、外阴疣状黄瘤易误诊为尖锐湿疣和疣状癌等:尖锐湿疣病理上示棘层上部可见典型的挖空细胞,聚合酶链反应(PCR)可证实为人乳头状瘤病毒(HPV)感染,真皮乳头内无泡沫细胞。疣状癌病理表现为上皮钉突呈球状膨大伸入深部组织,超过真皮乳头层,真皮内无泡沫细胞。

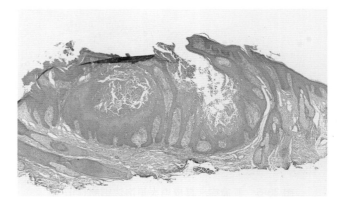

图 38-7　疣状黄瘤。表皮增生,呈火山口样改变,真皮乳头大量泡沫细胞(HE 染色,×40)

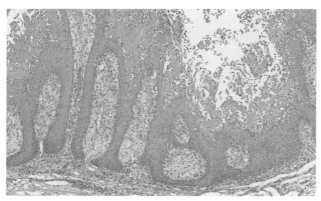

图 38-8　疣状黄瘤。表皮疣状增生,浅层变性坏死,其间可见大量嗜中性粒细胞,真皮乳头大量泡沫细胞(HE 染色,×100)

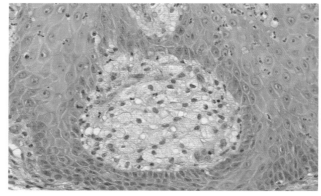

图 38-9　疣状黄瘤。显示真皮乳头内泡沫细胞(HE 染色,×400)

颗粒细胞瘤:肿瘤表皮呈假乳头瘤样增生,肿瘤细胞为多边形,胞质 PAS 染色阳性,CD68 阳性,但肿瘤位于真皮及皮下组织,胞质呈嗜酸性粗颗粒状,免疫病理示 S-100 蛋白和髓磷脂蛋白(MBP)阳性。

此外,本病还需与寻常疣、鲍恩病、增殖性红斑以及鳞状细胞癌等病鉴别。

【治疗】

单一皮损可电灼、冷冻、二氧化碳激光或手术切除等治疗,但冷冻、激光、电灼等易复发。手术切除效果最好,复发率低。本病虽不是癌前病变,但由于发病机制不明,部分患者可发生癌变[7],故应对患者密切随访。

【参考文献】

[1] ZEGARELLI D J,ZEGARELLI-SCHMIDT E C,ZEGARELLI E V. Verruciform xanthoma. Further light and electron microscopic

studies, with the addition of a third case. Oral Surg Oral Med Oral Pathol, 1975, 40(2):246-256.

[2] IJICHI A, MITOMA C, YASUKOCHI Y, et al. Vulvar verruciform xanthoma developing in acquired lymphangioma circumscriptum. J Dermatol, 2017, 44(5):604-605.

[3] 胡新红,张衍国,王欢,等.阴茎疣状黄瘤1例.中国皮肤性病学杂志,2012,26(1):59-60.

[4] 马东来,石秀艳,方凯.疣状黄瘤.临床皮肤科杂志,2013;42(1):2.

[5] KIMURA M, OHTO H, SHIBATA A, et al. Clinicopathological and immunohistochemical characteristics of verruciform xanthoma of the lower gingiva: a case report. J Clin Diagn Res, 2016, 10(6):ZD05-06.

[6] 项晶晶,徐如君,吴能定,等.外阴部、阴囊疣状黄瘤临床病理特点及文献复习.临床与实验病理学杂志,2007,23(2):163-166.

[7] TAKIWAKI H, YOKOTA M, AHSAN K, et al. Squamous cell carcinoma associated with verruciform xanthoma of the penis. Am J Dermatopathol, 1996, 18(5):551-554.

第三节 泛发性扁平黄瘤

泛发性扁平黄瘤(diffuse plane xanthoma)是一种少见的、非遗传的、发生于老年人的黄色瘤,于1962年由Altman和Winkelmann首次报道,其临床特点为扁平橘黄或棕黄色斑块和结节,对称分布于眼睑周围、颈部两侧、躯干上部和上臂,是非朗格汉斯细胞组织细胞增生症的少见亚型。患者血脂正常或有高脂血症,高脂血症者常与家族性高脂血症或胆汁性肝硬化有关,血脂正常的泛发性扁平黄瘤包括原发性泛发性扁平黄瘤、与淋巴组织增生性疾病相关的泛发性扁平黄瘤及脂蛋白结构和含量异常相关的泛发性扁平黄瘤3个亚型。

【发病机制】

泛发性扁平黄瘤发病机制尚不清楚,在丙种球蛋白相关泛发性扁平黄瘤,单克隆性IgG可与循环中低密度脂蛋白形成复合物,使该复合物更易于被巨噬细胞吞噬[1]。

【临床表现】

多见于老年女性,病变多分布于前额、双面颊及眶周、颈部及胸前,表现为米粒至绿豆大黄色扁平丘疹或大片淡黄色扁平斑块,部分丘疹融合,境界清楚,边缘轻度浸润,对称分布,无任何自觉症状(图38-10,图38-11)。血脂正常或有高脂血症。可伴发血液系统疾病如多发性骨髓瘤、单克隆丙种球蛋白病、急性单核细胞白血病、慢性粒细胞白血病、慢性淋巴细胞白血病、非霍奇金淋巴瘤、成人T细胞淋巴瘤、Sezary综合征、Waldenstrom巨球蛋白血症和Castleman病,也可伴发心血管疾病或糖尿病[2-4]。

【组织病理】

表现为真皮浅层血管周围少量淋巴细胞及组织细胞浸润,真皮中下部可见团块状致密的组织细胞及多核巨细胞浸润,并见大量泡沫细胞,偶见Touton巨细胞。

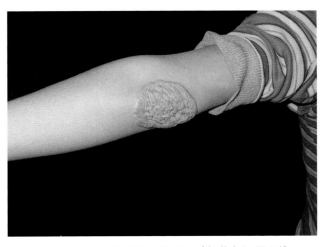

图38-10 泛发性扁平黄瘤。肘部黄色肥厚斑块

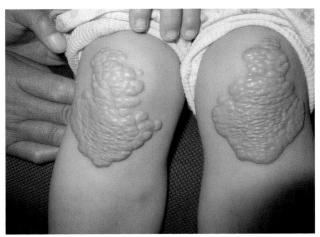

图38-11 泛发性扁平黄瘤。双膝部黄色肥厚斑块

【诊断和鉴别诊断】

根据老年女性发生于面部、颈部及胸前黄色扁平丘疹或斑块,组织病理表现为真皮中下部团块状致密的组织细胞及多核巨细胞浸润,见大量泡沫细胞,可做出明确诊断。需要与下列疾病鉴别:

播散性黄瘤:发病年龄较早,25岁以下的男性多见。典型患者出现三联征:皮肤黄瘤、黏膜黄瘤和尿崩症。皮损好发于身体屈侧皱褶部位如腹股沟、腋下、颈部、肘窝、腘窝等。

幼年黄色肉芽肿:两者病理表现很相似,但幼年黄色肉芽肿多见于婴儿和儿童,并有自愈倾向。

【治疗】

局限性皮疹,可以手术切除,或采用皮肤磨削术以及剥脱性激光治疗。铒:YAG激光治疗颜面部黄瘤病已有报道。由于该病可早于血液系统疾病数年,故应在诊断该病的数年内应密切随访,进行必要的血液系统检查,以早期发现骨髓增生性疾病。有报道采用普罗布考治疗血脂正常的泛发性扁平黄瘤,2周后皮损明显好转,8个月后皮损消退[5]。

【参考文献】

[1] ALTMAN J,WINKELMANN R K. Diffuse normolipemic plane xanthoma. Arch Dennatol,1962,85:633-640.

[2] 敖俊红,杨希川,钟白玉,等. 泛发性扁平黄瘤1例. 中国皮肤性病学杂志,2008,24(5):307-308.

[3] KIM K J,LEE D P,SUH H S,et al. Diffuse plane xanthoma in a patient with chronic myeloid leukemia. J Dermatol,2004,31(6):503-505.

[4] COHEN Y K,ELPERN D J. Diffuse normolipemic plane xanthoma associated with monoclonal gammopathy. Dermatol Pract Concept,2015,5(4):65-67.

[5] MIYAGAWA F,FUKUMOTO T,KOBAYASHI N,et al. Successful treatment of diffuse normolipemic plane xanthoma with probucol. Case Rep Dermatol,2013,5(2):148-151.

第四节　播散性脂质肉芽肿病

播散性脂质肉芽肿病,又名播散性脂质肉芽肿综合征(disseminated lipogranulome syndrome),又称法伯综合征(Farbers syndrome)、Farber脂质肉芽肿病。由Farber于1952年首次描述,属于常染色体隐性遗传病,多见于数月大的婴儿。由于溶酶体酸性神经酰胺酶缺陷导致糖脂神经酰胺贮积在各组织中,从而引起脂质贮积性疾病。临床表现为小关节肿胀变形和疼痛,皮下结节见于关节周围和皮下组织、眼睑、脊柱、面部等突出部位,也可在喉部形成喉喘鸣,哭声嘶哑,呼吸和发音困难等特征性病征。

【发病机制】

是一种常染色体隐性遗传病,致病基因尚不明确。由于溶酶体酸性神经酰胺酶缺陷不能将神经酰胺水解为游离脂肪酸和饱和糖脂醇,导致糖脂神经酰胺贮积在各组织中,从而引起脂质贮积性疾病。神经酰胺是细胞信号分子,参与细胞的增殖、分化和凋亡。

【临床表现】

本病罕见。多见于婴儿,可出现多系统表现。皮损见于关节周围和皮下组织、眼睑、脊柱、面部等突出部位,表现为皮下结节,1~2cm,质硬有弹性。关节表现为小关节肿胀变形和疼痛。婴儿可出现哭声嘶哑、喉喘鸣、呼吸和发音困难等。多伴有中枢神经系统受累表现,如精神迟钝、智力障碍、运动障碍、肌张力低下、腱反射减弱或消失等。此外,肝大、周期性发热、眼底黄斑、视网膜上有轻度樱桃红色点等症状亦可出现[1]。

【组织病理】

皮下结节处取材,病理表现为肉芽肿,由组织细胞、成纤维细胞和泡沫组织细胞构成,肉芽肿的中央可见较多泡沫细胞。冰冻切片PAS染色,可在组织细胞和成纤维细胞内出现阳性物质,主要成分是神经酰胺。电镜下组织细胞、成纤维细胞和内皮细胞的胞质内可见Farber小体,为曲线形管状膜结构,在神经膜细胞内有香蕉状小体,在血管内皮细胞和神经元中可见斑马小体。三种小体均为本病特有[1]。

【诊断和鉴别诊断】

根据临床表现,婴儿期出现、关节周围和皮下组织、眼睑、脊柱、面部等突出部位出现皮下结节、关节肿胀变形和疼痛、多伴有中枢神经系统受累表现,组织病理表现为组织细胞、成纤维细胞和泡沫组织细胞构成肉芽肿,中央可见较多泡沫细胞可做出诊断。

须与小儿类风湿性关节炎的多关节病型、结节性脂膜炎(Weber-Christian 病)等疾病相鉴别。

【治疗】

本病无特效治疗方法,只能对症处理,延缓病情进展。骨髓移植或干细胞移植可能有效。此病预后差,患儿多于 1 岁内死亡,少数患儿可活到青少年。死因包括神经系统受累、反复肺炎等。

【参考文献】

[1]　赵辨. 中国临床皮肤病学. 南京:江苏科学技术出版社,2010.

第五节　幼年性黄色肉芽肿

幼年性黄色肉芽肿(juvenile xanthogranuloma)也称青少年黄色肉芽肿、幼年性黄瘤、先天性黄色瘤复合体、痣样黄色内皮细胞瘤,好发于皮肤、黏膜和眼的良性组织细胞增生性病变。临床上多见于婴儿和儿童,表现为圆形或卵圆形丘疹或结节,开始为红色,以后变为黄色,可单发也可多发,并有自愈倾向。该病显著的组织病理学特征是 Touton 多核巨细胞,细胞核呈花环状排列,核环周围的细胞质可呈泡沫状。皮损有自愈倾向,无需特殊治疗。

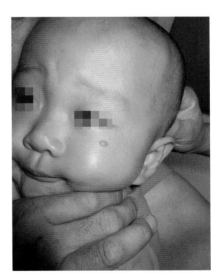

图 38-12　幼年性黄色肉芽肿。左面颊黄红色结节

【发病机制】

本病发病机制不明,既往把该病归入组织细胞增生症 X,但由于该类患者多无全身受累的证据,且电镜下组织细胞质内未发现伯贝克颗粒,所以目前认为幼年性黄色肉芽肿不属于组织细胞增增生症 X 的范畴[1]。

【临床表现】

本病多见于婴儿和儿童,常在出生后 6 个月发病,好发于头、颈和四肢近端,眼亦可受累,很少侵犯内脏。皮损表现为 1mm～2cm 圆形丘疹或结节,开始为红色,以后变为黄色或棕色,多数为单发也可多发,多者可达数百个(图 38-12～图 38-14)。皮损可自愈,多数在 2 岁内消失,少数患者病变可累及肺、肝、脾、心包纵隔、腹膜后组织、横纹肌、胃肠和睾丸。

该病可合并眼部病变。婴儿时期主要发生于虹膜和睫状体,出现前房积血。虽可自发消退但易复发。

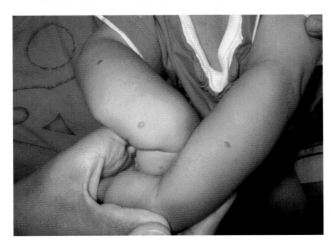

图 38-13　幼年性黄色肉芽肿。双上肢散在黄红色结节

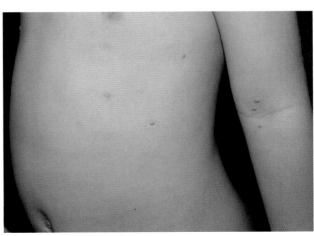

图 38-14　幼年性黄色肉芽肿。躯干、上肢散在黄色结节

幼儿期多发生眼睑病变,一般不易发生眼内病变。由于在部分幼年性黄色肉芽肿患者躯干皮肤出现牛奶咖啡斑,不除外与神经纤维瘤有某种联系,且在少数幼年性黄色肉芽肿患者眼眶出现神经纤维瘤。

【组织病理】

早期损害主要表现为真皮中可见大量组织细胞,伴少量淋巴样细胞、浆细胞及嗜酸性粒细胞。组织细胞较大,核大深染,胞质淡染,部分细胞质呈泡沫状,也有部分组织细胞呈梭形。较晚期皮损表现为大量 Touton 多核巨细胞,是其特征性损害。多核巨细胞的核呈花环状排列,核环中心区有均质的嗜酸性胞质,周围的细胞质可呈泡沫状,电镜检查在浸润的组织细胞胞质内无伯贝克颗粒。CD1a、S-100 阴性(图 38-15 ~ 图 38-17)[2]。

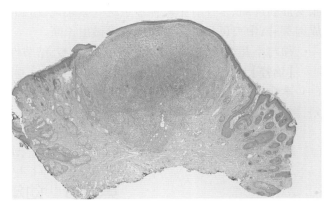

图 38-15　幼年性黄色肉芽肿。棘层萎缩,真皮内结节状细胞浸润(HE 染色,×40)

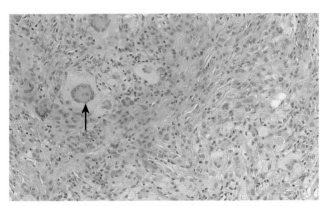

图 38-16　幼年性黄色肉芽肿。显示 Touton 多核巨细胞(箭头所示)(HE 染色,×200)

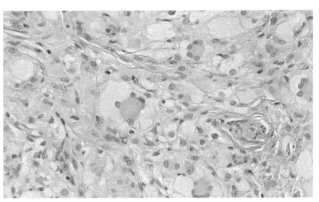

图 38-17　幼年性黄色肉芽肿。可见大量泡沫细胞及 Touton 多核巨细胞(HE 染色,×400)

【诊断和鉴别诊断】

婴儿和儿童面部出现单发红色或棕黄色结节,病理表现为大量的组织细胞和散在的 Touton 多核巨细胞可确诊。需要与下列疾病鉴别。

朗格汉斯细胞组织细胞增生症:多伴有内脏系统受累,且部分分型出现致死性内脏表现。

良性头部组织细胞瘤:多发生于 3 岁以内婴幼儿,表现为面部淡红色或棕黄色丘疹,多数为多发,可自行消退。病理上主要为组织细胞,巨细胞少见。

【治疗】

皮损有自愈倾向,不需特殊治疗。如患者治疗迫切,可以手术切除。

【参考文献】

[1] SURAPANENI K R,WANG A L,BURKAT C N. Juvenile xanthogranuloma. Ophthalmology,2015,122(5):870.

[2] HAROCHE J,ABLA O. Uncommon histiocytic disorders:Rosai-Dorfman, juvenile xanthogranuloma, and Erdheim-Chester disease. Hematology Am Soc Hematol Educ Program,2015,2015:571-578.

第六节　播散性黄瘤

播散性黄瘤(xanthoma disseminatum,XD),又名播散性黄色铁质沉着性组织细胞增生症(disseminated-xanthosiderohistocytosis)、Montgomery 综合征,由 Von Graefe 于 1867 年首次报道,临床上罕见,属于非朗格

汉斯组织细胞增生性疾病,以广泛的皮肤、黏膜黄瘤和尿崩症为其典型特征。无系统性脂质代谢障碍,血脂大部分正常。

【发病机制】

该病病因未明,属于非朗格汉斯组织细胞增生性疾病,该病谱还包括幼年黄色肉芽肿、良性头部组织细胞增生症、网状组织细胞瘤、全身性发疹性组织细胞瘤等。由于该病患者血脂多正常,认为本病是组织细胞的反应性增生[1-2]。

【临床表现】

发病年龄从 5 个月至 70 岁,但多见于 25 岁以下的年轻人,男性多见,男女之比为 2:1。典型患者出现三联征:皱褶部皮肤黄瘤、黏膜黄瘤和尿崩。但大部分患者并不全部出现。皮损表现为播散分布的黄红色或褐色的丘疹或结节,好发于身体屈侧皱褶部位如腹股沟、腋下、颈部、肘窝、腘窝等(图 38-18~图 38-20)。约半数患者累及黏膜,最常受累的部位是上呼吸道和口腔黏膜,如唇、舌、颊、齿龈、腭等,也可引起呼吸困难和吞咽困难。约 40% 的患者因黄瘤细胞浸润第三脑室底部和漏斗部形成空蝶鞍。大多数空蝶鞍因垂体受压较轻并无临床症状,主要表现为头痛、视力下降或视野缺损以及内分泌功能紊乱(高催乳素血症、腺垂体功能低下、一过性的尿崩症和下丘脑功能紊乱)。除了垂体和下丘脑,脑干和小脑最易受累。

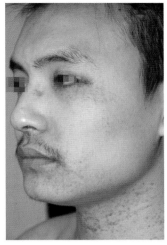

图 38-18　播散性黄瘤。面颈部密集黄色丘疹、结节

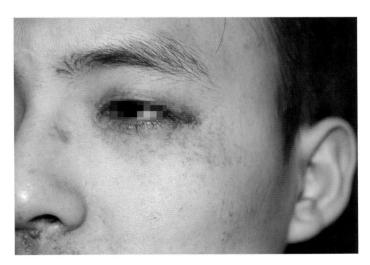

图 38-19　播散性黄瘤。睑周密集黄色丘疹

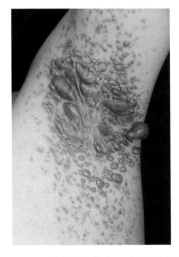

图 38-20　播散性黄瘤。左腋下大量黄色丘疹、结节、肿物

【组织病理】

表皮无明显改变,真皮上中部见大量组织细胞、泡沫细胞及多核巨细胞浸润,其中可见较多 Touton 细胞及少量嗜酸性粒细胞(图 38-21,图 38-22)。免疫组化:CD68、CD163、CD11b、CD11c、XⅢ因子阳性,而 CD1a、S-100 蛋白为阴性。

【诊断和鉴别诊断】

根据临床出现皱褶部皮肤黄瘤、黏膜黄瘤和尿崩症三联征和组织病理表现为真皮上中部大量组织细胞、泡沫细胞及多核巨细胞浸润,可见较多 Touton 细胞及少量嗜酸性粒细胞,CD68、CD163、CD11b、CD11c、XⅢ因子阳性,而 CD1a、S-100 阴性,可做出明确诊断。需与下列疾病鉴别。

1. 朗格汉斯细胞组织细胞增生症　亦可出现尿崩症,临床上需鉴别。组织病理中浸润的组织细胞胞核呈肾形、脑回状,可见较多嗜酸性粒细胞,且 S-100 蛋白和 CD1a 阳性,电镜下可见细胞胞质内 Birbeck 颗

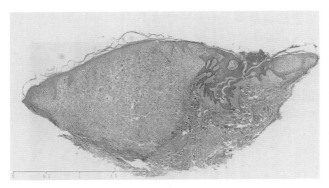

图 38-21 播散性黄瘤。角化过度,棘层萎缩,
真皮内可见淋巴细胞、组织细胞、Touton 巨细胞
和泡沫细胞(HE 染色,×40)

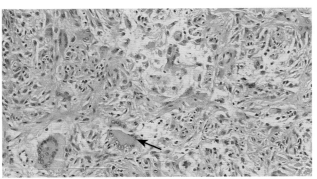

图 38-22 播散性黄瘤。显示真皮内 Touton 巨
细胞(箭头所示)和泡沫细胞(HE 染色,×200)

粒。常伴有溶骨性损害。

2. Rosai-Dorfman 病　该病 S-100 阳性、CD1a 阴性。真皮内大量组织细胞及散在淋巴细胞、浆细胞、中性粒细胞浸润,最具特征的病理表现为组织细胞吞噬数量不一、形态完整的淋巴细胞、浆细胞及嗜中性粒细胞。

3. 幼年黄色肉芽肿　两者在组织病理学上无法鉴别,但幼年黄色肉芽肿好发于 2 岁以下儿童,皮损数目不一,数个至数百个,互不融合,可自行消退,很少累及黏膜,多不伴有尿崩症。

4. 泛发型发疹性组织细胞瘤　成人多见,有自限性,组织病理学上无 Touton 巨细胞。

5. 良性头部组织细胞增生症　婴幼儿头部,良性,自愈性。皮损表现为多发性黄红色丘疹,可融合成网状,后期可累及颈部和躯干上部,内脏多不受累。病理表现为真皮大量组织细胞浸润,电镜下有逗点样或蚯蚓样双层膜的小体,无 Touton 巨细胞。

6. 结节性黄瘤与播散性黄瘤在组织病理上无法鉴别,临床表现为四肢伸侧特别是肘膝部位的粉红/黄色丘疹和结节可与之鉴别。

【治疗】

本病治疗困难,目前尚无特效治疗方法。尿崩症可用加压素治疗,皮损可行冷冻、电灼、CO_2 激光、皮肤磨平术及手术切除等。系统应用糖皮质激素、辛伐他丁、联合降脂药、环磷酰胺、长春新碱、硫唑嘌呤、甲氨蝶呤、苯丁酸氮芥、抗疟药等均有报道[3-6]。

【参考文献】

[1] YANG G Z,LI J,WANG L P. Disseminated intracranial xanthoma disseminatum:a rare case report and review of literature. Diagn Pathol,2016,11(1):78.

[2] ZELGER B W,SIDOROFF A,ORCHARD G,et al. Non-langerhans cell histiocytoses. A new unifying concept. Am J Dermatopathol,1996,18(5):490-504.

[3] PINTO M E,ESCALAYA G R,ESCALAYA M E,et al. Xanthoma disseminatum:case report and literature review. Endocr Pract,2010,16(6):1003-1006.

[4] KIM W J,KO H C,KIM B S,et al. Successful treatment of xanthoma disseminatum with combined lipid lowering agents. Ann Dermatol,2012,24(3):380-382.

[5] 陈文琦,张美华,胡佳,等.播散性黄瘤 1 例.临床皮肤科杂志,2005,34(7):467-468.

[6] 王明,王翠彦,孙兰,等.播散性黄瘤.临床皮肤科杂志,2013,42(11):670-672.

第七节　上皮样细胞组织细胞瘤

上皮样细胞组织细胞瘤(epithelioid histiocytoma,ECH)又名上皮样纤维组织细胞瘤,由 Wilson Jones 等于 1989 年首次报道。多见于成年人,皮损为边界清楚的红色或紫红色硬性结节或丘疹。

【病因及发病机制】

目前该病的发病机制尚不清楚。近期研究发现 *ALK* 基因重排在上皮细胞组织细胞瘤阳性率明显增加,而在其他组织细胞瘤中未见表达,推测其可作为该病的一个新的诊断标记物[1-2]。但该基因重排在疾病发病中的作用尚不清楚。

【临床表现】

多见于成年人,平均发病年龄42.1岁,男性患者较女性稍多(男:女约为1.4:1),病程数月至数年。好发于四肢,常见的好发部位依次为下肢、上肢、躯干和头颈部,皮损为边界清楚的红色或紫红色硬性结节或丘疹,直径0.5~1.5cm,圆形或卵圆形,表面光滑有血管分布,好像高出于皮面的血管结节,如外生性息肉样或化脓性肉芽肿。少数患者表现为深在性结节,多发生于下肢。

【组织病理】

表皮明显萎缩,表皮突消失,两侧表皮突呈衣领状向下延长包绕细胞团块,使肿物与正常结缔组织形成明显的分界。肿瘤细胞主要由上皮样组织细胞组成,呈梭形、多边形或多角形。细胞胞质丰富,轻度嗜酸性染色。部分细胞核为双核或三个核。核呈卵圆形,可有空泡化,部分患者可以找到细胞内假核样包涵体。浆细胞浸润常见,核分裂象少见。肿瘤组织内伴有明显增生扩张的血管。部分区域可见胶原纤维轻度增生。肿瘤组织内通常无皮肤附属器结构,在真皮浅层有少量梭形细胞与表皮呈平行走行。免疫组化染色结果示波形纤维蛋白(Vimentin)、上皮膜抗原(EMA)阳性,CD68强阳性,S-100蛋白、HMB45阴性。病灶内可含有或不含有泡沫样组织细胞、含铁血黄素性巨噬细胞或多核巨细胞等成分。肿瘤内富含小血管,可用CD31、CD34或Ⅷa因子等清晰显示[3]。

【诊断和鉴别诊断】

根据特征性临床表现-紫红色结节或肿物,似化脓性肉芽肿或Spitz痣,结合组织病理表现即可确诊。应与下列疾病鉴别:

1. Spitz痣　多发生于幼儿,好发于面部,皮损常为淡红色结节,大多生长缓慢。瘤内除上皮样痣细胞外,还可见炎症细胞等,S-100、HMB-45多阳性。

2. 不典型的纤维黄色瘤　状如息肉,典型者发生于阳光暴露部位皮肤,肿瘤细胞的胞核奇形怪状,伴数量不等的炎细胞浸润,核分裂象多见。

3. 化脓性肉芽肿　组织病理表现为分叶状血管结构,无上皮样组织细胞。

此外,尚需与鳞状细胞癌、基底细胞癌、皮肤纤维瘤、色素痣、黑色素瘤、脂溢性角化症等鉴别。

【治疗】

本病为良性肿瘤,手术切除是最佳治疗手段,但少数可复发,与切除不完全有关。

【参考文献】

[1] DOYLE L A, MARIñO-ENRIQUEZ A, FLETCHER C D, et al. ALK rearrangement and overexpression in epithelioid fibrous histiocytoma. Mod Pathol,2015,28(7):904-912.

[2] JEDRYCH J, NIKIFOROVA M, KENNEDY T F, et al. Epithelioid cell histiocytoma of the skin with clonal ALK gene rearrangement resulting in VCL-ALK and SQSTM1-ALK gene fusions. Br J Dermatol,2015,172(5):1427-1429.

[3] 王雷,杨励,高天文.上皮样组织细胞瘤.临床皮肤科杂志,2006,35(8):492-493.

第八节　多中心网状组织细胞增生症

多中心网状组织细胞增生症(multi-center reticulohistiocytosis,MRH)又称网状组织细胞肉芽肿、类脂性皮肤关节炎、皮肤和滑膜多中心性网状组织细胞增生症等。1937年Weber和Freudenthal称其为一种独立疾病,并由Caro和Senear于1952年首次命名为"网状组织细胞肉芽肿"(reticulohistiocytic granuloma),1954年Goltz与Laymon才将其更名为多中心网状组织细胞增生症[1]。基本特征为皮肤、黏膜结节伴破坏性关节炎、可合并全身或局部症状和体征,临床罕见。典型组织病理表现为组织细胞和多核巨细胞浸润。

【发病机制】

该病发病机制尚不明确,可能是对各种刺激的异常组织细胞反应。分枝杆菌可能是病因之一,因为在部分 MRH 患者中结核菌素阳性。亦有报道是机体对肿瘤或其他潜在疾病的反应。Rezaieyazdi 等认为,该病软骨及骨质破坏的过程与活化的组织细胞释放的尿激酶有关。

【临床表现】

本病罕见,发生于 40 多岁的女性(60% ~ 75%),但也可以发生于儿童[2],男女比例约为 1 : 3 ~ 4。60% ~ 70% 的患者以多发性关节炎为首发症状,25% 以皮肤表现为首发症状,25% 以关节炎和皮肤表现同时发生。关节病变表现为弥漫性、对称性、进行性、残毁性多关节炎,受累关节依次为指间、肩、膝、腕、髋、肘、踝、足、脊柱关节。鼻和耳软骨关节损伤常致面部变形。下肢关节较少受累。且年轻患者多表现为疾病进展常较快,而病情相对稳定的患者,关节症状可自行缓解。

几乎所有病例均伴有皮肤损害,且多于关节症状后出现,表现为非对称性、无症状的、不融合、质地较硬的肤色、棕色或红色的丘疹、结节,1mm 至 1cm 大小,有的可以融合成鹅卵石大小的斑块,以面部或上肢较为常见,但任何部位均可受累(图 38-23 ~ 图 38-27)。患者多有瘙痒,但无痛感。约 15% 的患者可在光暴露部位出现水肿性红斑和甲周毛细血管扩张,约半数患者可有黏膜损害,以唇和舌最常见;另有

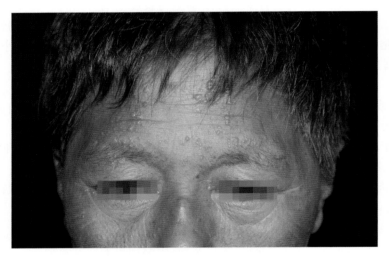

图 38-23　多中心网状组织细胞增生症。额部多发肤色结节,表面光滑

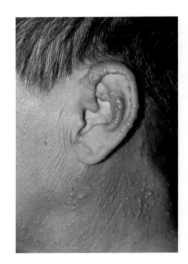

图 38-24　多中心网状组织细胞增生症。耳部、颈部多发肤色结节

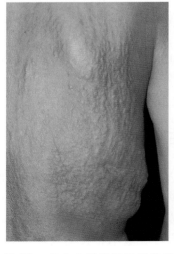

图 38-25　多中心网状组织细胞增生症。背部多发淡红色结节,融合成片

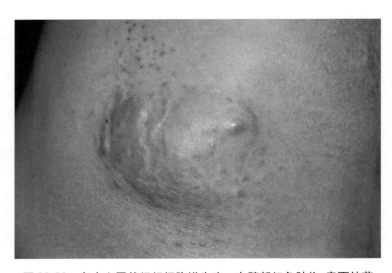

图 38-26　多中心网状组织细胞增生症。右髋部红色肿物,表面结节

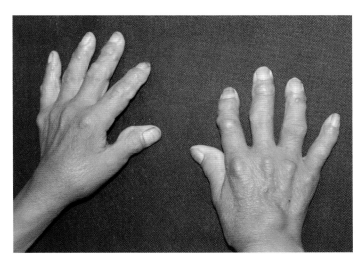

图 38-27　多中心网状组织细胞增生症。双手关节畸形,手指可见散在肤色结节

25%的患者表现为黄瘤样皮损。少数患者可出现溃疡性损害。

系统受累是本病的另一特征,包括胸腔积液、心包积液(充血性心力衰竭)、支气管、喉部、脾、肠系膜淋巴结病和泌尿生殖道损害。另外,本病还可以伴发多种自身免疫性疾病:红斑狼疮、干燥综合征、皮肌炎、乳糜泻、系统性硬皮病、原发性胆汁性肝硬化、骨量减少、骨质疏松等;合并其他非自身免疫性疾病亦有报道,如糖尿病、甲状腺功能减退、结核病、结肠炎和血脂异常等。约 25%的患者并发恶性肿瘤,几乎涵盖所有的实体瘤和血液系统肿瘤,如乳腺、宫颈、结肠、胃、肺脏的肿瘤及黑色素瘤,且其中75%的患者本病先于肿瘤的发生至少 10 个月以上。但疾病严重程度与肿瘤类型并不一致。在多数情况下,MRH 先于相关肿瘤的出现。MRH 是否为副肿瘤性疾病尚有争议,因为仅部分患者肿瘤切除后皮肤和关节症状减轻[3-5]。

【组织病理】

典型的组织病理学表现为真皮大量组织细胞及多核巨细胞浸润。组织细胞为嗜伊红染、毛玻璃样胞质的单一核细胞(图 38-28,图 38-29)。浸润细胞 PAS 阳性,免疫组化染色示 CD68、CD163、溶菌酶、MAC387 及人类肺泡巨噬细胞-56、Vimentin 阳性,而 S-100 蛋白、CD1a、ⅩⅢa、CD45RO 和 CD45RA 为阴性。

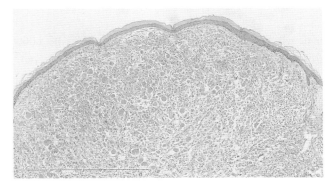

图 38-28　多中心网状组织细胞增生症。棘层萎缩,真皮大量组织细胞及多核巨细胞浸润(HE 染色,×40)

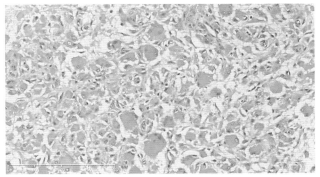

图 38-29　多中心网状组织细胞增生症。显示毛玻璃样多核巨细胞(HE 染色,×400)

【影像学检查】

影像学检查也具有特征性,大多表现为软骨缺失及软骨下骨质的吸收呈缓慢进展的过程,与此相比较而言,骨质的破坏较轻,但这种软骨的破坏最终可能导致关节面损伤。

【诊断和鉴别诊断】

临床上表现为关节炎,面部和上肢、耳轮部位多发丘疹、结节,多数伴有系统损害。典型的组织病理表现为大量具有嗜酸性毛玻璃样胞质的组织细胞和多核巨细胞,CD68 阳性,S-100 蛋白、CD1a 阴性,可以确诊。

临床上需与临床表现有皮肤丘疹、结节、关节炎和肌肉疼痛的其他系统性疾病鉴别,包括类风湿关节炎、关节病性银屑病、痛风、皮肌炎等。上述疾病虽然关节表现有类似之处,但皮损表现完全不同。当患者仅有关节症状,而无皮损时鉴别很困难。血清学检测如免疫指标及类风湿因子可资鉴别。此外尚需与结节病、朗格汉斯细胞组织细胞增生症鉴别。结节病临床亦可表现为多发结节和多器官受累,但病理表现为非干酪样坏死样上皮肉芽肿,有其特征性。朗格汉斯细胞组织细胞增生症组织病理亦可表现为嗜酸性胞质的组织细胞浸润,但免疫组化染色 CD1a、S-100 蛋白及 CD207 阳性,与该病不同。

【治疗】

泼尼松、非甾体抗炎药是一线治疗药物。抗风湿性药物对缓解关节症状有效,包括环磷酰胺、甲氨蝶呤、来氟米特和羟氯喹。轻症患者,非甾体抗炎药联合小剂量糖皮质激素。中度患者采用非甾体抗炎药联合中小剂量糖皮质激素,重度患者采用非甾体抗炎药联合糖皮质激素和生物制剂[5]。

有报道显示长春新碱联合糖皮质激素治疗有一定疗效[6]。甲氨蝶呤是最常见的治疗药物,对关节症状和皮损均有效,对甲氨蝶呤禁忌的患者可口服来氟米特和硫唑嘌呤。柳氮磺胺吡啶疗效较差[7-8]。

生物制剂(益赛普、阿达木和英夫利昔)在治疗该病中有一定优势,可用于常规治疗无效的患者。此外白介素 1 的抑制剂阿那白滞素(anakinra)也有一定疗效[9],由于该病可合并骨量减少或骨质疏松,故应早期联合应用二磷酸盐[10]。

由于该病易合并肿瘤,故肿瘤筛查至关重要[11]。一旦发现肿瘤及早进行治疗,肿瘤好转,皮损亦好转[12]。另外,某些患者可合并结核菌感染,两者间的关系尚不明了,在应用免疫抑制剂的患者,需筛查潜在的结核菌感染。

【参考文献】

[1] GOLTZ R W,LAYMON C W. Multicentric reticulohistiocytosis of the skin and synovia reticulohistiocytoma or ganglioneuroma. AMA Arch Derm Syphilol,1954,69(6):717-731.

[2] DE LEON D,CHIU Y,CO D,et al. Multicentric Reticulohistiocytosis in a 5-Year-Old Girl. J Pediatr,2016,177:328-328,e1.

[3] 许可见,刘跃华,方凯. 伴广泛系统受累的多中心网状组织细胞增生症. 临床皮肤科杂志,2006,35(4):206-208.

[4] SELMI C,GREENSPAN A,HUNTLEY A,et al. Multicentric reticulohistiocytosis:a critical review. Curr Rheumatol Rep,2015,17(6):511.

[5] TARIQ S,HUGENBERG S T,HIRANO-ALI S A,et al. Multicentric reticulohistiocytosis (MRH):case report with review of literature between 1991 and 2014 with in depth analysis of various treatment regimens and outcomes. Springerplus,2016,5:180.

[6] JHA V K,KUMAR R,KUNWAR A,et al. Efficacy of vinblastine and prednisone in multicentric reticulohistiocytosis with onset in Infancy. Pediatrics,2016,137(6). pii:e20152118.

[7] 张斌,陈伟,杨勇,等. 多中心网状组织细胞增生症. 临床皮肤科杂志,2012,41(3):171-173.

[8] ISLAM A D,NAGUWA S M,CHEEMA G S,et al. Multicentric reticulohistiocytosis:a rare yet challenging disease. Clin Rev Allergy Immunol,2013,45(2):281-289.

[9] AOUBA A,LECLERC-MERCIER S,FRAITAG S,et al. Assessment and effective targeting of Interleukin-1 in multicentric reticulohistyocytosis. Joint Bone Spine,2015,82(4):280-283.

[10] RAPINI R P. Multicentric reticulohistiocytosis. Clin Dermatol,1993,11:107-111.

[11] LAMBERT C M,NUKI G. Multicentric reticulohistiocytosis with arthritis and cardiac infiltration:regression following treatment for underlying malignancy. Ann Rheum Dis,1992,51(6):815-817.

[12] TEO H Y,GOH B K. Multicentric reticulohistiocytosis in association with nasopharyngeal carcinoma. Clin Exp Dermatol,2009,34(7):e347-348.

第九节　进行性结节性组织细胞瘤

进行性结节性组织细胞瘤(progressive nodular histiocytoma,PNH)又称梭形细胞黄色肉芽肿,临床罕见。临床表现为两种皮损,一种是黄瘤样,一种为皮肤纤维瘤样。黄瘤样小丘疹病理表现为黄瘤性,真皮浅层见大量泡沫状组织细胞及 Touton 样多核巨细胞;皮肤纤维瘤样的结节主要由梭形组织细胞组成,部分区域呈席纹样排列,与梭形细胞幼年性黄色肉芽肿相同。无特效治疗方法,较大皮损可手术切除,但易复发。

【临床表现】

幼年发病,典型皮损可分为两种,一种为 2~10mm 直径的表浅性黄色瘤样丘疹,另一种为 1~3cm 直径的深在性紫红色纤维性结节,类似皮肤纤维瘤。皮损呈圆形,表面光滑,数量可达数百个,分布不对称,播散而不融合,全身分布,但以面、躯干、四肢最多(面部皮损常融合成狮面状),关节处一般不出现(图 38-30,图 38-31)。皮损不能自行消退,且新的皮损不断发生,并呈进行性发展。也可侵及眼结膜、口腔和喉黏膜。本病可同时伴有慢性粒细胞白血病、肝脾肿大、甲状腺功能减退、血小板减少等疾病[1]。

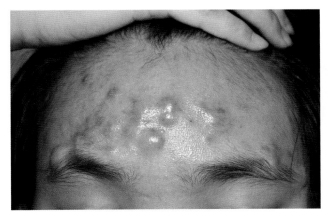

图 38-30　进行性结节性组织细胞瘤。额部多发黄红色及肤色结节、肿物

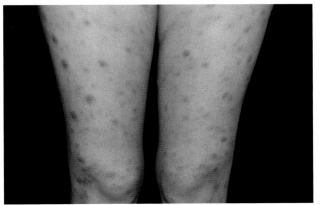

图 38-31　进行性结节性组织细胞瘤。双下肢多发褐色斑丘疹及结节

【组织病理】

黄瘤样小丘疹病理表现为真皮浅层见大量泡沫状组织细胞及 Touton 样多核巨细胞;冰冻切片苏丹黑染色,泡沫状组织细胞内见大量脂质。较大的皮肤纤维瘤样结节主要由梭形组织细胞组成,部分区域呈席纹样排列,与梭形细胞幼年性黄色肉芽肿相同。免疫组化染色显示组织细胞 CD68 和溶菌酶标记阳性,S-100 蛋白、CD1a 标记阴性,PAS 染色看不到 PAS 阳性巨细胞,电镜下无 Birbeck 颗粒。

【诊断和鉴别诊断】

根据幼年发病、进行性发展、没有自愈倾向、屈侧和关节部位不受累、没有系统损害,组织病理表现为 Touton 样多核巨细胞,S-100 蛋白、CD1a 标记阴性,可做出诊断。需要与下列疾病鉴别[2-3]。

1. 朗格汉斯细胞组织细胞增生症　LCH 临床表现多样,多伴有骨损害、尿崩症等系统症状,且 S-100 蛋白、CD1a 阳性。PNH 表现为 S-100 蛋白、CD1a 阴性,电镜下无 Birbeck 颗粒,借此可以鉴别。

2. 非朗格汉斯组织细胞增生症　组织学和免疫组化不能和发疹性组织细胞增生症、良性头部组织细胞增生症、幼年黄色肉芽肿(JXG)、播散性黄瘤、发疹性组织细胞瘤等鉴别。因此本病主要依赖于其独特的临床表现才能做出诊断。幼年黄色肉芽肿　和本病最相似,首先需要鉴别。幼年性黄色肉芽肿多发生于新生儿,2~3 岁内能自行消退,皮损数量较少,常伴咖啡色素斑;发疹性组织细胞增生症,临床表现为皮损发疹较快,但有自愈倾向,遗留色素沉着。良性头部组织细胞增生症,多发生于头面部,一般可自愈。播散性黄瘤,皮损发生于屈侧、腋、颈、肘窝、腹股沟和肛周部,趋于融合,呼吸道受累常见。40%患者合并有尿崩病,少数病例有多发性溶骨性损害[4]。

【治疗】

较大皮损可手术切除,但易复发。系统应用糖皮质激素和环磷酰胺(150mg/d)对皮损无改善[5]。

【参考文献】

[1] ROSÓN E,FLÓREZ A,FEAL C,et al. Progressive nodular histiocytoma associated with thrombocytopenia with absent radii (TAR syndrome) and angiofibromas. Acta Derm Venereol,2006,86(4):348-350.

[2] GIBBS N F,O'GRADY T C. Progressive eruptive histiocytomas. J Am Acad Dermatol,1996,35(2 Pt 2):323-325.

[3] GIANOTTI F,CAPUTO R,ERMACORA E,et al. Benign cephalic histiocytosis. Arch Dermatol,1986,122:1038-1043.

[4] GALLANT C J,FROM L. Juvenile xanthogranulomas and xanthoma disseminatum--variations on a single theme. J Am Acad Dermatol,1986,15(1):108-109.

[5] VADOUD-SEYEDI J,VADOUD-SEYEDI R,DOBBELEER G D. Progressive nodular histiocytomas,Br J Dermatol,2000,143 (3):678-679.

第十节　良性头部组织细胞增生症

良性头部组织细胞增生症(benign cephalic histiocytosis,BCH),也称为头部丘疹组织细胞增生症、具有胞质内蚯蚓样颗粒的组织细胞增生症。BCH好发于婴幼儿头部,良性,自愈性。男性较女性多见,最常见于一岁以内。初发生于头部,皮损表现为多发性黄红色丘疹,可融合成网状。后期可累及颈部和躯干上部。内脏多不受累,约2~8年内自愈,遗留色素沉着斑。病理表现为真皮大量组织细胞浸润,电镜下有逗点样或蚯蚓样双层膜的小体,而无伯贝克颗粒。免疫组化CD68、ⅩⅢa因子阳性,S-100、CD1a阴性。

【发病机制】

BCH属于非朗格汉斯细胞组织细胞增生症中的一员。除BCH外,非朗格汉斯细胞组织细胞增生症尚包括幼年黄色肉芽肿、泛发性发疹性组织细胞瘤和播散性黄瘤。有报道显示BCH可转变为幼年黄色肉芽肿,提示BCH可能是幼年黄色肉芽肿的临床病理亚型。亦有报道证实BCH是泛发性发疹性组织细胞瘤的局限型[1-2]。

【临床表现】

多发生于1岁以内的婴幼儿,但3岁内均可发生,男童较女童多见,皮损最常见于眼睑、前额及颊部,也可累及颈部、四肢近端、躯干上部等处,但黏膜、掌跖不受累[3-4]。皮疹为圆形或卵圆形、淡红或棕黄色丘疹,直径2~8mm。常多发,可达2~100个,发病后5个月至几年仍有新皮疹继续出现。皮损可持续数月至数年,一般于发病后4~48个月开始逐渐扁平,从首先出现的部位开始,并留有短暂的色素沉着,一般无瘢痕[5-7]。多数患儿无系统受累,但亦有合并尿崩症的报道和胰岛素抵抗糖尿病[8]。

【组织病理】

主要病变在真皮层,真皮上、中部可见大量组织细胞浸润,间有不等量淋巴细胞及少量嗜酸性粒细胞,多数组织细胞核多形,呈不规则形,胞质少,有时呈毛玻璃状,有少量多核巨细胞。特征性免疫组化标记是CD68阳性,ⅩⅢa因子阳性,而朗格汉斯细胞标记S-100、CD1a均阴性。电镜示组织细胞内不含伯贝克颗粒,约5%~30%组织细胞的胞质内可见蚯蚓状或逗点样小体[9-10]。

【诊断和鉴别诊断】

根据临床表现:3岁内发病、皮损局限于头面部,手足黏膜内脏无受累、可自愈,病理上表现为组织细胞浸润,CD68阳性,S-100和CD1a阴性,可以诊断。需与小结节型幼年黄色肉芽肿、色素性荨麻疹、泛发性发疹性组织细胞瘤、朗格汉斯细胞组织细胞增生症鉴别。

　　1. 小结节型幼年黄色肉芽肿　皮损不仅发生于头部及颈部,也可见于躯干。组织病理可见大量多核巨细胞和泡沫细胞。电镜检查可见胞质内脂滴。

　　2. 色素性荨麻疹　临床表现为色素性斑片,摩擦后形成风团,组织病理可见真皮数量不等的肥大细胞,CD117 阳性。

　　3. 朗格汉斯细胞组织细胞增生症　多伴有系统损害,免疫组化 S-100 阳性、CD1a 阳性,电镜检查可见 Birbeck 颗粒。

　　4. 泛发性发疹性组织细胞瘤　成人多见,以发病较快、散在性结节分布于面部、躯干和四肢伸侧为主要特点。

【治疗】

因本病有自愈性,故对症治疗为主。

【参考文献】

［1］ PATSATSI A,KYRIAKOU A,SOTIRIADIS D. Benign cephalic histiocytosis:case report and review of the literature. Pediatr Dermatol,2014,31(5):547-550.

［2］ JIH D M,SALCEDO S L,JAWORSKY C. Benign cephalic histiocytosis:a case report and review. J Am Acad Dermatol,2002,47(6):908-913.

［3］ LANGE M,IŻYCKA-ŚWIESZEWSKA E,MICHAJŁOWSKI I,et al. Benign cephalic histiocytosis. Cutis,2015,95(6):e15-17.

［4］ GIANOTTI F,CAPUTO R. Histiocytic syndromes:a review. J Am Acad Dermatol,1985,13(3):383-404.

［5］ RODRIGUEZ-JURADO R,DURAN-MCKINSTER C,RUIZ-MALDONADO R. Benign cephalic histiocytosis progressing into juvenile xanthogranuloma:a non-Langerhans cell histiocytosis transforming under the influence of a virus? Am J Dermatopathol,2000,22(1):70-74.

［6］ UMBERT I J,WINKELMANN R K. Eruptive histiocytoma. J Am Acad Dermatol,1989,20(5 Pt 2):958-964.

［7］ BANDYOPADHYAY D,SAHA A. Benign cephalic histiocytosis. Indian Pediatr,2014,51(11):941-942.

［8］ WESTON W L,TRAVERS S H,MIERAU G W,et al. Benign cephalic histiocytosis with diabetes insipidus. Pediatr Dermatol,2000,17(4):296-298.

［9］ GIANOTTI F,CAPUTO R,ERMACORA E,et al. Benign cephalic histiocytosis. Arch Dermatol,1986,122:1038-1043.

［10］ 韩慧,王红,杨月元,等. 良性头部组织细胞增生症. 临床皮肤科杂志,2011,40(2):87-89.

第十一节　窦性组织细胞增生伴巨大淋巴结病

　　窦性组织细胞增生伴巨大淋巴结病(sinus histiocytosis with massive lymphadenopathy,SHML),又称 Rosai-Dorfman 病。由 Lennert 于 1961 年首先报道此病,1969 年 Rosai 和 Dorfman 对此病进行了全面描述,其病因未明,好发于儿童及青少年,是一种少见的良性自限性疾病。主要特征是窦组织细胞增生伴淋巴结肿大,以及组织细胞有明显的吞噬淋巴细胞现象。该病多发生于淋巴结,约 25%～43% 病例发生于淋巴结外。皮损可为孤立或多发,早期通常为簇状分布丘疹、结节。

【发病机制】

　　该病病因不清。目前有两种观点:一是感染学说。以往研究显示组织细胞与浸润炎症细胞均为多克隆性,推测可能是对某种病原体感染的免疫反应。在部分患者血清和组织细胞中检测到 HHV-6 抗体、HHV-8 抗体、EB 病毒抗体,提示病毒感染与该病存在一定相关性[1]。二是免疫学说。有研究显示组织细胞表达单核吞噬细胞抗原标记,表明 SHML 存在单核巨噬细胞功能异常。近年来有学者[2]报道 SHML 中可检测到血小板源生长因子受体 β(PDGFR-β),该受体是一种酪氨酸激酶受体,是伊马替尼的靶分子,其活化和许多肿瘤相关,如粒细胞白血病、胃肠道间质瘤等。已有报道 SHML 可合并多种肿瘤,如淋巴瘤和白血病,故 SHML 与肿瘤有一定相关性[3-4]。

【临床表现】

　　临床分两型:系统型和皮肤型。

系统型多见,临床表现为双侧对称性巨大颈部淋巴结病,腋窝、纵隔、腹股沟和耳前淋巴结亦可受累。可相互融合成结节状肿块。患者常有发热、乏力、食欲缺乏、盗汗、体重减轻、关节症状及其他自身免疫性疾病。中年女性多见。实验室检查可发现轻度贫血,少数存在红细胞抗体导致严重溶血性贫血,血浆白蛋白降低,γ球蛋白增多,红细胞沉降率升高及类风湿因子阳性。43%病例有结外部位累犯,如皮肤、骨骼、涎腺、中枢神经系统及上呼吸道等,其中皮肤受累最常见,约占10%。皮损呈淡黄色多形性斑片、淡红褐色丘疹、斑块和结节,表面可形成糜烂和溃疡,多数皮损为多发性,无自觉症状。可为孤立或多发,早期通常为簇状分布丘疹、结节,病程长者可融合成暗红色硬块或色素性浸润斑片,受累部位以颜面为主,眼周和颧骨区是好发部位。其次为躯干和四肢。除个别病例皮损呈10cm大的坚实性结节和肿瘤外,大多数皮损均较小。多数患者呈良性经过,数月至数年后可自行消退。通常结外损害首先消退,而淋巴结病可持续多年。部分多发性SHML患者可合并多系统受累,最常受累系统依此是呼吸道(鼻腔和鼻旁窦)、皮肤、眼睛和骨组织。唾液腺和中枢神经系统较少受累。局限于肺、泌尿生殖道、甲状腺和心脏的SHML亦有报道[5]。

皮肤型表现为仅有皮肤受累,无其他系统受累表现,称为皮肤SHML。其临床表现可为单发或多发淡黄色结节、斑块,可类似痤疮样、黄色瘤样,部分患者表现为肉芽肿性玫瑰痤疮[6](图38-32)。

【组织病理】

1. 结内SHML　本病最具特征的表现为淋巴结窦内充满吞噬性组织细胞,组织细胞吞噬数量不一、形态完整的淋巴细胞、浆细胞及嗜中性粒细胞现象,称为伸入运动(emperioplesis)或淋巴细胞吞噬作用(lymphocytophagocytosis),被吞噬的淋巴细胞有时可呈花冠状或束团状排列,个别细胞吞噬炎症细胞数量多时自身组织细胞核被掩盖难辨,呈豆袋样。病程较长者病灶内纤维组织增生,形成大片席纹样排列硬化性纤维间质,并夹杂个别嗜中性粒细胞微脓疡。周边胶原间、汗腺及血管周围往往有几十乃至上百个浆细胞呈簇状或岛屿状浸润。脉管间隙内见数个吞噬性窦组织细胞聚集。

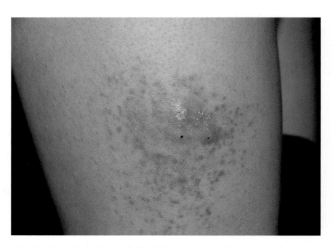

图38-32　窦组织细胞增生伴巨大淋巴结病。下肢红色丘疹、结节

2. 皮肤SHML　表皮一般无明显异常,病变在真皮和浅层皮下组织。真皮内密集组织细胞浸润,伴散在淋巴细胞、嗜中性粒细胞和浆细胞。组织细胞有泡沫状胞核,胞质丰富嗜酸性,呈簇状或散在分布,可见伸入运动[7]。可见较多浆细胞弥漫性浸润(图38-33~图38-35)。

免疫组织化学染色可显示吞噬细胞表达S-100蛋白及CD68阳性,CD1a阴性。CD45、CD20、CD79a、CD3和CD45RO标记结果提示浸润淋巴细胞以T细胞为主伴少量B细胞[8]。

【诊断和鉴别诊断】

根据临床上表现为双侧对称性巨大颈部淋巴结病,皮损可为孤立或多发,早期通常为簇状分布丘疹、结节,组织病理表现为淋巴结窦内充满吞噬性组织细胞;皮肤真皮内密集组织细胞浸润、伴散在淋巴细胞、嗜中性粒细胞和浆细胞。组织细胞有泡沫状胞核,可见伸入运动,可以诊断。

临床上需与郎格汉斯细胞组织细胞增生症和恶性组织细胞增生症鉴别,三种疾病均有S-100蛋白阳性,但后两种疾病均无伸入运动。朗格汉斯细胞组织细胞增生症还应表达CD1a,电镜下可找见Birbeck颗粒。恶性组织细胞具有明显不典型性和众多核丝分裂象可资鉴别。

因为SHML可出现淋巴细胞浸润,病理上需要与淋巴瘤鉴别。组织病理及免疫组化、必要时基因重排可用于鉴别。

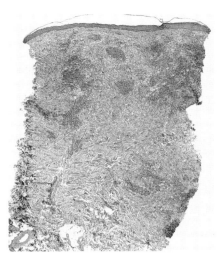

图 38-33　窦组织细胞增生伴巨大淋巴结病。真皮内团块状细胞浸润（HE 染色，×40）

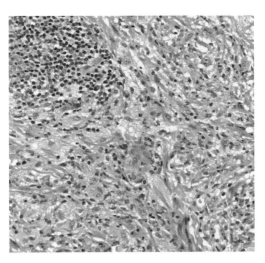

图 38-34　窦组织细胞增生伴巨大淋巴结病。显示大量组织细胞（HE 染色，×400）

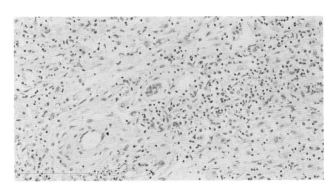

图 38-35　窦组织细胞增生伴巨大淋巴结病。显示大量组织细胞（HE 染色，×200）

【治疗】

由于本病为自限性疾病，无需特殊治疗。多发性 SHML 一般不能自行消退，可考虑手术切除，糖皮质激素、化疗及放疗均无效。单纯限于皮肤的 SHML 发生系统累及可能性极小，多数患者经数月至数年后皮损可缓慢自行消退，病变持续不退者可行局部手术切除。对伴有内脏系统受累的患者，往往病情较重，死亡率较高。

虽然部分患者表达血小板源生长因子受体 β（PDGFR-β），该受体是一种酪氨酸激酶受体，是伊马替尼的靶分子，但伊马替尼对该病无效。

【参考文献】

［1］ SCHEEL M M，RADY P L，TYRING S K，et al. Sinus histiocytosis with massive lymphadenopathy：presentation as giant granuloma annulare and detection of human herpesvirus 6. J Am Acad Dermatol，1997，37（4）：643-646.

［2］ GEBHARDT C，AVERBECK M，PAASCH U，et al. A case of cutaneous Rosai-Dorfman disease refractory to imatinib therapy. Arch Dermatol，2009，145（5）：571-574.

［3］ AMBATI S，CHAMYAN G，RESTREPO R，et al. Rosai-Dorfman disease following bone marrow transplantation for pre-B cell acute lymphoblastic leukemia. Pediatr Blood Cancer，2008，51（3）：433-435.

［4］ LU D，ESTALILLA O C，MANNING J T，Jr，et al. Sinus histiocytosis with massive lymphadenopathy and malignant lymphoma involving the same lymph node：a report of four cases and review of the literature. Mod Pathol，2000，13（4）：414-419.

［5］ DI DIO F，MARIOTTI I，COCCOLINI E，et al. Unusual presentation of Rosai-Dorfman disease in a 14-month-old Italian child：a case report and review of the literature. BMC Pediatr,2016,16:62.

[6] SHI X Y,MA D L,FANG K. Cutaneous Rosai-Dorfman disease presenting as a granulomatous rosacea-like rashs. Chin Med J (Engl),2011,124(5):793-794.

[7] LU C I,KUO T T,WONG W R,et al. Clinical and histopathologic spectrum of cutaneous Rosai-Dorfman disease in Taiwan. J Am Acad Dermatol,2004,51(6):931-939.

[8] 孔蕴毅,陆洪芬,朱雄增,等. 皮肤 Rosai-Dorfman 病. 中华病理学杂志,2005,34(3):133-135.

第十二节 朗格汉斯细胞组织细胞增生症

朗格汉斯细胞组织细胞增生症(Langerhans cell histiocytosis,LCH),曾称网状组织细胞肉芽肿、特发性组织细胞增生症、组织细胞增生症 X,是以大量朗格汉斯细胞浸润和肉芽肿形成、导致多器官功能障碍为特征的一组疾病。既往将本病分为四类,包括先天性自愈性网状组织细胞增生症、勒雪氏病(Letterer-Siwe disease)、汉-许-克综合征(Hand-Schüller-Christian disease)和骨嗜酸性细胞肉芽肿。LCH 通常累及的器官包括骨骼(特别是颅骨和中轴骨)、肺脏、中枢神经系统(特别是下丘脑区域)以及皮肤。但因各分类间存在明显的重叠现象,而出现"中间型"或"过渡型",故这种分类方法在临床上应用越来越少。目前较为公认的分类方法是将 LCH 分为单系统和多系统疾病两大临床类型,二者均有恶变的可能。前者通常仅伴有单个器官的受累(如肺、骨、皮肤),预后较好;后者大多累及多个系统,预后较差[1]。其病理表现为组织细胞浸润;免疫组化染色可见 CD1a、S-100 蛋白及 CD207(即 Langerin,一种新的单克隆抗体,是 Birbeck 颗粒中Ⅱ型跨膜 C 型凝集素蛋白,特异性识别朗格汉斯细胞)阳性;电子显微镜下,细胞内可见特征性的 Birbeck 颗粒[2-3]。孤立的皮肤结节可以手术切除。脂溢性皮炎样或毛囊角化病样皮损可外用糖皮质激素治疗。

【发病机制】

LCH 的发病机制尚未完全阐明,是一种少见的病因不明的朗格汉斯细胞克隆性增生性疾病[4-5]。

病毒学说:在 LCH 中找到人类疱疹病毒(HHV)、腺病毒、巨细胞病毒(CMV)、EB 病毒、单纯疱疹病毒、人类免疫缺陷病毒(HIV)以及细小病毒等感染的证据,但并未发现患者血清中病毒抗体阳性。

遗传学说:有报道证实患者 RAS-RAF-MEK-ERK 信号通路异常相关基因如 *BRAF V600E* 在 50% 以上的 LCH 发生突变,提示该病与遗传有关,且是一种肿瘤相关的疾病。尽管如此,但是该突变与 LCH 的发病机制、临床表现、肿瘤侵袭性以及预后等方面的关系仍未明确。

免疫学说:研究发现 CD1a⁺细胞均表达不成熟树突状细胞(Dc)趋化因子受体(CCR6),均不表达成熟 Dc 的趋化因子受体(CCR7),此外,还高表达 CCR6 的配体(CCL20/MIP3),以及其他趋化因子(CCL5/RANTES 及 CXCL11/I-TAC),这些炎症介质促进嗜酸性粒细胞及 T 细胞向病变部位募集,以上发现亦提示 LCH 细胞的分化成熟障碍导致了其趋化因子受体的异常表达,从而使病变部位的朗格汉斯细胞滞留。

【临床表现】

临床表现多样,可以仅有皮肤受累,也可以伴随单骨或多骨损害、伴或不伴有尿崩症,称为单系统 LCH;有皮肤损害伴有肝脾肺造血系统等脏器损害者成为多系统 LCH[3]。

1. 单系统 LCH 可为单一皮肤受累,且为唯一表现;单一骨骼受累,可为单骨或多骨损害。皮损一般发生于皮肤和黏膜部位。典型皮损表现为位于头皮或躯干、直径 1~2mm 的黄红色半透明丘疹,略隆起于皮面,可见结痂或溃疡。累及黏膜的 LCH 好发于口腔、胃肠道和泌尿生殖道[6]。累及女性生殖道的 LCH 可分为 4 型,包括:①仅累及女性生殖道的 LCH;②首发于女性生殖道。后出现系统受累的 LCH;③口腔或皮肤 LCH,并发女性生殖道及系统受累;④系统及女性生殖道均受累,并发尿崩症。女性生殖道 LCH 最易受累的部位是外阴,仅累及女性生殖道且发生于外阴的 LCH 约占女性生殖道 LCH 的 10%~20%[2,7]。女性生殖道皮损一般表现为多发溃疡,也可表现为丘疹、痒疹样结节和浸润性斑块

（图 38-36~图 38-40）。

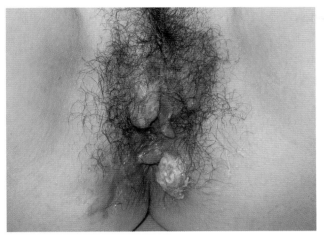

图 38-36　朗格汉斯细胞组织细胞增生症。外阴肿物,表面破溃

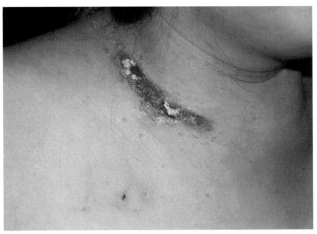

图 38-37　朗格汉斯细胞组织细胞增生症。颈部红斑块,表面破溃

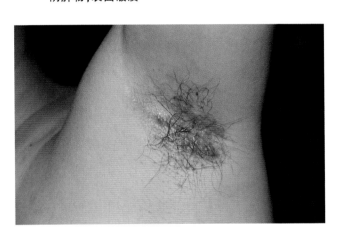

图 38-38　朗格汉斯细胞组织细胞增生症。毛囊角化病样皮疹,左腋下糜烂性红斑

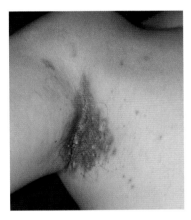

图 38-39　朗格汉斯细胞组织细胞增生症。毛囊角化病样皮疹,右腋下糜烂性红斑

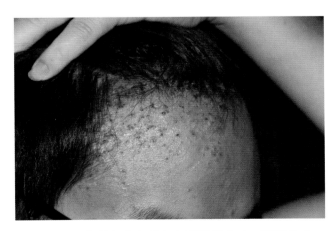

图 38-40　朗格汉斯细胞组织细胞增生症。脂溢性皮炎样皮疹,额部红斑、丘疹、鳞屑

2. 多系统 LCH　表现为内脏器官受累,淋巴结肿大,伴或不伴有尿崩症。内脏器官受累多引起肝、脾、肺或造血系统等功能障碍。此外,患者多有骨骼受累,如颅骨、股骨、颌骨、盆骨、肋骨、脊柱等处,早期为痛性肿胀,后期当发生溶骨性骨质破坏后,形成骨缺损,当眼眶壁破坏时可致眼球突出。内分泌系统损害以尿崩、生长发育滞后多见;5%~50% LCH 可出现尿崩症。单纯累及垂体柄可有烦渴及多饮、多尿。典型患者出现颅骨缺损、眼球凸出和尿崩症三联征,但多数不同时出现。此类患者可有皮肤黏膜损害,可为首发或唯一症状,好发于面部及躯干,表现为红斑、棕红色丘疹,油腻性痂,似脂溢性皮炎样或毛囊角化病样。肺部受累时可

出现咳嗽、呼吸困难,甚至自发性气胸;婴儿肺部受累时症状可不明显,但 X 线片示弥漫性网点状阴影。此外,可出现肝、脾及淋巴结肿大、黄疸、肝功能异常、肝衰竭、门脉高压、血细胞减少等。多数患儿进展较快,

死亡率高,死因多为细菌或病毒感染。

【组织病理】

组织病理表现为组织细胞浸润,细胞质丰富,嗜酸性,细胞核呈杆状或分叶状,核沟明显,类似"肾形""咖啡豆"样外观(图38-41)。散在嗜酸性粒细胞、淋巴细胞、可见多核巨细胞。免疫组化染色可见组织细胞 CD1a、S-100 蛋白、CD68 及 CD207 阳性;电子显微镜下,细胞内可见特征性的 Birbeck 颗粒,是确诊该病的金标准。

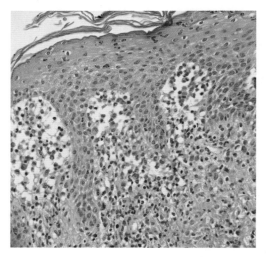

图 38-41 朗格汉斯细胞组织细胞增生症。真皮大量组织细胞浸润,细胞核呈杆状或分叶状(HE 染色,×400)

【诊断和鉴别诊断】

根据临床表现多样,可以仅有皮肤受累、也可以伴随单骨或多骨损害、伴或不伴有尿崩症,或伴有肝、脾、肺、造血系统等脏器损害,组织病理表现为大量朗格汉斯细胞浸润和肉芽肿形成可做出诊断。与下列疾病鉴别。

幼年黄色肉芽肿:当皮损仅表现为黄瘤样结节,无论从临床还是组织病理均很难和幼年黄色肉芽肿鉴别。但 LCH 多有骨骼损害,且不能自愈,组织细胞 CD1a、S-100 阳性,借此可与幼年黄色肉芽肿鉴别。

仅有外阴皮损的 LCH 需与很多疾病相鉴别,包括皮炎、湿疹、性传播疾病、生殖器结核、结节病、环状肉芽肿、发疹性黄瘤、外阴基底细胞癌、外阴鳞状细胞癌、下疳样脓皮病、无色素性恶性黑色素瘤和 Paget 病。

【治疗】

由于该病是系统性疾病,出现系统受累时治疗方案仍有争议。某些学者认为糖皮质激素是一线治疗药物,而另有学者认为单剂量化疗有效。长春新碱联合糖皮质激素治疗有一定疗效。此外,BRAF 抑制剂作为一种靶向治疗药物已取得可喜成绩。孤立的皮肤结节可以手术切除。脂溢性皮炎样或毛囊角化病样皮损可外用糖皮质激素治疗。如果病变范围较大,可予泼尼松联合或不联合长春新碱,或低剂量甲氨蝶呤口服,疗程 3 个月[8-12]。

【参考文献】

[1] MORIMOTO A,OH Y,SHIODA Y,et al. Recent advances in Langerhans cell histiocytosis. Pediatr Int,2014,56(4):451-461.

[2] FERNANDES L B,GUERRA J G,COSTA M B,et al. Langerhans cells histiocytosis with vulvar involvement and responding to thalidomide therapy—case report. An Bras Dermatol,2011,86(4 Suppl 1):s78-81.

[3] LIAN C,LU Y,SHEN S. Langerhans cell histiocytosis in adults:a case report and review of the literature. Oncotarget,2016,7(14):18678-18683.

[4] 许霞,聂秀. 朗格汉斯细胞组织细胞增生症发病机制的研究进展. 临床与实验病理学杂志,2015,31(12):1392-1395.

[5] ZINN D J,CHAKRABORTY R,ALLEN C E. Langerhans Cell Histiocytosis:Emerging Insights and Clinical Implications. Oncology(Williston Park),2016,30(2):122-132,139.

[6] GONÇALVES C F,MORAIS M O,DE CÁSSIA GONÇALVES ALENCAR R,et al. Solitary Langerhans cell histiocytosis in an adult:case report and literature review. BMC Res Notes,2016,9:19.

[7] 徐晨琛,刘跃华. 外用氮芥及糖皮质激素局部封闭治疗外阴朗格汉斯细胞组织细胞增生症. 临床皮肤科杂志,2014,43(9):553-555.

[8] ARICÒ M,GIRSCHIKOFSKY M,GÉNÉREAU T,et al. Langerhans cell histiocytosis in adults:report from the International Registry of the Histiocyte Society. Eur J Cancer,2003,39(16):2341-2348.

[9] MINKOV M. Multisystem Langerhans cell histiocytosis in children:current treatment and future directions. Paediatr Drugs,2011,13(2):75-86.

[10] GRANA N. Langerhans cell histiocytosis. Cancer Control,2014,21:328-334.

［11］泥永安,孙立荣.朗格汉斯组织细胞增生症的治疗进展.临床儿科杂志,2015,33(3):291-294.

［12］庞其军,赵颖,郗艳国,等.小儿朗格汉斯细胞组织细胞增生症9例临床分析.山东医药,2014,(38):70-71.

第十三节　先天性自愈性网状组织细胞增生症

先天性自愈性网状组织细胞增生症(congenital self-healing reticulohistiocytosis,CSHRH)也称为先天性自愈性朗格汉斯细胞组织细胞增生症(CSHLCH),临床罕见,1973年Hashimoto和Pritzker首次报道,故又称为Hashimoto-Pritzker病。国外报道超过100例,而国内仅有数例报道。由于多数患儿在数周或数月内自愈,致该病的发病率很难统计[1]。朗格汉斯细胞组织细胞增生症(LCH)在WHO分类中将其列入组织细胞和树突细胞肿瘤,其多数亚型呈急进性多器官受累过程,而CSHRH却是良性的。LCH以前被称为组织细胞增生症X,单发性病变多累及骨,少数累及淋巴结、皮肤或肺;多发性病变可同时累及骨、皮肤、肝和淋巴结等器官;而CSHRH只限于婴儿皮肤[2]。

【发病机制】

CSHRH发病机制至今未明。可能与病毒感染、免疫功能异常有关。有报道表明人疱疹病毒6与该病发病相关[3]。

【临床表现】

CSHRH多见于新生儿或婴幼儿,皮损表现为丘疹、红斑和结节,多数皮疹是直径2~7mm的丘疹,或2~3cm大小的结节,质地稍硬,可呈红、暗红、红褐、蓝褐或蓝黑色,表面光滑。少数可破溃,形成火山口样的溃疡,皮损多发,遍布全身,但以颜面和头部多见,其余发疹部位有躯干、四肢、腹股沟、会阴、阴囊和足底。20%的患儿表现为孤立性结节[4]。水疱和大疱性皮损亦有报道[5]。病变出现数月后,多数患儿在数周或数月内、最迟不超过1岁皮损可自行消退。消退后不留痕迹,亦不复发,皮损多不波及黏膜,偶有广泛性鼻和口腔黏膜糜烂和眼视网膜病变的报道,但这些病变可随着皮疹的消退而消退[6]。此外,亦有患儿出生时出现CSHRH,1个月后出现多发性肺囊肿,但11个月后囊肿自行消退[7]。有报道部分患儿会发展为LCH[4]。

【组织病理】

病理表现为真皮中上层和皮下组织见聚集成堆的组织细胞,胞质丰富,嗜酸性,有时呈毛玻璃状,混杂有中等量的泡沫细胞。核大呈多形性,圆形、卵圆形、肾形或不规则形,可见多核巨细胞和核丝分裂象。可见数量不等的淋巴细胞和嗜酸性粒细胞(图38-42)。组织细胞S-100、CD1a阳性。电镜检查可见浸润的组织细胞有10%~30%含有伯贝克颗粒,大多数组织细胞内含成簇规则的板层状致密体。

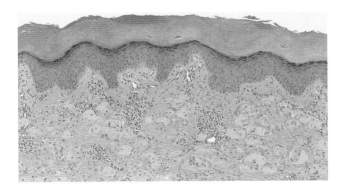

图38-42　先天性自愈性网状组织细胞增生症。角化过度,棘层增厚,真皮内大量组织细胞及多核巨细胞(HE染色,×100)

【诊断和鉴别诊断】

根据临床上多见于新生儿或婴幼儿、皮损表现为丘疹、红斑和结节、无系统受累、1岁内皮损可自行消退,组织病理表现为真皮中上层和皮下组织见聚集成堆的组织细胞,S-100、CD1a阳性,可做出明确诊断。需要与下列疾病鉴别。

1. 幼年性黄色肉芽肿　临床表现类似,但其结节性损害多数在生后6个月内出现,新生儿期发病少见。一般1年左右或几年内自行消退,几个月内消退罕见。病理特点是可见大量Touton巨细胞,S-100蛋白和CD1a阴性,这些均不同于CSHRH。

2. 良性头部组织细胞增生症　一般6~12个月发病,几年后损害变平,留有萎缩和色素斑,组织病理示病变在真皮层,真皮上、中部可见大量组织细胞浸润,间有不等量淋巴细胞及少量嗜酸性粒细胞,多数组织细胞胞核多形,呈不规则形,胞质少,有时呈毛玻璃状,有少量多核巨细胞。特征性免疫组化标记是CD68 阳性,ⅩⅢa 因子阳性,而朗格汉斯细胞标记 S-100、CD1a 均阴性。

3. 勒雪病(Letterer-Siwe)　属于 LCH 的一型,是一种急性进行性全身性疾病,主要引起皮肤、内脏器官和广泛的骨组织损害,多见于 3 岁以下的婴幼儿。发病急,进展快,病程短。主要症状为发热、皮疹及肝、脾和全身淋巴结肿大。常伴有进行性贫血、粒细胞和血小板减少。与本病不难鉴别,但组织学上很难区别。

【治疗】

本病是自愈性疾病,一般无需特殊治疗。但由于该病有发展为 LCH 的报道,故应密切随访。

【参考文献】

[1] KASSARDJIAN M,PATEL M,SHITABATA P,et al. Congenital self-healing reticulohistiocytosis:an underreported entity. Cutis,2016,97(4):296-300.

[2] 林梅绶. 先天性自愈性朗格汉斯组织细胞增生症临床病理分析. 诊断病理学杂志,2006,13(1):15.

[3] CSIRE M,MIKALA G,JÁKÓ J,et al. Persistent long-term human herpesvirus 6 (HHV-6) infection in a patient with langerhans cell histiocytosis. Pathol Oncol Res,2007,13(2):157-160.

[4] CHEN A J,JARRETT P,MACFARLANE S. Congenital self-healing reticulohistiocytosis:the need for investigation. Australas J Dermatol,2016,57(1):76-77.

[5] INUZUKA M,TOMITA K,TOKURA Y,et al. Congenital self-healing reticulohistio cytosis presenting with hemorrhagic bullae. J Am Acad. Dermatol,2003,48:75-77.

[6] ZAENGLEIN A L,STEELE M A,KAMINO H,et al. Congenital self-healing reticulohistiocytosis with eye involvement. Pediatr Dermatol,2001,18(2):135-137.

[7] CHUNHARAS A,PABUNRUANG W,HONGENG S. Congenital self-healing Langerhans cell histiocytosis with pulmonary involvement:spontaneous regression. J Med Assoc Thai,2002,85 Suppl 4:s1309-1313.

（左亚刚　刘跃华）

转移性肿瘤

皮肤转移癌即肿瘤细胞从原发的恶性肿瘤播散至皮肤而形成的新肿瘤,在所有肿瘤患者中的发生率约为 0.6%~10.4%,占所有皮肤肿瘤的 2%[1]。皮肤转移癌临床表现多样,不易诊断,且可能是尚无临床表现的内脏肿瘤的首发症状或肿瘤复发的早期线索,因此需引起高度重视。

第一节　Mary Joseph 小结节

Mary Joseph 小结节(Sister Mary Joseph nodule,SMJN)是指腹腔或盆腔内恶性肿瘤转移至皮肤所导致的脐部结节。肿瘤转移至脐部的机制目前仍不清楚,有学者推测可能是通过沿着退化的脐静脉进行淋巴输送,从而直接经腹膜扩散,或经血扩散,或通过镰状韧带、脐正中韧带或脐尿管残余等组织进行扩散[2]。

【临床表现】

本病相对罕见,易漏诊。常表现为脐部坚实、质硬的肿块,呈白色、青紫色或棕红色,可有皲裂、破溃并伴有浆液、血液或脓液等渗出。偶有瘙痒。患者常表现出与内脏肿瘤一致的症状如上腹痛、恶心、腹胀、腹水、体重减轻、直肠出血等,少数患者除脐部肿块外没有其他不适。有研究者回顾既往报告病例发现,35%~65% Mary Joseph 小结节的原发肿瘤来源于胃肠道,12%~35%来源于泌尿生殖道,15%~30%无法确定原发病灶,还有 3%~6%来自于肺、乳腺等其他部位[3]。

【组织病理】

绝大部分表现为腺癌,少数可表现为肉瘤、间皮瘤或黑色素瘤。

【诊断和鉴别诊断】

影像学检查如 CT 扫描和超声等找到原发病灶对于诊断本病非常重要。本病需要与原发性脐部肿瘤、子宫内膜异位症、瘢痕疙瘩等相鉴别。可以行细针穿刺细胞学检查及组织活检以明确诊断。

【治疗】

发现 Mary Joseph 小结节,常意味着预后不佳,未经治疗的患者存活时间约为 2~11 个月[4]。积极进行多模式治疗如手术联合化疗的患者存活时间比仅进行单一治疗的患者存活时间长[3]。

【参考文献】

[1] ALCARAZ I,CERRONI L,RÜTTEN A,et al. Cutaneous metastases from internal malignancies:a clinicopathologic and immuno-histochemical review. Am J Dermatopathol,2012,34(4):347-393.

[2] DAR I H,KAMILI M A,DAR S H,et al. Sister Mary Joseph nodule-A case report with review of literature. J Res Med Sci,2009,14(6):385-387.

[3] BALAKRISHNAN R,RAHMAN M A,DAS A,et al. Sister Mary Jospeh's nodule as initial presentation of carcinoma caecum-case report and literature review. J Gastrointest Oncol,2015,6(6):e102-105.

[4] BAILEY H,CLAIN A. Demonstrations of physical signs in clinical surgery. 15th ed. Baltimore:Williams and Wilkins Co.,1973.

第二节 乳腺癌皮肤转移

实体肿瘤的皮肤转移约占所有皮肤肿瘤的2%,乳腺癌皮肤转移(skin metastasis from the breast cancer)发生较早,其发生率高达23.9%[1]。目前认为皮肤转移的发病机制主要有:肿瘤细胞通过皮下组织直接侵入皮肤;肿瘤细胞经淋巴管扩散;肿瘤细胞在淋巴管或血管栓塞形成新的癌灶;极少数情况下,手术也可能造成肿瘤细胞定植[2]。

【临床表现】

乳腺癌皮肤转移最常见于前胸壁,其他部位如对侧乳房,瘢痕部位,手臂及头颈部也不少见。乳腺癌皮肤转移临床表现多种多样,一般分为六型。

1. 结节性癌 最常见的类型,常表现为新生的坚实的皮肤结节,1~3cm 大小,单发或多发,位于真皮或皮下,多为肤色,也可表现为粉红至红棕色。部分可伴有溃疡、感染及色素沉着。绝大部分乳腺癌皮肤转移患者无不适主诉,少数人自觉疼痛。

2. 炎性癌 常表现为红色或紫色丹毒样界限清楚的斑片或斑块,伴有灼热感和疼痛感,严重时可出现橘皮样外观,皮肤症状进展迅速,易形成溃疡(图 39-1)。

3. 盔甲样癌 常见于乳腺小叶癌转移至皮肤后出现的硬化斑块,可呈红色或黄色,类似古代士兵的盔甲样硬度。

4. 毛细血管扩张性癌 常表现为红斑基础上毛细血管扩张或成簇的紫红色丘疹。

5. 血源性转移癌引起的肿瘤性脱发 原发肿瘤转移至头皮时可引起肿瘤性脱发,目前认为这一现象可能是通过血液而不是淋巴转移的。84%的肿瘤性脱发患者原发肿瘤来自于乳腺癌[3]。常表现为单发或多发的卵圆形肿瘤性脱发,无自觉症状,边界清楚。

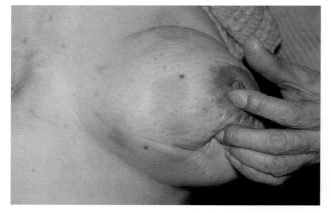

图 39-1 乳腺癌皮肤转移。左乳房浸润性红斑

6. 乳房湿疹样癌 又称乳房 Paget 病,其特征性的临床表现为乳头乳晕皮肤瘙痒、糜烂、破溃、渗液、结痂、脱屑、伴疼痛等湿疹样改变。

【组织病理】

肿瘤细胞围绕纤维结缔组织排列成腺样结构,或在胶原束之间呈线状分布,血管周围可有少量淋巴细胞及浆细胞浸润。炎性乳腺癌常伴有较显著的血管淋巴管侵犯,皮下淋巴管扩张,内有成簇的肿瘤细胞,即真皮淋巴管癌栓。盔甲样癌的硬皮病样硬结区呈纤维化,肿瘤细胞与成纤维细难以鉴别,呈多角形。肿瘤细胞常单个散在分布,但在有些部位呈小团块状,或在增粗的胶原纤维束之间成单行排列,呈列队哨兵现象,对诊断很有价值。乳房湿疹样癌常表现为表皮内有大的、空泡化的、成巢状分布的肿瘤细胞(图 39-2~图 39-4)。乳腺癌皮肤转移的免疫组化常表现为 CK7(+)/CK20(-),ER(+),BER-EP4(+),CAM5.2(+),CEA(+),CK5/6(-),CD10(-),TTF(-),GCDFP-15(-),CA199(-),CA125(-),S100(-)等[4-5]。

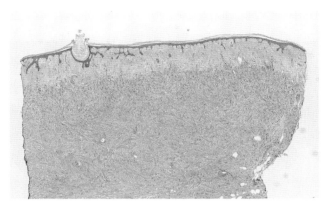

图 39-2　乳腺癌皮肤转移。表皮萎缩，真皮中下层胶原束间大量肿瘤细胞（HE 染色，×40）

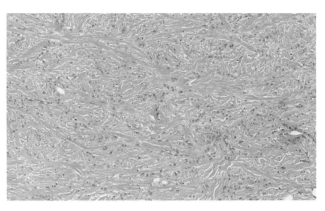

图 39-3　乳腺癌皮肤转移。肿瘤细胞在胶原束间呈线状分布（HE 染色，×200）

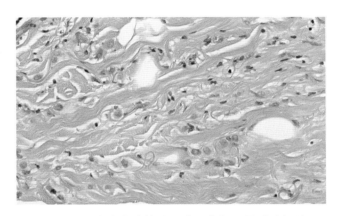

图 39-4　乳腺癌皮肤转移。胶原束间可见肿瘤细胞，核不典型，胞浆丰富（HE 染色，×400）

【诊断和鉴别诊断】

根据临床表现、皮损特点、组织病理特征即可诊断。乳腺癌皮肤转移常需要与良性乳腺皮肤疾病相鉴别。

【预后及治疗】

原发癌和转移癌应联合治疗。通常情况下认为出现皮肤转移预示着肿瘤的终末阶段，预后不佳。而乳腺癌出现皮肤转移者，尤其是没有内脏转移的患者，预后相对较好，生存期较长。对于皮肤转移面积局限的患者可以选择手术切除、放疗，偶可选病灶内和局部（咪喹莫特）治疗。而对于皮肤转移灶面积较大或发展迅速，糖皮质激素治疗无效或存在肺部、肝脏转移的患者而言，可以选择化疗。

另外，对于一些 *HER2* 阳性的乳腺癌患者，可通过使用靶向药物如曲妥珠单抗等治疗后达到治愈[5]。

【参考文献】

［1］CHO J，PARK Y，LEE J C，et al. Case series of different onset of skin metastasis according to the breast cancer subtypes. Cancer Res Treat，2014，46（2）：194-199.

［2］BRAVERMAN I M. Skin manifestations of internal malignancy. Clin Geriatr Med，2002，18（1）：1-19.

［3］CONNER K B，COHEN P R. Cutaneous metastasis of breast carcinoma presenting as alopecia neoplastica. South Med J，2009，102（4）：385-389.

［4］HUSSEIN M R. Skin metastasis：a pathologist's perspective. J Cutan Pathol，2010，37（9）：e1-20.

［5］KONG J H，PARK Y H，KIM J A，et al. Patterns of skin and soft tissue metastases from breast cancer according to subtypes：relationship between EGFR overexpression and skin manifestations. Oncology，2011，81（1）：55-62.

第三节　肺癌皮肤转移

肺癌皮肤转移（skin metastasis from the lung cancer）是最常见的转移性皮肤肿瘤[1]。肺癌患者发生皮肤转移的概率约为 1%~12%[2]。肺癌作为皮肤转移的原发灶，在男性居第 1 位，在女性居第 2 位[2]。

【临床表现】

肺癌可出现全身转移，其皮肤转移最常见的部位是前胸、腹部和头颈部。肺癌皮肤转移临床表现上无特异性，常表现为单发或多发结节，无明显自觉症状。部分患者也可有红斑、斑块、溃疡等多种表现。发生皮肤转移的肺癌患者常伴有其他器官的转移[3]（图 39-5，图 39-6）。

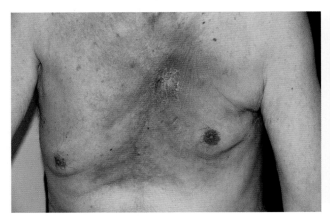

图 39-5　肺癌皮肤转移。胸壁红色斑片

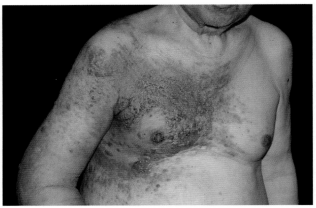

图 39-6　肺癌皮肤转移。右侧胸壁、上肢浸润性红斑、结节

【组织病理】

肺癌的皮肤转移常为中低分化，最常见分型为腺癌，其次为鳞癌或小细胞癌，再次为大细胞癌。间皮细胞瘤、支气管类癌、支气管癌、黏液表皮样癌、肺肉瘤、腺囊癌等罕有皮肤转移。免疫组化可能对未知原发病灶的皮肤转移癌有指导作用。除了原发于甲状腺的肿瘤，抗甲状腺转录因子（anti-TTF）阳性这一指标对于原发于肺腺癌、细支气管癌和小细胞癌的敏感性和特异性都较高。原发于肺腺癌和细支气管癌的病灶常表现为细胞角蛋白 CK7$^+$/CK20$^-$，该指标的敏感性较高，但特异性较差（图 39-7~图 39-9）。

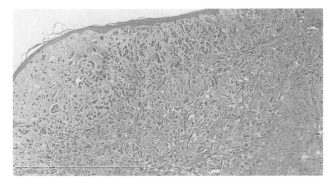

图 39-7　肺癌皮肤转移。角化过度，棘层萎缩，基底层色素增加，真皮血管及纤维束间大量腺体样细胞团块（HE 染色，×40）

【诊断和鉴别诊断】

结合抽烟史、既往病史、体格检查、多种影像学检查及组织病理检查进行诊断。免疫组化检查和电镜也可协助诊断。有研究发现肺上叶肿瘤更可

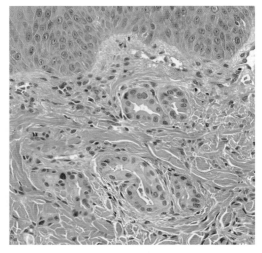

图 39-8　肺癌皮肤转移。真皮腺体样肿瘤细胞团块（HE 染色，×400）

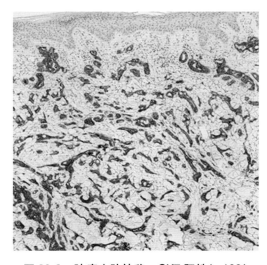

图 39-9　肺癌皮肤转移。CK7 阳性（×100）

能发生皮肤转移[2]。肺癌的皮肤转移癌常需要与皮肤良性皮损相鉴别,皮肤病理检查对于肿瘤的早期发现、疾病分期和预后有重要参考意义。

【预后及治疗】

肺癌出现皮肤转移患者预后不佳,确诊后平均存活时间约 5~6 个月[2]。单发的肺癌皮肤转移灶首选手术治疗,可联合化疗及放疗。如存在多发转移灶,化疗是首选治疗手段,但研究证实单用化疗后患者生存期仍只有 6.5~8 个月,这可能与皮肤中化疗药物的低灌注程度有关[2]。肺癌皮肤转移灶一般对放疗不敏感,疗效不佳。

【参考文献】

[1] SAEED S,KEEHN C A,MORGAN M B. Cutaneous metastasis:a clinical,pathological,and immunohistochemical appraisal. J Cutan Pathol,2004,31(6):419-430.

[2] MOLLET T W,GARCIA C A,KOESTER G. Skin metastases from lung cancer. Dermatol Online J,2009,15(5):1.

[3] HIDAKA T,ISHII Y,KITAMURA S. Clinical features of skin metastasis from lung cancer. Intern Med,1996,35(6):459-462.

第四节　消化道癌皮肤转移

【临床表现】

消化道癌皮肤转移(skin metastasis from gastrointestinal cancer)临床表现多样,最常表现为单发或多发的半球形肤色或红色非特异性结节,部分可表现为丹毒样带状浸润斑片或斑块,少数转移至头皮或面部的肿瘤可形成囊样外观。

1. 结肠癌皮肤转移　常转移至会阴和腹壁皮肤,如转移至脐周则被称为 Mary Joseph 小结节。

2. 胃癌皮肤转移　常转移至腹壁皮肤、术后切口瘢痕或经皮造瘘口周皮肤。

3. 肝癌皮肤转移　肝癌的皮肤转移十分罕见,仅占所有皮肤转移癌的 0.2%~2.7%[1]。肝癌皮肤转移常发生于面部、头皮、胸前和肩部,皮损常生长迅速,易出血。

4. 胆囊癌皮肤转移　非常罕见,常发生于腹部或术后切口瘢痕处,呈结节状,偶有疼痛。

5. 胆管癌皮肤转移　非常罕见,大部分胆管癌皮肤转移发生于经皮胆道引流切口处,也常累及头皮和颈部。皮损可单发或多发,常生长迅速。

6. 胰腺癌皮肤转移　少见,仅占消化道肿瘤皮肤转移癌的 1%以下[2]。最常转移至脐周,也可转移至背部、胸前等部位。

7. 食道癌皮肤转移　少见,常表现为多发无症状结节。

8. 口腔癌皮肤转移　常通过直接蔓延方式转移而来,多发生于头面部、颈部。

【组织病理】

见图 39-10~图 39-12。

(1) 结肠癌皮肤转移　肿瘤常位于真皮中部,延伸至皮下组织,有时可见到被压缩的胶原将肿瘤与表皮分隔开来。肿瘤由低分化细胞组成,呈腺状、团块状或散在分布,可分泌黏蛋白。腺腔中常可见嗜中性粒细胞和核尘。免疫组化常表现为 CK7(-)/CK20(+),黏蛋白(+),CEA(+),CDX2(+)[1]。

(2) 胃癌皮肤转移:肿瘤细胞簇集于真皮中下层,形成腺状、团块状或纤维束间质内线状分布。特殊染色显示阿辛蓝染色和 PAS 染色阳性,免疫组化示 CDX2(+),CK7(+),CK20(+),CEA(+),EMA(+)[1]。HIK1083 是胃腺黏液细胞黏蛋白单克隆抗体,在胃腺癌皮肤转移灶中呈阳性表达,但在原发性汗腺腺癌中表达呈阴性,是两者的鉴别点之一[3]。

(3) 肝癌皮肤转移:肿瘤细胞常分布于真皮深层,呈上轻下重的模式浸润,表皮一般不受累。肿瘤细胞分化程度不同,呈肝小梁样或假腺管型排列,常可见肿瘤坏死和血管入侵。免疫组化检测示多克隆 CEA(+),AFP(+),α1 抗胰蛋白酶(+),HepPar-1(+),单克隆 CEA(-),EMA(-)[1]。最近发现免疫组化标记物精氨酸酶 1(arginase 1)对于肝细胞具有高度敏感性和特异性,是鉴别肝细胞与非肝细胞来源肿瘤的重要诊断指标。

(4) 胆囊癌皮肤转移:大部分是由胆囊腺癌转移而来。病理上常表现为真皮内弥漫或结节状分布的肿瘤细胞,呈线状或腺样结构排列。

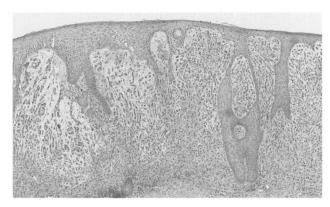

图 39-10   消化道癌皮肤转移。真皮浅中层排列成腺样的肿瘤细胞团块（HE 染色，×100）

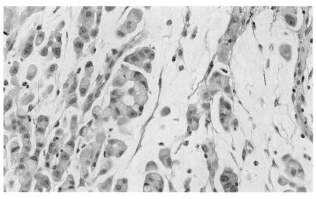

图 39-11   消化道癌皮肤转移。肿瘤细胞排列成腺样（HE 染色，×400）

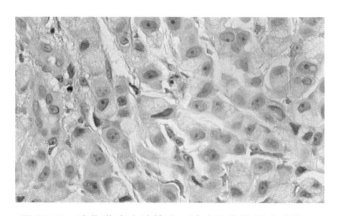

图 39-12   消化道癌皮肤转移。肿瘤细胞排列成腺样（HE 染色，×400）

（5）胆管癌皮肤转移：可见真皮内弥漫分布的多形胆管上皮细胞，少数形成腺样结构。免疫组化检测显示大部分病例表现为 CK7(+)，CDX2(-)[1]。

（6）胰腺癌皮肤转移：肿瘤细胞排列紊乱，形成腺样结构，腺腔内可见坏死碎片。胰腺癌可表现为 CA199(+)，胰腺导管腺癌常表现为 CK7(+)、CK8(+)、CK18(+)，CK19(+)[1]。

（7）食道癌皮肤转移：皮下弥漫或结节状分布的肿瘤细胞，常见中央细胞坏死，多见细胞异型性和核丝分裂象。免疫组化显示 AE1/AE3(+)、CK20(+)、EMA(+)，CK7(±)[1]。

（8）口腔癌皮肤转移：多表现为鳞癌。

【诊断和鉴别诊断】

根据既往病史、临床表现、影像学检查及组织病理检查综合诊断。消化道肿瘤的皮肤转移常需要与皮肤良性皮损相鉴别，组织病理及免疫组化有助于区别。

【预后及治疗】

消化道肿瘤发生皮肤转移常提示病程晚期，预后不佳。治疗首先以积极针对原发病灶为主，皮肤转移病损可酌情单独或联合采用手术、放疗、化疗、冷冻及激光治疗。

【参考文献】

［1］ ALCARAZ I，CERRONI L，RÜTTEN A，et al. Cutaneous metastases from internal malignancies：a clinicopathologic and immuno-histochemical review. Am J Dermatopathol，2012，34(4)：347-393.

［2］ LOOKINGBILL D P，SPANGLER N，HELM K F. Cutaneous metastases in patients with metastatic carcinoma：a retrospective study of 4020 patients. J Am Acad Dermatol，1993，29(2 Pt 1)：228-236.

［3］ IIJIMA M，NAKAYAMA J，NISHIZAWA T，et al. Usefulness of monoclonal antibody HIK1083 specific for gastric O-glycan in differentiating cutaneous metastasis of gastric cancer from primary sweat gland carcinoma. Am J Dermatopathol，2007，29(5)：452-456.

第五节 转移性恶性黑色素瘤

转移性恶性黑色素瘤(metastatic malignant melanoma)可转移至全身任何器官和组织,早期恶性黑色素瘤患者转移复发的概率取决于几个关键预后因素,包括 Breslow 深度、核丝分裂比例、是否存在溃疡及是否累及淋巴结等。Breslow 深度 ≤ 0.75mm 的皮肤黑色素瘤 64.9% 的患者会转移至局部引流淋巴结,9.1% 的患者可同时转移至淋巴结和内脏,26% 患者仅有内脏转移[1]。每年全世界由于黑色素瘤皮肤外转移而造成的死亡约 50 000 人[2]。

【临床表现】

根据转移部位不同,转移性恶性黑色素瘤(metastatic malignant melanoma)的临床表现也不相同。转移性恶性黑色素瘤常表现为多发结节,大小不一,可有发热、盗汗等全身症状(图 39-13)。约半数患者在有首发症状时就存在一处远处转移。常见的转移部位包括其他部位的皮肤、皮下组织、淋巴结、肺、肝、脑、骨骼、消化道及心脏等。约有 20% 的转移性恶性黑色素瘤患者找不到原发肿瘤病灶。

【组织病理】

肿瘤细胞类型多种多样,常见有上皮样细胞、梭形细胞、透明细胞、印戒样细胞和巨细胞,排列成巢团状、腺状、条索状或弥漫成片分布。肿瘤细胞内色素含量不一,含有黑色素的恶性黑色素瘤相对容易诊断,少色素或无色素的恶性黑色素瘤易误诊(图 39-14~图 39-16)。可行大切片或连续切片观察,并用 Fontana-Masson 染色显示黑色素。免疫组化检查有助于诊断,转移性恶性黑色素瘤 HMB45、Melan-A、S-100、Vimentin 多表达为阳性。

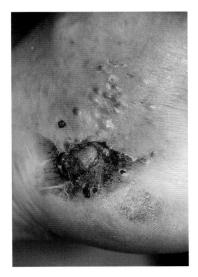

图 39-13 **转移性恶性黑色素瘤。足部斑块、溃疡及多发黑色结节**

【诊断和鉴别诊断】

转移性恶性黑色素瘤可表现为多种形态特征,组织结构及细胞学特征具有明显的多形性,且一部分肿瘤无黑色素表达,诊断时应与低分化癌、大细胞癌、化生性癌、多种类型的肉瘤、多种类型的小细胞性恶性肿瘤及某些良性肿瘤如神经源性肿瘤等相鉴别。当肿瘤组织及细胞形态表现似癌非癌,似肉瘤非肉瘤时,应考虑恶性黑色素瘤的可能性,积极寻找原发病灶,根据临床病史、影像学,并行免疫组织化学染色明确诊断。

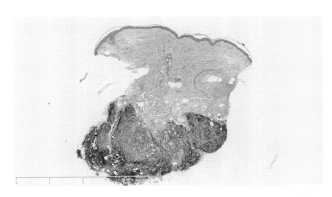

图 39-14 **转移性恶性黑色素瘤。真皮深部及皮下脂肪组织大量黑素细胞浸润,细胞大小不一,胞浆内含大量色素颗粒(HE 染色,×40)**

【预后及治疗】

转移性恶性黑色素瘤患者生存期约 4.7 ~ 11 个月,存活期中位数为 8.5 个月[3]。目前对于转移性恶性黑色素瘤患者的治疗尚无确切标准原则。以往治疗以达卡巴嗪、替莫唑胺或福莫司汀单独使用或联合用药的化疗为主,但效果不理想,不能提高患者生存率。

大剂量使用细胞因子 IL-2 对于转移性恶性黑色素瘤尤其是有淋巴结和软组织转移患者具有一定治疗效果,患者使用 IL-2 治疗后,一旦达到完全缓解期,中位无瘤生存时间可长达 70 个月,但因其副作用较大,应用受到限制。

近年来,随着分子靶向抑制剂和检查点抑制免疫疗法的发展,转移性恶性黑色素瘤的治疗效果较前提高。针对有 *BRAF* 突变的患者,联合使用 BRAF 和 MEK 抑制剂进行治疗能明显提高治疗效果,目前已获得美国食品药品管理局(FDA)批准应用于临床。随着免疫靶向治疗研究的发展,抗 CTLA4 抗体和抗 PD-1

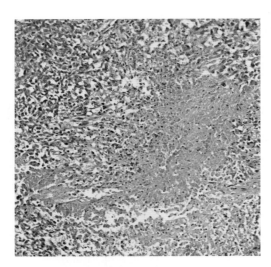

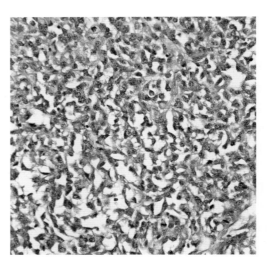

图 39-15　转移性恶性黑色素瘤。显示肿瘤
细胞团块中的坏死区域（HE 染色，×200）

图 39-16　转移性恶性黑色素瘤。显示大量
肿瘤细胞（HE 染色，×400）

单抗的治疗效果令人瞩目，是目前最有效的治疗药物之一，并能有效延长患者生存时间[4]。恶性黑色素瘤的生物免疫治疗疫苗也取得了一定进展。

【参考文献】

［1］ KIBBI N, KLUGER H, CHOI J N. Melanoma：clinical presentations. Cancer Treat Res, 2016, 167：107-129.

［2］ WICK M R, GRU A A. Metastatic melanoma：Pathologic characterization, current treatment, and complications of therapy. Seminars Diagn Pathol, 2016, 33（4）：204-218.

［3］ SUN W, SCHUCHTER L M. Metastatic melanoma. Curr Treat Options Oncol, 2001, 2（3）：193-202.

［4］ JOHNSON D B, SOSMAN J A. Therapeutic Advances and Treatment Options in Metastatic Melanoma. JAMA Oncol, 2015, 1（3）：380-386.

（王玲艳　晋红中）

第六篇

特殊皮肤病

第四十章

皮肤相关性血管炎

CPAN	cutaneous polyarteritis nodosa	皮肤型结节性多动脉炎
EED	erythema elevatum diutinum	持久性隆起红斑
HSP	Henoch-Schönlein purpura	Henoch-Schönlein 紫癜
HUV	hypocomplementemic urticarial vasculitis	低补体血症性荨麻疹性血管炎
NSAID	nonsteroidal anti-inflammatory drug	非甾体抗炎药
NUV	normocomple mentemic urticarial vasculitis	正常补体血症性荨麻疹性血管炎
PAN	polyarteritis nodosa	结节性多动脉炎
PF	purpura fulminans	暴发性紫癜
PG	pyoderma gangrenosum	坏疽性脓皮病
UV	urticarial vasculitis	荨麻疹性血管炎
WG	Wegener's granulomatosis	韦氏肉芽肿病
HIV	human immunodeficiency virus	人类免疫缺陷病毒

第一节　变应性皮肤血管炎

变应性皮肤血管炎（allergic cutaneous vasculitis）又称为皮肤白细胞碎裂性血管炎（leukocytoclastic vasculitis，LCV），是一组主要累及真皮浅层小血管和毛细血管，特别是毛细血管后微静脉的异质性血管炎性皮肤病，可伴有系统损害。发病机理可能与免疫复合物的沉积，及补体系统、纤维蛋白溶解系统、血小板的凝聚等密切相关[1-2]。致病因素较多，多继发于急性感染、系统性疾病或应用新的治疗药物。常见的致病药物有巴比妥酸盐类、酚噻嗪类、磺胺类、青霉素、碘化物类、阿司匹林及异体蛋白等。

【临床表现】

多见于中青年，女性较男性多见。多累及下垂部位及受压部位，主要发生于臀部和下肢。皮损呈多形性，如红斑、丘疹、风团、紫癜、血疱、浅表性小结节、坏死、溃疡等，以下肢出血性丘疹、结节、坏死为主要临床特征，其中紫癜性斑丘疹是本病的标志（图 40-1）。可伴有轻度瘙痒或灼热感、发热、

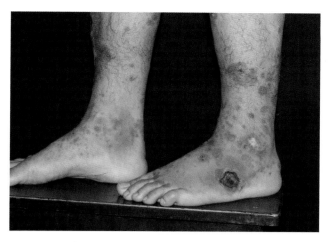

图 40-1　变应性血管炎。双小腿对称性红斑、坏死、溃疡

乏力及关节痛[3]。部分患者可出现皮肤外血管炎，表现为内脏损害，以关节和肾脏受累多见。患者出现关节痛，可出现血尿和蛋白尿，少数患者发生肾衰竭，且成年患者比青少年患者更易出现肾脏损害并且预后差[4]。侵犯肠道可有腹痛、脂肪痢、便血、急性胆囊炎等胃肠道症状，肺部损害也较常见，还可有外周神经病变。

【组织病理】

组织病理具有诊断价值，主要表现为毛细血管后静脉中层的节段性炎症，即真皮毛细血管内皮细胞肿胀、闭塞、管壁纤维素样坏死，血管壁及血管周围有嗜中性粒细胞浸润和碎裂，有少数嗜酸性粒细胞和单核细胞浸润，有数量不等的红细胞外渗[5]。

基本的特征均为白细胞碎裂性血管炎（图 40-2，图 40-3）。

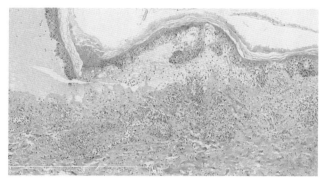

图 40-2　变应性血管炎。表皮局部坏死，表皮下水疱形成，疱液中可见嗜酸性纤维蛋白网和较多嗜中性粒细胞（HE 染色，×40）

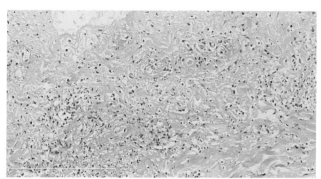

图 40-3　变应性血管炎。真皮血管壁增厚，纤维素样变性，血管周围较多嗜中性粒细胞浸润，可见核尘（HE 染色，×100）

免疫荧光和超微结构研究也对本病有一定提示：起病初 24h，毛细血管后静脉的管壁可见免疫球蛋白、补体及纤维素的沉积；起病 24h 后，免疫球蛋白及补体可能被分解，但纤维素依然明显沉积于管壁。国外 Gupta 等[5]行免疫荧光分析检测了 23 例患者，其中有 17 例阳性，主要表现为 IgM 和补体阳性。Sais 等[6]研究表明，免疫荧光的阳性率与皮损取材时间呈负相关，晚期皮肤活检标本往往呈阴性结果。因此，选取新发皮疹进行免疫荧光分析更有助于该疾病的诊断。

【诊断和鉴别诊断】

诊断依据临床表现和组织病理，皮肤活检证实为白细胞碎裂性血管炎，即毛细血管后静脉血管中层的节段性炎症[3]。同时，详细病史询问是必要的，着重了解患者的近期用药史、感染性疾病史以及有无合并其他疾病。系统性体格检查及实验室检查有助于发现伴随的潜在疾病及判断有无内脏损害。

临床表现上与一些以紫癜为主要表现的疾病易混淆，需注意从多方面鉴别。与 Henoch-Schönlein 紫癜的鉴别点在于，后者的免疫荧光检查通常可见明显的 IgA 沉积，即使在起病 24h 之后仍可见，而变应性皮肤血管炎后期只有纤维素残留。虽然二者病理均表现为白细胞碎裂性血管炎，但过敏性紫癜临床主要表现为紫癜，且病理改变多位于真皮浅层，主要侵犯真皮乳头的小血管，而变应性皮肤血管炎皮疹具有多形性，其病理改变部位较深，除累及真皮浅层外，真皮全层及皮下组织均可受累。此外，白色萎缩也是易混淆的疾病之一，但白色萎缩通常疼痛明显，愈后可留下象牙白色瘢痕，组织病理上并非血管炎表现。

【治疗】

由于许多诱发因素均为暂时性,故本病通常具有自限性,病程 3~4 周,恢复后可遗留色素沉着。也有约 10% 的患者可转变为复发性。因此一旦确诊,首先应积极寻找诱发因素及潜在病因,并予以避免或消除。

Martinez-Tuboada 等[7]报道的 94 例变应性血管炎患者中有 54 例无需治疗,26 例单用非甾体抗炎药治疗,仅有 14 例患者需要糖皮质激素和/或免疫抑制剂治疗。对于仅累及皮肤,没有发生进行性系统损害的病例,可给予相对温和的保守治疗,一般治疗包括适当休息、抬高患肢、避免外伤/受寒、止痛等,可应用非甾体抗炎药治疗关节痛。

有严重的系统性损害及坏死性皮损时,治疗首选糖皮质激素[8],通常选用口服泼尼松,剂量 60~80mg/d,疗程不宜过长。对于病情较易反复、病程迁延的难治性病例,可考虑加用免疫抑制剂治疗,如甲氨蝶呤 5~25mg/周或硫唑嘌呤 50~200mg/d。对于更难治的病例,可应用环磷酰胺或糖皮质激素静脉冲击治疗。

近年来,肿瘤坏死因子拮抗剂如英夫利昔单抗、依那西普在皮肤小血管性血管炎的治疗中被证实有效,但这些药物本身也有诱发血管炎的风险。单用秋水仙碱和氨苯砜或小剂量联合应用二者对慢性皮肤血管炎可能有效。此外,从中医辨证角度看,本病的病邪与湿热相关,病机则和血瘀兼或痰湿有关,故相应扶正祛邪的中医治疗也有一定作用。

【参考文献】

[1] CHEN K R,CARLSON J A. Clinical approach to cutaneous vasculitis. Am J Clin Dermatol,2008,9(2):71-92.

[2] CARLSON J A. The histological assessment of cutaneous vasculitis. Histopathology,2010,56(1):3-23.

[3] FIORENTINO D F. Cutaneous vasculitis. J Am Acad Dermatol,2003,48(3):311-340.

[4] TAI Y J,CHONG A H,WILLIAMS R A,et al. Retrospective analysis of adult patients with cutaneous leukocytoclastic vasculitis. Australias J Dermatol,2006,47(2):92-96.

[5] GUPTA S,HANDA S,KANWAR A J,et al. Cutaneous vasculitides:clinic-pathological correlation. Indian J Dermatol Venereol Leprol,2009,75(4):356-362.

[6] SAIS G,VIDALLER A,JUCGLÀ A,et al. Prognostic factors in leukocytoclastic vasculitis:a clinicopathologic study of 160 patients. Arch Dermatol,1998,134(3):309-315.

[7] MARTINEZ-TABOADA V M,BLANCO R,GARCIA-FUENTES M,et al. Clinical features and outcome of 95 patients with hypersensitivity vasculitis. Am J Med,1997,102(2):186-191.

[8] CARLSON J A,CAVALIERE L F,GRANT-KELS J M. Cutaneous vasculitis:diagnosis and management. Clin Dermatol,2006,24(5):414-429.

第二节   过敏性紫癜

过敏性(单纯性)紫癜(anaphylactoid purpura)又称 Henoch-Schönlein 紫癜(Henoch-Schönlein purpura,HSP),是一种以紫癜、关节痛(74%~84%)、腹痛(61%~76%)和肾病(44%~47%)为特征的小血管性血管炎。好发于儿童,尤其是 7~13 岁男童[1],也可见于成人。

迄今为止,该病的病因未完全阐明,可能与感染、遗传、药物、疫苗及某些食物诱发等因素有关,其中以 A 组 B 型溶血性链球菌(GABS)所致的上呼吸道感染最常见[2-4],腹型 HSP 与幽门螺杆菌感染的显著相关性也有报道[5]。且 HSP 具有一定的家族聚集倾向,近年来有关遗传学研究涉及的基因主要包括 *DRB* * *01*,*DRBl* * *11*,*DRBl* * *14* 及 *HLA-B35* 等[6]。发病机制中以体液免疫异常为主,T 淋巴细胞功能改变、细胞因子和炎症介质的参与在本病发病中起重要作用。

【临床表现】

大约 40% 的病例在皮损出现前 2 周有前驱症状,主要表现为轻度发热、头痛、腹痛和关节症状等。典型皮损表现为可触及性紫癜,常见于四肢伸侧,尤以小腿伸侧居多。初为散在的瘀点、瘀斑,1d 之内可转变为出血性斑丘疹,5d 左右开始消退,数周之后还可出现新发皮疹。荨麻疹样损害、水疱、坏死性紫癜和血管瘤样损害也可出现在某些阶段(图 40-4)。

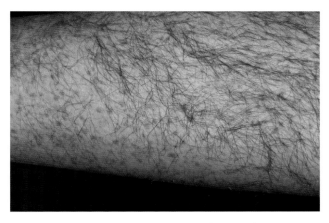

图 40-4　过敏性紫癜。下肢密集瘀点

除皮肤损害外,还可见全身其他脏器的受累及伴随症状。肾脏症状主要表现为镜下血尿甚至肉眼血尿,少数患者可能进展为进行性肾小球疾病和肾衰竭。一般多出现于皮肤紫癜后 1~4 周,特别以 2 周内更多见。很多患儿在紫癜初发后 1~2 年才出现肾脏损害表现,同时伴有重新出现的皮疹。7 岁以下发生肾脏损害危险性较低,10 岁以上肾损害危险性明显增高[7]。肾炎是影响预后的关键,病情程度轻者居多,且大多数预后良好[8]。还可出现严重的关节症状,表现为关节酸痛肿胀、活动受限等,少数可有关节腔积液。腹部表现也较常见,如腹痛、胃肠道出血及麻痹性肠梗阻等。

【组织病理】

基本病变表现为真皮浅层小血管弥散性炎症,即真皮乳头层小血管白细胞碎裂性血管炎(图 40-5)。由于受到病损严重程度、取材时间等因素影响,组织病理表现变化较大。免疫荧光检查通常可见真皮浅层小血管壁明显的 IgA、IgG 及补体沉积,其中以 IgA 的免疫复合物沉积为主,即使在起病 24h 之后仍可见,导致血管损伤继而引发炎症反应,其免疫异常通常涉及多个方面,包括体液免疫和细胞免疫。

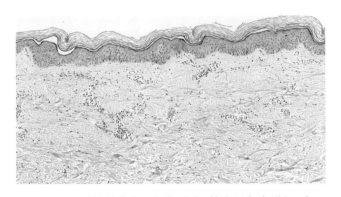

图 40-5　过敏性紫癜。角化过度,基底层色素增加,真皮血管周围少量炎症细胞浸润,可见溢血现象(HE 染色,×100)

【诊断和鉴别诊断】

对于青少年分布于小腿伸侧对称性的瘀点和出血性斑丘疹,严重者可伴有风团、水疱、坏死等多形性皮损,血液学检查正常者,可考虑本病。组织病理及免疫荧光检查有助于诊断。同时根据是否存在关节、腹部及肾脏损害来进一步确定亚型,合并关节表现者应考虑关节型,有腹部绞痛者需考虑腹型,尿常规检查异常伴肾脏表现者应考虑肾型。

以腹痛作为首发症状的患儿,在典型皮肤紫癜出现之前,常需与急腹症鉴别,HSP 患儿腹痛多发生于脐周,且常有易变性,严重者可出现消化道出血,对这部分患者如无紧急手术指征,不宜急于行腹部探查手术,可行内镜检查,其肠道黏膜的水肿、出血及溃疡等病变可先于皮肤紫癜出现,有助于诊断。

本病还需与血小板减少性紫癜相鉴别,二者在皮损上均表现为瘀点、瘀斑,但 HSP 的血液学相关检查均正常,而血小板减少性紫癜有不同程度的血小板减少,同时伴产板型巨核细胞成熟障碍,但少有全身症状。此外系统性红斑狼疮也易与本病混淆,系统性红斑狼疮有特征性的面颊蝶形红斑及盘状红斑,伴有肾脏、关节、心脏、肺脏、浆膜及中枢神经系统等多器官系统的受累,血清免疫学检查及自身抗体检查有特异性改变,如抗 ds-DNA 抗体、抗 Sm 抗体等呈阳性。

【治疗】

对于确诊者,应积极寻找并祛除本病的诱因,同时加强对症支持治疗,如应用抗组胺药非特异性抗过敏治疗、非甾体抗炎药缓解关节痛、抗血小板凝集及抗感染等治疗。轻症者,除上述治疗外,还可加用维生素 C 600mg/d 降低血管通透性。重症者可应用糖皮质激素。糖皮质激素可抑制免疫反应,降低毛细血管通透性,减轻炎症反应,从而缓解临床症状。甲泼尼龙作为一种中效糖皮质激素具有较强的抗炎作用,且抗炎作用是琥珀酸氢化可的松的 5 倍,且水钠潴留的副作用较小,同时甲泼尼龙还具有较强的免疫抑制作用,通过抑制抗原-抗体反应,改善毛细血管通透性,并可阻断 HSP 发病机制中的相关活性物质,从而达到改善临床症状的目的。且相比于地塞米松等糖皮质激素,甲泼尼龙对机体下丘脑-垂体-肾上腺轴的抑制作用较弱,因此安全性高,更适于儿童的治疗。

目前不断有人把血浆置换应用于过敏性紫癜伴有严重并发症和急进性紫癜性肾炎(肾脏病理多为新月体肾炎)的治疗。临床观察和基础实验均证实,血浆置换可清除免疫复合物和细胞因子、补体等促炎介质,降低纤维蛋白原和其他凝血因子水平,联合免疫抑制剂治疗可使病情迅速缓解[9]。过敏性紫癜是一种免疫复合物介导的小血管炎,偶尔可出现致命的颅内出血,有学者[10]提出血浆置换能迅速有效的清除炎症介质,减轻炎症反应和颅内出血,可作为合并严重神经系统并发症的一线治疗,但目前尚缺乏大样本随机对照研究来证实其确切临床疗效,故尚不能作为过敏性紫癜性肾炎的一线治疗方案。

【参考文献】

[1] CALVIÑO M C,LLORCA J,GARCÍA-PORRÚA C,et al. Henoch-Schönlein purpura in children from northwestern Spain:a 20-year epidemiologic and clinical study. Medicine (Baltimore),2001,80(5):279-290.

[2] CUNNINGHAM M W. Pathogenesis of group A streptococcal infections. Clin Microbiol Rev,2000,13(3):470-511.

[3] WEISS P F,KLINK A J,LUAN X,et al. Temporal association of Streptococcus,Staphylococcus,and parainfluenza pediatric hospitalizations and hospitalized cases of Henoch-Schönlein purpura. J Rheumatol,2010,37(12):2587-2594.

[4] PUNNOOSE A R,LYNM C,GOLUB R M. JAMA patient page:henoch-Schönlein purpura. JAMA,2012,307(7):742.

[5] NOVàK J,SZEKANECZ Z,SEBESI J,et al. Elevated levels of anti-Helicobacter pylori antibodies in Henoch-Schönlein purpura. Autoimmunity,2003,36(5):307-311.

[6] SAULSBURY F F. Henoch-Schönlein purpura. Curr Opin Rheumatol,2010,22(5):598-602.

[7] SAULSBURY F T. Henoch-Schönlein purpura in children. Report of 100 patients and review of the literature. Medicine (Baltimore),1999,78(6):395-409.

[8] GOLDSTEIN A R,WHITE R H,AKUSE R,et al. Long-term follow-up of childhood Henoch-Schönlein nephritis. Lancet,1992,339(8788):280-282.

[9] COPPO R,BASOLO B,ROCCATELLO D,et al. Plasma exchange in progressive primary IgA nephropathy. Int J Artif Organs,1985,8(Suppl 2):55-58.

[10] DE ALMEIDA J L,CAMPOS L M,PAIM L B,et al. Renal involvement in Henoch-Schönlein purpura:a multivariate analysis of initial prognostic factors. J Pediatr (Rio J),2007,83(3):259-266.

第三节　暴发性紫癜

暴发性紫癜(purpura fulminans,PF)由 Guelliot 于 1884 年首次报道,以大片紫癜、血疱和坏疽为主要表现,是一种弥散性血管内凝血和真皮血管栓塞形成导致的皮肤坏死,常发生于严重感染和恶性肿瘤的患者,儿童较成人多见,病情进展迅速,死亡率较高。引起本病的主要原因有遗传性或获得性蛋白 C 或蛋白 S 抗凝途径异常,以及急性重症感染(败血症性暴发性紫癜)[1]。脑膜炎奈瑟菌是急性感染性暴发性紫癜的最常见原因,肺炎链球菌、流感嗜血杆菌和 A、B 组链球菌等也是常见的致病菌,近年来还有金黄色葡萄球菌致病的报道[2]。

【临床表现】

暴发性紫癜是一组以突然迅速进展的对称性皮肤紫癜为主要特征的综合征,好发于下肢和两侧臀部,也可累及上肢和腹部。皮疹可在几小时内由瘀点迅速增大融合成直径为数厘米的瘀斑,基底肿胀坚硬、与周围组织分界清楚,颜色由鲜红渐变为暗紫色,坏死后成为黑色焦痂,浆液坏死区发生水疱或血疱,可融合成大疱,发疹的肢体可出现明显肿胀、疼痛[3](图 40-6)。

临床呈暴发性经过,常同时合并严重的中毒症状,如高热、周围循环衰竭,甚至累及心、肺、肾、脑等而出现多器官功能衰竭[4]。暴发性紫癜常并发肢端坏疽,尤其是败血症性暴发性紫癜,坏疽常见于四肢、鼻尖、耳缘、外生殖器,偶见于头皮,常对称发生,是患者死亡的主要原因之一[5]。

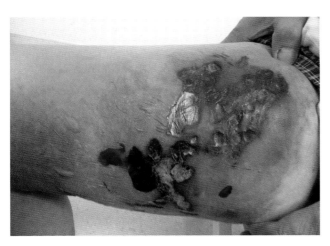

图 40-6　暴发性紫癜。大腿大片红色瘀斑，表面皮肤松解，局部见大疱、坏死及黑痂（左亚刚提供）

除了典型的临床表现之外，还可有实验室指标改变，如弥散性血管内凝血时出现血小板、凝血因子、纤维蛋白原、抗凝血酶Ⅲ、蛋白 C 和蛋白 S 减少，以及凝血酶原时间和凝血酶原激酶时间延长，纤溶蛋白裂解产物增加。

【组织病理】

本病的本质是弥散性血管内凝血，基本的组织病理学改变为真皮小静脉和毛细血管微血栓形成引起的皮肤出血性梗死。皮损组织病理示表皮坏死脱落，真皮、表皮分离，真皮乳头向上突起形成"彩突"，内有大量扩张、充血的毛细血管，真皮全层红细胞外溢，血管内可见血栓形成，血管周围可见少许细胞浸润，汗腺可有不同程度的坏死。

【诊断和鉴别诊断】

本病的诊断依据临床表现和实验室检查：在感染性疾病的同时，突然出现全身皮肤大片对称性出血性瘀斑，且迅速扩散融合，可发生皮肤或肢体干性坏疽；皮损组织病理示真皮、表皮分离，真皮内大量出血、血栓形成，表现为真皮小静脉和毛细血管微血栓形成引起的皮肤出血性梗死。

本病需与过敏性紫癜、血栓性血小板减少性紫癜相鉴别。过敏性紫癜皮损小，极少引起广泛坏死。血栓性血小板减少性紫癜伴有溶血、血小板减少、小血管透明血栓形成，但不引起皮肤大面积坏死。

本病还需与坏死性筋膜炎鉴别，后者多见于年老体衰者，常继发于腹部、会阴部手术或肢体微小创伤后，是由多种细菌混合感染引起的浅筋膜和皮肤的进行性坏死。局部皮肤病变与暴发性紫癜有相似之处，但其皮肤触诊有漂浮感，穿刺可抽出恶臭脓液并混有气体，可培养出多种细菌，切开可见筋膜液化坏死严重，周围常有广泛潜行皮缘。

【治疗】

目前，暴发性紫癜的治疗采用包括原发疾病治疗在内的一系列综合治疗。治疗原则主要包括早期诊断、糖皮质激素抗炎、肝素抗凝、全身支持、延期修复。其中支持治疗、应用有效的血液成分（包括新鲜冰冻血浆及凝血因子）、抗感染仍是主要的治疗手段，蛋白 C、抗凝血酶Ⅲ（AT-Ⅲ）缺陷时给予蛋白 C、AT-Ⅲ 替代治疗，容量负荷过重时可考虑采用血浆置换术[3]，难治病例可试用甲泼尼龙冲击或免疫抑制剂环磷酰胺治疗。

早期给予抗生素以及根据败血症及休克情况进行重症监护，对于患者的生存极为关键。有学者[6]主张，在无病原学证据之前，对有感染征象且伴有皮肤瘀斑的患儿，首选三代头孢或联合使用能覆盖上述主要病原菌的抗生素早期治疗，一旦病原菌明确后再重新调整抗生素。研究报道，早期有效使用抗生素可以使总体病死率从 70% 降至 40%[7]。

在抗感染和抗休克的同时，使用外源性蛋白 C 或活化蛋白 C 替代治疗，有助于纠正凝血障碍[8]，可以减轻组织损伤。Fourrier 等[9]通过对 15 例脑膜炎球菌并发暴发性紫癜的患儿研究发现，所有患者血浆蛋白 C 水平均明显降低，给予蛋白 C 替代治疗获得了较好疗效，蛋白 C 替代治疗时最小负荷剂量为 250U/kg，每日维持剂量为 200U/kg，目前没有发现任何不良反应；且所有脑膜炎球菌并发暴发性紫癜的患儿 AT 水平明显降低，给予 AT 替代治疗获得了较好疗效，AT 替代治疗时最小负荷剂量为 150U/kg，每日维持剂量为 150U/kg，安全有效。

部分暴发性紫癜患者经抢救存活后，虽然生命体征基本稳定，但约 90% 患者全层皮肤软组织坏死，有时深达肌肉、骨骼，需要外科进一步处理，包括筋膜切开术、截肢术、皮肤移植术[10]。外科治疗分为二期，一期清创、植皮、截肢，二期松解肌肉挛缩、治疗残肢溃疡[11]，及时外科清创、截肢对降低病死率起关键作用[12]。

【参考文献】

[1] BETROSIAN A P,BERLET T,AGARWAL B. Purpura fulminans in sepsis. Am J Med Sci,2006,332(6):339-345.

[2] KRAVITZ G R,DRIES D J,PETERSON M L,et al. Purpura fulminans due to Staphylococcus aureus. Clin Infect Dis,2005,40(7):941-947.

[3] NOLAN J,SINCLAIR R. Review of management of purpura fulminans and two case reports. Br J Anaesth,2001,86(4):581-586.

[4] OLOWU W A. Klebsiella-induced purpura fulminans in a Nigerian child:case report and a review of literature. West Afr J Med,2002,21(3):252-255.

[5] DAVIS M D,DY K M,NELSON S. Presentation and outcome of purpura fulminans associated with peripheral gangrene in 12 patients at Mayo Clinic. J Am Acad Dermatol,2007,57(6):944-956.

[6] LECLERC F,BINOCHE A,DUBOS F. Meningococcal purpura fulminans in children. Rev Prat,2004,54(9):957-962.

[7] ROSENSTEIN N E,PERKINS B A,STEPHENS D S,et al. Meningococcal disease. N Engl J Med,2001,344(18):1378-1388.

[8] DE KLEIJN E D,DE GROOT R,HACK C E,et al. Activation of protein C following infusion of protein C concentrate in children with severe meningococcal sepsis and purpura fulminans:a randomized,double-blinded,placebo-controlled,dose-finding study. Crit Care Med,2003,31(6):1839-1847.

[9] FOURRIER F,AIDAN K,JOURDAIN M. Combined antithrombin and protein C supplemention in meningococcal purpura fulminans:a pharmacokinetic study. Crit Care Med,2003,29(7):1081-1087.

[10] WARNER P M,KAGAN R J,YAKUBOFF K P,et al. Current management of purpura fulminans:a muhicenter study. J Bum Care Rehabil,2003,24(3):119-126.

[11] WHEELER J S,ANDERSON B J,DE CHALAIN T M. Surgical interventions in children with meningococcal purpura fulminans--a review of 117 procedures in 21 children. J Pediatr Surg,2003,38(4):597-603.

[12] CHILDERS B J,COBANOV B. Acute infectious purpura fulminans:a 15-year retrospective review of 28 consecutive cases. Am Surg,2003,69(1):86-90.

第四节　持久性隆起红斑

持久性隆起红斑(erythema elevatum diutinum,EED)由 Hutchinson 于 1878 年首先报道,是一种少见的慢性皮肤病,与皮肤纤维化有关[1]。在本质上是一种白细胞碎裂性血管炎(leukocytoclastic vasculitis,LCV),归属于嗜中性皮病谱,其发病机制为免疫复合物沉积。男女发病率无差别,常见于 30~60 岁[2]。

目前病因不清,文献报道本病可合并多种疾病,包括感染(尤其 HIV 感染)、类风湿关节炎、克罗恩病、溃疡性结肠炎、IgA 球蛋白血症以及骨髓瘤等[3],还有学者将 EED 列入 HIV 感染的相关皮肤表现,Rover 等[4]2005 年报道一例以 EED 为首发临床表现的 HIV 感染病例。

【临床表现】

典型皮损多分布于四肢伸侧,尤其是肘膝关节伸侧和手指关节、踝关节及足背,发生于手掌、足底、躯干、面部、耳后及生殖器等不典型部位的 EED 较为少见[5]。临床表现为持久性对称分布的红色或褐色的坚实或柔软的丘疹、斑块、结节,通常无症状,有时伴有疼痛或烧灼感(图 40-7~图 40-10)。

【组织病理】

组织病理改变与病程相关,是一组非特异性的表现,且随着皮损的时期不同而有所变化。早期皮损表现为白细胞碎裂性血管炎,主要是嗜中性粒细胞间质浸润及较多核尘;进展期皮损,炎性浸润被肉芽组织纤维化、脂质物质沉积所取代。晚期血管周围真皮纤维化,反映了临床上见到的皮损"初软后硬"的一个慢性持续性进展过程(图 40-11,图 40-12)。

结节及斑块性皮损病程长,病变常累及真皮全层,以淋巴组织细胞及嗜中性粒细胞浸润为主,常出现血管内皮细胞增生和真皮纤维化,可见到少量嗜酸性粒细胞。红斑及病程较短的丘疹主要累及真皮浅中层,血管壁及真皮内出现纤维素样坏死更明显,病变中央以嗜中性粒细胞浸润和核尘为主要特点,血管周围以淋巴组织细胞浸润为主,易出现溢血现象。水疱性皮损表现为表皮下水疱,内含较多嗜中性粒细胞及

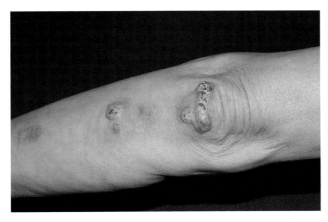

图 40-7　持久性隆起红斑。上肢伸侧红色结节、肿块

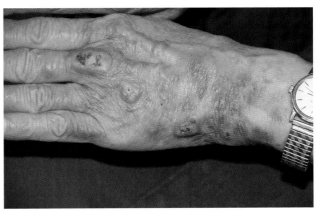

图 40-8　持久性隆起红斑。手背红斑、结节、溃疡

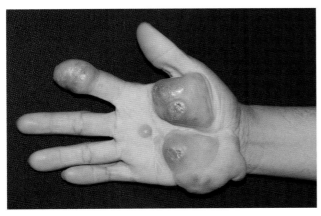

图 40-9　持久性隆起红斑。手部多发皮色肿块

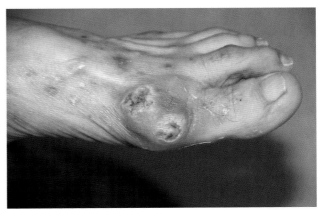

图 40-10　持久性隆起红斑。左足部红色肿物

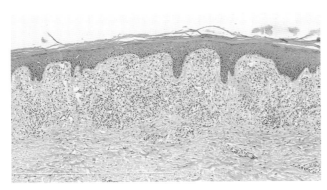

图 40-11　持久性隆起红斑。角化过度伴角化不全，棘层轻度增厚，真皮血管增生，真皮浅中层弥漫性炎症细胞浸润（HE 染色，×100）

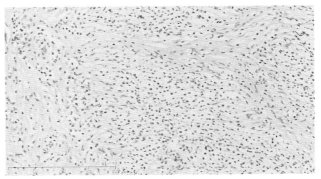

图 40-12　持久性隆起红斑。真皮内大量中性粒细胞浸润，夹杂淋巴细胞、组织细胞及增生的成纤维细胞（HE 染色，×100）

核尘。核尘在所有病变中均有出现，分布于血管周围及胶原纤维间。

另有文献报道，直接免疫荧光检查显示血管周围有 IgA、IgG 和补体等免疫复合物的沉积[6]。

【诊断和鉴别诊断】

EED 的诊断尚无统一标准，由于缺乏血清学指标，以前的文献都强调根据 EED 的临床表现和病理改变。但最近 Ayoub 等[7]的一项研究发现 EED 患者 IgA 型抗嗜中性粒细胞胞浆抗体（ANCAs）阳性率达100％，且用甲醛固定的嗜中性粒细胞进行 IIF 试验，IgA 免疫荧光仅出现在 EED 患者，而其他嗜中性皮病（包括 Sweet 病、坏疽性脓皮病）则无一出现，因此 Ayoub 提出 IgA 型 ANCAs 对 EED 有特异性的辅助诊断价值。Chowdhury 等[3]提出 IgA 球蛋白血症可能是 EED 的前临床标记,出现血清 IgA 增高的 EED 更需要严密随诊,同时进行免疫固定电泳检查血液 M 蛋白,必要时进行骨髓检查,以早期发现患者由意义不明的单克隆丙球蛋白病转化为骨髓瘤等恶性疾病。

由于 EED 原发性皮损多种多样,需要与以下疾病相鉴别:①Sweet 病,多见于中年以上女性,也可发生于婴儿甚至新生儿,临床上 85%~90%患者伴有高热、不适、嗜中性粒细胞增高和红细胞沉降率加快,皮肤表现包括迅速发展的境界清楚的红色至紫色疼痛性结节斑块,皮损好发于面颈、躯干上部和四肢,不对称分布,病程短,而 EED 一般不伴有发热,皮损好发于四肢关节伸侧,病程可持续 5~10 年,甚至更长;②变应性皮肤血管炎,其临床表现可有发热、紫癜、溃疡,皮疹具有多形性,以紫癜性斑丘疹为特征性皮疹,可有疼痛,结合临床表现及组织病理可诊断;③面部肉芽肿,好发于面部,少数情况下可累及其他部位,如躯干、四肢或头皮,但几乎全部伴有面部损害,偶能自行消退,通常不伴有系统疾病,经典的面部肉芽肿具有白细胞碎裂性血管炎表现,表皮通常不受累,真皮内大量嗜酸性粒细胞浸润为主要特征,而 EED 好发于四肢伸侧,常常合并潜在疾病,组织病理除了具有白细胞碎裂性血管炎,还有表皮的增生或坏死,血管炎的表现更为明显,嗜中性粒细胞多于嗜酸性粒细胞,可见明显的饱含脂质的巨噬细胞。

【治疗】

病程慢性反复,治疗相对困难。治疗上以抑制中性粒细胞趋化为主,一线药物为氨苯砜,尤其是合并 HIV 感染的患者,效果明显,停药后易复发,但有结节样皮损时,由于组织纤维化的形成,应用氨苯砜效果不佳[2]。Takahashi 等[8]报道过氨苯砜联合环孢素成功治愈发生在足底、手指、躯干部位的病例。然而,Kim 等[9]报道应用氨苯砜治疗 1 例 8 岁患者,治疗 3 周后发生氨苯砜综合征,表现为高热、呕吐、腹泻、肉眼血尿以及急性上呼吸道症状,同时出现皮损加重,提示应用氨苯砜治疗时应警惕氨苯砜综合征的发生。

沙利度胺的疗效尚有争议,Manni 等[10]将沙利度胺用于治疗,结果表明有效,然而国内许多报道证明并无显著疗效。同时治疗潜在的病因或感染也有助于控制和改善病情[11]。

糖皮质激素局部注射和外科手术治疗仅限于局限性皮损,有研究对 5 例患者进行局部皮损内注射糖皮质激素治疗,其中 2 例患者暂时治愈,1 例治疗后 4 个月皮损变平,2 例治疗失败[2]。

【参考文献】

[1] SANGÜEZA O P,PILCHER B,MARTIN SANGÜEZA J. Erythema elevatum diutinum:a clinicopathological study of eight cases. Am J Dermatopathol,1997,19(3):214-222.

[2] MOMEN S E,JORIZZO J,AL-NIAIMI F. Erythema elevatum diutinum:a review of presentation and treatment. J Eur Acad Dermatol Venereol,2014,28(12):1594-1602.

[3] CHOWDHURY M M,INALOZ H S,MOTLEY R J,et al. Erythema elevatum diutinum and IgA paraproteinaemia:"a preclinical iceberg". Int J Dermatol,2002,41(6):368-370.

[4] ROVER P A,BITTENCOURT C,DISCACCIATI M P,et al. Erythema elevatum diutinum as a first clinical manifestation for diagnosing HIV infection:case history. Sao Paulo Med J,2005,123(4):201-203.

[5] BEN-ZVI G T,BARDSLEY V,BURROWS N P. An atypical distribution of erythema elevatum diutinum. Clin Exp Dermatol,2014,39(2):269-270.

[6] QU T,LI L,JIA L,et al. Erythema elevatum diutinum:a new vesiculobullous case. Eur J Dermatol,2013,23(4):530-532.

[7] AYOUB N,CHARUEL J L,DIEMERT M C,et al. Antineutrophil cytoplasmic antibodies of IgA class in neutrophilic dermatoses with emphasis on erythema elevatum diutinum. Arch Dermatol,2004,140(8):931-936.

[8] TAKAHASHI H,FUKAMI Y,HONMA M,et al. Successful combination therapy with dapsone and cyclosporine for erythema elevatum diutinum with unusual appearance. J Dermatol,2012,39(5):486-487.

[9] KIM G W,PARK H J,KIM H S,et al. Dapsone Hypersensitivity syndrome That occurred during treatment of pediatric patient with erythema elevatum diutinum. Ann Dermatol,2011,23(Suppl 3):s290-295.

[10] MANNI E,CERVADORO E,PAPINESCHI F. Case of erythema elevatum diutinum associated with IgA paraproteinemia successfully controlled with thalidomide and plasma exchange. Ther Apher Dial,2015,19(2):195-196.

[11] GIBSON L E,EL-AZHARY R A. Erythema elevatum diutinum. Clin Dermatol,2000,18(3):295-299.

第五节　荨麻疹性血管炎

荨麻疹性血管炎(urticarial vasculitis,UV)又称血管炎性荨麻疹,是一种皮损似荨麻疹但组织病理上呈白细胞碎裂性血管炎改变的临床病理综合征,以单个皮损持续超过24h,消退后留下出血点或色素沉着斑为特征。严重者伴关节痛、低补体血症,甚至多系统受累[1]。按血清补体水平分为正常补体血症性荨麻疹性血管炎(normocomple mentemic UV,NUV)和低补体血症性荨麻疹性血管炎(hypocomplementemic UV,HUV)。HUV 伴系统性红斑狼疮、干燥综合征、冷球蛋白血症等基础疾病且抗 Clq 抗体阳性者称 HUV 综合征(HUVS),为最严重类型[2]。NUV、HUV 和 HUVS 代表 UV 进展过程,也有人认为三者是独立的疾病。目前多数病例病因不明,称特发性 UV。文献报道的诱因有自身免疫病、感染、药物、肿瘤等。其发病机制为免疫复合物沉积血管壁所致,即Ⅲ型超敏反应。

【临床表现】

NUV 发病高峰年龄约 40 岁,女性占 60%~80%;HUV 少见,经病理证实 UV 中仅 18% 为 HUV;HUVS 发病高峰年龄约 50 岁,男:女 = 1:2;儿童 UV 少见,约 2/3 为女童[3-4]。皮疹可泛发全身任何部位,尤其是受压部位。以风团最常见,其次为环状红斑、丘疹、坏死,少见皮疹为网状青斑、多形红斑、大疱(图 40-13,图 40-14)。风团可持续 24h 以上,甚至 3~5d 不消退,消退后常留下色素沉着斑或瘀斑,且多伴有疼痛。HUV 和 HUVS 易发生系统损害,关节、肺、胃肠道和肾脏常受累。

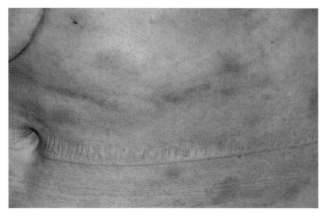

图 40-13　荨麻疹性血管炎。躯干多发水肿性红斑

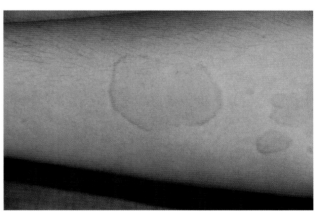

图 40-14　荨麻疹性血管炎。上肢多发红色风团

【组织病理】

由于 UV 主要累及小静脉,故称为"荨麻疹性小静脉炎"更为准确。组织病理上呈白细胞碎裂性血管炎改变,包括血管内皮细胞肿胀,血管壁纤维素样变,小静脉内及周围嗜中性粒细胞、单核细胞和嗜酸性粒细胞浸润,血管周围白细胞碎裂(核尘)和红细胞外渗,严重者血栓形成甚至血管破坏。血管壁纤维素样变、血管周围核尘和红细胞外渗是血管损伤的直接证据,纤维素样变或核尘是诊断 UV 的最基本组织病理标准。因部分 UV 合并慢性荨麻疹,两者组织病理改变存在连续性,从仅有血管周围炎细胞浸润到明显的血管炎改变反映 UV 皮损的进展过程[5](图 40-15)。

直接免疫荧光(DIF)检查,超过 70% UV,尤其活动期皮损基底膜带(BMZ)和血管壁有免疫球蛋

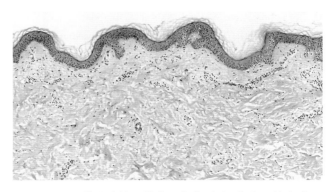

图 40-15　荨麻疹性血管炎。角化过度,真皮血管内膜增厚,周围少量嗜中性粒细胞浸润(HE 染色,×100)

白(IgM、IgG 和 IgA)、补体 C3 和/或纤维素沉积。HUV 患者 IgG 和/或补体 C3 沉积预示其有发展为 SLE 或肾脏疾病的可能[6]。

【诊断和鉴别诊断】

荨麻疹反复发生,单个风团持续超过 24h,伴灼热或疼痛,消退后留下瘀斑或色素沉着斑,有白细胞碎裂性血管炎组织病理依据即可诊断 UV[7]。临床上可采用玻片压诊试验和皮肤镜观察鉴别。玻片压诊试验是将玻片压于疑似 UV 皮损上,如红斑消退但中央紫癜不退应高度怀疑 UV。皮肤镜下 UV 皮损中央的红色出血点透露其血管炎本质[8-9]。实验室检查多见红细胞沉降率升高和低补体血症,其次为高免疫球蛋白血症、抗核抗体低滴度阳性、抗可溶性核抗原多肽抗体和抗 dsDNA 抗体阳性,也可见 RF 阳性、CIC 升高、蛋白尿、脓尿、血尿等异常[9-10]。

【治疗】

目前缺乏严格对照的 UV 治疗研究,也无一种治疗措施普遍有效[1-2],治疗措施取决于病情严重度。有文献报道抗组胺药、氨苯砜、羟氯喹、糖皮质类激素、免疫抑制剂等治疗 UV 有效[11]。抗组胺药物是治疗轻症 UV 的主要药物,可减轻瘙痒症状但不能改变病程。H_1 受体拮抗剂很少单独奏效,可联用 H_2 受体拮抗剂、酮替芬或多塞平[11]。单用氨苯砜可使皮损消退,严重病例可联用糖皮质激素和免疫抑制剂。HUV 伴系统性损害者及早应用糖皮质激素可预防肾损害[12]。初始剂量一般相当于泼尼松 1mg/(kg·d),分次口服或缓慢静脉滴注,待体温恢复正常、皮损消退后逐渐减量维持。停用后易复发,需长期维持。因 UV 病程较长,可考虑地塞米松 5mg/d 静脉滴注或 2.5mg 口服,2 次/d,每周连用 3d。IL-1 受体拮抗阿那白滞素(anakinra)治疗 NUV、Schnitzler 综合征和 Muckle-Wells 综合征有效[13],抗 B 细胞抗体利妥昔单抗(rituximab)疗效尚待评估[14]。

目前有学者建议治疗 UV 时可依次选用抗组胺药、非甾体抗炎药(nonsteroidal anti-inflammatory drug,NSAID)、秋水仙碱、氨苯砜或羟氯喹、糖皮质激素和免疫抑制剂。

【参考文献】

[1] PUIG L. Urticaria vasculitis. Heidelberg:Springer Berlin Heidelberg,2010:109-116.

[2] GROTZ W,BABA H A,BECKER J U,et al. Hypocomplementemic urticarial vasculitis syndrome:an interdisciplinary challenge. Dtsch Arztebl Int,2009,106(46):756-763.

[3] MEHREGAN D R,HALL M J,GIBSON L E. Urticarial vasculitis:a histopathologic and clinical review of 72 cases. J Am Acad Dermatol,1992,26(3 Pt 2):441-448.

[4] TOSONI C,LODI-RIZZINI F,CINQUINI M,et al. A reassessment of diagnostic criteria and treatment of idiopathic urticarial vasculitis:a retrospective study of 47 patients. Clin Exp Dermatol,2009,34(2):166-170.

[5] JONES R R,BHOGAL B,DASH A,et al. Urticaria and vasculitis:a continuum of histological and immunopathological changes. Br J Dermatol,1983,108(6):695-703.

[6] DAVIS M D,DAOUD M S,KIRBY B,et al. Clinicopathologic correlation of hypocomplementemic and normocomplementemic urticarial vasculitis. J Am Acad Dermatol,1998,38(6 Pt 1):899-905.

[7] VÀZQUEZ-LÓPEZ F,FUEYO A,SÁNCHEZ-MARTÍN J,et al. Dermoscopy for the screening of common urticaria and urticaria vasculitis. Arch Dermatol,2008,144(4):568.

[8] LEE J S,LOH T H,SEOW S C,et al. Prolonged urticaria with purpura:the spectrum of clinical and histopathologic features in a prospective series of 22 patients exhibiting the clinical features of urticarial vasculitis. J Am Acad Dermatol,2007,56(6):994-1005.

[9] CHANG S,CARB W. Urticarial vasculitis. Allergy Asthma Proc,2007,28(1):97-100.

[10] BROWN N A,CARTER J D. Urticarial vasculitia. Curr Rheumatol Rep,2007,9(4):312-319.

[11] DAVIS M D,BREWER J D. Urticarial vasculitis and hypoeomplementemic urticarial vaeculitis syndrome. Immunol Allergy Clin North Am,2004,24(2):183-213.

[12] SWAMINATH A,MAGRO C M,DWYER E. Refractory urticarial vasculitis as a complication of ulcerative colitis successfully treated with rituximab. J Clin Rheumatol,2011,17(5):281-283.

[13] BOTSIOS C,SFRISO P,PUNZI L,et al. Non-complementaemic urticarial vasculitis:successful treatment with the IL-1 receptor antagonist,anakinra. Scand J Rheumatol,2007,36(3):236-237.

[14] MUKHTYAR C, MISBAH S, WILKINSON J, et al. Refractory urticarial vasculitis responsive to anti-B-cell therapy. Br J Dermatol, 2009, 160(2):470-472.

第六节　结节性多动脉炎

结节性多动脉炎(polyarteritis nodosa, PAN)是由 Kussmaul 和 Maier 于 1866 年首先报道的一种致死性血管炎,当时称为结节性动脉周围炎(penarteritis nodosa),1903 年 Ferrafi 将其改称为结节性多动脉炎。Lindberg 于 1931 年最先提出 PAN 可主要局限于皮肤,称为皮肤型结节性多动脉炎(cutaneous polyarteritis nodosa, CPAN),又称为局限性结节性多动脉炎。CPAN 虽主要影响皮肤,但也可有皮肤外的表现,包括发热、疲劳、肌痛、关节痛和周围神经病变。

病因不明,目前认为是免疫复合物介导的免疫性疾病,与一些基础疾病、感染及药物应用有关。Kawakami 等[1]发现,CPAN 皮损中 77.8% 有高滴度抗磷脂酰丝氨酸-凝血酶原复合物 IgM 形成,故认为首先是凝血酶原与凋亡的内皮细胞结合导致免疫反应,产生抗磷脂酰丝氨酸-凝血酶原复合物抗体,这种免疫球蛋白激活经典的补体途径导致 CPAN 的发生。

【临床表现】

临床表现为以侵犯小、中等肌性动脉为主的节段性坏死性血管炎,根据系统是否受累可分为良性皮肤型和系统型。特征性的表现是发生在网状青斑基础上的痛性结节或皮肤溃疡,最常发生于足踝部附近、小腿、臀部、上肢和手部,偶有肌痛、关节痛、神经痛等(图 40-16)。疾病可影响各年龄段,一项调查发现男女比例约为 1:7[2],无溃疡者平均确诊年龄为 43.5 岁(6~72 岁);有溃疡者平均确诊年龄为 47 岁(16~81 岁)[3]。但对 22 例 CPAN 的一项分析显示,初发年龄 17~77 岁,女性占绝大多数(86%)[4]。还可有不同程度的其他系统损害,如泌尿、神经、消化、心血管系统的受累。

【组织病理】

根据皮损发展的不同时期,动脉变化可分为 4 期:①变性期。纤维蛋白样物质沉积于动脉壁。动脉中外弹性肌层部分或全层破裂。②炎症期。动脉坏死区及周围有致密的炎性细胞浸润,主要为嗜中性粒细胞,亦可为嗜酸性粒细胞。③肉芽肿形成期。淋巴细胞和巨噬细胞增殖并沉积,血管内膜增生,动脉血栓形成并导致溃疡。④愈合期。纤维组织增生取代破坏的血管壁[5-6]。系统性 PAN 和 CPAN 是否是一类疾病及两者之间是否存在转化仍有争议。一项研究发现,79 例 CPAN 患者平均 6.9 年的随访中无一例有向系统型 PAN 转变的迹象[3](图 40-17)。

【诊断和鉴别诊断】

本病的诊断需要结合临床表现及病史,但主要依靠组织病理学诊断。PAN 病理主要表现为中小肌性动脉、小动脉的纤维素样坏死和炎性细胞浸润,同一血管可同时存在病损和增生修复。如果能选择适当的

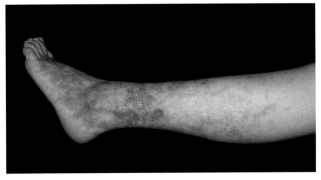

图 40-16　结节性多动脉炎。小腿、足部暗红斑、色素沉着及瘢痕

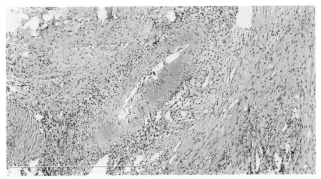

图 40-17　结节性多动脉炎。真皮深部动脉管壁变性坏死,其内可见炎症细胞浸润,管壁周围弥漫性嗜中性粒细胞、淋巴细胞、组织细胞浸润(HE 染色,×100)

组织如皮肤、外周神经进行活检,阳性率可达50%[7]。但PAN受累血管的病理表现和许多血管疾病的病理表现类似,相互之间鉴别较困难,且有些患者以内脏血管受累为主,取材困难,这也是PAN诊断困难的另一个重要原因。

本病的鉴别诊断主要有以下疾病:①坏疽性脓皮病,该病表现为炎性丘疹、水疱、脓疱,形成剧烈的疼痛性溃疡,溃疡中心可不断愈合形成萎缩性筛状瘢痕,同时不断向四周呈远心性扩大,形成大的向周边伸展的崩蚀性溃疡,组织病理典型表现包括损害中央表皮和真皮的坏死和溃疡,溃疡周围为密集的急性炎性细胞浸润,其外有混合的炎性细胞及慢性炎性细胞浸润,溃疡型坏疽性脓皮病的真皮和表皮中多种炎性细胞弥漫性浸润,其中多见嗜中性粒细胞核碎裂;②变应性血管炎,是多发生于小腿及踝部的以可触及性紫癜为主的多形性损害,有反复发作的倾向,发病前可能有用药史;典型组织病理显示,真皮上部以小血管为中心的呈节段性分布的白细胞碎裂性血管炎;③感染性溃疡,皮肤活检组织进行针对细菌和真菌等病原体的特殊染色和培养,对排除细菌、分枝杆菌、真菌病有帮助;对于抗生素、抗真菌药治疗有效。

【治疗】

治疗首选糖皮质激素,必要时联合免疫抑制剂。对于轻症患者,国外推荐单用糖皮质激素治疗,用量为每日1mg/kg,疾病缓解后逐步减量;当糖皮质激素减量至15~20mg/d时,若疾病复发,可考虑加用免疫抑制剂;当疾病快速恶化时,可尝试甲强龙冲击治疗(1000mg/d,共3d);重要器官受累时,免疫抑制剂与糖皮质激素联用[8]。

对于病程进展快或重要脏器受累的PAN患者,首选的免疫抑制剂为环磷酰胺(CTX)。其他免疫抑制剂如硫唑嘌呤、甲氨蝶呤、吗替麦考酚酯等,也有研究认为治疗有效[9-10]。硫唑嘌呤和甲氨蝶呤可用于患者病情缓解后的维持治疗[11]。对于传统免疫抑制剂无效患者,有研究认为肿瘤坏死因子拮抗剂和抗CD20单抗治疗有效,但后续疗效仍需更长时间的观察随访[12]。使用免疫抑制剂的同时,应警惕发生继发感染。

【参考文献】

［1］ KAWAKAMI T,YAMAZAKI M,MIZOGUCHI M,et al. High titer of anti-phosphatidylserine-prothrombin complex antibodies in patients with cutaneous polyarteritis nodosa. Arthritis Rheum,2007,57(8):1507-1513.

［2］ FATHALLA B M,MILLER L,BRADY S,et al. Cutaneous polyarteritis nodosa in children. J Am Acad Dermatol,2005,53(4):724-728.

［3］ DAOUD M S,HUTTON K P,GIBSON L E. Cutaneous periarteritis nodosa:a clinicopathological study of 79 cases. Br J Dermatol,1997,136(5):706-713.

［4］ MORGAN A J,SCHWARLZ R A. Cutaneous polyarteritis nodosa:a cornprehensive review. Int J Dermatol,2010,49(7):750-756.

［5］ CHEN K R. Cutaneous polyarteritis nodosa:a clinical and histopathological study of 20 cases. J Dermatol,1989,16(6):429-442.

［6］ FAUCI A S,HAYNES B,KATZ P. The spectrum of vasculitis:clinical,pathologic,immunologic and therapeutic considerations. Ann Intern Med,1978,89(5 Pt 1):660-676.

［7］ VALENTE R M,HALL S,O'DUFFY J D,et al. Vasculitis and related disorders//Kelly W N. Textbook of rheumatology. 5th ed. Philadelphia:Saunders,1997,1079-1122.

［8］ GUILLEVIN L,COHEN P,MAHR A,et al. Treatment of polyarteritis nodosa and microscopic polyangiitis with poor prognosis factors:a prospective trial comparing glucocorticoids and six or twelve cyclophosphamide pulses in sixty-five patients. Arthritis Rheum,2003,49(1):93-100.

［9］ FERNANDA F,SERENA C,GIUSTINA R,et al. Mycophenolate mofetil treatment in two children with severe polyarteritis nodosa refractory to immunosuppressant drugs. Rheumatol Int,2012,32(7):2215-2219.

［10］ RIBI C,COHEN P,PAGNOUX C,et al. Treatment of polyarteritis nodosa and microscopic polyangiitis without poor-prognosis factors:A prospective randomized study of one hundred twenty-four patients. Arthritis Rheum,2010,62(4):1186-1197.

［11］ GUILLEVIN L,LHOTE F,AMOUROUX J,et al. Antineutrophil cytoplasmic antibodies,abnormal angiograms and pathological findings in polyarteritis nodosa and Churg-Strauss syndrome:indications for the classification of vasculitides of the polyarteritis

Nodosa Group. Br J Rheumatol,1996,35(10):958-964.

[12] ELEFTHERIOU D,DILLON M J,TULLUS K,et al. Systemic polyarteritis nodosa in the young:a single-center experience over thirty-two years. Arthritis Rheum,2013,65(9):2476-2485.

第七节　结节性血管炎

结节性血管炎(nodular vasculitis)又称 Whitfield 硬红斑,是慢性复发性小叶性脂膜炎伴脂肪间隔的血管炎。结节性血管炎病因复杂,是多因素引起的血管反应,如链球菌、结核、真菌、病毒和衣原体感染或药物引起,亦可作为某些疾病如淋巴瘤、结缔组织病等的一种症状。目前认为发病机制可能与免疫复合物介导和细胞介导的免疫机制有关。

1855 年 Bazin 首次提出硬红斑的定义,用于描述年轻女性小腿屈侧与结核分枝杆菌感染相关的深紫色结节。如今大多数学者一般以 Whitfield 硬红斑或结节性血管炎与硬红斑区别,两者的区别是后者有结核杆菌感染的证据[1]。近年越来越多的学者认为,结节性血管炎和硬红斑在发病机制上属于一类疾病[2]。

【临床表现】

多见于中年女性,男性偶发。有文献报道发病年龄为 13～66 岁[1]。Bayer-Garner 等[3]在进行一项非结核分枝杆菌引起的结节性血管炎的研究中发现:患者的发病年龄为 13～51 岁,男女患病率相当。皮损好发于下肢,尤其是小腿屈侧,沿血管走行分布,常不对称。表现为皮下结节或较大的浸润性斑块,表面潮红,中央常可发生溃疡、渗液,最后形成瘢痕及炎症后色素沉着,疼痛及压痛明显,还可伴有关节疼痛、下肢软弱无力等表现。一般不侵犯内脏,故预后相对良好(图 40-18,图 40-19)。

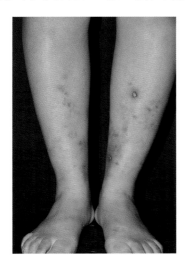

图 40-18　结节性血管炎。双小腿多发红色结节、坏死

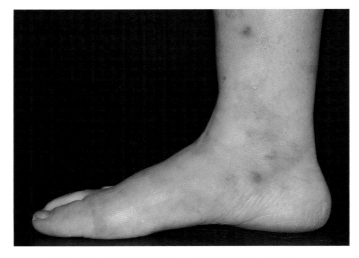

图 40-19　结节性血管炎。右踝部多发红色结节

【组织病理】

大多数为弥漫性的小叶性脂膜炎,基本组织学变化为动脉炎并导致相应小叶发生缺血性坏死,侵犯的动脉多为脂肪间隔的中小动脉,Segura 等[2]进行的 101 例组织病理研究显示,有 47% 的病例累及脂肪小叶的小静脉。血管全层均有炎症浸润,早期以嗜中性粒细胞为主,后期逐渐被淋巴细胞和组织细胞所取代;动脉内膜增厚,管腔血栓形成导致管腔闭塞,相应区域脂肪小叶坏死;脂肪小叶及其间隔广泛炎症细胞浸润,早期以嗜中性粒细胞为主,后期可有组织细胞、多核巨细胞等浸润,最终可有纤维化(图 40-20)。

若原发性血管炎和肉芽肿同时出现,提示Ⅲ型过敏反应和Ⅳ型过敏反应可能参与了结节性血管炎的发病[4]。部分病例的免疫荧光检测可有免疫球蛋白、补体和抗原沉积,但大多数病例未找到直接的证

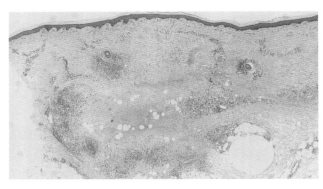

图40-20 结节性血管炎。真皮深层可见肉芽肿改变,小片脂肪坏死,血管壁内纤维素样坏死(HE 染色,×40)

据[5]。有研究证明结节性血管炎患者 IL-2 浓度及 mIL-2R 表达均降低,结节性血管炎存在 T 细胞介导的免疫功能障碍[6]。

【诊断和鉴别诊断】

主要根据临床表现和病理组织学特点进行诊断。临床上中年女性下肢尤其是小腿屈侧的疼痛性紫红色结节或斑块,应高度怀疑本病,结合皮肤组织病理检查进一步明确诊断。

主要与以下疾病相鉴别:①结节性红斑。好发于小腿伸侧,除小腿以外皮肤其他部位亦可发生,常对称分布,春秋季好发,痛感,一般不形成溃疡和瘢痕,组织病理检查显示为脂肪小叶间隔型脂膜炎。②复发性发热性结节性脂膜炎。该病常有发热等全身症状,皮损部位以大腿居多,病理见吞噬脂质的泡沫细胞和噬脂性巨细胞,有一定诊断价值。③变应性皮肤血管炎。最常见的特征性损害为可触及的紫癜,皮疹具有多形性,可出现红斑、丘疹、风团、坏死等,除皮肤症状外常伴发热及关节肿痛。

【治疗】

对于一经确诊的结节性血管炎,应尽量寻找诱因及病因,予以祛除或对因治疗。碘化钾溶液常为有效的治疗药物,但要注意长期应用碘化钾可能会引起甲状腺功能减退。对于结节较多者,可考虑应用系统性糖皮质激素,如泼尼松 30~50mg/d。皮损内注射糖皮质激素可控制持久性皮损,但非首选治疗。纤维蛋白溶解性药物有一定疗效,可减轻血管炎症状。其他药物如非甾体抗炎药、抗生素、磺胺类药物、氨苯砜、秋水仙碱、中药等也对本病有一定疗效。其他治疗包括卧床休息、保暖、补充维生素、抬高患肢、弹力袜局部加压等[7-9]。

【参考文献】

[1] GILCHRIST H,PATTERSON J W. Erythema nodosum and erythema induratum(nodular vasculitis):diagnosis and management. Dermatol Ther,2010,23(4):320-327.

[2] SEGURA S,PUJOL R M,TRINDADE F,et al. Vasculitis in erythema induratum of Bazin:a histopathologic study of 101 biopsy specimens from 86 patients. J Am Acad Dermatol,2008,59(5):839-851.

[3] BAYER-GARNER I B,COX M D,SCOTT M A,et al. Mycobacteria other than Mycobacterium tuberculosis are not present in erythema induratum/nodular vasculitis:a case series and literature review of the clinical and histologic findings. J Cutan Pathol,2005,32(3):220-226.

[4] KHACHEMOUNE A,LONGO M I,PHILLIPS T J. Nodular vasculitis as a paraneoplastic presentation? Int J Dermatol,2003,42(8):639-642.

[5] CARLSON J A. The histological assessment of cutaneous vasculitis. Histopathology,2010,56(1):3-23.

[6] GUST D A,LEVINE W C,ST LOUIS M E,et al. Mortality associated with congenital syphilis in the United States,1992-1998. Pediatrics,2002,109(5):791-799.

[7] TAVERNA J A,RADFAR A,PENTLAND A,et al. Case reports:nodular vasculitis responsive to mycophenolate mofetil. J Drugs Dermatol,2006,5(10):992-993.

[8] RUSSELL J P,GIBSON L E. Primary cutaneous small vessel vasculitis:approach to diagnosis and treatment. Int J Dermatol,2006,45(1):3-13.

[9] KIEU V,WILLIAMS R,HILL P,et al. Clofazimine-induced enteropathy in treatment-resistant nodular vasculitis. Australas J Dermatol,2012,53(2):141-144.

第八节 白色萎缩

白色萎缩(atrophie blanche,AB)又称节段性透明性血管炎、青斑样血管炎、Milian 白色萎缩,由 Milian

于 1929 年首先报道。多见于中年女性,夏重冬轻。小腿和踝部出现疼痛性紫癜、坏死,愈后留有白色萎缩斑,上有毛细血管扩张,伴周围色素增加,是一种慢性复发性疼痛性皮肤病。目前病因不明,多认为由血液凝集-纤溶系统失衡引起小血管内纤维蛋白血栓所致。发病机制尚不清楚。近年研究显示,实验室检查常存在高凝状态,促凝是重要的发病机制[1]。Toth 等[2]报道了 1 例白色萎缩并发多发性单一神经病变的患者,认为周围神经系统多灶性局部缺血导致纤维蛋白和血小板沉积于血管壁而发生白色萎缩。

【临床表现】

Hairston 等[1]报道的 45 例白色萎缩患者中男女比例为 1:2,平均发病年龄为 45 岁。皮损好发于小腿下 1/3 处,特别是踝部和足背。表现为局部原发紫癜样皮损,之后进展为浅溃疡。溃疡愈合后遗留萎缩性、星状、象牙色或白色瘢痕样斑块,上有斑点状毛细血管扩张,周围有色素沉着[1](图 40-21)。多伴有静脉淤滞。Weinstein 等[3]认为,由于网状青斑和白色萎缩皮损均可为抗心磷脂抗体综合征的皮肤表现,因此,对出现网状青斑或白色萎缩的患者均需考虑抗心磷脂抗体综合征的可能。

【组织病理】

组织病理具有特异性,表现为真皮血管节段性透明变性伴血管内血栓形成,同时血管内有不同程度的纤维素沉积,而炎性细胞浸润较少[4](图 40-22)。严格来说,本病是一种血管病而非血管炎,但是也有皮损中有血管炎(小静脉炎)表现的病例报道[5]。Hairston 等[1]报道的 45 例患者中,44 例的真皮血管内有血栓形成。血管栓塞是本病最常见的组织病理改变,几乎累及所有患者[1]。免疫病理可发现补体 C3、IgM、IgG 在血管壁沉积。皮损组织直接免疫荧光检查对诊断有重要作用,可发现纤维蛋白、补体 C3、免疫球蛋白在血管壁沉积,其中最常见的为纤维蛋白,其次依次为补体 C3、IgM 及其他的免疫球蛋白(如 IgG 和 IgA)[5]。

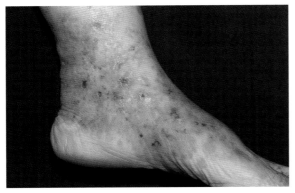

图 40-21　白色萎缩。左足踝部红斑、坏死、结痂,可见瓷白色萎缩斑

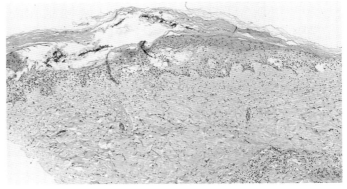

图 40-22　白色萎缩。浅表结痂,棘层细胞内及细胞间水肿,真皮内血管壁纤维素样坏死,部分血管腔内含血栓,周围少量淋巴、组织细胞浸润(HE 染色,×100)

【诊断和鉴别诊断】

结合典型的临床表现、实验室检查及组织病理改变,诊断不难,关键是明确病因。Shornick 等[6]回顾了 12 例白色萎缩患者的临床及实验室检查结果,提出了诊断标准:①初发皮损为复发性、疼痛紫癜性斑疹、丘疹,可变成浅表坏死和溃疡;②典型表现为白色的萎缩性皮损,周围有色素沉着和毛细血管扩张;③皮损好发于双小腿,偶尔可累及前臂末端到肘部伸侧;④无原发基础性疾病;⑤早期原发性皮损组织病理表现为表浅血管内有纤维蛋白样物质沉积,无炎性细胞浸润和核碎裂现象。另外,由于可继发于其他的基础性疾病,如冷球蛋白血症、巨球蛋白血症、动脉硬化、淤积性皮炎等,也认为是继发性白色萎缩。

临床上需与变应性血管炎相鉴别。后者无夏重冬轻的特征,皮损往往分布更广泛,累及双下肢甚至躯干等其他部位,愈后也无典型的白色萎缩性瘢痕。病情严重者还可出现发热和关节痛等全身症状。组织病理改变是典型的血管炎而非血管病改变,一般无血栓形成。

【治疗】

白色萎缩虽属于血管炎类,但本质为血管病,治疗与经典的血管炎不同。对于活动性溃疡,多采用扩张血管、抑制血栓形成、控制炎症等多环节联合治疗。大剂量双嘧达莫(75~150mg/d)、小剂量阿司匹林(50~75mg/d)联合治疗的方案为首选。小剂量达那唑(200mg/d)治疗 1~2 周即可改善症状,与抗凝和纤溶有关的参数也有所改变,疗程 4~12 周。一旦复发,及时用药皮损很快消退,还可延长完全缓解期,减少复发,必要时可与小剂量糖皮质激素联合应用[7]。

Zeni 等[8]应用利妥昔单抗(1g/次,2 次/d,共 14d)成功治愈 1 例对传统治疗方法抵抗的患者,不仅皮损完全愈合,红细胞沉降率和 C 反应蛋白亦恢复正常。有学者给予伴有高同型半胱氨酸血症(肾功能不全所致)的白色萎缩患者叶酸、维生素 B_6 和维生素 B_{12}(同型半胱氨酸代谢的辅助因子)治疗,并联合低分子肝素及己酮可可碱,取得良好效果,随诊 16 个月皮损未复发[9]。Sommer 和 Sheehan-Dare[10]采用脉冲染料激光治疗,疗效确切,不良反应主要为色素沉着。抗凝药、纤维蛋白溶解药、己酮可可碱、盐酸和烟酰胺及中药等也被证实有效。高压氧也有良好效果,且可反复使用,不良反应少[11]。对上述治疗均无效者,静脉注射免疫球蛋白也是理想的选择[12-13]。此外,对发现有基础疾病者也需积极的治疗。

【参考文献】

[1] HAIRSTON B R,DAVIS M D,PITTELKOW M R,et al. Livedoid vasculopathy:further evidence for procoagulant pathogenesis. Arch Dermatol,2006,142(11):1413-1418.

[2] TOTH C,TROTTER M,CLARK A,et al. Mononeuropathy multiplex in association with livedoid vasculitis. Muscle Nerve,2003,28(5):634-639.

[3] WEINSTEIN S,PIETTE W. Cutaneous manifestations of antiphospholipid antibody syndrome. Hematol Oncol Clin North Am,2008,22(1):67-77,vi.

[4] BARD J W,WINKELMANN R K. Livedo vasculitis. Segmental hyalinizing vasculitis of the dermis. Arch Dermatol,1967,96(5):489-499.

[5] ISHIBASHI M,MIYAMOTO J,NAGASAKA T,et al. Livedoid vasculopathy with underlying subcutaneous necrotizing venulitis in an asymptomatic hepatitis B virus carrier:is livedoid vasculopathy a true nonvasculitic disorder? Am J Dermatopathol,2009,31(3):293-296.

[6] SHORNICK J K,NICHOLES B K,BERGSTRESSER P R,et al. Idiopathic atrophie blanche. J Am Acad Dermatol,1983,8(6):792-798.

[7] LUO X,XU Z,LI B,et al. Thalidomide plus prednisone with or without danazol therapy in myelofibrosis:a retrospective analysis of incidence and durability of anemia response. Blood Cancer J,2018,8(1):9.

[8] ZENI P,FINGER E,SCHEINBERG M A. Successful use of rituximab in a patient with recalcitrant livedoid vasculopathy. Ann Rheum Dis,2008,67(7):1055-1056.

[9] IRANI-HAKIME N A,STEPHAN F,KREIDY R,et al. Livedoid vasculopathy associated with combined prothrombin G20210A and factor V(Leiden)heterozygosity and MTHFR C677T homozygosity. J Thromb Thrombolysis,2008,26(1):31-34.

[10] SOMMER S,SHEEHAN-DARE R A. Atrophie blanche-like scarring after pulsed dye laser treatment. J Am Acad Dermatol,1999,41(1):100-102.

[11] JUAN W H,CHAN Y S,LEE J C,et al. Livedoid vasculopathy:long-term follow-up results following hyperbaric oxygen therapy. Br J Dermatol,2006,154(2):251-255.

[12] AMITAL H,LEVY Y,SHOENFELD Y. Use of intravenous immunoglobulin in livedo vasculitis. Clin Exp Rheumatol,2000,18(3):404-406.

[13] RAVAT F E,EVANS A V,RUSSELL-JONES R. Response of livedoid vasculitis to intravenous immunoglobulin. Br J Dermatol,2002,147(1):166-169.

第九节 血栓性静脉炎

血栓性静脉炎(thrombophlebitis)又称为 Mondor 病,是一种以病变部位(常为胸腹壁)突发性疼痛和扪及条索状肿物为主要特征的临床少见病。临床表现为皮下的条索状硬结,伴有局部的疼痛或牵拉感,运动或深呼吸时尤甚。受累的静脉可有胸、腹壁静脉,侧胸静脉,腹壁上静脉,阴茎静脉[1]。通常只有 1 条静脉受累,累及的部位可以有胸腹壁、阴茎、乳房、腋下和下肢。

目前病因不明,多认为与外伤、局部淋巴结手术(如腋窝)、电击伤、肿瘤等因素有关[2]。值得注意的是本病与原发性乳腺癌和乳腺癌腋窝淋巴结转移有关。发生概率为 2.4%~12.7%[3-4]。

【临床表现】

好发年龄是 30~50 岁,男女均可发生,女性较多见。也有发生在青少年的报道[5]。其最易受累的部位是胸腹壁静脉、腹壁上静脉和侧胸静脉。表现为这些区域突然发生的局部疼痛和紧缩感,活动时牵扯痛加重。随后患部皮下可见或可触及沿血管走行的长短不一的硬条索状物,可有分叉,触痛明显,压紧条索两端,在条索走行部位上出现一条沟状凹陷或嵴状隆起,状如弓弦,类似输液后所致的外周静脉炎,但局部无红肿,也无局部淋巴结触痛,条索状物表面的皮肤可略发红或发黄。可发生于单侧或双侧,与皮肤相连,和深筋膜无关,直径 2~4mm。全身症状不明显,局部也无肿大压痛的淋巴结。继发于乳腺癌和转移性肿瘤者例外。Hou 等[4]曾对 4 例发生于胸壁的 Mondor 病患者做过系统的检测和分析,包括内脏的影像学检测、肿瘤标志物检测、血液黏稠度和心脏功能的检测,均未发现与本病直接相关的明显异常。

【组织病理】

病理基础是受累部位皮下的大静脉局部非感染性硬化性血栓闭塞性静脉炎及静脉周围炎。组织学研究显示,Mondor 病可能累及动脉、静脉和淋巴管。病理学表现包括硬化性静脉内膜炎,静脉腔被机化血栓和炎细胞部分或完全阻塞,随后与静脉相连的周围组织增生导致质硬的条索形成。后期,厚壁静脉再通是其特征。从再通开始整个演变过程从 2 周到 6 个月时间不等。

【诊断和鉴别诊断】

除典型的临床表现外,超声或影像学检查对诊断有帮助[6]。彩色多普勒超声检查可见因血栓而膨胀的浅表静脉显著扩张,呈多处狭窄的管状无回声结构,形似串珠,无彩色血流,与浅表血栓静脉相一致。在病变后期,彩色多普勒可见静脉再通后出现的血流,可用于追踪复诊。

由于可与乳腺癌、腋窝淋巴结转移癌同时发生,故对有乳腺癌高危因素的患者,行钼靶检查是必要的,且需要密切随访半年。

需与下腔静脉综合征所致胸腹壁广泛性静脉曲张鉴别,但后者表现出的双下肢水肿、皮肤溃疡形成是本病所不具有的。还需与布-加综合征所致胸腹壁静脉曲张鉴别,布-加综合征曲张静脉的管壁较软,常合并肝脾大及腹水等。

【治疗】

本病是一种自限性病变,多在 6~7 个月内消退。其引发的急性胸部、阴茎或乳房疼痛多在 10d 后减轻,个别病例不治自愈。急性期对其治疗可采用非甾体抗炎药和镇痛剂,抗生素和抗凝剂没有必要。急性期之后,条索可能存在于数周或数月之久,有 5% 的复发可能,一般为同侧[1]。

是否需要外科治疗存在争议,有学者主张对于病情进展者,可手术切除部分条索,但大部分学者认为无必要,但对于发生在阴茎的血栓性静脉炎,采取外科手术切除受累静脉是治疗的最佳选择[1]。部分中药如黄芪、丹参等对本病也具有一定疗效。

【参考文献】

[1] MAYOR M,BURON I,DE MORA J C,et al. Mondor's disease. Int J Dermatol,2000,39(12):922-925.

[2] KRAUS S,LUDECKE G,WEIDNER W. Mondor's disease of the penis. Urol Int,2000,64(2):99-100.

[3] CATANIA S,ZURRIDA S,VERONESI P,et al. Mondor's disease and breast cancer. Cancer,1992,69(9):2267-2270.

[4] HOU M F,HUANG C J,HUANG Y S,et al. Mondor's disease in the breast. Kaohsiung J Med Sci,1999,15(11):632-639.

[5] ELIZABETH M,DAVID M. Mondor's disease:an unusual consideration in a young woman with a breast mass. J Adolescent Health,1997,21(3):183-185.

[6] SHETTY M K,WATSON A B. Mondor's disease of the breast:sonographic and mammographic findings. AJR Am J Roentgenol, 2001,177(4):893-896.

第十节　网　状　青　斑

网状青斑(livedo reticularis)是由多种原因引起的皮肤局部血液循环失调性血管疾病,患处皮肤内垂直小动脉痉挛导致末梢循环障碍,致使毛细血管及小静脉扩张,血流缓慢,血管内缺氧,皮肤呈持续性的青紫色网状变化。

病因复杂多样,主要有先天性、对寒冷的生理反应(大理石样皮肤)、特发性及获得性。获得性网状青斑包括以下几类:结缔组织病,如系统性红斑狼疮、皮肌炎;血管炎,如结节性多动脉炎、肉芽肿性动脉炎;血液系统疾病,如冷球蛋白血症、冷凝集素血症;慢性感染,如结核、梅毒;药物,如奎尼丁、金刚烷胺;内分泌疾病,如甲状旁腺功能亢进、皮质醇增多症;其他,如淋巴瘤、高血压、胰腺炎等。

【临床表现】

多见于20~30岁,男女发病率无差异。皮损好发于四肢,尤其下肢踝部。表现为局部或全身皮肤颜色变为点状或网状的红色或青紫色斑纹,如大理石样或树枝状皮纹,遇冷后通常会加重皮损颜色的变化,皮损部位可能固定不变,即使回暖后仍可存在。皮损多无症状,也可伴有发凉、麻木、感觉异常或钝痛,坏死性网状青斑可合并皮肤结节和溃疡(图40-23)。

Sneddon综合征是一种很少见的综合征,以泛发性葡萄状青斑和多发性脑缺血所致的进行性神经损伤为特点,不能确定网状青斑是由血管异常、血管炎或凝血功能异常所致,但受累血管可见到典型改变。

【组织病理】

由血管痉挛所致的特发性或生理性网状青斑病理检查无异常。获得性网状青斑的组织病理学改变取决于其基础疾病,如可见血管炎、血管壁内钙质沉积(钙化防御)、血管内嗜酸性血栓(单克隆冷球蛋白血症)、血管内血栓形成(高凝状态)等病理改变(图40-24)。

Sneddon综合征患者可见血管壁炎症,内皮下肌层增厚,受累小动脉部分或全部栓塞。

【诊断和鉴别诊断】

根据典型的临床表现即可确诊,必要时结合组织病理。关键是明确病因,若为获得性网状青斑,应积极查找原发病。应与火激红斑、网状红斑性黏蛋白沉积症、毛细血管痣、匍行性血管瘤、皮肤异色症鉴别,根据临床表现及组织病理改变可资鉴别。

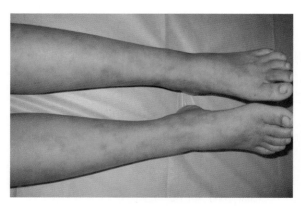

图40-23　网状青斑。双下肢对称性网状暗红斑

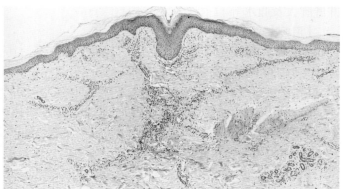

图40-24　网状青斑。角化过度,基底层色素增加,真皮血管周围炎症细胞浸润(HE染色,×40)

【治疗】

治疗应取决于相应的病因,首先针对系统性疾病进行治疗。生理性的网状青斑除物理治疗,如按摩、运动、避免冷热交替刺激外,其他治疗是非必需的。对外观要求比较高的患者,可尝试血管舒张药物,但青斑样皮损可随年龄增长而逐渐加重[1]。合并神经系统疾病的患者出现网状青斑时,要排除是否为金刚烷胺引起的副反应。有研究表明停用金刚烷胺治疗后两周,青斑样皮损依旧明显[2],由此提示,金刚烷胺引起的网状青斑需要一个更长的停药间隔来消除。当然,是否需要停药要视原发疾病的情况而定。

对于合并有抗磷脂综合征及 Sneddon 综合征的网状青斑,目前尚无特效疗法。在一项早期抗磷脂综合征患者的回顾性研究中推荐长期行抗凝治疗[2]。对于有血栓形成倾向同时造成青斑样皮损的患者,首先告诫其戒烟,可应用小剂量阿司匹林或抗血小板药物治疗,在某些病例中也有用香豆素类抗凝剂进行治疗的报道[3]。此外,高压氧治疗、补骨脂素及光化学疗法(PUVA)也被成功地应用于某些病例进行治疗[1]。

【参考文献】

[1] SAJJAN V V,LUNGE S,SWAMY M B,et al. Livedo reticularis:A review of the literature. Indian Dermatol Online J,2015,6 (5):315-321.

[2] KRAEMER M,LINDEN D,BERLIT P. The spectrum of differential diagnosis in neurological patients with livedo reticularis and livedo racemosa. A literature review. J Neurol,2005,252(10):1155-1166.

[3] GIBBS M B,ENGLISH J C 3rd,ZIRWAS M J. Livedo reticularis:an update. J Am Acad Dermatol,2005,52(6):1009-1019.

第十一节　面部肉芽肿

面部肉芽肿(granuloma faciale)是一种少见、顽固的慢性肉芽肿性血管炎,由 Pinkus 于 1952 年首次使用这一病名[1]。其发病机制尚不清楚,光照可能与面部肉芽肿有一定关系。多发生于青壮年男性,可见于各色人种。一般无系统损害。

【临床表现】

临床表现为紫红色隆起性斑块,通常为单发,偶为多发,质地柔软或坚实,境界清楚,常伴毛囊口扩大、毛细血管扩张(图 40-25)。好发部位包括鼻部、面额部,亦可发生于四肢、颈部、胸部和头皮。多无自觉症状,偶有轻微瘙痒、烧灼感。日光照射或受热后症状加剧,皮损进展缓慢且持久存在,很少自行消退。

【组织病理】

组织病理学表现具有特异性,即表皮通常不受累,真皮、表皮间常可见无浸润带。在真皮上部有致密的多种炎症细胞浸润,白细胞碎裂性血管炎改变不常见,陈旧的皮损可见纤维化,血管周围常有炎症细胞浸润,浸润细胞包括嗜酸性粒细胞和嗜中性粒细胞,常有白细胞核碎裂,伴有数量不等的组织细胞、淋巴细胞、浆细胞和肥大细胞浸润,细胞的混合浸润也是本病的重要组织学线索(图 40-26,图 40-27)。

不同阶段的皮损免疫组化研究发现,CD15 阳性的单核巨噬细胞表达率远远高于 CD45RO 阳性的 T 淋巴细胞。

【诊断和鉴别诊断】

结合病史、组织病理学检查诊断不难。需与毛囊黏蛋白病、结节病、麻风、皮肤淋巴细胞浸润、持久隆起性红斑、梅毒等鉴别。

【治疗】

治疗包括局部外用糖皮质激素,或局部行糖皮

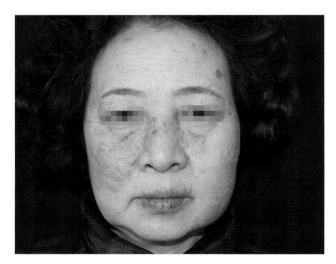

图 40-25　面部肉芽肿。面部浸润性红色斑块

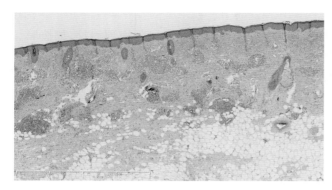

图 40-26 面部肉芽肿。真皮全层炎症细胞呈团块状浸润（HE 染色，×40）

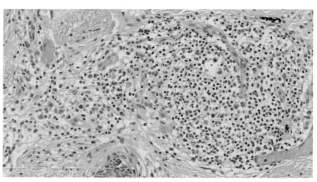

图 40-27 面部肉芽肿。显示炎症团块中大量嗜酸性粒细胞（HE 染色，×400）

质激素封闭、冷冻、外科切除、激光、皮肤磨削法、氨苯砜（50～100mg/d）口服等，但手术切除甚至全层皮肤切除后皮损仍可复发[2]。国外文献报道局部外用他克莫司软膏治疗有效，且未见复发[3-5]。国内有应用雷公藤总苷、氨苯砜以及外用糖皮质激素治疗有效的个案报道[6]。

【参考文献】

[1] LUDWIG E, ALLAM J P, BIEBER T, et al. New treatment modalities for granuloma faciale. Br J Dermatol, 2003, 149 (3): 634-637.

[2] PHILLIPS D K, HYMES S R. Recurrent facial plaques following full-thickness grafting: granuloma faciale. Arch Dermatol, 1994, 130 (11): 1433-1434, 1436-1437.

[3] PATTERSON G, GOUTTS I. Granuloma faciale successfully treated with topical tacrolimus. Australas J Dermatol, 2009, 50 (3): 217-219.

[4] TOMSON N, STERLING J C, SALVARY I. Granuloma faciale treated successfully with topical tacrolimus. Clin Exp Dermatol, 2009, 34 (3): 424-425.

[5] JEDLICKOVá H, FEIT J, SEMRáDOVá V. Granuloma faciale successfully treated with topical tacrolimus: a case report. Acta Dermatovenerol Alp Pannonica Adriat, 2008, 17 (1): 34-36.

[6] 党宁宁. 面部肉芽肿 1 例. 中国皮肤性病学杂志, 2000, 14 (1): 41-42.

第十二节 韦氏肉芽肿病

韦氏肉芽肿病（Wegener's granulomatosis, WG）是一种以中小动脉、静脉受累为主的系统性坏死性血管炎，以进行性坏死性肉芽肿和广泛的小血管炎为基本特征，主要累及上下呼吸道、肾脏、皮肤等脏器。1931 年由 Klinge 最先提出。Wegener 提出经典 Wegener 三联征，即上和/或下呼吸道坏死性肉芽肿性血管炎、周身性血管炎及局灶性坏死性肾小球肾炎。部分患者最终转变为淋巴瘤。

WG 的发病机制尚不清楚，目前存在多种观点：遗传因素，可能与多个人类白细胞抗原（HLA）有关[1]；感染因素，金黄色葡萄球菌可能与致病有关[2]；免疫介导的损伤机制，可能是发病的最重要部分，WG 的组织损伤是在一定的环境和遗传背景下机体产生的异常免疫反应[3]。

【临床表现】

多见于 25～50 岁，男性稍多于女性，主要表现有疲乏、发热、体重减轻、关节痛和肌肉疼痛等非特异性症状。

皮肤受累约占 50%，表现为四肢伸侧成群的疼痛性红色结节，可出现坏死、溃疡。呼吸道受累占 92%，表现为鼻、咽、气管及支气管结节，形成溃疡和出血。Roberti 等[4]报道，上呼吸道受累占 58%～90%，下呼吸道受累占 74%～87%。其中肺部受累占 85% 左右，表现为咳嗽、呼吸困难及胸痛，胸部 X 线表现多样，但以肺多发结节及空洞为主，约占 67%[5]。肾损害占 76% 左右，表现为血管外增殖性肾小球肾炎和纤维蛋白样坏死。还可有一些少见的症状，如眼病、周围或中枢神经系统的病变等。

此外,实验室检查通常有贫血、白细胞增高、嗜酸性粒细胞增多及红细胞沉降率加快等表现。

【组织病理】

组织病理检查具有诊断价值,WG 主要病变为坏死性肉芽肿性炎症及坏死性血管炎,肉芽肿中心常有呈纤维素样坏死的小血管,周围有单核细胞、上皮样细胞、多核巨细胞及成纤维细胞增生;静止期炎症被肉芽组织所取代或有纤维化。

【诊断和鉴别诊断】

1990 年美国风湿病学会制定了 WG 诊断标准:①鼻或口腔炎症,逐渐加重的痛性或无痛性口腔溃疡,脓性或血性鼻分泌物;②异常胸部 X 线片,显示有肺结节,固定位置的肺浸润或空洞存在;③尿沉渣异常,镜下血尿,红细胞数超过 5 个/HP,或尿沉渣中有红细胞管型;④组织活检提示动脉壁内、血管周围或在血管外存在肉芽肿性炎症改变。有血管炎的患者伴有上述 2 条及 2 条以上者可诊断为 WG[6-7]。除 1990 年美国风湿病学会制定的诊断标准外,也有学者认为具有上、下呼吸道坏死性肉芽肿性血管炎合并肾损害者为完全型,无肾损害者为局限型。近年来抗中性粒细胞胞质抗体(ANCA)也作为一项可参考的诊断依据,但至今尚未发现皮肤表现与 ANCA 滴度的显著相关性[8]。

组织病理上需与结节性多动脉炎、变应性肉芽肿鉴别。结节性多动脉炎有高血压而无肺部病变,而 WG 则相反;变应性肉芽肿最初症状为哮喘,病理上浸润细胞中有较多嗜酸性粒细胞,也易与 WG 鉴别。此外,还需与淋巴瘤样肉芽肿病、显微镜下多血管炎及复发性多软骨炎等疾病鉴别。

【治疗】

治疗可分为 3 期,即诱导缓解、维持治疗及控制复发。循证医学显示糖皮质激素联合环磷酰胺治疗有显著疗效,特别是肾脏受累以及具有严重呼吸系统疾病的患者,应作为首选治疗方案[9]。活动期应用泼尼松 1.0~1.5mg/(kg·d),应用 4~6 周病情缓解后逐渐减量并以小剂量维持。冲击疗法为甲泼尼龙 1.0g/d,连用 3d,第 4d 改口服泼尼松 1.0~1.5mg/(kg·d),然后根据病情逐渐减量。

常用的免疫抑制剂包括环磷酰胺、硫唑嘌呤、甲氨蝶呤、环孢素和霉酚酸酯等。

利妥昔单抗是一种能特异性降低 B 细胞数量的单克隆抗体,在多个临床试验及病例报道中显示能够诱导复发和难治性 WG 的缓解或部分缓解,成为潜在的治疗 ANCA 相关性血管炎的药物之一。

此外,血浆置换及透析治疗可用于活动期或危重病例的临时性治疗。对于声门下狭窄、支气管狭窄等患者可考虑外科治疗。

【参考文献】

[1] GENCIK M,BORGMANN S,ZAHN R,et al. Immunogenetic risk factors for anti-neutrophil cytoplasmic antibody (ANCA)-associated systemic vasculitis. Clin Exp Immunol,1999,117(2):412-417.

[2] POPA E R,STEGEMAN C A,KALLENBERG C G,et al. Staphylococcus aureus and Wegener's granulomatosis. Arthritis Res,2002,4(1):77-79.

[3] HEWINS P,TERVAERT J W,SAVAGE C O,et al. Is Wegener's granulomatosis an autoimmune disease? Curr Opin Rheumatol,2000,12(1):3-10.

[4] ROBERTI I,REISMAN L,CHURG J. Vasculitis in childhood. Pediatr Nephrol,1993,7(4):479-489.

[5] HOFFMAN G S,KERR G S,LEAVITT R Y,et al. Wegener granulomatosis:an analysis of 158 patients. Ann Intern Med,1992,116(6):488-498.

[6] LEAVITT R Y,FAUCI A S,BLOCH D A,et al. The American College of Rheumatology 1990 criteria for the classification of Wegener's granulomatosis. Arthritis Rheum,1990,33(8):1101-1107.

[7] BANERJEE A,ARMAS J M,DEMPSTER J H. Wegener's granulomatosis:diagnostic dilemma. J Laryngol Otol,2001,115(1):46-47.

[8] MOCK M,CEROTTINI J P,DERIGHETTI M,et al. Wegener's granulomatosis:description of a case where cutaneous involvement was correlated with elevation of the c-ANCA titer. Dermatology,2001,202(4):347-349.

[9] KOLDINGSNES W,NOSSENT H. Predictors of survival and organ damage in Wegener's granulomatosis. Rheumatology (Oxford),2002,41(5):572-581.

第十三节　变应性肉芽肿病

变应性肉芽肿病（allergic granulomatosis）即 Churg-Strauss 综合征（Churg-Strauss syndrome，CSS），是一种少见的累及多系统小血管的血管炎，目前也称为伴多血管炎的嗜酸性肉芽肿（eosinophilic granulomatosis with polyangiitis，EGPA）。好发于 30~60 岁，男女发病率无异。年发病率 0.5/100 万~6.8/100 万[1]。*HLA-DRB1 * 04* 及 *HLA-DRB1 * 07* 等位基因与发病风险有关[2]。感染、接种疫苗及药物（大环内酯类抗生素、卡马西平、奎宁、平喘药等）可能诱发本病。

【临床表现】

常以哮喘、过敏性鼻炎及鼻窦炎为首发表现，进而发展为外周血和组织内嗜酸性粒细胞浸润，最终导致伴有血管外肉芽肿的坏死性血管炎[3]。虽然常出现皮疹，但皮疹对诊断并无很高的价值。最常见的皮肤表现为可触及的紫癜和结节，好发于四肢和头皮。网状青斑、水疱、无菌性脓疱、瘀点、瘀斑及风团也可同时或在疾病的不同阶段出现。紫癜和结节最终将转变为坏死性浸润性溃疡（图 40-28~图 40-30）。

【病理与临床的联系】

最特征性的病理改变是 Churg-Strauss 肉芽肿，以嗜酸性粒细胞伴纤维素样胶原退行性变为中心，周围是组织细胞、淋巴细胞及多核巨细胞构成的肉芽肿性浸润。

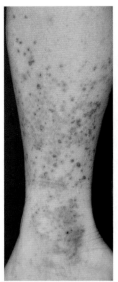

图 40-28　变应性肉芽肿病。小腿多发红色丘疹、结节（渠涛提供）

典型病程中，第一阶段，先出现血管炎，外周血和组织中嗜酸性粒细胞浸润，临床表现为哮喘、鼻炎等过敏症状。几乎所有患者均会出现外周血嗜酸性粒细胞增高，而嗜酸性粒细胞组织浸润可发生于任何组织，最常累及肺部，胃肠道、淋巴结、关节、肌肉、心脏皆可受累。第二阶段，表现为一种嗜酸性粒细胞增高性小血管炎，可伴有坏死，同样可累及任何器官。血管炎主要发生于小动脉、微动脉、微静脉及静脉，可伴有或不伴有组织坏死及 CSS 肉芽肿。表现在皮肤上，则为白细胞碎裂性血管炎，伴嗜酸性粒细胞浸润。第三阶段，经过成功治疗的患者进入血管炎后期阶段，哮喘和鼻炎仍存在，活动性血管炎则消失，本阶段的病理表现是：小血管血栓形成，伴有血管弹性消失，嗜酸性粒细胞可能不存在。这三个阶段常变化，也可能同时出现[4]。

【诊断和鉴别诊断】

诊断标准一直在变化。目前最常用的是 1990 年美国风湿病学会制定的诊断标准，包括哮喘、嗜酸性粒细胞增高（大于 10%）、鼻窦炎、肺部浸润、组织病理出现血管炎、多发性单神经炎。6 条中应符合 4 条标

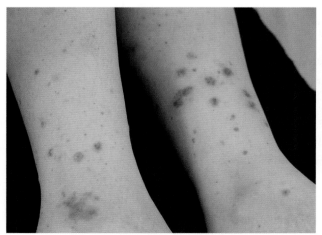

图 40-29　变应性肉芽肿病。双小腿多发红色斑丘疹、丘疹（李军提供）

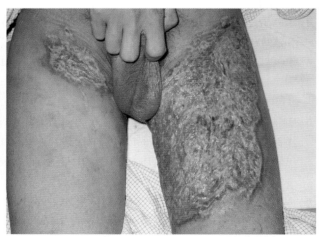

图 40-30　变应性肉芽肿病。双大腿溃疡（李军提供）

准。虽然 70%患者出现皮疹,皮肤表现并未考虑到该诊断标准中,但皮肤活检取材相对容易,故对于早期诊断更有价值。

鉴别诊断取决于疾病的阶段及临床表现。血管炎出现前,嗜酸性粒细胞增高、哮喘、肺部浸润,需与蠕虫病、过敏性肺部支气管曲霉病及慢性嗜酸性肺炎鉴别,EGPA 常伴有哮喘等系统症状且对糖皮质激素的敏感性较低,可与另外三种疾病鉴别。

嗜酸性粒细胞增多综合征(hypereosinophilic syndrome,HES)是另一个较难与 EGPA 鉴别的疾病,因为 HES 患者也可以有神经系统表现,虽然较少出现多发性单神经炎及心肺表现,对于大部分疑诊 EGPA,尤其没有 ANCA 阳性或活检证实的血管炎者,检测 FIP1 样 L1(FIP1L1)-血小板产生的生长因子受体 α(PDGFA)融合基因对于与 HES 的鉴别有较高价值。

当血管炎成为主要的临床表现,需与其他的系统性血管炎鉴别,尤其是结节性多动脉炎。EGPA 和结节性多动脉炎临床特征有很多相似点,如多发性单神经炎、胃肠道症状,但 EGPA 病程慢性,伴有哮喘及嗜酸性粒细胞血症和肺部浸润,这些可与结节性多动脉炎鉴别。

【治疗】

目前尚无公认的诱导缓解及维持治疗方案。五因素评分法(five-factor score,FFS)是目前应用最广泛的 EGPA 预后评估体系,包括心脏、胃肠道、中枢神经系统受累,24h 尿蛋白大于 1g 及肌酐大于 140μmol/L[5]。

FFS≥1 者预后差,常应用糖皮质激素联合免疫抑制剂治疗,FFS＝0 者推荐单用糖皮质激素治疗。环磷酰胺及甲氨蝶呤可用于诱导缓解期的治疗,但可能复发。

一项研究报道,静脉注射大剂量丙种球蛋白联合血浆置换、环磷酰胺、糖皮质激素治疗,所有患者全部缓解,随访 3 年,复发率为 11%[6]。由于可以抑制嗜酸性粒细胞脱颗粒及 Th2 反应的发生,IFN-α 被应用于 EGPA 的治疗,并取得较好疗效,可作为长期维持治疗的选择[7]。近年来,针对 IL-5 的生物制剂美泊利单抗应用于 EGPA 的治疗中,两项小型的临床试验均证明美泊利单抗具有较好疗效,但停药后可能复发[8-9]。另外,B 细胞抑制剂利妥昔单抗也被报道应用于 EGPA 的治疗[10]。

【参考文献】

[1] WATTS R A,LANE S,SCOTT D G. What is known about the epidemiology of the vasculitides? Best Pract Res Clin Rheumatol,2005,19(2):191-207.

[2] VAGLIO A,MARTORANA D,MAGGIORE U,et al. HLA-DRB4 as a genetic risk factor for Churg-Strauss syndrome. Arthritis Rheum,2007,56(9):3159-3166.

[3] NOTH I,STREK M E,LEFF A R. Churg-Strauss syndrome. Lancet,2003,361(9357):587-594.

[4] BOSCO L,PERONI A,SCHENA D,et al. Cutaneous manifestations of Churg-Strauss syndrome:report of two cases and review of the literature. Clin Rheumatol,2011,30(4):573-580.

[5] GUILLEVIN L,PAGNOUX C,SEROR R,et al. The Five-Factor Score revisited:assessment of prognoses of systemic necrotizing vasculitides based on the French Vasculitis Study Group(FVSG) cohort. Medicine(Baltimore),2011,90(1):19-27.

[6] DANIELI M G,CAPPELLI M,MALCANGI G,et al. Long term effectiveness of intravenous immunoglobulin in Churg-Strauss syndrome. Ann Rheum Dis,2004,63(12):1649-1654.

[7] METZLER C,SCHNABEL A,GROSS W L,et al. A phase Ⅱ study of interferon-alpha for the treatment of refractory Churg-Strauss syndrome. Clin Exp Rheumatol,2008,26(3 Suppl 49):s35-40.

[8] MOOSIG F,GROSS W L,HERRMANN K,et al. Targeting interleukin-5 in refractory and relapsing Churg-Strauss syndrome. Ann Intern Med,2011,155(5):341-343.

[9] KIM S,MARIGOWDA G,OREN E,et al. Mepolizumab as a steroid-sparing treatment option in patients with Churg-Strauss syndrome. J Allergy Clin Immunol,2010,125(6):1336-1343.

[10] THIEL J,TROILO A,SALZER U,et al. Rituximab as induction therapy in eosinophilic granulomatosis with polyangiitis refractory to conventional immunosuppressive treatment:a 36-month follow-up analysis. J Allergy Clin Immunol pract,2017,5(6):1556-1563.

第十四节　白　塞　病

白塞病(Behcet's disease,BD)是一种慢性复发性炎症性疾病,发病率与地理位置关系较大,好发于丝绸之路沿线国家,在西方发病率低,全球范围发病率为 1/10 万～7/10 万[1]。

病因尚不明确,目前认为与 *HLA-B51* 决定的遗传易感性有关,单纯疱疹病毒 1 型/链球菌属等病原体感染可能是具有特殊遗传背景个体的发病诱因[2]。Th17/IL-17 通路在白塞病发病中具有重要作用,此外,患者嗜中性粒细胞活性增强。

【临床表现】

好发年龄为 30～40 岁,男女发病率相同。可累及皮肤、关节、胃肠道、心血管、神经等全身各个系统,其中,口腔溃疡(92%～100%)、生殖器溃疡(57%～93%)、皮肤损害(38%～99%)、眼部损害(29%～100%)及关节受累(16%～84%)是最常见的临床表现。复发性口腔溃疡、生殖器溃疡及眼部炎症是三个特征性表现。

皮肤损害主要表现为结节性红斑样皮疹(15%～78%)和丘脓疱疹(28%～96%),其他皮疹包括血栓性浅静脉炎及 Sweet 病样皮损[3](图 40-31)。

【组织病理】

组织病理以血管炎和血栓形成为特征。一般来说,大血管受累表

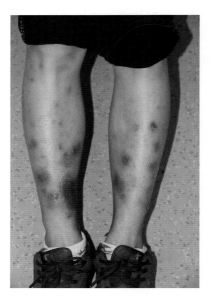

图 40-31　白塞病。结节性红斑样表现

现为血栓形成或动脉瘤,而黏膜皮肤损伤表现为白细胞碎裂性血管炎或嗜中性粒细胞性血管反应。早期皮疹的组织病理常具有白细胞碎裂性血管炎的特征,而晚期皮疹的组织病理主要表现为淋巴细胞性血管周围炎。嗜中性粒细胞活性增强,故受累器官表现为显著的嗜中性粒细胞和淋巴细胞浸润。黏膜皮肤损伤,如眼部溃疡、生殖器溃疡、结节性红斑样皮疹等并无血管炎表现。因此,并非所有患者都表现为血管炎,很多病例表现为无血管炎的嗜中性粒细胞性血管反应(图 40-32)。

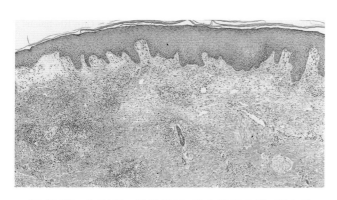

图 40-32　白塞病。棘层增厚,真皮浅层水肿,真皮毛细血管扩张,淋巴、组织细胞浸润,可见嗜中性粒细胞及核尘(HE 染色,×100)

【诊断和鉴别诊断】

诊断主要依靠临床标准,并排除其他可能的诊断。白塞病和 Sweet 病都是嗜中性粒细胞性皮肤病,二者在临床和病理表现上有交叉。Sweet 病主要以皮肤表现为主,罕见口腔或生殖器溃疡;Sweet 病的皮肤外表现也包括关节及眼部受累,但主要为非对称性多关节受累及巩膜炎,而白塞病多累及单个关节,眼部受累主要表现为全葡萄膜炎;此外,发热是 Sweet 病的一个诊断标准,而白塞病中则少见发热[3]。

【治疗】

治疗取决于器官受累程度、病程、复发频率、起病年龄、性别等多个因素。男性、发病年龄早、多器官受累者病情严重性高,需积极治疗。主要治疗目标是控制不可逆的器官损伤,尤其在早期、活跃期,因此,密切随访、早期治疗尤其重要。

短效糖皮质激素联合其他药物如秋水仙碱可用于治疗口腔溃疡、生殖器溃疡、结节性红斑样皮疹及血栓性浅静脉炎的急性期。氨苯砜亦有一定疗效。皮肤黏膜受累严重,且传统疗法无效者可试用硫唑嘌呤。沙利度胺也可选择,但应警惕潜在的不良反应,且应用沙利度胺后结节性红斑样皮疹可能加重。除此之外,环孢素、硫酸锌、瑞巴匹特、阿普斯特、干扰素 α 及异维 A 酸也都有个案报道有效。

近年来,生物制剂逐渐被应用。其中,抗 TNF-α 制剂的疗效得到广泛共识。多项临床试验证明,英夫利昔、阿达木、依那西普等抗 TNF-α 制剂对顽固的皮肤黏膜损害及眼部、胃肠道症状、关节炎、脑部血管炎

均有较好疗效。其他生物制剂,如 IL-1、IL-2、IL-6、IL-12、IL-17、IL-23 的阻断剂及 CD20 单克隆抗体近年来均应用于对传统疗法抵抗的患者。Vitale 等[4]应用 IL-1β 的抑制剂康纳单抗(canakunumab)治疗 3 例有口腔、生殖器溃疡、眼部及胃肠道症状的患者,均起效迅速、疗效持久。Cantarini 等[5]应用重组人 IL-1 受体及抗剂阿那白滞素(anakinra)用于治疗 9 例顽固的白塞病患者,8 例起效迅速,但口腔和生殖器溃疡对反应不佳。另外,IL-6 受体抗体托珠单抗(tocilizumab)对于白塞病的皮肤黏膜表现及神经系统受累治疗有效[6]。IL-12/IL-23p40 亚单位的人单克隆抗体乌司奴单抗(ustekinumab)也报道有效。Baerveldt 等[7]报道一例乌司奴单抗治疗的患者,3 个月内痊愈。针对 CD20 的单克隆抗体利妥昔单抗(rituximab)临床疗效显著,可用于减少糖皮质激素用量。

【参考文献】

[1] ASLAM F,BANDEALI S J,CROWSON C,et al. Cardiac function and diastolic dysfunction in Behcet's disease:a systematic review and Meta-analysis. Int J Rheumatol,2016,2016:9837184.

[2] MARSHALL S E. Behcet's disease. Best Pract Res Clin Rheumatol,2004,18(3):291-311.

[3] ALPSOY E. Behcet's disease:a comprehensive review with a focus on epidemiology,etiology and clinical features,and management of mucocutaneous lesions. J Dermatol,2016,43(6):620-632.

[4] VITALE A,RIGANTE D,CASO F,et al. Inhibition of interleukin-1 by canakinumab as a successful mono-drug strategy for the treatment of refractory Behcet's disease:a case series. Dermatology,2014,228(3):211-214.

[5] CANTARINI L,VITALE A,SCALINI P,et al. Anakinra treatment in drug resistant Behcet's disease:a case series. Clin Rheumatol,2015,34(7):1293-1301.

[6] DIAMANTOPOULOS A P,HATEMI G. Lack of efficacy of tocilizumab in mucocutaneous Behcet's syndrome:report of two cases. Rheumatology(Oxford),2013,52(10):1923-1924.

[7] BAERVELDT E M,KAPPEN J H,THIO H B,et al. Successful long-term triple disease control by ustekinumab in a patient with Behcet's disease,psoriasis and hidradenitis suppurativa. Ann Rheum Dis,2013,72(4):626-627.

第十五节　坏疽性脓皮病

坏疽性脓皮病(pyoderma gangrenosum,PG)是一种少见的慢性、复发性、炎症性疾病,以非感染性、坏死性、疼痛性皮肤溃疡为特征[1-2],常伴有其他系统疾病。英国一项大型的回顾性队列研究报道,发病率是 0.63/10 万,死亡率是正常人群的 3 倍,好发于 41~72 岁,中位发病年龄是 59 岁,女性发病率较男性稍高[3]。病因尚不明确,可能和自身免疫相关,但目前尚未在患者中发现特异性抗体。

【临床表现】

起病前常有外伤史。绝大部分患者表现为多发性溃疡[4],最常见的发生部位是四肢,尤其小腿,躯干、面部、生殖器部位也可受累,少见的发生部位包括口腔黏膜[5-6]、头皮[7]、气管[8]、肺部[9]。约 33% PG 患者合并其他系统疾病[3],其中最常见的是血液系统疾病、关节炎及炎症性肠病[10],其他曾报道的合并疾病包括银屑病、白塞病、糖尿病、甲状腺疾病等[11]。因此,对 PG 患者进行其他系统筛查是必要的(图 40-33~图 40-35)。

【组织病理】

组织病理可表现为多种形式。表皮角化过度,棘层增厚,棘细胞水肿,一部分患者角层内或角层下出现嗜中性粒细胞脓肿或脓疱形成。真皮血管扩张、增生,血管壁肿胀或增厚,血管周围以嗜中性粒细胞或淋巴细胞浸润为主,或混合性炎性细胞浸润。小部分病例存在血管炎。毛囊周围或脂肪组织内亦可出现炎症细胞浸润(图 40-36)。

【诊断和鉴别诊断】

由于组织病理并无特异性表现,因此诊断主要依靠临床表现,并排除其他可引起溃疡的疾病,如感染、血管炎、结缔组织病及肿瘤[12]。早期皮疹可表现为红斑、丘疹、结节、脓疱、丘脓疱疹,极容易误诊为感染、血管炎、结节性红斑、白塞病、Sweet 病、脂膜炎等疾病。

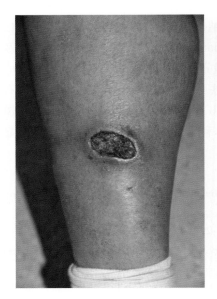

图 40-33　坏疽性脓皮病。小腿溃疡，边界清，边缘隆起

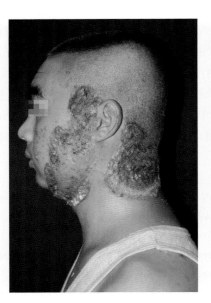

图 40-34　坏疽性脓皮病。面颈部多发红斑块，边缘隆起、溃疡、结痂

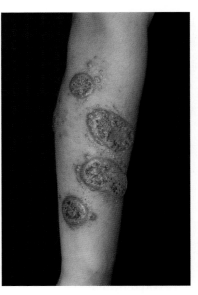

图 40-35　坏疽性脓皮病。上肢多发增殖性斑块，边界清，中央坏死结痂，周围见脓疱

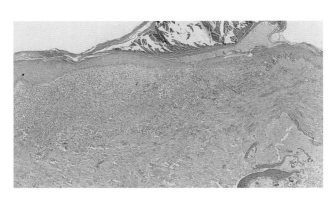

图 40-36　坏疽性脓皮病。表皮坏死，真皮胶原纤维变性，弥漫性嗜中性粒细胞及核尘浸润（HE 染色，×40）

【治疗】

尚无特异性的靶向治疗，目前的治疗主要基于临床经验，根据患者的严重性及溃疡的程度，结合患者的伴发疾病。绝大多数患者需要系统性治疗[10]。系统应用糖皮质激素无论对于泛发性还是局限性患者都有良好的疗效，是目前公认的一线治疗方案[13-15]，多数患者糖皮质激素的起始剂量至少为 1mg/（kg·d）。近期报道，吸入性糖皮质激素对于发生于口周的患者疗效优于传统的系统性糖皮质激素[16]。部分病情严重者或有糖皮质激素相对禁忌证患者应联合应用免疫抑制剂[10]。常联合的免疫抑制剂包括环磷酰胺、环孢素，其他药物如沙利度胺、甲氨蝶呤、秋水仙碱、羟氯喹也曾报道有效。

近年来，生物制剂的疗效逐渐得到公认。其中，抗 TNF-α 制剂的应用最为广泛[17]，数项随机对照临床试验证明依那西普[18-20]、英夫利昔单抗[15]、阿达木单抗[21-22]、依法利珠单抗[23]均对绝大多数患者疗效较好，且安全性较高。因此，系统性糖皮质激素联合抗 TNF-α 制剂是目前最常用的疗法，也有较多报道单用抗 TNF-α 制剂有效。

【参考文献】

[1] Wollina U. Pyoderma gangrenosum：a review. Orphanet J Rare Dis，2007，2：19.

[2] RUOCCO E，SANGIULIANO S，GRAVINA A G，et al. Pyoderma gangrenosum：an updated review. J Eur Acad Dermatol Venereol，2009，23（9）：1008-1017.

[3] LANGAN S M，GROVES R W，CARD T R，et al. Incidence，mortality，and disease associations of pyoderma gangrenosum in the United Kingdom：a retrospective cohort study. J Invest Dermatol，2012，132（9）：2166-2170.

[4] PEREIRA N，BRITES M M，GONÇALO M，et al. Pyoderma gangrenosum：a review of 24 cases observed over 10 years. Int J Dermatol，2013，52（8）：938-945.

[5] LAMI M C，HADJADJ S，GUILLET G. Hair loss in three patients with acromegaly treated with octreotide. Br J Dermatol，2003，

149(3):655-656.

[6] WOLLINA U,HAROSKE G. Pyoderma gangraenosum. Curr Opin Rheumatol,2011,23(1):50-56.

[7] NDAHI A A,TAHIR C,NGGADA H A. Photoletter to the editor:Scarring alopecia resulting from pyoderma gangrenosum of the scalp. J Dermatol Case Rep,2012,6(1):34-35.

[8] KANOH S,KOBAYASHI H,SATO K,et al. Tracheobronchial pulmonary disease associated with pyoderma gangrenosum. Mayo Clin Proc,2009,84(6):555-557.

[9] KITAGAWA K H,GRASSI M. Primary pyoderma gangrenosum of the lungs. J Am Acad Dermatol,2008,59(5 Suppl): s114-116.

[10] TEAGLE A,HARGEST R. Management of pyoderma gangrenosum. J R Soc Med,2014,107(6):228-236.

[11] LIVIDEANU C,LIPSKER D,PAUL C,et al. Pyoderma gangrenosum as initial manifestation of Graves' disease. Clin Exp Dermatol,2006,31(5):659-661.

[12] SU W P,DAVIS M D,WEENIG R H,et al. Pyoderma gangrenosum:clinicopathologic correlation and proposed diagnostic criteria. Int J Dermatol,2004,43(11):790-800.

[13] REICHRATH J,BENS G,BONOWITZ A,et al. Treatment recommendations for pyoderma gangrenosum:an evidence-based review of the literature based on more than 350 patients. J Am Acad Dermatol,2005,53(2):273-283.

[14] LI J,KELLY R. Treatment of pyoderma gangrenosum with mycophenolate mofetil as a steroid-sparing agent. J Am Acad Dermatol,2013,69(4):565-569.

[15] BROOKLYN T N,DUNNILL M G,SHETTY A,et al. Infliximab for the treatment of pyoderma gangrenosum:a randomised, double blind,placebo controlled trial. Gut,2006,55(4):505-509.

[16] CHRIBA M,SKELLETT A M,LEVELL N J. Beclometasone inhaler used to treat pyoderma gangrenosum. Clin Exp Dermatol, 2010,35(3):337-338.

[17] REGUIAÏ Z,GRANGE F. The role of anti-tumor necrosis factor-alpha therapy in Pyoderma gangrenosum associated with inflammatory bowel disease. Am J Clin Dermatol,2007,8(2):67-77.

[18] ROGGE F J,PACIFICO M,KANG N. Treatment of pyoderma gangrenosum with the anti-TNFalpha drug—Etanercept. J Plast Reconstr Aesthet Surg,2008,61(4):431-433.

[19] CHARLES C A,LEON A,BANTA M R,et al. Etanercept for the treatment of refractory pyoderma gangrenosum:a brief series. Int J Dermatol,2007,46(10):1095-1099.

[20] DUCHARME E,WEINBERG J M. Etanercept. Expert Opin Biol Ther,2008,8(4):491-502.

[21] HINTERBERGER L,MÜLLER C S,VOGT T,et al. Adalimumab:a treatment option for pyoderma gangrenosum after failure of systemic standard therapies. Dermatol Ther(Heidelb),2012,2(1):6.

[22] POMERANTZ R G,HUSNI M E,MODY E,et al. Adalimumab for treatment of pyoderma gangrenosum. Br J Dermatol,2007, 157(6):1274-1275.

[23] SOCKOLOV M E,ALIKHAN A,ZARGARI O. Non-psoriatic dermatologic uses of monoclonal antibody therapy. J Dermatolog Treat,2009,20(6):319-327.

第十六节　复发性皮肤坏死性嗜酸性血管炎

复发性皮肤坏死性嗜酸性血管炎(recurrent cutaneous necrotizing eosinophilic vasculitis)由 Chen 于1944年首报,病因不明,又称嗜酸性血管炎,临床少见。其发病机制是通过血管内皮细胞黏附因子 A(ICAM-A)、整合素4(VLA-4)及细胞间黏附分子1(ICAM-1)对嗜酸性粒细胞的趋化及黏附,促使嗜酸性粒细胞产生一系列细胞因子,导致血管通透性增加而致病[1-2]。临床报道少。

【临床表现】

临床表现为全身红色至紫红色出血性丘疹、风团、斑块等,可出现水肿性红斑、环状红斑及水疱(图40-37,图40-38)。发病可见于任何年龄,无明显性别差异,可伴血管性水肿、口腔黏膜炎、牙龈炎等,病情迁延不愈,反复发作。一般无发热、关节痛及内脏受累等系统表现[3]。

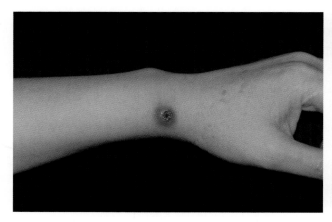

图 40-37　复发性皮肤坏死性嗜酸性血管炎。左腕部红色结节,表面坏死、结痂

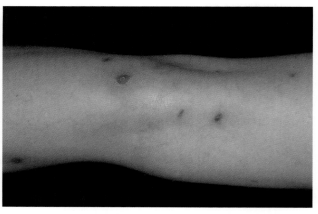

图 40-38　复发性皮肤坏死性嗜酸性血管炎。下肢多发暗红色结节、坏死

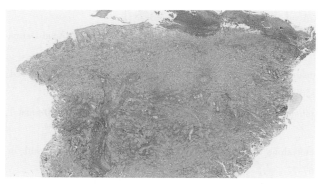

图 40-39　复发性皮肤坏死性嗜酸性血管炎。表皮溃疡形成,真皮全层大量淋巴细胞、组织细胞和嗜酸性粒细胞浸润(HE 染色,×40)

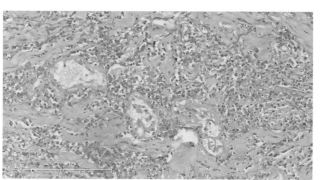

图 40-40　复发性皮肤坏死性嗜酸性血管炎。真皮血管壁增厚,纤维素样变性,周围可见大量淋巴细胞、组织细胞及嗜中性粒细胞浸润,并可见核尘(HE 染色,×200)

【组织病理】

表皮无明显改变,或表皮内出现含嗜酸性粒细胞的小水疱,主要病变在真皮,真皮小血管壁有纤维蛋白样物质沉积,伴血管坏死,即坏死性血管炎的表现,真皮全层可见嗜酸性粒细胞浸润,轻度或无白细胞碎裂现象[4](图 40-39,图 40-40)。

【诊断和鉴别诊断】

根据临床表现及特征性的组织病理学改变可诊断[5]。应与血管性水肿、疱疹样皮炎、嗜酸性蜂窝织炎、药物反应、妊娠多形疹等疾病相鉴别。

【治疗】

口服糖皮质激素泼尼松当量 0.5~1mg/(kg·d),一般不超过 1mg/(kg·d)。可根据病情适当减少用量,维持口服。亦有报道吲哚美辛可取得较好的治疗效果[6]。

【参考文献】

[1] SAWADA C,TANIAI M,KAWASHIMA M,et al. Recurrent cutaneous eosinophilic vasculitis. Eur J Dermatol,2016,26(1):108-109.

[2] MPFD Nestosa,ECD Guzmán,A Guzmán,et al. Cutaneous eosinophilic vasculitis:Case report and literature review. Dermatologia Cosmetica Medica Y Quirurgica,2014,12(4):263-267.

[3] RIYAZ N,SASIDHARANPILLAI S,HAZEENA C,et al. Recurrent Cutaneous Eosinophilic Vasculitis:A Rare Entity. Indian J Dermatol,2016,61(2):235.

[4] LONG H,ZHANG G,WANG L,et al. Eosinophilic Skin Diseases:a comprehensive review. Clin Rev Allergy Immunol,2016,50

（2）:189-213.

［5］ LI W,CAO W,SONG H,et al. Recurrent cutaneous necrotizing eosinophilic vasculitis:a case report and review of the literature. Diagn Pathol,2013,8:185.

［6］ TANGLERTSAMPAN C,TANTIKUN N,NOPPAKUN N,et al. Indomethacin for recurrent cutaneous necrotizing eosinophilic vasculitis. J Med Assoc Thai,2007,90(6):1180-1182.

（高祎濛　吴超　晋红中）

脂膜炎及其他脂肪炎症性疾病

皮肤脂膜炎是指由于不同原因引起,累及皮下脂肪层的一类炎性疾病,通常表现为结节或斑块。根据炎症累及皮下脂肪的组织部位,一般将皮肤脂膜炎分为间隔性脂膜炎和小叶性脂膜炎,但实际上二者往往有不同程度的重叠。在临床工作中,脂膜炎的诊断容易确定,但确定脂膜炎的发病原因有时比较困难,需要依靠临床病史、辅助检查和典型的组织病理相互结合。此外,对脂膜炎进行组织病理检查时,要用动态发展的眼光看待疾病,不同时期的病理改变常常不同。

第一节　结节性红斑

结节性红斑(erythema nodosum)是最常见的间隔性脂膜炎,特征为好发于胫前部位的红色或紫红色皮下结节。本病病因众多,包括感染、结节病、药物、妊娠、炎症性肠病、白塞病和恶性肿瘤等。

【发病机制】

本病发病机制尚不明确,可能是由各种感染因素、药物和其他相关疾病的有关抗原引发的一种迟发型超敏反应[1]。

【临床表现】

结节性红斑可发生于任何年龄,以20~30岁高发,女性是男性的3~6倍。常常对称分布于膝部、胫前和踝部。皮损常常表现为触痛性结节或高起皮面的斑块,病初时呈鲜红色或紫红色,3~6周消退,遗留色素沉着,局部不发生萎缩或遗留瘢痕(图41-1,图41-2)。结节性红斑皮损容易复发。急性期伴有全身症状,包括发热、全身不适、头痛和关节痛。

【组织病理】

结节性红斑是一种经典的间隔性脂膜炎,通常不合并血管炎。低倍镜显示皮下脂肪小叶间隔增宽,早期间隔内主要出现水肿、出血和嗜中性粒细胞浸润,充分发展期可见多种炎症细胞浸润,包括淋巴细胞、组织细胞及少量嗜酸性粒细胞(图41-3)。晚期主要表现为肉芽组织形成和纤维化,有时可见到组织细胞团块形成的肉芽肿,称之为Miescher肉芽肿,对诊断具有意义。小叶间隔的炎症可累及脂肪小叶周边,晚期脂肪小叶可明显萎缩[2]。

【诊断和鉴别诊断】

结合临床表现位于胫前部位的红色或紫红色皮下结节和组织病理表现为间隔性脂膜炎可以诊断。

鉴别诊断包括结节性血管炎(硬红斑)、皮下型结节病、类脂质渐进性坏死、浅表性血栓性静脉炎等。

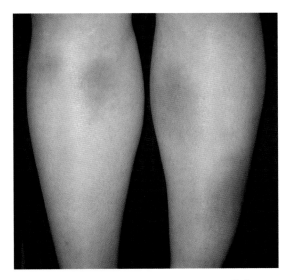

图 41-1 结节性红斑。双小腿红斑、结节

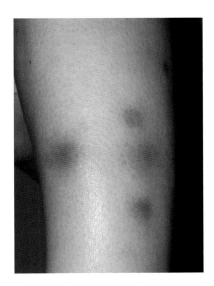

图 41-2 结节性红斑。小腿红斑

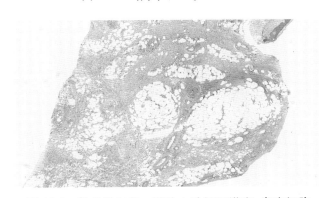

图 41-3 结节性红斑。脂肪小叶间隔增宽,炎症细胞浸润(HE 染色,×40)

结节性血管炎:比结节性红斑更常累及小腿屈侧,更易出现溃疡和复发。病理上炎症主要累及脂肪小叶。

皮下型结节病:肉芽肿主要累及脂肪小叶,而不是小叶间隔。

类脂质渐进性坏死:病变表现为脂肪小叶间隔内组织细胞栅栏状排列在变性的胶原纤维周围,但是整个真皮内也出现类似病变。

浅表性血栓性静脉炎:病变主要累及脂肪小间隔,但可见到静脉炎和血栓形成,脂肪小叶极少受累。

【治疗】

应首先筛查病因,尽量祛除并治疗相关疾病。因本病有自行消退趋势,治疗以对症为主。治疗药物包括非甾体抗炎药(NSAID)、碘化钾(360~900mg/d,分 3 次给药)、沙利度胺等,对于重症病例可考虑使用小剂量糖皮质激素(如 30mg/d)治疗[3]。

【参考文献】

[1] CHOWANIEC M,STARBA A,WILAND P. Erythema nodosum-review of the literature. Reumatologia,2016,54(2):79-82.

[2] BLAKE T,MANAHAN M,RODINS K. Erythema nodosum-a review of an uncommon panniculitis. Dermatol Online J,2014,20(4):22376.

[3] REQUENA L,YUS E S. Erythema nodosum. Dermatol Clin,2008,26(4):425-438.

第二节 硬 红 斑

硬红斑(erythema nodosum)这一名词的使用在文献中存在一定的争议和混淆,一些学者将"硬红斑"和"结节性血管炎"当作同义词使用,而另一些学者用"结节性血管炎"特指与结核感染无关的病例,Bazin 型硬红斑特指与结核病相关的病例。

【临床表现】

常发生于青中年女性。皮损多位于下肢,特别是小腿屈侧。皮损表现为皮下结节或斑块,表面皮肤呈青紫色,常破溃形成溃疡,皮损愈合后有瘢痕和色素沉着。病程慢性,反复发作(图41-4)。

【组织病理】

硬红斑的组织病理包括两个方面:血管炎和脂膜炎。脂肪小叶内小静脉炎最常见,小叶间隔内的静脉和动脉亦可以受累,但有时无法看到典型血管炎表现。病理表现为脂肪小叶性脂膜炎或混合性脂膜炎。脂肪小叶广泛干酪样坏死,炎症浸润以混合性炎症为主,包括淋巴细胞、嗜中性粒细胞、上皮样细胞、多核巨细胞、浆细胞和嗜酸性粒细胞。慢性病变表现为脂肪小叶和间隔纤维化,可见泡沫细胞及肉芽肿改变(图41-5,图41-6)。

【诊断和鉴别诊断】

主要依靠临床上表现为位于小腿屈侧的皮下结节或斑块,常破溃形成溃疡以及组织病理上表现为小叶性脂膜炎或混合性脂膜炎做出诊断。

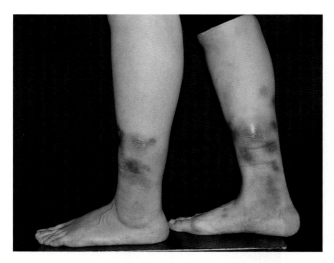

图41-4　硬红斑。双小腿多发红斑,部分表面破溃结痂,另见色素沉着

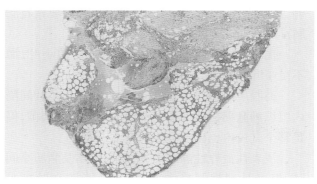

图41-5　硬红斑。脂肪小叶内血管壁增厚,纤维素样变性,大量炎症细胞浸润(HE染色,×40)

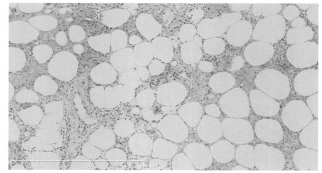

图41-6　硬红斑。脂肪小叶内血管内膜增厚,散在淋巴细胞、组织细胞和嗜中性粒细胞浸润(HE染色,×100)

鉴别诊断包括:

1. 结节性红斑　硬红斑与结节性红斑在病理上不同,前者出现明显的血管炎改变、广泛的坏死和脂肪小叶病变,后者常常缺乏这些改变。

2. 感染性脂膜炎　由于细菌、真菌等引起的脂膜炎表现为小叶性脂膜炎和/或混合性脂膜炎,大量中性粒细胞浸润、散在小脓肿形成、出血明显、小汗腺坏死以及血管增生常常提示感染因素引起的脂膜炎,应进行针对性的特殊染色和病原体培养。

【治疗】

治疗前应首先通过结核菌素实验、结核分枝杆菌干扰素释放试验以及胸片等筛查结核感染。如果确认患者存在潜伏或活动性结核感染的证据,应进行抗结核治疗。对于无潜伏或活动性结核感染证据的患者,可以使用碘化钾、氨苯砜、抗疟药、四环素和糖皮质激素治疗[1-2]。

【参考文献】

[1] GILCHRIST H,PATTERSON J W. Erythema nodosum and erythema induratum(nodular vasculitis):diagnosis and management. Dermatol Ther,2010,23(4):320-327.

[2] MASCARO J M,BASELGA E,Jr. Erythema induratum of bazin. Dermatol Clin,2008,26(4):439-445.

第三节　组织细胞吞噬性脂膜炎

组织细胞吞噬性脂膜炎(histiocytic cytophagic panniculitis)在 1980 年首先由 Winkelman 和 Bowie 描述。可分为恶性型和良性型。实际上,随着免疫分型和基因技术的进步,逐渐发现本病可能是由多种疾病所引起相似的临床和病理改变,有些病例被证实为 α/β 型皮下脂膜炎样 T 细胞淋巴瘤、γ/δ 型 T 细胞淋巴瘤、B 细胞淋巴瘤等。Aronson 等认为即使一些进展缓慢、病理改变无恶性提示的组织细胞吞噬性脂膜炎仍有发展为明确恶性疾病的可能,因此,他们建议把组织细胞吞噬性脂膜炎改为伴细胞吞噬的皮下脂膜炎样淋巴瘤(panniculitis-like subcutaneous lymphoma with phagocytosis)。本部分仍将组织细胞吞噬性脂膜炎作为一种病理改变讲述,具体归类于哪种疾病需要进一步检查和随诊。

【临床表现】

组织细胞吞噬性脂膜炎是一种罕见的系统性疾病,特征为小叶性脂膜炎(即皮下脂肪炎症)、发热、肝脾大和肝功能衰竭。皮肤表现为分布广泛的痛性皮下结节,常常伴有全身症状,包括发热、全身不适(图 41-7)。部分患者病情进展缓慢,预后偏良性。部分患者疾病进展迅速和凶险,患者表现为全血细胞进行性下降,肝功能恶化,患者常常由于出血而死亡。

【组织病理】

本病的特征是皮下脂肪小叶和间隔可同时受累,炎症浸润以组织细胞和淋巴细胞为主,有时可见浆细胞、嗜中性粒细胞和嗜酸性细胞。特征性的病理改变为淋巴细胞在脂肪小叶内围绕脂肪细胞呈花环状排列,组织细胞在脂肪细胞间和围绕脂肪细胞浸润。巨噬细胞可吞噬红细胞、淋巴细胞或细胞碎片,形成"豆袋"细胞。血管壁可见纤维素样坏死[1-2]。

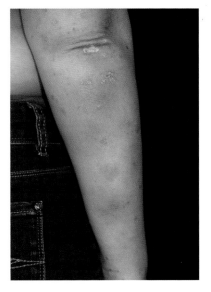

图 41-7　组织细胞吞噬性脂膜炎。右上肢红斑

【诊断和鉴别诊断】

结合临床上分布广泛的痛性皮下结节,伴全身症状以及组织病理上混合性脂膜炎伴典型的"豆袋"细胞做出诊断。

本病需要与以下疾病进行鉴别:

1. 恶性组织细胞增生症　组织细胞来源的致死性恶性疾病,显著异型的组织细胞和相关免疫组化阳性有助于将其与组织细胞吞噬性脂膜炎区分。

2. 皮下脂膜炎样 T 细胞淋巴瘤　局限于皮下脂肪层的 CD8 阳性的 T 细胞淋巴瘤,有时与组织细胞吞噬性脂膜炎难以区分,常常需要对淋巴细胞进行免疫表型分析方可鉴别。

3. 狼疮性脂膜炎　好发于女性,常伴盘状红斑狼疮或系统性红斑狼疮,浸润细胞以淋巴细胞为主,可见淋巴滤泡形成。

【治疗】

治疗目的以抑制过度活化的巨噬细胞、组织细胞和淋巴细胞为主。治疗药物包括糖皮质激素、环孢素 A 和联合化疗等,近年来也有使用针对 IL-1 和 IL-6 受体拮抗剂治疗成功的报道。

【参考文献】

[1] KRILIS M,MIYAKIS S. Cytophagic histiocytic panniculitis with haemophagocytosis in a patient with familial multiple lipomatosis and review of the literature. Mod Rheumatol,2012,22(1):158-162.

[2] ARONSON I K,WOROBEC S M. Cytophagic histiocytic panniculitis and hemophagocytic lymphohistiocytosis:an overview. Dermatol Ther,2010,23(4):389-402.

第四节   狼疮性脂膜炎

狼疮性脂膜炎(lupus erythematosus panniculitis)又称深在性红斑狼疮,是一种慢性皮肤型红斑狼疮,可发生于盘状红斑狼疮或系统性红斑狼疮之前或之后。

【临床表现】

狼疮性脂膜炎男女均可受累,但女性更常见。皮损主要发生在头面部、上臂、躯干、大腿和臀部。表现为触痛性、深在性结节或斑块,表面皮肤可以出现红斑、毛发脱失、萎缩或者异色样改变,皮肤也可发生破溃。慢性病程,逐渐皮损硬化,萎缩凹陷(图41-8,图41-9)。

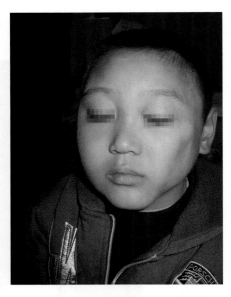

图 41-8   狼疮性脂膜炎。左面颊萎缩凹陷

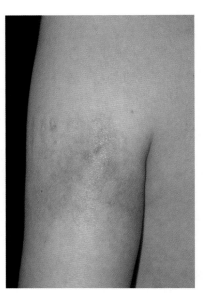

图 41-9   狼疮性脂膜炎。上臂淡红斑,轻度凹陷

【组织病理】

皮下脂肪小叶和间隔内淋巴细胞和浆细胞浸润,可见到淋巴滤泡样结构。脂肪细胞坏死减少,纤维素增多聚集,形成均质红染无细胞区,这种特征性的改变称之为"玻璃性坏死(hyaline necrosis)"。部分病例中,表皮和真皮可出现典型盘状红斑狼疮的改变,如表皮萎缩、毛囊角栓、基底细胞液化变性、真皮内淋巴细胞块状浸润、黏蛋白沉积和血管壁内淋巴细胞浸润[1-2](图41-10)。

【诊断和鉴别诊断】

通过临床上头面部、上臂、躯干、大腿和臀部的深在性结节或斑块伴萎缩,组织病理上混合性脂膜炎伴浆细胞浸润和淋巴滤泡样结构做出诊断。

需要与其他可能出现脂膜炎改变的结缔组织病鉴别,包括深在性硬皮病、系统性硬化症、皮肌炎

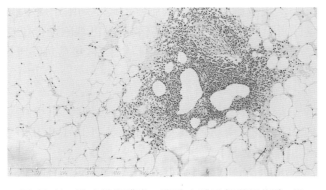

图 41-10   狼疮性脂膜炎。脂肪小叶局部淋巴细胞、组织细胞及浆细胞浸润(HE 染色,×100)

或者混合结缔组织病等。此外还应与皮下脂膜炎样 T 细胞淋巴瘤鉴别,二者有时难以鉴别,但是皮下脂膜炎样 T 细胞淋巴瘤的淋巴细胞具有异型性,免疫组化并结合 T 细胞受体基因重排有助于鉴别。

【治疗】

治疗的第一线药物为羟氯喹(0.2g/次,2次/d),需要约3个月方能起效。其他药物包括沙利度胺、环孢素和糖皮质激素等。

【参考文献】

[1] WEINGARTNER J S,ZEDEK D C,BURKHART C N,et al. Lupus erythematosus panniculitis in children:report of three cases and review of previously reported cases. Pediatr Dermatol,2012,29(2):169-176.

[2] FRAGA J,GARCÍA-DÍEZ A. Lupus erythematosus panniculitis. Dermatol Clin,2008,26(4):453-463,vi.

第五节　硬化性脂膜炎

硬化性脂膜炎(sclerosing panniculitis)又称脂肪皮肤硬化症、淤积性脂膜炎,是一种相对常见的慢性脂膜炎。

【临床表现】

常见于中老年患者,好发于体重超标、慢性静脉功能不全和既往患血栓性静脉炎的女性。皮损主要发生在单侧或双侧小腿。表现为境界清楚的红色疼痛性结节或斑块,表面皮温高,轻度浸润感(图41-11)。病程后期,受累区域显著硬化,可呈木板样硬度伴色素沉着。最后,皮损处明显纤维化导致皮下脂肪萎缩,小腿形态类似"倒立的酒瓶"[1]。

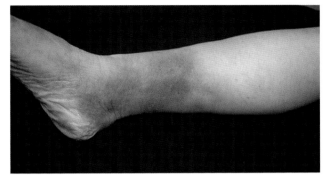

图41-11　硬化性脂膜炎。右内踝、小腿暗红斑

【组织病理】

早期病变显示脂肪间隔内稀疏的淋巴细胞浸润,小叶中央缺血性坏死。充分发展期皮损表现为脂肪间隔显著纤维化增厚,脂肪小叶萎缩,小叶周边可见肉芽肿形成。炎症细胞包括淋巴细胞、组织细胞和泡沫样巨噬细胞。晚期皮损炎症浸润基本消失,可见脂肪间隔硬化,脂肪性微囊肿和膜囊性改变(图41-12,图41-13)。

【诊断和鉴别诊断】

结合临床上单侧或双侧小腿的红色疼痛性结节或斑块,晚期出现萎缩,组织病理上表现为混合性脂膜炎伴脂肪性微囊肿和膜囊性改变做出诊断。本病主要应与硬皮病性脂膜炎和深在型硬斑病等鉴别。

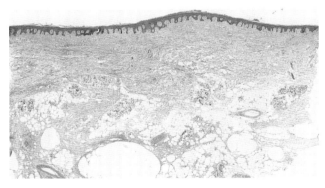

图41-12　硬化性脂膜炎。真皮胶原纤维增生,血管周围少许慢性炎症细胞浸润,皮下脂肪组织坏死,囊腔形成,散在少许炎症细胞浸润(HE染色,×40)

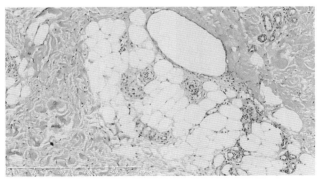

图41-13　硬化性脂膜炎。显示囊腔(HE染色,×100)

【治疗】

治疗困难,由于患者常伴下肢静脉功能不全,故建议患者使用弹力袜。有报道司坦唑醇和达那唑等蛋白同化激素治疗有效,其他方法包括外科治疗静脉疾病、皮损内注射曲安西龙等。

【参考文献】

[1] REQUENA C,SANMARTIN O,REQUENA L. Sclerosing panniculitis. Dermatol Clin,2008,26(4):501-504.

第六节 嗜酸性脂膜炎

嗜酸性脂膜炎(eosinophilic panniculitis)是指皮下脂肪内大量嗜酸性粒细胞浸润,常常由于其他疾病累及脂肪组织引起,包括节肢动物叮咬、药物注射过敏、寄生虫感染、血管炎、Wells 综合征、高嗜酸性粒细胞增多综合征、嗜酸性筋膜炎和嗜酸性粒细胞性白血病。

【临床表现】

皮损表现为荨麻疹样丘疹、斑块、皮下结节,有时可见丘疹和脓疱。女性比男性多见(比例为 3∶1)。最常累及部位是四肢,躯干及面部也可以受累(图 41-14)。

【组织病理】

病理上可见脂肪小叶和脂肪间隔内均有大量嗜酸性粒细胞浸润,可伴有数量不等的其他炎症细胞浸润,包括嗜中性粒细胞、淋巴细胞和单核细胞(图 41-15,图 41-16);嗜酸性粒细胞脱颗粒所引起的"火焰征"。通常无血管炎改变,偶见脂肪细胞坏死。若浸润的嗜酸性粒细胞具有异型性,应高度怀疑嗜酸性粒细胞性白血病。

【诊断和鉴别诊断】

结合临床上荨麻疹样丘疹、斑块或皮下结节,组织病理上脂肪小叶和脂肪间隔内均有大量嗜酸性粒细胞浸润来诊断[1]。

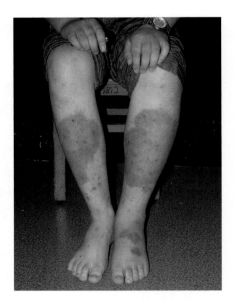

图 41-14 嗜酸性脂膜炎。双小腿暗红色斑块

进行鉴别诊断时应区别引起嗜酸性脂膜炎的病因,如寄生虫感染、药物注射或者节肢动物叮咬等。

嗜酸性筋膜炎可同时出现脂膜炎,但皮下脂肪间隔和筋膜纤维性增厚,需与硬皮病鉴别。

【治疗】

治疗困难,皮损易复发。多数病例具有自限性。糖皮质激素治疗有效,但减量后常复发。

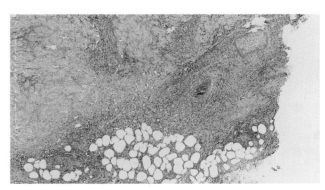

图 41-15 嗜酸性脂膜炎。皮下脂肪间隔和小叶内大量嗜酸性粒细胞浸润,淋巴细胞及胶原纤维变性坏死(HE 染色,×40)

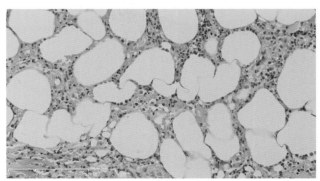

图 41-16 嗜酸性脂膜炎。脂肪间隔和小叶内大量嗜酸性粒细胞和淋巴细胞浸润(HE 染色,×200)

【参考文献】

[1] ADAME J,COHEN P R. Eosinophilic panniculitis:diagnostic considerations and evaluation. J Am Acad Dermatol,1996,34(2 Pt 1):229-234.

第七节　全身性脂肪营养不良

全身性脂肪营养不良(total lipodystrophy)包括先天性全身性脂肪营养不良和获得性全身性脂肪营养不良。目前已确定了至少4种分子结构不同的先天性脂肪营养不良类型,其中 AGPAT2 和 BSCL2 突变引起的病例占已报道病例的95%。获得性全身性脂肪营养不良在先前健康的儿童或成人中经过数日至数周的时间发生[1]。

【临床表现】

先天性全身性脂肪营养不良患儿通常出生时或出生后不久就被发现皮下脂肪缺乏引起的异常外观腹部、胸部皮下区域的大部分和骨髓几乎完全没有脂肪组织,而眼周、嘴和舌、手掌和足底、头皮、会阴及关节周围的脂肪组织正常(图41-17)。患儿还可以表现出食欲旺盛、代谢亢进和明显多汗的特点。获得性全身性脂肪营养不良可发生于儿童或成人,并以女性为主。大多数患者从青春期开始丢失脂肪,并持续发生数周、数月或数年。全身均可受累,特别是面部、上肢和下肢。

【组织病理】

早期损害可表现为脂肪内炎症模式:脂肪坏死伴泡沫样噬脂细胞、浆细胞和淋巴细胞,伴相对正常的脂肪细胞和血管。晚期皮损可出现脂肪的显著减少或缺失。

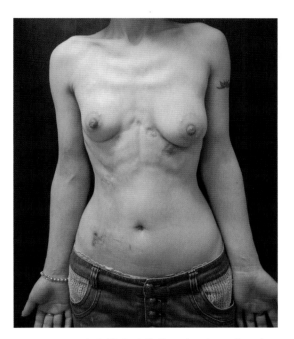

图 41-17　全身性脂肪营养不良。躯干皮下脂肪缺失,右侧乳房萎缩

【诊断和鉴别诊断】

先天性全身性脂肪营养不良的诊断主要依靠临床上患儿出生时或出生后不久出现皮下脂肪缺乏引起的异常外观,获得性全身性脂肪营养不良的诊断依靠临床上患者从青春期开始,全身特别是面部、上肢和下肢丢失脂肪。鉴别诊断主要包括 SHORT 综合征、早老症、Cockayne 综合征以及 AREDYLD 综合征。

【治疗】

治疗主要是处理合并的代谢异常,以及通过美容手段改善外观。

【参考文献】

[1] HUSSAIN I,GARG A. Lipodystrophy Syndromes. Endocrinol Metab Clin North Am,2016,45(4):783-797.

第八节　部分性脂肪营养不良

部分性脂肪营养不良(partial lipodystrophy)包括先天性部分性脂肪营养不良和获得性部分性脂肪营养不良。先天性部分性脂肪营养不良包括家族性部分性脂肪营养不良和 CAV1 突变所致部分性脂肪营养不良等综合征。获得性部分性脂肪营养不良包括 Barraquer-Simons 综合征导致的脂肪营养不良和人类免疫缺陷病毒(HIV)治疗相关性脂肪营养不良[1]。

【临床表现】

家族性部分性脂肪营养不良综合征是一种罕见疾病,特征是发生于儿童期、青春期或成年期早期的不同程度脂肪组织丢失。患者可出现代谢性并发症,一些病例可出现心肌病、传导障碍和充血性心力衰竭。Barraquer-Simons 综合征在儿童期或青春期发病,其特征为面部和躯干上部的脂肪组织丢失,而身体其余

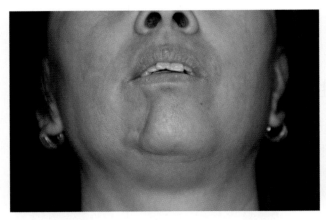

图 41-18　部分性脂肪营养不良。右下颌皮肤凹陷

图 41-19　部分性脂肪营养不良。背部局限性皮肤凹陷

部位的脂肪正常或增多(图 41-18,图 41-19)。

【组织病理】

早期损害可表现为脂肪内炎症模式:脂肪坏死伴泡沫样噬脂细胞、浆细胞和淋巴细胞,伴相对正常的脂肪细胞和血管。晚期皮损可出现脂肪的显著减少或缺失。

【诊断和鉴别诊断】

本病诊断主要依靠临床上先天性或获得性身体局部不同程度脂肪组织缺失。应与硬斑病和进行性特发性皮肤萎缩等疾病进行鉴别。

【治疗】

治疗主要是处理合并的代谢异常,以及通过美容手段改善外观。

【参考文献】

[1] HUSSAIN I,GARG A. Lipodystrophy Syndromes. Endocrinol Metab Clin North Am,2016,45(4):783-797.

第九节　婴儿腹部离心性脂肪营养不良

Imamura 等于 1971 年首次报道并命名为婴儿离心性脂肪营养不良,近年来不断有儿童、成人病例报道(目前报道的最大发病年龄为 43 岁),故有学者提出本病应称为婴儿腹部离心性脂肪营养不良(lipodystrophia centrifugalis abdominalis infantilis)[1]。

【临床表现】

典型皮损表现为皮下脂肪萎缩导致的皮肤凹陷,萎缩斑呈离心性扩大,部分患者皮损周围可发红并脱屑。多数患者皮损分布在腹部、腹股沟、腰、臀部、大腿,但少数可发生在腋下、前胸及肋部,极少数发生在颈部、下巴及前额。皮肤萎缩和皮肤变色是最常见的 2 个首发症状,皮肤可变为红色、淡蓝色、紫色或苍白色(图 41-20,图 41-21)。

【组织病理】

组织病理表现为皮下脂肪完全消失,可以有表皮变薄,真皮胶原纤维减少,但不变性,弹性纤维正常,少量淋巴细胞浸润[2]。

【诊断和鉴别诊断】

结合临床上特征性的离心性扩大的皮肤萎缩凹陷和组织病理上皮下脂肪完全消失可做出诊断。

需与以下疾病相鉴别:

1. 斑状萎缩　好发于青年女性,皮损多发性,不限于腹部,组织病理示弹性纤维断裂、消失,皮下脂肪无显著改变。

2. 进行性特发性皮肤萎缩　一般于 10~20 岁发病,呈多发性皮肤萎缩凹陷,周围无炎症。组织病理

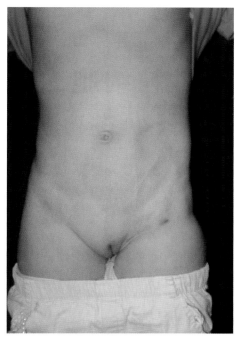

图 41-20　婴儿腹部离心性脂肪营养不良。下腹皮肤凹陷

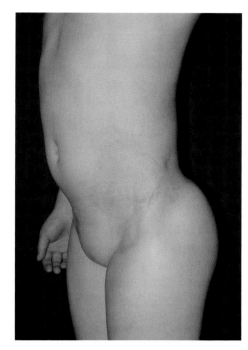

图 41-21　婴儿腹部离心性脂肪营养不良。下腹部皮肤凹陷

上真皮萎缩变薄,皮下脂肪通常无改变。

【治疗】

目前为止尚未发现有效的治疗方法。国内外学者应用硫酸羟氯喹、抗生素、布洛芬口服液,系统或局部应用糖皮质激素、二甲基亚砜治疗及光化学疗法等均未见明显疗效。

【参考文献】

[1] IMAMURA S. Lipodystrophia centrifugalis abdominalis infantilis: statistical analysis of 168 cases. Pediatr Dermatol, 2012, 29 (4):437-441.

[2] 刘洁,周涛,方凯,等. 腹部离心性脂肪营养不良的临床和病理特点. 协和医学杂志, 2012, 3(4):423-426.

（曾跃平　晋红中）

第四十二章

以嗜酸性粒细胞、嗜中性粒细胞、肥大细胞浸润为主的皮肤病

第一节　嗜酸性粒细胞增多性皮病

嗜酸性粒细胞于 1897 年由 Paul Ehrlich 命名,是一种具有特殊胞质颗粒的粒细胞,可产生多种细胞因子,在炎症反应中发挥重要作用。嗜酸性粒细胞增多性皮病(hypereosinophilic dermatitis)是一类嗜酸性粒细胞浸润皮肤组织引起的皮肤疾病,皮疹一般呈多形性,易误诊为湿疹、痒疹等疾病[1]。诊断需要结合病史、临床表现、实验室检查及皮肤组织病理学结果。如嗜酸性粒细胞持续性增多,除皮肤外同时合并血液、骨髓等多系统受累,可诊断"嗜酸性粒细胞增多综合征"。

【临床表现】

嗜酸性粒细胞增多性皮病的皮损表现缺乏特异性,在治疗过程中多被误诊为"湿疹""结节性痒疹""成人特应性皮炎"等疾病,严重时可伴渗出。皮疹分布以四肢伸侧、躯干为主,多呈泛发性、对称性分布。皮损形态为红色、暗红色的圆形、椭圆形、不规则性浸润性红斑,可出现丘疹、斑疹、斑丘疹、结节及色素沉着。急性进展期可有渗出,一般伴剧烈瘙痒,夜间难以入眠为常见主诉。随病情进展逐渐发展为肥厚、浸润的皮损,如斑块、结节等。全身见抓痕、结痂,皮肤粗糙伴有色素沉着[2](图 42-1)。

【组织病理】

表皮角化过度,棘细胞层可出现类似湿疹的细胞间水肿。反复搔抓的皮损可出现棘层增厚,真皮浅层可见一定数量的嗜酸性粒细胞浸润[3]。组织病理学以嗜酸性粒细胞浸润及嗜酸性粒细胞脱颗粒为主要特征,亦可见组织细胞及淋巴细胞浸润,诊断时应临床表现与组织病理相结合进行诊断(图 42-2,图 42-3)。

【诊断和鉴别诊断】

中老年患者迁延不愈的全身性瘙痒性皮疹应警惕本病。难以忍受的剧烈瘙痒及对称分布、广泛的多形态皮损具有一定提示意义。一般应完善血常规等检查,具备持续性嗜酸性粒细胞升

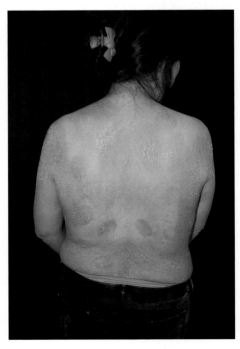

图 42-1　嗜酸性粒细胞增多性皮病。躯干弥漫暗红斑,表面干燥脱屑

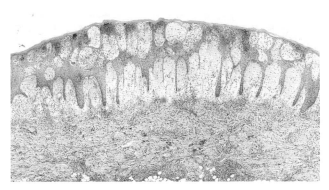

图 42-2　嗜酸性粒细胞增多性皮病。棘层增厚,皮突延长,真皮显著水肿,血管周围及皮下脂肪组织大量嗜酸性粒细胞浸润(HE 染色,×40)

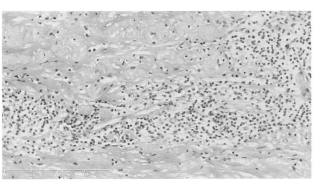

图 42-3　嗜酸性粒细胞增多性皮病。真皮内大量的嗜酸性粒细胞浸润(HE 染色,×200)

高,且除外寄生虫感染、药物过敏、肿瘤、自身免疫病等其他引起嗜酸细胞升高的原因者,如皮肤组织病理同样提示嗜酸性粒细胞浸润,可诊断本病。具备以下情况者可诊断嗜酸性粒细胞增多综合征:①外周血嗜酸性粒细胞持续增高,绝对计数>1.5×10^9/L,至少 6 个月,若不足 6 个月须有器官受累证据;②排除寄生虫、过敏或其他可能造成嗜酸性粒细胞增多的疾病;③系统受累的症状及体征。骨髓增生型需筛查 *FIPL1-PDGFRA* 融合基因[4]。

诊断方面应与泛发性湿疹、结节性痒疹、成人特应性皮炎等常见的皮炎湿疹类疾病进行鉴别,外周血及骨髓的嗜酸性粒细胞增多亦具有提示意义,可行皮肤组织病理学检查以便鉴别[5]。

【治疗】

皮损及瘙痒症状较轻的患者可选用雷公藤总苷片口服治疗,口服药期间必须监测粒细胞水平及肝肾功能。更强有力的降低嗜酸性粒细胞计数的药物包括环孢素及沙利度胺,两者均应从较小剂量开始口服,根据病情及患者耐受情况逐步增加剂量,应警惕药物相关的副作用。治疗效果不理想时可选用中小剂量糖皮质激素口服,一般可取得良好效果。合并骨髓受累且 *FIPL1-PDGFRA* 融合基因阳性者可选用伊马替尼治疗,剂量从 100mg/周至 400mg/d 不等[6]。

【参考文献】

[1] DE GRAAUW E,BELTRAMINELLI H,SIMON H U,et al. Eosinophilia in dermatologic disorders. Immunol Allergy Clin North Am,2015,35(3):545-560.

[2] LERU P M. Eosinophilia and hypereosinophilic disorders-update on etiopathogeny,classification and clinical approach. Rom J Intern Med,2015,53(4):289-295.

[3] KAHN J E,GRANDPEIX-GUYODO C,ACKERMANN F,et al. Hypereosinophilic syndromes:pathogenic and therapeutic up-to-date. Rev Med Interne,2010,31(4):268-276.

[4] ROUFOSSE F E,GOLDMAN M,COGAN E. Hypereosinophilic syndromes. Orphanet J Rare Dis,2007,2:37.

[5] HELBIG G,KYRCZ-KRZEMIEń S. Diagnostic and therapeutic management in patients with hypereosinophilic syndromes. Pol Arch Med Wewn,2011,121(1-2):44-52.

[6] GOTLIB J,COOLS J,MALONE J M,3rd,et al. The FIP1L1-PDGFRalpha fusion tyrosine kinase in hypereosinophilic syndrome and chronic eosinophilic leukemia:implications for diagnosis,classification,and management. Blood,2004,103(8):2879-2891.

第二节　嗜酸性脓疱性毛囊炎

1965 年日本学者首先报道本病,临床上以脂溢区毛囊性脓疱为主要表现,伴外周血嗜酸性粒细胞升高。在日本发病率较高,属于一类病因不明的炎症性皮肤疾病,1970 年由日本学者 Ofuji 命名为嗜酸性脓疱性毛囊炎(eosinophilic pustular folliculitis)。分型主要包括经典型、免疫相关型及婴儿型。

其中免疫相关型与 HIV 感染有关,亦可称为艾滋病相关嗜酸性毛囊炎。病情一般呈加重、缓解交替趋势[1]。

【临床表现】

经典型的嗜酸性脓疱性毛囊炎多见于男性,男女之比约为 5∶1,平均发病年龄为 30 岁。皮疹好发于脂溢区,如面部、胸背、上肢伸侧等位置,表现为毛囊性红色丘疹,顶端见白色脓疱,周围围绕 1~2mm 红晕;初起散在,之后逐渐群集,可形成红色斑片,中心部丘疹消退后有少量鳞屑及色素沉着,边缘又起新丘疹,并向周围扩大。皮损扩至一定程度即不再增大,边界清楚,呈"地图样"外观(图42-4,图 42-5)。可反复发作,毛囊性脓疱一般以爆发的形式成批出现,具自愈倾向,皮疹持续时间及复发间隔时间不定,一般 7~10d 后可缓解,加重、缓解交替。掌跖可受累,发疹类似掌跖脓疱病。皮疹处可有瘙痒或无不适。免疫相关型可出现皮疹的剧烈瘙痒及外周血 CD4$^+$T 细胞计数明显下降,HIV-Ab 多为阳性[2-3]。婴儿型一般出现在出生后数天或数周内,多见于男孩,大多累及头皮,继发结痂,病程呈自限性过程。

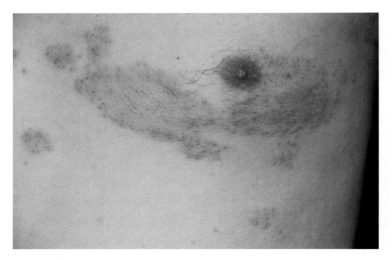

图 42-4　嗜酸性脓疱性毛囊炎。躯干红斑,边界清,表面粟粒大小脓疱

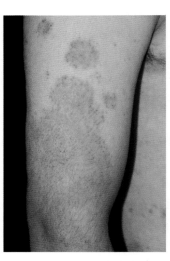

图 42-5　嗜酸性脓疱性毛囊炎。上肢红斑、丘疹、脓疱

【组织病理】

经典型的嗜酸性脓疱性毛囊炎的组织病理可见外毛根鞘细胞内、细胞间水肿,嗜酸性粒细胞、淋巴细胞和组织细胞浸润,特征性表现为毛囊内漏斗部形成脓肿,脓肿内含有大量嗜酸性粒细胞。毛囊及真皮血管周围可见嗜酸性粒细胞、淋巴细胞及组织细胞浸润[4-5]。免疫相关型及婴儿型的皮肤病理改变与之类似(图 42-6)。

【诊断和鉴别诊断】

脂溢区发病及毛囊性脓疱为主要表现,病情反复,呈自限性,不难诊断本病。皮肤组织病理应取材完整毛囊,典型的组织学改变具有诊断价值。临床上应与脓疱性银屑病、糠秕孢子性毛囊炎及体癣等疾病相鉴别。发生于掌跖部位的皮疹应与掌跖脓疱病相鉴别。除皮肤病理改变外,应结合典型的临床表现以利诊断。

【治疗】

经典型嗜酸性脓疱性毛囊炎的一线治疗为口服吲哚美辛 50~75mg/d,一般可迅速取得良好效果。对于病情严重或上述疗效欠佳者考虑予氨苯

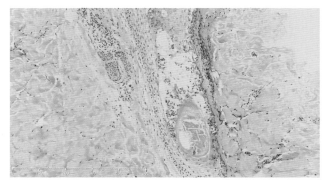

图 42-6　嗜酸性脓疱性毛囊炎。毛囊内可见嗜酸性粒细胞形成的小脓肿(HE 染色,×100)

砜或糖皮质激素口服,糖皮质激素初始剂量为 1mg/(kg·d),多数患者呈慢性病情、反复发作。免疫缺陷型对一般治疗无效,关键在于恢复患者的免疫功能。婴儿型患者外用糖皮质激素即可取得良好的治疗效果[6-7]。

【参考文献】

[1] LANKERANI L,THOMPSON R. Eosinophilic pustular folliculitis:case report and review of the literature. Cutis,2010,86(4): 190-194.

[2] NOMURA T,KATOH M,YAMAMOTO Y,et al. Eosinophilic pustular folliculitis:the transition in sex differences and interracial characteristics between 1965 and 2013. J Dermatol,2015,42(4):343-352.

[3] MATSUMURA Y,MIYACHI Y. Atypical clinical appearance of eosinophilic pustular folliculitis of seborrheic areas of the face. Eur J Dermatol,2012,22(5):658-662.

[4] LEE W J,WON K H,WON C H,et al. Facial and extrafacial eosinophilic pustular folliculitis:a clinical and histopathological comparative study. Br J Dermatol,2014,170(5):1173-1176.

[5] FUJIYAMA T,TOKURA Y. Clinical and histopathological differential diagnosis of eosinophilicpustular folliculitis. J Dermatol, 2013,40(6):419-423.

[6] NOMURA T,KATOH M,YAMAMOTO Y,et al. Eosinophilic pustular folliculitis:A published work-based comprehensive analysis of therapeutic responsiveness. J Dermatol,2016,43(8):919-927.

[7] HASHIZUME S,ANSAI S,KOSAKA M,et al. Infantile case of eosinophilic pustular folliculitis successfully treated with topical indomethacin. J Dermatol,2014,41(2):196-197.

第三节　伴嗜酸性粒细胞增多性血管淋巴样增生

伴嗜酸性粒细胞增多性血管淋巴样增生(angiolymphoid hyperplasia with eosinophilia,ALHE)又称上皮样血管瘤或假性化脓性肉芽肿,是一种原因不明的良性血管瘤样疾病[1],由 Well 和 Whimster 于 1969 年首次描述。其发病可能与外伤、动静脉畸形、内分泌因素等原因有关。临床表现为多发成簇的血管瘤样结节或斑块,女性多见,诊断依赖于组织病理活检。目前认为本病与木村病本质上完全不同。

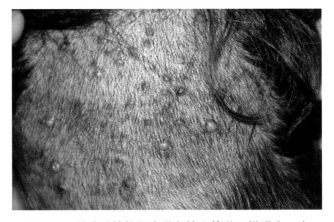

【临床表现】

本病好发于中青年,女性多见。耳周、头皮和颈部好发,部分伴有外伤史,临床表现为褐棕色、粉红色或暗红色的丘疹、结节。少见情况下可发生于口腔、外阴等处,皮损大部分位于真皮,少数位于皮下,偶可累及深层软组织。皮内结节直径一般小于1cm,皮下结节直径可达 5~10cm(图 42-7)。多成群出现,数量可逐渐增多。可无症状或有疼痛、瘙痒或搏动感。皮损切除后易复发[2-3]。

图 42-7　伴嗜酸性粒细胞增多性血管淋巴样增生。头皮多发红色结节

部分患者合并淋巴结肿大及外周血嗜酸性粒细胞增多。

【组织病理】

主要病理表现为真皮和皮下组织内界限清楚的、以大的中央血管为中心的、毛细血管大小的分叶状血管性增生,大血管的管腔内有鹅卵石样或鞋钉样的内皮细胞膨出,突入血管腔。血管周围见数量不等的炎细胞浸润,主要为嗜酸性粒细胞和淋巴细胞,淋巴细胞可聚集呈结节状,亦可见肥大细胞及浆细胞。炎症一旦累及中至大动脉,常可出现血管腔闭塞、弹力层破坏,甚至管壁破裂[4-5](图 42-8,图 42-9)。

【诊断和鉴别诊断】

根据临床结合组织病理学诊断不难。在临床上需与表皮样囊肿、圆柱瘤、血管瘤及化脓性肉芽肿等区别,组织病理学检查可鉴别。在组织病理学上应与血管肉瘤鉴别,血管肉瘤可见不典型的血管内皮细胞,

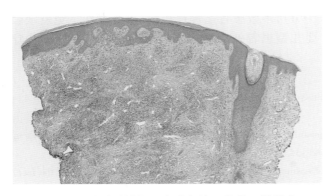

图 42-8　伴嗜酸性粒细胞增多性血管淋巴样增生。角化过度,棘层肥厚,真皮血管增生,血管内皮细胞增生、肿胀,血管周围密集淋巴细胞、组织细胞、嗜酸性粒细胞浸润(HE 染色,×40)

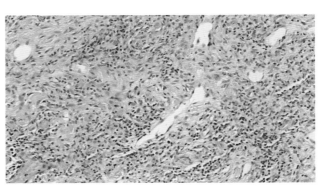

图 42-9　伴嗜酸性粒细胞增多性血管淋巴样增生。血管内皮细胞增生、肿胀,血管周围密集淋巴细胞、组织细胞、嗜酸性粒细胞浸润(HE 染色,×200)

木村病的皮损通常位于后颈部,组织病理学上可见较大的淋巴滤泡[6]。

【治疗】

少数报道皮损可自行消退,但一般需要手术治疗。复发亦为治疗带来了困难。术中出血是难题,可尝试采用染料激光封闭血管,结合手术或 CO_2 激光治疗[6-7],值得注意的是,Mohs 显微外科手术的发展应用为治疗带来了新的方向。

【参考文献】

[1] CUNNIFFE G,ALONSO T,DINARÈS C,et al. Angiolymphoid hyperplasia with eosinophilia of the eyelid and orbit:the western cousin of Kimura's disease? Inter Ophthal,2014,34(1):107-110.

[2] ZARAA I,MLIKA M,CHOUK S,Et al. Angiolymphoid hyperplasia with eosinophilia:a study of 7 cases. Dermatol Online J,2011,17(2):147-149.

[3] NIE M Y,YANG C H,ZHU Y J,et al. A case of angiolymphoid hyperplasia with eosinophilia. Chin J Dermat,2014,9(12):48-51.

[4] KUO T T,SHIH L Y,CHAN H L. Kimura's disease:involvement of regional lymph nodes and distinction from angiolymphoid hyperplasia with eosinophilia. Am J Surg Pathol,1988,12(11):843-854.

[5] GOOGE P B,HARRIS N L,MIHM M C,Jr. Kimura's disease and angiolymphoid hyperplasia with eosinophilia:two distinct histopathological entities. J Cutan Pathol,1987,14(5):263-271.

[6] MILLER C J,IOFFREDA M D,AMMIRATI C T. Mohs micrographic surgery for angiolymphoid hyperplasia with eosinophilia. Dermatol Surg,2004,30(8):1169-1173.

[7] ALCÁNTARA GONZÁLEZ J,BOIXEDA P,TRUCHUELO DÍEZ MT,et al. Angiolymphoid hyperplasia with eosinophilia treated with vascular laser,Lasers Med Science,2011,26(3):285-290.

第四节　木　村　病

木村病(Kimura's disease)又称为嗜酸性粒细胞淋巴样肉芽肿,或软组织嗜酸性粒细胞肉芽肿、皮肤嗜酸性粒细胞滤泡增殖症。是一种少见的、原因不明的、多累及头颈部软组织及浅表淋巴结的慢性肉芽肿性病变[1]。由日本学者 Kimura 发现而得名。目前认为木村病是一种免疫介导的炎症反应性疾病。

【临床表现】

多见于东方男性,青年男性居多。以好发于头颈部的无痛性肿块伴皮肤瘙痒为主要表现,常伴唾液腺(又称涎腺)、泪腺肿大和区域淋巴结病变[2]。头颈部皮肤病变呈紫蓝色,边界不清,为突出于皮肤表面的结节或肿块。眼睑皮肤和结膜受累,表现为单个或多个紫蓝色结节,说明病变内有较多血管和炎症浸润。病变主要累及泪腺,侵犯泪腺时导致泪腺肿大,泪腺附近的上睑红肿,临床症状与泪腺炎症类似;但大多数病变位于眼眶上方,形成肿块,使眼球前突,肿块可侵犯提上睑肌使上睑下垂;侵及上直肌使眼球上转受限,有时肿块与眶骨膜粘连。眼眶病变一般不合并全身病变,脉络膜病变可伴有头颈部皮肤结节。CT 检查发现泪腺、眼外肌肿大。病变亦可出现于肢体处(图 42-10)。

【组织病理】

组织病理学特征为皮下组织内大量淋巴细胞浸润,血管增生和纤维化病变。组织中形成广泛的淋巴滤泡样结构,大量的嗜酸性粒细胞、淋巴细胞及肥大细胞充斥于滤泡间。伴较多的小血管增生,主要是毛细血管和小静脉,也可见小动脉。血管内皮细胞肿胀,细胞核出现空泡,有的核膜有皱褶,胞质嗜酸性,内有大空泡形成,模拟假腔;肥大的内皮细胞可突向管腔,也可通过受损和发炎的血管壁突向周围组织。在血管腔隙之间有较多嗜酸性粒细胞,也有浆细胞、肥大细胞和淋巴细胞浸润[3]。侵犯泪腺者,可出现多数大小不一的淋巴样滤泡,滤泡之间有大量嗜酸性细胞及血管,血管内皮细胞肿胀。

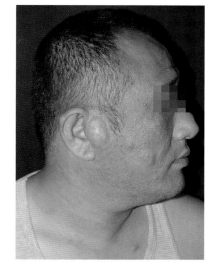

图 42-10 木村病。右侧耳前肿物

【诊断和鉴别诊断】

结合临床表现及组织病理学改变,可以诊断。临床上应与伴嗜酸性粒细胞增多性血管淋巴样增生、血管肉瘤、炎性假瘤等相鉴别[4]。血管肉瘤组织病理学可见细胞异型性及核分裂象,可资鉴别。

【治疗】

治疗主要方法包括:①手术切除。对于单发皮损可考虑手术切除。肿块大,境界不一定鲜明,且可侵及唾液腺、肌层等,有多发倾向,所以切除后常再发。②放射线疗法。多用深部 X 线、60Gy 电子束等治疗,以后者最好。但本病为良性疾病,X 线照射可引起恶变,不宜过量。③糖皮质激素疗法。见效快,但大多数病例不完全消失,减量或停药后可再发。④综合疗法。糖皮质激素治疗使肿块缩小,再用外科切除和 X 线疗法,或用 X 线疗法使肿块缩小后再手术切除[5]。

【参考文献】

[1] IGUCHI Y,INOUE T,SHIMONO M,et al. Kimura's disease and its relation to angiolymphoid hyperplasia with eosinophilia:report of three cases and review of the literature. J Oral Pathol,1986,15(3):132-137.

[2] KUO T T,SHIH L Y,CHAN H L. Kimura's Disease. American Journal of Surgical Pathology,1988,12(11):843-854.

[3] CHAN J K,HUI P K,NG C S,et al. Epithelioid haemangioma(angiolymphoid hyperplasia with eosinophilia)and Kimura's disease in Chinese. Histopathology,1989,15(6):557-574.

[4] RAGU R,ENG J Y,AZLINA A R. Kimura's Disease of the Parotid:A Complete Clinical-Radiological-Pathology Report. Med J Malaysia,2014,69(4):199-201.

[5] CHANG A,KIM I,PARK C,et al. Outcomes of Kimura's Disease after Radiotherapy or Non-Radiotherapeutic Methods. Inter Journal Rad Oncol,2005,63(2):432-433.

第五节 嗜酸性蜂窝织炎

嗜酸性蜂窝织炎(eosinophilic cellulitis)是一种少见的、有独特的临床和组织病理改变特征,并伴外周血嗜酸性粒细胞增多的复发性皮肤病。本病首先由 Wells 在 1971 年以"伴有嗜酸性粒细胞增多的复发性肉芽肿性皮炎"命名[1],又称 Wells 综合征,以复发性疼痛或瘙痒的斑块为主要表现,组织病理特征为真皮内明显的嗜酸性粒细胞浸润和"火焰征"[2]。

【临床表现】

起病初始表现为复发性的瘙痒和烧灼感,之后出现水肿性红斑及斑块,可呈环状或弧状分布,颜色由初期的鲜红色逐步转变为粉褐色或蓝灰色,一般 4~8 周内消退。偶见丘疹、水疱或血疱。系统症状包括不适、发热等。皮损多见于四肢,伴外周血嗜酸细胞升高[3](图 42-11,图 42-12)。

【组织病理】

皮肤组织病理学可见弥漫性嗜酸性粒细胞浸润,亦可见淋巴细胞及组织细胞浸润。真皮内见大量嗜

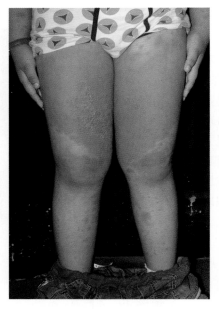

图 42-11　嗜酸性蜂窝织炎。双下肢水肿性
红色斑片,表面密集小水疱

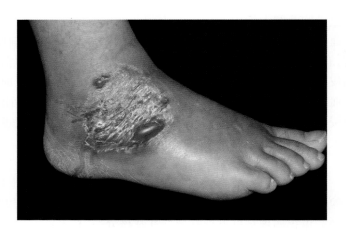

图 42-12　嗜酸性蜂窝织炎。右足背红斑,表面血
疱、大疱

酸性粒细胞及游离的嗜酸性颗粒。"火焰征"由嗜酸性粒细胞颗粒蛋白包裹非渐进性坏死的胶原纤维组成。直接免疫荧光证实"火焰征"内为嗜酸性粒细胞释放的细胞外碱性蛋白。嗜酸性粒细胞可累及真皮深层及皮下组织[4]（图 42-13,图 42-14）。

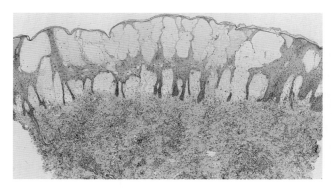

图 42-13　嗜酸性蜂窝织炎。表皮内海绵状水疱形
成,真皮乳头高度水肿,真皮浅中层大量淋巴细胞、
组织细胞及嗜酸性粒细胞浸润,局部可见火焰征
（HE 染色,×40）

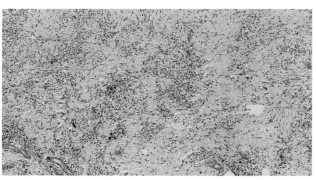

图 42-14　嗜酸性蜂窝织炎。局部可见火焰征（HE
染色,×100）

【诊断和鉴别诊断】

诊断主要依据复发性水肿性斑块,外周血嗜酸性粒细胞增多及组织病理学特征。

需要注意的是节肢动物叮咬、疥疮、寄生虫感染、痒疹等疾病在组织病理学亦可出现"火焰征",结合临床表现,不难鉴别。蜂窝织炎及丹毒临床上类似嗜酸性蜂窝织炎,但组织病理以中性粒细胞浸润为主。其他应与接触性皮炎进行鉴别,仔细询问病史及斑贴试验有助于鉴别诊断[5]。

【治疗】

口服糖皮质激素,中小剂量泼尼松片口服,短期内病情即可显著缓解。对于不能完全缓解或反复发作的患者,可选择的治疗包括米诺环素、氨苯砜、环孢素等药物治疗。环孢素推荐剂量 1.25～2.5mg/（kg·d）。局部皮损可外用强效糖皮质激素[6-7]。

【参考文献】

[1] FISHER G B,GREER K E,COOPER P H. Eosinophilic cellulitis (Wells' syndrome). Int J Dermatol,1985,24(2):101-107.

[2] GANDHI R K,COLOE A J,PETERS B S. Wells,Syndrome (Eosinophilic Cellulitis). J Clin Aesthetic Dermatol,2011,4(7): 55-57.

[3] PECKRUHN M,TITTELBACH J,SCHLIEMANN S,et al. Life of lesions in eosinophilic cellulitis (Wells' syndrome):a condition that may be missed at first sight. Am J Dermatopathol,2015,37(2):e15-17.

[4] CONSIGNY S,COURVILLE P,YOUNG P,et al. Histological and clinical forms of the eosinophilic cellulitis (Wells' syndrome) [Formes anatomocliniques du syndrome de Wells. Annales De Dermatologie Et De Vénéréologie,2001,128(3):213-216.

[5] SINNO H,LACROIX J P,LEE J,et al. Diagnosis and management of eosinophilic cellulitis (Wells' syndrome):A case series and literature review. Can J Plast Surg,2012,20(2):91-97.

[6] LEE M W,NIXON R L. Eosinophilic cellulitis case report:treatment options. Australas J Dermatol,1994,35(2):95-97.

[7] OHTSUKA T. Oral tacrolimus treatment for refractory eosinophilic cellulitis. Clin Exp Dermatol,2009,34(8):e597-598.

第六节　Sweet 综合征

Sweet 综合征(Sweet syndrome)又称急性发热性嗜中性皮病,发病机制未明,可能与炎症性和自身免疫性疾病、潜在的恶性肿瘤、药物及感染等相关。其主要表现为发热、不适及头、颈、上肢等部位的疼痛性红色斑块。组织病理学见血管周围密集的嗜中性粒细胞浸润。部分皮损可自行消退,最有效的治疗方法为中小剂量的糖皮质激素口服[1]。

【临床表现】

好发部位为头、颈部、双上肢、双手背等处,亦可发于身体任何部位。早期表现为疼痛的红色丘疹或斑块,不痒,皮损逐渐增大融合,表面不平,可有假水疱或水疱形成(图 42-15,图 42-16)。累及下肢时可类似结节性红斑。通常在 5~12 周内皮损自行消退。可出现眼受累、关节痛、肌痛及关节炎等表现[2]。

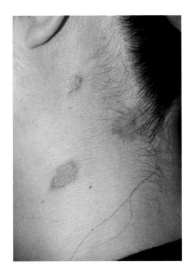

图 42-15　Sweet 综合征。颈部散在红斑,表面假水疱

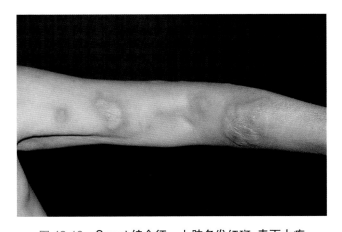

图 42-16　Sweet 综合征。上肢多发红斑,表面大疱

【组织病理】

表皮水肿,可见海绵形成,细胞呈网状变性;真皮乳头显著水肿,可形成表皮下水疱。典型的组织病理表现为真皮中上部致密的嗜中性粒细胞浸润,常伴有核碎裂,即核尘。除嗜中性粒细胞以外,还可有数量不等的嗜酸性粒细胞、淋巴细胞和组织细胞浸润,极少数情况下嗜中性粒细胞浸润可累及皮下组织,无血管壁纤维素样坏死[3](图 42-17,图 42-18)。

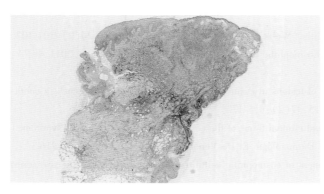

图 42-17 Sweet 综合征。真皮全层弥漫性炎症细胞浸润(HE 染色,×40)

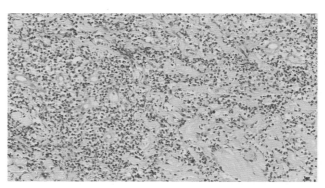

图 42-18 Sweet 综合征。真皮血管增生扩张,弥漫性嗜中性粒细胞及浆细胞浸润(HE 染色,×200)

【诊断和鉴别诊断】

1. 诊断的主要标准 ①突然发生典型皮损;②组织学表现支持 Sweet 综合征诊断。

2. 诊断的次要标准 ①发热前有感染、注射疫苗、恶性疾病、炎症性疾病等,或有用药或妊娠史;②伴发热、不适的全身症状;③外周血白细胞升高;④口服或静脉应用糖皮质激素治疗效果好。诊断需要满足两项主要标准及两项次要标准[4]。

需与其他嗜中性皮病相鉴别,如坏疽性脓皮病、嗜中性化脓性汗腺炎、白塞病、荨麻疹性血管炎、皮肤小血管炎、脂膜炎等相鉴别。

【治疗】

部分皮损可在数周之后自行消退。但复发率可达 30%~50%,一般推荐口服糖皮质激素泼尼松当量 0.5mg/(kg·d),待病情控制后逐渐减量,维持治疗 2~3 个月。局部可外用糖皮质激素或钙调磷酸酶抑制剂。其他可选择药物包括碘化钾、氨苯砜、环孢素、沙利度胺等药物,亦可选择非甾体抗炎药。近期有报道生物制剂,如利妥昔单抗治疗本病,亦可取得良好效果[5]。

【参考文献】

[1] HERBERT-COHEN D,JOUR G,T Saul. Sweet's Syndrome. Journal of Emergency Medicine,2015,49(3):95-97.

[2] AMOURI M,MASMOUDI A,AMMAR M,et al. Sweet's syndrome:a retrospective study of 90 cases from a tertiary care center. Int J Dermatol,2016,55(9):1033-1039.

[3] SO J K,CARLOS C A,FRUCHT C S,et al. Histiocytoid giant cellulitis-like Sweet's syndrome:case report and review of the literature. Dermatol Online J,2015,21(3). pii:130301qt0682f5wp.

[4] GAOPANDE V L,JOSHI S S,JOSHI A R. Acute promyelocytic leukemia-associated Sweet's syndrome mimicking an axillary abscess:A case report with review of literature. Diagn Cytopathol,2015,43(12):1007-1010.

[5] SEMINARIO-VIDAL L,GUERRERO C,SAMI N. Refractory Sweet's syndrome successfully treated with rituximab. JAAD Case Rep,2015,1(3):123-125.

第七节 肥大细胞增生症

肥大细胞增生症(mastocytosis)是指一组以组织中肥大细胞增生为特征的疾病,除皮肤外可累及多个脏器,目前认为儿童型肥大细胞增生症的发病机制与成人型不同。儿童的肥大细胞增生症皮损可表现为单发的黄褐色斑块或结节(肥大细胞瘤)或色素性荨麻疹;成人可表现为红褐色斑丘疹。组织病理学可见肥大细胞呈"煎蛋样"外观[1]。

【临床表现】

1. 肥大细胞瘤 上肢多见,但任何部位均可发疹,儿童型青春期可自愈。皮疹特点:淡红色或淡棕色斑块,呈卵圆形,表面光滑或橘皮样。皮疹受摩擦后可形成风团样改变,甚至发生水疱[2]。

2. 色素性荨麻疹(图 42-19,图 42-20) 多于出生后 3~9 个月发病,至青春期而愈。成人发病则难以

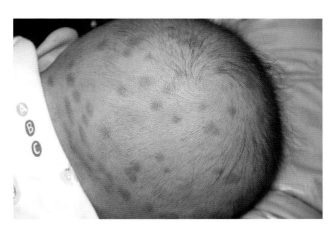

图 42-19　肥大细胞增生症。头皮多发褐色斑疹

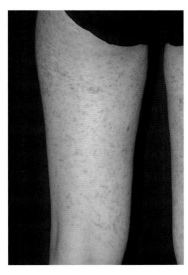

图 42-20　肥大细胞增生症。下肢多发褐色斑疹

消退。四肢和躯干多见。皮疹呈圆形或卵圆形的色素性斑丘疹,摩擦后能引起风团。

3. 恶性肥大细胞增生病　多见于成人,有明显的瘙痒。预后往往不好。皮疹为象牙色的浸润肥厚或呈苔藓样变,褶皱处如腋窝及腹股沟处呈弹性假黄瘤改变。皮肤划痕症常为阳性。外周血中可发现不成熟的肥大细胞[3]。

【组织病理】

皮损的组织病理活检中可见真皮内肥大细胞浸润(图 42-21),肥大细胞呈"煎蛋样"外观,双染性的胞质中可见颗粒。甲苯胺蓝(图 42-22)、吉姆萨(Giemsa)及氯醋酸酯酶(Leder)染色有助于识别肥大细胞。

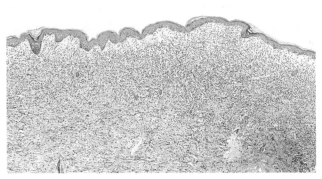

图 42-21　肥大细胞增生症。真皮弥漫性肥大细胞浸润(HE 染色,×40)

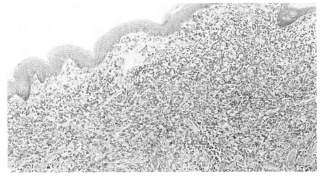

图 42-22　肥大细胞增生症。甲苯胺蓝染色阳性(×100)

【诊断和鉴别诊断】

结合病史、临床表现及组织病理学检查不难鉴别[4]。

应与色素痣、黄色瘤、皮肤划痕症等鉴别。①色素痣:多发于儿童期或青春期的色素性肿物,可呈斑状乳头状或结节状,无任何自觉症状,皮损处摩擦后不发生风团。②黄色瘤:皮肤表现橘黄色或棕红色斑片、丘疹、结节或肿块。伴发心血管及肝脾等损害。病理变化为真皮泡沫细胞或黄瘤细胞呈群集浸润。③皮肤划痕症:对外来的机械性刺激于皮肤上产生风团或先有瘙痒,搔抓后片刻可见条索状风团。

【治疗】

可采用阶梯治疗的方法,避免接触酒精、抗胆碱能药物、阿司匹林、非甾体抗炎药、麻醉药品等,避免局部的刺激及摩擦,局部可使用糖皮质激素外用、封包或局部注射糖皮质激素。口服药物可选择 H_1 或 H_2 受体拮抗剂、糖皮质激素、环孢素等。侵袭性肥大细胞增生症可选择化疗药物,甲磺酸伊马替尼对表达 *FIP1L1/PDGFRA* 融合基因的患者对治疗有反应[5]。成人肥大细胞增多症普遍发生 *D816V* 的突变,抑制这种突变的药物是未来治疗研究的焦点[6]。

【参考文献】

[1] HEOHARIDES T C,VALENT P,AKIN C. Mast cells,mastocytosis,and related disorders. N Engl J Med,2015,373(19):1885-1886.

[2] AKIN C,VALENT P. Diagnostic criteria and classification of mastocytosis in 2014. Immunol Allergy Clin North Am,2014,34(2):207-218.

[3] ÁLVAREZ-TWOSE I,JARA-ACEVEDO M,MORGADO J M,et al. Clinical,immunophenotypic,and molecular characteristics of well-differentiated systemic mastocytosis. J Allergy Clin Immunol,2016,137(1):168-178.

[4] LLAD6 A C,MIHON C E,SILVA M,et al. Systemic mastocytosis-a diagnostic challenge. Rev Bras Hematol Hemoter,2014,36(3):226-229.

[5] YACOUB A,PROCHASKA L. Ruxolitinib improves symptoms and quality of life in a patient with systemic mastocytosis. Biomark Res,2016,4:2.

[6] AROCK M,AKIN C,HERMINE O,et al. Current treatment options in patients with mastocytosis:status in 2015 and future perspectives. Eur J Haematol,2015,94(6):474-490.

（毛笑非　晋红中）

皮肤附属器炎症性疾病

AI	acne inversa	反向性痤疮
FM	follicular mucinosis	毛囊黏蛋白病
HS	hidradenitis suppurativa	化脓性汗腺炎
PUVA	psoralen plus ultraviolet A light	补骨脂素加长波紫外线

第一节 毛囊疾病

·痤 疮·

痤疮(acne)是毛囊皮脂腺单位的一种多因素疾病。临床表现为轻度的粉刺型痤疮到暴发型伴有系统性症状的痤疮。主要发生于青春期,皮损的分布与皮脂腺的分布一致。

【发病机制】

发病主要与雄激素、皮脂腺分泌增多、毛囊口上皮异常角化、痤疮丙酸杆菌感染、免疫及内分泌功能障碍等因素相关。此外,重度痤疮的发生还与遗传因素相关。

【临床表现】

痤疮好发于青春期男女。皮损好发于脂溢部位,如面颊、额部,其次是胸部、背部及肩部,多对称分布。初发损害为粉刺,包括白头粉刺(闭合性粉刺)及黑头粉刺(开放性粉刺),皮损加重后可形成炎症性丘疹,顶端可有小脓疱,继续发展可形成大小不等的暗红色结节或囊肿,挤压时有波动感,经久不愈可形成脓肿,破溃后形成窦道和瘢痕。一般无自觉症状,炎症明显时可疼痛。可遗留色素沉着、萎缩性或增生性瘢痕(图43-1,图43-2)。

【组织病理】

早期粉刺显示轻度扩张的毛囊内嵌塞着脱落的角质形成细胞,开口很小,颗粒层明显。闭合性粉刺中,毛囊扩张,形成紧致的囊性结构,囊腔内为角质碎屑、毛发和众多细菌。开放性粉刺有宽大的毛囊开口。皮脂腺多萎缩或缺失。在扩张的毛囊周围、血管周围轻度单一核细胞浸润。随着毛囊上皮的不断扩张,囊内容物破入真皮,引起显著的炎症反应。在典型的急性炎症反应中,嗜中性粒细胞首先出现,形成脓

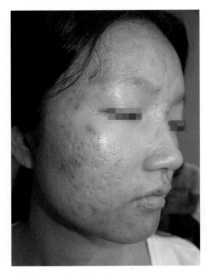

图 43-1　痤疮。面部多发红色丘疹、瘢痕

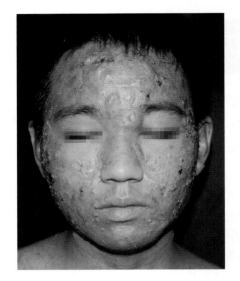

图 43-2　聚合性痤疮。面部多发红色丘疹、结节、囊肿、瘢痕

肿。以后,出现异物肉芽肿性炎症,最终瘢痕形成(图 43-3)。

【诊断和鉴别诊断】

根据青年患者,以颜面粉刺、丘疹、脓疱、结节或瘢痕为主要表现,反复发作可以诊断。需与玫瑰痤疮、颜面播散性粟粒性狼疮等鉴别。

1. 玫瑰痤疮　好发于中年人,皮损多分布于面中部,患处有红斑、毛细血管扩张、丘疹、脓疱,晚期形成鼻赘,不出现粉刺。

2. 颜面播散性粟粒性狼疮　多对称分布于眼睑、鼻唇沟及颊部,损害为棕黄色或暗红色半球状或略扁平的丘疹。

【治疗】

治疗原则为恢复皮肤屏障、去脂、溶解角质、杀

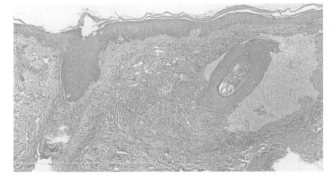

图 43-3　痤疮。角化过度,基底层色素增加,真皮附属器及血管周围大量淋巴、组织细胞浸润(HE 染色,×100)

菌、消炎及调节激素水平[1]。外用药包括 0.05%~0.1% 维 A 酸制剂、1% 阿达帕林凝胶、2.5%~10% 过氧化苯甲酰制剂、2% 夫西地酸乳膏等。口服药包括米诺环素、红霉素、克拉霉素、异维 A 酸、雌激素、糖皮质激素等。炎症较重者可采用强脉冲光、蓝光治疗、光动力治疗等。

【参考文献】

[1] ZAENGLEIN A L,PATHY A L,SCHLOSSER B J,et al. Guidelines of care for the management of acne vulgaris. J Am Acad Dermatol,2016,74(5):945-973.

·玫 瑰 痤 疮·

玫瑰痤疮(acne rosacea)又称酒渣鼻,是一种常见的慢性皮肤疾病,好发于 30 岁以上的女性,而赘疣型玫瑰痤疮好发于成年男性。表现为面中部的持续性红斑、痤疮样炎性丘疹和脓疱、皮肤显著增厚和面部轮廓变形等。

【发病机制】

导致玫瑰痤疮发生的途径尚不十分清楚。促发因素包括固有免疫异常、对皮肤微生物的炎症反应、紫外线损伤和血管功能障碍等。

【临床表现】

玫瑰痤疮主要有三种亚型:红斑毛细血管扩张型、丘疹脓疱型和赘疣型(图 43-4)。

1. 红斑毛细血管扩张型 鼻和面颊内侧长期发红、毛细血管扩张,常伴皮肤粗糙和脱屑、刺痛或烧灼痛。

2. 丘疹脓疱型 主要以局限于面中部的丘疹和脓疱为特征,与痤疮不同的是玫瑰痤疮无粉刺且炎症可能远远超出毛囊单位从而形成斑块。

3. 赘疣型 表现为组织肥大,皮肤增厚伴不规则轮廓,最常发生于鼻部(鼻赘),也可见于颏部、前额和面颊等。常有明显的皮脂腺增生和油性皮肤。

其他少见类型有肉芽肿型、眼型、神经型[1]等。

【组织病理】

组织病理表现非特异性(图 43-5)。

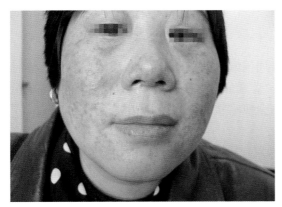

图 43-4 玫瑰痤疮。面部红斑及密集红丘疹

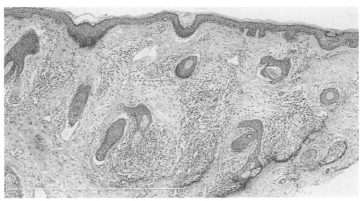

图 43-5 玫瑰痤疮。角化过度,真皮血管和毛囊周围肉芽肿形成,由淋巴细胞、组织细胞构成(HE 染色,×100)

1. 红斑毛细血管扩张型 面部红斑皮肤通常呈现浅表血管扩张和血管周围淋巴组织细胞炎性浸润,偶尔可见浆细胞。通常会出现日光性弹力纤维变性。

2. 丘疹脓疱型 真皮浅中层血管周围及毛囊周围淋巴细胞、嗜中性粒细胞及浆细胞浸润。脓疱性皮损中可存在嗜中性粒细胞浅表聚集。

3. 赘疣型 皮脂腺增生、毛囊堵塞、毛细血管扩张、真皮增厚和纤维化及大量真皮内黏蛋白沉积。

【诊断和鉴别诊断】

根据面中部反复出现片状红斑、丘疹、毛细血管扩张等临床表现可以诊断。需要与痤疮、糖皮质激素依赖性皮炎等鉴别。

1. 痤疮 多见于青春期,根据有粉刺、分布广泛、不伴面部红斑等特点可以鉴别。

2. 糖皮质激素依赖性皮炎 根据长期外用糖皮质激素史、皮损较稳定、无阵发性加重、无潮红充血等特点可以鉴别。

【治疗】

外用药可选用克林霉素凝胶、过氧苯甲酰制剂、氯霉素洗剂、夫西地酸软膏等,避免使用糖皮质激素制剂。四环素类药物是最常用的口服药。严重的酒渣鼻患者,尤其是顽固性结节,可口服异维 A 酸。强脉冲光或脉冲染料激光对毛细血管扩张和持续性红斑有效。电外科手术重塑或 CO_2 激光能够改善纤维性鼻赘。

【参考文献】

[1] SCHARSCHMIDT T C,YOST J M,TRUONG S V,et al. Neurogenic rosacea:a distinct clinical subtype requiring a modified approach to treatment. Arch Dermatol,2011,147(1):123.

第二节 汗腺疾病

·福克斯-福代斯病·

福克斯-福代斯病(Fox-Fordyce disease)又名顶泌汗腺粟粒疹(apocrine miliaria),由于顶泌汗腺导管的堵塞引起的慢性、瘙痒性疾病。主要见于15~35岁的女性。多出现在腋下、肛门生殖器及乳晕,皮损为肤色的毛囊性丘疹,可有剧烈的瘙痒。

【发病机制】

病因仍不确切,目前认为与雌激素分泌有关,通常在月经期加重,妊娠期、绝经期后缓解。情绪和机械刺激也可能与发病有关。

【临床表现】

在临床上表现为大汗腺分布区,如腋窝、生殖器周围,乳晕周围散在的半球形肤色、质地坚实的毛囊性丘疹(图43-6)。挤压时,可见少量浑浊的液体自毛囊口溢出。受累部位常可见毛发缺如。瘙痒通常十分剧烈。怀孕或口服避孕药可能会减轻瘙痒,而受热和情绪压力会使症状加重。

【组织病理】

早期病理学表现为毛囊漏斗部角质栓,可阻塞顶泌汗管入口,从而导致顶泌汗腺汗液潴留,汗管在表皮水平破裂,表皮棘细胞层水肿、囊泡形成。毛囊周围和附属器周围炎症浸润,多为淋巴细胞,有时可见组织细胞和嗜酸性粒细胞(图43-7)。

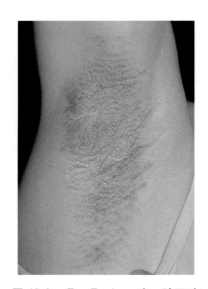

图43-6 Fox-Fordyce病。腋下密集淡褐色丘疹,表面光滑

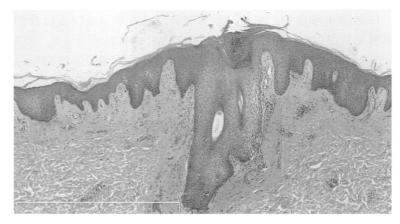

图43-7 Fox-Fordyce病。角化不全,毛囊角栓,棘层肥厚,局灶性细胞内及细胞间水肿,真皮乳头层血管扩张,少量淋巴细胞浸润(HE染色,×100)

【诊断和鉴别诊断】

根据双侧大汗腺分布区,肤色的毛囊性丘疹,伴有剧烈的瘙痒等典型临床表现可以诊断。不典型皮损需借助皮肤病理诊断。

鉴别诊断需考虑毛囊炎、假性毛囊炎、粟丘疹等。

1. 毛囊炎 典型特征为毛囊性红丘疹或脓疱,而脓疱不是福克斯-福代斯病的特征。

2. 假性毛囊炎 通常在脱毛后发生,尤其是在剃须后。可见毛发卷曲打结。

3. 粟丘疹 最常发生于面部,通常呈白色或黄色。

【治疗】

一线治疗包括外用糖皮质激素制剂。还可外用钙调神经磷酸酶抑制剂[1]、克林霉素制剂等。二线治疗包括外用维A酸制剂、局部注射糖皮质激素。口服雌激素治疗对部分女性有效。一些患者口服异维A酸可暂时缓解症状。物理治疗包括光疗、电灼及切除乳晕周围皮肤,也可能有效。有报道A型肉毒毒素注射有效[2]。

【参考文献】

[1] MILCIC D,NIKOLIC M. Clinical effects of topical pimecrolimus in a patient with Fox-Fordyce disease. Australas J Dermatol, 2012,53(2):e34-35.

[2] GONZÁLEZ-RAMOS J,ALONSO-PACHECO M L,GOIBURÚ -CHENÚ B,et al. Successful treatment of refractory pruritic Fox-Fordyce disease with botulinum toxin type A. Br J Dermatol,2016,174(2):458-459.

·化脓性汗腺炎·

化脓性汗腺炎(hidradenitis suppurativa,HS)又名反向性痤疮(acne inversa,AI),是一种毛囊皮脂腺单位阻塞,顶泌汗腺继发性炎症引起的慢炎症性皮肤病。

【发病机制】

化脓性汗腺炎是一种源自毛囊的炎症反应,仅5%该病患者为原发性"顶泌汗腺炎"。毛囊导管扩张、毛囊破裂使得内容物进入周围的真皮引起急性炎症反应,随后急性炎症反应演变为慢性肉芽肿性炎症。毛囊隆突部位干细胞增生并形成上皮细胞条索,导致窦道形成[1]。

【临床表现】

好发于青春期或青春期后女性。主要受累部位是腋窝、腹股沟、肛周、会阴和乳房下等部位。非间擦部位的皮肤也常受累,特别是受压和摩擦部位。最初表现为炎性结节,可伴明显触痛和剧烈疼痛。随时间延长可能会产生窦道、开放性粉刺和增生性瘢痕,伴随长期浆液、血液、脓液等渗出(图43-8)。同时具有化脓性汗腺炎、聚合性痤疮、头部脓肿性穿掘性毛囊周围炎,称为毛囊闭锁三联征。

【组织病理】

早期表现的共同特征包括毛囊角化过度、毛囊堵塞、毛囊扩张和淋巴细胞性毛囊周围炎。疾病确诊区域的活检可显示出其他的特征,包括毛囊间上皮呈银屑病样增生,真皮深层大量的混合性炎症细胞浸润。此外,可能会出现慢性脓肿、衬有复层鳞状上皮的窦道,伴或不伴异物巨细胞的肉芽组织,毛囊皮脂腺单位的破坏、纤维化和偶发的顶泌汗腺及外泌汗腺周围的炎症(图43-9)。

【诊断和鉴别诊断】

根据双侧腋窝、腹股沟、乳房下方,多个深部炎性结节、粉刺、窦道、脓肿或纤维瘢痕,慢性病程,反复发

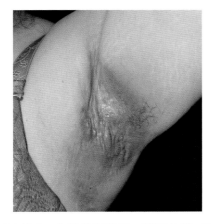

图43-8　化脓性汗腺炎。腋下结节、溃疡、瘢痕

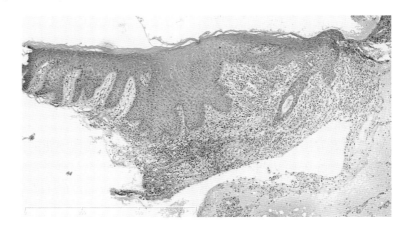

图43-9　化脓性汗腺炎。棘层肥厚,局灶性细胞内及细胞间水肿,皮突延长,真皮水肿,局灶性坏死,真皮浅层致密淋巴细胞、浆细胞及嗜酸性粒细胞浸润(HE染色,×100)

作可以诊断。

需与毛囊炎、寻常痤疮等鉴别。毛囊炎属于一过性病变,通常对适当的抗生素治疗有快速反应,一般不会引起粉刺、持续性窦道和增生性瘢痕。寻常痤疮主要发生在面部、上胸部和背部,而化脓性汗腺炎主要累及腋下、腹股沟、臀部和乳房下皱褶。此外,化脓性汗腺炎病变位置通常更深,因此会形成窦道、增生性瘢痕等具有特征性的临床表现。

【治疗】

目前尚无统一治疗方法。根治性切除术被认为是治疗本病的首选方法。局部外用抗生素、糖皮质激素通常疗效轻微。口服药物包括阿维A、抗生素、抗雄激素药物等。生物制剂,如肿瘤坏因子抑制剂可用于治疗本病。

【参考文献】

[1] DANBY F W,JEMEC G B,MARSCH W C,et al. Preliminary findings suggest hidradenitis suppurativa may be due to defective follicular support. Br J Dermatol,2013,168(5):1034.

第三节　毛发疾病

·雄激素源性脱发·

雄激素源性脱发(androgenetic alopecia)是一种常见的进行性脱发,其特点为特征性分布的头皮终毛减少,男性多于女性。

【发病机制】

雄激素和遗传易感性在男性雄激素源性脱发中起到决定性作用。头皮脱发区,5-α 还原酶的活性比非脱发区明显增高,组织中的 5-α 还原酶使睾酮转变为二氢睾酮,后者与毛囊中的雄激素受体结合,使得毛囊小型化甚至消失,毛发生长期缩短,生长期毛发数目减少,且生长期毛发/休止期毛发比值降低,表现为毛发密度减少、终毛数量减少、毳毛数量增加。

【临床表现】

男性脱发主要发生于 20~30 岁男性,多有家族史,脱发呈对称性及渐进性,早期可表现为毛囊小型化。后从前额两侧开始头发密度下降,头发纤细、稀疏,逐渐向头顶延伸,额部发际向后退缩,前额变高,形成"高额",前发际线呈"M"形;或从头顶部开始脱落。也有前额和头顶部同时脱落。脱发区皮肤光滑,皮肤无萎缩,可伴有头皮油脂分泌增加。一般无自觉症状(图 43-10)。

女性脱发常发生于绝经期后,特征为头皮额顶部终毛进行性脱落,导致头发密度明显减少,顶部脱发呈弥漫性,如"圣诞树样"。与男性不同的是,受累区域的终毛脱落通常是不完全的,而且常常不累及前额发际线。

【组织病理】

微小化毛囊数量增加,皮脂腺体积减小,生长期毛囊/休止期毛囊比例下降,星状毛囊的数量增加,毛囊上部发生毛囊周围炎症,伴或不伴毛囊周围纤维化(图 43-11)。

【诊断和鉴别诊断】

根据患者有模式化脱发且缓慢进展的病史,有毛囊微型化的证据,拉发试验阴性可以诊断。

需与弥漫性斑秃、休止期脱发等鉴别。弥漫性斑秃与雄激素源性脱发相比,弥漫性斑秃通常起病更为急骤,一般不遵循模式化分布,可能还伴有身体其他部位的毛发脱落。休止期脱发一般导致整个头皮脱发,引起发量减少;常与急性事件有关,拉发试验阳性。

【治疗】

局部外用 2%~5% 米诺地尔、口服非那雄胺常用于治疗雄激素源性脱发。其他治疗方式有口服螺内酯[1]、度他雄胺[2]、醋酸环丙孕酮,以及光疗、毛发移植等。

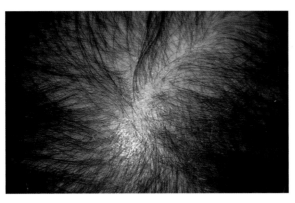

图 43-10　雄激素性脱发。头顶部毛发稀疏

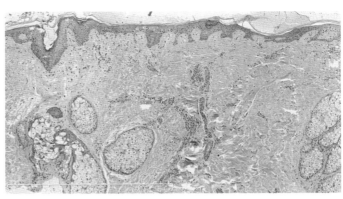

图 43-11　雄激素性脱发。真皮毛囊萎缩,可见大量皮脂腺小叶(HE 染色,×40)

【参考文献】

[1] SINCLAIR R,PATEL M,DAWSON T L,Jr,et al. Hair loss in women:medical and cosmetic approaches to increase scalp hair fullness. Br J Dermatol,2011,165 Suppl 3:12-18.

[2] EUN H C,KWON O S,YEON J H,et al. Efficacy,safety,and tolerability of dutasteride 0. 5mg once daily in male patients with male pattern hair loss:a randomized,double-blind,placebo-controlled,phase Ⅲ study. J Am Acad Dermatol,2010,63(2):252-258.

·斑　秃·

斑秃(alopecia areata)是一种慢性免疫介导性疾病,是针对生长期毛囊的非瘢痕性脱发。常表现为头部散在斑块性脱发。大部分患者在 30 岁前开始发病,男性和女性无差异。

【发病机制】

斑秃是具有遗传倾向的个体在 T 细胞介导的自身免疫机制作用下,由于环境因素而促发的一种慢性炎症性、非瘢痕性毛发脱落疾病[1]。

【临床表现】

任何年龄均可发病,30 岁前发病较多。可累及所有毛发。典型皮损是突然出现的境界清楚、光滑、圆形且分散的毛发全部脱落区域。通常无自觉症状,偶尔可能会在毛发脱落之前出现瘙痒或灼热感(图 43-12,图 43-13)。

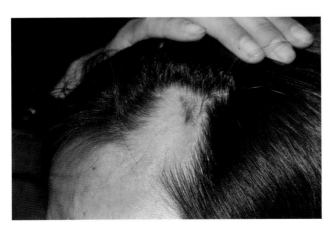

图 43-12　斑秃。头皮斑片状脱发

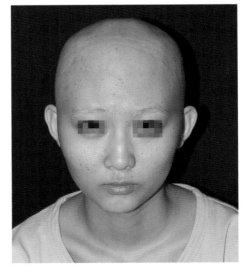

图 43-13　斑秃。头皮毛发脱落,眉毛稀疏(全秃)

活动期:脱发数量继续增加或面积扩大,脱发边缘头发松动,很容易拔出(拉发试验阳性),拉出的头发呈"惊叹号样"。静止期:脱发基本停止,大多数患者脱发静止 3~4 个月后,进入恢复期。恢复期:有新生毛发长出,最初出现纤细、柔软、色浅的毳毛,继之长出黑色的终毛。

大约 50% 出现有限的斑片状脱发的患者会在 1 年内恢复,大约有 10% 的患者可能发展为头发全部脱落(全秃)或所有头发和体毛脱落(普秃)。

【组织病理】

在急性病例中,毛球周围淋巴细胞浸润,可观察到毛囊损伤征象,如毛囊水肿、细胞坏死、微小水疱形成和色素失禁。慢性期毛囊小型化、数目减少、嗜酸性粒细胞和肥大细胞弥漫浸润(图 43-14)。

【诊断和鉴别诊断】

根据有光滑、分散的毛发脱落区域,局部皮肤正常,脱发斑片边缘有"惊叹号样"头发等临床特征可以诊断。

需与头癣、瘢痕性脱发等鉴别。头癣通常表现为头皮上伴有鳞屑的斑片状脱发,而斑秃导致的脱发区光滑,没有鳞屑。瘢痕性脱发可能是由多种病理变化引起的永久性毛囊破坏,脱发通常呈斑片状,并有毛囊孔减少。

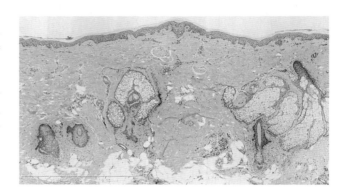

图 43-14　斑秃。棘层萎缩,基底层色素增加,真皮毛囊周围少量炎症细胞浸润(HE 染色,×40)

【治疗】

多数斑片状斑秃患者采用病灶内注射糖皮质激素。局部免疫治疗可以作为广泛性病变(超过 50% 的头皮脱发)患者的一线治疗。系统治疗包括口服糖皮质激素、甲氨蝶呤、环孢素等。二线治疗方案有外用米诺地尔、地蒽酚及补骨脂素联合 PUVA 等。

【参考文献】

[1] XING L,DAI Z,JABBARI A,et al. Alopecia areata is driven by cytotoxic T lymphocytes and is reversed by JAK inhibition. Nat Med,2014,20(9):1043.

·假 性 斑 秃·

假性斑秃(pseudo alopecia areata)是一种无明显致病原因的慢性进行性瘢痕性秃发。局部皮肤萎缩形成瘢痕,毛囊结构消失,毛发无法再生[1]。

【发病机制】

病因不明,有人认为它是一种独立的疾病,也有人认为扁平苔藓、红斑狼疮、局限性硬皮病、秃发性毛囊炎等引起的头皮萎缩性瘢痕、毛发脱落都是假性斑秃。头发脱落和瘢痕形成的确切机制不清楚。毛囊干细胞及皮脂腺的损伤发挥关键作用[2]。

【临床表现】

好发于中年、白种人女性,呈进行性发展,病程可长达数月至数年,多数可自行终止。毛发非对称性脱落,形状不规则,但不累及周边的发际线,多见于顶枕部,成簇分布,脱发区表面萎缩,呈圆形、椭圆形瓷白色秃发斑,毛囊口消失,一般无炎症浸润,没有脓疱、痂皮、断发(图 43-15)。这些病灶被描述为"雪地上的脚印",形容斑块中可见的灶状凹陷萎缩。皮损进展缓慢,静止和恶化周期性交替。

【组织病理】

早期组织病理可见真皮浅中部毛囊周围绕以"洋葱皮样"纤维化;晚期毛囊皮脂腺单位被含弹性纤维的纤维束替代,毛囊绝对数目减少(图 43-16)。

【诊断和鉴别诊断】

假性斑秃是一种排除性诊断,在排除其他瘢痕性脱发疾病后,诊断方可成立。需与斑秃等鉴别诊断。斑秃骤然发生,脱发区皮肤正常,可自行缓解和复发。

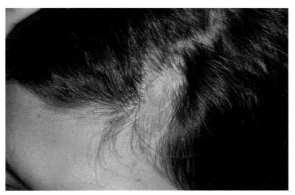

图 43-15　假性斑秃。头皮斑状脱发,表面毛囊口缺失

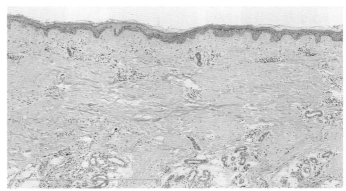

图 43-16　假性斑秃。棘层萎缩,真皮胶原纤维增多,毛囊明显减少,血管周围少许慢性炎症细胞浸润,真皮浅层较多噬色素细胞(HE 染色,×40)

【治疗】

目前无标准治疗。常见的治疗有局部外用或皮损内注射糖皮质激素,口服糖皮质激素、羟氯喹、异维A 酸或霉酚酸酯等[2]。

【参考文献】

[1] THAKUR B K,VERMA S,RAPHAEL V. Clinical,trichoscopic,and histopathological features of primary cicatricial alopecias:a retrospective observational study at a Tertiary Care Centre of North East India. Int J Trichology,2015,7(3):107-112.

[2] DIWAN N,GOHIL S,NAIR P A. Primary idiopathic pseudopelade of brocq:five case reports. Int J Trichology,2014,6(1):27-30.

·生长期脱发·

生长期脱发(anagen effluvium)通常是指由于毛母质细胞的有丝分裂及代谢活性被突然抑制而导致生长期毛发广泛脱落的急性病变。可导致 80%~90% 的头发弥漫性脱落,最常见于应用细胞毒性药物者。

【病因】

用于治疗肿瘤的药物如紫杉醇、阿霉素、环磷酰胺[1]最常引起生长期脱发,另外,维生素 A、左旋多巴、硫脲嘧啶、普萘洛尔、汞撒利、三甲双酮、铊、硼、放疗、严重营养不良、炎症性疾病均可引发本病。药物一般抑制毛母质细胞有丝分裂,而非永久性破坏毛发。

【临床表现】

潜伏期通常为大剂量使用细胞毒药物 1~2 个月后,急性、弥漫性、大量头发脱落是主要表现。大多数生长期毛囊可受累,从而导致 80%~90% 以上的头发急性脱落,常表现为头发营养不良,如"感叹号"形发,质脆易折,易早期脱落。毛囊口可保留。终止或去除促发因素后,绝大多数生长期脱发可完全恢复。大剂量放射引起的广泛真皮病变则不易恢复。另外,能引起生长期脱发的物质过量时均可能导致全身中毒,甚至死亡,因此常伴有相应的系统症状(图 43-17)。

【组织病理】

病理显示非炎症性、非瘢痕性脱发,无鞘的生长期头发,毛囊小型化[2],毛囊往往是畸形的,其

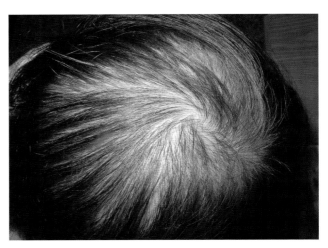

图 43-17　生长期脱发。头皮毛发稀疏

近端部分经常出现皱褶的表皮。

【诊断和鉴别诊断】

结合细胞毒性药物史,急性、弥漫性、大量头发脱落,停药后可恢复,排除其他原因引起的脱发后可以诊断。必要时行皮肤活检或毒物学检查。鉴别诊断需考虑休止期脱发、雄激素性脱发、拔毛癖等其他非瘢痕性脱发。

【治疗】

祛除病因是治疗的根本。治疗目标是防止脱发或缩短周期。外用米诺地尔能够减少化疗引起脱发的严重程度或缩短持续时间,但不能防止脱发[3]。

【参考文献】

[1] SONTHALIA S,DAULATABAD D. Azathioprine-associated anagen effluvium. Indian J Dermatol Venereol Leprol,2016,82(3):322-324.

[2] CAMPBELL C,BAHRAMI S,OWEN C. Anagen Effluvium Caused by Thallium Poisoning. JAMA Dermatol,2016,152(6):724-726.

[3] DUVIC M,LEMAK N A,VALERO V,et al. A randomized trial of minoxidil in chemotherapy-induced alopecia. J Am Acad Dermatol,1996,35(1):74-78.

·休止期脱发·

休止期脱发(telogen effluvium)是一种弥漫性、非瘢痕性的短暂或长期头发脱落。这种脱发最常发生于很多生长期毛发过早地转化为休止期毛发的3~5个月后。

【病因】

休止期脱发最常见于产后,其他引起休止期脱发的原因包括血管胶原病、外科手术[1]、急性体重减轻、营养不良[2]、甲状腺疾病、药物、精神应激等。休止期脱发患者休止期毛囊比例显著增高,正常人10%的毛囊处于休止期,然而休止期脱发患者7%~35%的生长期毛囊进入休止期,导致连续显著的脱发。

【临床表现】

潜伏期常为2~4个月,急性或慢性、弥漫性头发密度减低是主要表现。但很少累及50%以上的头发,拉发试验阳性(图43-18)。

休止期脱发临床上可分为:

(1) 急性休止期脱发:发生于刺激因素发生后2~3个月,当刺激因素消除后可逆转,如生理应激(如高热、产后),或药物引起的脱发。

(2) 慢性休止期脱发:先天性,病程在6个月

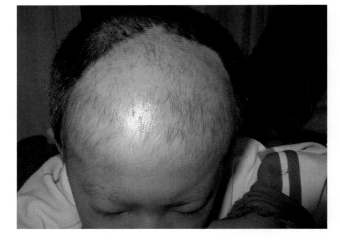

图43-18　休止期脱发。额部、顶部毛发脱落

以上,呈渐进性,病情时好时坏。手术、精神紧张、严重疾病和一些药物等可引起急性发作。

【组织病理】

处于休止期时毛囊数增加,头发呈杵状。毛发从根部脱落,每根脱落的毛发可见色素脱失的毛球样结构,但无根鞘。如采用4mm直径的钻孔活检,正常横切面可见20~25根头发,若超过12%~15%的终毛毛囊处于休止期,则提示毛囊已明显从生长期转变为休止期。

【诊断和鉴别诊断】

根据产后发生,急性、弥漫性头发密度降低,拉发试验阳性诊断。需与生长期脱发、雄激素性脱发、斑秃等鉴别。

【治疗】

休止期脱发通常是一种反应性可逆性疾病,明确并纠正潜在病因是治疗最重要的步骤。如怀疑药物诱导休止期脱发,则必须停用可疑药物至少3个月,之后观察毛发脱落是否改善。此外,应治疗伴随的毛发或头皮疾病,如脂溢性皮炎。毛发移植不适用于休止期脱发患者。外用米诺地尔和多种营养补充剂对休止期脱发的作用不明确。

【参考文献】

[1] CASSANO N, AMERIO P, D'OVIDIO R, et al. Hair disorders associated with autoimmune connective tissue diseases. G Ital Dermatol Venereol, 2014, 149(5): 555-565.

[2] PEREZ-MORA N, GOREN A, VELASCO C, et al. Acute telogen effluvium onset event is associated with the presence of female androgenetic alopecia: potential therapeutic implications. Dermatol Ther, 2014, 27(3): 159-162.

· 小棘状毛壅病 ·

小棘状毛壅病(trichostasis spinulosa)指毛囊角化过度、毛囊角栓形成,多个休止期毳毛残留在毛囊内。

【发病机制】

扩张的毛囊角化过度,导致休止期毛发连续性滞留,一个毛囊中滞留的毳毛数可达5~60根。触发因素包括局部外用米诺地尔、糖皮质激素、慢性肾衰、灰尘、紫外线等[1]。

【临床表现】

好发于年轻女性或过度紫外线暴露的浅肤色老年人。有两种亚型:发生于面部的经典型,尤其是中年至老年人的鼻部;主要累及年轻人四肢的瘙痒型。皮损多发,针头大小丘疹、扩大的毛囊口中央有一黑色角栓,类似黑头粉刺,周围有色素沉着,角栓中包含一簇毳毛。

【组织病理】

毛囊口扩张,一个毛囊内可见数根毳毛规律嵌入角质栓,伴毛囊上皮角化过度,棘层肥厚。单一核细胞可能浸润于毛囊、立毛肌周围,炎症改变无特异性[2]。

【诊断和鉴别诊断】

根据面部或四肢针头大小丘疹、毛囊口中央有一黑色角栓,显微镜下检查毛囊内为一束无髓质的毳毛诊断。皮肤镜可协助诊断,表现为众多轻度色素性毳毛伸出扩张的毛囊皮脂腺开口。需与粉刺、毛周角化病,发疹性毳毛囊肿、Favre Racouchot综合征[2]等鉴别。

【治疗】

治疗方式多样。包括局部外用润肤剂、角质剥脱剂,口服维A酸,激光脱毛等[3]。

【参考文献】

[1] NAVEEN K N, SHETTY S R. Trichostasis spinulosa: An overlooked entity. Indian Dermatol Online J, 2014, 5(Suppl 2): s132-133.

[2] PANCHAPRATEEP R, TANUS A, TOSTI A. Clinical, dermoscopic, and histopathologic features of body hair disorders. J Am Acad Dermatol, 2015, 72(5): 890-900.

[3] WOLLINA U. Trichostasis spinulosa-successful treatment by repeated peeling with capryloyl salicylic acid. J Clin Exp Dermatol Res, 2012, 3: 2.

· 黏蛋白脱发 ·

黏蛋白脱发(alopecia mucinosa)又称毛囊黏蛋白病(follicular mucinosis, FM),是以黏蛋白沉积在毛囊上皮细胞及皮脂腺,上皮网状变性为特征的慢性炎症性皮肤病。

【发病机制】

黏蛋白脱发可能是特发性,或继发于某些良性疾病,如红斑狼疮、虫咬、湿疹、斑秃、肥厚性扁平苔藓等,或是恶性疾病,如蕈样肉芽肿和Sézary综合征、皮肤白血病、皮肤B细胞淋巴瘤和霍奇金病等[1-2]。目前认为是毛周 T 淋巴细胞释放细胞因子,刺激毛囊上皮分泌黏蛋白所致。

【临床表现】

临床特征为有光泽的淡红或肤色的毛囊性丘疹,或稍带鳞屑的红色浸润性斑块或结节,其上毛发脱落(图 43-19)。

1. 急性原发型　常见于儿童、青年,局限于头颈部,皮损为由群集毛囊性丘疹组成的鳞屑性斑块,也可表现为结节、毛囊炎和痤疮样皮损,伴秃发。

2. 慢性原发型　常见于老年人,皮损分布于躯干四肢、面部;病程长,易反复;皮损形态多样,可为扁平或圆顶形斑块或结节,有时可由毛囊处挤出黏蛋白,因毛囊破坏可出现永久性脱发斑,其上散在角质栓。

3. 继发型　常见于 40~70 岁人群,表现为多发浸润性斑块,可合并系统性疾病,特别是淋巴细胞增生性恶性疾病。

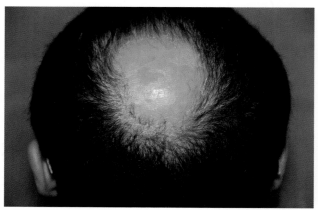

图 43-19　黏蛋白性脱发。头皮淡红色斑块,表面毛发及毛囊口消失

【组织病理】

黏蛋白沉积在毛囊上皮或皮脂腺内,引起角质形成细胞分离,毛囊周围、血管周围淋巴细胞、巨噬细胞浸润,没有异型性及亲表皮性。

【诊断和鉴别诊断】

根据有光泽的淡红或肤色毛囊性丘疹,其上毛发脱落及组织病理可见黏蛋白沉积在毛囊上皮或皮脂腺内可以诊断。急性原发型需与麻风、淋巴细胞瘤等鉴别。

【治疗】

局部治疗包括外用或皮损内注射糖皮质激素、外用维 A 酸制剂等,口服药物可选用氨苯砜、抗疟药、维 A 酸、干扰素、米诺环素、环磷酰胺、甲氨蝶呤等,物理治疗可选用 PUVA、光线疗法等。对于继发型需治疗原发病。特发型患者的后期随访有助于早期发现继发性恶性肿瘤[3]。

【参考文献】

[1] WESTPHA D C,PENNINI S N,DE SOUZA P P,et al. Follicular mucinosis:an important differential diagnosis of leprosy in an endemic area. An Bras Dermatol,2015,90(3 Suppl 1):147-149.

[2] JEFFERSON J,TAUBE J,GROSSBERG A. Follicular Mucinosis in a Male Adolescent with a History of Acute Myelogenous Leukemia and Graft-versus-Host Disease. Pediatr Dermatol,2016,33(1):e34-35.

[3] PASSOS P C,ZUCHI M F,FABRE A B,et al. Follicular mucinosis-case report. An Bras Dermatol,2014,89(2):337-339.

·生长期头发松动综合征·

生长期头发松动综合征(loose anagen hair syndrome)是一种以少见、良性、自限性生长期头发脆弱,易被拔出而无疼痛为特点的疾病。

【发病机制】

生长期头发松动综合征是偶发的,或常染色体显性遗传,目前认为该病是内毛根鞘过早角化,损伤内毛根鞘皮质与毛干间的黏附作用,导致锚定不牢。

【临床表现】

多发生在 2~6 岁金发女孩,但黑色头发以及男性患儿亦可受累。散在发病,偶有家族发病者。主要表现为稀疏、纤细的毛发,表面干燥无光泽,生长缓慢,长短不一,且有弥漫或斑片状秃发不伴毛发脆性增加,生长期毛发容易从头皮拔下且毫无疼痛,很少需要理发(图 43-20)。眉毛、睫毛、指甲及牙齿不受累[1]。有 3 种临床表型:第一型主要表现为头发密度减少;第二型主要表现为头发凌乱;第三型头发外观正常,过多的生长期毛发松动脱落[2]。随着年龄的增长有所改善。

【组织病理】

主要特点为内毛根鞘层过早角化。组织病理无特征性。表皮角化过度,毛囊萎缩,个别毛囊空泡化变性,真皮内炎症反应不明显[3]。光镜下可见拔出的头发多数为生长期,毛小皮不紧贴毛干,表面呈波纹状,无内、外毛根鞘,毛球变形,发干扭曲、损伤、断裂,远端明显尖细。

【诊断和鉴别诊断】

根据儿童毛发稀疏、纤细,生长期毛发容易从头皮拔下且毫无疼痛等临床特征,结合拉发试验阳性、光镜检测可诊断。鉴别诊断包括休止期脱发、斑秃和拔毛癖等。

【治疗】

目前本病无有效治疗方法,但多数患者随着年龄增长头发的长度及密度均可增加,病情可好转,但生长期毛发松动的现象可能伴随患者终身。

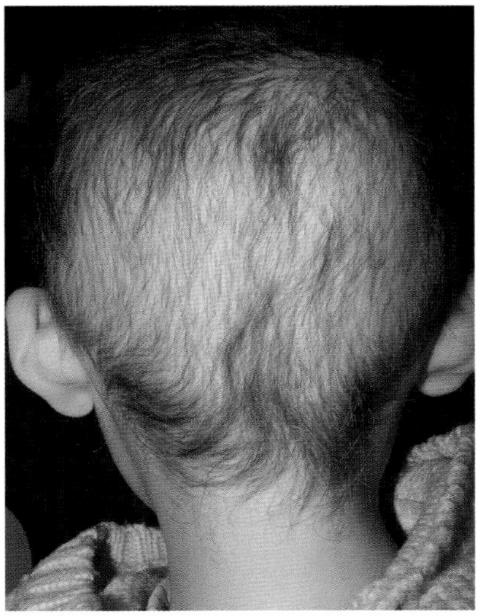

图 43-20　生长期头发松动综合征。头皮毛发稀疏（曾跃平提供）

【参考文献】

[1] SWINK S M,CASTELO-SOCCIO L. Loose anagen syndrome:a retrospective chart review of 37 cases. Pediatr Dermatol,2016,33(5):507-510.

[2] SRINIVAS S. Loose Anagen hair syndrome. Int J Trichology,2015,7(3):138-139.

[3] 曾跃平,王宝玺,方凯.生长期头发松动综合征.临床皮肤科杂志,2008,37(5):313-314.

（王亚男　余晓玲　晋红中）

第四十四章

黏膜及黏膜皮肤交界处疾病

Er：YAG	erbium：yttium-aluminium garnet	铒：钇-铝石榴石
MRS	Melkersson-Rosenthal syndrome	梅-罗综合征
Nd：YAG	neo dymium：yttrium-aluminium garnet	钕：钇-铝石榴石

第一节　接触性唇炎

接触性唇炎(contact cheilitis)为接触刺激物或致敏物质引起的唇部炎症反应,临床常见的亚型为刺激性接触性唇炎和变应性接触性唇炎,前者主要的病因有习惯性舐唇,环境因素(如寒冷、干燥、大风),口红、口腔卫生用品中的刺激性物质,食物及一些药物如维A酸类药物也可导致唇部干燥和炎症[1];后者是一种迟发型超敏反应,女性多见,唇部化妆品中的各种芳香物质和镍为其最常见的过敏原,此外,遮光剂、面部化妆品、指甲油、口腔卫生用品(如牙膏、漱口液)、某些食物(如芒果、柑橘、肉桂)亦可引起[2]。色素性接触性唇炎为接触性唇炎中较为少见的亚型,镍和染发剂中的对苯二胺可导致其发病。

【临床表现】

刺激性接触性唇炎和变应性接触性唇炎表现为唇部干燥、裂隙、红斑、水肿,伴瘙痒、灼热,常累

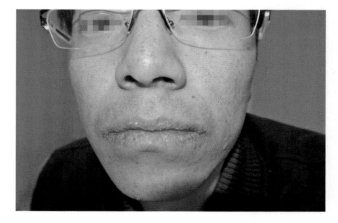

图44-1　接触性唇炎。唇部红肿、干燥脱屑

及唇部周围皮肤,少数情况下可累及口腔黏膜(图44-1)。色素性接触性唇炎主要表现为唇部色素沉着,炎症反应不明显。

【组织病理】

表皮海绵水肿,伴淋巴细胞浸润,偶可见水疱及大疱,真皮浅层血管周围可见混合炎症细胞浸润。此外,刺激性接触性唇炎与变异性接触性唇炎略有不同的是,前者急性期浸润细胞主要为淋巴细胞、组织细

胞,偶见嗜酸性粒细胞及嗜中性粒细胞,而后者可见较多的嗜酸性粒细胞浸润。

【诊断和鉴别诊断】

诊断依据是可疑的致敏物质、刺激性物质接触史,典型的皮损表现,变应性接触性唇炎必要时可完善斑贴试验辅助诊断。需与特应性唇炎相鉴别,后者往往伴有其他部位的特应性皮炎或者既往有特应性疾病病史。

【治疗】

停止接触致敏物质及刺激性物质。局部外用中低效的糖皮质激素制剂或钙调神经磷酸酶抑制剂,如他克莫司软膏、吡美莫司乳膏,可有效缓解炎症。

【参考文献】

[1] KATHRYN A Z, RACHEL K, DONALD V B, et al. Patch-testing North American lip dermatitis patients:data from the North American Contact Dermatitis Group, 2001 to 2004. Dermatitis, 2008, 19(4):202-208.

[2] MILANESI N, GOLA M, VERDELLIA, et al. Aspects of contact cheilitis. J Eur Acad Dermatol Venereol, 2016, 30(6):1052-1053.

第二节　光线性唇炎

光线性唇炎(actinic cheilitis)为慢性日光暴晒引起的一种癌前病变,多见于 40 岁以上的肤色白皙、在户外工作的男性[1]。

【临床表现】

病变通常位于下唇,表现为干燥、脱屑、结痂,进展期皮损可见萎缩、水肿、红斑、白色斑块、唇红区与皮肤边界模糊(图 44-2)。慢性期可见糜烂及溃疡。通常无自觉症状,少数患者可有烧灼或刺痛感。

【组织病理】

角化过度,棘层肥厚,角质形成细胞呈不同程度的异型性。真皮内淋巴细胞为主的炎症细胞浸润,偶可见浆细胞及嗜酸性粒细胞,常见日光性弹性组织变性(图 44-3)。

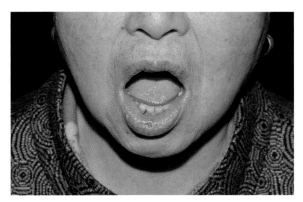

图 44-2　光线性唇炎。下唇糜烂、结痂

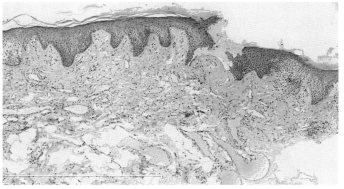

图 44-3　光线性唇炎。角化过度及灶状角化不全,棘层增厚,棘细胞间水肿,真皮浅层血管扩张,周围少量淋巴、组织细胞浸润,真皮浅层嗜碱性变(HE 染色,×100)

【诊断和鉴别诊断】

本病需要与红斑狼疮、扁平苔藓、浆细胞唇炎、肉芽肿性唇炎等相鉴别。红斑狼疮的组织病理可见基底细胞液化变性、毛囊角栓及附属器周围淋巴细胞团块状浸润等改变。口腔扁平苔藓常伴有口腔黏膜糜烂,皮损表面可见网状白纹。

【治疗】

避免日晒和使用唇部遮光剂可预防病变进展。对于皮损孤立的轻中度病例,可采用冷冻治疗。对于皮损多发或弥漫性病变的轻中度病例,可局部外用咪喹莫特、5-氟尿嘧啶、双氯芬酸、维 A 酸类药物。弥漫性轻中度或重度病例,也可采用 CO_2 激光或 Er:YAG 激光,此外亦可选择电干燥、化学剥脱及皮肤磨削术。弥漫性损害可选用光动力治疗,一项系统性回顾研究表明光动力治疗后随访的 18 个月内,62%的患者可维持临床完全清除,47%患者维持组织病理完全清除[2]。病情严重伴高度异型增生者,需采用唇红切除术联合黏膜提升术治疗。

【参考文献】

[1] LOPES M L,SILVA JúNIOR F L,LIMA K C,et al. Clinicopathological profile and management of 161 cases of actinic cheilitis. An Bras Dermatol,2015,90(4):505-512.

[2] YAZDANI A M,FALTO-AIZPURUA L,GRIFFITH R D,et al. Photodynamic Therapy for Actinic Cheilitis. Dermatologic Surgery,2015,41(2):189-198.

第三节　剥脱性唇炎

剥脱性唇炎(exfoliative cheilitis)是一种少见的唇红部的炎症性皮肤病。其病因未完全明确,可继发于脂溢性皮炎、特异性皮炎、银屑病、维 A 酸类药物治疗、长期日光暴露、习惯性舔唇及咬唇,约 1/3 的患者合并精神心理疾病如焦虑、沮丧、强迫症[1],口腔化妆品及卫生用品中的刺激性及致敏性物质也可成为病因,或为 Plummer-Vinson 综合征及干燥综合征的唇部受累表现,此外艾滋病患者常见类似表现。

【临床表现】

多见于女性患者,原发性皮损多累及上唇,表现为唇部持久反复的干燥脱屑,偶可结痂。继发性损害主要表现为下唇慢性炎症,可见厚层痂皮形成,随后出现脱屑,痂皮完全脱落后遗留光滑的表面;偶可见裂隙,随后再次形成厚层痂皮,反复发作,可伴有唇部灼痛及触痛(图 44-4)。

【组织病理】

根据病情的发展,组织病理可呈现出不同程度的角化过度、角化不全,表皮增生;真皮急性或慢性炎症反应及纤维变性。

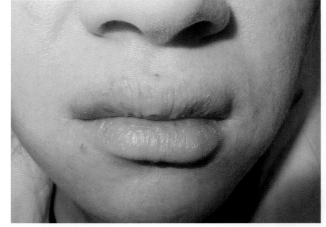

图 44-4　剥脱性唇炎。唇部红肿、干燥脱屑

【诊断和鉴别诊断】

诊断主要依据典型的皮损表现,需与接触性唇炎、光线性唇炎等相鉴别。接触性唇炎可根据致敏物质接触史进行鉴别,光线性唇炎有长期日光暴露史。

【治疗】

去除可疑致病因素,加强唇部保湿护理,皮损部位可局部外用弱效糖皮质激素制剂及钙调神经磷酸酶抑制剂。

【参考文献】

[1] ALMAZROOA S A,WOO S B,MAWARDI H,et al. Characterization and management of exfoliative cheilitis:a single-center experience. Oral Surg Oral Med Oral Pathol Oral Radiol,2013,116(6):e485-489.

第四节　肉芽肿性唇炎

肉芽肿性唇炎(cheilitis granulomatosa),又称 Miescher 唇炎,表现为特发性唇部持续性无痛性肿胀。其病因不明,与许多因素如进食致敏食品、遗传易感性、感染和特异性体质有一定相关性。肉芽肿性唇炎多独立存在,当合并面神经麻痹和/或舌部皱襞时称为梅-罗综合征(Melkersson-Rosenthal syndrome,MRS),又称复发性唇面面瘫综合征,是一种罕见的神经皮肤黏膜疾病,以复发性非凹陷性唇面水肿、周围性面瘫和皱襞舌三联征为特征,可伴有巨结肠、耳硬化病和颅咽管瘤。

【临床表现】

多以上唇间歇性出现血管神经性水肿样肿胀为首发表现，随着病情进展可累及下唇、肿胀的持续时间逐渐增加，最终发展为持久性的口唇肿胀（图44-5，图44-6）。现认为肉芽肿性唇炎为口面部肉芽肿病的一个临床表现，后者特征性表现为弥散的面部水肿或唇肿大。

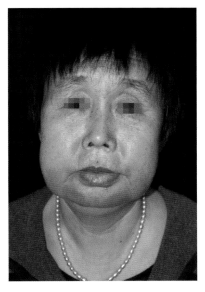

图 44-5　肉芽肿性唇炎。面部、下颌红斑、水肿

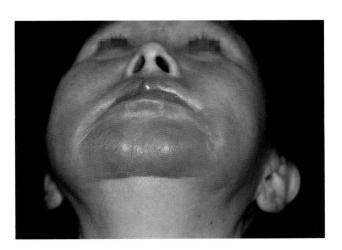

图 44-6　肉芽肿性唇炎。下颌水肿性红斑、水肿

梅-罗综合征典型的三联征往往不同时出现，只有8%~25%的患者可出现完整的三联征，其中皱襞舌最少见。唇面部弥漫性、非凹陷性水肿为最常见的临床表现，常累及上唇，也可累及眶周、面颊及下颌，不定期反复发作，后期可为持续性肿胀。面瘫也常反复发作，偶为持续性，多单侧发病，但有66.7%的患者可发展为交替性单侧面部麻痹[1]。

【组织病理】

表皮一般正常，主要表现为真皮非干酪样肉芽肿性炎症，表现为间质水肿伴淋巴细胞、组织细胞及浆细胞浸润，有时可见朗汉斯巨细胞（图44-7，图44-8）。

【诊断和鉴别诊断】

诊断依据临床表现及组织病理。鉴别诊断需考虑黏液性水肿、血管神经性水肿、腺性唇炎、结节病、皮肤克罗恩病、浆细胞性唇炎、感染性肉芽肿、异物反应和Ascher综合征等。腺性唇炎可见下唇唇红缘及齿

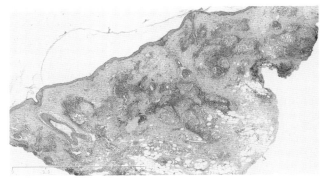

图 44-7　肉芽肿性唇炎。表皮萎缩，真皮水肿，大小不等的上皮样肉芽肿形成，周围大量淋巴细胞浸润（HE 染色，×40）

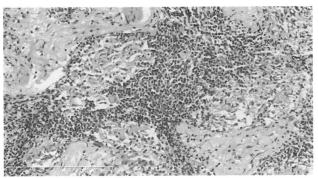

图 44-8　肉芽肿性唇炎。上皮样肉芽肿形成，周围大量淋巴细胞浸润（HE 染色，×200）

面部散在的筛孔样黏液腺管口;浆细胞唇炎其组织病理可见真皮内大量浆细胞浸润。

【治疗】

本病目前缺乏明确的治疗方法,常用方法为局部皮损内注射糖皮质激素,但长期应用有副作用。系统治疗包括口服抗生素(如米诺环素、罗红霉素、甲硝唑)、氯法齐明、氨苯砜、沙利度胺及糖皮质激素及注射抗肿瘤坏死因子制剂。对于病情稳定的持续性毁容性唇部肿胀可考虑外科整形手术治疗[2]。通过椎管行面神经减压术对面瘫有一定的疗效[3]。

【参考文献】

[1] RIVERA-SERRANO C M,MAN L X,KLEIN S,et al. Melkersson-Rosenthal syndrome:a facial nerve center perspective. J Plast Reconstr Aesthet Surg,2014,67(8):1050-1054.

[2] CRITCHLOW W A,CHANG D. Cheilitis granulomatosa:a review. Head and Neck Pathology,2014,8(2):209-213.

[3] FENG S,YIN J,LI J,et al. Melkersson-Rosenthal syndrome:a retrospective study of 44 patients. Acta Otolaryngol,2014,134 (9):977-981.

第五节　浆细胞性唇炎

浆细胞性唇炎(plasma cell cheilitis)又称为浆细胞性口腔黏膜炎,是一种少见的慢性炎症性疾病,主要表现为下唇界限清楚的暗红色硬结或浸润性斑块。其病因和发病机制未明,可能与慢性外源性刺激(如牙科金属和吸烟)、弹性纤维老化、内分泌异常、高血压、代谢异常(如糖尿病)及肝病(如慢性肝炎、肝硬化)有关[1-2],其与 Zoon 龟头炎或累及其他黏膜部位如外阴、牙龈、口腔黏膜和上呼吸道的类似皮损具有相同的病理特征。

【临床表现】

好发于中老年,病变部位以下唇为主,上唇亦可受累。初为唇黏膜红斑,多伴有小水疱,继而破溃糜烂,可伴疼痛,出现结痂脱屑或者表现为界限清楚的浸润性红色斑块(图 44-9,图 44-10)。病变后期可有萎缩性改变,可见肥厚及萎缩性病变共存于不同的部位。

【组织病理】

表皮轻度增生、皮突延长,伴不同程度海绵水肿形成。真皮上部弥漫性成熟浆细胞浸润。有时可见少量的淋巴细胞及嗜中性粒细胞等。真皮深部血管周围有较多的浆细胞浸润,但血管本身无炎症(图 44-11,图 44-12)。

【诊断和鉴别诊断】

浆细胞性唇炎的诊断主要依赖组织病理学,需要与过敏性接触性唇炎、光化性唇炎、扁平苔藓、鳞状细胞癌及梅毒等相鉴别。鳞状细胞癌组织病理可见团块状或条索状分布的异形分化的角质形成细胞,可见角珠和角化不良细胞。

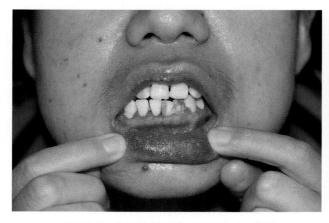

图 44-9　浆细胞性唇炎。唇部红斑、糜烂

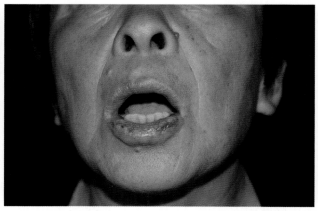

图 44-10　浆细胞性唇炎。唇部红斑、萎缩,下唇糜烂

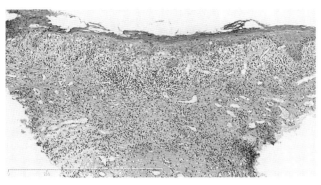

图 44-11　浆细胞性唇炎。浅表结痂,散在坏死的角质形成细胞,基底层点状液化变性,真皮血管周围较多淋巴细胞、组织细胞及浆细胞浸润(HE 染色,×100)

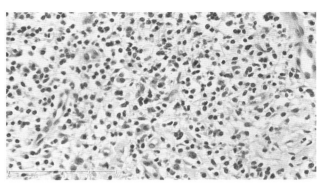

图 44-12　浆细胞性唇炎。真皮大量淋巴细胞、组织细胞及浆细胞浸润(HE 染色,×400)

【治疗】

目前浆细胞性唇炎的治疗仍是一个难题。可局部外用强效糖皮质激素、皮损内注射糖皮质激素及口服灰黄霉素。也有采用局部外用钙调神经磷酸酶抑制剂、环孢素、抗生素或 308nm 准分子激光治疗的报道[2]。

【参考文献】

[1] SARUYA K,FUKUDA H,SAITO R,et al. Plasmocytosis circumorificialis successfully treated with topical fusidic acid ointment. J Dermatol,2009,36(4):232-236.

[2] YOSHIMURA K,NAKANO S,TSURUTA D,et al. Successful treatment with 308-nm monochromatic excimer light and subsequent tacrolimus 0.03% ointment in refractory plasma cell cheilitis. J Dermatol,2013,40(6):471-474.

第六节　Fordyce 病

Fordyce 病(Fordyce's disease)(福代斯病)又称 Fordyce 颗粒、Fordyce 斑或皮脂腺异位症,为皮脂腺异位于唇部、口腔及生殖器的正常解剖结构变异。其病因及发病机制不明,可能与青春发育期的内分泌刺激有关,此外局部外源性刺激、创伤及吸烟也可能参与其中。

【临床表现】

男女均可发生,幼儿罕见,通常在 3 岁以后出现,青春期逐渐增多,成年后最为明显。皮损常累及颊黏膜及上唇唇红处,有时也可累及牙龈,表现为针尖大小的高出皮面的淡红色或黄白色斑丘疹,直径 1~3mm,通常无自觉症状,有时皮损可相互融合成形状不规则的斑块(图 44-13)。类似损害也可发生在乳晕、龟头和小阴唇。

【组织病理】

与正常的皮脂腺结构相似,可见一组小的成熟的皮脂腺小叶。

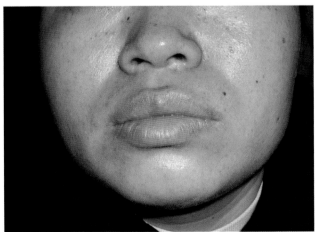

图 44-13　Fordyce 病。上唇针尖大小黄白色丘疹,融合成片(李军提供)

【诊断和鉴别诊断】

根据分布部位及典型的临床表现,诊断一般不困难。有时需与粟丘疹、口唇黏膜部位的弹性假黄瘤、念珠菌病、浅表淋巴管畸形等相鉴别。粟丘疹好发于眼睑部,组织病理为表皮样囊肿。弹性假黄瘤多于青春期或成年后发病,主要表现为沿皮纹分布的淡黄色米粒大小丘疹,可融合成斑块,皮损局部弹性消失。

【治疗】

皮损一般无症状，不需治疗。对于有症状的皮损或明显影响美观者可采用异维 A 酸、二氯乙酸药物治疗或液氮冷冻、CO_2 激光、光动力疗法、电干燥法及刮除术[1-2]。

【参考文献】

［1］OCAMPO-CANDIANI J，VILLARREAL-RODRÍGUEZ A，QUIÑONES-FERNÁNDEZ A G，et al. Treatment of Fordyce spots with CO_2 laser. Dermatol Surg，2003，29（8）：869-871.

［2］PLOTNER A N，BRODELL R T. Treatment of Fordyce spots with bichloracetic acid. Dermatol Surg，2008，34（3）：397-399；discussion 399.

第七节　地　图　舌

地图舌（geographic tongue）又称为良性游走性舌炎，是常见的侵犯舌上皮细胞的良性疾病。女性及青少年多见[1]。其病因不明，可能与免疫、遗传、过敏、精神压力、心理障碍、贫血、吸烟、内分泌紊乱以及营养素缺乏有关[2]，偶可伴发于其他疾病如银屑病、青少年糖尿病、胃肠道疾病、灼口综合征等。

【临床表现】

皮损主要累及舌背，表现为轻度凹陷性红斑，周围绕以白色、黄色或浅灰色匐行性边界，呈不规则的锯齿状图形，宛如地图。红斑为丝状乳头剥脱所致，白色条纹由角蛋白、中性粒细胞聚积和丝状乳头再生所致。皮损呈游走性，其位置、形态和大小可在数分钟至数小时内变化，且可呈间歇性加重或缓解。患者一般无自觉症状，偶有舌部疼痛、灼烧感。皮损发生于口腔的其他部位时称为"游走环"。

【组织病理】

表皮角化不全，嗜中性粒细胞经表皮迁移并形成表皮海绵脓肿，真皮浅层单核细胞浸润。

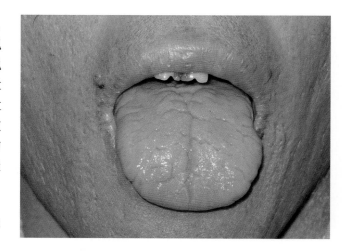

图 44-14　沟纹舌。舌表面呈沟纹状

【诊断和鉴别诊断】

诊断主要依据临床表现，一般不需活检。此外需与化学烧伤、扁平苔藓、念珠菌病、银屑病、鳞状细胞癌、Reiter 综合征、黏膜白斑、单纯疱疹及药物反应等相鉴别。念珠菌病多表现为口腔黏膜、上颚、舌部或咽部白斑，真菌镜检可检出病原菌。另外，需与沟纹舌鉴别（图 44-14）。

【治疗】

地图舌为良性自限性疾病，且无症状，一般不需要治疗。对于症状明显者可采用非甾体抗炎药、含表面麻醉剂的口腔含漱剂或凝胶对症治疗，皮损处局部外用钙调神经磷酸酶抑制剂和糖皮质激素[3]，同时对诱因进行针对性治疗。

【参考文献】

［1］REZAEI F，SAFARZADEH M，MOZAFARI H，et al. Prevalence of geographic tongue and related predisposing factors in 7-18 year-old students in Kermanshah，Iran 2014. Glob J Health Sci，2015，7（5）：91-95.

［2］ALIKHANI M，KHALIGHINEJAD N，GHALAIANI P，et al. Immunologic and psychologic parameters associated with geographic tongue. Oral Surg Oral Med Oral Pathol Oral Radiol，2014，118（1）：68-71.

［3］PURANI J M，PURANI H J. Treatment of geographic tongue with topical tacrolimus. BMJ Case Rep，2014，2014：bcr-2013-201268.

第八节　外阴白斑

外阴白斑(leukoplakia)又称为外阴白色病变(white lesions of vulva)、外阴营养不良(vulvar dystrophy)，是女性外阴皮肤和黏膜组织发生变性及色素性改变的一组慢性疾病，以外阴瘙痒及色素脱失为特征。临床上常常把外阴局部皮肤和黏膜变白、变粗或萎缩的疾病统称为"外阴白斑"。

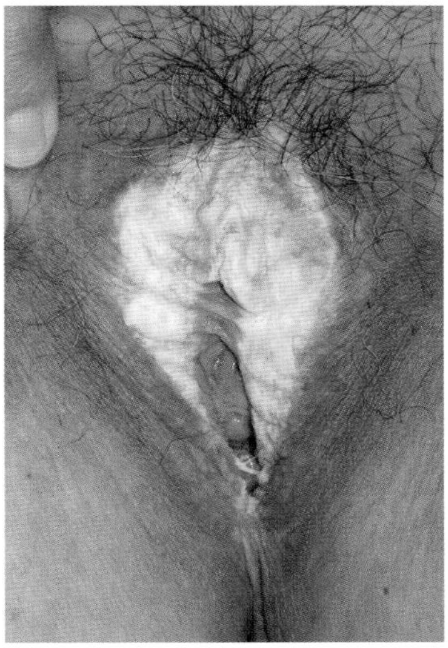

图 44-15　外阴白斑。外阴白斑、糜烂

【病因及发病机制】

外阴白斑病因及发病机制尚不完全明确，其发病可能与局部刺激因素(如浸渍、搔抓、摩擦、创伤等)、局部神经血管营养失调、局部代谢异常(抑素分泌异常)、生殖器感染、自身免疫、性激素分泌或代谢异常及遗传有关[1]。

【临床表现】

1. 增生型营养不良　皮损主要累及大阴唇、阴唇间沟、阴蒂和后联合等处，多对称性分布，主要症状为外阴剧烈瘙痒。早期皮损处皮肤轻度角化肥厚，反复搔抓后可出现局部红肿、糜烂、破溃、皲裂伴疼痛。后期皮损处皮肤增厚呈皮革样隆起，表面暗红色或淡红色，也可呈灰白色、灰蓝色，伴有皱襞或鳞屑，呈湿疹样变。可见其中夹杂界限清楚、形状不规则的白色角化性斑块，一般无萎缩或粘连(图 44-15)。

2. 硬化苔藓型营养不良　皮损主要累及外阴皮肤、黏膜和肛周皮肤。病变早期症状不明显，部分患者可有轻度瘙痒。随后出现肉眼可见的萎缩及色素减退，表现为皮肤黏膜弹性降低，大小阴唇表面皱褶减少或消失，伴外阴干燥、性交不适。晚期皮肤黏膜弹性丧失，小阴唇消失，阴蒂萎缩，大阴唇扁平，出现性交困难。病变累及尿道口及肛周时可出现小便失禁及肛裂。

3. 混合型营养不良　具有增生型及苔藓硬化型的混合症状，主要表现为外阴萎缩变薄、色素脱失，伴局部增厚、角化过度。

【组织病理】

1. 增生型营养不良　表皮角化过度，棘层增生肥厚，真皮浅层炎症细胞浸润，淋巴细胞为主，可见少量中性粒细胞浸润、嗜酸性粒细胞和肥大细胞。

2. 硬化苔藓型营养不良　表皮角化过度，可见角栓，棘层萎缩变薄伴基底细胞液化变性，黑素细胞及细胞内色素减少。真皮浅层胶原纤维均质化，其下为淋巴细胞浸润带。皮肤附属器萎缩或消失。

3. 混合型营养不良　同时具有增生型和萎缩型表现。

此外，在增生型和混合型中可见不典型增生，常表现为明显的角化过度，不规则的棘层肥厚，以及不同程度的细胞异型性与排列不整(图 44-16，图 44-17)。

【鉴别诊断】

本病需与白癜风、扁平苔藓、慢性阴道炎及炎症后色素减退相鉴别。白癜风表现为界限清楚的色素减退或脱失斑，一般无明显瘙痒或疼痛。扁平苔藓可累及阴道黏膜，组织病理无真皮浅层的胶原纤维均质化。

【治疗】

保持外阴皮肤清洁干燥，可口服或熏洗中药。一线治疗一般为局部外用糖皮质激素软膏，首选 0.05% 的丙酸氯倍他索软膏。外用糖皮质激素疗效欠佳时可局部外用钙调神经磷酸酶抑制剂[1]。对于皮损较为肥厚者，必要时可采用皮损内注射糖皮质激素治疗。此外可采用 CO_2 激光、液氮冷冻、高强聚焦超声等物理治疗。

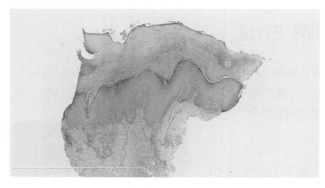

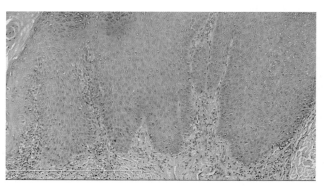

图 44-16 外阴白斑。高度角化过度,棘层增厚,皮突不规则延长,轻度异型性,真皮浅层淋巴、组织细胞浸润(HE 染色,×40)

图 44-17 外阴白斑。棘层增厚,皮突不规则延长,轻度异型性(HE 染色,×200)

【参考文献】

[1] SELK A. A Survey of experts regarding the treatment of adult vulvar lichen sclerosus. J Low Genit Tract Dis,2015,19(3):244-247.

第九节 包皮龟头炎

包皮龟头炎(balanoposthitis)是指由各种不同的原因引起龟头和包皮黏膜炎症的一组疾病。其发生常与包皮功能障碍相关,因此包皮环切有助于减轻或预防病情的发生。

【临床表现】

1. 急性浅表性包皮龟头炎(acute superficial balanoposthitis) 为包皮龟头炎中最常见的类型,常由于感染(细菌多见)、包皮过长或翻转不良、创伤及摩擦导致的机械性损伤及包皮垢、避孕套、肥皂和清洁剂对局部的刺激而引起。临床表现为包皮内面、龟头局部及冠状沟水肿性红斑、糜烂、渗液和出血,严重者可出现水疱,伴龟头或阴茎部疼痛、灼热及瘙痒感,与衣裤摩擦后加重(图 44-18)。继发细菌感染可出现伴有恶臭的乳白色脓性分泌物及溃疡。局部炎症显著者,可伴轻度全身症状,如疲劳、乏力、低热、腹股沟淋巴结肿大等。

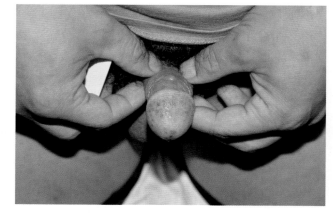

图 44-18 包皮龟头炎。龟头红斑

2. 环状溃烂性包皮龟头炎(circinate erosive balanoposthitis) 临床上可独立存在,也可为 Reiter 综合征的皮肤黏膜表现。它可由各种不同的原因引起,如包皮过长、包皮垢刺激、局部物理因素刺激、各种感染因素等。临床表现为龟头及包皮红斑,逐渐扩大,呈环状或多环状,以后形成浅表溃疡面。包皮翻转不良者由于分泌物在局部积聚,常继发感染而使症状加重,失去其环状特征。

3. 念珠菌性包皮龟头炎(candida balanoposthitis) 最常见的病原体为白色念珠菌,可通过性接触传播。皮疹呈多形性,主要表现为包皮内板和龟头部红斑、丘疹和脱屑,表面可覆有白色乳酪样的分泌物,伴轻中度灼热感和瘙痒。急性发作期表现为龟头黏膜红斑、水肿明显,伴瘙痒,皮损边界不清,可有渗出、糜烂或溃疡。病变部位取材直接镜检和培养可找到念珠菌。有时念珠菌感染可引起变态反应,表现为数小时内出现阴茎刺痒、烧灼感,包皮和龟头潮红,病原体检查常为阴性。

4. 滴虫性包皮龟头炎(trichomonal balanoposthitis) 多因性伴侣患有阴道滴虫病而被传染。初为龟头部丘疹和红斑,逐渐扩大,边缘清楚,红斑上可见针头大小的水疱,最后形成糜烂面,可伴或不伴有尿道炎。

龟头分泌物中镜检见到毛滴虫即可确诊。

【组织病理】

表现为真皮炎症细胞浸润,有时可见表皮海绵水肿,缺乏特异性表现(图44-19)。

【诊断和鉴别诊断】

诊断依赖于病史、临床表现及实验室检查,通过组织活检可与龟头包皮部位银屑病、扁平苔藓及浆细胞性龟头炎鉴别。银屑病组织病理可见表皮角化不全、颗粒层减少、棘层肥厚,表皮突向下延长,真皮乳头上方表皮萎缩变薄,真皮乳头内血管扩张,从而与本病相鉴别。

【治疗】

去除诱因,保持患部皮肤干燥,针对病因进行局部或系统性治疗。

急性浅表性包皮龟头炎局部外用倍他米松乳膏,严重者口服红霉素500mg,1次/d,或克拉维酸375mg,3次/d,连用1周。环状溃烂性包皮龟头炎

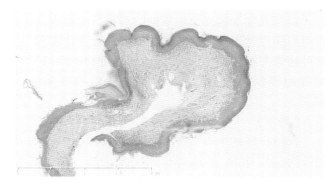

图44-19 包皮龟头炎。棘层肥厚,局灶性细胞内及细胞间水肿,真皮浅层淋巴细胞及少量浆细胞、嗜酸性粒细胞浸润(HE染色,×40)

可外用中强效的糖皮质激素,也可外用钙调磷酸酶抑制剂或维生素D衍生物。念珠菌性包皮龟头炎予外用克霉唑乳膏和咪康唑乳膏,如果症状严重给予口服氟康唑治疗。滴虫性包皮龟头炎予甲硝唑400~500mg,2次/d,口服,连用1周,轻症者可仅外用甲硝唑[1]。

【参考文献】

[1] EDWARDS S,BUNKER C,ZILLER F,et al. 2013 European guideline for the management of balanoposthitis. Int J STD AIDS,2014,25(9):615-626.

第十节 浆细胞性龟头炎

浆细胞性龟头炎(plasma cell balanitis)又称为Zoon增殖性红斑(Zoon balanitis),主要发生于老年人,是一种慢性炎症性疾病。其病因及发病机制不明,可能和个人卫生不佳及反复局部感染有关,此外创伤、摩擦、热刺激及反复搔抓也可能参与其发病。

【临床表现】

此病常无自觉症状,偶有瘙痒、疼痛、烧灼感或排尿困难。皮损常表现为单发或多发的、境界清楚的、有光泽的橘红色潮湿性红斑或轻微隆起的斑块,其上可有散在点状红色斑点,称为"辣椒斑"。此外还可出现浅表糜烂及出血(图44-20,图44-21)。

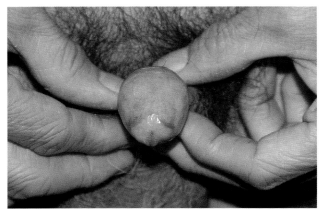

图44-20 浆细胞性龟头炎。龟头红斑,表面光滑、无渗出

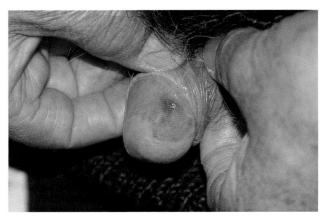

图44-21 浆细胞性龟头炎。龟头红斑,境界清楚

【组织病理】

真皮浅中层大量浆细胞浸润,其他改变包括角化不全、表皮萎缩及轻度海绵形成(图44-22)。

【诊断和鉴别诊断】

需与发生于包皮及龟头处的扁平苔藓鉴别,后者组织病理学表现为真皮浅层淋巴细胞带状浸润。此外还需与梅毒相鉴别,二者组织病理检查均可见浆细胞浸润,可根据后者梅毒血清学检查阳性鉴别。

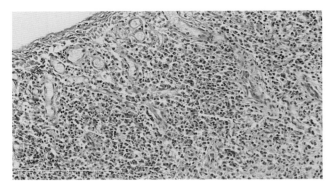

图44-22 浆细胞性龟头炎。真皮浅中层大量淋巴细胞、浆细胞浸润(HE 染色,×200)

【治疗】

保持良好的个人卫生对本病至关重要。首选治疗为包皮切除,可达到长期完全缓解[1]。局部外用中效糖皮质激素、0.1%或0.03%他克莫司软膏、1%吡美莫司乳膏可改善症状[2]。有报道外用5%咪喹莫特改善局部炎症反应。此外,可采用 CO_2、Er:YAG 激光或光动力治疗[1]。

【参考文献】

[1] LEPE K,SALAZAR F J. Balanitis, Circumscripta Plasmacellularis (Plasma Cell Balanitis, Zoon Balanitis). Treasure Island (FL):StatPearls Publishing,2018.

[2] KYRIAKOU A,PATSATSI A,PATSIALASC,et al. Therapeutic efficacy of topical calcineurin inhibitors in plasma cell balanitis:case series and review of the literature. Dermatology,2014,228(1):18-23.

第十一节 坏疽性龟头炎

坏疽性龟头炎(gangrenous balanitis)是由于各种原因造成的龟头局部血液供应障碍及继发性感染所致。常见诱因有动脉栓塞、创伤、手术、糖尿病、免疫抑制及缺陷、年老体弱等,偶为硬下疳、软下疳的并发症。

【临床表现】

早期病变多累及龟头和包皮,逐渐向阴茎体扩散,有时可达阴茎根、阴囊,糖尿病患者可有腹壁受累表现。特征性表现为破坏性溃疡,溃疡基底为肉芽组织,表面大量脓性分泌物及坏死组织,可形成脓痂,边缘隆起,质稍硬,四周皮肤暗红色、水肿,伴淋巴结肿大。病情严重者疼痛、发热和全身毒性反应明显,阴囊部肿胀和捻发感进行性加重,最后发展为坏疽。本病可引起阴茎溃疡、残毁、坏死和脱落[1]。(图44-23)。

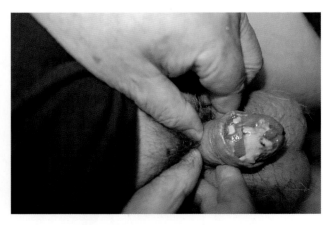

图44-23 坏疽性龟头炎。龟头溃疡、表面脓性分泌物

【组织病理】

可见表皮坏死、溃疡、结痂,纤维蛋白样变性及嗜中性粒细胞、淋巴细胞等混合炎症细胞浸润。

【诊断和鉴别诊断】

深部组织培养有助于获取病原体,有时需与梅毒相鉴别,后者多有不洁性生活史,皮损暗视野显微镜检查可见梅毒螺旋体或者梅毒血清学试验阳性,组织病理可见真皮血管周围大量浆细胞浸润。

【治疗】

去除诱因,局部和系统性应用抗生素,加强局部护理及对症支持治疗。必要时采用糖皮质激素治疗。

【参考文献】

[1] BROOK I. Microbiology and management of soft tissue and muscle infections. Int J Surg,2008,6(4):328-338.

第十二节　干燥闭塞性龟头炎

干燥闭塞性龟头炎(balanitis xerotic obliterans)又称生殖器硬化性苔藓,是一种慢性炎症性皮肤病,类似于女性患者中的硬化萎缩性苔藓。包皮过长、包茎、包皮垢刺激为其发病的主要病因,部分患者可合并斑秃及白癜风,此外遗传、慢性炎症刺激、感染和损伤也可导致其发病。

【临床表现】

成人皮损好发于龟头,尤其是尿道口周围。早期皮损为浸润性红斑,可有水疱、溃疡或血疱。随后龟头表面呈灰白色或乳白色,并逐渐萎缩、硬化,可导致继发性尿道口及尿道狭窄,可伴有轻度瘙痒、勃起及排尿疼痛和性交痛。儿童皮损主要累及包皮,表现为白色硬化性瘢痕,可形成继发性包茎,常伴有龟头的硬化和萎缩(图44-24,图44-25)。

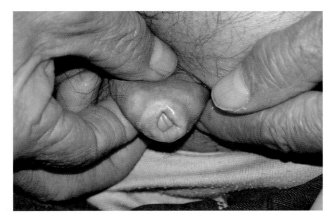

图44-24　干燥闭塞性龟头炎。龟头白斑,表面萎缩硬化(李军提供)

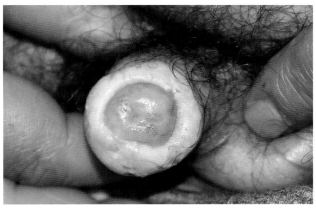

图44-25　干燥闭塞性龟头炎。龟头硬化性白斑,尿道口缩窄(渠涛提供)

【组织病理】

基底细胞液化变性,真皮乳头水肿、均质化,弹性纤维明显减少和以淋巴细胞为主的慢性炎症细胞浸润。此外还可见到致密的角化过度,表皮萎缩变薄,表皮突消失。

【诊断和鉴别诊断】

本病需与白癜风、扁平苔藓、慢性单纯性苔藓及硬斑病相鉴别。硬斑病也可表现为硬化萎缩性斑块,但其组织病理表现为表皮萎缩,真皮胶原纤维增多致密均质化,附属器减少或消失。

【治疗】

外用强效糖皮质激素如0.05%丙酸氯倍他索乳膏,症状缓解后可每周使用1次并长期维持。皮损内注射糖皮质激素也有一定疗效。对于慢性活动性病变可外用钙调磷酸酶抑制剂。此外,还可采用液氮冷冻、CO_2激光或光动力等物理治疗。对于继发性包茎可采用包皮环切术,如果存在尿道口或尿道狭窄,则需要进行尿道口成形术或尿道成形术[1]。

【参考文献】

[1] CELIS S,REED F,MURPHY F,et al. Balanitis xerotica obliterans in children and adolescents:a literature review and clinical series. J Pediatr Urol,2014,10(1):34-39.

第十三节　珍珠状阴茎丘疹

珍珠状阴茎丘疹(pearly penile papules)是一种较为常见的生理性变异,皮损发生于龟头冠状沟,多于青春期后开始出现,20~30岁达到高峰,黑种人和未行包皮环切者多见。

【临床表现】

皮损环绕阴茎冠状沟及其边缘排列,冠状沟背侧显著,表现为一行至多行的珍珠状或丝状疣样肤色、白色、红色或半透明的丘疹,质稍硬,直径为1~2mm,高度一般在1~4mm(图44-26)。无自觉症状。

【组织病理】

表皮轻度角化过度,部分可见明显的颗粒层及表皮黑素细胞增加。皮损中央表皮萎缩,两侧海绵水肿。真皮成纤维细胞增生,毛细血管扩张,散在以淋巴细胞为主的炎症细胞浸润。

【诊断和鉴别诊断】

根据典型的皮损特点及组织病理改变,诊断一般不困难,但需与尖锐湿疣、皮脂腺异位症、传染性软疣区别。尖锐湿疣多为乳头瘤样、菜花样赘生物,组织病理改变主要为表皮乳头瘤样增生,颗粒层及棘层内空泡化细胞。组织病理上无皮脂腺结构可排除皮脂腺异位症。传染性软疣根据其特征性的脐形丘疹即可区分。

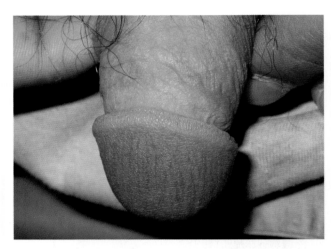

图44-26　珍珠状阴茎丘疹。冠状沟处密集半透明丘疹

【治疗】

本病为良性病程,随年龄增长可自行消退,一般不需要治疗。对于要求治疗者,可采用液氮冷冻及CO_2、Er:YAG激光治疗[1]。

【参考文献】

[1] ALDAHAN A S,BRAH T K,NOURIK. Diagnosis and management of pearly penile papules. Am J Mens Health,2018,12(3):624-627.

(郑晓枫　晋红中)